第六届中国肿瘤内科大会

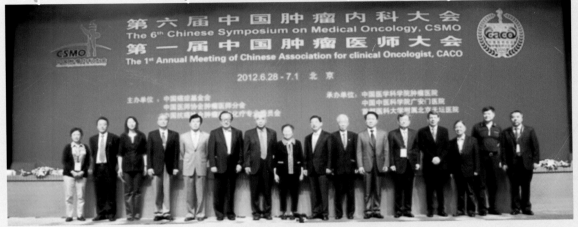

2012年6月28日～7月1日，第六届中国肿瘤内科大会暨第一届中国肿瘤医师大会在北京举行

（中国医学科学院肿瘤医院供稿）

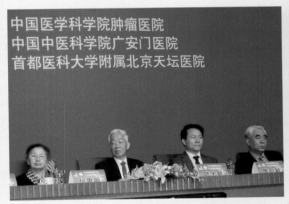

何鲁丽主席、陆士新院士、詹启敏院士、赵平教授出席大会开幕式 （张立峰摄）

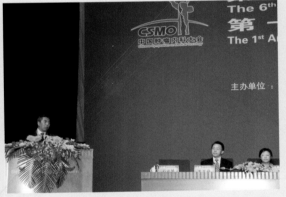

大会主席石远凯教授主持开幕式（张立峰摄）

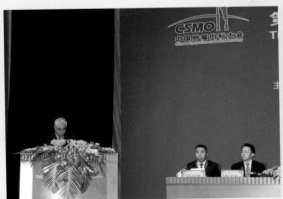

赵平教授在大会开幕式上致辞 （张立峰摄）

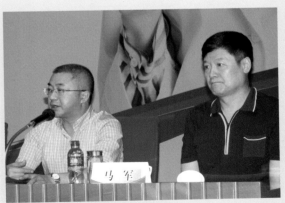

哈尔滨血液病肿瘤研究所马军教授、北京大学肿瘤医院朱军教授主持学术报告 （张立峰摄）

（大会详细报道见510页）

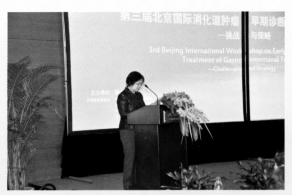
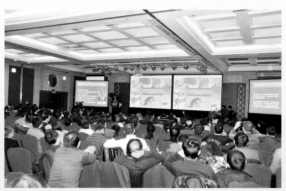

1. 1月6日，第三届北京国际消化道肿瘤早期诊断和早期治疗研讨会

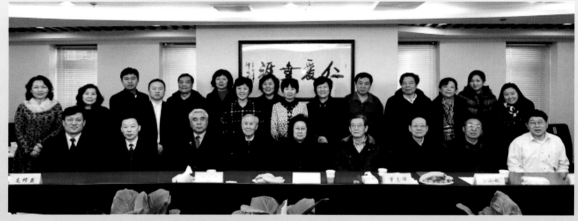

2. 2月18日，中国癌症基金会六届六次理事会在北京召开

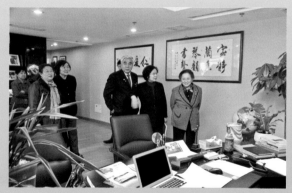
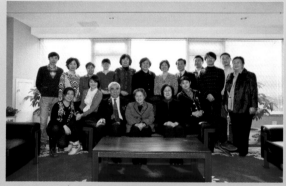

3. 2月29日上午，全国人大常委会原副委员长、中国癌症基金会会主席何鲁丽莅临中国癌症基金会北京名敦道办公新址视察工作

中国癌症基金会

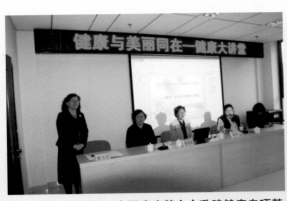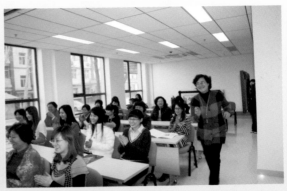

4．3月6日，中国癌症基金会乳腺健康专项基金在交通运输部水运科学研究院举办了"健康与美丽同在"乳腺健康科普大课堂，并为现场女性朋友们提供了免费的乳腺健康咨询与检查

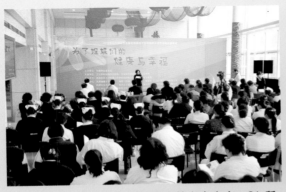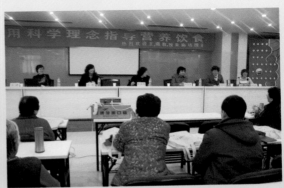

5．3月8日，由中国癌症基金会主办、31所省市医院承办的三八妇女节全国乳腺癌和子宫颈癌防治宣传咨询活动——"为了姐妹们的健康与幸福"大型公益活动在25个城市同时举行

6．3月13日，乳腺健康专项基金邀请北京医院营养师王璐赴廊坊卫生局举办癌症病人康复饮食营养大课堂

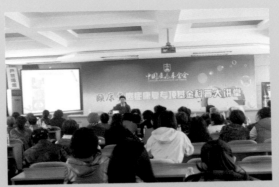

7．4月11日，颐康堂专项基金邀请中医专家为乳腺癌康复者进行科普讲座

（本版图片详细内容见472页）

2012年大事记

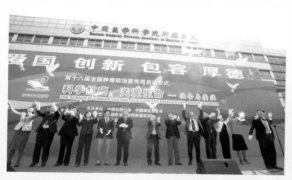
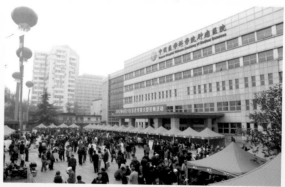

8．4月15日，由中国抗癌协会和我会主办的第18届"全国肿瘤防治宣传周"启动仪式在中国医学科学院肿瘤医院举行

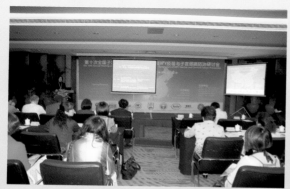
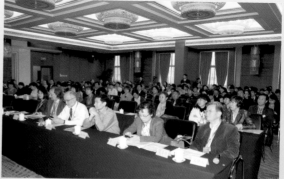

9．4月21日~22日，第十次全国子宫颈癌协作组工作会议暨HPV疫苗与子宫颈癌防治研讨会在北京广西大厦召开

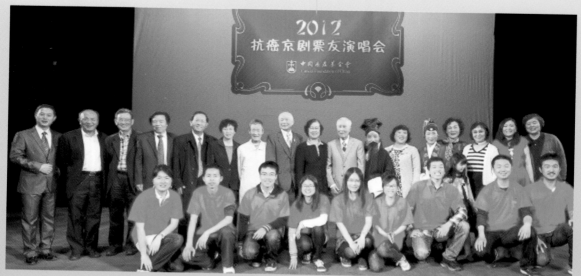

10．4月28日，在北京长安大戏院举办2012年抗癌京剧票友演唱会

中国癌症基金会

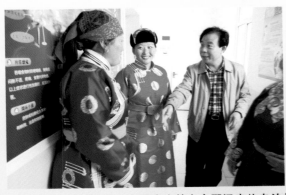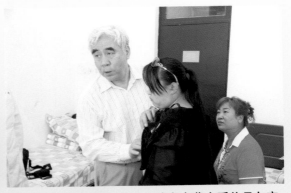

11. 6月12日，中国癌症基金会鄂温克族自治旗乳腺癌筛查项目首期筛查活动在内蒙古呼伦贝尔市鄂温克族自治旗正式开始

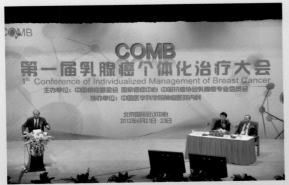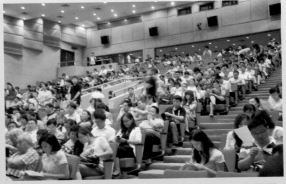

12. 6月22日，由中国癌症基金会、国家癌症中心、中国抗癌协会乳腺癌专业委员会主办，中国医学科学院肿瘤医院承办的"第一届乳腺癌个体化治疗大会"在北京国际会议中心召开

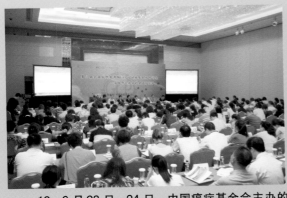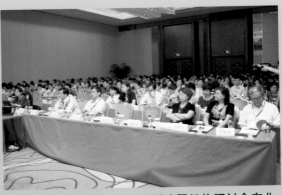

13. 6月23日～24日，中国癌症基金会主办的第六届全国抗肿瘤药 GCP 培训班暨机构研讨会在北京召开

（本版图片详细内容见472页）

2012年大事记

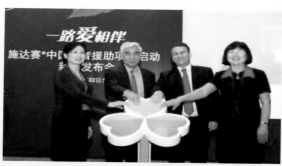
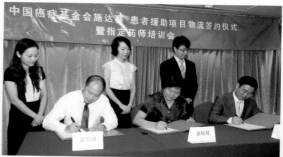

14. 7月22日，中国癌症基金会施达赛患者援助项目启动仪式

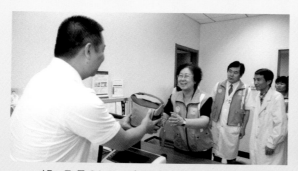
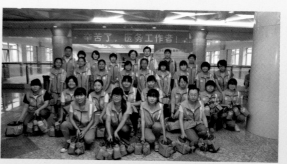

15. 7月24日，中国癌症基金会彭玉理事长以及中国医学科学院肿瘤医院院领导和志愿者代表一同向中国医学科学院肿瘤医院100余名门诊出诊医生和护士送上"爱心包"

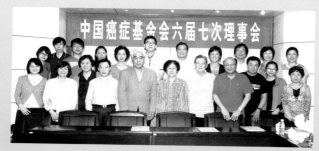

16. 8月3日，中国癌症基金会六届七次理事会在九江海关培训基地召开

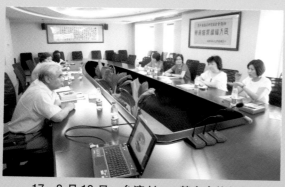
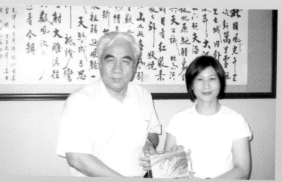

17. 8月10日，台湾Hope基金会执行长访问我会。受到赵平副理事长兼秘书长、余瑶琴常务副秘书长接待

中国癌症基金会

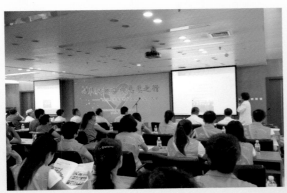 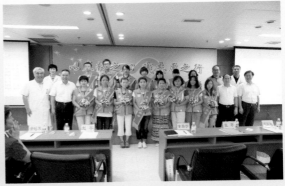

18. 8 月 16 日下午，中国癌症基金会与中国医学科学院肿瘤医院联合举办的"志愿服务在医院"四周年总结活动在中国医学科学院肿瘤医院举行，卫生部张茅书记莅临会议

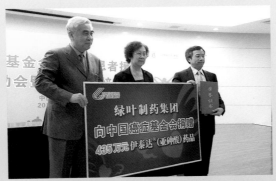

19. 8 月 29 日，伊泰达（亚砷酸）患者援助项目启动仪式，与绿叶制药集团签署捐赠协议

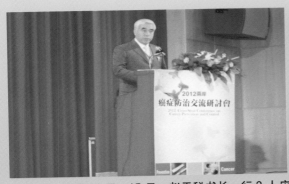 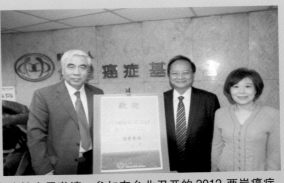

20. 9 月 11 日~15 日，赵平秘书长一行 3 人应台湾健康局邀请，参加在台北召开的 2012 两岸癌症防治交流研讨会

（本版图片详细内容见 473 页）

2012 年大事记

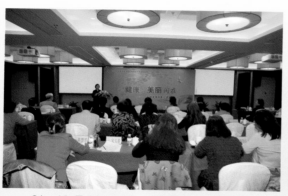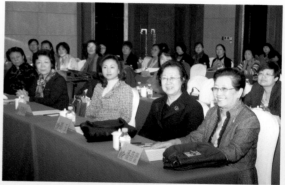

21. 10 月 26 日下午，中国癌症基金会乳腺健康专项基金在北京康源瑞庭酒店举办"健康与美丽同在——乳腺健康科普大课堂"

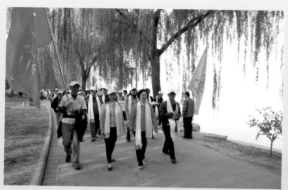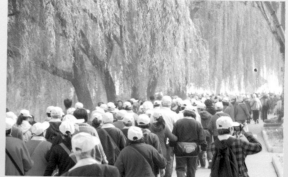

22. 10 月 27 日上午，由中国癌症基金会主办、北京抗癌乐园承办的"健康与美丽同在——乳腺癌康复者环湖健康行"活动在北京市玉渊潭公园举行

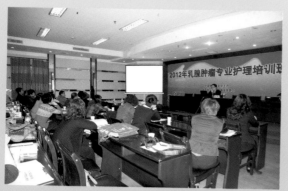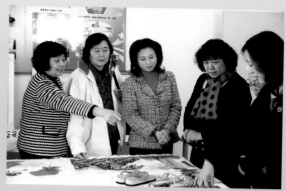

23. 10 月 28 日，由中国癌症基金会乳腺健康专项基金主办、中国医学科学院肿瘤医院协办、廊坊市卫生局承办的"2012 年乳腺肿瘤专业护理培训班"，在廊坊碧海宾馆举办

24. 10 月 28 日，中国癌症基金会乳腺健康专项基金主任毕晓琼女士参观廊坊康复中心

中国癌症基金会

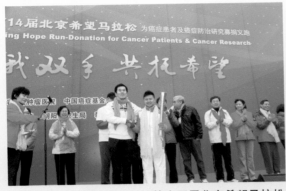
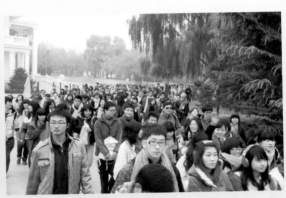

25. 11月3日上午，第十四届北京希望马拉松——为癌症患者及癌症防治研究募捐义跑活动在北京朝阳公园万人广场举行

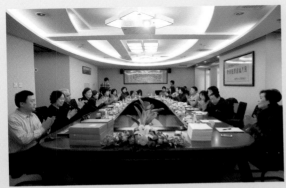
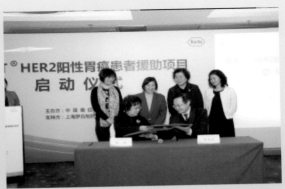

26. 11月13日以马昕处长为首的民政部社会组织评估专家来我会实地考察

27. 11月21日，赫赛汀HER-2阳性胃癌患者援助项目签字仪式

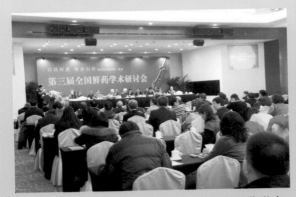
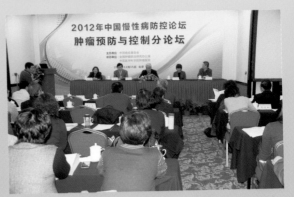

28. 12月15日，由我会和中华中医药学会主办，我会鲜药学术委员会承办的第三届全国鲜药学术研讨会在北京万寿宾馆召开

29. 12月15日，2012年中国慢性病防控论坛在北京新大都饭店举办，我会承办了肿瘤预防与控制分论坛

（本版图片详细内容见473页）

2012年大事尤

中国医学科学院肿瘤医院

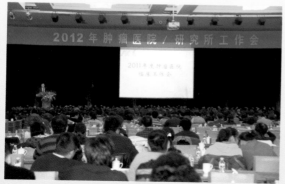

1 月 6 日～7 日，召开 2012 年度院所工作会

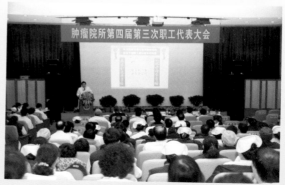

1 月 13 日，召开第四届第三次职工代表大会

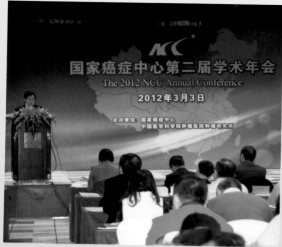

3 月 3 日，召开国家癌症中心第二届学术年会

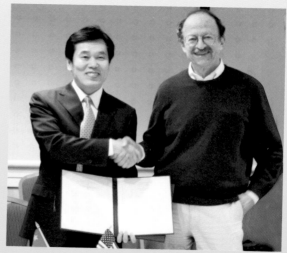

3 月 14 日，与美国国家癌症研究所签署合作协议

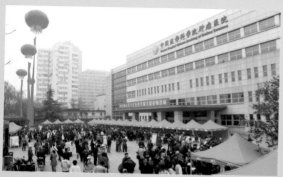

4 月 15 日～21 日，举办第 14 届肿瘤防治宣传周活动

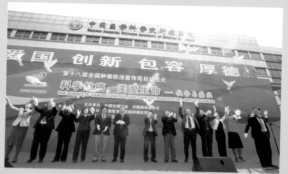

4 月 15 日，第 18 届全国肿瘤防治宣传周启动仪式

肿瘤研究所 2012 年大事记

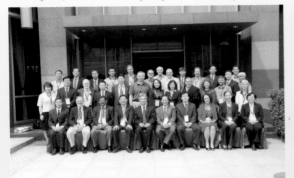

5月9日~11日，与美国国立癌症研究所联合举办"中美肿瘤预防与筛查高峰论坛"

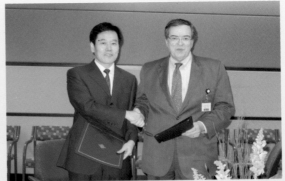

5月31日，与美国 Mayo Clinic 癌症中心签署战略合作协议

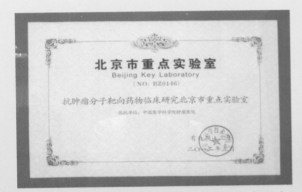

5月，内科实验室被评为"北京市重点实验室"

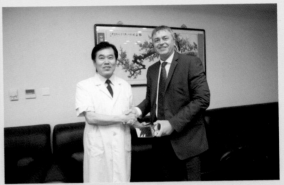

7月3日，世界卫生组织国际癌症研究所所长来访

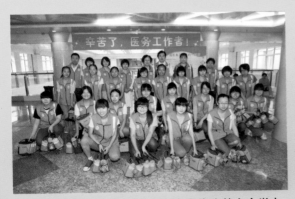

7月23日~27日，联合中国癌症基金会举办"为临床一线肿瘤医务工作者赠送爱心"大型公益活动

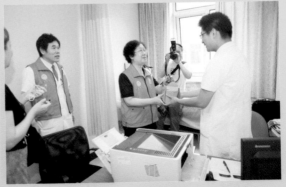

7月23日~27日，彭玉理事长、赫捷院长为医务工作者送爱心包

中国医学科学院肿瘤医院

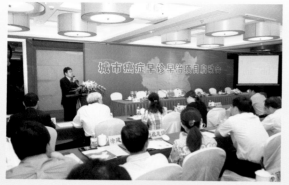

8月2日，启动城市癌症早诊早治项目

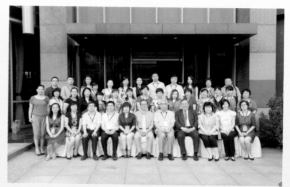

8月9日，中国肿瘤医院患者服务中心启动暨培训会

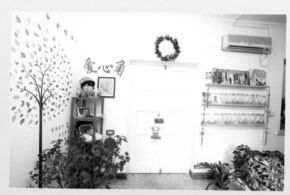

8月9日，我院患者服务中心成立

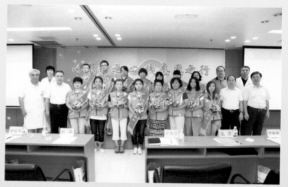

8月16日，举行"志愿服务在医院"四周年总结大会

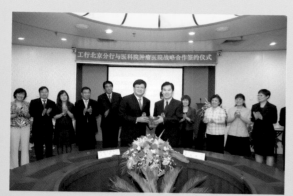

8月24日，与银行签署《战略合作备忘录》，启动"银医卡"

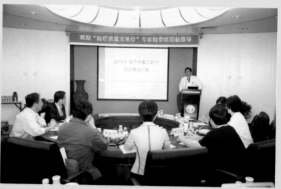

10月17日，接受卫生部、北京市卫生局"医疗质量万里行"督导组检查工作

肿瘤研究所 2012 年大事记

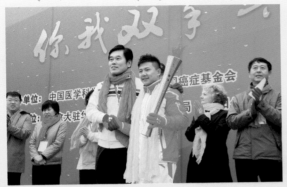

11 月 3 日，举行"北京希望马拉松——为癌症患者及癌症防治研究募捐义跑活动"

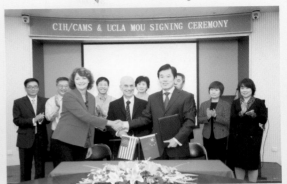

11 月 11 日，与美国加州大学洛杉矶分校签署谅解备忘录

专科声誉

全国肿瘤专科排行第一

《中国医院最佳专科声誉排行榜》复旦大学医院管理研究所连续两年（2010和2011年度）肿瘤科 胸外科 获第一名

肿瘤	医院	2011	2010
1	中国医学科学院肿瘤医院	10.70	8.50
2	中山大学肿瘤防治中心	8.62	6.36
3	复旦大学附属肿瘤医院	8.51	6.73
4	天津医科大学附属肿瘤医院	7.02	5.00
5	北京大学肿瘤医院	6.72	5.18

11 月 25 日，全国肿瘤专科排行榜

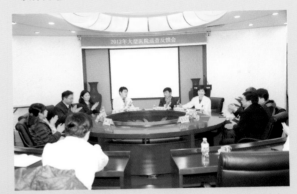

12 月 20 日～21 日，接受卫生部"大型医院巡查"检查工作

（本版图片详细内容见 474 页）

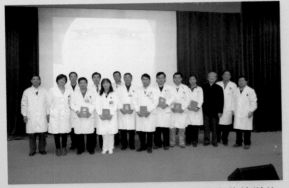

12 月 20 日，召开 2012 年度科普宣传培训总结会

中国医学科学院肿瘤医院肿瘤研究所
地址：北京市朝阳区潘家园南里 17 号
邮编：100021
电话：010-67718863
http://www.cicams.ac.cn

第七届中国肿瘤学术大会暨第

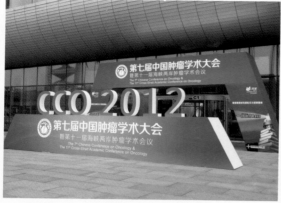

大会在北京国家会议中心召开

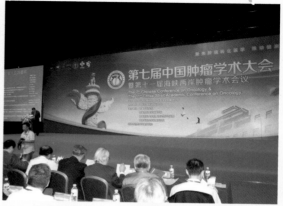

大会开幕式

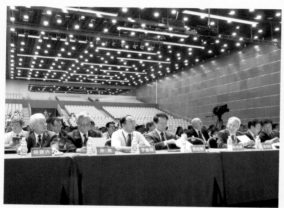

在前排就座的院士们

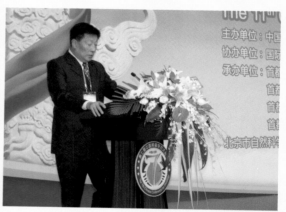

大会主席、中国抗癌协会理事长郝希山院士
致欢迎词

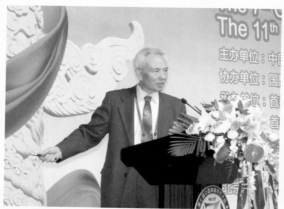

中国抗癌协会副理事长程书钧院士

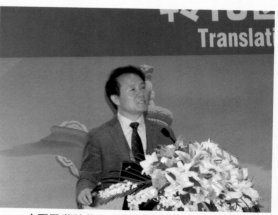

中国医学科学院/中国协和医科大学詹启敏院士

十一届海峡两岸肿瘤学术会议

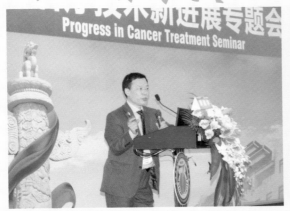

天津医科大学周清华教授

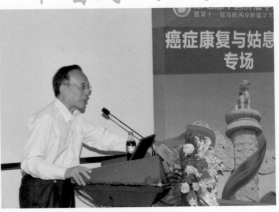

北京军区总医院刘端祺教授

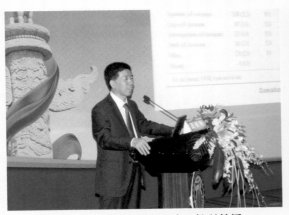

天津医科大学附属肿瘤医院王长利教授

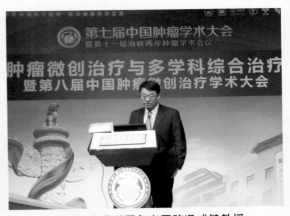

首都医科大学附属复兴医院冯威健教授

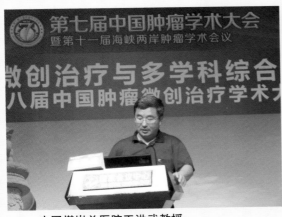

中国煤炭总医院王洪武教授

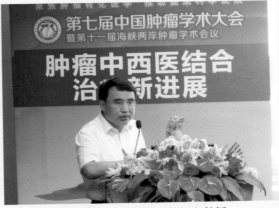

北京中医药大学东方医院胡凯文教授

（本版图片摄影：张立峰，详细报道见514页）

中国抗癌协会临床肿瘤学协作专业委员会（CSCO）

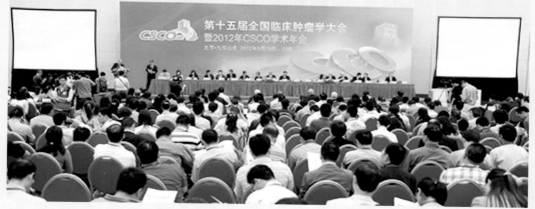

图1

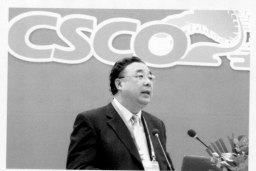

图2

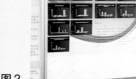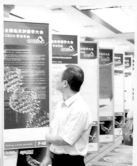

图3

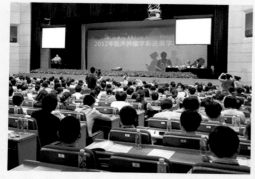

图4

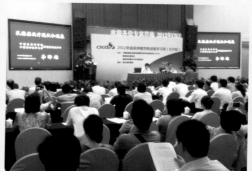

图5

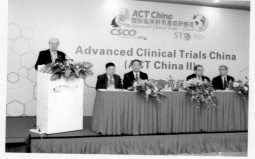

图6

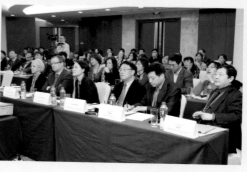

图7

（本版图片由 CSCO 办公室提供，详细内容见480页）

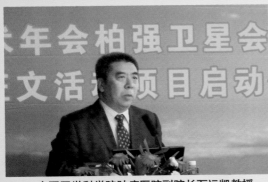

中国医学科学院肿瘤医院副院长石远凯教授

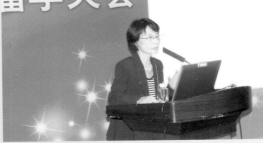

北京大学肿瘤医院李萍萍教授

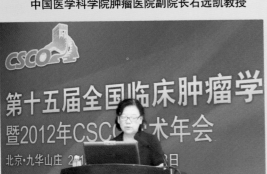

中国中医科学院广安门医院林洪生教授

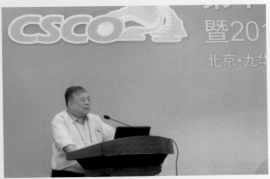

北京大学第一附属医院申文江教授

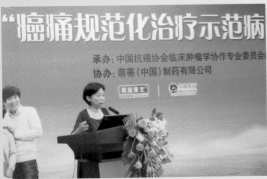

华中科技大学同济医学院附属同济医院于世英教授

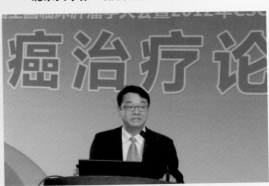

首都医科大学附属复兴医院冯威健教授

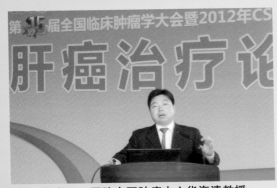

南京八一医院全军肿瘤中心华海清教授

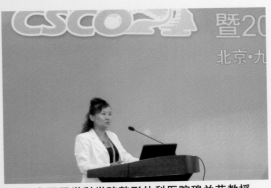

中国医学科学院整形外科医院穆兰花教授

第十五届全国临床肿瘤学大会（CSCO学术年会）

（本页图片为"第十五届全国临床肿瘤学大会暨2012年CSCO学术年会"部分讲演者，排名不分先后。摄影：张立峰）

第三届全国鲜药学术研讨会

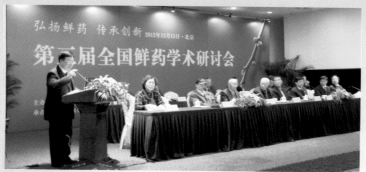

2012 年 12 月 15 日，"第三届全国鲜药学术研讨会"在北京召开，会议开幕式由鲜药学术委员会副主任委员兼秘书长郝近大研究员主持

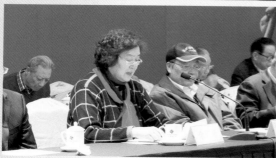

中国癌症基金会常务副秘书长余瑶琴致词

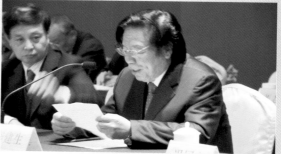

中国癌症基金会理事、鲜药学术委员会主任委员、北京建生药业有限公司董事长李建生致辞

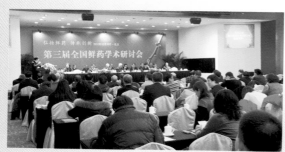

会场座无虚席

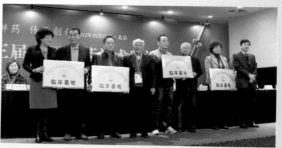

为"中国癌症基金会鲜药学术委员会临床基地"授牌仪式

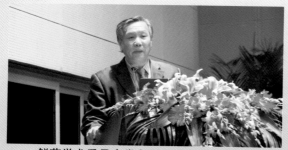

鲜药学术委员会常务副秘书长杨振刚主持专题讲座

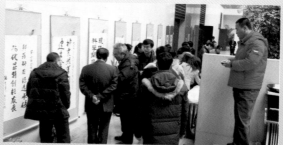

30 余位领导、专家、学者为会议召开写来的题词，吸引了众多参会人员

（本版图片由北京建生药业有限公司提供，会议详细报道见 551 页）

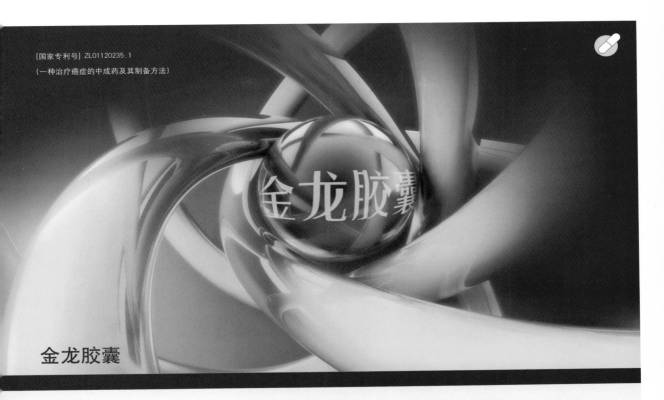

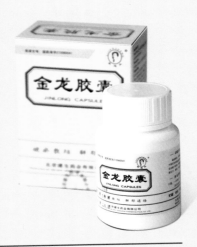
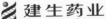

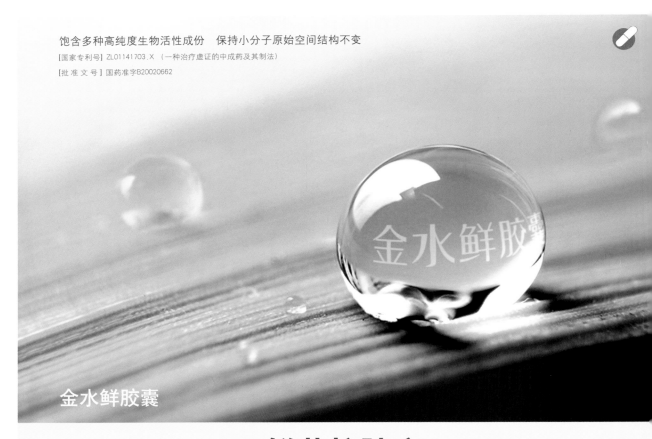
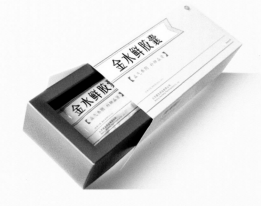

2012 CTCY

中 国 癌 症 基 金 会
《中国肿瘤临床年鉴》编辑委员会 编

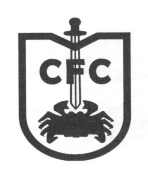

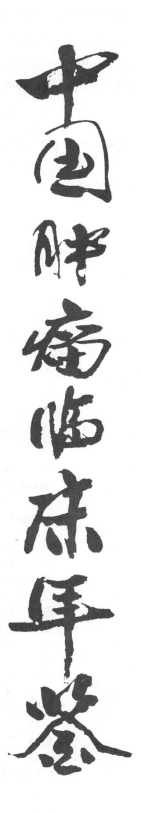

中国协和医科大学出版社

图书在版编目（CIP）数据

中国肿瘤临床年鉴. 2012 ／ 中国癌症基金会《中国肿瘤临床年鉴》编辑委员会编.
—北京：中国协和医科大学出版社，2013.8
ISBN 978-7-81136-905-2

Ⅰ. ①中⋯　Ⅱ. ①中⋯　Ⅲ. ①肿瘤学–中国–2012–年鉴　Ⅳ. ①R73-54

中国版本图书馆 CIP 数据核字（2013）第 164877 号

2012 中国肿瘤临床年鉴

编　　　者：中国癌症基金会《中国肿瘤临床年鉴》编辑部
责任编辑：张立峰　韩　鹏

出版发行：**中国协和医科大学出版社**
　　　　　（北京东单三条九号　邮编100730　电话65260378）
网　　址：www. pumcp. com
经　　销：新华书店总店北京发行所
印　　刷：北京佳艺恒彩印刷有限公司

开　　本：787×1092　　1/16 开
印　　张：42.5
彩　　图：13
字　　数：900 千字
版　　次：2013 年 8 月第 1 版　2013 年 8 月第 1 次印刷
印　　数：1—2000
定　　价：200.00 元

ISBN 978-7-81136-905-2/R·905

（凡购本书，如有缺页、倒页、脱页及其他质量问题，由本社发行部调换）

本卷《中国肿瘤临床年鉴》作者名录（以文章先后为序）

孙燕　刘武萍　杨鹏　刘丹　李冬　李云惠　周宝　韩智　徐叔　秦叔逵　张龙　董梅　蔡力　范辉　高敏　徐小玲　陈汶　张询华　沈贵　马原　王雅兰　穆　李建　侯炜　林洪　刘方　邹小　袁延志　杨志　袁芃

龚守良　刘扬　吕海媛　宋媛　冯云楠　张世英　于颖　程怡　陈元雄　邢晔生　李周　冉海　李启　刘尚　胡红　王晓　耿白　崔郑　白郭　郑刘　郭熊　刘梅　熊余　梅泽　余赵　赵孙　孙楠　高新　陈永红

龚平生　方芳　Carter Van Waes　姚嘉瑞　石远珩　邹端　刘柳　张菁　马琦　黄燕　何小洋　杨姚　善值　刘宁　付岩　余禹　王平　邢素　谢晓　黄迎　李锦　裴万　张良　陈有　吴生　王雨　张振刚

李戈易　贺庆　秦燕　董莹莉　张钒　陈加　季锦　陈邱　林杨　晟波　张英　文辉　赵方　徐赫　石菊　陈芳　宋凤艳　李青　李八　邵志　崔向　周雍　祁鑫　张静　李思光　贺宇　武亚　林永萍

王志成中　陈韩　唐红晓　李乐杰　唐晶　李章　尹鑫　杨进　卢玥　王良　陈春　马瑶　乔俊峰　曹友飞　李彦林　王清　徐青　刘雁　岳河　朴斌　李娟　郑奎　赫硕　张梅　杨寿　张捷

吴张嘉春　张淑　王洪素　梁陆　沈龚　高新　张记　朱弓　韩丽　高东　马虹　于莉　康露　李乐　郭应　张平　曲真　郑寒　杨莹　黄刚　曾艳　王彬　徐林

慧玲玲　香武娟　舜琳　雷记　东丽　虹莉　露妮　凌平　真寒　莹刚　艳彬　梅宁　明华

前　言

　　本卷是《中国肿瘤临床年鉴》创刊以来的第 20 卷。20 年来，每一卷《年鉴》都凝聚了作者们和编辑人员的辛勤劳动和心血，也寄托了广大读者的希望。

　　本《年鉴》自 1993 年问世以来，前 5 卷是由新疆科技出版社出版；1998 年~2005 年，改在中国铁道出版社出版；从 2006 年至今，由中国协和医科大学出版社出版。

　　《中国肿瘤临床年鉴》是由中国癌症基金会主办的肿瘤专业年鉴。《年鉴》旨在反映前一年中国肿瘤临床学术的主要成就；介绍在中国开展的最新技术；《年鉴》还是一个信息平台，报告中国肿瘤学界当年的大事。20 岁的《中国肿瘤临床年鉴》已经在学术界产生了一定影响，得到中国肿瘤工作者的认可，受到广大读者的欢迎。

　　2012 年是不平凡的一年。中国医改取得了举世瞩目的伟大成果；13 亿国民获得了程度不同的医疗保障；开创了全民医保的新时代。不断深化的公立医院改革使公立医院的服务体系进一步完善。自 2012 年起，包括儿童白血病、乳腺癌、宫颈癌、肺癌、食管癌、胃癌、结肠癌、直肠癌在内的 20 种疾病全部纳入大病保障范畴，报销比例不低于90%。此项政策将切实缓解百姓"因病致贫、因病返贫"的问题。2012 年，中国肿瘤诊治的能力继续提高，肿瘤防控的经费继续增加，中国肿瘤界医务工作者以更加旺盛的精力将中国肿瘤临床水平推向一个新高度。

　　2012 年的《年鉴》力图把肿瘤临床最新的学术成就介绍给读者，让读者对中国肿瘤诊治有更加清晰的了解。希望让临床肿瘤工作者了解我国的水平以及自己的定位，鞭策临床肿瘤工作者继续努力改进临床的诊治，让病人获得更好的治疗效果。

　　《年鉴》是我国肿瘤学界成就结晶的记录，我们期望更多的肿瘤界学者把你们成功的经验介绍给读者。也希望更多的肿瘤专家关心这本《年鉴》，共同努力把《年鉴》办得更好。

《中国肿瘤临床年鉴》主编

2013 年 5 月 26 日

目　　录

❖ 肺部肿瘤 ❖

❖ 消化系统肿瘤 ❖

❖ 血液肿瘤 ❖

❖ 妇科肿瘤 ❖

❖ 乳腺肿瘤 ❖

❖ 泌尿系统肿瘤 ❖

❖ 肿瘤中医治疗 ❖

❖ 肿瘤流行病学 ❖

❖ 肿瘤临床路径与指南 ❖

❖ 肿瘤相关政策 ❖

❖ 肿瘤科研新动态 ❖

❖ 热点与争鸣 ❖

❖ 大事记、工作总结 ❖

❖ 肿瘤会议纪要、信息 ❖

❖ 国际交流 ❖

附录

❖ **癌症国际会议上的中国声音** ❖

埃克替尼治疗使 NSCLC 患者总生存获益
——ICOGEN 研究最终数据公布

孙 燕

中国医学科学院肿瘤医院 北京 100021

【导读】 在 2012 年美国临床肿瘤学会（ASCO）年会上，由中国医学科学院肿瘤医院作为牵头单位，孙燕院士作为主要研究者（PI）的 ICOGEN 研究公布的最终总生存期（OS）数据和表皮生长因子受体（EGFR）基因检测结果受到了参会者的广泛关注。继 2011 年 ASCO 年会公布 ICOGEN 研究达到主要终点无进展生存期（PFS）之后，本次年会公布了 OS 数据，显示盐酸埃克替尼［Icotinib Hydrochloride，商品名：凯美纳（Conmana）］治疗晚期非小细胞肺癌（NSCLC）患者的 OS 与吉非替尼接近（13.3 个月 *vs* 13.9 个月），两组间差异没有统计学意义，非劣效检验假设成立；而且，基因检测结果显示，无论是 EGFR 突变型（20.9 个月 *vs* 20.2 个月）还是野生型（7.8 个月 *vs* 6.9 个月）患者，埃克替尼治疗的 OS 均略高于吉非替尼，但差异没有统计学意义。提示 EGFR 突变患者也是埃克替尼治疗的优势人群。

一、ICOGEN 研究设计

ICOGEN 研究是一项随机、双盲、以吉非替尼（易瑞沙）为平行对照、多中心注册的Ⅲ期临床试验。

按照国际注册大规模临床试验的惯例，本研究采用计算机网络为基础的中央动态随机系统（Interactive Web-based Randomization System，IWRS）进行随机，各组间影响疗效和安全性的几个主要相关因素在两组间均衡性较好，保证了两组间除试验性治疗药物外的其他各方面的可比性。本研究设有指导专家委员会（Study Steering Committee，SSC）和独立疗效评价委员会（Independent Response Evaluation Committee，IREC）。本研究的研究方案是在 PI 主持下，由 SSC 主导制订并与各分中心 PI 经过多轮讨论后完成。本研究的最终疗效结果均以影像学资料为基础，并由 IREC 在盲态的前提下、经过 5 次独立的盲态审核后确定，如果出现研究者评估的疗效判断与 IREC 的评估不一致时，最终疗效结果以 IREC 评估为准。

本研究的统计计划书（Statistical Analysis Plan，SAP）是由本研究首席统计师起草，经过 SSC 专家在数据锁定会上讨论后确定。根据统计计划书，ICOGEN 研究中各受试者的所属数据集的确定是在 PI 主持下，由统计专家、部分 SSC 专家等共同参与讨论后，在盲态审核会上由 PI 确定。

ICOGEN 研究是一个完全意义上的双盲、双模拟的临床试验，在整个临床试验过程中，研究者、患者和独立第三方的CRO（合同研究组织）监查员均不知每例患者所服用的药物；此外，盲态审核、IREC 独立疗效评价和数据锁定会也都是在盲态下完成。

由此可见，ICOGEN 研究是一项严格按照国际多中心、大规模临床试验的惯例设计和实施管理的注册Ⅲ期临床试验。

二、ICOGEN 研究的主要终点指标

ICOGEN 研究采用 PFS 作为主要终点指标。OS 作为肿瘤患者临床获益的金标准在 FDA 的常规审批（Regular Approval）中被经常采用，特别是在以安慰剂作为对照的临床试验中，如厄洛替尼的 BR21 研究和吉非替尼的 ISEL 研究，研究的前提是这些患者除了试验性的治疗药物外无其他可选择的治疗，即试验药物之后没有其他可选择的有效治疗会影响患者的 OS。

PFS 近年来也常常被用作替代性的主要终点指标，在加快审批（Accelerated Approval）和常规审批中均被采用。由于近来年患者的治疗手段日益增多，再加上在国内患者的治疗常常并不是非常严格地按照"指南"进行，因此即使是二线或三线后的患者在试验性治疗药物之后，研究者还会选择包括不同化疗方案在内的其他治疗手段，这样患者的 OS 会常常因为试验性研究药物结束后是否选用其他治疗而受到严重影响。基于这个考虑，美国 FDA 在2007 年 5 月颁发的《抗肿瘤药物临床试验终点指标指南》（Guidance for Industry Clinical Trial Endpoints for the Approval of Cancer Drugs and Biologics）中明确指出，PFS 和 OS 均可以作为新药临床试验评价的主要终点指标。最近的一些大规模临床研究，如吉非替尼的 IPASS 研究和厄洛替尼的 OPTIMAL 研究均采用 PFS 作为主要终点

指标。当然，在这个 FDA 的指南中明确要求，当以 PFS 作为主要终点指标时，一定要以影像学为基础严格按照实体瘤疗效评价标准（RECIST）进行疗效评估，同时还要以随机对照、双盲、多中心的试验设计和盲态的独立疗效评价等作为前提。本次公布的 ICOGEN 研究的试验设计就是严格按照该《指南》的要求来进行的，以 PFS 为主要终点指标，OS 为次要终点指标。

三、关于非劣效性试验阳性对照药的选择、临界值的确定及样本含量的估算

ICOGEN 试验设计为非劣效性试验。非劣效性试验设计有两个主要的关键因素，一是对照药的选择，另一个是非劣效界值的确定。

（一）对照药选择

ICOGEN 研究选择吉非替尼作为对照是基于以下两个方面的考虑：

（1）作为非劣效的对照应该需要有足够多的信息，特别是在主要终点指标 PFS 方面。在设计 ICOGEN 研究时，厄洛替尼在中国人或亚裔患者中 PFS 的 Meta 分析数据尚缺乏，而吉非替尼已在亚太地区患者中（主要是日本和韩国人）有大量的临床研究数据，根据已发表的 Meta 分析文章，可以清楚地了解到吉非替尼在亚裔人群二、三线肺癌患者中的中位 PFS 约为 4.2 个月，该数据对 ICOGEN 研究的试验设计至关重要。

（2）吉非替尼在我国的适应证为二、三线用于局部晚期或转移的非小细胞肺癌（NSCLC），而厄洛替尼那时的适应证为经过 2 个或 2 个以上化疗方案失败的局部晚期或转移 NSCLC 的三线治疗。ICOGEN 研究患者的入选标准为至少经过一个以铂类为基础方案化疗失败的局部晚期或转移

NSCLC 患者。

因此，基于上述两个原因，ICOGEN 研究选择吉非替尼为阳性对照。

（二）非劣效界值的确定

参照非劣效试验临床研究的国际惯例，即一般以不低于阳性对照药的 80% ~ 90% 为标准，通常选择 85%，即 0.85，换算成风险比（HR）约为 1.15。当然更详细的推算是基于比较复杂的统计学原理，如吉非替尼的 INTEREST 研究最终选择的非劣效界值为 1.154。

根据 Park K 等在 2006 年《当代医学研究趋势》上发表的一篇有关吉非替尼疗效和安全性的综述，在亚裔晚期 NSCLC 患者中的中位 PFS 约为 4.2 个月，ICOGEN 研究选择 87.5% 为非劣效的临界值，即埃克替尼的中位 PFS 应不低于吉非替尼的 87.5%（3.675 个月），经过统计学转换为 HR = 1.14。然后以 α = 0.05（单侧检验），β = 0.2，把握度 = 80%，估算的变异系数（CV = SD/X）为 0.5，失访率为 10% ~ 15%，采用两均数间比值的非劣效分析方法（Power Analysis of a Non-Inferiority Test of The Ratio of Two Means），应用 PASS 软件，估算的样本量为 180 对，即共 360 例。考虑到 PFS 的变异系数有可能会比预估的要大，最后确定 ICOGEN 研究的样本量为 200 对，即共 400 例。

综上所述，ICOGEN 的样本量估算是经过科学严谨的统计学计算和参照循证医学的依据进行的。当然 ICOGEN 研究的样本量与通常的非劣效研究的样本量有一定的差距，这是由于在 I 期和 II 期临床试验中，埃克替尼表现出的疗效良好，客观缓解率（ORR）接近 35%，中位 PFS 超过 6 个月。因此在进行样本量估算对各统计学参数的选择时，我们可以较小的样本量进行非劣效的统计学检验假设。当然，如果

选择更大的样本量，ICOGEN 研究也可以设计为一个等效的临床试验。

ICOGEN 研究的统计学设计包括对照组的选择、非劣效界值的确定、样本含量的估算和分层随机因素的选定，在 2011 年 ASCO 年会及第 14 届世界肺癌大会（WCLC）会议期间，与 ASCO 和 WCLC 的两位点评专家 Rebecca S Heist 博士和 Primo N Lara 博士进行过交流，并得到了他们的认可。

在 2011 年 ASCO 年会上，ICOGEN 研究的 OS 终点事件约为 60%，尚未达到方案规定终点事件数 80%。直到 2011 年 11 月，ICOGEN 研究的死亡终点事件数达到 82%，最终 OS 数据成熟，整个研究数据的收集工作结束。经本研究的独立第三方统计分析单位的统计分析后，将最终 OS 结果递交 2012 年的 ASCO 大会，并被大会接受。

四、埃克替尼再次在 ASCO 大会上受到国际肿瘤专家的关注和认可

在 2012 年 ASCO 年会上公布的 ICOGEN 研究的最终 OS 结果显示，对于一线或二线化疗失败的晚期 NSCLC 患者，埃克替尼治疗的中位 OS 为 13.3 个月，对照组为 13.9 个月，long Rank 检验 P = 0.5724，差异无显著性意义，非劣效检验假设成立，即埃克替尼治疗的总体 OS 不劣于吉非替尼。进一步的分析结果显示，在埃克替尼与对照组间，EGFR 基因突变的比例和患者服用埃克替尼或吉非替尼疾病进展（PD）后接受进一步抗肿瘤治疗比例不同，EGFR 基因敏感突变比例为埃克替尼 42.6%（29/68）*vs* 吉非替尼 59.1%（39/66），对照组高于埃克替尼组；PD 后接受后续抗肿瘤治疗的患者比例为埃克替尼 28.1%（56/199）*vs* 吉非替尼 35.7%

（70/196），对照组亦高于埃克替尼组。进一步将这两个影响患者疗效和 OS 的因素在两组间进行均衡后发现，埃克替尼在 EGFR 突变患者中的 OS 为 20.9 个月，略高于吉非替尼的 20.2 个月（$P=0.7611$）；埃克替尼组 PD 后接受后续抗肿瘤治疗患者的 OS 为 19.0 个月，略高于吉非替尼的 18.3 个月（$P=0.9607$），且在 PD 后未接受抗肿瘤治疗患者的 OS 为 10.5 个月，略长于吉非替尼组的 9.3 个月（$P=0.7899$）。

上述结果表明，如果不受 EGFR 基因敏感突变状态和患者 PD 后接受抗肿瘤治疗的影响，埃克替尼组总体 OS 均略高于吉非替尼组，与之前报道的 PFS 结果一致。

在 6 月 1 日的大会报告中，国际著名肺癌专家、香港中文大学莫树锦（Tony Mok）教授数次提到盐酸埃克替尼，并向参会专家展示了盐酸埃克替尼的 ICOGEN 研究结果，给予了高度评价。

此外，在 6 月 2 日下午的壁报（Poster）展示环节，埃克替尼的 Poster 自始至终吸引了大量国际肿瘤专家的关注，包括国际临床肿瘤领域著名专家 Thomas Lynch 教授、William Pao 教授、莫树锦教授和博朗尼教授等，以及我国著名肿瘤专家吴一龙教授、张力教授、周彩存教授和陆舜教授等也都来到 Poster 前。他们作为主要参与者热情参加与国际同行们的讨论和交流。专家们都非常关注盐酸埃克替尼在 ASCO 年会上公布的数据，肯定了最终 OS 结果与 PFS 结果的一致，再次证明盐酸埃克替尼是国际肿瘤领域继吉非替尼和厄洛替尼之后又一个成功的 EGFR 酪氨酸激酶抑制剂（TKI）药物。

（原载：《中国医学论坛报》2012 年 6 月 14 日 B7 版）

电离辐射致癌效应及其机制

龚守良

吉林大学公共卫生学院卫生部放射生物学重点实验室 长春 130021

【摘要】 恶性肿瘤是多因素参与的多阶段病理过程，其发病的危险因素包括环境因素和遗传因素，其中电离辐射是重要的环境因素之一。电离辐射可引发致癌效应，导致细胞癌变，促进恶性肿瘤的发生和发展，是其严重的生物效应之一。电离辐射的致癌效应属于躯体随机性效应，是远后效应。这种随机性效应的发生没有阈值，其发生率随照射剂量增加而增加；在同样照射剂量条件下，剂量率越高，效应的发生率也越高。辐射致癌机制复杂，但基因组 DNA 损伤是其分子基础。在大样本人群高传能线密度（linear energy transfer, LET）、低剂量率辐射危害流行病调查结果及低 LET 辐射诱变实验，均揭示逆照射率效应现象，即在同样照射剂量条件下，与短时间、高剂量率照射相比，低剂量率、长时间照射也可以增高患癌危险。也就是，高和低剂量率照射都有癌症发生率增加的趋势。本文从电离辐射致癌效应资料的追踪，阐述辐射致癌的多阶段学说、剂量-效应关系、易感性及其影响因素、分子机制、辐射诱发实验性胸腺淋巴瘤和低剂量辐射致癌效应。

【关键词】 肿瘤；电离辐射；致癌效应；机制

一、电离辐射致癌效应资料的追踪

早在 20 世纪初，人们就开始注意到电离辐射具有致癌效应。当时的一些核物理学家及应用 X 线的医生在对射线的危害作用全然无知的情况下受到过量射线的伤害，10 余年后，他们之中有的人罹患手部皮肤癌、肺癌及骨肉瘤等恶性疾病。在 20 世纪 30~40 年代，临床上曾用放射性核素钍（^{232}Th）作为血管造影剂，被体内网状内皮系统细胞吞噬，并在局部形成长期照射源，其中部分病例中原发性肝肿瘤和白血病等疾病的发生率明显增加。40~50 年代曾经采用大剂量照射治疗强直性脊椎炎等疾患，经 10~20 年后，部分受照射病人发生了白血病，而且其发生率与照射剂量之间有一定的相关性。

（一）日本原子弹爆炸资料

1945 年，日本广岛和长崎两市的原子弹爆炸受害者经几十年的追踪观察，发现受不同程度照射的几十万幸存者中，白血病及其他肿瘤发生率明显增高。电离辐射致癌效应在多种实验动物身上也得到了证实。例如，小鼠受 X 线或 γ 射线照射，当剂量在 1~4Gy 范围时，白血病发生率与剂量大小呈线性关系，潜伏期一般为 6~12 个月。所诱发肿瘤的种类及时间因动物种属、品系、年龄、性别及受照射条件不同而异。

（二）核和放射性事故

1. 核武器生产事故照射

1957 年，苏联南乌拉尔的 Kyshtym 厂发生严重的事故，是高放射性废液裂变产物储存罐冷却系统失效后的化学爆炸，分别使约 1 万人受到高污染（外剂量为 0.0068 ~ 0.17Sv）和 26 万人受到较低污染，估计 30 年的总集体剂量约 2500 人/Sv；事故后几日撤离的 1150 人平均有效剂量约 500mSv。对这一地区 25 152 人随访，癌症死亡率明显增高，患白血病的死亡率为 5.82/10 万（对照为 2.97/10 万），死亡高峰出现于 1967 ~ 1972 年，危险系数是（0.48 ~ 1.1）×10^{-4}/人年·Gy^{-1}，是原子弹爆炸受照者的 1/5 ~ 1/3，可能与剂量率差别有关。

2. 核反应堆事故照射

1986 年 4 月 26 日，苏联切尔诺贝利核电站石墨慢化沸水堆发生核事故，10 天内共释放 1.5 ~ 1.9Ebq 的 ^{131}I 及其他放射性核素。污染区居民受到的照射，早期主要来自污染牛奶中的 ^{131}I，发生事故 3 个月后主要来自摄入 ^{137}Cs 的内照射和外照射。国际原子能机构（IAEA）评估，受到严重污染（>37kBq/m^2）的乌克兰、白俄罗斯和俄罗斯 7 个地区的 400 万居民 70 年内累积的个人剂量平均为 150 ~ 400mSv，内照射为 60 ~ 230mSv。参加污染区清理的 30 万 ~ 60 万人前 3 个月受照剂量为 300mGy，以后分别为 176（1986）、130（1987）、30（1988）和 15（1990）mGy。资料表明，切尔诺贝利核电站的远后效应主要表现为甲状腺癌发生率高于对照地区，其次为白血病和实体瘤。在 1991 ~ 1995 年间，观察切尔诺贝利核电站总人年数为 2 406 600 例，发现 0 ~ 18 岁受照少年儿童的超额危险度约为 2，表明少年儿童的发病率增高，且随着年龄的增长患病的风险逐渐降低。在 1991 ~ 2005 年间，因切尔诺贝利核电站

事故在俄罗斯 4 个影响较严重地区、白俄罗斯和乌克兰，受照人群青少年的甲状腺癌有实质性增长，其中有 6000 余例，但到 2005 年为止，仅有 15 例死亡[1-7]。

世界卫生组织（WHO）于 2013 年 2 月 28 日公布了有关日本福岛核事故对周边居民及核电站工作人员健康影响的报告书。报告显示，核电站周边 1 岁女婴的甲状腺癌发病风险最高。福岛县浪江町女婴的甲状腺癌发病概率上升了 0.52 个百分点，达到 1.29%，是日本 1 岁女婴平均发病概率的 1.7 倍。WHO 专家调查团根据截至 2011 年 9 月的辐射数据，推算出居民的被辐射量和癌症发病率。为避免低估辐射影响，调查人员假设事故发生后居民在当地居住 4 个月、且只食用福岛县出产的食物。尽管不一定是真实情况，但最大限度地推算出被辐射量。调查团还分析了 1、10 和 20 岁男女的甲状腺癌和白血病等发病风险。福岛市和郡山市的发病风险几乎没有增加。此外调查还发现，福岛县内的辐射量并不对胎儿发育造成影响。

（三）医疗和职业照射

1935 ~ 1954 年，在英国和北爱尔兰的 87 个放射治疗中心用 X 线治疗强直性脊椎炎患者 14 554 例，随访超过 35 年发现，白血病死亡率是预期值的 3.17 倍，发病率最高峰是在治疗后 2.5 ~ 4.9 年，最多见的是急性粒细胞性白血病；其次，大肠癌死亡率增加了 30%，其他肿瘤死亡增加 28%。1948 年，在以色列对 1 万余名移民儿童，用 X 线治疗头癣，使用脱毛剂量，经过长期观察发现，头皮、脑、腮腺和甲状腺的良性或恶性肿瘤发病率增加。对胸腺肥大儿童用 X 线治疗或口服 ^{131}I 治疗甲状腺功能亢进症，甲状腺癌增加。Hancock 等观察了 1677 例霍奇金病患者，在放疗后 9 ~ 18 年内甲状腺癌发病危险增加了 45.6 倍。

王继先等[8]总结和分析了我国24个省份1950～1980年间在职的27 011例医用X射线工作者和同期25 782例非放射科室医务人员1950～1995年间恶性肿瘤发病资料，用回顾剂量学估算其累积受照剂量，评价患癌风险，发现X线工作者恶性肿瘤的发病率明显高于对照医务人员，相对危险度（relative risk，RR）为1.2，其中白血病、皮肤癌、女性乳腺癌、肺癌、肝癌、膀胱癌和食管癌危险度增加明显，RR分别为2.2、4.1、1.3、1.2、1.2、1.8和2.7；另外，白血病、皮肤癌、女性乳腺癌及可能的甲状腺癌，其RR的增加与职业X线照射有关，当累积剂量达到一定水平时，这些肿瘤的危险明显增加。

接受放疗的乳腺炎患者或频繁接受X线胸透、胸片检查受到过量照射的肺结核病人，乳腺癌发生率增高。用放射性同位素行血管造影进行疾病诊断晚期出现血管肉瘤。早年从事核物理的科学家、放射科医生，由于防护不佳常发生皮肤癌、白血病等，铀矿工人易发生肺癌；用镭涂表工易患骨瘤，接触胶体二氧化钍可导致肝血管肉瘤等。

二、辐射致癌的多阶段学说及剂量-效应关系

（一）电离辐射致癌的潜伏期和二重癌

1. 辐射致癌的潜伏期

辐射致癌存在潜伏期，是指受照后到肿瘤显现所经历的时间。从照射到细胞开始不受控制生长所需要的时间为真潜伏期；从受照到肿瘤被确定诊断的时间为临床潜伏期，即细胞受照后从启动到肿瘤长大到足以被发现所经历的时间。因此，估计平均潜伏期决定于发现肿瘤所使用方法的敏感性和对被照人群监视的密切程度，同时更决定于肿瘤生长速度和该肿瘤生长特征（局部蔓延或转移），以及所侵犯的器官是否容易被检出。此外，也与受照剂量大小和射线种类以及受照时的年龄相关，一般自然发病率相对较高的年龄段受照，辐射诱发肿瘤的频率亦较高。

辐射诱发肿瘤的潜伏期随不同脏器、肿瘤类型不同而异。辐射所致白血病潜伏期最短，原子弹爆炸后2～3年开始，20年后趋于正常，平均10～13年；乳腺癌23年，皮肤癌25年。联合国原子辐射效应科学委员会（UNSCEAR，1986年报告）推荐的辐射诱发肿瘤潜伏期中位时间为20～30年。对潜伏期长的肿瘤，常常被随访期所截断，所以此值随着随访时间延长应有所增加。在低剂量照射时，最短潜伏期可以超过受照个体的寿命，这样在人的存活期内就不会发生肿瘤，这个剂量被推测为实际上的耐受剂量。

2. 二重癌

值得注意的是，各种不同类型的原发癌放疗后，可引起二重癌，与非辐射诱发的癌症在其形态和临床上难以鉴别。放疗后出现的二重癌大多包括急性白血病和慢性粒细胞白血病，也可引起乳腺癌、肺癌、甲状腺癌和皮肤癌（黑色素瘤除外），以及胃、膀胱、神经系统、卵巢、结肠和肝的二重癌。既往接受高剂量放疗患者出现的骨肉瘤、软组织肉瘤和直肠癌，很少出现在受照剂量较低的人群中。骨肉瘤是最常出现的继发于儿童时期原发肿瘤的二重癌，其典型病例通常发生在射野附近或射野内，受照剂量超过10Gy[2,9]。

（二）电离辐射致癌的多阶段学说

1. 三阶段学说

Berenblum和Schubik于1948年最早提出肿瘤发生为多阶段性的理论，迄今仍为多数人所接受，并不断地加以完善。Lasarate（1973）认为，大多数癌是由多因素、多阶段所诱发的，包括具有生成肿瘤

潜能细胞的始动因子（initiating factor）及刺激这种具有潜能的细胞增生成为肿瘤细胞的促进因子（promoting factor）。前者被认为是物理（如电离辐射）、化学或生物（病毒）因素所诱发的遗传物质生长调节基因突变或染色体畸变，后者也可由理化或生物因素以及基本衰老过程所引起，分为以下3个阶段。

（1）始动阶段（initiation）：由于电离辐射的诱变作用，使细胞偏离正常细胞增殖、迁移及最终分化机制的调控，而使细胞具有发生肿瘤性转化的倾向。这一阶段的变化一般不能辨认，如果没有相应条件作用，不出现恶性表达，可以长期处于潜伏状态。

始动的机制：肿瘤的始动，既可通过原癌基因的激活形成癌基因，导致过度表达，激活的机制包括基因易位和重排、基因扩增、点突变及高表达等；也可通过抑癌基因的失活，表现为纯合子和杂合子丢失，基因点突变是失活的主要方式。若以靶的相对大小为基础，则可认为抑癌基因失活是主导方式，发生概率两者预计相差 10^2。以前认为，始动过程是一个稀有的不可逆事件，只限于特定的单一位点突变。目前认为，它是多发事件，涉及多个基因位点。中等剂量（1Gy）照射就可以使大部分细胞始动。但始动的下一步既可能是促进、发展，也可能是淘汰，多数始动细胞将被淘汰。淘汰的机制包括 DNA 修复、机体免疫系统的识别监视与消除，只有极少数细胞免于被淘汰，然后在促进因子作用下恶化。

（2）促进阶段（promotion）：在致癌的促进因子作用下，其致癌作用加强。促进因子的作用点不在遗传物质 DNA 上，主要作用于细胞表面，通过在靶细胞内产生稳定性生化产物，干扰细胞间的信息交通，迅速有效地建立始动后克隆。因此，增强了肿瘤前病变的频度和增殖能力，使其具有恶性变特征的表型。

此期对于癌症是否出现和何时出现具有重要作用。促进阶段的重要特征是促进细胞的分裂增殖，使始动的干细胞克隆扩展成一个癌前病灶。促进因子作用有3个特征：①本身单独作用时，只有很低的潜能，但始动之后再给予作用，其致癌后果显著增强；②与始动因子不同，在低浓度下，即可起明显作用；③促进效应通常可逆转。辐射能稳定地起始动与促进的作用，如辐射诱发乳腺癌促进剂催乳素，可以促进乳腺癌细胞增殖。促进剂包括众多的化学物，如苯巴比妥和胆酸；也包括内源性促进剂，如蛋白激酶 C。

（3）发展阶段（progression）：此阶段细胞的恶性程度增强，或者由良性转为恶性，成为不可逆转的恶性发展阶段；并首先侵袭正常组织，进而穿透血管或淋巴管系统，在邻近或远隔部位建立肿瘤细胞灶。

研究多阶段致癌的典型病例是结直肠癌，初期多为良性肿瘤，然后发展成癌。开始有 ras 原癌基因激活，后来有 p53 抑癌基因失活。

在三阶段致癌模型中，电离辐射无疑首先是一种始动因子。电离辐射并不是有效的点突变剂，而是有效的诱发剂（clastogen），可引起染色体断裂、缺失和重组，且可能是抑癌基因的强力失活剂。其次，辐射也可能是一种促癌因子，促进始动细胞克隆的增殖，但不是强的促癌剂，因为细胞增殖只有当受到足够高的辐射剂量引起细胞死亡，继而出现代偿性增殖时才能发生。最后，辐射也是一种发展因子，因此可以说辐射是一种全致癌剂。

在三阶段学说中，肿瘤的发生是剂量率、增殖率和转化率的函数，这种模型不能很好地解释一些流行病学调查的结果。因此，需要对 DNA 损伤、单个肿瘤细胞产生及临床可观察到的这一滞后时间进行修正。另外，辐射的启动并非是不可逆的，即使启动了肿瘤细胞变化，许多非靶效应和中间因素仍能改变辐射致癌的过程。在研究和解释辐射致癌发生，应同时考虑靶效应和非靶效应，还要考虑生物分子、细胞、组织、器官及微环境之间的相互联系、依存和调节的网络关系。因此，有必要组合或建立能反映多因素参与、多阶段发展的多维辐射致癌模型，以便合理解释体外和体内实验及人群辐射致癌的调查结果，提高预测癌症发生率的准确性[2]。

2. 四阶段学说

目前，国际上提出了许多辐射致癌模型，其中 Little 等提出的癌症（实体瘤）发生的多阶段克隆扩增模型，可将辐射因素贯穿到癌症发生、发展的全过程。该模型除了继承过去非辐射因素在促进和转化阶段的贡献外，还提出长期照射和多（分）次照射对癌症发生过程的每一阶段都有作用的观点。该模型可概括为启动、促进、转化和滞后生长 4 个阶段。

（1）启动阶段：这个阶段服从泊松（Poisson）分布的随机过程，受照细胞很可能比正常细胞稍具生长优势的干细胞，一旦被激活启动，会经历一个随机的生长与死亡或发生癌变的过程。随着这一过程的发展，激活启动的细胞形成克隆，并转化为恶性细胞。有人证实，50mGy γ 射线照射细胞相当于正常状态 1 年的"启动"效率，如同时接受其他的辐射，其效率会更高。在辐射诱导的小鼠肺癌的模型中，10mGy/d 剂量率诱导肺癌的发生率是自然发生率的 2 倍，高 LET 射线的启动效率更高。

（2）促进阶段：这个阶段是启动细胞慢性克隆扩增阶段，电离辐射具有促癌作用。并且，辐射的促进作用具有相加效应，可部分说明辐射对克隆生长促进阶段的影响，如在一定时间间隔内的 2 次照射，危险率是 2 次照射的总和。

（3）转化阶段：这个阶段是启动细胞转化为恶性细胞克隆扩增的速率限制阶段。Heidenreich 等发现，小鼠受 γ 射线急性照射后 400 天，开始出现第一只患肺癌小鼠；受照后 900～1000 天，患癌小鼠达高峰。从中可以看出，如辐射对转换阶段无作用，患癌小鼠应随时间均匀分布，不应出现高峰现象，说明辐射对转换阶段的细胞确有促进作用。

（4）滞后生长阶段：这个阶段是指从诱导单一肿瘤细胞形成到临床上出现可见的癌症之间有一滞后时间。在这一阶段，除了细胞生长调节系统的贡献外，辐射对癌症发生的贡献可能与辐射诱导基因组不稳定性的严重程度有关。例如，中子照射小鼠，诱导肺癌发生的时间显著短于同样情况下 γ 射线照射。

到目前为止，该模型优于其他模型。应用该模型预测胎儿生长期发生关键位点的突变，可很好地解释流行病学调查的结果，即为什么孕期最后 3 个月受到照射是胎儿发生癌症风险最高的现象。另外，该模型在预测吸烟和戒烟前后人群的癌症发生率和下降率，可解释高 LET 射线长期、慢性照射诱导的逆照射率效应等方面问题[10,11]。

（三）辐射致癌的剂量-效应关系

经过大量实验研究和人群流行病学调查证实，电离辐射诱发不同肿瘤与受照剂量、射线性质、照射条件和照射对象的特点不同，可有不同类型的剂量-效应曲线，由此反映了电离辐射作用于机体不同组织器官的复杂过程。典型的曲线是随剂量增加，首先为上升型曲线，达到顶峰后呈下降的图形，即在较低剂量阶段，肿瘤的诱发占优势，随着剂量的增加，杀死细胞的概率比肿瘤转化的概率大得多。因此，大剂量照射时癌变细胞的灭活占优势，顶峰时的剂量是二者持平的剂量。联合国原子辐射效应科学委员会（UNSCEAR，1993）将中等以上辐射剂量的致癌效应分成以下4种模型：

（1）线性模型：辐射致癌的概率随辐射剂量加大呈直线增加，无阈值，即任一微小剂量的增加都有致癌的危险。

（2）二次模型：认为辐射致癌概率随剂量的平方而增加。

（3）线性–二次模型：适用于低 LET 辐射、低剂量率照射。

（4）一般通用模型：适用于低 LET、低剂量率辐射。

上述剂量–效应关系的多种模型，可能说明了辐射致癌的多样性。对于高 LET 辐射适宜直线模型，而低 LET 辐射诱发各种癌不一定有同一的剂量–效应模型。目前，关于低剂量致癌效应的估算曲线形状还有争议。图 1 所示的圆圈外直线代表高剂量范围内的剂量效应关系，圆圈内部分表示低剂量范围内几种可能的剂量–效应关系：a. 代表线性无阈模型；b. 为辐射致癌有阈值，在此值以下的剂量不引起危害；c. 提示线性模型高估了危害，认为低剂量的效应较线性模型所估计的为低；d. 认为低剂量的效应比线性模型所估计的应当更高。

国际辐射防护委员会（ICRP）充分注意到在低剂量范围可能高估了致癌的危害性，即低剂量辐射效应比高剂量辐射剂量–效应模型外推所估计的效应低，但从偏安全角度考虑，至今仍采用线性无阈假说作为制订辐射防护卫生标准的依据。此外，长崎原子弹爆炸幸存者白血病的发生，似

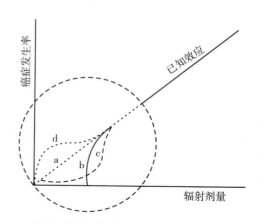

图 1　低水平辐射致癌效应的几种估计

乎有 0.5Gy 的耐受剂量，摄入 β 核素所致肝肿瘤、肾肿瘤和皮肤癌，^{90}Sr 或镭的长寿命同位素引起的骨肉瘤也存在有实际阈值，可见这一问题仍需进一步研究[2]。

另外，在大样本人群高 LET 射线、低剂量率辐射危害流行病调查结果，以及低 LET 射线诱变实验均揭示"逆照射率效应"现象。这一现象用上述的辐射致癌模型无法得到圆满的解释，即随机效应（如癌症）的发生没有阈值，其发生率随照射剂量增加而增加；在同样的照射条件下，剂量率越高，其效应的发生率也越高。然而，"逆照射率效应"是在同样照射剂量条件下，与短时间、高剂量率照射比较，低剂量率、长时间照射，也可以增高患癌风险。结合过去的发现，证实高和低剂量率照射均可使危害率增加的趋势，即剂量率–效应曲线在对数坐标上呈"U"形曲线。对于受照人群白血病的发生率及对长期受低剂量照射的开采核燃料矿工肺癌发病率的流行病学调查结果表明，剂量率–效应曲线均呈"U"形。这种逆剂量率效应现象在离体实验研究中也得到证实，即照射剂量为 1.5 ~ 5.0Gy，剂量率为 0.1 ~ 1.0Gy/h，细胞死

亡的敏感性增加[10,12,13]。

三、电离辐射致癌的易感性及其影响因素

（一）辐射致癌的易感性

1. 肿瘤的遗传易感性

电离辐射是致癌效应的重要物理因素。然而，大量的研究工作也证明，个体遗传素质（genetic predisposition）是决定肿瘤发生的另一个重要因素，成为人群内部辐射致癌效应易感性差别的主要原因。

电离辐射致癌的遗传易感性不仅表现在单基因遗传病和遗传肿瘤放疗后二次复发原发癌，而且也存在于多基因遗传的肿瘤中。可以理解，辐射致癌是射线与个体的遗传物质相互作用的结果。电离辐射可诱发多种器官和组织恶性肿瘤，其敏感性不同。

已证实，与抑癌基因、DNA 修复基因和原癌基因缺陷相关的癌症易感性应伴有辐射致癌的高敏感性，因为这些基因正是辐射致癌的相关基因，控制 DNA 修复、细胞增殖和程序化死亡。利用重组 DNA 基因剔除等技术构建的 Li-Fraumeni 综合征（p53 缺陷）、家族性腺瘤样结肠息肉病（APC 缺陷）及结节性硬化症（Tsc2 缺陷）等啮齿动物模型的辐射致癌敏感性增加 10～100 倍。不论人的资料还是动物实验资料，都表明癌症的易感者，辐射致癌的潜伏期明显缩短，这是辐射致癌敏感性增高的另一表现。研究表明，癌遗传易感者辐射致癌的敏感性提高了 5～100 倍，为方便计算 ICRP 推荐的由癌症遗传易感性而增加的辐射致癌敏感性单一最佳估计值是 10 倍。

当放射治疗或事故照射时，如对家族性肿瘤患者进行放射治疗，具有诱发二次癌的高度危险。为了临床医生对放疗可能获得的好处与二次癌的危险之间进行权衡，在对疑为家族性肿瘤患者实施放疗前，应进行遗传易感性诊查。但当受到低剂量照射时（如职业照射和诊断照射），由于癌遗传易感者自发性癌症危险相当高，以至于即使辐射致癌的敏感性有很大提高，低剂量照射对其癌症终生危险的影响相对于自发性癌症危险是轻微的，不需要特意加以防范[14]。

2. 个体对肿瘤的辐射易感性

个体对肿瘤的辐射易感性可分为两类：一类为遗传易感性（genetic susceptibility），即由双亲遗传而来；另一类为获得易感性（acquired susceptibility），多由于后天体内外各种环境因素影响而产生。不同个体暴露于辐射具有不同的敏感性，其本质是由于个体的易感基因具有结构和功能多态性所决定的。这种多态性实质就是基因结构的变异，这种变异既可以是静息性的（非功能的），也可以是功能性的，可影响到基因编码的产物，从而改变基因的表型。变异结构主要表现为基因的点突变、移位、杂合性丢失、微卫星和姊妹染色体互换等。

基因结构的变异和多态性的形成与 DNA 修复能力丧失或下降，以及与代谢酶结构变化有关。DNA 修复能力的异常是导致肿瘤易感性的重要环节之一。通过体外淋巴细胞检测发现，个体间 DNA 修复能力存在遗传差异。许多研究表明，肿瘤病人的核酸切除或双链断裂，其修复能力普遍低于正常人群，为正常人群平均值的65%～80%。肿瘤病人亲属 DNA 修复能力低下的频数也较高。除致突变剂与致癌剂可直接作用于细胞内 DNA 外，更普遍的是经细胞内代谢后形成活性产物，并且与内源性酶结合向细胞外分泌。这些代谢酶结构变化产生的多态性，直接影响肿瘤发生。

（二）辐射致癌的影响因素

1. 免疫监视功能的削弱及病毒的介入

机体的免疫系统对能转化为癌的细胞具有一定的免疫应答能力，通过连续的监视可识别肿瘤细胞，使其在未形成肿瘤之前特异地将其清除。当机体遭受一定剂量电离辐射作用时，可使这种免疫监视功能降低，从而使瘤细胞生长并形成癌。支持免疫监视理论的证据是免疫功能抑制的人，癌发病率增高。此外，也有人考虑免疫抑制可能使肿瘤病毒得以增殖，间接使癌细胞发展到不可逆转的程度。

在人类和实验动物中，病毒以多种机制影响肿瘤的显现，病毒致癌约占人类肿瘤发病率的15%。目前认为，致癌病毒介入可以通过以下途径：

（1）抑制宿主消除肿瘤细胞的能力；

（2）病毒与细胞蛋白特异性相互作用，刺激细胞增殖；

（3）将获得性和激活的病毒基因和生长调节基因转导到宿主细胞；

（4）在宿主细胞染色体特异部位积累，使关键性基因激活或失活（插入性突变）。

人类的病毒致癌全部内容迄今仍不完全清楚，病毒因子只是复杂致癌机制之一。

2. 电离辐射致癌的组织器官敏感性

从组织器官特点可见，辐射致癌敏感性与组织更新速度不一致，如高敏感性的甲状腺，却是细胞更新低的组织；而低敏感性的小肠，细胞增殖却很快。辐射致癌敏感性与肿瘤自发率无密切关系，如甲状腺癌和皮肤癌自发率低，却很容易由辐射所诱发。辐射致癌发病率与癌死亡率不平行，二者不能相互代替，如甲状腺癌发病率高而死亡率低。由于随访观察期不同，各种肿瘤的危险系数不同，如白血病潜伏期短，相对危险系数高，但随着观察时间延长，白血病危险系数下降，实体瘤的死亡率上升。电离辐射可诱发多种器官和组织肿瘤，常可诱发白血病、乳腺癌、骨肉瘤、甲状腺癌、多发性骨髓瘤、肺癌、胃癌、结肠癌、皮肤癌和肝癌等，但基本未见到受照人群中慢性淋巴细胞白血病、子宫颈癌和胆囊癌发生率的增加，而前列腺、睾丸几乎不被辐射所诱发肿瘤。

3. 年龄、性别及其他因素的影响

年龄是影响自发癌的重要因素，辐射致癌常常在易发年龄段受照可增加辐射致癌危险。例如，日本原子弹爆炸幸存者中10岁以下受照者，在早期白血病危险系数最高；20岁左右的女性乳腺癌危险系数最高；肺癌随受照时年龄增加而增加。在放射治疗时，<30岁女性胸部接受照射容易发生乳腺癌，>45岁者乳腺癌发病概率变小。青少年接受放疗后期发生骨肉瘤的概率高。>5岁的头颈部肿瘤患者接受放疗的后期发生甲状腺癌和神经系统肿瘤可能性大。辐射诱发的甲状腺癌女性高于男性3倍。有人认为，白血病男性略高于女性。其他类肿瘤在性别上差别不大。辐射致癌还受遗传因素和环境因素的影响，如犹太人儿童的甲状腺癌发生率比其他民族高，吸烟可使铀矿工肺癌的发生率增高[2]。

四、辐射致癌的分子机制

大量的研究表明，基因组DNA损伤是辐射致癌效应的分子基础。DNA损伤、DNA修复异常、基因突变及肿瘤发生是贯穿辐射致癌效应的关键环节。辐射诱发DNA损伤，基因结构发生改变，特别是碱基顺序的改变，使DNA修复缺陷，引起致癌效应；同时，电离辐射所致的染色体畸变和重排，以及基因组不稳定性也是产生致癌效应的重要基础。在这些辐射致癌效应基础上，一些癌基因的激活和抑癌基因的灭活是产生致癌效应的两个重要方面。另外，还与DNA修复基因和细胞周期等相关基因的作用有关。因辐射致癌效应机制复杂，各类相关基因并非各自独立地发挥作用，而是相互配合、相互协调，构成复杂的调节网络，促成最终的致癌结果。

（一）辐射致癌的基因组 DNA 损伤机制

据 2011 年 1 月 7 日英国《每日邮报》报道，英国科学家找到了"急性癌症"的形成原因：细胞内的染色体发生了"爆炸"，破坏了 DNA，从而在短时间内可能罹患癌症。目前，这种染色体"爆炸"引发癌症的理论，推测可能与 X 射线照射和日晒伤有关。

1. DNA 损伤信号感应

电离辐射诱发肿瘤，损伤的 DNA 分子主要以其双链断裂为主。DNA 损伤将激活细胞内一系列生化级联反应，即反应网络，其物质基础是损伤感应分子和早期信号转导子，通过促进下游功能蛋白的磷酸化、乙酰化等化学修饰作用而激活信号转导反应[15]。

DNA 损伤信号感应机制主要涉及以下几个分子：

（1）Mre11：染色体不稳定性相关基因 Mre11（meiotic recombination 11 homolog A）是最具有 DNA 损伤感应特点的复合物，由 Nbs1、hMre11 和 hRad50 蛋白组成，细胞受照后其分子定位于 DNA 损伤位点，即可磷酸化毛细血管扩张失调突变基因（ataxia-telangiectasia mutated gene，ATM）蛋白，又是后者的磷酸化底物，从而激活并募集 ATM 到达 DNA 损伤位点[16]。

（2）γ-H2AX：H2AX 是染色质结构中组蛋白的组分之一，DNA 双链断裂引发 DNA 依赖蛋白激酶催化亚基（DNA-dependent protein kinase catalytic subunit，DNA-PKcs）或 ATM 磷酸化 H2AX 蛋白的第 139 位丝氨酸残基，其磷酸化蛋白即为 γ-H2AX，可出现在辐射所致 DNA 损伤的位点，其功能是将 DNA 修复和重组蛋白

BRCA1、53BP1、MDC1、Nbs1 和 Rad51 等募集到 DNA 损伤位点[17]。

（3）ATM 和 DNA-PKcs：二者同属于磷脂酰肌醇 3 激酶样蛋白激酶（PIKK）家族成员，有共同的磷酸化底物（如 H2AX、Chk1、Chk2、MDM2 和 p53 蛋白等），是 p53 蛋白上游信号转导子，并参与 DNA 断裂损伤信号的感应和传递作用，通过其磷酸化活性启动 DNA 损伤信号的转导反应[18]。

电离辐射诱发细胞 DNA 损伤，引起基因突变、重排或重组、染色体畸变和基因扩增。对于基因组特殊位点的 DNA 损伤，能活化原癌基因或失活抑癌基因，扰乱分化模式，导致细胞恶性转化或死亡。这些严重的生物学后果，不仅与 DNA 损伤程度和类型有关，而且与细胞对受损 DNA 的修复能力和修复基因及其表达产物（修复酶）在修复过程中的作用也有密切关系。

2. DNA 修复信号反应

DNA 损伤修复反应，特别是其双链断裂修复反应，是一个多步骤的复杂过程，由多个功能蛋白的交替联合，构成一个完整的修复系统，其修复过程涉及蛋白的磷酸化、乙酰化等修饰功能[19]。在电离辐射诱发 DNA 双链断裂的损伤修复中，主要涉及非同源末端连接（NHEJ）和同源重组修复（HR）两种途径，前者是哺乳动物细胞中一种很普遍的 DNA 双链断裂修复方式。在 DNA 双链断裂中，ATM 和 DNA-PKcs 是重要的 DNA 损伤修复蛋白，通过结合在双链断裂的 DNA 末端，激活和诱发 DNA 修复[18]。另外，一种重要的 DNA 损伤修复蛋白是多聚腺苷二磷酸-核糖聚合酶〔poly-（ADP ribose）glycohydrolase，PARP〕，广泛存在于细胞内的具有蛋白修饰和核苷酸聚合作用的聚合酶，电离辐射所造成的 DNA 断裂损伤可影响 PARP 的活性，引起

包括自身在内的相应蛋白核苷多聚基化，从而影响相关蛋白的活性，进一步影响由于损伤修复而引起细胞内一系列的生化改变。PARP 分子结构为非序列依赖型识别 DNA 链断裂损伤，在 DNA 双链断裂修复中与 DNA-PKcs 有同等的重要作用[20]。研究发现，电离辐射所致的具有双链特异的错配修复缺陷，其错配修复基因有 hMSH$_2$、hMLH$_1$、hMSH$_2$、hpMS$_1$ 和 hpMS$_2$ 等。

3. 细胞周期调控信号反应

在电离辐射诱发 DNA 损伤信号传导通路中，涉及细胞周期素依赖蛋白激酶（cyclin dependent kinas，Cdk）的调控；细胞可发生周期阻滞反应，以便于 DNA 修复或启动细胞凋亡，其检查点 G$_1$/S 和 G$_2$+M 激活，细胞周期进程延迟。检查点关键调控基因是检查点激酶（checkpoint kinas，Chk1 和 Chk2），两者在 G$_1$/S 和 G$_2$+M 时相调控下游信号传导途径中发挥重要的作用。Chk1 和 Chk2 是丝氨酸/苏氨酸激酶，二者在结构上并不相关，但共有一些底物特异性。Chk2 是酵母 Rad53 和 Cds1 的同源基因，在应答 DNA 损伤和 DNA 复制受阻时需要 Chk2 发挥作用；而 Chk1 在酵母中主要负责应答 DNA 损伤时的细胞周期阻滞。Chk1 和 Chk2 二者突变、重排，可提高自发的 DNA 损伤水平，增加肿瘤的易感性[21]。ATM、ATR 和 DNA-PKcs 在细胞周期检查点调节蛋白的活性中发挥关键的作用，可通过 Chk1 和 Chk2 两个激酶控制 DNA 损伤通路[22]。ATR 是 AT 和 Rad3 相关蛋白激酶，与 ATM 和 DNA-PKcs 均属于 PIKK 家族成员，也是 DNA 损伤应答通路中的中心蛋白，在结构功能上起蛋白激酶作用。在 DNA 损伤信号传导中，ATR 和 ATM 分别与 Chk1 和 Chk2 构成两个不同的应答通路[23]。

（二）基因突变和染色体异常

辐射致癌的细胞学基础是诱发细胞的突变和恶性转化，而细胞突变的分子基础则是基因结构的改变，特别是碱基顺序的改变。辐射能引起 DNA 结构的损伤，使基因发生突变，可能是辐射致癌的重要分子机制之一。

1. 癌基因活化和抑癌基因失活

癌基因是（oncogene）细胞基因组中具有能够使正常细胞发生恶性转化的一类基因。抑癌基因（tumor suppressor gene）主要功能包括稳定染色体、调节细胞周期、细胞信号转导、细胞骨架构建及调控细胞的生长及迁移。一旦抑癌基因失活，则导致肿瘤的发生。研究资料表明，电离辐射所致癌基因的激活与抑癌基因的灭活可能是细胞恶性转化的两个重要方面，前者多见于血液系统的各种恶性肿瘤，如各种类型的白血病等，而后者多见于实体肿瘤。

2. 体细胞突变和染色体异常

电离辐射所致人体细胞的基因突变中，研究较多的有次黄嘌呤磷酸核糖基转移酶基因（hprt）、T 细胞受体基因（TCR）、白细胞抗原 A 基因（HLA-A）和红细胞膜血型糖蛋白基因（GPA）等。随着研究的不断深入，体细胞突变学说已获得大量的支持证据。研究结果表明：

（1）辐射诱发突变的频率与辐射剂量成正比；

（2）可能没有剂量阈值；

（3）效应可受或不受剂量率的影响；

（4）高 LET 辐射的效应大于低 LET 辐射。

染色体显带资料表明，癌细胞中常常存在染色体的畸变，包括碱基的缺失、易位及重排等。染色体的不稳定性以及在此基础上所产生的重排在肿瘤发生过程中起重要作用。这种不稳定性与 DNA 的修复能力降低或缺陷有一定关系。着色性干皮病患者的细胞因缺少 DNA 内切酶，所以在紫外线照射下所产生的 DNA 损伤不能修复，在此基础上极易形成皮肤癌。电离辐射引起遗传物质的变化不仅引起点突变（point mutation），而且也引起染色体的结构变化，从而导致细胞遗传物质的突变。电离辐射诱发 DNA 双链断裂，可产生基因突变，主要是缺失或重排；另外，也是染色体畸变（缺失、易位、重排和异二倍体）的主因。因此，电离辐射所致 DNA 损伤以及在此基础上产生的染色体畸变和重排，可能构成了辐射致癌的重要基础[2]。

（三）DNA 甲基化变化

全基因组低甲基化所致肿瘤的发生与电离辐射有关。Pogribny 等报道，小鼠细胞受照射后全基因组低甲基化迅速出现，呈剂量依赖性及性别和组织特异性，并可长期稳定存在。照射小鼠不同组织基因组低甲基化的程度与这些组织 DNA 损伤水平呈正比。这些结果提示，这种低甲基化可能是细胞对 DNA 损伤的即时适应反应，是细胞癌变启动阶段的早期现象[31]。电离辐射诱导小鼠肺和胸腺组织全基因组持续低甲基化，同时诱导其肺癌和胸腺淋巴瘤的生长。另外，电离辐射诱导的全基因组 DNA 低甲基化可传递给子代，增加子代基因组不稳定性，使子代易发肿瘤。

电离辐射在诱导全基因组 DNA 低甲基化的同时，还能诱导肿瘤抑制基因启动子区 CpG 岛的 DNA 高甲基化，该异常改变也具有性别及组织特异性。在 X 射线诱发的 F344/N 大鼠肺肿瘤中存在 p16 基因 CpG 岛高甲基化。慢性分次（0.05Gy/d，10d）X 射线全身照射可诱导 C57/B1 小鼠肝组织中 p16 基因启动子区 CpG 岛的 DNA 高甲基化，以上变化只发生于雄性小鼠[24,25]。

（四）辐射基因组不稳定性

电离辐射诱导的基因组不稳定性是指受照的细胞在复制过程中向子代传递，使其细胞的后代发生多种延迟效应的一种生物学现象，属于非靶效应，包括延迟突变、延迟染色体畸变、延迟细胞凋亡、延迟细胞增殖性死亡和延迟细胞扩增等，在细胞复制许多代后继续影响受照射的遗传效应。而且，最终的遗传变化在受照细胞本身并未发生变化，但使其处于一种临界状态，如子代细胞突变频率增加、滞后性细胞死亡及染色体重排频率升高等，并表现出遗传学变化。如果电离辐射诱发持久的基因组不稳定性，其细胞的演变可能比预计的自发突变频率快，使细胞内一些关键的基因突变（如癌基因活化、抑癌基因失活），因而为细胞恶性转化的增加提供了机会；并且，使受照细胞生存能力持续降低，致死突变频率产生（细胞凋亡）较快。因此，基因组不稳定性在癌症的起始过程中作为一个关键的早期事件，可能起着特殊的、也许是独特的作用。

基因组不稳定性发生的可能机制：细胞核可能是诱导基因组不稳定性的靶位，辐射作用于细胞的 DNA，使其基因组产生某种程度的损伤，处于不稳定状态。其中，DNA 的核苷酸序列和二级结构会影响到基因组不稳定性的各种生物学终点，如 DNA 区段容易产生重组和错配修复。参与 DNA 复制、DNA 修复、端粒稳定和染色体分离的基因发生的初级变化可能会启动基因组不稳定性；信号转导途径的激活和基因表达的改变，可能是导致基因组不稳定性的一个间接途径；基因组的某些短的重复序列容易发生缺失和插入，DNA 双链断裂是启动基因组不稳定性的一种分子变化。电离辐射可通过直接作用（DNA、端粒和染色体等）诱导基因组不稳定性；也可通过间接作用，通过自由基和活性氧（超氧化阴离子和过氧化氢等），或旁效应（将直接受辐射细胞的应答传递给周围未受辐射的细胞），诱发基因组不稳定性[26,27]。

五、辐射诱发实验性胸腺淋巴瘤

研究电离辐射致癌机制应获得一定数量的实验标本，但取材于辐射致人体肿瘤数量有限，且很困难。因此，建立细胞和动物辐射致癌模型就显得非常必要。建立辐射致癌细胞模型于 20 世纪 90 年代后迅速发展，目前已经成功研究了 10 余种细胞系（大鼠肺成纤维细胞、C3H10T1/2、SHE、BALB3T3 等）用于辐射恶性转化的体外研究。建立细胞模型具有省时、省力、成本低和条件易控制等优点，已成为近年来研究辐射致癌的常用模型。动物模型能够通过直观的形态学（组织学及病理学）观察以确定细胞的恶性转化程度，在整体条件下考虑机体代谢系统对致癌因素的代谢激活或减弱作用，并能为细胞生长及转化提供无法替代的内环境。因此，在辐射致癌机制的研究中有着重要的地位[28]。

（一）电离辐射诱发实验性胸腺淋巴瘤

在临床肿瘤治疗中，许多胸部肿瘤，特别是乳腺癌和霍奇金病等病人经照射，可能有发生胸腺瘤的危险，并随年龄的降低危险度增加[29]。Boniver 和 Kubo 等曾报道，给予小鼠 4 次 1.75Gy 照射，早期可诱发胸腺微环境的改变和胸腺瘤前体细胞的生成，伴有新的 T 细胞受体基因重排，继之发展为恶性肿瘤。李修义等[30]选用 C57BL/6 小鼠，皮下接种 Lewis 肺癌细胞，给予 4 次 1.75Gy X 射线全身照射，在停照后 6 个月胸腺淋巴瘤（thymic lymphoma）发生率为 71.4%，进一步证实电离辐射可诱发胸腺淋巴瘤。Dange 等[31]采用 X 射线（3Gy）急性、全身照射雌性 Swiss 小鼠诱发胸腺淋巴瘤，在照射后 90、120 和 150 天，胸腺淋巴瘤的发生率分别为 47%、80% 和 93%。于雷等[28]采用 ^{60}Co γ 射线

（1.75Gy）全身和分次照射小鼠，6 个月后 BALB/c 小鼠胸腺淋巴瘤发生率为 58.51%，C57BL/6J 小鼠为 43.01%。由此可见，辐射诱发胸腺淋巴瘤的发生率受动物种系、射线种类、照射剂量、照射方式和观察期长短等因素的影响而存在差异。

（二）电离辐射诱发实验性胸腺淋巴瘤的机制

电离辐射诱发的胸腺淋巴瘤可能与 DNA 损伤有关。急性和分次照射诱导胸腺淋巴瘤，照射开始 6 h 后 DNA 链断裂增加，1 个月后伴有持续、明显的 DNA 低甲基化和异常的基因表达[32]；DNA 拷贝数和有关基因 mRNA 表达具有相关性[33]。通过 DNA 拷贝数基因组的变化分析，电离辐射诱发的小鼠胸腺淋巴瘤与累积的染色体畸变有关，C57BL/6 和 C3H 两种小鼠的易感性不同[34]。小鼠胸腺淋巴瘤在染色体 4（p15/p16）、11（Ikaros）、12（Bcl11b）、19（PTEN）和 X 有频繁的杂合子丢失；并且，对不同染色体定位的每一种肿瘤抑制基因的杂合子丢失是不同的[35]。电离辐射诱发的胸腺淋巴瘤与相关的肿瘤基因有关[36,37]。由此可知，电离辐射可致 DNA 损伤，一些肿瘤相关基因发生改变，引发胸腺淋巴瘤。

于雷等[28]和刘永哲等[38]进行电离辐射诱发胸腺淋巴瘤的相关癌基因和抑癌基因研究，也获得了大量有意义的资料。采用 Illumina BeadChip 方法对辐射诱发 BALB/c 小鼠胸腺淋巴瘤组织基因表达谱检测到 31 492 个表达基因，正常对照胸腺共检测到 45 281 个表达基因，两组比较共筛选出差异表达基因 3063 个，其中上调基因 1591 个，下调基因 1472 个。这些差异基因包括癌基因、抑癌基因、运动因子、黏附因子、细胞凋亡调节因子、血管形成因子及信号转导基因等，基因的功能涉及多个方面，包括信号转导、细胞周期调控、细胞凋亡、

细胞增殖及转移等。由此可见，辐射诱发胸腺淋巴瘤的发生是多种基因参与的复杂过程[39]。

（三）对电离辐射诱发胸腺淋巴瘤的干预作用

1. 低剂量辐射对电离辐射诱发胸腺淋巴瘤的干预作用

李修义等[30,40]应用4次1.75Gy X线全身照射获得的小鼠胸腺淋巴瘤模型实验，在小鼠接种 Lewis 肺癌细胞前24h给予75mGy照射，其肿瘤体积明显缩小，40天死亡率降低，平均寿命明显延长；在1.75Gy照射前6或12h，小鼠接受75mGy照射，均不发生胸腺淋巴瘤。提示，低剂量辐射对移植肿瘤生长和高剂量辐射诱发的胸腺淋巴瘤均具有抑制作用。进一步实验发现，小鼠接受50、75、100和200mGy X线全身照射后24h，经眼球后静脉注入Lewis 肺癌或 B16 黑色素瘤细胞，14天后肺肿瘤结节数明显减少，癌细胞播散降低；并且，注入癌细胞前24h小鼠接受75mGy全身照射，照后2~6天，脾 NK 细胞活性和 IL-2 分泌增高，说明低剂量辐射可能通过增强免疫反应而抑制癌细胞扩散[41]。另外，采用 Kunming 小鼠皮下接种 S180 肉瘤细胞制作肿瘤实验模型，荷瘤小鼠局部10Gy或2.5Gy×4次 X线照射前12或24h，接受50~150mGy全身照射；在大剂量照射后21天，50、75和100mGy照射可明显增强局部肿瘤高剂量照射的抑瘤作用，局部照射前12h比24h接受低剂量照射的抑瘤效果更显著[42]。后来的实验进一步探讨低剂量辐射对高剂量辐射诱发小鼠胸腺淋巴瘤的抑瘤效应及其免疫学机制，1.75Gy照射前12h接受75mGy照射，荷瘤小鼠胸腺 $CD4^- CD4^-$ 和 $CD4^- CD4^+$ T 细胞较单纯1.75Gy照射明显降低，腹腔吞噬率和吞噬指数明显增高，脾 IFN-γ 和腹腔巨噬细胞

TNFα 分泌活性增强，从而低剂量辐射减轻了高剂量辐射对免疫功能的损伤作用[43]。

2. 骨髓间充质干细胞对电离辐射诱发胸腺淋巴瘤的干预作用

在上述研究基础上，探讨骨髓间充质干细胞（mesenchymal stem cell，MSC）在电离辐射诱发小鼠胸腺瘤中的作用。陈玉丙等[44]发现，MSC 的回输治疗可降低辐射诱导胸腺瘤的成瘤率，其作用机制可能与其分泌的多种生长因子和细胞因子有关，同时亦可通过调节肿瘤细胞的信号通路抑制肿瘤细胞生长。另外证实，体外培养的小鼠骨髓细胞成功地诱导扩增足量的树突状细胞，经肿瘤抗原刺激后，绝大部分成熟，并能刺激同种异体 T 细胞大量增殖，参与免疫应答[45]，可能与其中的 MSC 作用有关。

MSC 对辐射损伤的胸腺组织具有修复作用，并可降低辐射诱发的小鼠胸腺瘤的发生率[46]。王洪艳等[47]给 C57BL/6 小鼠1.75Gy×4 次全身照射，获得的胸腺瘤模型，病理观察显示，正常对照组小鼠胸腺组织皮髓质结构清楚，组织形态规则。辐射组小鼠胸腺结构破坏，淋巴样肿瘤细胞弥漫分布，侵袭周围的脂肪组织，脂肪细胞形成多泡状。照射3个月后，胸腺瘤小鼠细胞凋亡率明显增高；而用 MSC 处理的细胞凋亡率明显低于照射所致的胸腺瘤模型小鼠，MSC 可迅速富集在损伤胸腺组织中，促进其再生和修复。

应用荧光染料 DAPI 标记的 MSC 注入辐射所致小鼠胸腺淋巴瘤后，进行激光共聚焦显微镜观察发现，注入1天后，即在胸腺组织内出现 MSC；5天后，在胸腺组织内开始弥散；10天后，在胸腺组织内广泛弥散。提示，MSC 可聚集到受损伤的胸腺组织内，参与修复过程[48]。

研究发现，小鼠受照后，其胸腺 β-catenin 和 C-Myc mRNA 表达不同程度增加，提示在辐射诱发肿瘤过程中 Wnt 传导通路可能出现异常，其相关基因也发生异常表达。小鼠经全身照射后移植 MSC，发现其胸腺 β-catenin 和 C-Myc mRNA 表达不同程度降低，MSC 可能除了通过对 Wnt 信号转导通路进行负向调节和抑制肿瘤的增殖外，还可通过抑制 C-Myc 基因的异常表达，抑制细胞增殖，促进凋亡，导致肿瘤发生受抑[49]。另外，采用 X 线照射 C57BL/6J 小鼠建立胸腺淋巴瘤模型实验，发现诱发的胸腺瘤 VEGF mRNA 表达明显增高，说明 VEGF 基因与辐射诱发小鼠胸腺瘤密切相关；输注 MSC 后，VEGF 的水平有明显的下降。提示，胸腺瘤组织分泌的 VEGF 可以促使 MSC 迁移至胸腺组织内，减少 VEGF 的分泌，增强机体的抗肿瘤作用[50]。

六、低剂量辐射致癌效应

（一）低水平辐射致癌效应的阈值问题

从人群调查到动物实验获得的资料证实，低水平辐射在一定剂量范围内不一定引起癌症危险的增加。刘树铮曾阐述[51]"低水平辐射致癌效应的阈值问题"，主要从流行病学角度提出，低水平辐射在一定剂量范围内不引起癌症危险的增加，有时反而降低，可能存在辐射致癌的剂量阈值。另外，在大量的实验室研究中，证实低剂量辐射增强免疫监视功能，减少细胞突变，降低细胞恶性转化；甚至，低剂量辐射既能防癌，又能治癌，也存在辐射致癌的剂量阈值。这些阐述说明，由高剂量率和大剂量辐射效应推导的辐射致癌的无阈假说未得到低水平辐射整体实验和人群观察的直接证据。在许多群体中见到低水平辐射致癌相对危险的显著降低，说明低水平辐射致癌作用中的适应和兴奋效应的可能性。

陶祖范等[52]在有关广东阳江天然辐射高本底地区的研究获得了重要的结论，即高本底地区居民从天然辐射接受的内外照射年有效剂量为对照地区的 3 倍，比对照地区高出约 4mSv/a，引起外周血淋巴细胞染色体畸变频率增加，癌症死亡相对危险与对照地区相比无显著性差异，也未发现高本底地区有辐射相关的部位别癌症死亡的增加[53]。根据对此高本底地区居民癌症研究结果与细胞遗传学和免疫学研究结果的综合分析认为，不能排除存在真正阈值的可能性。Feinendegen 和 Neumann[54]也支持这种观点，即辐射致癌可能存在真正的阈值。因此，不能由高剂量致癌效应的模型无条件地外推以估计低剂量诱发癌症的危险，因为在很低剂量条件下实际上可能不增加致癌的危险。

（二）低剂量辐射抑癌效应

1965 年，Holder 报道了低剂量全身照射对多发性骨髓瘤患者的临床疗效；1967 年，Jonson 等首次将低剂量全身照射用于治疗非霍奇金淋巴瘤患者，并肯定其抗肿瘤效果；Chaffey 等和 Choi 等也先后报道了低剂量辐射对恶性淋巴瘤患者的治疗效果。然而，当时由于受理论水平的限制和放射医学传统观念的束缚，低剂量辐射抗肿瘤作用未得到应有的重视和深入系统的研究。直到 20 世纪 80 年代以后，随着对低剂量辐射生物效应研究深入，对其本质有了深刻的认识，在低剂量辐射抑癌效应等研究领域获得许多成果。大量的研究发现，低剂量辐射（50～250 mGy）可抑制肿瘤的生长速度，使癌细胞转移减少，加强肿瘤放疗和化疗的疗效，降低细胞恶性转化和肿瘤的发生，促进免疫功能增强[55]。

前已阐述，低剂量辐射对高剂量辐射诱发小鼠胸腺淋巴瘤具有抑瘤效应，与其减轻了高剂量辐射对免疫功能的损伤作用有关[30,40-43]。夏景光等[56]应用 5cGy 处理高剂量（3Gy）照射诱发的肝癌细胞 G_2 期阻滞，具有促进细胞凋亡和抑制肿瘤生长的目的。孙祖玥等[57]采用微酸洗脱法制备 ≤3kD 的小鼠肝癌 H-22 细胞膜肿瘤相关抗原肽（tumor-associated antigen peptide, TAP）提取物，皮下免疫移植肝癌 H-22 细胞的荷瘤小鼠，免疫前 12h 给予 75mGy X 线全身照射，增强其抑瘤的效应，移植肿瘤的发生率降低，肿瘤平均出现的时间延迟，生长速度减慢，胸腺 S 期细胞百分数明显增加，脾细胞 CD3、CD69 和 $CD8^+$ T 细胞表达明显增高，脾细胞 Con A 反应性、IFN-γ 分泌活性和 CTL 杀伤活性显著增强。提示，低剂量辐射与肝癌 TAP 具有协同抑瘤作用，即进一步激发免疫功能，增强其抑瘤作用。

张英等[58]采用 C57BL/6J 小鼠移植 Lewis 肺癌后 10 天，给予 75mGy 全身照射，在照后 18h 处死小鼠，其胸腺细胞自发增殖能力、脾细胞对丝裂原 Con A 和 LPS 反应性、IL-2 分泌 NK 细胞杀伤活性、特异性杀伤性 T 细胞（CTL）杀伤功能和淋巴因子激活的杀伤细胞（LAK）均明显增强；并且，单纯 4 次 75mGy 全身照射（每隔 3 日一次）的小鼠肺转移瘤结节数明显低于假照小鼠，2 次 75mGy 照射仅有降低趋势[59]。这些结果说明，低剂量辐射可明显增强荷瘤小鼠的免疫功能、抑制肿瘤的转移，对肿瘤的治疗有潜在的价值。低剂量辐射对食管癌、肺癌、胶质瘤和白血病等实验研究，也收到理想的治疗效果。

在上述基础上，张英等[60]应用低剂量辐射联合化疗，治疗移植肿瘤小鼠，得到较理想的效果。移植 Lewis 肺癌的 C57BL/6 小鼠应用化疗药物丝裂霉素 C（MMC，3.0mg/kg）或环磷酰胺（CP，100mg/kg）治疗前 6h，给予 75mGy 全身照射，抑制肿瘤生长的效果明显优于单纯化疗小鼠；并

且，胸腺细胞自发增殖能力、脾细胞对丝裂原 Con A 和 LPS 反应性、NK 细胞杀伤活性、CTL 细胞杀伤功能、LAK 细胞功能和脾细胞 IL-2 分泌均增强；巨噬细胞吞噬功能增强，其 TNF-α 和 IL-1β mRNA 转录水平明显增加[61]；小鼠肺转移瘤结节数明显减少[59]。提示荷瘤小鼠大剂量化疗前预先给予低剂量 X 射线全身照射，可增强荷瘤小鼠的免疫功能和杀伤肿瘤的功能，部分减轻化疗所致的免疫抑制。

按非靶效应理论，非靶效应突破了辐射作用的传统时空定义，使效应靶超出了细胞核的范围，效应发生时间可持续于受照射后许多代。ICRP 评议，现在没有数据提供低剂量辐射的癌症危险和辐射诱发的基因组不稳定性现象之间存在的因果关系。与电离辐射旁效应一样，多种多样的胁迫反应和应激相关的细胞过程可能是发生电离辐射基因组不稳定的机制，至于在剂量响应特征、体内表达程度以及如何影响癌症发生危险等方面尚存不确定性。因此，非靶效应现象意味着对辐射致癌剂量估算危险模型的可靠性受到一定的挑战，这将对职业、医学和环境照射的癌症危险评价，特别是对线性无阈模型（linear no-threshold model，LNT）辐射致癌危险数据外推到低剂量水平产生的效应受到一定的影响。同时，这些效应也将为辐射的非癌症疾病发生、发展的机制提供了新的解释[62]。邵春林[63]指出，空间射线主要由高能质子、高能重离子、γ 射线和电子等组成，空间重离子的一个特点是剂量和剂量率都很低，受辐射细胞对周围细胞的影响，即电离辐射的非靶效应显得非常重要。因此，单个高能重离子有可能在 DNA 水平产生难以修复的损伤，导致基因突变和染色体畸变，危害机体健康。

然而，机体受照后，癌症的诱发和发

展不仅仅是相关细胞 DNA 变异步骤累积的问题。还存在下述的可能：

（1）细胞和组织对低剂量辐射的适应性可使其对癌症的发展更具抵抗力（适应性反应）；

（2）辐射影响免疫系统，而后者负责识别并摧毁异常细胞，可能影响癌症的发展；

（3）辐射可产生变化，对细胞 DNA 稳定产生永久的、可传递的影响，并且激发从受损细胞向为受损细胞的邻近细胞传送信号。

由于这些因素的存在，使受照机体的后果变得非常的复杂[1]。

参 考 文 献

[1] UNSCEAR2006、2008、2010 和 2011 年向联合国大会提交的报告. 电离辐射影响. 2012：27, 36.

[2] 刘树铮主编. 医学放射生物学. 第 3 版. 北京：原子能出版社, 2006.

[3] 龚守良, 刘晓冬, 主编. 核辐射及其相关突发事故医学应对. 北京：原子能出版社, 2006.

[4] 杨英, 付士波, 李修义. 切尔诺贝利核事故与甲状腺癌. 中华放射医学与防护杂志, 2007, 27 (4)：413-415.

[5] Cardis E, Howe G, Ron E, et al. Cancer consequences of the Chernobyl accident：20 years on. J Radiol Prot, 2006, 26 (2)：127-140.

[6] Kazakov VS, Demidchik EP, Astakhova LN. Thyroid cancer after Chernobyl. Nature, 1992, 359 (6390)：21-22.

[7] 陈英. 辐射所致 DNA 损伤与肿瘤风险. 癌变·畸变·突变, 2011, 23 (6)：473-475, 479.

[8] 王继先, 张良安, 李本孝, 等. 中国医用 X 射线工作者恶性肿瘤危险评价. 中国医学科学院学报, 2001, 23 (1)：65-68.

[9] 庄永志, 王俊杰. 辐射诱发的二重感染. 国外医学·放射医学核医学分册, 2002, 26

(3)：137-141.

[10] 闵锐. 辐射生物学研究发展的趋势——系统辐射生物学. 辐射防护通讯, 2009, 29 (5)：12-18, 40.

[11] Little MP, Heidenreich WF, Moolgavkar SH, et al. Systems biology and mechanistic modeling of radiation-induced cancer. Rdiat Environ Biophys, 2008, 47 (1)：39.

[12] Vilenchik MM, Knudson AG. Radiation dose rate effect, endogenous DNA damage, and signaling resonance. PNAS, 2006, 103 (47)：17874.

[13] Sgours G, Knox SJ, Toiner MC, et al. MIRD continuing education：bydander and low dose-rate effects：are these relevant to radionuclide therapy? J Nucl Med, 2007, 48 (10)：1683.

[14] ICRP. Genetic Susceptibility to Cancer. ICRP Publication 79. Ann ICRP, 1998, 28 (1/2).

[15] Giunta S, Belotserkovskaya R, Jackson SP. DNA damage signaling in response to double-strand breaks during mitosis. J Cell Biol, 2010, 190 (2)：197-207.

[16] Deng Y, Guo X, Ferguson DO, et al. Multiple roles for MRE11 at uncapped telomeres. Nature, 2009, 460 (7257)：914-918.

[17] Riches L, Lynch AM, Gooderham NJ. Early events in the mammalian response to DNA double-strand breaks. Mutagenesis, 2008, 23 (5)：331-339.

[18] Shrivastav M, Miller CA, de Haro LP, et al. DNA-PKcs and ATM co-regulate DNA double-strand break repair. DNA Repair (Amst), 2009, 8 (8)：920-929.

[19] Huen MS, Chen J. The DNA damage response pathways：at the crossroad of protein modifacations. Cell Res, 2008, 18 (11)：8-16.

[20] Mitchell J, Smith GC, Curtin NJ. Poly (ADP-Ribose) polymerase-1 and DNA-dependent protein kinase have equivalent roles in double strand break repair following ionizing radiation. Int J Radiat Oncol Biol Phys, 2009, 75 (5)：1520-1527.

[21] Niida H, Murata K, Shimada M, et al.

Cooperative functions of Chk1 and Chk2 reduce tumour susceptibility in vivo. EMBO J, 2010, 29 (20): 3558-3570.

[22] Tomimatsu N, Mukherjee B, Burma S. Distinct roles of ATR and DNA-PKcs in triggering DNA damage responses in ATM-deficient cells. EMBO Rep, 2009, 10 (6): 629-635.

[23] Smith J, Tho LM, Xu N, et al. The ATM-Chk2 and ATR-Chk1 pathways in DNA damage signaling and cancer. Adv Cancer Res, 2010, 108: 73-112.

[24] 龚守良主编. 电离辐射生殖遗传效应. 北京: 原子能出版社, 2009.

[25] 刘永哲, 鞠桂芝. DNA 甲基化与电离辐射效应. 中华放射医学与防护杂志, 2009, 29 (3): 338-340.

[26] 耿晓华, 王仲文. 电离辐射诱发的基因组不稳定性和旁效应. 辐射防护通讯, 2005, 25 (6): 15-21.

[27] 周平坤. 电离辐射非靶效应及 ICRP 的相关评议. 辐射与健康通讯, 2010, (213~214): 1-3.

[28] 于雷, 鞠桂芝. 癌基因 c-Myc、Kras 及 Notch2 与辐射诱发胸腺淋巴瘤的相关研究. 长春: 吉林大学博士学位论文, 2010.

[29] Amemiya K, Shibuya H, Yoshimura R, et al. The risk of radiation-induced cancer in patients with squamous cell carcinoma of the head and neck and its results of treatment. Br J Radiol, 2005, 78 (935): 1028-1033.

[30] 李修义, 陈玉丙, 夏凤琴, 等. 低剂量辐射对小鼠移植肿瘤生长和肿瘤诱生的影响. 中国辐射卫生, 1996, 5 (1): 21-23.

[31] Dange P, Sarma H, Pandey BN, et al. Radiation-induced incidence of thymic lymphoma in mice and its prevention by antioxidants. J Environ Pathol Toxicol Oncol, 2007, 26 (4): 273-279.

[32] Koturbash I, Pogribny I, Kovalchuk O. Stable loss of global DNA methylation in the radiation-target tissue-a possible mechanism contributing to radiation carcinogenesis? Biochem Biophys Res Commun, 2005, 337 (2): 526-533.

[33] Kang HM, Jang JJ, Langford C, et al. DNA copy number alterations and expression of relevant genes in mouse thymic lymphomas induced by gamma-irradiation and N-methyl-N-nitrosourea. Cancer Genet Cytogenet, 2006, 166 (1): 27-35.

[34] Takabatake T, Kakinuma S, Hirouchi T, et al. Analysis of changes in DNA copy number in radiation-induced thymic lymphomas of susceptible C57BL/6, resistant C3H and hybrid F1 Mice. Radiat Res, 2008, 169 (4): 426-436.

[35] Yoshida MA, Nakata A, Akiyama M, et al. Distinct structural abnormalities of chromosomes 11 and 12 associated with loss of heterozygosity in X-ray-induced mouse thymic lymphomas. Cancer Genet Cytogenet, 2007, 179 (1): 1-10.

[36] Tsuji H, Ishii-Ohba H, Noda Y, et al. Rag-dependent and Rag-independent mechanisms of Notch1 rearrangement in thymic lymphomas of Atm (-/-) and scid mice. Mutat Res, 2009, 660 (1~2): 22-32.

[37] Yoshikai Y, Sato T, Morita S, et al. Effect of Bcl11b genotypes and gamma-radiation on the development of mouse thymic lymphomas. Biochem Biophys Res Commun, 2008, 373 (2): 282-285.

[38] 刘永哲, 鞠桂芝. 抑癌基因 p16、Bcl11b 及 Ikaros 与辐射诱发胸腺淋巴瘤的相关研究. 长春: 吉林大学博士学位论文, 2010.

[39] 刘永哲, 于雷, 孙世龙, 等. 电离辐射诱发小鼠胸腺淋巴瘤基因表达谱改变. 中国公共卫生, 2010, 26 (2): 222-223.

[40] 李修义, 李秀娟, 张英, 等. 低剂量电离辐射对致癌剂量辐射诱生小鼠胸腺淋巴瘤的影响. 中国学术期刊文摘 (科技快报), 1998, 4 (11): 1406-1407.

[41] 傅海青, 李修义, 李有君, 等. 低剂量全身照射抑制小鼠癌细胞扩散. 中华放射医学与防护杂志, 1996, 16 (5): 307-309.

[42] 陈玉丙, 傅海青, 吕喆, 等. 低剂量 X 射线

对荷瘤小鼠局部大剂量照射抑瘤作用的影
响. 白求恩医科大学学报, 1998, 24 (6):
568-570.

[43] 李修义, 李秀娟, 赫荣华, 等. 低剂量电离
辐射对高剂量辐射致癌的影响. 中华放射医
学与防护杂志, 2003, 23 (6): 411-413.

[44] 陈玉丙, 王洪艳, 刘丽萍, 等. 骨髓间充
质干细胞对电离辐射诱发的小鼠胸腺瘤的
抑制作用. 中国生物制品学杂志, 2010,
23 (1): 36-37.

[45] 陈玉丙, 张红梅, 刘林林, 等. 小鼠骨髓干
细胞体外诱导成熟的树突状细胞对 T 细胞增
殖的影响. 吉林大学学报 (医学版), 2004,
30 (3): 350-353.

[46] 陈玉丙, 王洪艳, 刘丽萍, 等. 骨髓间充
质干细胞对电离辐射诱发的小鼠胸腺瘤的
抑制作用. 中国生物制品学杂志, 2010, 23
(1): 36-38, 50.

[47] 王洪艳, 龚守良, 刘丽萍, 等. 骨髓间充质
干细胞在电离辐射诱发的小鼠胸腺组织损伤
中的作用. 吉林大学学报 (医学版), 2009,
35 (2): 263-266.

[48] 王洪艳, 陈玉丙, 刘丽萍, 等. DAPI 标记
骨髓间充质干细胞在辐射诱发损伤的小鼠胸
腺组织内的迁徙定居. 中国老年学杂志,
2010, 30 (24): 3702-3703.

[49] 王洪艳, 齐亚莉, 刘丽萍, 等. 骨髓间充质
干细胞移植对辐射诱发胸腺瘤 β-catenin 和 c-
myc mRNA 表达的影响. 中国公共卫生,
2012, 28 (2): 200-201.

[50] 王洪艳, 齐亚莉, 刘丽萍, 等. 骨髓间充质
干细胞移植对辐射诱发小鼠胸腺瘤 VEGF
mRNA 表达的影响. 现代预防医学, 2012,
39 (12): 3085-3087.

[51] 刘树铮. 低水平辐射致癌效应的阈值问题.
辐射防护, 2008, 28 (6): 350-362.

[52] 陶祖范, 孙全富, 邹剑明, 等编著. 高本底
辐射与癌症研究——中国阳江高本底地区研
究实践. 北京: 原子能出版社, 2008.

[53] 陶祖范, 孙全富. 阳江高本底辐射与居民健

康关系研究概述. 辐射与健康通讯, 2013,
(245~246): 1-8.

[54] Feinendegen LE, Neumann RD. The issue of
risk in complex adaptive systems: the case of
low-dose radiation induced cancer. BELLE
Newletter, 2005, 3 (1): 11-16.

[55] 李秀娟, 李修义. 低水平辐射兴奋效应与肿
瘤. 国外医学 · 放射医学核医学分册,
1999, 23 (2): 89-91.

[56] 夏景光, 李文建, 王菊芳, 等. 低剂量电离
辐射预处理高剂量辐射诱导的肝癌细胞
hepG2 细胞周期阻滞的影响. 辐射研究与辐
射工艺学报, 2005, 23 (1): 49-52.

[57] 孙祖玥, 傅静宜, 刘建香, 等. 肿瘤相关抗
原肽与低剂量全身照射的协同抑瘤作用. 中
华放射医学与防护杂志, 2005, 25 (3):
248-251.

[58] Zhang Ying, Li Xiuyi, Gong Shouliang, et al.
Immunoenhancement in tumor-bearing mice
induced by whole body X-irradiation with 75
mGy. J Norman Bethune Univ Med Sci, 2000,
26 (1): 1-3.

[59] Zhang Ying, Lu Zhe, Li Xiuyi, et al.
Influence of low dose radiation on the
pulmonary metastasis of Lewis lung carcinoma
in mice. J Norman Bethune Univ Med Sci,
1998, 24 (6): 559-562.

[60] 张英, 刘树铮. 小剂量辐射增强化疗药物的
抑瘤作用及其机制. 辐射研究与辐射工艺学
报, 1997, 15 (3): 179-184.

[61] 张英, 孙义敏, 李修义, 等. 低剂量辐射增强
荷瘤小鼠巨噬细胞功能的实验研究. 辐射研究
与辐射工艺学报, 1998, 16 (4): 249-252.

[62] 刘敬, 陈积红, 李文建. 电离辐射中非靶效
应研究进展. 辐射研究与辐射工艺学报,
2010, 28 (2): 65-68.

[63] 邵春林. 国际放射研究与医学物理研讨会在
上海举行. 辐射与健康通讯, 2011, (227~
228): 7-8.

肿瘤生物治疗研究进展

龚平生[1] 李 戈[2] 王志成[3] 吴嘉慧[3]
刘威武[3] 刘 扬[3] 龚守良[3]

1. 吉林大学分子酶学工程教育部重点实验室 长春 130012
2. 长春市中医院 长春 130041
3. 吉林大学公共卫生学院卫生部放射生物学重点实验室 长春 130021

【摘要】 肿瘤生物治疗已有100多年的历史。然而，近几十年来，由于细胞生物学、分子生物学、肿瘤免疫学和生物工程学等理论和技术的进展，肿瘤生物治疗已成为继手术、化疗和放疗之后的一种重要治疗手段，并且向纵深发展。肿瘤生物治疗是应用基因、小分子化合物（调节生物反应）、生物大分子（核酸和蛋白质等）和细胞等，通过生物物质作用和机体防御功能，调节机体生物反应和干扰肿瘤的生物行为，以达到治疗肿瘤的目的。肿瘤生物治疗主要包括肿瘤免疫治疗、肿瘤基因治疗、细胞因子治疗和分子靶向治疗等，本文仅就肿瘤生物治疗这几方面进展作简要的阐述。

【关键词】 肿瘤；生物治疗；免疫治疗；基因治疗；细胞因子治疗；靶向治疗

一、肿瘤免疫治疗

（一）肿瘤免疫治疗的历史

肿瘤生物治疗是在免疫治疗的基础上发展而来的。1891年，美国纽约骨科医师William B. Coley创立的科莱毒素疗法，即用化脓链球菌和黏质沙雷菌的提取物代替原来用的细菌治疗肿瘤，因而出现了肿瘤生物治疗的雏形。后来，人们用短小棒状杆菌和卡介苗等治疗恶性肿瘤。1902年，Leyden和Blumenthal首先进行了全细胞肿瘤疫苗临床试验，并在以后的半个世纪均以肿瘤或其提取物治疗肿瘤，但疗效未获肯定。进入20世纪50年代，Prehn和Klein等应用化学致癌剂诱发小鼠肿瘤，初步证实具有肿瘤免疫原性的特异性移植抗原（tumor-specific transplantation antigen，TSTA）的存在。60年代，Burnet提出了免疫监视理论。70年代，Kohler和Milstein等建立了杂交瘤技术，人们又发现天然杀伤细胞（NK细胞）具有抗肿瘤活性。80年代，Rosenberg等应用淋巴因子活化的杀伤细胞（LAK）和IL-2治疗肿瘤，开创了细胞因子和体细胞过继免疫治疗临床肿瘤病人的先河；后来，在应用细胞因子诱导的杀伤细胞（CIK）治疗肿瘤的基础上，又建立了DD-CIK和HLA免疫细胞过继治疗技术。90年代，Boon等成功分离了特异性细胞毒T细胞（CTL），识别人黑色素瘤抗原MAGE-1，在肿瘤免疫学史上具有划时代

通讯作者：龚守良，吉林省长春市新民大街1163号，130021

意义；同时，建立了抗原提呈和免疫识别机制，阐明了T细胞活化的双信号模式，发展了树突状细胞免疫生物学理论，完成了人类白细胞抗原（HLA）基因测序，这些成果使肿瘤特异性主动免疫跃上了新的台阶。

近期，Choi等[1]利用一种人造蛋白促进机体天然免疫系统，对抗小鼠脑胶质母细胞瘤。这种脑瘤一般难以治疗，即便接受手术、放疗和化疗，平均生存期仅为15个月。在免疫治疗脑瘤和其他癌症研究中显示出可观的前景，然而在临床应用中却存在一些问题：一是很难达到治疗剂量，二是免疫系统会攻击健康组织和器官，从而造成一些严重的副作用。为了克服这些缺陷，杜克大学研究人员设计出了一种双特异性T细胞衔接器（BiTE）的蛋白质，能够连接将要杀伤的肿瘤细胞。这种蛋白质包括两个独立的抗体部分，一个是招募的T细胞，另一个是导向肿瘤的EGFRvⅢ（一种特异的上皮生长因子受体突变）抗原。一旦通过新双特异性抗体连接，T细胞会将肿瘤识别为入侵物，发动攻击，而没有携带肿瘤抗原的正常组织不受损伤。这种疗法的优点是可由静脉给予，能通过血脑屏障，定位到肿瘤部位，甚至可治疗中枢神经系统中体积较大的侵袭性肿瘤。应用这种疗法，使有脑胶质母细胞瘤的8只小鼠中6只获得治愈。对于这种疗法，下一步将进行临床前研究，并希望能获得成功。

（二）肿瘤免疫相关重要理论的提出

随着基础免疫学发展和分子生物学技术在肿瘤免疫学领域研究中的广泛应用，有关肿瘤免疫学也得到空前的发展，对于免疫监视（immune surveillance）、免疫编辑（immunoediting）和免疫赦免（immune privilege）等理论的提出，不断地推动肿瘤免疫学及其治疗的发展和应用。

1. 免疫监视理论

早在1909年，Ehrlich提出，癌细胞的突变累积可使免疫系统破坏癌细胞，清除改变的宿主成分，但在以后的一段时间这一观点并未得到足够的重视。进入20世纪50年代，Foley证实，纯系小鼠诱发的肿瘤能在同系小鼠之间移植，形成移植瘤，如将其切除，小鼠对再次接种的肿瘤产生抵抗能力，使接种的肿瘤不再生长，或长到一定的大小便自行消退。60年代，Burnet将上述观点系统化，提出了免疫监视理论，认为机体免疫系统具有十分完善的监视功能，能精确地识别"自己"和"非己"的成分，可清除外界侵入的各种微生物，排斥同种异体移植物，还能消灭机体内突变的细胞。随着基因打靶和转基因动物技术的成熟及高特异性单克隆抗体技术的发展，免疫监视理论在免疫缺陷小鼠模型中从分子水平得到明确的证实。免疫监视的作用关键在于识别和破坏那些在临床上不能识别的原位肿瘤；当肿瘤的生长超过机体免疫监视功能的控制时，肿瘤细胞可在体内继续生长，并形成肿瘤。

2. 免疫编辑理论

进入21世纪，Dunn提出了免疫编辑理论，这是一个动态发展的过程，分为清除（elimination）、平衡（equilibrium）和逃逸（escape）3个阶段，形成了新一代肿瘤免疫治疗策略。这一过程的清除期是指免疫系统识别，并消除肿瘤。平衡期是指淋巴细胞或IFN-γ等因子对清除期未消除的肿瘤细胞进行选择性杀伤，即识别和杀伤免疫原性强的肿瘤细胞；在平衡期产生弱免疫原性的新的肿瘤克隆，对免疫攻击具有很强的抗性，这种变异体的肿瘤细胞不受免疫系统控制，可继续生长，甚至转移，即进入了逃逸期。免疫监视理论只考虑免疫系统对机体的保护作用及在细胞恶性转化早期阶段的作用，未能全面描述肿瘤发生过程中肿瘤和免疫系统的相互作用。肿瘤免疫编辑理论更全面地阐述免疫系统，既可能清除肿瘤细胞或对肿瘤细胞产生非保护性免疫反应，又可促进免疫无反应性或免疫耐受性的产生。因此，根据肿瘤免疫编辑理论，在重视抗肿瘤免疫应答的同时，兼顾肿瘤的免疫逃逸机制，包括非特异性免疫治疗、主动免疫治疗和被动免疫治疗。

3. 免疫赦免理论

在提出免疫监视和免疫编辑理论基础上，又逐步发展了免疫赦免理论。免疫编辑理论认为，肿瘤的发生、发展与机体的免疫系统之间是一个双向选择的过程。反过来，肿瘤又能影响免疫系统，诱导机体产生抗肿瘤免疫反应，并通过一系列机制对抗免疫系统，抑制抗肿瘤免疫应答，这种由免疫细胞诱导的免疫无反应性称为免疫赦免。这种理论认为，肿瘤组织局部在临床前期已处于很强的免疫抑制状态；随着肿瘤的进展，这种局部的免疫抑制状态可逐渐扩展至全身，并削弱那些抑制肿瘤转移的免疫屏障，从而进一步促进肿瘤生长和转移。因此，在肿瘤免疫治疗中，一旦肿瘤建立了局部的免疫赦免区域，肿瘤抗原相关疫苗则有可能引起调节性 T 细胞的扩增，从而在肿瘤局部微环境内阻断疫苗诱导效应 T 细胞杀伤肿瘤细胞的能力[2-6]。

（三）肿瘤疫苗治疗

肿瘤疫苗（tumor vaccine）是近些年来肿瘤免疫治疗研究的热点之一，其原理是通过激活患者自身免疫系统，利用肿瘤细胞或肿瘤抗原物质诱导机体的特异性细胞免疫和体液免疫反应，增强机体的抗癌能力，阻止肿瘤的生长、扩散和复发，以达到清除或控制肿瘤的目的。肿瘤疫苗来源于自体或异体肿瘤细胞或其粗提取物，带有肿瘤特异性抗原（TSA）或肿瘤相关抗原（TAA）。肿瘤疫苗可通过激发特异性免疫功能来攻击肿瘤细胞，克服肿瘤产物所引起的免疫抑制状态，增强 TAA 的免疫原性，提高自身免疫力来消灭肿瘤。肿瘤疫苗既可以独立地治疗肿瘤，又可与手术、放疗和化疗结合，具有疗效高、特异性强和不良反应小等优点，尤其对于中、晚期已经发生转移的恶性肿瘤，具有独到的治疗作用，故在肿瘤综合治疗中占有重要的地位。根据肿瘤疫苗的具体用途，可分为两种：①预防性疫苗，如与某些特殊肿瘤发生有关的基因制备疫苗，接种于具有遗传易感性的健康人群，进而可以控制肿瘤的发生；②治疗性疫苗，以肿瘤相关抗原为基础，主要用于化疗后的辅助治疗。根据肿瘤疫苗的来源，又可分为肿瘤细胞疫苗（肿瘤全细胞瘤苗、修饰性自体肿瘤细胞疫苗和基因工程肿瘤细胞疫苗）、基因修饰疫苗（肿瘤核酸修饰疫苗、细胞因子基因修饰疫苗、肿瘤标志物基因修饰疫苗和共刺激分子和黏附分子修饰疫苗）、多肽疫苗、基因/DNA 疫苗、抗独特型抗体疫苗和树突状细胞疫苗等。

（四）肿瘤免疫治疗的发展前景

程序性死亡 1（PD-1）蛋白（一种 T 细胞共引发受体）及其配体 PD-L1 在肿瘤细胞中起重要的作用，即逃避宿主的免疫系统。阻断 PD-1 和 PD-L1 的相互作用，在体外可增强免疫功能，并可作为临床前抗肿瘤活性的实验模型。

最近，美国多家医院使用百时美施贵宝（Bristol-Myers Squibb）公司生产的一种抗体药物进行临床试验，发现效果很好。在 I 期临床试验中，PD-L1 抗体（增强剂量范围为 0.1～10mg/kg 体重）经静脉给予晚期癌症病人，每 2 周 1 个疗程。一组 207 例病人接受抗 PD-L1 抗体治疗时间的中位数为 12 周（2～111 周）。其中，发生 3 级或 4 级毒性反应为 9%。在完全或部分缓解病人中，52 例黑色素瘤中 9 例，17 例肾细胞癌中 2 例，49 例非小细胞肺癌中 5 例，17 例卵巢癌中 1 例；缓解持续 1 年，或更长时间。结果证实，客观有效率达 6%～17%，在 24 周病人持续稳定达 12%～41%。另一组 296 例晚期癌症病人，发生 3 级或 4 级毒性反应为 14%。在完全或部分缓解病人中，76 例非小细胞肺癌中 14 例，94 例黑色素瘤中 26 例，33 例肾细胞癌中 9 例；在 31 例缓解中，20 例持续 1 年或更长时间。在评价 42 例病人中 17 例 PD-L1 阴性无客观缓解，25 例 PD-L1 阳性中的 9 例有客观缓解[7,8]。

目前，临床上开展的肿瘤生物治疗大多属于免疫治疗，免疫监视、免疫编辑和免疫赦免学说的提出，为肿瘤免疫治疗奠定了重要的理论基础。肿瘤具有免疫原性和免疫应答功能，肿瘤免疫治疗是通过人为的干预，激发和调动机体的免疫系统，增强抗肿瘤的免疫力，从而控制和杀伤肿瘤细胞。因此，所有的肿瘤免疫治疗遵从两个原则，即进行免疫调节（免疫激活、免疫刺激和免疫修饰等）和直接应用免疫相关细胞因子。

当今，手术、化疗和放疗是肿瘤治疗的支柱疗法；然而，与化疗和放疗相比，肿瘤免疫治疗具有特异性强、副作用小等特点。近年来，在肿瘤免疫治疗领域，肿瘤疫苗、单克隆抗体、细胞因子和过继性细胞免疫治疗等的应用，为增强肿瘤免疫治疗的疗效发挥了重要作用。随着肿瘤免疫学、分子生物学及生物技术的发展，严格肿瘤的合理联合治疗方案，提供足够的抗原刺激，消除机体负性免疫反应，肿瘤

免疫治疗前景可观，将会得到更大的发展。

二、肿瘤基因治疗

（一）基因治疗的发展及现状

随着现代分子生物学及其技术的发展，人们对疾病的认识和治疗手段已进入分子水平。越来越多的研究资料表明，多种疾病与基因的结构或功能改变有关，因而萌生了从基因水平治疗疾病的想法。DNA 重组、基因转移、基因克隆和表达等技术的建立和完善，为基因治疗（gene therapy）奠定了基础。早在 20 世纪 60 年代末，美国科学家迈克尔·布莱泽首次在医学界提出了基因治疗的概念。70 年代，我国吴旻院士就对遗传性疾病等的防治提出了基因治疗的问题；1985 年，再次撰文指出基因治疗的重要目标是肿瘤。直到 1989 年，美国批准了世界上第一个基因治疗临床试验方案，当然这还不是真正意义上的基因治疗，而是用一个示踪基因构建一个表达载体，了解该示踪基因在人体内的分布和表达情况。自从 1990 年美国 FDA 正式批准第一个基因治疗临床试验以来，世界各国都掀起了基因治疗的研究热潮。

据统计，截至 2008 年 9 月底，全世界范围内基因治疗的临床试验方案已有 1472 个，表明基因治疗具有良好的发展前景[9]。在所有的临床试验方案中，恶性肿瘤占全部基因治疗临床试验方案的首位，占总数的 65.2%。2004 年 1 月，深圳赛百诺基因技术有限公司将基因治疗产品重组人腺病毒 p53 抗癌注射液（商品名：今又生）正式推向市场[10]。总之，在基因治疗基础研究和临床试验及产业化各个领域，美国均领先于世界，其临床方案有 630 个，占全世界总数的 63.2%。

近年来，基因治疗取得了令人瞩目的进步，《Science》杂志评出的 2009 年十大

科学突破，其中位列第七的是基因治疗，这为征服肿瘤等疾病带来了新的希望。

（二）肿瘤基因治疗的有关问题

1. 肿瘤基因治疗及其治疗载体

肿瘤基因治疗（tumor gene therapy）是肿瘤治疗研究中的一项重大突破，是随着DNA重组技术的成熟而发展起来的，是以改变人的遗传物质为基础的生物医学治疗技术，是通过一定方式将人正常基因或有治疗作用的DNA序列导入人体靶细胞而干预疾病的发生、发展和进程，纠正人自身基因结构或功能上的错乱，关闭或抑制异常表达基因，杀灭病变细胞或增强机体清除病变细胞的能力等，从而达到治疗疾病的目的[11,12]。基因治疗可干扰某个基因的功能、恢复失去的功能和启动一个新功能。基因治疗的策略，即达到基因置换、基因增补、基因修饰、基因抑制或封闭。

基因治疗的关键是外源基因在目的细胞中高效、稳定的表达，这在很大程度上取决于基因治疗采取的载体（vector）系统。目前，使用的载体系统有10余种，分为病毒载体和非病毒载体。非病毒介导的基因转移系统具有毒性及免疫反应低，外源基因整合概率低，无基因插入片段大小的限制，使用简便，获得方便，便于保存和检验等优点；但基因转移效率低下，基因表达时间短。在实际应用中，病毒载体约占85%。但病毒载体，由于其免疫原性及对宿主的安全问题，只有少数病毒能够改造成为基因治疗所需的载体。

随着癌基因和抑癌基因的相继发现及分子生物学手段的发展和完善，基因治疗在肿瘤治疗中会起到重要的作用。目前，肿瘤基因治疗常用的策略有细胞因子导入、肿瘤疫苗制备、自杀基因疗法、利用反义技术封闭活化的癌基因、基因敲除、基因突变、向靶组织转移抑癌基因以及RNA干扰癌基因等[13-15]。

2. 基因治疗的有关问题

肿瘤的发生是一个极为复杂的过程，有许多基因突变会导致肿瘤的发生。因此，肿瘤基因治疗最大的挑战是有效基因的筛选，其次是载体安全性控制。基因治疗载体涉及靶向性、转染效率和表达时间。各种病毒载体有自身的利弊，除了对其选择外，只有通过自身的不断改造、完善，才能得到更好的应用。

然而，真正将肿瘤基因用于临床的尚少，有价值的基因不多，说明基因治疗的临床疗效还不够理想，其原因可能是体外实验和体内试验、基础实验技术和临床应用之间有一定的差异性，这其中有许多机制需要进一步深入探讨。另外，长期安全性问题，也限制了基因治疗临床应用的发展。因此，导入基因的载体需要进一步地定向、整合，其基因表达量及其可控性有待进一步提高。

虽然肿瘤基因治疗还存在诸多问题，但其基础理论将会得到逐步阐明，其发展前景是可观的。传统的治疗模式难以从根本上解决肿瘤细胞的遗传性改变。作为一种全新的肿瘤基因治疗是追根溯源，在基因水平上彻底纠正细胞的遗传缺陷。随着对癌变机制、癌细胞信号转导和癌细胞遗传特征研究的深入，基因导入系统的改造、表达元件的应用、新的治疗基因的发现、基因操作技术的发展及多基因联合治疗，可能逐渐解决这些问题。可以相信，基因治疗将成为恶性肿瘤治疗重要的组成部分；在肿瘤综合治疗、防止肿瘤细胞复发和转移等方面发挥重要的作用。可以预期，在10～20年内，肿瘤基因治疗一定会有重大突破，成为肿瘤综合治疗一种必不可少的治疗手段[16-22]。

三、细胞因子治疗

进入 21 世纪，细胞因子（cytokine）治疗得到了迅速发展，新的细胞因子被发现、多种细胞因子的协同作用、细胞因子的局部持续性释放以及内源性细胞因子的诱导，为肿瘤生物治疗提供了更大的空间和新的思路。

细胞因子能够作用于分泌细胞本身或邻近其他细胞，具有调节免疫效应、炎症反应等多种生物学活性。细胞因子治疗肿瘤是现代肿瘤学的重要组成部分，具有独特生物学活性和潜在的临床应用价值。细胞因子由免疫细胞（如单核巨噬细胞、T细胞、B细胞和NK细胞等）和某些非免疫细胞（如血管内皮细胞、表皮细胞和成纤维细胞等）经刺激后合成、分泌的一类生物活性物质，多属于小分子多肽或糖蛋白。作为细胞信号传递分子，主要介导和调节免疫应答及炎症反应，刺激造血，参与组织修复等。细胞因子通过结合细胞表面的相应受体发挥生物学作用，可以参与细胞增殖和分化，介导和调节炎症反应，参与细胞凋亡调控，刺激造血细胞，并可以诱导抗肿瘤免疫，在免疫调节、抗肿瘤、促进造血和组织修补等方面发挥重要的作用。各种细胞因子间可相互诱生、拮抗和协同，形成复杂的细胞因子网络；并且，细胞因子网络与神经-内分泌系统形成更为复杂的调节网络。

细胞因子主要包括 6 大类：①干扰素（IFN）；②白介素类（IL）；③集落刺激因子（GSF）；④生长因子（GF）；⑤肿瘤坏死因子（TNF）；⑥趋化因子（chemokine）。细胞因子在肿瘤的发生、生长和转移过程中扮演重要的角色，是在肿瘤免疫治疗中应用最广、疗效最明确的药物。

细胞因子在肿瘤治疗中发挥作用主要体现在以下 4 个方面：①直接干扰细胞生长，杀伤肿瘤细胞；②通过激活机体免疫系统（如 NK 细胞和肿瘤特异性细胞毒性 T 细胞等）杀伤肿瘤细胞；③通过抑制肿瘤细胞的转移，控制肿瘤的发展；④作为放疗、化疗的辅助手段，维持机体的正常功能。

随着人们对细胞因子的认识不断深入，以及基因分子生物学手段日新月异的发展，越来越多的成果为肿瘤的细胞因子靶向治疗提供可能，这也为临床肿瘤治疗带来希望。

鉴于细胞因子的作用特点以及在肿瘤治疗中发挥的潜能，现已成为肿瘤生物治疗的重要组成部分之一。然而，由于细胞因子的生物学作用多样性，与疾病发生、发展关系的复杂性，在体内又处于一个复杂的细胞因子网络，细胞因子的临床应用还存在许多问题。例如，在方法学中的各种肿瘤细胞因子和受体水平的检测、与肿瘤的关系、临床应用的最佳方案的选择及新型细胞因子结构的改良等方面的问题，都需亟待解决[23-25]。

四、肿瘤靶向治疗

进入 21 世纪后，肿瘤的治疗领域提出了一个新的概念，即肿瘤靶向治疗（targeted cancer therapy），也称肿瘤导向治疗，是借助高度特异的亲肿瘤物质作为载体，将药物或其他杀伤肿瘤细胞的活性物质（如放射性核素、化疗药物和毒素等）选择性地运送到肿瘤部位，使治疗作用或药物效应尽量限定在特定的靶细胞、组织或器官内，不影响正常细胞、组织或器官的功能，以达到提高疗效、减少毒副作用的一种方法，并已证明肿瘤可以用特异性的药物来避免传统化疗的毒副作用。

肿瘤靶向治疗分为器官靶向、细胞靶向和分子靶向治疗。癌基因的发现使肿瘤靶向治疗成为可能，引发了分子靶向治疗（molecular targeted therapy）这门学科。针对肿瘤的某些特异性分子靶点设计药物，进行抗肿瘤治疗，即分子靶向治疗，具有分子选择性、靶向性；能高效、选择性杀伤肿瘤细胞，具有非细胞毒性作用，可基本避免损伤正常组织；其特异性强，效果显著，具有调节作用和细胞稳定作用；临床研究中不一定要达到剂量限制性毒性（dose-limiting toxicity，DLT）和最大耐受剂量（maximum tolerated dose）；毒性作用谱和临床表现与常用的细胞毒类药物有很大区别；与常规放疗和化疗合用可能有更好的协同作用。曲妥珠单克隆抗体是第一个用于分子靶向治疗的抗体，可以阻断表皮生长因子受体-2（HER-2）的作用，发现其与常规化疗药物联合应用的效果明显优于单独应用化疗药物。另外，甲磺酸伊马替尼的出现进一步证实肿瘤靶向治疗的有效性。正是肿瘤靶向的出现，成为21世纪以来肿瘤治疗新的里程碑，已使许多肿瘤，包括乳腺癌、淋巴瘤、肺癌、结肠癌、肾癌、白血病和胃肠间质瘤等患者生存期延长，并在一定程度上实现了肿瘤诊疗的"个体化"。靶向免疫系统的治疗方法已成为实体肿瘤和血液系统肿瘤治疗的一种新的治疗手段，免疫治疗将很快整合至肿瘤的综合治疗。然而，由于实体肿瘤形成的机制复杂，多个正性和/或负性调控因素影响肿瘤的发生、发展和转归，分子靶向药物的近期疗效和联合化疗药物的研究结果仍存在诸多争议；同时，存在很多抗药性，出现耐药现象。

随着越来越多的靶向药物按照循证医学的原则，进入国际肿瘤学界公认的标准方案和规范，分子靶向治疗已成为现代肿瘤治疗策略中不可或缺的一部分，甚至可能取代传统的治疗方法，成为某些恶性肿瘤治疗的"金标准"。因此，人们相信，随着分子靶向治疗的发展，将使肿瘤的诊疗状况得到改善，较大幅度地提高治愈率；随着分子靶向治疗的不断推广和更多靶向药物的不断创新，肿瘤治疗必将跨入一个全新的时代[3,26-29]。

参 考 文 献

[1] Choi BD, Kuan CT, Cai M, et al. Systemic administration of a bispecific antibody targeting EGFRv Ⅲ successfully treats intracerebral glioma. Proc Natl Acad Sci USA. 2013, 110 (1)：270-275.

[2] 范维珂主编. 现代肿瘤学基础. 北京：人民卫生出版社, 2005.

[3] 郝希山, 魏于全. 肿瘤学. 北京：人民卫生出版社, 2010.

[4] 夏建川主编. 肿瘤生物治疗基础与临床应用. 北京：科学出版社, 2011.

[5] 罗荣城, 韩焕兴主编. 肿瘤生物治学疗. 北京：人民卫生出版社, 2006.

[6] 唐劲天, 郭亚军, 顾晋, 等主编. 临床肿瘤学概论. 北京：清华大学出版社, 2011.

[7] Brahmer JR, Tykodi SS, Chow LQ, et al. Safety and activity of anti-PD-L1 antibody in patients with advanced cancer. N Engl J Med, 2012, 366 (26)：2455-2465.

[8] Topalian SL, Hodi FS, Brahmer JR, et al. Safety, activity, and immune correlates of anti-PD-1 antibody in cancer. N Engl J Med, 2012, 366 (26)：2443-2454.

[9] http://www.wiley.co.uk/genmed/clinical.

[10] 张晓志, 林鸿, 杨晓燕, 等. 重组腺病毒临床级基因治疗制品的质量控制. 中华医学杂志, 2004, 84 (10)：849-852.

[11] Barnes MN, Deshane JS, Rosenfeld M, et al. Gene therapy and ovarian cancer：a review. Obstet Cynecol, 1997, 89 (1)：145-155.

[12] 姚娟, 李永平. 肿瘤基因治疗的应用及挑

战. 分子诊断与治疗杂志, 2011, 3 (1)：68-72.

[13] 赵新汉, 田方, 王志宇. 肿瘤基因治疗载体的研究现状和展望. 现代肿瘤医学, 2007, 15 (12)：1879-1882.

[14] 苏长青. 肿瘤基因的治疗：重新燃起的希望. 临床肿瘤学杂志, 2010, 15 (7)：577-583.

[15] Yao XL, Nakagawa S, Gao JQ. Current targeting strategies for adenovirus vectors in cancer gene therapy. Curr Cancer Drug Targets, 2011, 11 (7)：810-825.

[16] 姚娟, 李永平. 肿瘤基因治疗的应用及挑战. 分子诊断与治疗杂志, 2011, 3 (1)：68-72.

[17] MacGill RS, Davis TA, Macko J, et al. Local gene delivery of tumor necrosis factor alpha can impact primary tumor growth and metastases through a host-mediated response. Clin Exp Metastasis, 2007, 24 (7)：521-531.

[18] Weichselbaum RR, Kufe D. Translation of the radio-and chemo-inducible TNFerade vector to the treatment of human cancers. Cancer Gene Ther, 2009, 16 (8)：609-619.

[19] Meng Y, Mauceri HJ, Khodarev NN, et al. Ad. Egr-TNF and local ionizing radiation suppress metastases by interferon-beta-dependent activation of antigen-specific CD8[+] T cells. Mol Ther, 2010, 18 (5)：912-920.

[20] Han Z, Wang H, Hallahan DE. Radiation-guided gene therapy of cancer. Technol Cancer Res Treat, 2006, 5 (4)：437-444.

[21] Wang H, Song X, Zhang H, et al. Potentiation of tumor radiotherapy by a radiation-inducible oncolytic and oncoapoptotic adenovirus in cervical cancer xenografts. Int J Cancer, 2012, 130 (2)：443-53.

[22] Hu Y, Ouyang W, Wu F, et al. Enhanced radiosensitivity of SW480 cells via TRAIL up-regulation mediated by Egr-1 promoter. Oncol Rep, 2009, 22 (4)：765-771.

[23] 姜文奇, 张晓实, 朱孝峰, 等主编. 肿瘤生物治疗学. 广州：广东科技出版社, 2006.

[24] Gerspach J, Pfizenmaier K, Wajant H. Improving TNF as a cancer therapeutic：tailor-made TNF fusion proteins with conserved antitumor activity and reduced systemic side effects. Biofactors, 2009, 35 (4)：364-372.

[25] Tsutsui S, Matsuyama A, Yamamoto M, et al. The Akt expression correlates with the VEGF-A and-C expression as well as the microvessel and lymphatic vessel density in breast cancer. Oncol Rep, 2010, 23 (3)：621-630.

[26] 孙燕. 肿瘤治疗的新里程碑——靶向药物治疗. 2010 中国肿瘤临床年鉴. 北京：中国协和医科大学出版社, 2011, 1-8.

[27] 李恩孝主编. 恶性肿瘤分子靶向治疗. 北京：人民卫生出版社, 2007.

[28] 李岩, 马洁主编. 肿瘤分子靶向治疗学. 北京：人民卫生出版社, 2007.

[29] 黄文林主编. 肿瘤分子靶向治疗. 北京：人民卫生出版社, 2009.

肿瘤干细胞靶向治疗进展

王志成　龚守良　方　芳

吉林大学公共卫生学院卫生部放射生物学重点实验室　长春 130021

【摘要】　肿瘤干细胞理论提出已有 150 余年的历史，对其的认识仍在争议中不断前进，虽然其概念一直没有固定下来，但其确实存在的观点已被大部分学者认同，并且相关的调控通路也在不断地完善。肿瘤干细胞是肿瘤内存在的一小部分具有干细胞特性、能无限增殖、分化及具有致瘤性的细胞群。传统的治疗手段只是单纯地杀死肿瘤细胞，对肿瘤干细胞影响甚小，而靶向肿瘤干细胞的治疗有望解决这一问题。随着相关学者的不懈努力和生物制药业的大力发展，不同的靶向治疗方案层出不穷，且效果显著，甚至靶向肿瘤干细胞的小分子药物也已进入临床试验，取得了较好的效果，这为肿瘤患者带来了福音。

【关键词】　肿瘤干细胞；靶向治疗；信号通路；放疗耐受；化疗耐受

肿瘤是威胁人类健康的重大疾病，常用的治疗手段主要包括手术、放疗、化疗及生物治疗等，但效果往往欠佳，容易复发和转移，严重影响病人的生活质量。肿瘤的发生是多阶段、多因素和多基因影响的结果。从细胞水平上看，当一个细胞失去正常的增殖控制时，不受正常生长调控系统的控制，持续分裂和增殖，即可发展为肿瘤。传统的观点认为，肿瘤细胞具有无限增殖和再次形成肿瘤的能力。但是，越来越多的研究成果表明，肿瘤组织中绝大多数细胞没有或仅有有限的增殖能力，而另外一小部分有致瘤性的肿瘤细胞则具备某些与干细胞相似的特性，如可增殖分化、自我更新和不对称分裂等，这部分细胞被称为肿瘤干细胞[1-6]，或称癌干细胞（cancer stem cell，CSC）。由此可见，单纯杀死肿瘤细胞不能消除肿瘤；因此，探讨针对肿瘤干细胞的靶向性治疗，选择性杀伤肿瘤干细胞而对正常干细胞不产生明显的毒性作用，是提高肿瘤的治疗疗效、防止肿瘤复发和转移、彻底治愈癌症及改善患者预后的关键[7,8]。

一、关于肿瘤干细胞概念

肿瘤干细胞并不是全新的概念，肿瘤干细胞理论提出已有 150 余年的历史。早在 1855 年，病理学家 Virchow 提出"残留胚胎组织学说"，认为肿瘤是由于成体组织中残留的休眠胚胎组织被激活所致[9]。直到 1983 年，Mackillop 等[10]才提出肿瘤干细胞假说，认为肿瘤中存在一小部分具有类似干细胞功能的细胞。在 1997 年，Bonnet 等[11]又经过对人急性髓系细胞白血病（AML）的深入研究，分离出标记为 $CD34^+CD38^-$ 的细胞，占总 AML 的 0.2%，

通讯作者：方芳，吉林省长春市新民大街 1163 号，130021

而且具有非常强的致瘤性，这些研究不仅首次确认了白血病干细胞（leukemic stem cells，LSCs）的存在，并将其成功分离出来。此后，研究人员分别在乳腺癌、中枢神经系统肿瘤、结肠癌、前列腺癌、胰腺癌、卵巢癌、肝癌、黑色素瘤及尤文肉瘤等实体瘤中分离鉴定出具有特殊表面标志物的肿瘤干细胞，进一步证实了该假说。2006年，Clarke等[12]将肿瘤干细胞概括为在肿瘤组织中能构成自我维持的细胞集合群，并有独特的自我更新能力及产生异质性的细胞群体，从而构成肿瘤细胞中的群体。2012年2月，Nguyen等[13]在《自然综述——肿瘤》中给肿瘤干细胞做出以下定义：肿瘤干细胞是指具有恶性增殖能力、能促进肿瘤生长的细胞群，若要彻底治愈肿瘤，必须清除这类细胞。这个概念表明，并非所有具有恶性增殖能力的细胞都属于肿瘤干细胞；但是，所有具有恶性增殖能力的细胞都来源于肿瘤干细胞，包括肿瘤组织中那些并不具有恶性增殖能力的细胞。这个定义没有明确肿瘤的发生起源于肿瘤干细胞或肿瘤的恶性度首先是由肿瘤干细胞表现出来的。当然，这一概念并非权威，还需要不断的实验和探索来完善。但是，关于肿瘤干细胞的确定存在已经被证实，这些细胞可以驱动肿瘤的生长[14-16]。

二、肿瘤干细胞信号通路

肿瘤干细胞一般可认为来源于正常细胞，因此其信号传导系统和正常细胞之间存在相似性，无大的差别；主要的信号通路包括Wnt/β-catenin通路、Notch通路和Hedgehog通路，此外还有Bmi1、BMP和PI3K/Akt通路等[17]。如此多的信号通路影响和调控肿瘤干细胞的自我更新和分化，而且相关肿瘤干细胞的靶向治疗研究也将这些信号通路作为重要的靶点。

（一）Wnt/β-catenin通路

Wnt蛋白是一种富含半胱氨酸的糖蛋白，在人和鼠中已发现至少有19个Wnt蛋白家族成员，表明其在进化上高度保守。Wnt通路包括经典的Wnt通路和非经典的Wnt通路，前者即Wnt/β-catenin通路，后者包括Wnt/Ca^{2+}通路、通过JNK传导的细胞极性通路以及PKA通路。Wnt通路是肿瘤干细胞中非常重要的通路，对维持细胞自我更新、抑制分化、增殖迁徙、极性和凋亡起到重要作用[18]。Wnt通路主要成分包括Wnt蛋白、卷曲跨膜受体蛋白（Fizzled，FZ）、低密度脂蛋白受体相关蛋白（LRP）、松散蛋白（dishevelled，Dsh/Dvl）、细胞内酪蛋白激酶（casein kinase，CK）、轴素（axin）、糖原合成酶激酶3β（GSK3β）、腺瘤性结肠息肉病基因（APC）和β-连环蛋白（β-catenin）。β-catenin进入细胞核后可激活Wnt信号的下游分子，主要包括淋巴样增强因子（lymphoid enhancement factor，LEF）/T细胞因子（T cell factor，TCF）。LEF/TCF是一类具有双向调节功能的转录因子，当没有β-catenin时，LEF/TCF与转录因子groucho和组蛋白脱乙酰激酶（HDAC）组成抑制复合物，使得Wnt的靶基因不能表达；而β-catenin进入细胞核后可以取代groucho而与LEF/TCF结合，使得LEF/TCF被抑制，从而使Wnt的靶基因得以表达。因此，Wnt/β-catenin通路可以概括为β-catenin降解复合体解离→β-catenin积累入核→与TCF/LEF相互作用→激活靶基因转录（如c-myc和cyclin D1）。这条通路主要由Wnt1和Wnt2等介导，通过对细胞内β-catenin水平的调节控制靶基因的表达，最终影响细胞的生长、分化和凋亡[19]。Wnt/β-catenin通路的调控失常是多种类型细胞发生癌变的主要原因之一，β-catenin、APC和axin1的突变

可导致 β-catenin 异常积累，进入细胞核内激活 Wnt／β-catenin 通路靶基因的转录，改变细胞迁移能力和细胞极性等，从而诱导肿瘤发生，在多种肿瘤中均能发现 Wnt／β-catenin 信号通路的异常激活[20-22]。Wnt／β-catenin 信号通路与肿瘤对微环境的适应性也密切相关，在肿瘤微环境中，由于肿瘤细胞的高度扩增和血管生成不足所导致的缺氧，可拮抗 β-catenin/TCF4 复合物的形成，抑制转录活性，导致细胞周期阻滞在 G_1 期，同时 β-catenin 还可以作用于乏氧诱导因 1α（HIF-1α）的启动子区域，提高其转录水平，从而使肿瘤细胞获得在微环境中生存能力和适应乏氧的能力[23]。Wnt／β-catenin 信号通路对调控肿瘤干细胞方面也起到关键作用，在多种肿瘤干细胞中都发现其异常激活。Nicolist 等[24] 发现，在干细胞中，即使不发生 Wnt／β-catenin 信号通路的突变性激活，β-catenin 也常在脑肿瘤细胞中过量表达，表明 Wnt／β-catenin 信号通路可能在从前体细胞分化产生肿瘤干细胞过程中或是维持肿瘤干细胞特性中发挥重要作用。Kruger 等[25] 利用 RT-PCR 法检测小鼠乳腺癌 4T1 细胞和神经母细胞瘤 NXS2 细胞的侧群（side population，SP）细胞时发现，细胞内三磷腺苷结合转运蛋白 G 超家族成员 2（ATP-binding cassette superfamily G member 2，ABCG2）、干细胞抗原 1（Scal）、Wntl 和转化生长因子 β2（TGF-β2）等均表达上调。在小鼠乳腺肿瘤病毒（MMTV）-Wntl 和 MMTV-ΔNβ-catenin 转基因小鼠模型中，导入 Wntl 基因的小鼠乳腺 SP 细胞比例上升 2～3 倍，而导入 β-catenin 基因的 SP 细胞比例则上升 9 倍；同样，导入 Wnt3A 基因体外培养的人黏液表皮样癌 MEC 细胞的 SP 细胞比例甚至可上升至 70%[26]。另外，研究还表明，Wnt／β-catenin 信号通路是导致肿瘤干细胞

放疗和化疗耐受的原因之一。Woodward 等[27] 认为，Wnt 和 β-catenin 可能具有调控乳腺癌干细胞的抗辐射能力，将 Wnt1 转基因小鼠来源的和 β-catenin 转染的两种乳腺癌细胞经 X 射线照射后，发现侧亚群细胞和乳腺癌干细胞比例增加，且照射后激活的 β-catenin 选择性高表达。Teng 等[28] 研究发现，经顺铂筛选后的 A549 肺腺癌细胞呈现干细胞特异性 β-catenin 表达增加，经 RNAi 下调表达后可降低其克隆形成能力、体外迁移力及药物耐受性。鉴于此，该通路可以作为肿瘤干细胞靶向治疗的靶点，而且这方面的研究也已经开展。

（二）Notch 通路

Notch 通路也是非常保守的信号通路，维持干细胞的生长，并启动胚胎或胎儿出生后细胞的分化。Notch 信号通路通过调控细胞的分化、增殖和凋亡，影响正常组织和细胞的生长、发育，因此也是肿瘤发生的非常关键的环节。Notch 基因最早在果蝇体内发现并被克隆，其信号通路由 Notch 受体、Notch 配体（DSL 蛋白）和 CSL（CBF-1、suppressor of hairless 和 Lag 的合称）DNA 结合蛋白、其他的效应物和 Notch 的调节分子等组成。哺乳动物中包含 Notch 受体（Notch1～4）和 Notch 配体。配体有 2 类，即 delta-like 蛋白（delta-like ligand，DLL）和 jagged 蛋白，前者包括 DLL1、3 和 4 亚型，后者包括 jagged1 和 jagged2 亚型。Notch 配体由胞外受体结合区和胞内信号传导区通过非共价键结合组成，胞外受体结合区含有许多表皮生长因子样结构域，可与 Notch 配体相互作用。Notch 信号系统对于干细胞具有非常重要的作用，在干细胞的自我更新方面发挥重要作用[29]。由于肿瘤干细胞属于干细胞的一个亚群，Notch 信号通路对肿瘤干细胞的增生、分化过程也非常关键。Phillips 等[30] 报

道，乳腺癌干细胞能被表型标志物识别，且由乳腺癌中 Notch 信号通路所控制。Dontu 等[31]发现，乳腺干细胞中 4 种 Notch 受体的表达均为分化细胞的 2～4 倍，随着细胞的分化而表达下调，Notch 信号的激动剂使原代乳腺干细胞球的体积明显增加；相反，加入 Notch4 抗体则明显变小，甚至完全阻断了两代细胞的生长[32]。Zhang 等[33]报道，神经胶质瘤 SHG44 细胞中 Notch1 的过表达能促进 SHG44 细胞的生长；当有生长因子存在时，还能增加神经球的形成，这些神经球可表达巢蛋白。研究提示，Notch 信号在人神经系统肿瘤干细胞形成中具有潜在作用。另外，Robine 等[34]和 van Es 等[35]发现，在肠道中 Notch 通路被激活后，肿瘤干细胞能增加并形成肠道肿瘤；同时还发现，Notch 信号通路脱变或者畸变导致急性 T 淋巴细胞性白血病，这提示该信号通路在肿瘤发生中发挥重要作用。在乳腺癌的研究中也发现，Notch 信号系统在乳腺和乳腺癌形成中具有重要作用，而且在表性为 ESA+/CD44+/CD24−/low 的乳腺癌干细胞中 Notch4 活性较正常分化的乳腺癌细胞高 8 倍，而 Notch1 只高 4 倍；并且，Notch4 的抑制能够体外降低乳腺癌干细胞活性和体内形成肿瘤的特性[36]。综上所述，Notch 通路可以作为肿瘤干细胞靶向治疗的靶点，并且具有良好的前景。

（三）Hedgehog 通路

Hedgehog（Hh）通路是 1980 年通过基因突变筛选方法在果蝇中首先发现的，该基因突变可导致果蝇幼虫体出现许多刺突，因形似刺猬（hedgehog）而得名。在哺乳动物中存在 3 个同源基因：Sonic Hedgehog（SHh）、Indian Hedgehog（IHh）和 Desert Hedgehog（DHh），分别编码 SHh、IHh 和 DHh 蛋白。这 3 种蛋白可在多个器官的分泌细胞中产生，具有自我催化加工的能力，必须经过翻译后修饰才具有活性[37]。Hh 信号通路由 Hh、2 个跨膜受体 Patched（Ptc）和 Smoothened（Smo）、一些中间传递分子及下游转录因子 Gli（Glioma-associated oncogene homoglog）家族等构成。Hh 信号通路在正常情况下，Ptc 抑制 Smo 蛋白活性，从而抑制下游通路，这时下游的 Hh 信号终端传递者 Gli 蛋白在蛋白酶体（proteasome）内被截断，并以羧基端被截断的形式进入细胞核内，抑制下游靶基因的转录。当 Ptc 和 Hh 结合后，解除对 Smo 的抑制，促使 Gli 蛋白与蛋白激酶 A（PKA）及一些未知因子与微观形成大分子复合物，使得全长 Gli 蛋白进入核内激活下游靶基因转录。Hh-Gli 通路可以诱导 Ptc 的转录，形成负反馈的调控环。当 Ptc 发生突变或缺失，或是 Smo 突变导致对 Ptc 的抑制作用不敏感，致使基因活化，致使 Hh 信号通路失控，Gli 持续激活，启动靶基因转录。

Hh 通路与肿瘤的发生、发展关系密切，参与包括基底细胞癌、部分成神经细胞癌、胰腺癌、前列腺癌、肺癌和乳腺癌等多种肿瘤的形成[38-40]。Hh 信号通路也在肿瘤干细胞中起到重要作用。Takezaki 等[41]研究发现，Hh 通路是脑胶质瘤干细胞增殖和致癌性的必要调控通路，首先 Hh 通路调控下游基因 Gli 的表达，Gli 调节 Cdc2 蛋白的活性，而 Cdc2 蛋白调控细胞周期 G_2/M 转化，实现了 Hh 通路对脑胶质瘤干细胞增殖的控制。Liu 等[42]用体外培养和异种鼠模型研究了 Hh 和 Bmi1（B-lymphomamouse moloney leukaemia virus insertion region 1）信号通路在调节正常干细胞和乳腺癌干细胞自我更新中的作用，结果显示，Hedgehog 信号通路基因 Ptc1、Gli1 和 Gli2 在正常乳腺干细胞高表达，而当诱导分化时则表达下调，并受 Bmi1 调节。同时发现 Hh 信号通路在以 CD44[+] CD24[-/low] 特征的乳腺癌干细胞中被激活。由此可见，Hh 通路也是肿瘤干细胞靶向治疗的一个靶点。

（四）其他通路

除了上述的 3 条主要的肿瘤干细胞调控通路，此外还有 Bmi1、BMP 和 PI3K/Akt 等通路。这些通路对调控肿瘤干细胞也具有重要作用。

1. Bmi1（B cell-specific MLV integration site-1）

Bmi1 是多梳基因家族的重要成员，参与干细胞的增殖、分化与衰老，在多种肿瘤形成中起重要作用。Yu 等[43]从头颈部鳞状细胞癌（HNSCC）干细胞中分离 ALDH1[+]细胞，发现其高表达 Bmi1 和 Snail 基因。敲除 Bmi1 基因后，ALDH11[+]细胞的成瘤能力受到抑制，放疗敏感性增加，远端肺的转移率也明显下降。当使 HNSCC[-] ALDH1[-] 细胞的 Bmi1 基因高表达后，ALDH1[-]细胞则表现出与 ALDH11[+]细胞相似的性质。在临床上，Bmi1/Snail/ALDH1 共表达的头颈部鳞癌患者的预后往往很差。这些结果提示，Bmi1 基因在调控 Snail 的表达和维持 HNSCC[-] ALDH1[+]的肿瘤干细胞特性中发挥重要作用。而且，Bmi1 与乳腺癌、肺癌、胃癌和白血病等肿瘤干细胞也关系密切，也是靶向治疗的靶点。

2. BMP（bone morphogenetic proteins）

BMP 是一大类分泌型生长因子的统称，具有骨诱导活性和促使细胞分化的能力。BMP 受体是一种糖蛋白，同时属于膜蛋白受体，可分为细胞外域、跨膜域和细胞内域，包括Ⅰ型（BMPR1）和Ⅱ型 BMP 受体（BMPR2）。Piccirillo 等[44]首次验证了 BMP 对 CD133[+]的脑胶质瘤干细胞的影响，并发现是由多个配体影响的结果，而对脑胶质瘤干细胞抑制最强的是 BMP4；同时，

BMP4 也增加了脑胶质瘤干细胞的分化，减少整个 CD133[+]细胞数量。转染 BMP4 的脑胶质瘤干细胞成功地阻止了肿瘤的形成，注射 BMP4 与脑胶质瘤干细胞是否同时，都能够延缓肿瘤的生长，且未注射 BMP4 的小鼠则死亡。

3. PI3K/Akt（phosphatidylinositol 3-hydroxy kinase/Akt）

PI3K/Akt 信号通路参与细胞增殖、分化、凋亡和葡萄糖转运等多种细胞功能的调节，而且与肿瘤的发生、发展关系密切。该通路调节肿瘤细胞的增殖和存活，其活性异常不仅导致细胞恶性转化，而且与肿瘤细胞的迁移、黏附、肿瘤血管生成及细胞外基质的降解等相关。近年来，关于该通路也涉及肿瘤干细胞的调控的研究也较多，Ping 等[45]发现，在 CD133[+]的胶质瘤干细胞样细胞中，明显高表达趋化因子受体4（CXCR4）mRNA 和蛋白，且位于肿瘤毛细血管毗邻区域，其可能与血管生成有关。进而发现，CXCR4 的配体 CXCL12 诱导血管内皮生长因子 VEGF 通过 PI3K/Akt 通路的激活。

当然，这些通路只是所有调控肿瘤干细胞通路中的几条重要通路，是肿瘤细胞、干细胞和肿瘤干细胞共有的，只是表达方式不同。同时，如此多的通路之间并不是独立存在的，各通路之间相互联系，共同参与细胞生命活动的调控，对于这些信号通路的研究将为肿瘤干细胞靶向治疗提供新的领域，为肿瘤治疗带来新的希望。

三、肿瘤干细胞与放疗和化疗耐受

放疗和化疗是目前临床治疗肿瘤常用的疗法，但是由于肿瘤存在辐射和化学药物耐受，往往影响疗效。研究发现，肿瘤的放疗和化疗耐受，在很大程度上与肿瘤干细胞关系密切。相关文献表明[46]，肿瘤

干细胞是导致肿瘤辐射耐受的根本原因，涉及多种机制。2012年，Coralie等[47]对其进行了综述，主要包括：①肿瘤干细胞的增殖和再分布；②DNA损伤修复的增强；③细胞周期控制的上调；④肿瘤干细胞处在乏氧环境；⑤微环境间质的相互作用。特别是，肿瘤干细胞所处的乏氧微环境是辐射耐受根本原因之一，氧缺乏能够诱导一系列的细胞学及分子生物学功能的变化，进而改变肿瘤干细胞增殖、凋亡及损伤修复等功能[48]。D'Andrea等[49]研究表明，大多数的肿瘤细胞可以被辐射杀死，但是肿瘤干细胞可以逃避辐射杀伤，这可能与其存在于乏氧微环境有关。研究者从几种人类间质肿瘤干细胞模型中获取细胞，包括致瘤性和非致瘤性的肿瘤干细胞，进而分析其致瘤性、辐射耐受和干细胞性的关系，结果显示，肿瘤干细胞表现出更大的辐射耐受。另外，肿瘤干细胞也表现出比较强的化疗耐药性，往往化疗后肿瘤得以缓解，但是肿瘤干细胞没有被杀死，导致肿瘤复发，增加了肿瘤治疗的难度。肿瘤干细胞化疗耐受可能与ABC转运蛋白家族（ATP-binding cassette）、解毒酶和DNA修复蛋白有关，如ABCB1和ABCG2等介导的膜泵耐药分子，使其对化疗天然耐药[50]。而且，肿瘤干细胞中绝大部分处于G_0期，临床上的化疗药物主要针对处于细胞活跃周期的肿瘤细胞，比如烷化剂及喜树碱都只能杀死处于成熟期、正在分裂的细胞，因而肿瘤干细胞在化疗中得以存活。而且，肿瘤干细胞所处的乏氧微环境也能导致化疗耐药，并且与凋亡降低和DNA损伤修复能力增强等有关。DNA修复蛋白O^6-methylguanine-DNA methyltrans-ferase（MGMT），也称为O^6-alkylguanine-DNA alkyltransferase（AGT），能够恢复6-氧烷基鸟嘌呤碱基结构的完整性，因此能抵抗6-氧烷化剂的细胞毒性。神经胶质瘤中MGMT表达水平的增加与卡莫司汀和替莫唑胺耐药密切相关。神经胶质瘤中$CD133^+$的SP细胞中，MGMT的表达较$CD133^+$细胞高出30多倍，导致对替莫唑胺的耐药性增强[51]。除此之外，调控肿瘤干细胞的信号通路也涉及肿瘤干细胞化疗耐受的产生。肿瘤干细胞导致的放疗和化疗耐受是一种多环节调控的过程，如何有效地针对其治疗和选择靶点也是当前研究的热点。

四、肿瘤干细胞靶向治疗

所谓靶向治疗即对准"病根"进行治疗，在细胞分子水平上，针对已经明确的可治疗靶点来设计相应的治疗药物，从而达到治疗目的，同时产生较小的损伤。以往的肿瘤靶向治疗主要瞄准肿瘤细胞，设计靶向的特异性治疗方案，从而实现治疗效果，并减少可能产生的毒副作用。近年来，在对肿瘤干细胞的研究中发现，单纯地杀死肿瘤细胞和减少肿瘤体积并不能使患者生存率得到显著提高；而直接杀灭已突变的肿瘤干细胞或诱使它们分化为成熟的肿瘤细胞，可对肿瘤治疗起到积极作用，因此，肿瘤干细胞的靶向治疗成为肿瘤治疗的关注点。肿瘤干细胞的放疗和化疗耐受是治疗的障碍，直接进行治疗非常困难，通常研究的方向集中在针对肿瘤干细胞生物学特性、相关的信号通路和细胞调控机制等方面。肿瘤干细胞靶向治疗有望实现肿瘤治疗的突破，甚至实现肿瘤的彻底根治。

（一）直接的靶向治疗

常规的化疗以增殖的肿瘤细胞为靶，而肿瘤干细胞却能抵抗化疗，产生化疗耐受。细胞内细胞周期抑制剂对干细胞的负性调节作用对于维持机体内稳态非常重要。研究表明，当细胞周期抑制被解除时，能够促进肿瘤干细胞的形成，所以细胞周期抑制剂控制干细胞的研究为肿瘤干细胞靶向治疗提供了新的策略。Nakano 等[52]研究证实，噻唑类抗生素盐霉素 A 可通过母体胚胎亮氨酸拉链激酶（maternal embryonic leucine-zipper kinase，MELK）介导的途径靶向治疗脑肿瘤干细胞，盐霉素 A 能够有效地减少 MELK 的表达，抑制体内肿瘤生长，且能够阻止干细胞样的胶质母细胞瘤细胞的自我更新，降低侵袭性，并诱导细胞凋亡。肿瘤中肿瘤干细胞往往分化异常或分化受阻，因此，诱导肿瘤干细胞分化，可以消耗其分裂潜能，起到抑制肿瘤的作用。Niu 等[53]研究发现，全反式维 A 酸可以促进脑肿瘤干细胞增殖和诱导分化，只是分化不完全，不能完成终末分化，脑肿瘤球仍旧可以形成。另外，许多微小 RNA（miRNA）也参与肿瘤干细胞的自我更新和分化调控，Silber 等[54]研究证实，miRNA-124 和 miRNA-137 可以抑制多形性胶质母细胞瘤增殖，诱导脑肿瘤干细胞分化，将二者靶向传送到多形性胶质母细胞瘤时可以有效地治疗该疾病。Li 等[55]研究发现，恶性胶质瘤肿瘤干细胞中通过降低 miRNA-328 而减少 ABCG2 的表达，可能减弱肿瘤干细胞化疗耐受。因此，以 miRNA-328 为靶点进行 ABCG2 表达调控，可能成为增强胶质瘤化疗效果的一个新策略。

（二）靶向信号通路

Wnt/β-catenin、Notch 和 Hh 等信号通路是肿瘤干细胞与正常干细胞在自我更新方面具有重要作用，这些信号通路异常表达可导致肿瘤的发生。通常，靶向这些信号通路的肿瘤治疗以相关通路上的关键分子为靶点，通过多种技术手段实现治疗的目的，包括单克隆抗体、基因沉默技术或者小分子等[56]；其中，靶向 Wnt/β-catenin 通路包括 Wnt 单克隆抗体、Fz 受体抗体或

基因沉默技术。例如，Teng 等[28]研究发现，经顺铂筛选后的 A549 肺腺癌细胞呈现干细胞特异性 β-catenin 表达增加，经 RNAi 下调表达后可降低其克隆形成能力、体外迁移力及药物耐受性。靶向 Notch 通路包括：

（1）Notch 的可溶性诱骗受体诱骗 Notch 配体与其结合而阻断 Notch 信号。

（2）作用于 γ-分泌酶的抑制剂，通过抑制或改变 γ-分泌酶的结构使其不能裂解 Notch 蛋白而达到抑制的目的。

（3）MAML1 抑制剂通过抑制 MAML1 使 Notch 靶基因不能表达而抑制 Notch 信号通路。

（4）对 Notch 基因进行沉默。

靶向 Hh 信号通路包括：Hh 蛋白的拮抗剂、Smo 蛋白的拮抗剂和 Gli 的拮抗剂。Bar 等[57]应用环巴胺（cyclopamine）阻断 Hh 通路，并验证其对胶质瘤干细胞的抑制作用。结果表明，环巴胺可特异性下调 Gli1，减少胶质瘤干细胞的数量，增强对放疗的敏感性。Singh 等[58]报道，Hh 通路拮抗剂 vismodegib 可降低胰腺癌细胞（AsPC-1、PANC-1 和 MIA-PaCa-2）和胰腺癌干细胞活性，并诱导凋亡。Vismodegib 可调控 Gli1 和 Gli2 基因的表达，影响 Hh 通路对胰腺癌干细胞的调控。目前，靶向肿瘤干细胞信号通路的治疗不仅在实验室研究阶段，很多已经由世界知名的制药公司（Merck、Roche、辉瑞、礼来和百时美施贵宝）进行了临床试验，且取得较好的效果，有望很快进入临床应用。

（三）靶向凋亡相关分子

诱导肿瘤细胞凋亡是治疗肿瘤的重要结果。对于肿瘤干细胞来说，诱导期凋亡也是靶向治疗的一个策略。细胞凋亡的调控分子分为促进凋亡分子和抑制凋亡分子，通常靶向治疗采用一定的药物或分子生物

学技术使得细胞发生凋亡。Alvero 等[59]应用 NV-128（异黄酮衍生物）靶向卵巢癌干细胞线粒体，诱导卵巢癌干细胞（CD44⁺/MyD88⁺）凋亡，结果表明，NV-128 可以激活 AMPK（5′-AMP Kinaseα1）通路，而 AMPKα1 又是 mTOR（mammalian target of rapamycin）通路的抑制因子。因此，NV-128 可间接抑制 mTOR 通路，诱导肿瘤干细胞凋亡。此外，NV-128 还可以激活线粒体 MAP/ERK（mitogen-activated protein/extracellular signal-regulated kinase）通路，使线粒体膜电位降低，通透性增加，促进细胞凋亡。Zhang 等[60]应用地喹氯铵和其他脂质材料制备脂质体，充分利用了地喹氯铵可特异地蓄积于线粒体，从而使脂质体具有线粒体靶向性，然后用其包裹柔红霉素（daunorubicin）和奎纳克林（quinacrine，可通过线粒体途径诱导细胞凋亡），从而构建了一个靶向线粒体的功能药物传递体，用于治疗乳腺癌干细胞的研究。结果表明，该药物传递体可以靶向线粒体，激活线粒体 Bax 蛋白，增强线粒体膜通透性，促进细胞色素 C 释放，激活 caspase-3 和-9，诱导乳腺癌干细胞凋亡。Vellanki 等[61]研究发现，靶向 X 连锁凋亡抑制蛋白（X-linked inhibitor of apoptosis protein，XIAP）的小分子抑制剂对于胶质瘤干细胞可以靶向治疗，该治疗能够提高 caspase 激活致敏 γ 射线，而对正常神经元或胶质细胞无毒性。杨玥等[62]研究纳米雄黄对肺腺癌 A549 细胞及其肿瘤干细胞的凋亡诱导作用，采用机械研磨法制备纳米雄黄，将其作用于 A549 细胞后，细胞增殖显著抑制，凋亡率显著增加，并且肿瘤干细胞的凋亡率也显著增加，这暗示其靶向杀伤肿瘤干细胞可以通过诱导凋亡实现。肿瘤干细胞的凋亡抵抗为了使后代的生成更安全，因此靶向提高肿瘤干细胞的凋亡能够发挥治疗作用。

（四）靶向微环境

肿瘤干细胞生活在微环境（microenviroment or niche，又称干细胞龛），由间质细胞、细胞外基质、血管及炎症细胞构成。微环境在肿瘤干细胞自我更新、多向分化、持续存活及在肿瘤的转移中都发挥重要的作用，是肿瘤干细胞赖以生存的关键，对维持小部分细胞处于相对静止非常必要。另外，肿瘤干细胞微环境的一个最重要的特征就是低氧存在，氧缺乏能够诱导一系列的细胞学及分子生物学功能的变化，进而改变肿瘤干细胞增殖、凋亡及损伤修复等功能[63]。Calabrese 等[64]证实，脑肿瘤干细胞位于内皮细胞附近的区域，脱离了该区域会影响肿瘤干细胞的增殖能力。此外，在小鼠脑内成瘤实验中，与人内皮细胞共注射的脑肿瘤干细胞增殖能力明显强于单独注射的脑肿瘤干细胞。Konopleva 等[65]比较研究了正常造血干细胞和白血病干细胞壁龛及微环境与白血病相互作用的关键分子通路，认为新兴的治疗靶点有 CXCR4、黏附分子（VLA4 和 CD44）、低氧相关蛋白 HIF 和 VEGF，由此可见 HIF 可以作为微环境的靶向治疗。Li 等[66]研究胶质瘤干细胞时发现，乏氧能够诱导胶质瘤干细胞中 HIF 蛋白的表达上调，其中 HIF-1α 在肿瘤干细胞及非肿瘤干细胞中均表达，伴随着 Oct-4、PGK1、Glut1、VEGF 和 SerpinB9、TGFα 等相关基因表达的变化，肿瘤干细胞的增殖及成瘤能力也有所加强；而对该肿瘤干细胞采取 shRNA 法敲除 HIF 基因后，细胞的增殖生长能力受抑，体内外成瘤能力下降，荷瘤小鼠的存活时间延长。Wang 等[67]认为，HIF 是乏氧条件下调控胶质瘤干细胞致瘤性的分子，进而他们分别用靶向 HIF 的 shRNA 和抑制剂，作用于小鼠和人血液肿瘤干细胞，能够消除肿瘤干细胞的克隆形成能力，而且涉及 HIF-

Notch 信号系统的相互作用。Deng 等[68]研究表明，大多数的肿瘤细胞可以被辐射杀死，但是肿瘤干细胞可以逃避辐射杀伤，这可能与其存在于乏氧微环境有关。他们从几种人类间质肿瘤干细胞模型中获取细胞，即包括致瘤性和非致瘤性的肿瘤干细胞，进而分析致瘤性、辐射耐受和干细胞性的关系，显示肿瘤干细胞具有更大的辐射耐受。肿瘤干细胞所处的乏氧微环境，导致其治疗耐受，影响治疗效果，以其为靶点的治疗具有非常好的前景。

（五）其他策略

除了上述的多种靶向治疗方法，还包括利用溶瘤细胞的病毒疗法、免疫疗法、利用 miRNA 进行治疗和抑制端粒酶活性等。通过病毒载体将修饰好的病毒和/或化疗药物选择性转染到肿瘤细胞内，使其复制和杀死肿瘤细胞。Nandi 等[69]用 CRAd-S-PK7 联合 2Gy 放疗时发现，对 CD133$^+$胶质瘤干细胞的毒性增加了 20% ~ 50%。Short 等[70]将溶瘤腺病毒 Ad5/3-Delta24 和 Ad5pk7-Delta24 作用于 CD44$^+$CD24$^{-/low}$ 的乳腺癌干细胞，可以明显诱导细胞凋亡。Duke 大学的研究人员使用从患者 CD133$^+$脑肿瘤干细胞中提取的同源树突状细胞的 mRNA 促进病人自身的树突状细胞增殖，还可以利用基因疫苗刺激肿瘤细胞表达 IL-2 和-4 等细胞因子，用白细胞介素刺激肿瘤细胞表达干扰素等，加强免疫细胞的杀伤效应[71]。对于利用 miRNA 进行治疗的例子较多，Yu 等[72]发现 miRNA 分子 let-7 能调控乳腺癌干细胞的多种功能。在乳腺癌干细胞中 let-7 的表达水平明显下降，而利用慢病毒载体将 let-7 导入乳腺癌干细胞后，乳腺癌干细胞多种恶性表型均被抑制；在乳腺癌干细胞中拮抗 let-7 表达后，细胞的自我更新能力增强。另外，肿瘤干细胞也需要端粒酶维持其不断增殖，因此端粒酶也是一个重要的肿瘤干细胞治疗的靶点。GRN163L 是一种特异性的逆转录酶抑制剂，可显著抑制肿瘤干细胞的端粒酶活性，从而抑制肿瘤干细胞的增殖[73]。

（六）靶向治疗的上市药物和潜力分子

肿瘤干细胞靶向治疗手段多种多样，且均显示较好的治疗效果，经过如此多的基础研究后，多种具有潜力的药物已经上市，且在不久的将来会有更多的靶向药物进入市场，尤其是靶向 Wnt/β-catenin、Hedgehog 和 Notch 通路的小分子药物。其中，上市药物的代表是 Vismodegib（GDC-0449，商品名 Erivedge），是靶向 Hedgehog 信号通路的小分子抑制剂，于 2012 年 1 月 30 日获得美国食品和药物管理局（FDA）批准上市，用于治疗基底癌，由瑞士罗氏制药公司的基因技术公司（Genentech）研发，是通过高通量筛选和先导化合物优化得到的 Smo 蛋白拮抗剂，相对于环巴胺具有更好的效能、更适宜的药物性质。GDC-0449 上市以来得到了很好的应用，同时也在进行临床实验，显示出较好的效果，但还不清楚是否能够彻底的清除肿瘤细胞，会不会有残余细胞及复发等一系列问题[74]。

潜力分子的代表是 BB1608，是靶向肿瘤干细胞的药物，被列为 2012 年 10 种最具潜力的临床抗癌候选药之首[75]。BB1608 是由波士顿生物制药公司（Boston Biomedical）研发，并被日本住友制药会社（Dainippon Sumitomo Pharma，Co. Ltd.）收购，主要针对直肠及结肠癌。到目前为止。尽管 BB1608 已经正在进行多个Ⅲ期临床实验，其分子结构还没有公布。迄今为止，在临床试验中，BB1608 展示了良好的安全性、药代动力及抗肿瘤活性，而且可以用于多种肿瘤治疗；该公司称，该药物能同时抑制多个关键的癌细胞的"感性途径"，可以直接作用于恶性肿瘤干细胞和成熟的肿瘤细胞，这给研究人员极大的信心，有望为众多肿瘤病人带来希望。

五、展望

传统的肿瘤治疗手段主要针对肿瘤细胞，而非肿瘤干细胞；虽然经过治疗后肿瘤体积减小，肿瘤细胞数量减少，但是一段时间后肿瘤容易再次复发、转移，这一直是肿瘤治疗的壁垒，使得肿瘤难以彻底治愈。而靶向肿瘤干细胞的治疗则带来了新的希望，通过靶向调控肿瘤干细胞来遏制肿瘤的生长、复发和转移，这是一个全新的肿瘤治疗理念。肿瘤干细胞理论的提出已有 150 余年，虽然关于只有肿瘤干细胞才具有强致瘤性的认识得到了大多数学者的认可，但是也存在反对的意见。例如，在乳腺癌中，只有基底样细胞具有干细胞特性，可以形成入侵性肿瘤；但是 Kim 等[76]却提出不一样意见，他们发现在乳腺中导管样细胞也能具有强致瘤性和高侵袭性，也能产生肿瘤。这说明关于肿瘤干细胞的研究虽然日新月异，新成果层出不穷，但是仍旧伴随着争议在前进。关于肿瘤干细胞的研究方向需要继续在其表面标志物、细胞模型建立及信号调控机制等方面做出努力，还要在其靶向治疗方面做更多的工作。相信不久的将来，人类能够攻克肿瘤这一顽症。肿瘤干细胞靶向治疗为肿瘤治疗提供了新的思路、新的方向，新的道路就在眼前，"路虽远，行则至"。

参 考 文 献

[1] 蒋东海，隋梅花，范伟民. 肿瘤干细胞的起源. 实用肿瘤杂志，2007，22（6）：542-545.

[2] 黄香，陈龙邦. 靶向肿瘤干细胞治疗策略的研究进展. 癌症进展，2011，9（1）：48-57.

[3] Honoki K. Do stem-like cells play a role in drug resistance of sarcomas? Expert Rev Anticancer Ther, 2010, 10 (2)：261-270.

[4] Borovski T, De Sousa E, Melo F, et al. Cancer stem cell niche: the place to be. Cancer Res, 2011, 71 (3)：634-639.

[5] Wang J, Wakeman TP, Lathia JD, et al. Notch promotes radioresistance of glioma stem cells. Stem Cells, 2010, 28 (1)：17-28.

[6] Charafe-Jauffret E, Monville F, Ginestier C, et al. Cancer stem cells in breast: current opinion and future challenges. Pathobiology, 2008, 75 (2)：75-84.

[7] Nguyen NP, Almeida FS, Chi A, et al. Molecular biology of breast cancer stem cells: potential clinical applications. Cancer Treat Rev, 2010, 36 (6)：485-491.

[8] Maitland NJ, Collins AT. Cancer stem cells-a therapeutic target? Curr Opin Mol Ther, 2010, 12 (6)：662-673.

[9] 赵贵成，姚真真，焦炳华. 肿瘤干细胞研究的问题和进展. 生命的化学，2009，9（3）：331-334.

[10] Mackillop WJ, Ciampi A, Till JE, et al. A stem cell model of human tumor growth: implications for tumor cell clonogenic assays. J Natl Cancer Inst, 1983, 70 (1)：9-16.

[11] Bonnet D, Dick JE. Human acute myeloid leukemia is organized as a hierarchy that originates from a primitive hematopoietic cell. Nat Med, 1997, 3 (7)：730.

[12] Clarke MF, Dick JE, Dirks PB, et al. Cancer stem cells-perspectives on current status and future directions: AACR workshop on cancer stem cells. Cancer Res, 2006, (66)：9339-9344.

[13] Nguyen LV, Vanner R, Dirks P, et al. Cancer stem cells: an evolving concept. Nat Rev Cancer, 2012, 12 (2)：133-143.

[14] Chen J, Li Y, Yu TS, et al. A restricted cell population propagates glioblastoma growth after chemotherapy. Nature, 2012, 488 (7412)：522-526.

[15] Driessens G, Beck B, Caauwe A, et al. Defining

the mode of tumour growth by clonal analysis. Nature, 2012, 488 (7412): 527-530.

[16] Schepers AG, Snippert HJ, Stange DE, et al. Lineage tracing reveals Lgr5 + stem cell activity in mouse intestinal adenomas. Science, 2012, 337 (6095): 730-735.

[17] Tsai RY. A molecular view of stem cell and cancer cell self-renewal. Int J Biochem Cell Biol, 2004, 36 (4): 684-694.

[18] Johnson ML, Rajamannan N. Diseases of Wnt signaling. Rev Endocr Metab Disord, 2006, 7 (1~2): 41-49.

[19] Reya T, Clevers H. Wnt signalling in stem cells and cancer. Nature, 2005, 434 (7035): 843-850.

[20] Pearson HB, Phesse TJ, Clarke AR. K-ras and Wnt signaling synergize to accelerate prostate tumorigenesis in the mouse. Cancer Res, 2009, 69 (1): 94-101.

[21] Takigawa Y, Brown AM. Wnt signaling in liver cancer. Curr Drug Targets, 2008, 9 (11): 1013-1024.

[22] Kojima T, Shimazui T, Hinotsu S, et al. Decreased expression of CXXC4 promotes a malignant phenotype in renal cell carcinoma by activating Wnt signaling. Oncogene, 2009, 28 (2): 297-305.

[23] Kaidi A, Williams AC, Paraskeva C. Interaction between beta-catenin and HIF-1 promotes cellular adaptation to hypoxia. Nat Cell Biol, 2007, 9 (2): 210-217.

[24] Nicolis SK. Cancer stem cells and "stemness" genes in neuro-oncology. Neurobiol Dis, 2007, 25 (2): 217-229.

[25] Kruger JA, Kaplan CD, Lou Y, et al. Characterization of stem cell-like cancer cells in immune-competent mice. Blood, 2006, 108 (12): 3906-3912.

[26] Liu BY, McDermott SP, Khwaja SS, et al. The transforming activity of Wnt effectors correlates with their ability to induce the accumulation of mammary progenitor cells.

Proc Natl Acad Sci USA, 2004, 101 (12): 4158-4163.

[27] Woodward WA, Chen MS, Behbod F, et al. WNT/beta-catenin mediates radiation resistance of mouse mammary progenitor cells. Proc Natl Acad Sci USA, 2007, 104 (2): 618-623.

[28] Teng Y, Wang X, Wang Y, et al. Wnt/beta-catenin siganaling regulates cancer stem cells in lung cancer A549 cells. Biochem Biophys Res Commun, 2010, 392 (3): 373-379.

[29] Chen J, Crabbe A, Van Duppen V, et al. The notch signaling system is present in the postnatal pituitary: marked expression and regulatory activity in the newly discovered side population. Mol Endocrinol, 2006, 20 (12): 3293-3307.

[30] Phillips T, Kim K, Vlashi E, et al. Effects of recombinant erythropoietin on breast cancer-initiating cells. Neoplasia, 2007, 9 (12): 1122-1129.

[31] Dontu G, Abdallah WM, Foley JM, et al. In vitro propagation and transcriptional profiling of human mammary stem/progenitor cells. Genes Dev, 2003, 17 (10): 1253-1270.

[32] Dontu G, Jackson KW, McNicholas E, et al. Role of Notch signaling in cell-fate determination of human mammary stem/progenitor cells. Breast Cancer Res, 2004, 6 (6): R605-615.

[33] Zhang X, Zheng G, Zou L, et al. Notch activation promotes cell proliferation and the formation of neural stem cell-like colonies in human glioma cells. Mol Cel Biochem, 2008, 307 (1): 101-108.

[34] Robine S, Fre S, Huyghe M, et al. Notch signals control the fate of immature progenitor cells in the intestine. Med Sci (Paris), 2005, 21 (8~9): 780-782.

[35] van Es JH, van Gijn ME, Riccio O, et al. Notch/gamma-secretase inhibition turns proliferative cells in intestinal crypts and adenomas into goblet cells. Nature, 2005, 435

（7044）：959-963.

[36] Harrison H, Farnie G, Howell SJ, et al. Regulation of breast cancer stem cell activity by signaling through the Notch4 receptor. Cancer Res, 2010, 70 (2)：709-718.

[37] Mimeault M, Batra SK. Frequent deregulations in the hedgehog signaling network and cross-talks with the epidermal growth factor receptor pathway involved in cancer progression and targeted therapies. Pharmacol Rev, 2010, 62 (3)：497-524.

[38] Santos I, Mello RJ, Santos IB, et al. Quantitative study of Langerhans cells in basal cell carcinoma with higher or lower potential of local aggressiveness. An Bras Dermatol, 2010, 85 (2)：165-171.

[39] Teider N, Scott DK, Neiss A, et al. Neuralized1 causes apoptosis and downregulates Notch target genes in medulloblastoma. Neuro Oncol, 2010, 12 (12)：1244-1256.

[40] Park KS, Martelotto LG, Peifer M, et al. A crucial requirement for Hedgehog signaling in small cell lung cancer. Nat Med, 2011, 17 (11)：1504-1508.

[41] Takezaki T, Hide T, Takanaga H, et al. Essential role of the Hedgehog signaling pathway in human glimo-initiating cells. Cancer Sci, 2011, 102 (7)：1306-1312.

[43] Yu CC, Lo WL, Chen YW, et al. Bmi-1 Regulates Snail Expression and Promotes Metastasis Ability in Head and Neck Squamous Cancer-Derived ALDH1 Positive Cells. J Oncol, 2011, 2011. pii：609259.

[44] Piccirillo SG, Reynolds BA, Zanetti N, et al. Bone morphogenetic proteins inhibit the tumorigenic potential of human brain tumour-initiating cells. Nature, 2006, 444 (7120)：761-765.

[45] Ping YF, Yao XH, Jiang JY, et al. The chemokine CXCL12 and its receptor CXCR4 promote glioma stem cell-mediated VEGF production and tumour angiogenesis via PI3K/

AKT signalling. J Pathol, 2011, 224 (3)：344-354.

[46] Hittelman WN, Liao Y, Wang L, et al. Are cancer stem cells radioresistant? Future Oncol, 2010, 6 (10)：1563-1576.

[47] Moncharmont C, Levy A, Gilormini M, et al. Targeting a cornstorne of radiation resistance：cancer stem cells. Cancer Lett, 2012, 322 (2)：139-147.

[48] Sun Q, Li X, Lu X, et al. Cancer stem cells may be mostly maintained by fluctuating hypoxia. Med Hypotheses, 2011, 76 (6)：471-473.

[49] D'Andrea FP. Intrinsic radiation resistance of mesenchymal cancer stem cells and implications for treatment response in a murine sarcoma model. Dan Med J, 2012, 59 (2)：B4388.

[50] Zabierowski SE, Herlyn M. Learning the ABCs of melanoma-initiatingcells. Cancer Cell, 2008, 13 (3)：185-187.

[51] Johannessen TC, Bjerkvig R, Tysnes BB. DNA repair and cancer stem-like cells-potential partners in glioma drug resistance? Cancer Treat Rev, 2008, 34 (6)：558-567.

[52] Nakano I, Joshi K, Visnyei K, et al. Siomycin A targets brain tumor stem cells partially through a MELK-mediated pathway. Neuro Oncol, 2011, 13 (6)：622-634.

[53] Niu CS, Li MW, Ni YF, et al. Effect of all-trans retinoic acid on the proliferation and differ-entiation of brain tumor stem cells. J Exp Clin Cancer Res, 2010, 29：113.

[54] Silber J, Lim DA, Petritsch C, et al. miR-124 and miR-137 inhibit proliferation of glioblastoma multiforme cells and induce differentiation of brain tumor stem cells. BMC Med, 2008, 6：14.

[55] Li WQ, Li YM, Tao BB, et al. Downregulation of ABCG2 expression in glioblastoma cancer stem cells with miRNA-328 may decrease their chemoresistance. Med Sci Monit, 2010, 16 (10)：HY27-30.

［56］Takebe N, Harris PJ, Warren RQ, et al. Targeting cancer stem cells by inhibiting Wnt, Notch, and Hedgehog pathways. Nat Rev Clin Oncol, 2011, 8 (2)：97-106.

［57］Bar EE, Chaudhry A, Lin A. Cyclopamine-mediated hedgehog pathway inhibition depletes stem-like cancer cells in glioblastoma. Stem Cells, 2007, 25 (10)：2524-2533.

［58］Singh BN, Fu JS, Srivastava RK, et al. Hedgehog signaling antagonist GDC-0449 (Vismodegib) inhibits pancreatic cancer stem cell characteristics：molecular mechanisms. PLoS One, 2011, 6 (11)：e27306.

［59］Alvero AB, Montagna MK, Holmberg JC, et al. Targeting the mitochondria activates two independent cell death pathways in ovarian cancer stem cells. Mol Cancer Ther, 2011, 10 (8)：1385-1393.

［60］Zhang L, Yao HJ, Yu Y, et al. Mitochondrial targeting liposomes incorporating daunorubicin and quinacrine for treatment of relapsed breast cancer arising from cancer stem cells. Biomaterials, 2012, 33 (2)：565-582.

［61］Vellanki SH, Grabrucker A, Liebau S, et al. Small-molecule XIAP inhibitors enhance gamma-irradiation-induced apoptosis in glioblastoma. Neoplasia, 2009, 11 (8)：743-752.

［62］杨玥, 陈静, 易娟, 等. 纳米雄黄对肺腺癌A549细胞及其肿瘤干细胞的凋亡诱导作用. 中药药理与临床, 2010, 26 (6)：36-39.

［63］Sun Q, Li X, Lu X, et al. Cancer stem cells may be mostly maintained by fluctuating hypoxia. Med Hypotheses, 2011, 76 (6)：471-473.

［64］Calabrese C, Poppleton H, Kocak M, et al. A perivascular niche for brain tumor stem cells. Cancer Cell, 2007, 11 (1)：69-82.

［65］Konopleva M, Tabe Y, Zeng Z, et al. Therapeutic targeting of microenviromental interactions in leukemia：mechanisms and approac-

hes. Drug Resist Updat, 2009, 12 (4~5)：103-113.

［66］Li L, Neaves WB. Normal stem cells and cancer stem cells：the niche matters. Cancer Res, 2006, 66 (9)：4553-4557.

［67］Wang Y, Liu Y, Malek SN, et al. Targeting HIF1α eliminates cancer stem cells in hematological malignancies. Cell Stem Cell, 2011, 8 (4)：399-411.

［68］D'Andrea FP. Intrinsic radiation resistance of mesenchymal cancer stem cells and implications for treatment response in a murine sarcoma model. Dan Med J, 2012, 59 (2)：B4388.

［69］Wakimoto H, Kesari S, Farrell CJ, et al. Human glioblastoma-derived cancer stem cells：establishment of invasive glioma models and treatment with oncolytic herpes simplex virus vectors. Cancer Res, 2009, 69 (8)：3472-3481.

［70］Short JJ, Curiel DT. Oncolytic adenoviruses targeted to cancer stem cells. Mol Cancer Ther, 2009, 8 (8)：2096-2102.

［71］Hickey MJ, Malone CC, Erickson KL, et al. Cellular and vaccine therapeutic approaches for gliomas. J Transl Med, 2010, 8：100.

［72］Yu F, Yao H, Zhu P, et al. let-7 regulates self renewal and tumorigenicity of breast cancer cells. Cell, 2007, 131 (6)：1109-1123.

［73］Harley CB. Telomerase and cancer therapeutics. Nat Rev Cancer, 2008, 8 (3)：167-179.

［74］Tang JY, Mackay-Wiggan JM, Aszterbaum M, et al. Inhibiting the hedgehog pathway in patients with the basal-cell nevus syndrome. N Engl J Med, 2012, 366 (23)：2180-2188.

［75］http://www.yy-w.org/DRUPAL/?q=node/653.

［76］Kim J, Villadsen R, Sørlie T, et al. Tumor initiating but differentiated luminal-like breast cancer cells are highly invasive in the absence of basal-like activity. Proc Natl Acad Sci USA, 2012, 109 (16)：6124-6129.

肿瘤分子靶向治疗靶点：
抗凋亡因子 survivin

方 芳 龚守良 王志成

吉林大学公共卫生学院卫生部放射生物学重点实验室 长春 130021

【摘要】 新兴的肿瘤分子靶向治疗是对肿瘤细胞内特定的靶位进行针对性瞄准而杀伤肿瘤细胞的治疗方式，肿瘤细胞内某一个蛋白或分子都是特定靶位。生存素（survivin）作为凋亡抑制蛋白家族的重要成员，具有正常细胞不表达或低表达，而在肿瘤细胞中高表达的特性，发挥抑制肿瘤细胞凋亡和自噬及促进细胞分裂增殖、血管生成和DNA损伤修复等功能，从而使其成为肿瘤分子靶向治疗的靶点。靶向survivin的肿瘤分子靶向治疗已经取得了较好的实验效果，而相应的临床试验也已经在一些国家在不同类型的肿瘤中开展，这将为肿瘤治疗带来新的希望。

【关键词】 survivin；分子靶向治疗；凋亡；自噬；小分子抑制剂

肿瘤的发生、发展是一个多因素、多步骤的生物化学过程，随着对肿瘤分子事件认识的不断深入，人们发现，肿瘤的发生一方面与细胞增殖调控的基因过度表达及分化紊乱有关；另一方面与调控细胞凋亡的基因异常有关，也可以认为是原癌基因活化、抑癌基因失活、抗凋亡基因活性增强和促凋亡基因活性减弱等因素综合作用的结果。传统的肿瘤治疗包括手术治疗、放射治疗和化学药物治疗等，而新近发展的肿瘤分子靶向治疗则为肿瘤治疗提供了新的思考。肿瘤分子靶向治疗就是有针对性地瞄准一个靶位，这个靶位可能是某种肿瘤细胞，或者是针对肿瘤细胞的某一种蛋白、某一个分子进行治疗。生存素（survivin）是凋亡抑制蛋白（inhibitor of apoptosis proteins，IAPs）家族的成员，具有明显抑制凋亡和调控细胞周期的作用；分布于胚胎和分化未成熟的组织中，而且在多种肿瘤组织中高表达，与肿瘤的发生、发展密切相关，目前已成为肿瘤的重要标志物和分子靶向治疗的靶点。

一、Survivin 概况

（一）Survivin 的分子结构

1997 年，美国耶鲁大学的 Ambrosini 等[1]用效应细胞蛋白酶受体 1（effector cell protease receptor 1，EPR-1）cDNA 在人类基因组库中进行杂交、筛选，首先分离出 IAPs 家族成员。survivin 基因全长为 1447kb，位于人类染色体 17q25 并靠近端粒的位置，由 4 个外显子和 3 个内含子组成，成熟 mRNA 全长 1629nt，其基因编码产物为 142 个氨基酸组成的蛋白质，分子

通讯作者：王志成，吉林省长春市新民大街 1163 号，130021

量为 16.5kD，以同源二聚体形式存在，是最小的 IAPs 家族成员。鼠类的 survivin 基因在染色体上的位点及结构组成与人类相似，人与鼠 survivin 蛋白的同源性为 84.3%。IAPs 家族蛋白一般在 N 末端含有 1~3 个串联的含有 Cys/His 的保守冠状病毒 IAP 重复序列结构域（baculoviral IAP repeats，BIR），在 C 末端含有一个环指状结构域（ring domains），发挥着极为重要的凋亡抑制作用。survivin 具有与其他 IAPs 成员不同的独特形态结构，X-衍射晶体学测定显示其为一领结样二聚体；两个单体通过 76 位的谷氨酸（Glu76）和 80 位的组氨酸（His80）共同结合一个 Zn 原子，并以 Zn 原子为中心形成一对称的二聚体。二聚体的每个单体分子 N 末端仅含一个较为保守的富含 Cys/His 的 BIR，缺少 C 末端 RING 结构域，而是由 42 个氨基酸的高电荷区组成的 α-螺旋结构[2]。survivin 有不同的剪接突变体，survivin-2B 是由隐形外显子 2B 插入，survivin-ΔEX3 是去除了外显子 3，survivin-3B 是引入新的外显子 3B[3]；另外，研究证实还存在另外一种剪接突变体 survivin2α[4]。

（二）Survivin 的表达

Survivin 主要存在两种不同的亚细胞定位[5]，一般是在细胞核和细胞质中。这种定位的不同主要是因为转录后修饰不同导致的。细胞质中 survivin 与间期微管、中期和晚期中心体、纺锤丝两极和有丝分裂纺锤体微管有关。在整个细胞周期中，在 G_1 期 survivin 几乎不表达，在 S 期表达增加可达 6 倍，而在 G_2 期可继续增加至 40 倍。survivin 在胚胎和婴儿期表达丰富，在成人正常细胞中，除了胎盘、睾丸、胸腺、甲状腺、子宫内膜、大肠黏膜和肾上腺髓质微弱表达，以及在成年男性精子成熟期过量表达外，在其他组织（包括外周血淋巴细胞、淋巴结、心脏、脑、肺、肝和肾）中均未检出其基础的表达[1,6-8]。survivin 在肿瘤组织中表达非常高，基本上处于失控状态，在乳腺癌、肺癌、结肠癌、卵巢癌、前列腺癌、肝癌、黑色素瘤、白血病和淋巴瘤等恶性肿瘤中均有不同程度的表达；在同系肿瘤中，其表达的阳性率也不同，反映了肿瘤基因学的变异性。survivin 在肿瘤中高表达，而在成人终末分化组织中低表达或不表达，使其有望成为肿瘤诊断和治疗的新靶点[6,9]。

（三）Survivin 的生物学功能

1. Survivin 与细胞周期、增殖和分裂

Survivin 的表达具有周期特异性，在有丝分裂前期，与纺锤体微管相结合；在分裂的中后期，与纺锤丝结合，直到分裂末期依附于颗粒体上。survivin 与微管的结合对于其促进细胞增殖的实现是必需的。Giodini 等[10]研究发现，用 survivin 的多克隆抗体通过微细胞注射到 HeLa 细胞后，使分裂前期和中期延长，有丝分裂纺锤丝缩短，微管聚合异常，并出现凋亡；体内实验显示，强制表达 survivin 能稳定微管，避免其解聚，从而诱导有丝分裂。在细胞有丝分裂的最后阶段，survivin 发挥作用具有细胞周期依赖性表达和抗凋亡的特性，有人提出其是有丝分裂的"死亡开关"。但也有人认为，survivin 可能只在正常细胞中表达这种特性，而在肿瘤细胞中则表现出均一性和非时相性，这与其在肿瘤细胞中高表达密切相关。如果细胞内 survivin 表达过度，正常细胞周期检查点丧失，细胞周期紊乱，可能其在中心体装配、纺锤体检验点监控及胞质分裂等过程中发挥作用，但具体机制仍不是十分清楚。survivin 还具有促进细胞增殖的功能，在胚胎组织中可规律地广泛表达，考虑其可能参与凋亡机制，和其他 G_2/M 期检查点一道在细胞分化过

程中保留了遗传的忠实性，进行细胞的生长和分化[11]。细胞分化是高等动物个体发育的关键环节，肿瘤细胞往往存在细胞分化的异常，survivin 对细胞的分化也有一定的作用。survivin 在促进肿瘤细胞增殖分化作用中具有如下特点[12]：

（1）Survivin 可加快肿瘤细胞由 $G_1 \rightarrow S$ 期的转换，与 CDK4 结合后，竞争性地抑制 CDK4/p16 复合物的形成，从而导致 CDK2/cyclin E 活化和 Rb 的磷酸化，进而加快 $G_1 \rightarrow S$ 期的转换。

（2）具有细胞周期依赖性，细胞周期依赖性因子（cell cycle-dependent effector, CDE）和细胞周期同源区（cell cycle homology regions, CHR）是特异性存在于细胞周期 G_2/M 期的表达基因，survivin 的降解过程受到泛素-蛋白酶体通路的调控，以依赖于细胞周期的方式进行。

（3）使肿瘤细胞逃避 G_2/M 期对凋亡的识别，促进细胞增殖，抑制细胞凋亡，survivin 的特异性表达，可抵抗因 DNA 损伤或突变自身诱导的细胞凋亡，通过有丝分裂促进转化细胞的异常增殖。

总之，survivin 能够引起细胞周期紊乱，促进细胞增殖和分化，进而导致肿瘤的发生。

2. Survivin 与凋亡、自噬

Survivin 是目前发现的最强的凋亡抑制因子，比 Bcl-2 要强很多。survivin 调控凋亡的通路机制非常复杂，目前研究者认为可能存在几条通路。

（1）Survivin 可以抑制细胞色素 C（Cyt C）从线粒体中释放，从而阻断caspase 通路的活化。Mesri 等[13]报道，survivin 阴性突变质粒转染细胞后，可以观察到 Cyt C 和 caspase-9 活性增加，细胞凋亡被诱导，从而间接证明了 survivin 可以抑制 Cyt C 释放，从而抑制凋亡。

（2）直接抑制效应 caspases 的表达：survivin 作为含有 BIR2 功能区的 IAPs 家族成员，能在 Bcl-2 的下游与 caspase-3 和-7 结合而直接抑制其活性，从而阻断各种刺激诱导的细胞凋亡过程[14]，但关于这一点仍存在争议。Riedl 等[15]利用 X 射线衍射分析比较 survivin 与 XIAP 的结构，证明其不能直接作用于 caspase-3，主要因其蛋白质虽然从结构上与其他的 IAPs 家族成员相似，但只含有一个 BIR 序列，而无 C 末端的锌指结构，代替这一结构的是一个包含 42 个氨基酸的高电荷无规则卷曲，这就决定其蛋白不能直接结合 caspase 蛋白阻遏细胞凋亡。

（3）Survivin 还具有上调其他 IAPs 成员的作用，能与 IAPs 分子抑制物 Smac（second mitochodria-derived activator of caspase）结合，解除 Smac 对其他 IAPs 成员的抑制作用，从而增强了 XIAP 等其他 IAPs 分子对凋亡的抑制作用，间接发挥抗凋亡作用[16]。

（4）非 caspase 依赖途径：Jin 等[17]研究发现，在成人神经细胞瘤 MSN 和少突胶质细胞瘤 TC260 中转染反义 survivin 的寡核苷酸，可下调 survivin 表达，并诱导细胞凋亡，在 TC260 细胞株中可观察到 caspase-3 活化，使用 caspase 广谱拮抗剂可以抑制反义 survivin 寡核苷酸的作用；但是，在 MSN 细胞株中未观察到 caspase-3 的活化，使用 caspase 广谱拮抗剂亦不能拮抗反义 survivin 寡核苷酸诱导细胞凋亡的作用，表明在某些肿瘤细胞株中，survivin 对凋亡的抑制作用可能存在着非 caspase 依赖途径。另外，靶向 survivin 的 RNAi 能够下调其表达，并且诱导多种肿瘤细胞中凋亡诱导因子（apoptosis inducing factor, AIF）从细胞质转到细胞核上[18,19]。Pavlyukov 等[20]研究发现，单体 survivin 能够阻止 AIF 从线粒体内膜间隙释放出来，进而诱导人纤维肉瘤细胞 HT1080 独立于 caspase 的凋亡。而且在急性淋巴细胞白血病的体外实验中，suvivin 诱导的凋亡能够通过敲除 AIF 而被有效地抑制[21]。

同时，survivin 与自噬之间的关系也是研究的热点[22-24]，有证据表明，survivin 干扰细胞自噬的过程，而且下调其表达可以诱导自噬依赖的细胞凋亡。在胶质瘤细胞中，对 TRAIL 诱导凋亡的敏感性可以通过自噬调节物 beclin1 和 survivin 的相互作用实现；在前列腺癌细胞 PC-3 中，CC 趋化因子配体 2 [Chemokine（C-C motif）ligand 2] 能够通过 PI3K/Akt/Survivin 通路保护细胞自噬性死亡，而且通过自噬依赖的细胞凋亡能够被 survivin 抑制物 YM155 所诱导。这说明上调 survivin 能够抑制自噬，下调能够保护自噬，但其具体机制有待探讨。

3. Survivin 与血管生成

血液供应对于肿瘤十分重要，血管形成过程的核心是血管内皮细胞的分裂增殖，实质上取决于血管内皮细胞生存与凋亡的平衡。肿瘤血管内皮细胞的分裂增殖受到血管内皮生长因子（VEGF）、碱性成纤维细胞生长因子（bFGF）和血管形成素（angiopoietin，Ang）等血管形成因子的作用。survivin 具有调控血管生成的潜在作用，通过保护促进肿瘤血管内皮细胞的生长增殖而为癌细胞的生长和转移创造条件，进而影响肿瘤细胞的生物学特性和行为，以及临床治疗的耐受性[25]。Blanc-Brude 等[26] 报道，股动脉损伤小鼠平滑肌细胞 survivin 的功能丧失后可阻止血管新生内膜的形成。Conte 等[27] 认为，survivin 不仅发挥细胞分裂和凋亡控制的作用，而且也对体内的血管细胞发挥作用，可以通过多通路调节平滑肌细胞的适应性，不仅控制血管壁的稳态，而且也作为基因表达和上游

关键的第二调节物。此外，有研究发现，Ang-2 的作用依赖于 survivin 的表达上调，通过其抑制 caspase-3 来调节肿瘤血管生成[28]。赵向东等[29] 通过筛选肽库得到 8 条 survivin 的拮抗肽 SP-1 ~ -8，进而抑制 Matrigel Plug 诱导的腹壁新生血管的形成，显示 SP-1、-3 和-4 对血管生成具有明显的抑制作用，且以 SP-4 抑制最明显。以上均说明，survivin 能够促进血管的生成，间接地对肿瘤的发生、发展、侵袭和转移发挥作用。

4. Survivin 与 DNA 损伤修复

Survivin 除了参与细胞有丝分裂、细胞凋亡和自噬的调控，最近在肿瘤细胞的研究中，当其转位到细胞核时可以通过上调 DNA 损伤的分子启动子 Ku70 来增强 DNA 双链断裂的修复能力[30]。Capalbo 等[31] 研究发现，电离辐射后 survivin 同 Ku70 及 γH2AX 能够形成复合体。而且，电离辐射作用后，在胶质瘤细胞中 survivin、DNA-PKCs 和 γH2AX 之间存在共定位[32]。survivin 能够因其含有核输出信号（NES）区域而在细胞核和细胞质之间穿梭，且可通过 Crm1（chromosome region maintenance 1）依赖的核输出信号而积极输出。另外，在细胞核中尚未确定 survivin 是否具有细胞保护作用，但在细胞质中具有细胞保护作用，这一点毋庸置疑[33-36]。survivin 可以同各种 DNA-损伤/修复-相关分子相互作用，并且有助于细胞核内的 DNA 修复，这是非常重要的，暗示其在不同的细胞内存在不同的生物功能。

二、Survivin 与肿瘤

自从 1997 年发现 survivin 基因以来，相关的研究大量开展，尤其是与肿瘤的关系，很多学者都进行了深入的研究。survivin 能够导致肿瘤细胞凋亡的丧失，与

肿瘤的发生密切相关，并且由于其在肿瘤的特异性表达，与肿瘤的恶性程度、预后不良成正向关系，是一个潜在的肿瘤标志物和治疗靶点。对于 survivin 的深入研究，将有利于肿瘤发病机制的阐明，并为肿瘤的诊治提供更充分的理论依据。

（一）Survivin 与肿瘤的发生、发展和预后

Survivin 在肿瘤组织中特异性高表达，而在正常组织中低或无表达的特性，决定其与肿瘤的发生、发展存在紧密的关系。Allen 等[37]研究发现，IAP 蛋白的过表达能够加速乳头状瘤向鳞状细胞癌的转化；但是，survivin 作用于肿瘤进程的哪个阶段仍不清楚。在特定种类的人类肿瘤中，上调 survivin 是早期事件。事实上，survivin 表达增高在一些癌前病变中也有发生，Satoh 等[38]在正常胰腺组织和慢性胰腺炎组织中均未检测出其表达；而在 16 例管内乳头状黏蛋白瘤中，有 9 例表达阳性。survivin 表达与肿瘤发展的程度也有关系，Nakanishik 等[39]用免疫组织化学方法研究肺部肿瘤发生各阶段蛋白表达的差异性，发现其蛋白在低度异常非典型腺瘤性增生、高度异常非典型腺瘤性增生及细支气管肺泡癌组织标本中的表达率分别为 9%（1/11）、89%（16/18）和 100%（40/40），说明其在肺癌的发生、发展过程中也发生着相应的变化。近来越来越多学者认为，survivin 表达是一个更可靠的预后判断指标。Kren 等[40]分析 102 例非小细胞肺癌组织标本中 survivin 蛋白表达与病人生存率之间的关系，显示其蛋白表达阳性率达到 53%，是一个独立判断肿瘤治疗预后的因素。总体上讲，肿瘤病人中检测到 survivin 表达增加是一个预后不良的标志，其表达增加与很多恶性肿瘤病人的生存率下降相关联，这些恶性肿瘤包括非小细胞肺癌、胃癌、结肠癌、乳腺癌、神经母细胞瘤和恶性血液病。survivin 表达增高也与肿瘤复发、淋巴浸润和转移有关[41]。以上说明 survivin 可作为一个独立肿瘤预后指标，其基因表达对于肿瘤的发生、发展和预后具有重要的意义。

（二）Survivin 用于肿瘤标志物

目前，恶性肿瘤的临床诊断主要依靠病史、体格检查和辅助检查，而临床上应用于肿瘤诊断的特异性标志物则相对较少。Survivin 属于肿瘤细胞和正常组织中表达有差异的蛋白质之一，这一特点决定其可能成为肿瘤标志物之一[42]。survivin 发挥临床标志物作用主要包括 3 点。

1. 临床早期检测

Survivin 作为肿瘤诊断标志物的优点，不仅通过肿瘤组织可以检测其表达，而且通过体液（如血浆、尿液）也可以检测其表达。Smith 等[43]应用蛋白（点杂交）和 mRNA（RT-PCR）检测的方法首次评估了尿液中的 survivin，作为膀胱癌诊断标志物的可行性。在首发或复发的膀胱癌病人中，所有病人的尿液中都有 survivin 表达，而 16 例正常志愿者和 29 例其他泌尿生殖系统疾病的患者中均无表达。另外，通过检测尿液中 survivin 蛋白表达，诊断膀胱癌的敏感性为 100%，特异性为 95%，可为膀胱癌诊断提供一种简便、无创的检查方法[44]。

2. 检测微小转移灶

Gradilone 等[45]用 RT-PCR 的方法检测了 36 例黑色素瘤病人的淋巴结中一些与凋亡相关基因的表达，包括 Bcl-2、Bax、Bcl-X 和 survivin。26 例（72%）淋巴结中有 survivin mRNA 表达，而余下的 10 例（28%）淋巴结中无表达。其后 53 个月的随访研究显示，26 例淋巴结中 survivin 表达阳性的病人有 16 例（61.5%）死亡或表现出侵袭性疾病，而淋巴结中其表达阴性

的病人未表现出侵袭性疾病，与其表达相对的是 Bcl-2、Bax 和 Bcl-X 的表达，均与疾病的进程无关。

3．肿瘤的预后判断

判断疾病预后的生物标志物能够预测病人预后，目前许多学者对 survivin 与肿瘤预后的关系进行了大量的研究，提示其在癌组织中的表达与恶性肿瘤的侵袭及预后有关。Span 等[46] 对 275 例乳腺癌患者进行研究，认为 survivin 表达是独立的预后标志，与患者年龄、肿瘤大小、结节形态、组织学分级和激素受体水平无关，对总体生存率进行多元性分析后得出其和结节形态是乳腺癌显著的预后因素。根据以上阐述的 survivin 特性和优点，可能有望作为肿瘤的重要标志物而进入临床应用。

（三）Survivin 与放疗和化疗的敏感性

在与各种凋亡、自噬或周期调控相关分子的相互作用中，过表达的 survivin 可以增加肿瘤细胞的存活和对放疗和化疗的耐受能力。Rodel 等[47] 发现，在结肠癌中 survivin 的表达水平与放疗敏感性以及放疗诱导的凋亡呈负相关。例如，高表达 survivin 蛋白的细胞系呈现出最低的放射诱导的凋亡率和对射线最强的抵抗。相反，低表达 survivin 的细胞凋亡水平较低，并且对射线最敏感。Ikeguchi 等[48] 用不同剂量顺铂对胃癌细胞（MKN-45）进行干预化疗的过程中发现，survivin 蛋白表达随着顺铂剂量的增加、处理时间的延长而显著提高，同时伴有细胞凋亡率的降低，说明其蛋白表达的增加与胃癌细胞对顺铂耐药性增强有着一定的相关性。实际上，survivin 过表达，导致包括多种化疗药物或凋亡促进剂（长春新碱、顺铂、硼替佐米、他莫昔芬、TNF-α 和 TRAIL 等）引起的肿瘤细胞耐受[49-52]。由此可见，survivin 可以作为一个肿瘤逆转放、化疗耐受的靶点，具有较好

的临床应用前景。

三、Survivin 的分子靶向治疗

随着肿瘤分子靶向治疗在理论上和技术上的成熟，许多新的思路和方案已经开始实施。肿瘤分子靶向治疗的关键是提高靶向性，增强靶点的效果。survivin 基因肿瘤表达的特异性，具有高效地抑制凋亡和自噬特性，以及调控细胞周期和血管生成的作用，使其成为令人关注的新靶点。靶向 survivin 的肿瘤基因治疗主要包括对其进行表达抑制、以其启动子为靶点的基因治疗、应用小分子抑制剂和靶向免疫治疗。

（一）靶向 survivin 的表达抑制

通常对 survivin 基因进行表达抑制的方法包括 RNAi 和反义技术。Shen 等[53] 通过构建干扰 survivin 的短发夹 RNA（short hairpin RNA，shRNA）的表达质粒，转染其高表达的胰腺癌细胞 Patu8988。结果证明，survivin mRNA 和蛋白均明显下降，并抑制 Patu8988 细胞增殖。Yan 等[54] 构建腺病毒表达载体的小干扰 RNA（siRNA），转染肝癌细胞 HepG2 后，survivin mRNA 与蛋白表达下降率分别为 72.3% 和 66.3%，说明构建腺病毒 siRNA 的表达系统有利于基因功能的基础研究和临床肿瘤治疗。Sah 等[55] 研究发现，反义 survivin 寡脱氧核苷酸链能剂量依赖性地抑制 survivin 表达，在剂量为 100 或 200nmol/L 时表现出最大的抑制作用，100 nmol/L 的剂量能显著增强人表皮样癌细胞株 A431 的放射敏感性，4Gy 放疗后肿瘤残存率由（34.4±0.4）% 下降至（18.3±0.15）%；组蛋白脱乙酰基酶抑制剂曲古抑菌素 A 也能剂量依赖性地抑制其表达，并且增强 A431 细胞的放射敏感性；认为其表达的下调能够增强肿瘤细胞放射敏感性。另外，核酶也是一种反义技术，Pennati 等[56] 构建了表达靶向 survivin

的核酶载体，转染前列腺癌细胞 DU145 和 PC3，稳定表达核酶的细胞较对照前列腺细胞，其表达量明显下降，并出现多倍体表型、caspase-9 依赖的凋亡，其表达的下调还导致前列腺癌细胞对顺铂的增敏，抑制接种于裸鼠的前列腺癌细胞形成肿瘤。Jiang 等[57]发现，survivin 能够促进肿瘤侵袭、转移、生长和存活，而且是子宫颈癌细胞 A2780/CP 对特定顺铂耐受的原因。进而研究腺病毒介导的靶向 survivin 短发卡 RNA 对 A2780/CP 细胞中 caspase-3、PCNA 和 MMP-2 的影响，以及细胞增殖、凋亡和侵袭的变化，结果显示，survivin 被抑制后，细胞中 PCNA 和 MMP-2 表达下调，而 caspase-3 表达上调，能够增强顺铂诱导的细胞凋亡和侵袭能力的抑制。由此可见，靶向 survivin 表达的抑制对于肿瘤治疗研究已经取得很大的进展，相信在不久的将来会应用于临床。

（二）靶向 survivin 显性失活突变体

Survivin 对肿瘤细胞具有明显的抑制凋亡作用，其 BIR 结构域发挥重要的作用，该区域的突变将引起整个 survivin 突变体分子的功能缺失。survivin 第 34 位苏氨酸是其磷酸化位点，是在癌细胞中发挥抑制凋亡作用的前提。Mesri 等[13]把含有磷酸化缺失的 survivin 突变体（hr34A1a）的腺病毒 PADT34A 体外分别转染乳腺癌、前列腺癌、肺癌、子宫颈癌和结肠癌细胞后，均发生了自发性凋亡。另外，survivin 作为凋亡抑制蛋白，能够导致肿瘤的放疗和化疗耐受。Yuan 等[58]将小鼠磷酸化缺失的 survivin 苏氨酸 34-丙氨酸突变体与 Lip-mS（DOTAP-chol liposome）结合，用 Lip-mS 联合放射治疗 Lewis 肺癌，较单纯应用 Lip-mS 或放疗显著增强细胞凋亡；而且荷瘤小鼠用 Lip-mS 和放疗对比单独治疗能够显著降低肿瘤的平均体积，二者联合较单纯治

疗抗肿瘤效应更明显，这些证据表明，其突变体能够使 Lewis 肺癌细胞放射敏感性增强，可能与增强凋亡、抑制血管生成和诱导肿瘤的免疫保护作用相关。可见，显性失活突变体通过干扰内源性 survivin 的磷酸化而使其处于去磷酸化的失活状态，可以显著地诱导肿瘤细胞凋亡，降低肿瘤生长潜能，恢复肿瘤细胞对放射线和化疗药物的敏感性。

（三）靶向 survivin 启动子的肿瘤治疗

Survivin 基因中含有多转录起始位点，该位点的 survivin 启动子可以在转录水平调控其基因的表达；研究发现，肿瘤细胞内某些因子上调其启动子的活性，启动其基因的表达，从而造成肿瘤细胞和正常细胞内其蛋白的表达差异，因此考虑将其启动子用于表达载体中调控目的基因的表达，而且其只能在肿瘤细胞内特异性表达，实现肿瘤的靶向治疗[59]。Huang 等[60]构建 survivin 启动子的重组人钠碘同向转运体（hNIS）的腺病毒（Ad-Sur-NIS），感染前列腺癌 PC-3 细胞、肝癌细胞 HepG2、黑色素瘤 A375 和正常人牙髓成纤维细胞 DPF，介导放射性碘治疗。感染 Ad-Sur-NIS 的恶性肿瘤细胞摄取碘的能力平均为空病毒转染组的 50 倍，可特异性杀死 86% ~ 92% 的恶性肿瘤细胞。荷瘤裸鼠瘤内注射 ^{131}I（3mCi）30 天后，Ad-Sur-NIS 组肿瘤体积为空病毒转染组的 51.4%。该研究表明，Sur 启动子具有肿瘤靶向性和针对多种肿瘤的广泛性，而在非恶性肿瘤中不表达，实现 NIS 转染的特异靶向性。孙家媛等[61]构建 survivin 启动子介导多亮氨酸重复区免疫球蛋白样蛋白 1（LRIG1）表达的重组腺病毒 Ad-Surp-LRIG1，尾静脉注射膀胱癌裸鼠移植肿瘤后，与空白组和单纯 LRIG1 腺病毒组比较，显著降低肿瘤生长速度，而且 LRIG1 和 EGFR mRNA 和蛋白水平显著

降低。总之，以 survivin 启动子作为靶向增强肿瘤基因治疗效果的方案是可行的，且具有较好的应用前景。

（四）靶向 survivin 的小分子抑制剂

靶向 survivin 的小分子抑制剂目前已开始应用于肿瘤治疗，有些已经进入到临床试验阶段。YM155（$C_{20}H_{19}BrN_4O_3$）是靶向 survivin 的小分子抑制剂，在分子水平连接其启动子富含的 Sp1 区域，能够抑制其细胞内的转录[62]。在临床前研究中，YM155 对于靶向各种肿瘤细胞系，包括 A549、Calu-1、HCT116、LOVO、SW620、ECV304、UM-UC-3、SKOV-3、SW872、U-87、Jurkat 和 HL-60 的治疗中都具有治疗潜力[63,64]。而且，关于 YM155 在非霍奇金淋巴瘤、多西他赛难治性前列腺癌和非小细胞肺癌中药代动力学和药物最大耐受剂量已经被评估，YM155 单独应用的 I 期临床试验未显示任何显著毒性，但是在 III 期临床试验中显示了令人失望的结果[65-67]。结构上类似依利替康和拓扑替康的喜树碱类似物 FL118 也具有抗肿瘤作用，是靶向抑制 survivin 基因的小分子抑制剂，能够对 HCT116、A549、MCF-7 和 PC-3 细胞具有显著的抑制特性，发挥作用的基本原理是选择性抑制其基因的启动子区域。体内研究显示，FL118 对人的肿瘤移植模型抗肿瘤效应显著优于依利替康、多柔比星、5-FU、吉西他滨、多西他赛和顺铂。FL118 是将来临床应用的合适候选者[68]。目前普遍认为，热休克蛋白 90（Hps90）抑制剂，如 17-AAG 和 shepherdin，能够下调 survivin，起到靶向肿瘤的治疗作用。shepherdin 能穿透细胞结合于 Hps90 和 survivin 之间，占据 ATP 结合位点，松动 client 蛋白，启动凋亡途径和非凋亡途径，导致肿瘤细胞大量死亡；此外，shepherdin 不会影响正常细胞活力和造血祖细胞的克隆形成能力[69]。有研究报道[70]，17-AAG 能抑制与 survivin 负相关的 26S 蛋白酶体活性，反而使肿瘤细胞 survivin 过表达，所以通过 Hps90 来抑制其表达还有待进一步探索。此外，靶向 survivin 的其他小分子抑制剂，包括信号转导子与转录活化子 3（signal transducer and activator of transcription 3，STAT3）和 T-cell 因子，能够抑制其转录，Erb B2 的拮抗剂拉帕替尼（lapatinib）通过加速泛素-蛋白酶体介导的蛋白质降解而抑制其表达。总之，单纯 survivin 抑制剂具有抗肿瘤效果，如联合生物制剂或化疗药物治疗的效果将更明显，目前类似的实验已经进行，有望提高肿瘤病人的生存率。

（五）靶向 survivin 的免疫治疗

近年来发现，survivin 在肿瘤的免疫治疗中同样发挥重要的作用，从 survivin 蛋白中分离出的人类白细胞抗原复合物 A2 亚型（HLA-A2）结合肽具有诱导肿瘤患者特异性 T 细胞免疫的功能。survivin 诱导的 CTL 细胞能特异性杀伤表达阳性的肿瘤细胞，使其成为 T 细胞免疫的靶点，为肿瘤的免疫治疗提供了新策略[71]。关于 survivin 免疫治疗的临床试验已经在医学国家在不同类型的肿瘤中开展，丹麦癌症免疫治疗中心开展的一项临床 II 期试验是应用于黑色素瘤患者，通过 p53、survivin 以及端粒酶肽断负载的树突状细胞制备疫苗，在 46 例患者试验过程中，10 例由于疾病进展而退出，8 周后进行疗效评估，其中 11 例处在 SD 状态，6 例稳定状态持续 4 个月，3 例 SD 状态超过 6 个月，中位生存期为 9 个月，其中处于 SD 状态的患者生存期为 18.4 个月，与之对照的进展期患者生存期仅为 5 个月，差异显著；其中 6 例外周血针对 survivin 多肽疫苗的免疫反应也被检测到，且外周血 Treg 细胞的数量经疫苗治疗后也明显减少[72]。丁国梁等[73]对目前进行 survivin 免疫治疗的相关实验进行了总结（表1），这些证据表明了以 survivin 为基础的免疫治疗在肿瘤治疗上的有效性。

表1 目前针对 survivin 的免疫治疗的临床试验

组 成	临床试验阶段	肿瘤类型	资 助	标识码
Survivin 肽	I／II 期	黑色素瘤、胰腺癌、结肠癌、子宫颈癌	德国维尔茨堡大学	NCT00108875
Survivin 肽	I／II 期	多发性骨髓瘤	宾夕法尼亚大学	NCT00834665
Survivin 肽	I 期	巨细胞恶性胶质瘤、恶性胶质瘤、混合型神经胶质瘤	美国罗斯维尔肿瘤研究所	NCT01250470
Survivin mRNA 转染树突状细胞	I／II 期	恶性黑色素瘤	挪威奥斯陆大学医院	NCT00961844
Survivin 多肽疫苗	I 期	乳腺癌	宾夕法尼亚大学	NCT00573495
Survivin mRNA 转染树突状细胞	I／II 期	复发性上皮卵巢癌	挪威奥斯陆大学医院	NCT01334047
Survivin 多肽负载自体树突状细胞	I／II 期	黑色素瘤	埃朗根 Dermatologische 诊所	NCT00074230
Survivin 肽段	I 期	皮肤恶性黑色素瘤	美国梅奥诊所	NCT00470015
Survivin mRNA 转染树突状细胞	I／II 期	前列腺癌	挪威奥斯陆大学医院	NCT01197625
Survivin 肽负载树突状细胞	I／II 期	进展期肾细胞癌	海莱乌医院	NCT00197860
Survivin 肽疫苗	I／II 期	多发性骨髓瘤	马里兰大学格林鲍姆癌症中心	NCT00499577
Survivin mRNA 转染树突状细胞	I 期	乳腺癌、恶性黑色素瘤	海莱乌医院	NCT00978913
Survivin 肽负载树突状细胞	I／II 期	进展期肾细胞癌	海莱乌医院	NCT00197860

四、结语和展望

肿瘤的生长、进展和肿瘤对传统抗肿瘤药物的抵抗大部分涉及 survivin 表达增加，有趣的是其在正常组织不表达，而表达于恶性肿瘤组织，且其作为一种新的凋亡抑制因子，具有显著抑制肿瘤细胞凋亡功能，因此可以作为肿瘤分子靶向治疗的理想靶点。目前，围绕 survivin 基因结构、组织学分布和作用机制等方面已进行了很多研究，基本弄清其作用途径及位点，使其在肿瘤的诊断、治疗和预后判断等方面的潜在价值得以显现。survivin 在肿瘤细胞分裂中发挥抗凋亡功能，但是以 survivin 为靶点的肿瘤分子靶向治疗的作用和机制仍有待揭示。尽管靶向 survivin 的抗肿瘤临床试验还处于发展阶段，但初期的临床试验结果已经表明对肿瘤治疗的有效性，问题是如何使患者的受益最大化，最终还需其联合其他治疗方法，而且还需要通过合理的靶向设计使其抑制细胞凋亡的功能失活，从而可以提高肿瘤细胞对化疗的敏感性。

从长远来说，更需要研究者与临床医师共同努力，建立起一个最佳的联合治疗方案，以及接受治疗患者的正确入组标准，最终可以使靶向 survivin 的药物设计在既可以治疗癌症、也可以通过抑制其表达来预防癌症的思路中达到双重作用。总之，以 survivin 为靶点很可能是一种理想的肿瘤治疗策略，在临床肿瘤治疗中可能有广阔的应用前景。

参 考 文 献

[1] Ambrosini G, Adida C, Altier DC. A novel anti-apoptosis gene, survivin, expressed in cancer and lymphoma. Nat Med, 1997, 3 (8)：917-921.

[2] Verdecia MA, Huang H, Dutil E, et al. Structure of the human anti-apoptotic protein survivin reveals a dimeric arrangement. Nat Struct Biol, 2000, 7 (7)：602-608.

[3] Badran A, Yoshida A, Ishikawa K, et al. Identification of a novel splice variant of the human anti-apoptosis gene survivin. Biochem Biophys Res Commun, 2004, 314 (3)：902-907.

[4] Caldas H, Honsey LE, Altura RA. Survivin 2 alpha：a novel Survivin splice variant expressed in human malignancies. Mol Cancer, 2005, 4 (1)：11.

[5] Fortugno P, Wall NR, Giodini A, et al.. Surviivin exists in immunochemically distinct subcellular pools and is involved in spindle microtubule function. J Cell Sci, 2002, 115 (Pt3)：575-585.

[6] Kim PJ, Plescia J, Clevers H, et al. Survivin and molecular pathogenesis of colorectal cancer. Lancet, 2003, 362 (9379)：205-209.

[7] Roshdy N, Mostafa T. Seminal plasma survivin in fertile and infertile males. J Urol, 2009, 181 (3)：1269-1272.

[8] Lehner R, Lucia MS, Jarboe EA, et al. Immuno-histochemical localization of the IAP protein surviving in bladder mucosa and transitional cell carcinoma. Appl Immunohistochem Mol Morphol, 2002, 10 (2)：134-138.

[9] 赵祯，匡安仁. 凋亡抑制蛋白 Survivin 研究进展. 现代生物医学进展，2012, 12 (24)：4761-4764.

[10] Giodini A, Kallio MJ, Wall NR, et al. Regulation of microtubule stability and mitotic progression by surviving. Cancer Res, 2002, 62 (9)：2462-2467.

[11] Ogasawara T, Hatano M, Otaki M, et al. A novel homologue of the TIAP/m-survivin gene. Biochem Biophys Res Commun, 2001, 282 (1)：207-211.

[12] 周明利，张树友. Survivin 基因在肿瘤中的作用研究进展. 中国普外基础与临床杂志，2011, 18 (7)：779-782.

[13] Chakravarti A, Noll E, Black PM, et al. Quantitatively determined survivin expression levels are of prognostic value in human gliomas. J Clin Oncol. 2002, 20 (4)：1063-1068.

[14] Shin S, Sung BJ, Cho YS, et al. An anti-apoptotic protein human survivin is a direct inhibitor of caspase -3 and -7. Biochemistry, 2001, 40 (4)：1117-1123.

[15] Riedl SJ, Renatus M, Schwarzenbacher R, et al. Structural basis for the inhibition of caspase-3 by XIAP. Cell, 2001, 104 (5)：791-800.

[16] 马兴元. 细胞分裂与凋亡的重要调节因子 Survivin：一个抗癌新药靶. 生命的化学，2010, 30 (3)：338-344.

[17] Jin Y, Wei Y, Xiong L, et al. Differential regulation of survivin by p53 contributes to cell cycle dependent apoptosis. Cell Res, 2005, 15 (5)：361-370.

[18] Croci DO, Cogno IS, Vittar NB, et al. Silencing survivin gene expression promotes apoptosis of human breast cancer cells through a caspaseindependent pathway. J Cell Biochem, 2008, 105 (2)：381-390.

[19] Cheung CH, Chen HH, Kuo CC, et al. Survivin counteracts the therapeutic effect of mi-

crotubule de-stabilizers by stabilizing tubulin polymers. Mol Cancer, 2009, 8：43.

[20] Pavlyukov MS, Antipova NV, Balashova MV, et al. Survivin monomer plays an essential role in apoptosis regulation. J Biol Chem, 2011, 286 (26)：23296-23307.

[21] Okuya M, Kurosawa H, Kikuchi J, et al. Up-regulation of survivin by the E2A-HLF chimera is indispensable for the survival of t (17；19) -positive leukemia cells. J Biol Chem, 2010, 285 (3)：1850-1860.

[22] Niu TK, Cheng Y, Ren X, et al. Interaction of Beclin 1 with surviving regulates sensitivity of human glioma cells to TRAIL-induced apoptosis. FEBS Lett, 2010, 584 (16)：3519-3524.

[23] Roca H, Varsos Z, Pienta KJ. CCL2 protects prostate cancer PC3 cells from autophagic death via phosphatidylinositol 3-kinase/AKT-dependent surviving up-regulation. J Biol Chem, 2008, 283 (36)：25057-25073.

[24] Wang Q, Chen Z, Diao X, et al. Induction of autophagy-dependent apoptosis by the survivin suppressant YM155 in prostate cancer cells. Cancer Lett, 2011, 302 (1)：29-36.

[25] Goteri G, Lucarini G, Pieramici T, et al. En-dothelial cell survivin is involved in the growth of ovarian endometriotic cysts. Anticancer Res, 2005, 25 (6B)：4313-4318.

[26] Blanc-Brude OP, Yu J, Simosa H, et al. Inhibitor of apoptosis protein survivin regulates vascular injury. Nat Med, 2002, 8 (9)：987-994.

[27] Conte MS, Altieri DC. Survivin regulation of vascular injury. Trends Cardiovasc Med, 2006, 16 (4)：114-117.

[28] Ohashi H, Takagi H, Oh H, et al. Phos-phatidylinositol 3-kinase/Akt regulates angiotensin Ⅱ-induced inhibition of apoptosis in microvascular endothelial cells by governing surviving expression and suppression of caspase-3 activity. Circ Res, 2004, 94 (6)：785-793.

[29] 赵向东, 窦长武, 王晓娟, 等. Survivin 拮抗肽对体内血管生成的影响. 中国药物与临床, 2012, 12 (10)：1279-1280.

[30] Wang Q, Chen Z, Diao X, et al. Induction of autophagy-dependent apoptosis by the survivin suppressant YM155 in prostate cancer cells. Cancer Lett, 2011, 302 (1)：29-36.

[31] Jiang G, Ren B, Xu L, et al. Survivin may enhance DNA double-strand break repair capability by up-regulating Ku70 in human KB cells. Anticancer Res, 2009, 29 (1)：223-228.

[32] Capalbo G, Dittmann K, Weiss C, et al. Radiation-induced survivin nuclear accumulation is linked to DNA damage repair. Int J Radiat Oncol Biol Phy, 2010, 77 (1)：226-234.

[33] Reichert S, Rödel C, Mirsch J, et al. Survivin inhibition and DNA double-strand break repair：a molecular mechanism to overcome radioresistance in glioblastoma. Radiother Oncol, 2011, 101 (1)：51-58.

[34] Rodriguez JA, Span SW, Ferreira CG, et al. CRM1-mediated nuclear export determines the cytoplasmic localization of the antiapoptotic protein survivin. Exp Cell Res, 2002, 275 (1)：44-53.

[35] Chan KS, Wong CH, Huang YF, et al. Survivin withdrawal by nuclear export failure as a physiological switch to commit cells to apoptosis. Cell Death Dis, 2010, 1：e57.

[36] Knauer SK, Krömer OH, Knösel T, et al. Nuclear export is essential for the tumor-promoting activity of survivin. FASEB J, 2007, 21 (1)：207-216.

[37] Allen SM, Florell SR, Hanks AN, et al. Survivin expression in mouse skin prevents papilloma regression and promotes chemical-induced tumor progression. Cancer Res, 2003, 63 (3)：567-572.

[38] Satoh K, Kaneko K, Hirota M, et al. Expression of survivin is correlated with cancer

cell apoptos is and is involved in the development of human pancreatic duct cell tumors. Cancer, 2001, 92 (2): 271-278.

[39] Nakanishi K, Kawai T, Kumaki F, et al. Survivin expression in atypical adenomatous hyperplasia of the lung. Am J Clin Pathol, 2003, 120 (5): 712-719.

[40] Kren L, Brazdil J, Hermanova M, et al. Prognostic significance of anti-apoptosis proteins survivin and bcl-2 in non small cell lung carcinomas: a clinicopathologic study of 102 cases. Appl Immunohistochem Mol Morphol, 2004, 12 (1): 44-49.

[41] Monzó M, Rosell R, Felip E, et al. A novel anti-apoptosis gene: Re-expression of survivin messenger RNA as a prognosis marker in non-small-cell lung cancers. J Clin Oncol, 1999, 17 (7): 2100-2104.

[42] Waligórska-Stachura J, Jankowska A, Waśko R, et al. Survivin-prognostic tumor biomarker in human neoplasms-review. Ginekol Pol, 2012, 83 (7): 537-540.

[43] Smith SD, Wheeler MA, Plescia J, et al. Urine detection of survivin and diagnosis of bladder cancer. JAMA, 2001, 285 (3): 324-328.

[44] Sharp JD, Hausladen DA, Maher MG, et al. Bladder cancer detection with urinary survivin, an inhibitor of apoptosis. Front Biosci, 2002, 7: e36-41.

[45] Gradilone A, Gazzaniga P, Ribuffo D, et al. Survivin, bcl-2, bax, and bcl-X gene expression in sentinel lymph nodes from melanoma patients. J Clin Oncol, 2003, 21 (2): 306-312.

[46] Span PN, Sweep FC, Wiegerinck ET, et al. Survivin is an independent prognostic marker for risk stratification of breast cancer patients. Clin Chem, 2004, 50 (11): 1986-1993.

[47] Rödel C, Haas J, Groth A, et al. Spontaneous and radiation-induced apoptosis in colorectal carcinoma cells with different intrinsic radio-sensitivities: survivin as a radioresistance factor. Int J Radiat Oncol Biol Phys, 2003, 55 (5): 1341-1347.

[48] Ikeguchi M, Liu J, Kaibara N. Expression of survivin mRNA and protein in gastric cancer cell line (MKN-45) during cisplatin treatment. Apoptosis, 2002, 7 (1): 23-29.

[49] Cheung CH, Sun X, Kanwar JR, et al. A cell-permeable dominant-negative survivin protein induces apoptosis and sensitizes prostate cancer cells to TNF-α therapy. Cancer Cell Int, 2010, 10: 36.

[50] Liu JL, Wang Y, Jiang J, et al. Inhibition of survivin expression and mechanisms of reversing drug-resistance of human lung adenocarcinoma cells by siRNA. Chin Med J (Engl), 2010, 123 (20): 2901-2907.

[51] Ling X, Calinski D, Chanan-Khan AA, et al. Cancer cell sensitivity to bortezomib is associated with survivin expression and p53 status but not cancer cell types. J Exp Clin Cancer Res, 2010, 29: 8.

[52] Moriai R, Tsuji N, Moriai M, et al. Survivin plays as a resistant factor against tamoxifen-induced apoptosis in human breast cancer cells. Breast Cancer Res Treat, 2009, 117 (2): 261-271.

[53] Shen YM, Yang XC, Song ML, et al. Growth inhibition induced by short hairpin RNA to silence surviving gene in human pancreatic cancer cells. Hepatobiliary Pancreat Dis Int, 2010, 9 (1): 69-77.

[54] Yan G, Duan R, Yin K, et al. Inhibition of surviving expression to induce the apoptosis of hepatocarcinoma cells by adenovirus-mediated siRNA. Biosci Trends, 2008, 2 (2): 88-93.

[55] Sah NK, Munshi A, HobbsM, et al. Effect of downregulation of survivin expression on radio-sensitivity of human epidermoid carcinoma cells. Int J Radiat Oncol Biol Phys, 2006, 66 (3): 852-859.

[56] Pennati M, Binda M, Colella G, et al.

Ribozyme mediated inhibition of survivin expression increases spontaneous and drug induced apoptosis and decreases the tumorigenic potential of human prostate cancer cells. Oncogene, 2004, 23 (2): 386-394.

[57] Jiang L, Luo RY, Yang J, et al. Knockdown of survivin contributes to antitumor activity in cisplatin-resistant ovarian cancer cells. Mol Med Rep, 2013, 7 (2): 425-430.

[58] Yuan QZ, Wang CT, Mao YQ, et al. Enhanced tumor radiosensitivity by a survivin dominant-negative mutant. Oncol Rep, 2010, 23 (1): 97-103.

[59] Konopka K, Spain C, Yen A, et al. Correlation between the levels of Survivin and Survivin promoter-driven gene expression in cancer and non-cancer cells. Cell Mol Biol Lett, 2009, 14 (1): 70-89.

[60] Huang R, Zhao Z, Ma X, et al. Targeting of tumor radioiodine therapy by expression of the sodium iodide symporter under control of the survivin promoter. Cancer Gene Therapy, 2011, 18 (2): 144-152.

[61] 孙家媛, 何振宇, 李凤岩, 等. Survivin 启动子控制 LRIG1 基因表达的重组腺病毒对人膀胱癌裸鼠移植瘤的治疗. 中山大学学报 (医学科学版), 2012, 33 (5): 582-586.

[62] Cheng Q, Ling X, Haller A, et al. Suppression of survivin promoter activity by YM155 involves disruption of Sp1-DNA interaction in the survivin core promoter. Int J Biochem Mol Biol, 2012, 3 (2): 179-197.

[63] Wang Q, Chen Z, Diao X, et al. Induction of autophagy-dependent apoptosis by the survivin suppressant YM155 in prostate cancer cells. Cancer Lett, 2011, 302 (1): 29-36.

[64] Nakahara T, Kita A, Yamanaka K, et al. Broad spectrum and potent antitumor activities of YM155, a novel small-molecule survivin suppressant, in a wide variety of human cancer cell lines and xenograft models. Cancer Sci,

2011, 102 (3): 614-621.

[65] Satoh T, Okamoto I, Miyazaki M, et al. Phase I study of YM155, a novel survivin suppressant, in patients with advanced solid tumors. Clin Cancer Res, 2009, 15 (11): 3872-3880.

[66] Tolcher AW, Mita A, Lewis LD, et al. Phase I and pharmacokinetic study of YM155, a small-molecule inhibitor of survivin. J Clin Oncol, 2008, 26 (32): 5198-5203.

[67] Lewis KD, Samlowski W, Ward J, et al. A multi-center phase II evaluation of the small molecule survivin suppressor YM155 in patients with unresectable stage III or IV melanoma. Invest New Drugs, 2011, 29 (1): 161-166.

[68] Ling X, Cao SS, Cheng QY, et al. A novel small molecule FL118 That selectively inhibits survivin, Mcl-1, XIAP and cIAP2 in a p53-independent manner shows superior antitumor activity. PLoS One, 2012, 7 (9): e45571.

[69] Plescia J, Salz W, Xia F, et al. Rational design of shepherdin, a novel anticancer agent. Cancer Cell, 2005, 7 (5): 457-468.

[70] Cheung CH, Chen HH, Cheng LT, et al. Targeting Hsp90 with small molecule inhibitors induces the over-expression of the anti-apoptotic molecule, survivin, in human A549, HONE-1 and HT-29 cancer cells. Mol Cancer, 2010, 9: 77.

[71] Schaue D, Comin-Anduix B, Ribas A, et al. T-cell responses to survivin in cancer patients undergoing radiation therapy. Clin Cancer Res, 2008, 14 (15): 4883-4890.

[72] Trepiakas R, Berntsen A, Hadrup SR, et al. Vaccination with autologous dendritic cells pulsed with multiple tumor antigens for treatment of patients with malignant melanoma: results from a phase I／II trial. Cytotherapy, 2010, 12 (6): 721-734.

[73] 丁国梁, 王丹红. Survivin 在肿瘤中的研究进展. 实用肿瘤杂志, 2012, 27 (3): 311-316.

p53 基因的肿瘤治疗及其基因突变位点的沉默

刘 扬 王志成 易贺庆 方 芳 吴嘉慧 刘威武 龚守良

吉林大学公共卫生学院卫生部放射生物学重点实验室 长春 130021

【摘要】 在所有的抑癌基因中，p53 基因是迄今发现与人类肿瘤相关性最高的基因，被称为"基因组卫士"，在机体组织和细胞的生长发育、分化等过程中起到重要的作用，主要维持细胞基因组稳定、负调节细胞生长及诱导细胞凋亡等，并与肿瘤的发生、发展密切相关。针对 p53 基因开展的一些研究，对于认识和治疗人类疾病具有重要的意义。p53 基因分为野生型和突变型两种。正常的 p53 基因为野生型，是维持细胞生长和抑制肿瘤发生的重要因子；而 p53 基因发生突变者为突变型，则导致细胞无限制生长，几乎与人类所有种类的肿瘤相关。本文对 p53 基因的肿瘤治疗及其基因突变位点的沉默做一简要阐述。

【关键词】 p53 基因；肿瘤治疗；突变位点

一、p53 基因及其基因突变

（一）p53 基因和蛋白

人 p53 基因定位于染色体 17p13.1，小鼠定位于 11 号染色体上，并在 14 号染色体上发现无功能的假基因。人 p53 基因全长 16 ~ 20kb，有 11 个外显子和 10 个内含子，编码 393 个氨基酸，分子量为 53kD，因此命名为 p53。p53 蛋白在体内以四聚体形式存在，半衰期为 20 ~ 30min。从整体上将 p53 分为 3 部分：N 末端（1 ~ 43 个氨基酸）是转录活化区，与黏蛋白结合调节 p53 转录；中部为 DNA 结合区，直接与 DNA 结合；C 末端能调解与 DNA 结合的能力，本身还具有非特异地与 DNA 及损伤后 DNA 直接结合[1]。

（二）p53 基因突变

p53 一般存在两种形式，即野生型 p53 （wild-type p53，wtp53）和突变型 p53 （mutant-type p53，mtp53）。正常的 p53 基因为野生型，是维持细胞生长和抑制肿瘤发生的重要因子；而 p53 基因发生突变者为突变型，则导致细胞无限制生长，几乎与人类所有种类的肿瘤相关。研究发现，p53 基因中有 5 个高度保守区，其中 4 个位于外显子 5 ~ 8，是突变热点，分别编码 132 ~ 143、174 ~ 179、236 ~ 248 和 272 ~ 281 位氨基酸。约 86% 的 p53 基因突变集中在这部分区域。p53 基因失活的方式包括缺失和突变，p53 在人类肿瘤中突变率很高，平均达到 50% ~ 60%。在 p53 基因结构中点突变最常见，在许多不同类型的肿瘤中均存在突变型 p53 基因，结肠癌中

通讯作者：龚守良，吉林省长春市新民大街 1163 号，130021

p53 基因突变率高达 50%～70%，肺癌和乳腺癌中达 40%～50%，卵巢癌中达 29%～70%[2-4]。

p53 基因自身的结构改变是 p53 基因抑癌功能丧失的主要机制。据统计，肿瘤中 p53 蛋白的 393 个氨基酸中有 280 个以上曾发生了突变，包括转换、颠换、插入和缺失，大多数属于单碱基置换（base pair substitution），过去也称点突变（point mutation），可以表现为错义突变（missense）、无义突变（nonsense）、终止密码子（stop codon）和移码突变（frameshift）等多种形式。不同的肿瘤又各自有不同的突变位点，表现为突变的特异性。在原发性黑色素瘤中，p53 基因突变率高达 97%；90% 的小细胞肺癌和 50% 的非小细胞肺癌存在 p53 突变。碱基置换 p53 蛋白的高度保守区是 97～292 位氨基酸，此区域是序列特异性的 DNA 结合位点，也是 p53 第 Ⅱ～Ⅴ 高保区突变密集的区域。p53 基因的突变位点呈广泛异质性，不同国家或地区突变位置类型及频率都有差别。据报道，常见肿瘤的 p53 基因突变频率和突变位点如下（http://www. bufotanine. com/genedatabase/contents/1031363938. html）：肺癌突变频率 56%，突变热点 157、248 和 273 密码子；结肠癌突变频率 50%，突变热点 175、245、248 和 273 密码子；食管癌突变频率 45%，突变热点不确定；肝细胞癌突变频率 45%，突变热点 249 密码子；卵巢癌突变频率 44%，突变热点 273 密码子；胰腺癌突变频率 44%，突变热点 273；皮肤癌突变频率 44%，突变热点 248 和 278 密码子；头颈部鳞癌突变频率 37%，突变热点 248 密码子；膀胱癌突变频率 34%，突变热点 280 密码子；前列腺癌突变频率 30%，突变热点不确定；胶质瘤突变频率 25%，突变热点 175 和 248 密码子；乳腺癌突变频率 22%，突变热点 175、248 和 273 密码子；子宫内膜癌突变频率 22%，突变热点 248 密码子；甲状腺癌突变频率 13%，突变热点 248 和 273 密码子；白血病突变频率 12%，突变热点 175 和 248 密码子[5]。

二、p53 与肿瘤的基因治疗

p53 基因是与人类肿瘤相关性最高的抑癌基因，经过几十年的研究，针对 p53 基因的研究已经取得很大的进步，主要集中在 wtp53 基因替代肿瘤中的 mtp53，利用基因阻断技术阻断肿瘤中的 mtp53 和联合放射治疗方案。

（一）mtp53 基因的替代疗法

wtp53 基因用于肿瘤基因治疗的研究非常多，主要思路即将 wtp53 基因通过基因治疗载体转入细胞内，从而替代 mtp53。利用的载体包括病毒载体和非病毒载体，它们各有优势。Wang 等[6]报道，p53 基因被认为是肿瘤放疗和化疗敏感的原因，是非常吸引人的抗肿瘤药物研发的靶点。wtp53 激活的复合物对含有 wtp53 的肿瘤治疗有作用。例如，可以改变 p53 从突变型到野生型的构象，或者可以杀死携带 mtp53 的肿瘤细胞。wtp53 蛋白与细胞内周期蛋白依赖性激酶抑制剂结合，使细胞周期停留在 S 期，利用 wtp53 蛋白在正常细胞中的表达保护正常细胞，从而提高抗肿瘤效果[7,8]。Moretti 等[9]研究证实，腺病毒介导 wtp53 基因的应答与肿瘤细胞的遗传背景有关，与那些带有 mtp53 细胞相比，带有 wtp53 的细胞发生凋亡或周期阻滞的程度较轻。我国研制成功的重组人 p53 腺病毒注射液（商品名：今又生，Gendicine）为 E1 基因缺失的携带人 wtp53 基因的 5 型腺病毒。重组人 p53 腺病毒在人体内无复制能力，且对人体无害，主要的不良反应是在瘤内注射后几小时出现短暂的自限性发热。wtp53 基因的替代疗法研究取得了很大的成功，人们正在积极寻找更加有效的方法和载体，使目的基因能高效率、特异地作用于肿瘤细胞，并联合其他治疗手段，使肿瘤综合治疗效果达到最大化。

（二） mtp53 基因的阻断疗法

mtp53 与肿瘤的关系非常密切，平均达到 50% ~ 60% 的人类肿瘤发生 p53 突变。肿瘤细胞中 p53 基因突变降低了恶性肿瘤的放疗和化疗敏感性，可能与患者的不良预后相关[10]。研究者考虑将肿瘤中 mtp53 基因阻断，以达到治疗肿瘤的目的。基因表达的阻断方法有反义寡核苷酸、RNAi 和一些抑制剂。汪惠等[11]构建 p53 反义 RNA 真核表达载体，转染 p53 基因 248 密码点突变的人肺癌细胞系 801D，结果显示，突变蛋白表达被封闭，细胞恶性增殖，增加细胞对顺铂的敏感性，可明显降低细胞体外克隆形成能力，并且导致细胞 G_1 期阻滞。这说明，反义 RNA 抑制了 p53 突变而导致细胞恶性增殖，恢复 wtp53 的抑癌功能。孙玉兰等[12]构建了针对 p53 基因突变外显子 8 的反义 RNA 表达载体，转染 MDA-MB-231 细胞，观察细胞内 p53 蛋白的表达及细胞增殖、凋亡的变化，结果显示，p53 蛋白表达增加，细胞增殖被抑制，诱导细胞凋亡增加。这些结果提示，p53 反义策略可以达到治疗的目的。Ma 等[13]利用 RNAi 技术沉默细胞系 Anip973 细胞中的 mtp53，进而研究细胞周期分布及信号转导，结果显示，细胞发生 G_1 和 G_2 期阻滞，增加 p27 的表达，而 p27 被认为是重要信号转导因子。这些结果暗示，mtp53 对肺腺癌细胞周期和信号转导的重要作用，可能其致癌性与促进肿瘤发生相关；RNAi 阻断 mtp53 后，可以逆转其功能，从而发挥治疗作用。总之，针对肿瘤中 p53 的突变进行

阻断，从而逆转其诱发肿瘤的功能，进而达到治疗肿瘤的目的。

（三） 与 p53 基因有关的肿瘤免疫治疗

由于 p53 基因的点突变、基因片段缺失和蛋白失活导致其功能缺陷，可能通过多种分子机制引起细胞过度增殖和遗传物质的改变，以及逃避机体对癌变细胞的免疫监控作用，导致肿瘤的发生[14]。p53 与机体免疫的功能和免疫反应关系密切，一方面 p53 基因，特别是 mtp53 可以作为肿瘤相关抗原激发机体免疫反应；另一方面 p53 作为转录因子，可以启动免疫细胞中一些基因的表达，从而对这些细胞的增殖和功能发挥调节作用。Bueter 等[15]报道，来源于 wtp53 和 mtp53 蛋白的特定肽段均可以诱导正常或荷瘤小鼠体内 MHC-II 限制的 $CD4^+T$ 细胞活化，而包含突变氨基酸残基的肽段通常显示出更强的诱导 T 细胞活化的能力。在肿瘤发生、发展的不同阶段，活化的 p53 特异性 $CD4^+T$ 细胞可以分泌 IL-2、IFN-γ 等 Th1 类细胞因子，进一步激发抗肿瘤免疫反应，也可能产生 IL-4、IL-5、IL-10 等 Th2 类细胞因子，介导免疫耐受，从而产生完全不同的效应。但只有在少数情况下，这类针对 p53 的免疫反应可以有效地抑制肿瘤的生长，甚至导致肿瘤彻底消失。尽管 p53 蛋白主要通过其对细胞增殖的负调控作用而发挥抗肿瘤作用，但 p53 的免疫原性也是其应用于肿瘤治疗的重要原因。以 p53 重组腺病毒为例，这类制剂对一些与 p53 突变和功能失活无关的肿瘤同样具有显著的治疗作用，提示 p53 蛋白本身甚至腺病毒本身的免疫原性在其中发挥了重要作用[16]。总之，p53 在肿瘤治疗中的成功应用将有赖于人们对 p53 功能及其在机体抗肿瘤免疫反应中作用的深入认识。

（四） 与放射治疗联合应用

放射治疗是肿瘤的治疗手段之一，辐

射可以导致 DNA 损伤。一般认为，p53 基因是 DNA 链损伤最早、最关键的反应分子，细胞受到射线照射后发生的一系列变化与其基因有关，p53 基因转导联合放射治疗的原理正是基于此。Lee 等[17]研究发现，甲状腺癌细胞用[131]I 和[188]Re 与 wtp53 基因的腺病毒共转染，细胞存活率降低，而且经过[131]I 和[188]Re 处理的细胞转导 wtp53 基因后抑制更明显，说明放射治疗与 p53 基因联合可以提高效率。Rusch 等[18,19]开展了 wtp53 基因的腺病毒 II 期临床试验，研究对象共 19 名患者，分别为因生理因素不能接受手术的早期非小细胞肺癌和不能耐受化疗的 III A/III B 期非小细胞肺癌患者。局部放疗总剂量为 60Gy，分别于放疗后第 1、18 和 32 天，在支气管镜和 CT 引导下，瘤体内注射 3×10^{12} 病毒颗粒（viral particle，VP）。试验结果表明，受试患者 1 年生存率达 45.5%，而且没有明显的毒副作用，说明瘤体内注射携带 wtp53 的腺病毒对局部病灶具有较好的控制作用。

刘锋、董丽华等[20-22]构建了含早期生长反应-1（Egr-1）基因启动子和人源性 p53 基因重组表达质粒 pcEgr-hp53，对其转染的具有野生型 p53 基因的人肺腺癌 A549 和突变型 p53 基因的人卵巢癌 Skov-3 细胞，经 X 射线照射后，对两种细胞的增殖均具有抑制作用，可诱导 p53 表达增强，使 A549 和 Skov-3 细胞发生 G_1 期阻滞，凋亡

相关蛋白 Bax 和 caspase-3 表达上调，Bcl-2 表达下降，凋亡细胞增加。

近年来，随着基因治疗研究的深入，关于 p53 基因的认识也越来越透彻，基于 p53 基因的药物也开发出来，并且进行了临床试验，取得了非常好的效果，希望经过更多的研究，p53 基因对于攻克人类肿瘤发挥一定的作用。

三、定点突变 p53 基因及 p53 基因突变位点的沉默

（一）定点突变 p53 基因

定点突变（site-directed mutagenesis）是指利用人为的方法将基因内某位置的碱基改变成其他碱基。这种基因表现的蛋白质在此位置可能具有不同的氨基酸，若一个氨基酸在野生型扮演某种角色，突变后将会改变此蛋白质的结构或功能。因此，定点突变经常被用来研究某种特定氨基酸在蛋白质所起的作用。PCR 定点突变技术是研究 DNA 结构和功能关系的重要途径，可在 DNA 片段的任何位置定点突变。通过定点突变 DNA 片段，可以达到改造蛋白质结构和功能的目的。

实验以野生型 p53 为模板，采用 PCR 体外定点突变技术，设计 2 对引物，将突变位点设计在引物上，通过重叠延伸法 PCR 扩增 2 次，其扩增片段上含有所需要的突变位点，即 p53 基因第 175 位密码子

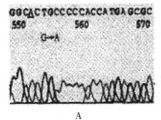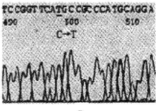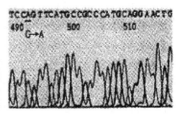

图 1　PCR 体外定点突变的 175H（A）、248W（B）和 273H（C）突变子 DNA 序列

由精氨酸（cgc）突变为组氨酸（cac），第248位密码子由精氨酸（cgg）突变为色氨酸（tgg），第273位密码子由精氨酸（cgt）突变为组氨酸（cat）。由此，p53基因突变子表达载体成功构建，PCR技术可准确、高效定点诱导p53基因突变（图1）[23]。在上述研究基础上，构建的表达载体（含有p53基因248W和273H突变子）转染HCT116-p53$^{-/-}$人结肠癌细胞株，经Western blotting检测，其特异蛋白表达明显增高，说明2种p53突变子在其细胞中成功表达[24]。上述研究结果，将为p53在肿瘤治疗的研究奠定有意义的实验基础。

（二）RNAi沉默p53基因相关突变位点

RNA干扰（RNA interference，RNAi）是生物体内在、固有的机制，是转录后水平抑制基因表达。对不同种类的动物细胞利用人工合成的特异性小干扰RNA（small interfering RNA，siRNA）进行实验，发现在特异性抑制靶基因表达的同时，对非靶基因的表达无影响，并且抑制效果明显优于相应的单链反义RNA和反义DNA。siRNA应用于肿瘤治疗方面的研究：一是siRNA可以封闭癌基因的点突变转录因子及癌基因的表达而发挥抗肿瘤作用；二是siRNA可以特异性识别并沉默突变的p53抑癌基因，而使野生型p53发挥正常功能。

Martinez等[25]分别针对野生型和突变型p53基因的siRNA，转染哺乳动物细胞，结果显示，仅存在一个碱基差异的siRNA就能够区分出不同的突变型和野生型p53基因，互相不产生影响。通过RNAi技术设计与突变p53相互补的siRNA序列使体内突变p53蛋白表达降低，正常p53蛋白产物堆积；后者可以发挥正常的生理功能，即使受损细胞发生周期阻滞，进而修复损伤，并导致损伤修复失败，发挥细胞凋亡

功能。Yoon等[26]用RNAi技术干扰KLF4蛋白表达对其在p53基因依赖的G$_1$/S期细胞周期阻滞过程中所起的作用进行分析。用γ射线照射HCT116（p53$^{+/+}$）和HCT116（p53$^{-/-}$）细胞，条件性刺激KLF4的表达后，两种细胞被阻滞于G$_1$期的细胞数相当，用siRNA干扰KLF4蛋白表达后进行γ射线照射，发现HCT116（p53$^{+/+}$）细胞被阻滞在G$_1$期的细胞数明显减少，同时这些细胞还伴有p21（WAF1/CIP1）表达的下调，说明KLF4是细胞染色体接受射线照射产生损伤后，发生p53诱导的周期阻滞过程中的重要中间作用分子。

易贺庆等[27,28]从p53突变子当中选取与中国人肿瘤发生密切相关的突变子175H进行研究。p53突变子175H是p53基因第175位密码子由精氨酸（cgc）突变为组氨酸（cac）即659碱基G突变为A[23]。以pcDNA3.1-p53（野生型）质粒为模板，采用引物重叠PCR定点突变技术，扩增合成p53突变子175H，针对175H突变子设计shRNA-175HR。应用脂质体转染的方法将突变子表达载体pcDNA3.1-175H转染入p53$^{-/-}$细胞系H1299中。分别在H1299细胞和构建的H1299-175H细胞模型中提取总蛋白，经Western blot鉴定。如图2所示，H1299-175H细胞模型在电泳第2条带的53kD位置检测到蛋白表达，而H1299细胞在53kD位置无蛋白表达，证明成功构建了p53突变子表达模型。将shRNA表达载体Psuper-175HR通过磷酸钙共沉淀法感染方式转入病毒包装细胞293T中，收集293T细胞含有假病毒颗粒的培养液转染入H1299-175H模型中，经Puro筛选耐药克隆，扩增培养。同时，转染psuper-retro-Puro载体作为对照。培养后提取总蛋白，经Western blot鉴定在53kD位置发现，转染Psuper-175HR的细胞蛋白表达明显降

低。Psuper-175HR 使细胞模型中突变型 p53 表达明显下调，证明应用 RNAi 技术能够有效地实现目的基因转录后水平的沉默，而且在人为构建的细胞模型中目的基因突变型 p53 表达量很高，仍然能够达到很好的沉默效果（图3），说明 RNAi 技术对目的基因沉默有很高的效率。

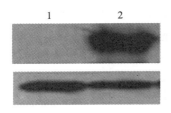

图 2　图2　p53-175H 在 H1299-175H

1. H1299
2. H1299-175H

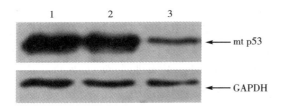

图 3　mtp53 在 p53 敲低细胞的表达

1. H1299-175H
2. H1299-175H Psuper-rectro-puro
3. H1299-175H Psuper-175HR

在上述研究的基础上，转染 shRNA 的 H1299-175H 模型经 4Gy X 射线照射后，在 1、5、10 和 16h 不同的时间点，通过 Western blot 检测证明，照射后 RNAi 的基因沉默效果与假照组比较并未出现明显的差别。由此说明，RNAi 技术与放射治疗肿瘤联合应用时，不但不会受到放射治疗的影响，还可以很好地抑制突变型 p53 在肿瘤放射治疗中可能放大的负效应；另外，两者应用，可以重新发挥突变型 p53 在放射治疗中的作用，提高放射治疗敏感性，更大地发挥其作用。

p53 基因是一个广谱的抑癌基因，大约50%的人类肿瘤与 p53 基因的突变、过量表达或杂合性丢失有关[29]。该基因定位于人类 17 号染色体短臂 17p13.1，基因全长约 20kb，包括 11 个外显子；p53 蛋白是一种 $Mr = 53$ 的磷酸核蛋白。野生型 p53 基因对调节细胞分裂、诱导细胞程序化死亡和抑制肿瘤细胞生长有着重要的作用。突变后的 p53 基因则能促进细胞分裂和转化，从而导致肿瘤的发生。可见，p53 基因在肿瘤发生中起着一种负调控作用。实验证明，基因在许多肿瘤类型中常有突变，突变率为 25% ~ 80%，多为点突变。肿瘤的发生是多阶段、多步骤和多基因参与的渐进过程。癌基因的活化和肿瘤抑制基因的失活及二者之间的平衡紊乱是癌变发生的关键。虽然人类肿瘤的发生大多数与 p53 基因突变有关，现也已经证明，p53 基因突变热点多集中在第 5、6、7 和 8 外显子；但对于其具体突变位点及其突变类型，国内外尚未见明确报道。可以设想，如果能知道肿瘤患者的 p53 基因突变的具体位点，就可以利用某些技术（如 RNAi）对肿瘤患者进行基因治疗，即通过 RNAi 将突变基因用基因的方式干预掉，达到治疗肿瘤的目的。目前，对肿瘤的诊断、治疗及预后判定正面临新的挑战，癌基因和抑癌基因突变能否作为肿瘤诊断的常规指标和基因治疗的新方法，将是肿瘤学界重点研究的方向。

参 考 文 献

[1] Giono LE, Manfredi JJ. The p53 tumor suppressor participates in multiple cell cycle checkpoints. J Cell Physiol, 2006, 209 (1)：13－20.

［2］ Miller LD, Smeds J, George J, et al. An expression signature for p53 status in human breast cancer predicts mutation status, transcriptional effects, and patient survival. Proc Natl Acad Sci USA, 2005, 102 （38）: 13550-13555.

［3］ Zhou XD, Yu JP, Chen HX, Y et al. Expression of cellular FLICE-inhibitory protein and its association with p53 mutation in colon cancer. World J Gastroenterol, 2005, 11 （16）: 2482-2485.

［4］ Fenoglio-Preiser CM, Wang J, Stemmermann GN, et al. TP53 and gastric carcinoma: a review. Hum. Mutat, 2003, 21 （3）: 258-270.

［5］ 赵银龙, 刘扬, 刘晓冬. p53 基因突变研究进展. 中国民康医学杂志, 2005, 17 （11）: 705-708.

［6］ Wang Z, Sun Y. Targeting p53 for Novel Anticancer Therapy. Transl Oncol, 2010, 3 （1）: 1-12.

［7］ Nemunaitis JM, Nemunaitis J. Potential of Advexin: a p53 gene-replacement therapy in Li-Fraumeni syndrome. Future Oncol, 2008, 4 （6）: 759-768.

［8］ Huang CL, Yokomise H, Miyatake A. Clinical significance of the p53 pathway and associated gene therapy in non-small cell lung cancers. Future Oncol, 2007, 3 （1）: 83-93.

［9］ Moretti F, Nanni S, Farsetti A, et al. Effects of exogenous p53 transduction in thyroid tumor cells with different p53 status. J Clin Endocrinol Metab, 2000, 85 （1）: 302-308.

［10］ Giovannetti E, Backus HH, Wouters D, et al. Changes in the status of p53 affect drug sensitivity to thymidylate synthase （TS） inhibitors by altering TS levels. Br J Cancer, 2007, 96 （5）: 769-775.

［11］ 汪惠, 赖百塘, 李金照, 等. p53 反义 RNA 对人肺癌细胞表型和顺铂敏感性的影响. 中国肺癌杂志, 2002, 5 （1）: 1-5.

［12］ 孙玉兰, 王亚红, 张媛媛, 等. 突变 p53 基因的反义拯救研究. 中华乳腺病杂志 （电子版）, 2008, 2 （1）: 70-80.

［13］ Ma LL, Sun WJ, Wang ZH, et al. Effects of silencing of mutant p53 gene in human lung adenocarcinoma cell line Anip973. J Exp Clin Cancer Res, 2006, 25 （4）: 585-592.

［14］ Bargonetti J, Manfredi JJ. Multiple roles of the tumor suppressor p53. Curr Opin Oncol, 2002, 14 （1）: 86-91.

［15］ Bueter M, Gasser M, Lebedeva T, et al. Influence of p53 on anti-tumor immunity （review）. Int J Oncol, 2006, 28: 519-525.

［16］ Yen N, Ioannides CG, Xu K, et al. Cellular and humoral immune responses to adenovirus and p53 protein antigens in patients following intratumoral injection of an adenovirus vector xpressing wild-type. P53 （Ad2p53）. Cancer Gene Ther, 2000, 7 （4）: 530-536.

［17］ Lee YJ, Chung JK, Kang JH, et al. Wild-type p53 enhances the cytotoxic effect of radionuclide gene therapy using sodium iodide symporter in a murine anaplastic thyroid cancer model. Eur J Nucl Med Mol Imaging, 2010, 37 （2）: 235-241.

［18］ Rusch VW, Giroux DJ, KrautM J, et al. Induction chemoradiation and surgical resection for non-small cell lung carcinomas of the superior sulcus: Initial results of Southwest Oncology Group Trial 9416 （Intergroup Trial 0160）. J Thorac Cardiovasc Surg, 2001, 121 （3）: 472-483.

［19］ Swisher SG, Roth JA, Komaki R, et al. Induction of p53-regulated genes and tumor regression in lung cancer patients after intratumoral delivery of adenoviral p53 （INGN 201） and radiation therapy. Clin Cancer Res, 2003, 9 （1）: 93-101.

［20］ 刘锋, 董丽华, 李艳博, 等. 重组质粒 pcEgr-hp53 的构建及在 A549 和 SKOV-3 细胞中电离辐射诱导 p53 基因和蛋白的表达. 中国实验诊断学, 2009, 13 （3）: 289-292.

（下转第 91 页）

抑癌基因 TP53 及新家族成员 TP63 和 TP73

陈　中[1]　张嘉玲[1,2]　杨歆萍[1]　吕　海[1,3]　Carter Van Waes[1]

1. 国立卫生研究院耳鼻喉及交流障碍研究所头颈外科　美国马里兰州 百萨思达市
2. 内蒙古医科大学附属医院临床医学研究中心 呼和浩特 010050
3. 南方医科大学珠江医院骨科中心　广州 510280

【摘要】　抑癌基因 TP53 在调控细胞周期、细胞凋亡和维持基因组稳定的过程中发挥着重要作用。DNA 损伤时通过激活 TP53 信号通路阻断细胞的周期，促使损伤的 DNA 得以修复，或促进细胞发生凋亡。TP53 突变率非常之高，其突变后的蛋白质不仅可以丧失了肿瘤抑制作用，还可以改变或获得其他的生物学功能，反而起到了促进肿瘤细胞生长和生存的作用。TP53 家族还包含有另外两个成员 TP63 和 TP73，它们均具有多种亚型。这些亚型通过自身家族或与其他转录因子家族之间的相互作用，从而对广泛的基因群发挥调控作用。本文将综述 TP53 及其家族成员 TP63、TP73 的功能学研究上的最新进展，并将重点介绍我们 NIH/NIDCD 头颈外科实验室近期的研究工作所取得的新发现。我们的研究结果揭示了在肿瘤炎症的微环境中，存在着一种新的可逆转的动态机制为促炎症细胞因子 TNF-α 诱导 NF-κB c-REL/ΔNp63α 相互作用，协同促进细胞增殖、生存、炎症和迁移相关基因群的调控。并在有突变的 TP53 肿瘤中，这些相互作用同时使肿瘤抑制基因 TAp73 的功能失活，促进肿瘤对 TNF-α 的抗药性和细胞生存。我们的研究阐述了炎症与肿瘤发生、发展的新机制，其中 NF-κB 和 TP53 两大转录因子家族基因的相互作用起到了关键性作用。这一新发现或许可为肿瘤的诊断、治疗和预防提供新的策略。

【关键词】　TP53；TP63；TP73；NF-κB；肿瘤抑癌基因；炎症因子；鳞状上皮癌；头颈肿瘤

一、TP53 与肿瘤发生和细胞增殖

TP53 分子是迄今为止人体内发现的最重要的一个抑癌基因。最初于 1979 年被发现，当时的研究结果认为，TP53 蛋白是猴肾病毒（SV40）的癌蛋白[1]。但在随后的十多年里，科学家们才逐渐认识到 TP53 是一种抑癌蛋白，只有在癌症患者体内的 TP53 基因经常会发生突变，而导致其蛋白功能的改变。随着研究的不断深入，科研人员发现 TP53 蛋白实际上是一种转录因子，可以有效地控制细胞生长和引发细胞凋亡。当细胞在正常状态时，TP53 蛋白通过不断的降解，来维持于一个较低的蛋白水平，并不干扰正常细胞的运行。当细胞在有损伤的状态时，或在应激情况下，TP53 蛋白的降解被迅速阻断，TP53 蛋白水平迅速升高，使之可以很快地激活并启动行使对正常细胞的修复功能。当细胞 DNA 损伤严重而不能完全修复时，TP53 蛋白将

引发细胞凋亡，发挥其抑制细胞生长的作用。因此，TP53 于 1993 年被《科学》（Science）杂志命名为当年的明星分子，给予了"基因组卫士"的称号[2]。

TP53 分子在肿瘤中的高突变率可以再次证实其在抑癌机制中的重要性。TP53 的基因突变率几乎在所有肿瘤中是最高的，尤其是在上皮组织发生的肿瘤中，如在头颈部鳞状细胞癌（Head and neck squamous cell carcinoma，HNSCC）中，TP53 的突变率可以高达 50%~90%[3]。在最近的多项采用高通量测序基因组学的研究中，进一步证实了 TP53 的高突变率，支持其在抑制肿瘤发生过程中具有不可替代的重要性。这些结果进一步引起了肿瘤学界新一轮研究 TP53 的热潮。

TP53 曾经被学者们认为是一个重要的肿瘤治疗靶标。然而到目前为止，美国食品和药品管理局（FDA）还没有批准在临床上应用以 TP53 为靶向的治疗方法。其原因是在 TP53 理论研究成果转化为临床上肿瘤诊断的生物标志物和治疗的靶标仍存在很多技术难点。如 TP53 在正常细胞和肿瘤中的功能呈多样化，并参与多种细胞信号转导通路的相互调节；TP53 基因突变的类型多种多样，在半数以上的肿瘤中 TP53 蛋白失去活性；部分隐匿性突变的 TP53 基因不但失去抑癌活性，反而转为相反作用，参与促进肿瘤的机制；即使在有些肿瘤细胞中存在一部分正常 TP53 蛋白，但常会被细胞中过量的酶降解，使其失去对癌细胞增殖的抑制能力。迄今为止，基于 TP53 生物学特点的多样性，TP53 相关的研究始终未能完全阐释 TP53 基因和蛋白的全部功能及机制。此外，在药物研发和生产工艺技术上，将 TP53 蛋白等转录因子作为发展抗肿瘤药物的靶向分子也是一项十分复杂的工作，恢复 TP53 的正常基因功能或矫正其畸形蛋白的研发工作也面临非常艰巨的挑战[4]。

二、TP53 家族成员 TP63/TP73 与肿瘤发生和细胞增殖

TP63 和 TP73 同属 TP53 基因家族成员，具有与 TP53 同源的 DNA 结合域。TP73 基因于 1997 年在 COS 细胞 cDNA 文库中偶然被发现，并且与 TP53 基因在 N-端转录激活区、核心 DNA 结合区、C-端寡聚体化区有高度的同源性[5,6]。在当时的科学界，这是一个非常令人惊喜的发现，没有人曾想到有一种蛋白质与 TP53 蛋白如此相似。次年，研究人员又报道了与 TP53 蛋白相关的 TP63 基因，也具有与 TP53 惊人相似的基因序列[7]。最近，这两个较晚发现的蛋白质正在逐渐引起肿瘤及生物学家的关注。相对于 TP53 而言，TP63 与 TP73 相互的基因序列具有更高的相似性。与野生型 TP53 功能相似，TP63 和 TP73 也能激活多种 TP53 下游靶基因，引发细胞周期停滞及细胞凋亡[8,9]。所以，安德森癌症中心（M. D. Anderson Cancer Center）的肿瘤生物学家 Elsa Flores 博士提出，除了 TP53 这个"单一基因组卫士"外，人类基因组背后还有一个"基因组卫士家族"[4]。

尽管 TP53 蛋白是第一个被发现的家族成员，但从生物进化学角度进行研究，通过对比它们的基因序列发现，TP53 基因是在 4.5 亿年前由 TP63 和 TP73 逐渐进化而形成的。这两位 TP53 的"兄长"担负着许多比 TP53 更多样化的生物学重任。与 TP53 蛋白不同，TP73 和 TP63 是胚胎和神经发育重要的调控因子[10,11]。TP63 负责胚胎中四肢成形和皮肤结构的分层分化，TP63 基因突变造成四肢、皮肤及颌面部的畸形[12,13]。而大脑中海马和皮层等区域的形成和免疫系统成熟则依赖于 TP73[14]。这

两种蛋白质也是决定女性生殖生育能力所必需的调控因子[15]。在肿瘤研究中已发现同源家族基因 TP63 和 TP73 不同于 TP53 的某些特征，如在肿瘤细胞中 TP63 和 TP73 基因几乎很少突变或失去活性[16-18]。所以，科学家们设想在肿瘤细胞中 TP53 基因突变或失去活性时，是否可由同源基因 TP63 和 TP73 来替代 TP53 的作用？这一设想如能实现，将没有必要去试图恢复 TP53 失去的基因功能或重构畸变的 TP53 蛋白质。所以，一些研究团队正在探索将 TP73 和 TP63 作为肿瘤诊断和治疗中新的可选择的生物标志物及分子靶标进行深入研究[19,20]。

现有的研究证明，TP63 和 TP73 并不像 TP53 那样具有强大的抑癌功能，它们的功能也存在着比 TP53 更广泛的多样性。在某些类型的细胞中，TP63 和 TP73 会像 TP53 那样发挥抑制肿瘤生长的作用；而在另一些情况下，TP63 和 TP73 也会产生促进肿瘤生长的作用。这种有明显矛盾表象的特征通过近年大量的科学实验研究逐步地明确其作用机制。实际上 TP63 和 TP73 在细胞中存在有多种异构体，包括几十种 TP73 和至少 6 种主要的 TP63 蛋白的异构体。这些异构体由于其 N 端（氨基端）转录的起点的不同而分成两种：较长 TA 异构体和较短 ΔN 异构体。较长 TA 异构体具有和 TP53 相似的功能，起着肿瘤抑制因子的作用，而较短 ΔN 异构体因其缺少了氨基端的片断，从而丢失了抑制生长的转录激活功能，反而转变成为促进细胞生长及存活的转录因子[21-23]。细胞通过调节产生不同比例的异构体，在细胞生长和分化的过程中进行快速、准确的调节。这些异构群分子在生物的发育、发生学中起着重要的作用。在细胞中 TP63 和 TP73 的 TA 异构体能抑制细胞的无限增殖，而 ΔN 异构体会

促进细胞的生长、存活和迁移，并可以拮抗 TP53 蛋白和 TA 异构体的功能，解除其抑制细胞生长及促进细胞凋亡的作用。通过同样的机制，ΔN 异构体会起到促进肿瘤细胞异常增殖、存活和迁移作用[19,24]。这些多功能异构体使对 TP63 和 TP73 的研究应用更加复杂化，这一领域还有很多未知的现象和机制有待于我们进一步的深入研究和探讨。

三、TP63/TP73 家族与 NF-κB 炎症调控因子家族的相互作用

我们所在的国立卫生研究院（NIH）耳鼻喉及交流障碍研究所（NIDCD）头颈外科实验室对头颈部鳞状细胞癌，包括鼻咽、喉、口腔发生的鳞状细胞癌的分子机制进行了近 20 年的研究。头颈鳞癌与其他多种恶性上皮癌一样具有很多相似的特性，其中之一就是 TP53 基因的高突变率，加之 TP53 的表达降低或缺失，在头颈鳞癌中 TP53 蛋白的异常可高达 50% ~ 90%[3]。我们实验室最近的一项研究发现，在头颈鳞癌的异常增殖、侵袭和炎症反应增加的同时，伴有 TP53 家族成员 ΔNp63 和 NF-κB 家族成员 c-REL、RELA 在细胞中的过度表达以及在核内的异常活化。炎症转录因子家族 NF-κB/REL 的激活和抑癌基因 TP53/p63/p73 家族转录因子的功能障碍是肿瘤进展中的关键分子事件，而在肿瘤发生过程中这两大转录因子家族基因的相互协同作用和调控机制仍未完全明确。我们的研究显示，TP53 家族成员 ΔNp63 能够调节一系列与细胞增殖、生存、黏附、炎症的相关基因组群，这些基因组群与很大部分的 NF-κB 调控的转录体系相互交叉。在 p63 或 NF-κB/REL 多个靶基因的启动位点上，ΔNp63 与 c-REL 或 RELA 蛋白质和其 DNA 结合点形成一种新型的结合复合物。这种

现象以前从来未被发现及报道过。ΔNp63的过表达，或 TNF-α（肿瘤坏死因子）均可诱导 NF-κB 靶基因及炎性细胞因子 IL-8 的表达异常增加，此 IL-8 基因的活化均依赖于 RELA/c-REL 结合位点的调控。利用特异性 siRNA 阻断 RELA 或 Np63 表达可显著抑制 NF-κB 特异性引起的，以及 TNF-α 诱导的 IL-8 报告基因的活性。在细胞学实验中，特异性 ΔNp63-siRNA 可显著抑制头颈鳞癌细胞的增殖、生存和迁移。和以上所提及的体外实验结果相符合，在大部分的头颈鳞癌病理组织中，我们发现细胞核内 ΔNp63 的表达增加，同时伴有细胞增殖标志物的 Ki-67 和细胞黏附标志物的 β4 integrin 蛋白的表达增加，以及炎性细胞浸润的增加。而在对照的良性黏膜组织中，我们仅在黏膜的基底细胞中发现这些标志物的零星表达及少量炎症细胞存在。我们进一步利用 ΔNp63α 的转基因小鼠模型，引导 ΔNp63α 在其表皮细胞中过度表达，来模拟头颈鳞癌的病理状况。在此转基因小鼠的表皮细胞上，我们发现 cREL、Ki-67 和炎症细胞因子的表达增加，同时伴有上皮的异常增生和弥散性炎症，这一实验结果与在头颈鳞癌肿瘤中的发现相一致。我们的研究揭示了 ΔNp63 作为一个起主导作用的转录因子，与 NF-κB/RELs 一起协同调节一组广泛的基因组群，它们共同促进头颈鳞癌细胞的增殖、炎症及恶性表型[25]。

基于现在公认的理论，在肿瘤中抑癌基因 TP53 基因突变失活后，作为其家族成员的后备分子 TP73 应该实施其抑癌功能。但我们发现，在 TP53 突变的头颈部鳞状细胞癌细胞株中，TAp73 抑癌分子在部分细胞株中呈高表达，并不发挥其抑癌作用。由此，我们实验室进一步在头颈部肿瘤中探索了炎症因子 TNF-α（肿瘤坏死因子）

是否对 TP53 家族和 NF-κB 家族成员的功能产生影响，特别是对 TAp73 抑癌分子的影响。我们的研究结果显示，其原因是细胞核内 NF-κB 家族的原癌基因 c-REL 和肿瘤抑制基因 TAp73 蛋白共同表达，并与 ΔNp63α 形成共同复合体，拮抗了 TAp73 的抑癌作用。此外，在头颈部鳞状细胞癌和许多肿瘤的微环境中经常有炎症伴生，肿瘤坏死因子 TNF-α 常呈高表达，这种肿瘤相伴生的炎症反应，使 TAp73 的抑癌作用减弱，不能发挥其杀伤肿瘤细胞的作用。促炎症细胞因子 TNF-α 可促进 c-REL 向核内转移，与抑癌蛋白 TAp73 竞争结合 ΔNp63α 形成 c-REL/ΔNp63α 复合体，将抑癌蛋白 TAp73 与 ΔNp63α 蛋白分离，使 TAp73 从其 DNA 结合位点分离，并从细胞核转移至细胞质，使 TAp73 的转录调节作用受到抑制，进一步抑制了 TAp73 的抑癌作用。我们的实验还发现，c-REL 过表达可增加其蛋白与 ΔNp63α 的相互作用，并促进 TAp73 与 ΔNp63α 分离，由此推断 c-REL 和 ΔNp63α 相互作用是特异的。同时发现 TNF-α 因子的刺激或遗传学方法改变的 c-REL 表达可反调控 ΔNp63α/TAp73 的转录功能，使其丧失在 p63/p73 相关的 DNA 结合位点上的结合，从而降低调控细胞生长抑制和细胞凋亡相关的关键基因 p21WAF1、NOXA 及 PUMA 的表达。在功能上，c-REL 可抑制这些基因群引起的与 TNF-α 或 TAp73 介导的抗细胞增殖作用。相反地，利用特异性 siRNA 阻断 c-REL 表达可促进 TAp73 蛋白和 DNA 靶向位点的相互作用，增强抑制细胞生长和细胞凋亡的关键基因的表达。我们进一步在体内实验中证实了这些结果的可靠性，与 TNF-α 处理头颈鳞癌细胞系类似，在人头颈鳞癌组织和 ΔNp63α 过表达的转基因小鼠增生的鳞状上皮中，我们发现炎症反应的存在或增加可增强 c-REL/ΔNp63α 蛋白质在核内的表达和 TAp73 在细胞质中的表达。我们的研究成果揭示了一种崭新的可逆转的动态机制，在有突变 TP53 的肿瘤中，促炎症细胞因子 TNF-α 诱导 c-REL/ΔNp63α 相互作用，使肿瘤抑制基因 TAp73 的功能失活，从而使肿瘤对 TNF-α 的肿瘤杀伤作用不敏感而得以生存和生长[25,26]。这一崭新的分子机制解释了肿瘤伴生的炎症如何通过炎症因子 TNF-α 激活 c-REL/ΔNp63α 转录功能，使得促进肿瘤生长、存活的基因高度表达。同时，我们的工作阐释了炎症与 TAp73 抑癌分子的相互调控作用，揭示了炎症因子如何调控 TAp73 的功能，从而阻止其抑制细胞生长和细胞凋亡相关的关键基因的表达，最终达到解除 TP73 抑制肿瘤的生长和存活的作用。

四、结论

尽管 TP53 已经被发现并研究了 30 多年，其家族成员 TP63 和 TP73 自发现至今也已研究了十几年，但我们对其分子表型及功能的多样性的理解还处在初级阶段。TP53、TP63 和 TP73 三大基因组卫士家族各自有多个家庭成员，在执行着很多我们至今还未明确的多样化的生物学功能。这些家族成员除了调节和肿瘤相关的机制外，它们的生物学功能几乎涉及了所有的生命过程，如生殖、发育、神经、免疫、炎症、修复损伤等。它们的分子结构及功能的多样性、复杂性，以及和其他信号传导系统的相互协调作用，使得我们在生命过程中的各个组成部分和功能可以成为一个有机的、协调的整体。在生物学和肿瘤学领域，深入研究和理解 TP53/TP63/TP73 的功能多样性是一个富有挑战的艰巨性任务，同时这方面的研究成果也将会对人类最终战胜肿瘤做出巨大的贡献。

参 考 文 献

[1] DeLeo AB, et al. Detection of a transformation-related antigen in chemically induced sarcomas and other transformed cells of the mouse. Proceedings of the National Academy of Sciences of the United States of America, 1979, 76 (5): 2420-2424.

[2] Koshland DE Jr. Molecule of the year. Science, 1993, 262 (5142): 1953.

[3] Koch WM, et al. p53 mutation and locoregional treatment failure in head and neck squamous cell carcinoma. Journal of the National Cancer Institute, 1996, 88 (21): 1580-1586.

[4] Leslie M. Brothers in arms against cancer. Science, 2011, 331 (6024): 1551-1552.

[5] Jost CA, Marin MC, Kaelin WG Jr. p73 is a simian [correction of human] p53-related protein that can induce apoptosis. Nature, 1997, 389 (6647): 191-194.

[6] Dickman S. First p53 relative may be a new tumor suppressor. Science, 1997, 277 (5332): 1605-1606.

[7] Yang A, et al. p63, a p53 homolog at 3q27 ~ 29, encodes multiple products with transactivating, death-inducing, and dominant-negative activities. Molecular cell, 1998, 2 (3): 305-316.

[8] Mills AA, et al. p63 is a p53 homologue required for limb and epidermal morphogenesis. Nature, 1999, 398 (6729): 708-713.

[9] Aylon Y, Oren M. New plays in the p53 theater. Current opinion in genetics & development, 2011, 21 (1): 86-92.

[10] Holembowski L, et al. While p73 is essential, p63 is completely dispensable for the development of the central nervous system. Cell cycle, 2011, 10 (4): 680-689.

[11] Vuong L, et al. Pattern of Expression of p53, Its Family Members, and Regulators during Early Ocular Development and in the Post-Mitotic Retina. Investigative ophthalmology & visual science, 2012, 53 (8): 4821-4831.

[12] Ferone G, et al. Mutant p63 causes defective expansion of ectodermal progenitor cells and impaired FGF signalling in AEC syndrome. EMBO molecular medicine, 2012, 4 (3): 192-205.

[13] Simonazzi G, et al. A novel p63 mutation in a fetus with ultrasound detection of split hand/foot malformation. Prenatal diagnosis, 2012, 32 (3): 296-298.

[14] Hernandez-Acosta NC, et al. Dynamic expression of the p53 family members p63 and p73 in the mouse and human telencephalon during development and in adulthood. Brain research, 2011, 1372: 29-40.

[15] Huang Y, et al. Global tumor protein p53/p63 interactome: making a case for cisplatin chemoresistance. Cell cycle, 2012, 11 (12): 2367-2379.

[16] Nekulova M, et al. The role of p63 in cancer, stem cells and cancer stem cells. Cellular & molecular biology letters, 2011, 16 (2): 296-327.

[17] Allocati N, Ilio CD, De Laurenzi V. p63/p73 in the control of cell cycle and cell death. Experimental cell research, 2012, 318 (11): 1285-1290.

[18] Sasaki Y, et al. A novel approach to cancer treatment using structural hybrids of the p53 gene family. Cancer gene therapy, 2012.

[19] Deyoung MP, Ellisen LW. p63 and p73 in human cancer: defining the network. Oncogene, 2007, 26 (36): 5169-5183.

[20] Romano RA, Solomon LW, Sinha S. Tp63 in oral development, neoplasia, and autoimmunity. Journal of dental research, 2012, 91 (2): 125-132.

[21] Buhlmann S, Putzer BM. DNp73 a matter of cancer: mechanisms and clinical implications. Biochimica et biophysica acta, 2008, 1785 (2): 207-216.

[22] Bisso A, Collavin L, Del Sal G. p73 as a pharmaceutical target for cancer therapy. Current pharmaceutical design, 2011, 17 (6): 578-590.

[23] Graziano V, De Laurenzi V. Role of p63 in cancer development. Biochimica et biophysica acta, 2011, 1816 (1): 57-66.

[24] Holcakova J, et al. The cell type-specific effect of TAp73 isoforms on the cell cycle and apoptosis. Cellular & molecular biology letters, 2008, 13 (3): 404-420.

[25] Yang X, et al. DeltaNp63 versatilely regulates a Broad NF-kappaB gene program and promotes squamous epithelial proliferation, migration, and inflammation. Cancer research, 2011, 71 (10): 3688-3700.

[26] Lu H, et al. TNF-alpha promotes c-REL/DeltaNp63 alpha interaction and TAp73 dissociation from key genes that mediate growth arrest and apoptosis in head and neck cancer. Cancer research, 2011, 71 (21): 6867-6877.

（原载：《内蒙古医科大学学报》）

❖ **临床研究** ❖

聚乙二醇重组人粒细胞集落刺激因子注射液Ⅰ期临床药代动力学和药效学研究

韩晓红　张春玲　刘　鹏　宋媛媛　姚嘉瑞　秦　燕
唐　乐　张淑香　李　丹　冯　云　石远凯*

中国医学科学院肿瘤医院内科　北京100021

【摘要】　**目的**：评价聚乙二醇重组人粒细胞集落刺激因子（PEG-rhG-CSF）注射液在化疗引起的中性粒细胞减少症中的药代动力学（PK）和药效学（PD）。**方法**：入组24例肿瘤患者接受2个周期且剂量相同的化疗方案，第1周期为对照周期，第2周期于化疗药物给药结束后48 h皮下注射不同剂量的PEG-rhG-CSF一次，共设置60μg/kg、100μg/kg和150μg/kg 3个剂量组，每组受试患者8例，ELISA法检测受试者血清中PEG-rhG-CSF浓度，并计算PK参数，同时监测受试者$CD34^+$、血常规、血生化指标变化。**结果**：PEG-rhG-CSF 3个剂量组主要药代参数如下：$T_{1/2}$分别为（37.5±7）、（40.8±12）、（80.7±48）h；CL_F分别是（17±9）、（9±4）、（7±2）μl/h·g；AUC_{0-t}分别是（5593.6±5435）、（14 651.3±12 183）、（23 002.5±6655）mg/h·L。第2周期3个剂量组的中性粒细胞绝对值（ANC）最低点均值分别为$1.9×10^9$ cells/L、$2.3×10^9$ cells/L、$4.2×10^9$ cells/L，均比第1周期有所提高。**结论**：PEG-rhG-CSF在体内呈现非线性药代动力学特征，其在体内维持药效时间长，1次注射即可达到较好疗效。

【关键词】　聚乙二醇化；重组人粒细胞集落刺激因子；药代动力学；药效学；酶联免疫分析法；临床Ⅰ期试验

　　化疗是目前治疗恶性肿瘤的主要手段之一，但化疗药物造成的不良反应，如骨髓抑制等不仅给患者增加了感染、出血等风险，同时还直接影响了化疗的顺利进行。

　　重组人粒细胞集落刺激因子（recombinant human granulocyte colony-stimulating factor，rhG-CSF）是一种防治肿瘤化、放疗引起的中性粒细胞减少症的有效药物，它与表达在中性粒细胞及其祖细胞表面的高亲和性、特异性受体结合，促

本文受"重大新药创制"科技重大专项"十一·五"课题（2008ZX09312-020）；"重大新药创制"科技重大专项"十二·五"课题（2011ZX09101-001-13）资助

第一作者：韩晓红（1968—），女，教授，硕士生导师，Tel：010-87788701，E-mail：*xiaohonghan@hotmail.com*

通讯作者：石远凯（1960—），教授，博士生导师，Tel：010-87788701，E-mail：syuankai@yahoo.cn

进粒细胞系的造血干细胞的分化和增殖，促进骨髓中成熟的中性粒细胞向外周血释放，同时刺激造血干细胞向外周血释放[1]。但因 rhG-CSF 易被酶水解和肾清除，在体内半衰期短，需每日给药，重复注射不仅增加了患者的痛苦，也会引起一些不良反应。目前，为了解决这些问题，降低酶解机会，增加稳定性，延长血浆消除半衰期，减小血药浓度波动，许多药品研究机构进行了大量长效 rhG-CSF 制剂的研究，部分制剂已上市，如美国 Amgen 公司生产的 PEG-rhG-CSF（商品名 Neulasta）。

北京双鹭药业股份有限公司研发的 PEG-rhG-CSF 制剂，通过基因重组技术在大肠埃希菌表达并纯化 rhG-CSF，以分子量为 20Ku 的 PEG 共价修饰后制成制剂。经国家食品药品监督管理局批准（临床研究批件号：2009L01505），在中国医学科学院肿瘤医院开展 I 期临床研究。

一、材料、对象与方法

（一）药品、试剂和仪器

聚乙二醇重组人粒细胞集落刺激因子注射液（PEG-rhG-CSF，规格：1.0 mg/ml/支，批号：20090401，由北京双鹭药业股份有限公司研制），重组人粒细胞集落刺激因子注射液（rhG-CSF，规格：150μg/ml/支，北京双鹭药业股份有限公司生产）。Human G-CSF ELISA 试剂盒；超纯水处理系统（型号：MILLI-Q）；酶标仪（型号：680 型）；血细胞分析仪（型号：XT-1800i）；流式细胞仪（型号：FACSCalibur）；大型全自动生化分析仪（型号：Modular P-800）。

（二）受试患者入选标准

经病理组织学或细胞学确诊的肿瘤患者，KPS 评分 ≥60，年龄 18 ~ 75 岁，男女不限，预计生存期 3 个月以上。既往未接受过放疗、化疗；骨髓造血功能正常（骨髓穿刺细胞学检查示骨髓增生活跃，且未见恶性肿瘤细胞浸润）；外周血常规正常，无出血倾向，无明显心功能障碍或代谢性疾病，肝功能指标 AST、ALT、总胆红素均在正常上限的 2.5 倍以内，肌酐、尿素氮均在正常上限的 1.5 ~ 2 倍内，自愿受试并签署知情同意书；能遵守试验用药及血液样品采集规程。

临床试验方案、临床病例报告表、知情同意书等均取得中国医学科学院肿瘤医院 GCP 中心伦理委员会审批并备案。

（三）受试者一般情况

入组受试患者共 24 例，其中 14 例男性，10 例女性；中位年龄为 57 岁（34 ~ 69 岁）；23 例非小细胞肺癌患者，1 例鼻咽癌患者（表1）。

（四）试验设计

本研究为单中心、开放性剂量递增的 I 期临床试验，受试患者均采用以卡铂和紫杉醇为基础的 2 个周期化疗方案，用药剂量分别为紫杉醇 $175mg/m^2$，化疗周期第 1 天静脉输注 3h，卡铂 AUC 5 化疗周期第 1 天静脉输注 30min，21 天为一周期，两个化疗周期用药剂量和时间相同。

第一周期化疗时不用 PEG-rhG-CSF 或其他升白细胞药物，但当 ANC $<0.5\times10^9$ cells/L 或 ANC $<1.0\times10^9$ cells/L 且伴有发热时，每日一次皮下注射 rhG-CSF 150μg，至连续 2 次外周血白细胞计数 $\geq10\times10^9$/L 或 ANC $\geq5.0\times10^9$ cells/L 时停止给药。

第二周期在化疗药物给药结束后 48 h 皮下注射 PEG-rhG-CSF 一次，参照费氏递增法，递增剂量分别为 60μg/kg、100μg/kg、150μg/kg 3 个剂量组（每一剂量组受试患者 8 例，同一受试患者不进行重复试验，从小剂量开始，每个剂量观察结束后，才可进行下一剂量。不可同时进行 2 个以上剂量组的试验。如出现重度不良反应或半数以上受试者出现中度不良反应,即使未达到最大剂量,均应停止试验)。

表1　不同剂量组患者的一般特征 ($\bar{x} \pm s$)

特 征	分 组		
	60μg/kg ($n=8$)	100μg/kg ($n=8$)	150μg/kg ($n=8$)
性别			
男性	5	5	4
女性	3	3	4
年龄（岁）			
平均数	54.3	52.8	59.1
中位数	57.5	52.5	58
标准差 SD	7.1	9.9	4.5
范围	41~62	34~69	53~67
ANC 基线水平			
（×10⁹ cells/L）			
平均数	5.66	4.75	5.30
中位数	5.55	4.76	5.20
标准差 SD	1.5	1.4	1.7
范围	3.69~8.1	2.69~7.36	2.95~8.01
肿瘤类型			
非小细胞肺癌	7	8	8
鼻咽癌	1	0	0

（五）样本采集

1. PEG-rhG-CSF 血药浓度监测

分别于 PEG-rhG-CSF 给药前 30min（0h）、给药后 2、4、8、12、16、24、36、48、72、96、144、216、288、360、432h 静脉采血并分离血清,于-80℃冰箱保存,备测。

2. 血常规及 CD34⁺ 检查

血细胞分析仪测定血常规,流式细胞仪检测 CD34⁺ 细胞,第一周期化疗期间从化疗第 2 天起隔日检查血常规,直到化疗周期的第 20 天结束。第二周期化疗期间从化疗第 2 天起每日定时检查血常规（含

ANC）及 CD34⁺ 细胞,至第 14 天（其中第 3 天注射 PEG-rhG-CSF 后 12h 加测一次血常规及 CD34⁺ 细胞）,以后隔日检查一次直到化疗周期的第 20 天结束。

3. 血清生化指标检查

两个化疗周期的给药前、化疗周期中第 8、15 天利用大型全自动生化分析仪分别检测谷丙转氨酶、谷草转氨酶、碱性磷酸酶、总胆红素、血糖、尿素氮、血清肌酐、β2 微球蛋白等血清生化指标。

（六）血药浓度测定

使用 Human G-CSF 检测试剂盒,按试剂盒说明书操作步骤,进行血清中 rhG-CSF

浓度检测。

（七）数据处理及分析

用 Microcal origin 8.0 软件以四参数方程拟合标准曲线，WinNonlin 5.2.1 软件进行药代动力学参数分析，并计算 AUC_{0-t}、$T_{1/2}$、CL_F 等参数，Excel for Windows（2007 版）进行数据处理，实验结果数据以（$\bar{x} \pm s$）表示，利用 SPSS 13.0 统计软件进行单因素方差分析。

二、结果

（一）方法学研究

本方法的准确度和精密度良好，均符合生物样品的测定要求，用试剂盒定量检测血清中的 PEG-rhG-CSF 浓度，经试验验证，在 39～2500ng/L 范围内，呈现良好的线性。标准曲线用四参数方程进行拟合，相关系数均>0.99。本试验最低定量限为标准曲线的最低浓度，即 39ng/L。方法学考察结果显示，日内精密度（RSD%）为 4.3%～6.8%，日间精密度（RSD%）为 4.7%～13.3%，准确度（RE%）为 -5.0%～2.7%。同时验证了血清样本在室温放置 2h 及 -20℃ 放置 8 周稳定性均良好。血清样品的稀释因子范围为 5～300。用 6 个健康人的空白血浆配制与质控样品相同浓度的高、中、低三个浓度样品，每个浓度进行 3 个平行样品考察是否存在基质效应，结果显示低浓度点 RE%<20%，中、高浓度点 RE% 均<15%。另外，该试剂盒与 IL-2、IL-3、GM-CSF、IFN-γ、TNF-α 等多种细胞因子均无明显交叉反应。

（二）血药物浓度测定结果

测定各剂量组不同采血时间点血清中药物浓度，绘制平均血药浓度-时间曲线（图 1）。

（三）药代动力学研究

药代动力学研究结果（表 2），将三个剂量组间 Tmax、$T_{1/2}$ 进行比较，低、中剂量组差异不具有统计学意义（$P>0.05$），

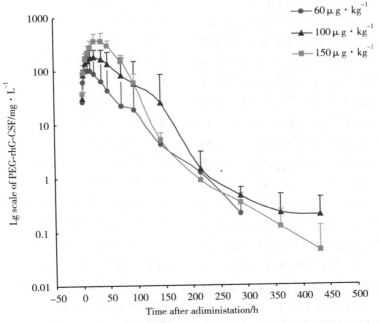

图 1 不同剂量组 PEG-rhG-CSF 平均血药浓度-时间曲线（数据用 $\bar{x}+s$ 表示）

低、中剂量组与高剂量间差异均具有统计学意义（$P<0.05$）。提示给药剂量$<100\mu g/kg$，吸收速率和半衰期并未受到给药剂量的影响，但当给药剂量$>100\mu g/kg$，可能是由于给药部位及体内的受体达到局部饱和状态，导致吸收速率和半衰期延长。三个剂量组间Vz_F差异较小（$0.935\sim0.821ml/g$）（$P>0.05$），提示表观分布容积并未受给药剂量影响；三个剂量组间AUC_{0-t}、Cmax、CL_F比较，低、中、高剂量差异均具有统计学意义（$P<0.05$），随着给药剂量的增加，AUC_{0-t}增加、Cmax增加、CL_F降低，提示药物在体内存在一定的蓄积，在当前给药剂量范围内，PEG-rhG-CSF在体内呈现非线性的药代动力学特征。

表2　PEG-rhG-CSF 药代动力学参数（$\bar{x}\pm s$）

参　数	分　组		
	$60\mu g/kg$	$100\mu g/kg$	$150\mu g/kg$
$T_{1/2}/h$	37.5±7	40.8±12	80.7±48
Tmax/h	16±10	23±7	33±8
Cmax/mg/L	112.41±61	199.49±75	371.5±145
$AUC_{0-t}/mg/h/L$	5593.6±5435	14,651.3±12,183	23,002.5±6655
Vz _ F/ml/g	0.935±0.634	0.576±0.327	0.821±0.576
CL _ F/ml/h/g	17±9	9±4	7±2

（四）药效学研究

1. 两个周期中ANC动态变化

rhG-CSF是防治肿瘤化、放疗引起的中性粒细胞减少症的有效药物，通过检测患者外周血中性粒细胞绝对计数（ANC）可以初步判断其治疗疗效。观察各剂量组第一周期ANC变化（图2），第一周期三个剂量组ANC第一峰值均值分别为（9.0 ± 5）×10^9cells/L、（12.7 ± 3）×10^9cells/L、（5.8 ± 1）×10^9cells/L，ANC最低点均值分别为（1.0 ± 1）×10^9cells/L、（0.7 ± 0.1）×10^9cells/L、（1 ± 1）×10^9cells/L，最低点时间为13、11、15天，在$60\mu g/kg$剂量组有3名患者在化疗过程中出现Ⅳ度骨髓抑制，注射了rhG-CSF，故ANC呈现双峰变化。

各剂量组第二周ANC均呈现双峰变化（图3），三个剂量组ANC第一峰值分别为（35.0 ± 10）×10^9/L、（25.2 ± 5）×10^9/L、（27.4 ± 11）×10^9/L，三个剂量组的ANC均值最低点依次为（1.9 ± 1）×10^9/L、（2.3 ± 2）×10^9/L、（6.6 ± 5）×10^9/L，最低点时间点为7、7、2天，第二峰值分别为（7.8 ± 3）×10^9/L、（11.0 ± 3）×10^9/L、（16.7 ± 9）×10^9/L。随着给药剂量的提高，ANC最低值、第二峰的峰值均有增高趋势，各剂量组的ANC的变化与PEG-rhG-CSF呈现一定程度的量效关系。

对比第1周期和第2周期的ANC平均值，第二周期的第一峰值、最低值均高于第一周期，ANC最低值出现时间前移。

2. 药代动力学和药效学联合分析

第二周期各剂量组ANC与血药浓度的动态变化拟合图显示（图4），以$100\mu g/kg$为例，该剂量组ANC在化疗周期的第3天起开始下降，到第7天降到最低点，期间PEG-rhG-CSF于第3天到达峰值，随后开

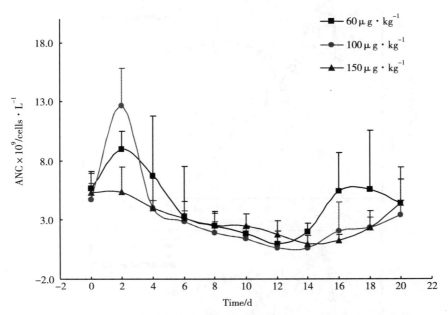

图2 第一化疗周期中各剂量组中性粒细胞绝对值动态变化（数据用 $\bar{x}$ +s 表示）

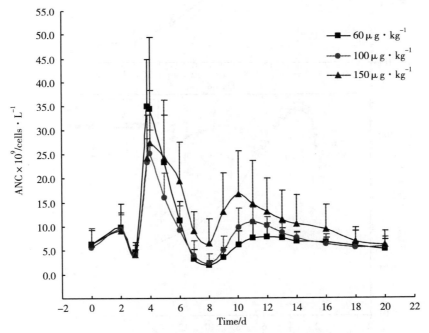

图3 第二化疗周期中各剂量组中性粒细胞绝对值动态变化（数据用 $\bar{x}$ +s 表示）

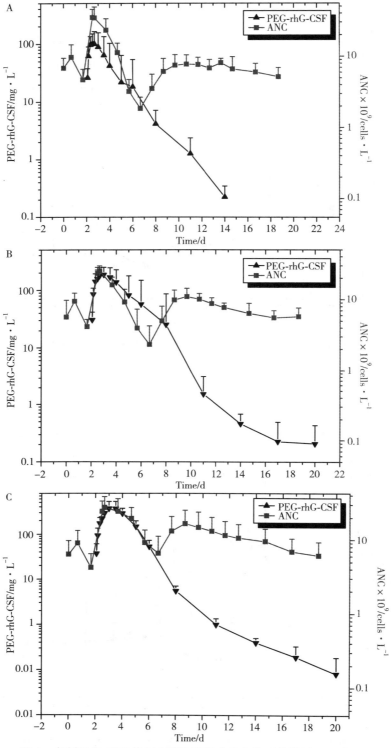

图4　各剂量组 ANC 值与血药浓度的动态变化（数据用 $\bar{x}$ +s 表示）

A：60μg/kg 组，B：100μg/kg 组，C：150μg/kg 组

始缓慢下降；在第 7～10 天间 ANC 持续上升，第 10 天达第二峰，此后 ANC 数值维持在一个较高的水平，此时 PEG-rhG-CSF 的血药浓度开始迅速下降。血药浓度变化与 ANC 值呈现相关性，且药效峰值的出现时间滞后于血药浓度峰值出现的时间，药物的效应与血药浓度存在一定的滞后性。

3．外周血 CD34$^+$ 细胞数量的变化

应激、内毒素、剧烈运动、化疗和细胞因子（G-CSF、GM-CSF 等）可显著增加外周血中造血干细胞数，目前以细胞因子（G-CSF、GM-CSF）动员居多，同时动态检测动员后外周血中 CD34$^+$ 细胞的含量可确定采集最佳时机。本实验通过观察 PEG-rhG-CSF 对外周 CD34$^+$ 细胞数量的影响，观察其对造血干细胞的动员作用（图 5），在第二周期化疗中，发现三个剂量组的平均 CD34$^+$ 细胞达峰中位时间为第 9 天（9～10天），峰值分别为（19.7±14.2）×10^3/ml、（30.8±15.0）×10^3/ml 和（27.6±21.2）×10^3/ml，三个剂量组 CD34$^+$ 细胞均增高，但从变化趋势来看，组间的量效关系并不明显。

4．两个周期血清生化指标的变化

观察 PEG-rhG-CSF 的使用是否对生化指标有影响。根据检测结果，进行数据统计学分析，比较不同剂量组在化疗的不同时间，差异均没有统计学意义（$P>0.05$）。

三、讨论

rhG-CSF 目前已广泛应用于临床治疗各种原因引起的中性粒细胞减少症[2,3]，同时还用于造血干细胞移植的干细胞动员与移植后造血功能重建等。但 rhG-CSF 半衰期短，需要频繁给药，易引起不良反应，增加了患者的痛苦。PEG 化的 rhG-CSF 分子量增大，稳定性提高，清除率减慢，半衰期延长，作用更为持久，减少了给药次数，减轻了患者的痛苦。

rhG-CSF 在体内可以通过肾和中性粒细

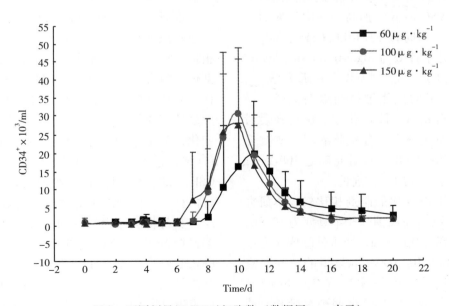

图 5　不同剂量组 CD34$^+$ 细胞数（数据用 $\bar{x}$ +s 表示）

胞介导的两种途径清除，但 PEG-rhG-CSF 分子量增大，肾小球滤过减少，中性粒细胞介导清除占主导地位[4-9]。当 ANC 降低时，中性粒细胞介导清除过程减缓，药物在体内蓄积，PEG-rhG-CSF 血药浓度开始上升，使 ANC 增高；而当 ANC 增高时，中性粒细胞介导清除过程加快，血药浓度迅速下降，ANC 值维持在基线水平之上。这种自我调节大大提高了 PEG-rhG-CSF 在使用上的安全性。

本研究中 PEG-rhG-CSF 在低剂量组的平均半衰期为 37.5h，平均清除率为 17 μl/h/g，与文献[6,8]报道的 rhG-CSF 半衰期 3.37～3.5h，清除率 30～39.6μl/h/g 相比，PEG-rhG-CSF 的半衰期明显延长，清除速率显著减慢。同时发现在第一周期化疗过程中，受试患者均在不同程度上出现了骨髓抑制现象，其中 60μg/kg 剂量组有 3 名患者在化疗过程中出现 Ⅳ 度骨髓抑制，在第二周期给予受试药物后，无 1 例病人出现骨髓抑制现象，且 ANC 最低值出现时间前移，ANC 最低值提高，一次注射后无重复注射，同时该 PEG-rhG-CSF（100μg/kg）单次注射疗效与 filgrastim（5μg/kg/d）多次给药的疗效[5]相当。本研究表明，PEG-rhG-CSF 的使用维持药效时间长、减少患者给药次数、降低化疗后出现 Ⅳ 度骨髓抑制的发生率。结合血药浓度、ANC 变化及临床治疗需要，本研究确定 100μg/kg 为 Ⅱ 期临床研究的推荐剂量。

与其他 PEG 化的制剂相比较，本研究的 100μg/kg 剂量组消除相半衰期为 40.8h、平均清除率为 9μl/h/g，而国外临床研究中 PEG-rhG-CSF 100μg/kg 剂量组的清除半衰期为 40.7h，平均清除率为 12.3μl/h/g[7]，本实验 PEG-rhG-CSF 半衰期稍有延长，清除率降低明显。同时还发现，本研究中给予 PEG-rhG-CSF 后，随着给药剂量的提高，ANC 最低值、第二峰的峰值均有增高趋势，各剂量组 ANC 的变化与 PEG-rhG-CSF 呈现一定程度的量效关系，但在国外临床研究中[7]，ANC 的变化与 PEG-rhG-CSF 并没有量效关系，这可能是由于本研究中患者既往未接受过放、化疗，给予两个周期相同的化疗药物和化疗剂量，而国外临床研究的患者给予的化疗方案和化疗剂量各不相同，导致了治疗反应性的差异，影响了实验的结果。

另外，本研究考察了 PEG-rhG-CSF 用于肿瘤患者自体外周血干细胞动员的可行性，PEG-rhG-CSF 对外周血 CD34+ 细胞动员效果存在明显的个体差异，化疗后动员的 CD34+ 细胞以 100μg/kg 剂量组为最高，150μg/kg 剂量组动员效果与国外研究中 300μg/kg 剂量组接近[6]，同时 PEG-rhG-CSF 与外周血干细胞动员不具有量效关系。因此 PEG-rhG-CSF 是否适用于肿瘤患者外周血干细胞动员及其最适剂量仍有待研究。

本研究还发现，PEG-rhG-CSF 的效应与血药浓度存在一定的滞后现象，有研究报道[11,12]，血液通常不是药物的直接作用部位，而直接靶标是效应部位，通常指受体、酶和细胞膜等特异性超微结构，所以大多数药物效应的变化滞后于血药浓度的变化，基于这种变化，已有研究者将 PK/PD 结合模型运用于 PEG-rhG-CSF[13] 和 rh-GSF[14] 的研究，将剂量-浓度-效应关系进行估算，该模型能很好的反映药物与受体结合及药物从体内清除的过程，从而能够解释效应与血药浓度滞后的原因，因此 PK/PD 结合模型在 Ⅰ 期临床研究中的意义有待研究。在今后国内的临床研究中，我们应积极将 PK/PD 结合模型运用在药物临床研究方案中，加速药物开发进程。

（本文荣获第六届中国肿瘤内科大会暨第一届中国肿瘤医师大会优秀论文二等奖）

参 考 文 献

[1] Kotto-Komea AC, Fox SE, Lu W, et al. Evidence that the granulocyte colony-stimulating factor (G-CSF) receptor plays a role in the pharmacokinetics of G-CSF and pegG-CSF using a G-CSF-R KO model. Pharmacol Res, 2004, 50 (1)：55-58.

[2] 石远凯, 孙燕. 造血生长因子在肿瘤化疗中应用的研究进展. 癌症进展, 2003, 1 (2~3)：91-96.

[3] 李静, 陶维良, 魏世东, 孙劲文, 等. 重组人粒细胞集落刺激因子 (rhG-CSF) 的安全性与临床评价. 中国医院用药评价与分析, 2008, 8 (7)：484-486.

[4] Tanaka H, Satake-Ishikawa R, Ishikawa M, et al. Pharmacokinetics of recombinant human granulocyte colony-stimulating factor conjugated to polyethylene glycol in Rats. Cancer Res, 1991, 51：3710-3714.

[5] Holms FA, Jones SE, O'Shaughnessy J, et al. Comparable efficacy and safety profiles of once-per-cycle pegfilgrastim and daily injection filgrastim in chemotherapy-induced neutropenia：a multicenter dose-finding study in women with breast cancer. Ann Oncol, 2002, 13：903-909.

[6] Johnston E, Crawford J, Blackwell S, et al. Randomized, dose-escalation study of SD/01 compared with daily filgrastim in patients receiving chemotherapy. J Clin Oncol, 2000, 18：2522-2528.

[7] Yamamoto N, Sekine I, Nakagawa K, et al. A pharmacokinetic and dose escalation study of pegfilgrastim (KRN125) in lung cancer patients with chemotherapy-induced neutropenia. Jpn J Clin Oncol, 2009, 39 (7)：425-430.

[8] 蔡永明, 陈拯民, 李铭, 等. 酶联免疫法研究注射用聚乙二醇化重组人粒细胞集落刺激因子的临床药动学. 中草药, 2009, 40 (8)：1267-1270.

[9] 杨晟, 石远凯, 刘鹏, 等. 注射用聚乙二醇化重组人粒细胞集落刺激因子 I 期临床药效学. 中国医学科学院学报, 2006, 28 (3)：339-344.

[10] Ho AD, Young D, Maruyama M, et al. Pluripotent and lineage-committed $CD34^+$ subsets in leukapheresis products mobilized by G-CSF, GM-CSF vs. a combination of both. Exp Hematol, 1996, 4 (13)：1460-1468.

[11] 杨昭毅, 魏伟. 药代动力学药效动力学结合模型研究进展. 中国药理学通报, 2005, 21 (8)：918-922.

[12] Derendorf H, Lesko LJ, Chaikin P, et al. Pharmacokinetic/pharmacodynamic modeling in drug research and development. J Clin Pharmacol, 2000, 40 (12)：1399-1418.

[13] Roskos LK, Lum P, Lockbaum P, et al. Pharmacokinetic/pharmacodynamic modeling of pegfilgrastim in healthy subjects. J Clin Pharmacol, 2006, 46 (7)：745-757.

[14] Krzyzanski W, Wiczling P, Lowe P, et al. Population modeling of filgrastim PK-PD in healthy adults following intravenous and subcutaneous administrations. J Clin Pharmacol, 2010, 50：101-112.

榄香烯乳注射液对化疗引起的
易栓状态干预作用观察

董莹 李杰

中国中医科学院广安门医院肿瘤科 北京 100053

【摘要】 **目的**：(1) 从改善化疗后易栓状态的角度，揭示活血化瘀治则减轻化疗引起毒副作用新的科学内涵。(2) 以榄香烯乳注射液防治化疗引起的易栓状态为切入点，为从祖国传统医学中寻找有效、经济、安全的抗栓药物提供实验依据，为预防和治疗化疗引起易栓状态提供新的方法。**方法**：采用前瞻性、平行对照、分层区组随机临床试验设计方法，共临床观察 60 例，其中治疗组 30 例予化疗+健脾益肾方+榄香烯乳注射液；对照组 30 例化疗+健脾益肾方。两组分别于治疗前后进行血瘀证症状和体征评分，并进行易栓状态指标相关检查。**结果**：(1) 对照组中肿瘤患者化疗后的血瘀证症状和体征较前加重，凝血及纤溶指标均上升，具有统计学意义 ($P<0.05$)，其中 1 例患者有血栓形成。(2) 治疗组恶性肿瘤患者化疗后的血瘀证症状和体征减轻，血小板数量、血小板比容、纤维蛋白原均明显下降，具有统计学意义 ($P<0.05$)。**结论**：(1) 化疗是造成肿瘤易栓状态的重要因素之一。(2) 榄香烯乳注射液可防治化疗引起的易栓状态。

【关键词】 恶性肿瘤；榄香烯乳注射液；化疗；血瘀证；易栓状态

目前，恶性肿瘤已成为严重威胁人类生命健康的重要疾病之一。大量的临床观察和实验研究表明，恶性肿瘤患者大多伴有凝血系统和纤溶系统功能的异常，据一项大型病例研究报道[1]，不同类型恶性肿瘤患者中静脉血栓形成的发生率与非肿瘤患者相比，风险增加约 7 倍 (OR = 6.7)。恶性肿瘤患者血液的高凝状态不仅容易形成血栓，而且还有利于肿瘤细胞的生长和转移[2,3]。近年来的研究显示，在造成肿瘤患者血栓形成的因素中，化疗是导致肿瘤患者易栓状态、血栓形成的重要因素，易栓状态属于祖国医学"血瘀证"的范畴，活血化瘀法防治肿瘤化疗引起的易栓状态方面具有一定研究潜力。在长期的临床实践中，我们同时也发现"气虚血瘀"是化疗期间肿瘤患者常见的辨证分型，因此在健脾益肾基础上适当加上一些活血药成为了配合化疗常用治疗法则，并显示出了一定的疗效。榄香烯 (Elemene) 是从中药温莪术 (Rhizomacuzcumae) 中提取的有效抗癌成分，具有活血化瘀、抗肿瘤的功效。有关实验表明[4]，榄香烯可延长凝血时间，具有抗凝作用。本次研究对比观察化疗期间单纯健脾益肾方和加用活血药榄香烯乳注射液对肿瘤患者易栓状态的影响和相关机制，为临床采用益气活血治则防治化疗引起的毒副作同提供新的科学依据，同时也为揭示中医药防治化疗引起的毒副作用增添新的科学内涵。

一、临床资料和方法

（一）一般资料

60 例病例来源于 2010 年 6 月～2011 年 3 月北京广安门医院肿瘤科住院部住院病人。均已通过影像学和病理学诊断确诊为恶性肿瘤，心、肝、肾和造血、凝血系统功能基本正常；年龄 18～75 岁，预计生存期在 6 个月以上，KPS 评分≥60 分；自愿参加本研究，签署知情同意书，依从性好，可随访。

（二）设计方法

采用前瞻性、平行对照、分层区组随机临床试验设计方法。选取恶性肿瘤患者 60 例，将他们随机分为 2 组：

（1）治疗组：化疗+健脾益肾方+榄香烯乳注射液组。榄香烯乳注射液 600mg，静脉点滴，每日一次，连用 14 天为一周期。

（2）对照组：化疗+健脾益肾方组。不采用任何影响血瘀症的中药制剂。

（三）观察指标

（1）给药前 1 天、第 15 天采静脉血进行血常规、血浆纤维蛋白原（FIB）、D-二聚体、纤维蛋白降解产物（FDP）、抗凝血酶Ⅲ（AT-Ⅲ）等相关数据的检测。

（2）血栓或出血性事件。

（3）治疗前后中医症状的改善情况：①中医症候改变；和②单项症状的变化：均参照 2005 年 5 月《中药新药临床研究指导原则——血瘀证症状分级量化及评分标准》。③肿瘤大小，肿瘤标志物的变化。

（四）统计学方法

计量资料采用成组资料均数的 t 检验，计数资料采用 x^2 检验，统计采用 SPSS 13.0 软件进行。

二、结果

（一）患者基线资料比较

共观察 60 例患者的病例资料，其中治疗组 30 例，对照组 30 例，两组的性别与年龄、病种分布、病理类型、临床分期、化疗方案及既往化疗周期数等因素经 x^2 检验均衡可比。60 例患者的平均年龄 62 岁；病种以原发性肺癌所占比例最高（51.6%，31/60），消化道肿瘤占 41.7%（25/60），其他 6.7%（4/60）；病理学类型中以腺癌所占比例最高（56.7%，34/60），鳞癌占 21.7%（13/60），其他 21.7%（13/60）；肿瘤分期以晚期为主，其中Ⅳ期占 86.7%（52/60），Ⅲ期占 10.0%（6/60），Ⅰ+Ⅱ期占 3.3%（2/60）；化疗方案中 NP 方案占 21.7%（13/60），GP 方案占 25%（15/60），NC 方案占 16.7%（10/60），TP 方案占 13.7%（8/60），其他 23.3%（14/60）。既往化疗周期数中以 1～4 周期所占比例最高（55%，33/60），5～8 周期占 21.7%（13/60），9～12 周期占 13.3%（8/60），13 个周期以上占 11.7%（7/60）。

（二）血瘀证症状评分比较

根据血瘀证证候疗效判定标准，可将血瘀证治疗前后疗效分为：（1）显效：血瘀证的临床症状、体征均有好转，证候积分减少≥70%；（2）有效：血瘀证的临床症状、体征均有好转，证候积分减少≥30%；（3）无效：血瘀证的临床症状、体征无明显好转，甚至加重，证候积分减少不足 30%。

计算公式：[（治疗前积分−治疗后积分)÷治疗前积分]×100%。

两组病例治疗前后血瘀证分级量化评分变化结果见表 1。

表1　血瘀证症状和体征变化比较

组别	血瘀证疗效分级（例数）			
	显效	有效	无效	有效率
对照组	0	7	23	30.4%
治疗组	3	17	10	66.7%

根据两组病例中血瘀证疗效分级变化比较，经 χ^2 检验，$\chi^2 = 12.288$，$P = 0.02$，有统计学意义，两组疗效有明显差异，两组病例具有可比性，治疗组中患者血瘀证的症状和体征较前减轻，有效率为66.7%，表明榄香烯乳注射液可以改善恶性肿瘤患者血瘀证的临床症状和体征。

对照组血瘀证主要症状和体征治疗前后证候疗效比较见表2。5个不同症状治疗前后证候疗效进行比较，经秩和检验血瘀证各项治疗前后证候疗效比较，均无统计学意义（$P>0.05$）

治疗组血瘀证主要症状和体征治疗前后证候疗效比较见表3。5个不同症状治疗前后证候疗效进行比较，经秩和检验血瘀证各项治疗前后证候疗效比较，均有统计学意义（$P<0.05$），说明榄香烯乳注射液对改善血瘀证患者的中医临床症状和体征有较好疗效。

表2　对照组血瘀证主要症状和体征治疗前后证候疗效比较

症状	治疗前评分				治疗后评分				U值	P值
	0分	1分	2分	3分	0分	1分	2分	3分		
疼痛	6	4	13	7	6	5	14	5	421.5	>0.05
皮下瘀斑	12	15	3	0	14	16	0	0	396.0	>0.05
舌质紫暗	4	8	12	6	4	10	9	7	439.0	>0.05
肌肤甲错	8	10	8	4	7	8	10	5	408.0	>0.05
肢体麻木或偏瘫	14	10	6	0	13	11	6	0	438.0	>0.05

表3　治疗组血瘀证主要症状和体征治疗前后证候疗效比较

症状	治疗前评分				治疗后评分				U值	P值
	0分	1分	2分	3分	0分	1分	2分	3分		
疼痛	5	7	10	8	6	15	6	3	322.5	0.049
皮下瘀斑	11	11	6	2	19	8	3	0	311.5	0.025
舌质紫暗	4	15	8	3	7	19	3	1	330.0	0.048
肌肤甲错	1	10	12	7	9	10	7	4	289.5	0.013
肢体麻木或偏瘫	10	16	4	0	17	12	1	0	329.0	0.046

（三）红细胞及相关指标变化

两组病例治疗前后红细胞及相关指标变化结果见表4。对照组治疗前后无明显变化；治疗组治疗前后红细胞数量、压积及血红蛋白含量比较，数值降低，有统计学意义（$P<0.05$）

（四）血小板相关指标变化

血小板相关指标变化是反映血瘀证（血液高凝状态）的客观指标，两组病例治疗前后血小板相关指标变化见表5。对照组中除血小板比容外，其他指标均无统计学意义。治疗组治疗前后血小板计数、血小板比容治疗前后具有统计学意义（$P<0.05$），表明榄香烯可减少血小板数量，改善血小板凝集。

（五）血凝学变化

见表6。

从表6中可以看出，对照组中纤维蛋白原（FIB）、纤维蛋白降解产物（FDP）D-二聚体（D-dimer）都有不同程度的增加，有统计学意义（$P<0.05$），其他指标无明显变化。肿瘤患者化疗后凝血及纤溶指标均上升，表明化疗药有加重血瘀证的趋势。

治疗组中纤维蛋白原（FIB）较治疗前明显降低，有统计学意义（$P<0.01$），其他指标均无明显变化。表明榄香烯可降低血液中纤维蛋白原含量，对照组D-二聚体明显升高，而治疗组中D-二聚体无明显变化，以上可说明榄香烯通过对血液高凝状态的干预作用，从而降低患者易栓状态。

表4 红细胞及相关指标变化比较（$\bar{X}\pm S$）

组别		治疗前	治疗后	t 值	P 值
对照组	红细胞	3.886±0.466	3.740±0.396	1.940	>0.05
	血红蛋白	115.8±15.09	111.6±12.66	1.933	>0.05
	红细胞压积	34.90±4.357	34.65±4.227	0.398	>0.05
治疗组	红细胞	3.789±0.519	3.614±0.597	2.202	<0.05
	血红蛋白	113.7±14.62	109.1±16.62	2.232	<<0.05
	红细胞压积	34.77±4.108	32.89±4.640	3.340	<0.01

表5 血小板相关指标变化（$\bar{X}\pm S$）

组别		治疗前	治疗后	t 值	P 值
对照组	血小板计数	248.2±65.94	210.8±87.61	1.695	>0.05
	平均血小板体积	12.79±14.69	9.873±2.032	1.083	>0.05
	血小板比容	0.281±0.138	0.210±0.096	2.400	<0.05
治疗组	血小板计数	261.4±172.3	203.7±79.56	2.862	<0.01
	平均血小板体积	12.04±13.58	9.697±2.787	0.954	>0.05
	血小板比容	0.248±0.169	0.199±0.091	2.525	<0.05

表6 治疗前后血凝学变化（$\bar{X} \pm S$）

组别		治疗前	治疗后	t 值	P 值
对照组	PT	11.61±0.859	11.70±0.794	0.681	>0.05
	PT%	90.27±11.37	89.56±12.02	0.400	>0.05
	APTT	27.70±3.626	27.76±4.825	0.071	>0.05
	FIB	3.697±0.915	4.426±1.517	3.119	<0.05
	TT	16.98±1.961	16.84±2.556	0.337	>0.05
	FDP	4.173±4.039	5.517±5.045	2.462	<0.05
	AT-Ⅲ	96.25±11.12	92.89±15.81	1.444	>0.05
	D-dimer	233.7±186.7	403.9±292.9	4.488	<0.01
治疗组	PT	11.55±0.904	11.51±0.897	0.243	>0.05
	PT%	91.17±13.24	90.39±13.51	0.372	>0.05
	APTT	28.57±5.886	28.15±4.897	0.597	>0.05
	FIB	4.419±1.047	3.793±0.594	3.957	<0.01
	TT	15.82±2.147	16.03±1.990	0.492	>0.05
	FDP	5.670±6.287	5.963±7.606	0.769	>0.05
	AT-Ⅲ	102.7±9.677	99.96±10.57	1.600	>0.05
	D-dimer	327.5±316.2	296.9±283.7	1.399	>0.05

三、讨论

恶性肿瘤患者本身存在着凝血及纤溶功能的异常，这可导致血液的高凝状态，有利于血栓的形成，抗凝及活血化瘀治疗对恶性肿瘤的发生、发展及预后可能有重要的临床意义。恶性肿瘤患者凝血机制的异常通常表现为纤维蛋白降解产物（FDP）增高，血小板增多，高纤维蛋白原血症，凝血酶原时间延长，提示有慢性弥散性血管内凝血的存在。当纤维蛋白沉积在肿瘤细胞的周围，能够促进血管新生，促进肿瘤的生长和转移，持续的纤溶和纤溶酶形成增强了肿瘤细胞的侵袭性[5]。癌症患者高凝状态的发病机制复杂，已有报道证实，50%的癌症患者和90%有转移瘤的患者显示1个至数个凝血参数异常。最常见凝血参数异常包括凝血因子（如纤维蛋白原，凝血因子Ⅴ、Ⅷ、Ⅸ和Ⅺ）水平升高、纤维蛋白原/纤维蛋白降解产物（FDP）增多和血小板增多。

本研究结果显示：对照组中肿瘤患者化疗后的血瘀证症状和体征较前加重，凝血及纤溶指标均上升，其中1例患者有血栓的形成。表明化疗是造成肿瘤易栓状态的重要因素之一。肿瘤患者存在血液黏滞度高、血液流变性异常及微循环障碍等病理性改变，血液高凝状态易形成血栓，而化疗更增加血栓的发生率[6]。其主要机制包括：

（1）化疗使血液中的抗凝物质减少。

（2）与血管因素有关：化疗的某些药物毒性是一些血管内皮细胞损伤的直接原因，药物治疗导致的血管损伤有3种类型：①药物直接影响血管内皮细胞膜完整性，如博来霉素、卡氮芥和长春新碱等；②药物对内皮细胞完整性的延迟影响作用，如多柔比星（阿霉素）；③药物使血浆蛋白C和S水平可逆性降低[6]。研究[7]显示，经雌激素及化疗治疗的肿瘤患者，其血栓发生率达25%，特别是以下肢静脉血栓为主，一旦发生，患者生活质量将明显下降。

另一结果显示：治疗组恶性肿瘤患者化疗后的血瘀证症状和体征减轻，血小板数量、血小板比容、纤维蛋白原均明显下降，表明榄香烯乳注射液可防治化疗引起的易栓状态。榄香烯乳注射液是我国首先从姜科植物温郁金（温莪术）的根茎中提取的抗癌有效成分，是国家二类非细胞毒性抗肿瘤药物。目前的制剂以 B-榄香烯（化学名：1-甲基-1-乙烯基-2,4-二异丙基环己烷）为主要成分，同时含有少量 A-和 C-榄香烯及其他萜类化合物，三者均为抗癌活性物质，统称为榄香烯。中医认为莪术有破瘀、行气、消积和止痛的功效。近年来，还发现它有抗癌、抗早孕、抗凝血、抗氧化和保肝等活性[8]。通过研究榄香烯抑制血小板聚集作用，认为其抗血栓作用机制可能为通过影响花生四烯酸的代谢途径而促进前列腺素 PGI2 合成或减少 TXA2 生成及干扰血小板内 cAMP 或 Ca^{2+} 而产生[9]。另外，莪术油能改变全血比黏度、红细胞压积、红细胞沉降率、还原黏度等血液流变学参数，防止血小板聚集而抑制血栓形成[10～13]。本次研究通过对榄香烯乳注射液对化疗引起的易栓状态的干预作用的研究，可证实肿瘤患者化疗后凝血及纤溶指标均上升，加重了血液的高凝状态，证实化疗是造成肿瘤易栓状态的重要因素之一。发现榄香烯乳注射液在常规用量下（600mg，每日一次，连用14天）可以明显改善恶性肿瘤患者的血瘀证症状和体征，改善血小板凝集、凝血系统。减轻化疗后引起的易栓状态。

参 考 文 献

[1] 邸庆国，李桂馨，孙宝华，等. 肺癌与血栓栓塞性疾病关系的临床分析. 临床肺科杂志，2010，5（15）：685–686.

[2] 王鸿利. 恶性肿瘤与血栓形成. 肿瘤，2008，28（9）：740–742.

[3] Huang Y, Cheng JK, Jing X, et al. Changes and clinical vaule of coagulation function in patients with lung cancer. Chin J Clin Lab Sci, 2005, 23（4）：296–297.

[4] 丁丽，唐泽耀，付雷，等. β-榄香烯抗凝血作用及不同剂量阿司匹林的影响. 中国中医药杂志，2010，17（2）：120–121.

[5] 韩晓娜，孙义长. 丹参注射液防治恶性肿瘤化疗后并发下肢静脉血栓临床观察. 国医论坛，2008，23（4）：24.

[6] Baron JA, Gridley G, Weiderpass E, et al. Venous thromboembolism and cancer. Lancet, 1998, 351（9109）：1077–1080.

[7] 钱振超，王大庆，金成刚，等. 瘤苗特异性主动免疫治疗及其机制的实验研究. 肿瘤生物治疗杂志，1999，2（2）：125.

[8] 王琰，王慕邹. 姜黄属常用中药的研究进展. 中国药学杂志，2001，36（2）：80.

[9] 赵艺，杨汝刚，罗岷. 莪术油的药理作用及临床应用研究进展. 实用中医内科杂志，2006，20（2）：125–126.

[10] 施广霞，于丽华，刘金友，等. β2 榄香烯抗肿瘤作用的实验研究 I：β2 榄香烯体外对 L615 白血病细胞直接作用的实验研究. 大连医学院学报，1994，16（2）：137.

[11] 翁书和，赵军礼，陈镜合，等. 莪术油抑制大鼠血管形成后胶原积聚作用的研究. 中医药学刊，2003，21（8）：1244–1245.

[12] 赵军礼，孙宝贵，陈镜合，等. 莪术醇时大鼠球囊损伤血管的保护作用及外膜 TGF2BlmRNA 表达的影响. 南京医科大学学报（自然科学版），2004，24（5）：480–483.

[13] 唐泽耀，宋成国，林原. 莪术醇的活血化瘀性实验研究. 中药药理与临床，2003，19（5）：151.

❖ 肿瘤介入治疗 ❖

支气管镜在中央型气道狭窄
病变介入治疗中的应用

王洪武

煤炭总医院肿瘤微创治疗中心　北京 100028

【摘要】　传统支气管镜检查技术主要用于气道病变的诊断，近年来，支气管镜介入治疗技术在中央型气道狭窄病变的治疗中发挥越来越重要的作用。本文详细阐述了中央型气道狭窄病变的定义、临床表现和新的分类方法，并简要介绍了支气管镜各种介入治疗技术，有助于支气管镜介入治疗的规范化操作。

【关键词】　支气管镜；气道病变；介入治疗

中央型气道狭窄病变是指引起气管、主支气管和右中间段支气管狭窄的病变。根据病变部位和性质，可分为功能性和结构性病变。功能性病变包括气管软化、复发性多发性软骨炎，结构性病变包括管内型、管壁型、管外型和混合型病变。根据病因，又可分为良性和恶性。

一、气道狭窄病变的诊断

根据患者的临床表现、CT 及气管镜表现，可明确气道狭窄病变的性质和程度。

（一）临床表现

患者可表现为不同程度的咳嗽、气喘、呼吸困难，以及病变远端反复的下呼吸道感染。呼吸困难常以吸气性为主，活动后加重；患者痰液较多，但咳出费力，有发生窒息的危险。体检可闻及喘鸣音，伴有下呼吸道感染的可闻及湿啰音。为了准确反映病情轻重，作者将临床症状及体征进行了归纳总结（见表1、表2）。

表1　临床症状及体征严重程度分级

项目	分类		
	轻度（+）	中度（++）	重度（+++）
咳嗽	间断性，生活正常	介于轻度至重度之间	频发，影响睡眠和生活
咳痰	痰量<5ml/d	痰量 6～20ml/d	痰量>20ml/d
喘息	活动时气喘，不影响生活	介于轻度与重度之间	休息时气喘，影响睡眠和生活
哮鸣音	很少哮鸣音	两肺散在哮鸣音	两肺满布哮鸣音

表2　气促评分[1]

分级	症状
1	快步走时出现气促
2	平常速度步行时出现气促
3	平常速度步行时因出现气促而停止步行
4	轻微活动后出现气促

（二）CT 诊断 （表3，图1）

表3 气道狭窄程度的判断标准[2]

分级	管径的狭窄程度（%）
0	0
I	≤25
II	26～50
III	51～75
IV	76～90
V	≥91

（三）气道狭窄病变的气管镜表现

与气道狭窄病变的模式图相对应，气管镜所见表现（见641页，彩图2）。

以上9种表现中，A、I多为恶性病变，其他均为良性病变。从治疗策略看，A类病变应以消融治疗为主，B、E、F、I应以内支架治疗为主，D、G、H应以球囊导管扩张联合冷冻治疗为主，B、D、G可以首先应用热消融，解除气道狭窄，然后结合冷冻，减少术后复发。

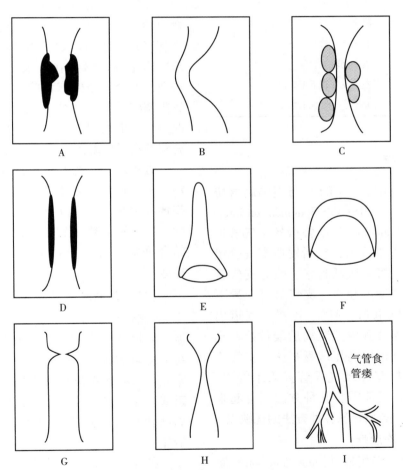

图1 气道狭窄病变的模式图[2]

A. 腔内肿瘤或肉芽肿　B. 扭曲或弯折　C. 外压性狭窄　D. 瘢痕性狭窄
E. 剑鞘样气管　F. 膜塌陷　G. 蹼样狭窄　H. 锥形狭窄（沙漏样狭窄）　I. 气道瘘

（四）气道病变的部位

根据气道病变部位的不同（表4），采取的治疗手段有所不同。如Ⅰ、Ⅷ段病变，难以放置任何形状的支架，Ⅲ、Ⅳ、Ⅴ、Ⅶ段的病变难以放置直支架，应放分叉支架。

表4　气道病变的部位

分段	病变部位
Ⅰ	主气管上1/3段
Ⅱ	主气管中1/3段
Ⅲ	主气管下1/3段
Ⅳ	隆突
Ⅴ	右主支气管
Ⅵ	右中间段支气管
Ⅶ	左主支气管近1/2段
Ⅷ	左主支气管远1/2段

二、治疗

欧洲呼吸学会（ERS）与美国胸科协会（ATS）在"ERS/ATS Statement on interventaional pulmonology"中曾概括了气管镜介入治疗的主要技术，包括硬质支气管镜检术、经支气管针吸活检术、荧光支气管镜技术、支气管内超声、支气管镜介导下的激光、高频电灼、APC、冷冻、气道内支架置入、支气管内近距离后装放疗、光动力治疗、气道内高压球囊扩张、支气管镜引导气管插管和氧气导管置入术等[3]。临床应用中，可能需将几种方法联合起来应用，因此，必须熟悉各种方法的优缺点。

（一）冷冻治疗

根据焦耳-汤姆逊（Joule-Thomson）原理，高压 CO_2 气体通过小孔释放、节流膨胀制冷产生低温，最低温度可达−80℃，在冷冻探针的前段形成一定大小的冰球。将冰冻探头的金属头部放在组织表面或推进到组织内，使其能在周围产生最大体积的冰球，在冷冻状态下将探头及其黏附的组织取出，此谓冻取；可以反复插入探头，直至将腔内的异常组织全部取出。如将冰冻探头的金属头部放在组织表面或推进到组织内，使其能在周围产生最大体积的冰球，持续冷冻 1～3 min，复温后再进行另外2个冷冻−复温周期，移动探头，直至将所有能看到的组织全部冷冻，组织原位灭活，不必将冷冻组织取出，此谓冻融。

冻取主要用于气道内良、恶性病变组织、异物、坏死物质等，可在硬质镜或可弯曲性支气管镜（纤维支气管镜或电子支气管镜）下进行。如采用硬质气管镜来实施冷冻治疗，操作在直视下进行，简便、快捷、安全。经冷冻治疗后，患者的支气管阻塞症状可以很快减轻，生活质量得以改善。冻取后可有不同程度的出血，应结合氩等离子体凝固（APC）或止血药止血。

近年来，冻融治疗在良性气道狭窄的治疗中发挥越来越重要的作用，常用于创伤性气道狭窄、肉芽肿、气道结核等的治疗。气道瘢痕狭窄病变首先采取APC，再结合冻取，将管腔扩大，残留部位采用冻融[4,5]。

（二）热消融治疗

包括激光、高频电刀（或APC）、微波、射频等，能迅速减小肿瘤，畅通气道，缓解梗阻症状。对肿瘤较大、呼吸困难较明显者，应首选热疗或冻切，先减轻管腔阻塞程度，然后配合放疗、光动力治疗和局部化疗等。必要时可配合气管内支架治疗。

各种热消融治疗的适应证相似，主要用于气道狭窄和出血的处理[6,7]，但各种方法又各有其优缺点。若组织与气道之间留有一定空隙、组织基底部较小或以蒂相连者，可使用电圈套器套扎组织基底部，通电并缓慢收紧电圈套器直至组织切除；若组织较大，与气道之间空隙小且基底部较大，可使用电探针或电刀直接自组织表面或侧面由浅入深进行电烧或电切。若病变较弥漫或出血，可用APC。但高频电刀是一种接触式烧灼，其电极前端易黏附坏死组织，需及时将坏死物清除。激光能量较高，但消融范围较小，且仪器昂贵，操作较难（易穿孔）。微波设备便宜，操作简便，但效率较低。APC价格适中，为非接触式烧灼，效率较高，易于操作，目前在临床已广泛应用，但易着火，需谨慎操作。微波较激光、高频电刀、APC等更安全，对深层组织损伤小，穿孔、出血等并发症发生率极低。不足之处在于作用比较慢，每次操作耗时较长。

（三）近距离放射治疗

腔内近距离放疗通常有两种方法：

（1）腔内后装放疗：就是先将盛有同位素的施源器或导源管送到合适的病变部位，经X线核实位置，再经治疗计划系统计算及优化剂量分布，获得满意结果后进行治疗。治疗结束后，放射源可自动回到储源器内。后装近距离放射治疗的优点是，患者可得到精确的治疗，且医务人员隔室遥控操作，非常安全。腔内近距离放疗一般与外放疗或与腔内消融治疗结合应用。

（2）放射粒子植入：通常是将放射性粒子捆绑在内支架上，既对狭窄的气管起支撑作用，又对肿瘤进行近距离放疗，控制肿瘤的进一步生长。亦可在支气管镜直视下将 ^{125}I 粒子直接植入到无法手术切除的大气管肿瘤、气道周围转移的淋巴结或肿瘤，以解除大气管内肿瘤所致的气道堵塞和阻塞性肺炎等临床症状，肿瘤局部控制率可达85%[8]。

（四）局部药物治疗

气管腔内局部药物注射：对明确为气管内恶性肿瘤者，可配合冷冻、热疗，瘤体内注射化疗药，起到协同治疗作用。

腔内注射常用的药物有化疗药（顺铂、丝裂霉素、表柔比星）、无水乙醇、白介素-2（IL-2）、基因药物［目前用于临床的药物有重组人p53腺病毒注射液（今又生）等］。近年来重组人p53腺病毒对中晚期头颈部鳞癌、肺癌采用瘤内注射方式给药，取得非常好的疗效。

（五）光动力治疗（PDT）

PDT是先将光敏剂注入人体，光敏剂在进入机体后，会特异性地聚集于肿瘤部位并与肿瘤细胞结合，当用特定波长的激光照射后，会产生光化学反应（称为光敏反应），由此产生的光毒性物质，会破坏肿瘤细胞和血管，从而抑制肿瘤生长[9,10]。PDT疗法对早期气管-支气管癌可达根治效果，对晚期肿瘤则为姑息治疗手段。对于气管腔内较大的肿瘤光动力治疗前，可采用消融治疗去除病灶，减少病灶厚度，再行PDT，常可提高疗效。

（六）内支架置入

气道支架的绝对适应证是管外型气道狭窄、气道瘘和功能性气道狭窄（如气管软化、复发性多发性软骨炎）。而对管内型及管壁型气道狭窄则应以消融治疗为主，慎放支架。从气道狭窄的形态来看（见图1），腔内肿瘤或肉芽肿、瘢痕性狭窄、蹼样狭窄均不适合直接放置支架，而其他6种形态的病变可首选支架。不稳定的气道结核严禁放置任何支架，良性气道病变严禁放置永久性金属支架（无论是裸支架还是被膜支架）[11,12]。隆突附近的病变如需放支架应首选分叉支架，特别是气道瘘，应首选分叉型被膜金属支架封堵瘘口，必要时再同时放置食管支架[13,14]。

（七）球囊导管扩张[15]

无论是良性还是恶性近端气道狭窄均

可造成患者活动后胸闷、气急、呼吸困难，以及反复发生肺部感染。采用支气管镜导入球囊导管，对狭窄的近端气道实施球囊扩张，可使狭窄部位的气道全周产生多处纵向小裂伤，裂伤处被纤维组织充填，从而达到狭窄部位扩张的目的。

球囊扩张术方法简单、安全、见效快，不需全麻，不需要特殊设备和复杂技术，可以避免激光治疗等所致的支气管穿孔，相对于外科手术和支架置入等其他方法更加经济、安全、创伤小，因此可作为各种病变所致的良性瘢痕性气管支气管狭窄的首选治疗。其不足之处在于为达到满意效果，时常需反复进行。在置入支架前先对狭窄气道进行球囊扩张，可避免支架置入时支架置入器卡在狭窄处导致窒息，并且扩张后可选用较大的支架，可避免支架移位。单纯进行球囊扩张而不置入支架，气道容易再狭窄，如与冷冻结合应用，则可大大降低复发率。

实际上，无论良性气道狭窄还是恶性气道狭窄，单一治疗方法很难达到理想治疗效果，需多种方法联合应用。对瘢痕性气道狭窄，可首选球囊导管扩张联合冷冻治疗，如气道狭窄严重，可先选用热消融治疗将管腔扩大，再结合球囊导管扩张或冷冻治疗。对肉芽肿性或恶性肿瘤病变，应先选择冻取、电圈套器或其他消融治疗，将阻塞的病变清除，再结合冻融、药物注射等治疗，必要时选用支架置入。对轻度气道狭窄，在局麻下应用软镜即可进行介入治疗，而对严重气道狭窄或病情较重的患者，宜在全麻下插入硬质镜、气管插管或喉罩等进行，以减轻患者痛苦，减少气管镜介入治疗过程中的风险。作者曾报道194 例大气道狭窄患者共接受了 334 次硬质镜检查，平均每例患者接受 1.6 次操作[16]。气管内及支气管内狭窄分别采用电

圈套器、冷冻、APC 等综合治疗措施。气道内肿瘤包括原发肿瘤 76 例、转移性肿瘤69 例。良性狭窄最常见病因为瘢痕狭窄，其次为良性肿瘤、原发性肉芽组织增生、异物、气管软化和复发性多发性软骨炎。硬质镜首次治疗后气道狭窄程度均明显下降，其中支气管的下降程度要大于主气管。首次治疗后 KPS 明显升高，气促评分明显下降。

参 考 文 献

[1] 白冲，李强，徐浩，等. 经纤维支气管镜氩等离子体凝固治疗气道狭窄. 第二军医大学学报，2004，25（7）：709-711.

[2] Freitag L, Ernst A, Unger M, et al. A proposed classification system of central airway stenosis. Eur Respir J, 2007, 30 (1): 7-12.

[3] Bolliger CT, Mathur PN, Beamis JF, et al. ERS/ATS statement on interventional pulmonology. European Respiratory Society/American Thoracic Society. Eur Respir J, 2002, 19 (2): 356-373.

[4] Moorjani N, Beeson JE, Evans JM, et al. Cryosurgery for the treatment of benign tracheobronchial lesions. Interact Cardiovasc Thorac Surg, 2004, 3 (4): 547-550.

[5] 王洪武，李冬妹，张楠，等. 电视硬质镜下治疗中央型良性气道狭窄 48 例临床分析. 中华内科杂志，2011，50（6）：520-521.

[6] Hetzel M, Hetzel J, Schumann C, et al. Cryorecanalization: A new approach for the immediate management of acute airway obstruction. J Thorac Cardiovasc Surg, 2004, 127: 1427-1431.

[7] Bolliger CT, Sutedja TG, Strausz J, et al. Therapeutic bronchoscopy with immediate effect: laser, electrocautery, argon plasma coagulation and stents. Eur Respir J, 2006, 27 (6): 1258-1271.

[8] 柯明耀，吴雪梅，林玉妹，等. 经支气管镜置入支架及植入放射性粒子治疗肺癌中心气管狭窄. 中国内镜杂志，2009，（3）：240-241.

[9] Moghissi K, Dixon K. Is bronchoscopic

photodynamic therapy a therapeutic option in lung cancer? Eur Respir J, 2003, 22 (3): 535-541.

[10] 周云芝, 王洪武. 氩气刀联合光动力学疗法治疗恶性气道 18 例. 中国肿瘤, 2008, 17 (11): 973-975.

[11] Lund ME, Garland R, Ernst A. Airway stenting. Applications and practice management considerations. Chest, 2007, 131 (1): 579-587.

[12] Kim JH, Shin JH, Song HY, et al. Benign tracheobronchial strictures: long-term results and factors affecting airway patency after temporary stent placement. Am J Roentgenol, 2007, 188 (4): 1033-1038.

[13] 王洪武, 马洪明, 李晶, 等. 氩等离子体凝固技术配合气道被膜金属支架置入治疗气管隆突处狭窄. 中华内科杂志, 2007, 46 (7): 573-574.

[14] 王洪武, 罗凌飞, 李晶, 等. 国产 Sigma 分叉被膜支架治疗气管食管瘘. 中华医学杂志, 2009, 89 (38): 3257-3260.

[15] Shitrit D, Kuchuk M, Zismanov V, et al. Bronchoscopic balloon dilatation of tracheobronchial stenosis: long-term follow-up. Eur J Cardiothorac Surg, 2010, 38: 198-202.

[16] 王洪武, 周云芝, 李冬妹, 等. 电视硬质气管镜下治疗中央型气道内恶性肿瘤. 中华结核和呼吸杂志, 2011, 34 (3): 230-232.

(上接第 63 页)

[21] 董丽华, 刘锋, 李艳博, 等. 体外稳定转染的重组质粒 pEgr-hp53 联合辐射对人卵巢癌 SKOV-3 细胞周期进程及增殖的影响. 吉林大学学报 (医学版), 2008, 34 (3): 357-360.

[22] 董丽华, 许一多, 刘锋, 等. pEgr-hp53 稳定转染联合 X 射线诱导人肺腺癌 A549 细胞凋亡及相关凋亡蛋白表达变化. 中国免疫学杂志, 2008, 24 (6): 521-525.

[23] 刘扬, 赵银龙, 刘晓冬, 等. p53 基因突变子 175H、248W 和 273H 的定点突变及表达载体的构建. 吉林大学学报 (医学版), 2006, 32 (4): 543-546.

[24] 马淑梅, 汪海娇, 刘扬, 等. HCT116-p53$^{-/-}$ 细胞内 p53 基因突变子模型的建立. 吉林大学学报 (医学版), 2008, 34 (4): 713-716.

[25] Martinez LA, Naguibneva I, Lehrmann H, et al. Synthetic small inhibiting RNAs: efficient tools to inactivate oncogenic mutations and restoe p53 pathways. Proc Natl Acad Sci USA, 2002, 99 (23): 14849-14854.

[26] Yoon HS, Chen X, Yang VW. Kruppel-like factor 4 mediates p53-dependent G1/S cell cycle arrest in response to DNA damage. J Biol Chem, 2003, 278 (4): 2101-2105.

[27] 易贺庆, 马淑梅, 刘扬, 等. 利用 RNA 干扰技术沉默 p53 基因突变子 175H 的效果评价. 吉林大学学报 (医学版), 2010, 36 (2): 220-224.

[28] 易贺庆, 刘晓冬, 马淑梅. 放射联合基因治疗肿瘤相关性 p53 突变子实验研究. 长春: 吉林大学硕士研究生学位论文, 2009.

[29] Ecke TH, Schlechte HH, Schiemenz K, et al. TP53 gene mutations in prostate cancer progression. Anticancer Res, 2010, 30 (5): 1579-1586.

经气管镜电圈套器联合 CO_2 冷冻及氩等离子体凝固等治疗气道内息肉样病变

王洪武　李冬妹　张　楠　邹　珩　张洁莉　李　晶　梁素娟

煤炭总医院肿瘤内科　　北京 100028

【摘要】　目的：采用电圈套器联合 CO_2 冷冻等治疗气道内大的息肉样病变，探讨其疗效和安全性。方法：77 例大气道内息肉样病变患者（恶性肿瘤 70 例，良性病变 7 例）在硬质气管镜引导下，结合电子支气管镜，利用电圈套器联合 CO_2 冷冻等进行治疗。结果：77 例患者进行电圈套器治疗 85 例次。病变位于右侧支气管 42.9%，主气管 38.3% 和左侧支气管 21.4%，少数位于亚段支气管开口。恶性肿瘤混合型占 89.7%，单纯管内型仅占 10.3%。圈套器治疗前气道内堵塞约 4/5，术后约 1/5，KPS 和气促指数治疗后均明显改善。未发生大出血、穿孔等并发症。结论：电圈套器联合 CO_2 冷冻等治疗气道内息肉样病变，安全、有效、快速。

【关键词】　气道内息肉样病变；电圈套器；CO_2 冷冻；氩等离子体凝固

近年来，随着电子支气管镜下介入治疗技术的发展，大气道内息肉样病变的消除并不困难，常用的方法有高频电刀、氩等离子体凝固（APC）、激光、CO_2 冷冻、内支架置入等。电圈套器是一种特殊类型的高频电刀，广泛应用于消化道肿瘤或息肉的电切摘除[1]，在气道息肉样病变的治疗中也有应用[2,3]，但远未普及。作者总结了 77 例临床应用电圈套器联合 CO_2 冷冻等治疗气道内大的息肉样病变的经验，供同行参考。

一、资料与方法

（一）临床资料

回顾性分析自 2010 年 2 月～2012 年 3 月收治的 77 例大气道内息肉样病变患者，年龄 33～84 岁（平均年龄 60.9±1.3 岁），其中男性 54 例，女性 23 例。

气道内息肉样病变性质：气道内恶性肿瘤 70 例，其中肺原发癌 30 例，包括鳞癌 11 例，腺样囊性癌 8 例，腺癌、腺鳞混合癌、小细胞癌（SCLC）和类癌各 2 例，鳞癌合 SCLC、肉瘤样癌、黏液表皮样癌各 1 例。气管转移癌 40 例，来源于肺癌 29 例（其中鳞癌 24 例，腺癌 3 例，腺鳞混合癌和 SCLC 各 1 例），食管癌 5 例，甲状腺癌 3 例，肾癌 2 例，大肠癌 1 例。

气道内良性病变 7 例，其中 4 例良性肿瘤（血管球瘤 2 例，脂肪瘤和纤维瘤各 1 例），气管切开后气道息肉 2 例、气道淀粉样变 1 例。

所有患者均经胸外科大夫会诊，认为不适合手术切除。

本方案经医院伦理委员会同意，并经

通讯作者：王洪武 wanghongwu2008@yahoo.cn

患者本人和/或家属签署知情同意书，愿意接受气管镜介入治疗。

（二）操作方法[4]

1. 气管镜及配套设备

（1）电子支气管镜（简称软镜）：所用软镜为日本 PENTAX-EPM3500。按电子支气管镜操作常规进行，术前给予无痛镇静及局部喷射麻醉，术中持续静脉镇静麻醉。

（2）硬质气管镜：所用硬质气管镜为德国 Karl Storz（Tutlingen）。

操作在手术室进行。麻醉前面罩吸氧，预氧合 5 ~ 10min。术前 10min 静脉滴注阿托品 0.5mg 或东莨菪碱 0.3mg，以抑制气道内过多的分泌物。术中需监测血氧饱和度、心电图、血压及呼吸运动等。患者诱导前 5min 应用咪哒唑仑 2mg 静脉注射，随后静脉注射瑞芬太尼 1 ~ 2μg/kg、1% 异丙酚 1 ~ 2mg/kg。然后给予肌松剂阿曲库铵 0.5mg/kg，待肌颤消失、下颌肌肉松弛后即可经口插入硬质启光镜。维持药物浓度为 1%，异丙酚 1 ~ 2mg/（kg·h），瑞芬太尼 0.1 ~ 0.2μg/（kg·min）。然后接麻醉呼吸机及高频喷射通气，通过硬质气管镜后端的操作孔进行各种操作。

2. 气管镜介入治疗设备

氩等离子体凝固（APC）所用设备为德国产 CESEL 3000 型。将 APC 探针通过电子支气管镜活检孔伸出气管镜插入端（能见到探针标志为准），在距病灶 0.5cm 以内时开始烧灼。APC 输出功率为 30 ~ 50W，氩气流量为 0.8 ~ 1.6 L/min。烧灼过程中无需停止吸氧，但以间断烧灼为宜（每次 5 ~ 10s），时间不能太长，并不断用活检钳取出凝固、碳化的组织（碳化的组织易燃，可着火）。

高频电发生器（PSD-20、UES-30）为日本奥林巴斯公司生产，电圈套器型为南京微创公司生产。电凝功率 30 ~ 40W。电切时将圈套器环绕肿瘤基底部，手拉紧收缩圈套器，然后启动高频电凝，通电时间 5 ~ 10s，即可切除肿瘤。再用光学活检钳或冷冻将切下的肿瘤取出。对基底部较大或不能圈套的肿瘤，则用冻切的方法。

冷冻机采用北京库兰医疗设备有限公司生产的冷冻治疗仪 K300 型和德国 ERBE。软式可弯曲冷冻探头直径 1.9 ~ 2.3mm，探针末端长度 5mm。冷源为液态二氧化碳。将冰冻探头的金属头部放在肿瘤表面或推进到肿瘤内，冷冻 5 ~ 10s，使其周围产生最大体积的冰球，在冷冻状态下将探头及其黏附的肿瘤组织取出，必要时再插入探头，直至将腔内的肿瘤全部取出。冻取后如有出血，则结合 APC 止血。

3. 电圈套器适应证

主要用于有蒂息肉样病变的切除。也可用于宽基底的腔内肿瘤。特殊情况亦可用作电切刀。

二、疗效判断

根据作者的经验，将中央型气道分为 8 个区[5]：主气管等分为 3 部分，自上而下为 1、2、3 区；隆突为 4 区；右主支气管为 5 区；右中间段支气管为 6 区；左主支气管近 1/2 段为 7 区，远 1/2 段为 8 区。不同的区域应采取不同的治疗方法。

1. 气道狭窄再通的疗效判断标准[6]

（1）完全有效（CR）：腔内病灶完全清除，功能恢复正常。

（2）部分有效（PR）：超过 50% 的狭窄管腔重新开放，功能检查大致正常，患者主观症状改善。

（3）轻度有效（MR）：狭窄改善不足50%，但经引流，狭窄远端肺部炎症消散。

（4）无效（NR）：病变未消除，狭窄未缓解。

2. 气促分级

采用美国胸科协会气促评级标准[7]：0级：正常；1级：快步走时出现气促；2级：平常速度步行时出现气促；3级：平常速度步行时因出现气促而停止步行；4级：轻微活动后出现气促。

3．统计处理

采用 SPSS11.0 统计软件包进行分析，采用 t 检验。

4．生存曲线

生存时间起点以接受电圈套器的第 1 天开始计算，术后 3 个月随访 1 次，至少半年。生存率用 Kaplan-Meier 公式计算。

三、结果

（一）圈套的病变所处气道的部位

70 例患者进行了 76 例次大气道电圈套器等治疗，肿瘤部位发生于右侧支气管（5+6）30 例（42.9%），主气管（1+2+3）24 例（38.3%），左侧支气管（7+8）15 例（21.4%）。原发和继发恶性肿瘤两组间无明显差异，均以 3 区和 5 区最常见。良性病变发生部位无规律可言（见表1）。

根据病变所处管壁上的位置，30 例原发性肿瘤有 32 个病变部位：（管内+管壁+管外）20 例（62.5%），（管内+管壁）8 例（25%），管内 4 例（12.5%）。40 例转移性肿瘤有 46 个病变部位：（管内+管壁+管外）20 例（43.5%），（管内+管外）22 例（47.8%），管内 4 例（8.7%）。转移性肿瘤组（管内+管壁）明显多于原发肿瘤组（$P<0.05$），其他两组无明显差异。恶性肿瘤混合型（两种以上病变）占 89.7%，单纯管内型仅占 10.3%。

（二）气管镜下所采用的方法

本组 77 例患者采用气管镜下圈套治疗 85 例次，其中只有 3 例次单独在电子支气管镜下完成，其余 82 例次均采用硬质气管镜结合电子支气管镜完成。30 例原发肿瘤圈套治疗 32 例次，40 例转移性肿瘤完成圈套治疗 46 例次。所有 70 例恶性肿瘤患者接受气管镜治疗平均每例 3.8±0.4 次。

（三）圈套器治疗前后患者气道阻塞及临床状况的改善情况

除良性病变组 KPS 圈套器治疗前后无明显差别，其余各项治疗指标圈套器治疗前后均有明显变化（P 均<0.01）（见表2）。

表 1　圈套的病变所处气道的部位

病变部位	32 例次原发恶性（n/%）	46 例次继发恶性（n/%）	7 例次良性病变（n/%）
1	2（5.4）	1（2.2）	1（14.3）
2	3（8.1）	2（4.3）	1（14.3）
3	5（13.5）	11（23.9	1（14.3）
4	0（0）	1（2.2）	1（14.3）
5	7（18.9）	14（30.4）	1（14.3）
6	5（13.5）	4（8.7）	0（0）
7	2（5.4）	4（8.7）	1（14.3）
8	5（13.5）	4（8.7）	0（0）
右上	2（5.4）	0（0）	0（0）
左下	1（2.7）	0（0）	0（0）
左上	0（0）	1（2.2）	1（14.3）

表 2　圈套器治疗前后患者气道阻塞及临床状况的改善情况

	恶性肿瘤（n=70）	良性病变（n=7）
气道阻塞程度（%）		
治疗前	84.0±2.2*	80.0±10.6*
治疗后	22.2±3.3	22.9±10.4
KPS 评分（%）		
治疗前	62.9±2.2*	70.0±6.9
治疗后	80.6±1.6	82.9±8.1
气促评分		
治疗前	2.8±0.1*	2.4±0.4*
治疗后	1.3±0.1	0.7±0.4

注：同组间治疗前后的比较（ * $P<0.01$）

圈套器治疗前气道内堵塞多较严重（彩图 1A、2A，见 642 页），用电圈套器结合冷冻可将息肉样病变取出（彩图 1B、2B，见 642 页），术后见创面平整，周边发白、凝固，无穿孔发生，出血较少、可控。有蒂的肿瘤可一次性切除，较大的或宽基底的肿瘤需多次圈套器套扎，或与冷冻、APC 等结合应用。治疗后气道内病变大多消失，管腔通畅（彩图 1C、2C，见 642 页）。

经治疗后，78 例次恶性肿瘤 CR 24 例次（30.8%），PR 47 例次（60.3%），MR 7 例次（9.0%）。有效率（CR+PR）91%，临床获益率（CR+PR+MR）100%。良性病变 CR 4 例（57.1%），PR 2 例（28.6%），MR 1 例（14.3%）。

根据 Kaplan-Meier 生存曲线，恶性肿瘤生存时间超过 1 年者占 27.1%（原发气管癌与转移性气管癌相似）。中位生存时间为 6 个月，平均生存时间 8.3 个月（彩图 3，见 642 页）。

四、讨论

高频电刀是一种将电能转换成热能，切除病变组织或消融的热凝切技术。我国于 1984 年开始采用经支气管镜高频电刀对气管、支气管良恶性肿瘤、炎性肉芽肿等进行治疗[8]。电圈套器是一种特殊的高频电刀，主要用于有蒂肿瘤或息肉的切除。电圈套器是消化内镜必不可少的工具，已成为一个重要的产业。但在呼吸领域，电圈套器只有零星的应用和报告，远未形成产业。

气道内大的息肉样病变是呼吸内镜大夫最棘手的问题，由于瘤体较大，一般的活检钳难以抓取。既往作者对气道内大的息肉样病变主要采用 APC、冻取等方式治疗[4,9]，但有出血及窒息等风险。且手术时间长，治疗次数多。

本文所套取的病变组织以右主支气管最常见，其次为主气管下段。息肉样病变均位于管腔内。单纯管腔内病变较少，大多为混合型（管内型合并管壁型或合并管外型）。

电圈套器最适合于有蒂的息肉样病变。电圈套器主要由圈套钢丝、塑料套管和手柄组成，圈套器张开后的形状多呈椭圆形，也有六角形、新月形等。治疗时调整好镜身位置，从钳道伸出圈套器，根据病变的大小打开圈套，套住病变，以圈套器外套管的前端贴住病变，再逐渐收紧圈套，根据需要套住病变的大小。套住后可稍微前后移动圈套器，在通电中逐步收紧圈套器，直至病变切除。对有蒂息肉样病变，将圈套器套于蒂上并通电后，即可将组织电凝切除，一般不会引起出血。对切下的较大的组织可用三爪异物钳取出或冻取。对于无蒂息肉，电灼时应先以高渗盐水或 1：10000 肾上腺素溶液注入息肉样病变基底部 1~2 点，每点 1.0 ml，然后圈套切除隆起的组织。对基底部较大或不能直接圈套的肿瘤，可将电圈套器电凝探头稍突出鞘管，置于病灶上，通电 10~30s，多次点击电凝，使病灶凝固、炭化（相当于电切刀的作用）。或将组织切割成多块，以便于圈套器套取。

作者既往用气管镜治疗气道内肿瘤，一般需 5.9 次[10]。本组资料只需 3.8 次，每次所需的时间也明显减少。经圈套器等治疗后，气道内阻塞明显减轻，临床症状明显改善，气促评分明显减低。经综合治疗后，恶性肿瘤 CR 达 30.8%，PR 达 60.3%，MR 达 9.0%。有效率 91%，临床获益率 100%。良性病变 CR 达 57.1%，PR 达 28.6%，MR 达 14.3%。

治疗过程均较安全，无一例发生大出

血、穿孔或死亡等严重并发症。恶性肿瘤中位生存时间 7 个月，超过 1 年者占 27.1%。

总之，高频电圈套器治疗气道阻塞，疗效显著，且费用较低，手术创伤小，并发症少，术后恢复快，值得临床推广应用。

参 考 文 献

[1] 王萍，吴杰，黄晓东. 经结肠镜高频电圈套器联合尼龙绳套扎和/或钛夹钳夹治疗大肠宽蒂和大息肉 156 例. 世界华人消化杂志，2010，18（17）：1838–1841.

[2] 甄永强，滕琳，吴立平，等. 电子支气管镜介导下高频电刀治疗良性气道肿瘤. 中国内镜杂志，2008，14（11）：1200–1202.

[3] Ishibashi H, Akamatsu H, Kikuchi M, et al. Resection of endobronchial hamartoma by bron-choplasty and transbronchial endoscopic surgery. Ann Thorac Surg, 2003, 75：1300–1302.

[4] 王洪武，张楠，李冬妹，等. 气管镜治疗187例次因恶性肿瘤引起的阻塞性肺不张的临床分析. 中国肺癌杂志，2011，14（8）：653–659.

[5] 王洪武. 支气管镜在中央型气道狭窄介入治疗中的应用. 国际呼吸杂志，2012，32（4）：275–279.

[6] Sneyd JR. Remifentanil manual versus target-cont rolled infusion. Anesth Analg, 2003, 97（1）：300.

[7] Stulbarg MS, Adams L. Textbook of respiratory medicine. Philadelphia. Saundersm, 1994, 26（18）：511.

[8] 李玉苹，陈成水，叶民，等. 良性大气道狭窄的支气管镜介入治疗. 中国内镜杂志，2007，13（2）：141–144.

[9] 王洪武，周云芝，李冬妹，等. 电视硬质气管镜下治疗中央型气道内恶性肿瘤. 中华结核和呼吸杂志，2011，34（3）：230–232.

（上接第 101 页）

[20] Kogure Y, Oki M, Saka H. Endobronchial foreign body removed by rigid bronchoscopy after 39 years. Interact Cardio Vasc Thorac Surg, 2010, 11（6）：866–868.

[21] Ramos MB, Fernández-Villar A, Rivo JE, et al. Extraction of airway foreign bodies in adults：experience from 1987 ~ 2008. Interact Cardio Vasc Thorac Surg, 2009, 9：402–405.

[22] Hoff S. "Stuck"：Removal of embedded distal airway foreign bodies. Otolaryngology-Head and Neck Surgery, 2012, 147：226.

[23] Cheng G, Kent M, Gangadharan S, et al. Rigid bronchoscopy guided percutaneous dilational tracheostomy：A single institution experience. Am J Respir Crit Care Med, 2012, 185：A5921.

[24] 王洪武. 气管镜氩等离子体凝固治疗过程中气道内燃烧的处理. 中华结核和呼吸杂志，2011，34（11）：872.

硬质气管镜在危重气道狭窄疾病中的应用

王洪武

煤炭总医院 北京 100028

硬质气管镜（Rigid Tracheo Bronchoscopy，RB）的应用至今已有 120 多年的历史。1897 年，德国科学家 Killian 首先报道用硬质食管镜从气管内取出骨性异物，开创了硬质窥镜插入气管和支气管进行内镜操作的历史。1968 年，美国医生 Jackson 对硬质气管镜进行改进并制定出规范化操作规程。至 20 世纪 60 年代，各国均已开展以硬质气管镜为主进行下呼吸道疾病的诊断与治疗[1]。

近年来，随着电子技术的发展，硬质气管镜的图像更加清晰，也便于保存。可弯曲式支气管镜（Flexible Bronchoscopy，FB）和 RB 的结合应用在处理复杂气道疾病方面呈现出无与伦比的优势[2]。现在大多应用软性支气管镜通过硬质气管镜来观察更远端以及弯曲度大的上叶支气管。

与 FB 相比，RB 的优势包括维持气道通气的能力、咯血的处理、更短的介入治疗时间以及大块活检标本的获取。

目前我国软质气管镜（简称软镜）的应用已普及到各三级医院，一般情况下都能完成气管镜检查；但某些复杂气道病变，局麻下应用软气管镜操作有一定的困难，选择性应用硬质气管镜还是很有必要的[3]。

近年来，作者应用了 800 多例硬质气管镜，积累了一定的经验和体会，在此与同行们共享。

一、硬质气管镜操作在全麻下进行，无痛、安全

一般呼吸科大夫经过心肺复苏等训练，对气管插管并不陌生，经过一段时间的培训也很易插入硬质气管镜。硬质气管镜操作需熟练的麻醉医师密切配合[4]，在全麻下进行，避免了患者的活动，操作起来很简单，整个操作过程患者无自觉不适，且无痛。作者所在单位在手术室有一专用的气管镜室，每天都能配备专职麻醉师和护士等，随时可进行硬质气管镜手术，利于开展诊疗工作。

传统硬质气管镜操作有直接插入法和间接喉镜插入法，近来作者采用软镜引导插入法更为简便、快捷。操作时将镜鞘套在软镜上，直接用软镜的视频监视器观察操作，不用硬质气管镜的目镜，也没必要连接硬质气管镜的视频监视器。右手握紧镜鞘的操作部，用手的虎口托住软镜，软镜的插入部略短于硬质气管镜的插入部，以便于观察硬质气管镜进入气道的情况，其他顺序同直接插入法。硬质气管镜的末端可直接连接麻醉机，保证在硬质气管镜插入的过程中不中断供氧。此方法适应于软、硬质气管镜结合应用的患者，不必来

王洪武：E-mail：wanghongwu2008@yahoo.cn

回转接视频监视器，省去很多麻烦。还可用软镜直接吸取气道内的分泌物，便于保持镜头清晰。镜鞘插入到气管后，可用软镜直接进行介入操作。

二、硬质气管镜连接机械通气，保证氧供

硬质气管镜能保持气道通畅，并且在操作端有侧孔与呼吸机相连[4,5]，故而控制性机械通气是将患者自主呼吸完全控制，同时辅以肌松剂，适应于身体状况较好、气道反射性很强的患者。辅助性机械通气要求保留患者的部分自主呼吸，特别是气道堵塞严重、呼吸困难的患者，应严格掌握麻醉剂量，以免引起心脏功能抑制和血压下降。操作一段时间后，可能会引起CO_2潴留，应将硬质气管镜后孔封闭，启用手动式球囊按压，促进排气。高频喷射通气频率控制在每分钟 36 ~ 64 次即可[6,7]，不宜太高，在整个操作过程中应监测血氧饱和度和间断进行血气分析。

自主呼吸一般是在手术快要结束时，停止输注静脉麻醉药，待患者自主呼吸完全恢复、血氧饱和度维持在95%以上，可将硬质气管镜拔出。对操作时间较长，有CO_2潴留的患者，气管镜操作停止后，将硬质气管镜拔出，再插入气管插管，在恢复室继续机械通气，直至血CO_2分压降至正常。因此，整个手术过程基本能保证不缺氧。

三、硬质气管镜在咽喉部及声门下肿瘤治疗中的应用

既往认为高位气道梗阻，特别是在声门下 2cm 以内的病变不适合应用硬质气管镜，实际不然，硬质气管镜是治疗该类疾病最佳的方法之一。

近年来，作者治疗了约 50 例高位气道梗阻的患者，其中包括下咽癌、喉癌、甲

状腺气管侵犯和其他声门下肿瘤和狭窄，经外科会诊均不适合手术，均在硬质气管镜下成功进行了介入治疗。对声门上肿瘤可将硬质气管镜插入到口腔内，不插入声门，助手固定镜鞘。镜鞘前端对准肿瘤进行电圈套器、APC 及 CO_2 冷冻等操作。对声门部或声门下肿瘤可直接用镜鞘前端将肿瘤铲除，或用镜鞘斜面保护正常声带，应用 APC 或冷冻将患侧病变清除。作者还在硬质气管镜的保护下成功为 3 例喉癌患者进行了光动力治疗，由于肿块严重堵塞声门部，局麻下难以进行治疗，则首先在全麻下将硬质气管镜前段骑跨在声门上，一边通气，一边治疗，很快将肿瘤清除，然后进行 PDT，未发生声门水肿等严重并发症。

Melendez 等[8]报道，用新型显微电动吸切器成功在硬质气管镜下切除声门下 2cm 巨大气管神经鞘瘤。

四、硬质气管镜在大气道内肿瘤治疗中的应用

对中央型气道内大的肿瘤，特别是伴严重气道狭窄的患者，一般难以平卧，在全麻下插入硬质气管镜，既可保证患者的通气，又可从容地进行各种操作。通常是以硬质气管镜作为通道并保障通气，如果肿瘤位于主气管内，用各种硬质器械或软镜器械均可操作；如果肿瘤位于支气管内，最好结合电子支气管镜进行各种操作。

硬质气管镜下清除气道内肿瘤具有快速、安全、有效等特点。可采取的方法很多，如硬质气管镜直接铲除、光学活检钳、电圈套器、热消融（激光、微波、APC）、冻取等[9-11]。采用哪些方法合适，需考虑内镜技术的熟练程度、已有的设备条件等。我院在早期主要采取 APC 消融的方法，但费时、费力，效率不高。后与 CO_2 冻取结

合，则效率大大提高，但出血等并发症增多。近两年由于技术的不断成熟，电圈套器和硬质气管镜直接铲除的利用率越来越高，效率也大大提高。硬质气管镜铲除是利用半弧形的镜鞘前端直接将肿瘤铲下，再利用活检钳将肿瘤取出，适合于管内型或管壁型肿瘤。对有蒂或瘤体较长的肿瘤则适合用电圈套器或光学活检钳将肿瘤直接切除；对瘤体表面较脆、易出血的肿瘤则适宜先用 APC 止血，再结合冷冻将肿瘤冻取；冻切是将冰冻探头的金属头部放在肿瘤表面或推进到肿瘤内，使其能在周围产生最大体积的冰球，在冷冻状态下将探头及其黏附的肿瘤组织取出。冷冻肿瘤的范围要足够大（勿冻管壁即可），以最少的冻取次数将腔内的肿瘤全部取出。对瘤体较弥漫、不易出血的肿瘤，亦可直接用冻取的方法，必要时结合 APC。对瘤体较大、基底较宽、血运丰富，特别是伴有肺不张的肿瘤，术前最好行肺动脉栓塞治疗，以阻断血供，减少术中出血。

通过硬质气管镜进行冻取可反复进行，速度较快。因此，对气道狭窄 75% 以上的恶性肿瘤均以硬质气管镜治疗为佳，治疗后气管阻塞程度、气促指数和 KPS 评分均有明显改善[9]。

作者[10]曾回顾性分析经硬质气管镜治疗中央型气道内恶性肿瘤 81 例（其中原发性肿瘤 35 例、继发性肿瘤 46 例），共进行硬质气管镜下操作 181 例次，65.2% 的患者仅进行了一次硬质气管镜治疗，治疗后气道阻塞程度、KPS、气促指数均有明显改善。硬质气管镜结合电子支气管镜治疗对阻塞性肺不张有明显疗效，特别是对全肺不张的治疗效果要明显优于肺段不张[9]。

一般气道堵塞 50% 以上或肿瘤长度超过 2cm 者，最好在全麻下进行气管镜检查和治疗。如果无硬质气管镜，可用 8 号以上的气管插管代替硬质气管镜，后接三通管行机械通气下操作。

作者曾比较硬质气管镜联合电子支气管镜（A 组）和单纯应用电子支气管镜（B 组）的治疗效果[2]，结果 B 组气管镜检查次数约为 A 组的 1.8 倍，由于 A 组的操作次数减少，也大大减轻了患者的痛苦。A 组单次消融范围大于 B 组，即 A 组的消融范围均在 4/5 左右，而 B 组则在 2/3 左右。一般堵塞一侧支气管内的肿瘤（单侧全肺不张），利用硬质气管镜结合冻取 1 小时左右即可将腔内肿瘤全部取出，而单用软镜行 APC 则平均需要 1.6 小时。

近年来作者还在硬质气管镜下经气管穿刺植入放射性粒子^{125}I，安全、准确。

李运等[11]报道，对部分气道内大的肿瘤，首先在硬质气管镜下去除气道腔内肿瘤主体并止血，恢复气管腔通畅，然后进行常规气管插管，开胸手术行气管环形切除端端吻合、隆突成形或支气管袖式切除术，降低了麻醉插管的风险，取得了很好的疗效。

五、硬质气管镜在良性气道狭窄中的应用

电视硬质镜同样可对良性气道狭窄进行治疗[12]，本组病变以气道结核、支架置入后肉芽肿形成、创伤后瘢痕狭窄最为常见。严重的气道瘢痕狭窄病变宜首先行气道球囊扩张或采取 APC，再结合冷冻，将管腔扩大，残留部位采用冻融。气道内大的息肉或异物可通过大号活检钳咬取、高频电刀圈套器套取、CO_2 冻取及 APC 烧灼等方式，这几种方法可联合进行。对比较特殊的气道内异物（如长的铁钉、玻璃珠、动物骨骼等），均可在硬质气管镜下采用冻粘、夹取等方法将其取出。

六、硬质气管镜下放置和取出气道内支架

（一）放置支架

在硬质气管镜下除清除肿瘤外，还可以在硬质镜下放置气道内支架[13,14]。硅酮支架要求必需在硬镜下放置，而金属支架既可在软镜下放置，又可在硬质镜下放置，特别是分叉支架在硬质镜下放置较为安全、可靠[15]。作者早期分叉型支架需在 C 型臂引导下放置，而现在大多在硬质镜下放置则更为安全、准确，患者无痛苦。

作者还用硬质气管镜取出胃镜下难以取出的 10 例食管支架，操作较为简便。

（二）取出支架

支架置入后肉芽组织增生（特别是金属裸支架）需反复气管镜介入治疗，因此，适时取出支架非常重要[16]。可回收支架在软镜下即可取出，而裸支架则需先清肉芽、后碎支架，然后将支架单丝抽出的方法，再联合 APC 及冷冻，最终达治愈目的。伴有明显肉芽组织增生的支架，取出时以硬质镜为宜[17]。

七、硬质气管镜下取出异形、久留气道内的异物

硬质气管镜手术是公认的取出气道内异物的最佳适应证[18]，儿科患者尤为适合。硬质气管镜下可放置各种样式的活检钳、套篮、圈套器、异物钳、抓钳等，抓持牢固，异物不易脱落。因此气道内的各种异物，无论大小、形状、质地都适合利用硬质气管镜取出[19,20,21]。如异物直径大于镜身直径，可将异物抓至镜身前端，直视下将异物连同镜身一同退出，可避免损伤气道。

作者曾取出滞留在支气管内多年的义齿、猪骨、鸡骨、鱼骨、笔帽、瓜子、果仁、果冻、铁钉等 20 余种异物，解决了患者多年的心头之患。长期滞留于支气管内的异物，表面往往有肉芽组织覆盖，宜先用 APC 祛除表面多余的组织，将异物充分暴露后，再用异物钳或取出异物，残留部位再给予冻融，以防肉芽再生。

Hoff 报道[22] 2 例儿童气道内异物，已被肉芽组织包埋，先插入硬质气管镜，再用球囊将近端气道扩张，待异物显露后，再用光学活检钳将异物取出，方法简单易行。

八、硬质气管镜引导经皮扩张性气管切开术

Cheng 等报道[23]，用硬质气管镜引导经皮扩张性气管切开能保证气道通畅，足够的氧供和通气，实时引导，支撑和保护气管壁，较好地控制出血。可用于严重肥胖，既往颈部做过手术，气道解剖结构变形和凝血功能不好的患者（INR>1.5）。操作简便、安全、有效，平均操作时间仅半小时左右，无严重并发症和手术死亡。

九、并发症的处理

硬质气管镜操作在直视下进行，一般较安全、并发症较少。但术前应评估硬质气管镜插入的难易程度。近年来作者实行硬质气管镜操作近 800 例次，只有 3 例因气管切开后瘢痕挛缩致颈部畸形未能插入硬质气管镜，其他均一次成功；有 3 例操作过程中牙齿脱落（术前牙齿即有松动）。对术前有牙齿松动者应事先声明，有可能引起牙齿脱落，以免引起不必要的纠纷。未发生一例与硬质气管镜操作有关的死亡。

术后应卧床 6 小时，密切观察有无喉水肿的发生，必要时应快速给予糖皮质激素、利尿等处理。

硬质气管镜操作过程中比较安全。持续 APC 烧灼易引起低氧血症[24]。本组

73.3%发生术中缺氧,但停止操作并给氧后,血氧饱和度会很快上升,恢复至正常后可继续操作。对引起气道严重堵塞的肿块应尽快清除,以防窒息。对气道内发生大出血时,应持续负压吸引,勿使血凝块堵塞气道,必要时换用双腔气囊导管或肺动脉栓塞止血。本文尚未采用这些方法。无1例严重缺氧死亡。

参 考 文 献

[1] 李强主编. 呼吸内镜学. 上海:上海科学技术出版社,2003:203-206.

[2] 王洪武. 硬质气管镜结合可弯曲性支气管镜治疗大气道内肿瘤. 中国肺癌杂志,2009,12(2):139-142.

[3] Chao YK, Liu YH, Hsieh MJ. Controlling difficult airway by rigid bronchoscope—an old but effective method. Interactive CardioVascular and Thoracic Surgery, 2005, 4:175-179.

[4] 程庆好,李蕾,孙磊,等. 气管内肿物微创治疗的麻醉管理. 临床麻醉学杂志,2009,25(6):530-531.

[5] Mahmood K, Wahidi MM, Welsby I, et al. Mechanical Ventilation During Rigid Bronchoscopy. Am J Respir Crit Care Med, 2012, 185:A5968.

[6] 姜冠潮,李运,王俊,等. 硬质气管镜手术治疗大气道疾病. 中国胸心血管外科临床杂志,2008,15(5):345-349.

[7] Shadmehr MB, Farzanegana R, Grailia P, et al. Primary major airway tumors:management and results. Eur J Cardiothorac Surg, 2011, 39(5):749-754.

[8] Melendez J, Cornwell L, Green L, et al. Treatment of large subglottic tracheal schwannoma with microdebrider bronchoscopy. Thorac Cardiovasc Surg, 2012, 144:510-512.

[9] 王洪武,周云芝,李冬妹,等. 电视硬质气管镜下治疗中央型气道内恶性肿瘤. 中华结核和呼吸杂志,2011,34(3):230-232.

[10] 王洪武,李冬妹,张楠,等.187例次因恶性肿瘤引起的阻塞性肺不张气管镜治疗分析. 中国肺癌杂志,2011,14(8):653-659.

[11] 李运,王俊,赵辉,等. 电视硬质气管镜治疗原发性气管支气管肿瘤. 中国微创外科杂志,2010,10(4):347-350.

[12] 王洪武,李冬妹,张楠,等. 电视硬质镜下治疗中央型良性气道狭窄48例临床分析. 中华内科杂志,2011,50(6):520-521.

[13] 王洪武,李冬妹,张楠,等. 被膜金属支架在气道瘘治疗中的应用. 中国肺癌杂志,2011,14(8):679-684.

[14] Christopherson TA, Madden BP. Rigid bronchoscopy under general anaesthesia is a safe and effective method in which to deploy self expanding metallic stents to treat large airway obstruction:comparison to the published data on the deployment of metallic stents by flexible bronchoscopy. Am J Respir Crit Care Med, 2009, 179:A5777.

[15] Yarmus L, Gilbert C, Akulian J, et al. Novel Use of the GlideScope for Rigid Bronchoscopic Placement of a Dynamic (Y) Stent. Ann Thorac Surg, 2012, 94:308-310

[16] Wang HW, Zhou YQ, Yamaguchi E, et al. Endoscopic removal of metallic airway stents. J Bronchol Intervent Pulmonol, 2010, 18(1):31-37.

[17] Ose N, Inoue M, Minami M, et al. Successful removal of expandable metallic stent in a patient with lung cancer. Asian Cardiovasc Thorac Ann, 2012, 20:202-204.

[18] Soysal O, Kuzucu A, Ulutas H. Tracheobronchial foreign body aspiration:a continuing challenge. Otolaryngol Head Neck Surg, 2006, 135(2):223-226.

[19] Aydogan LB, Tuncer U, Soylu L, et al. Rigid bronchoscopy for the suspicion of foreign body in the airway. Int J Pediatr Otorhinolaryngol, 2006, 70(5):823-828.

(下转第96页)

恶性阻塞性全肺不张气管镜疗效分析

王洪武　张　楠　李冬妹　邹　珩　周云芝　李　晶　梁素娟

煤炭总医院肿瘤微创治疗中心　北京 100028

【摘要】　目的：探讨气管镜治疗恶性阻塞性全肺不张的有效性和安全性。方法：回顾性分析 2005 年 10 月~2011 年 3 月均经病理证实的 59 例恶性阻塞性全肺不张患者，气管镜下行氩等离子体凝固（APC）、冷冻等治疗的疗效。结果：全肺不张发生于左侧 38 例、右侧 21 例，平均发病时间 2.8 个月。初始治疗 71 例次，两侧支气管内肿瘤的清除率和肺复张率相似，但主支气管组肺复张率明显高于段支气管组。治疗后患者的体质评分（KPS）均有明显升高，气促评分明显降低。术中出血发生率 8.4%，无 1 例术中死亡。据 Kaplan-Meier 生存分析统计方法：中位生存时间 3.6 个月，平均生存时间 5.2 个月，超过半年者 16 例（占 29.1%），1 年生存率 12.5%。结论：气管镜治疗能快速、有效清除气道内肿瘤，使阻塞的肺复张。肺复张率与病灶部位有关。

【关键词】　气道恶性肿瘤；全肺不张；气管镜；介入治疗

恶性肿瘤是阻塞性肺不张最常见的病因[1,2]，引起一侧全肺不张往往伴有较严重的肺部感染和低氧血症等。由于恶性阻塞性肺不张大多处于肿瘤晚期，已行放疗、化疗，效果欠佳，失去手术治疗时机。近年来，由于气管镜介入治疗技术的发展，已成为解除气道梗阻最快速、有效的治疗手段[3,4]。作者总结近年来的工作经验，供临床借鉴。

一、临床资料

回顾性分析自 2005 年 10 月 8 日~2011 年 3 月 13 日我院收治的 59 例恶性阻塞性全肺不张患者，年龄 5~90 岁（平均年龄 58.3±2.3 岁），其中男性 54 例（平均年龄 58.7±2.4 岁），女性 5 例（平均年龄 58.8±8.1 岁）。所有患者均经病理证实。

统计处理：采用 SPSS 11.0 统计软件包进行分析，分类资料采用行×列表 χ^2 检验或四格表 χ^2 检验；数量资料采用 t 检验（或非参数检验）。

本方案经医院伦理委员会同意，并经患者本人和家属签署知情同意书。

二、治疗方法

（一）气管镜及配套设备

1. 电子支气管镜（简称软镜）

所用软镜为日本 PENTAX-EPM3500。按电子支气管镜操作常规进行，术前给予无痛镇静及局部喷射麻醉[5]，术中持续静脉镇静麻醉。

2. 硬质气管镜

所用硬质气管镜为德国 Karl Storz（Tutlingen）。操作在手术室进行。术前行全身麻醉，经口插入硬质气管镜[6]，接麻醉呼吸机及高频喷射通气，通过硬质气管镜后端的操作孔进行各种操作。

（二）气管镜介入治疗

氩等离子体凝固（APC）所用设备为德国产 CESEL 3000 型；冷冻机采用北京库兰医疗设备有限公司生产的冷冻治疗仪 K300 型和德国 ERBE；电圈套器为南京微创公司生产；被膜金属支架为江苏西格玛公司生产。均按说明书进行操作。

（三）疗效判断方法

1．气道狭窄程度

$$气道狭窄\% = \frac{正常气道宽度—最狭窄处的气道病变宽度}{正常气道宽度} \times 100\%$$

2．气道狭窄的疗效判断

完全缓解（CR）：气道内肿瘤完全消除，气道无狭窄。

部分缓解（PR）：气道内肿瘤部分消除，气道狭窄≤50%。

无效（NR）：气道内肿瘤大部分未消除，气道狭窄>50%。

3．体质评分（KPS）[7]和气促评分（SS）[8]

根据文献进行评价、记录。

三、结果

（一）全肺不张与肿瘤发生部位及病理的关系

59 例患者中，发生左全肺不张 38 例（占 64.4%），其中肿瘤位于左主支气管 22 例（占左侧 57.9%），明显多于左下支气管（13 例，占左侧 34.2%）和左上支气管（3 例，占 7.9%）。右全肺不张 21 例（占 35.6%），其中肿瘤位于右主支气管 5 例（占右侧 23.8%）、右上支气管 7 例（占右侧 33.3%）、右中间段支气管 6 例（占右侧 28.6%）、右下支气管 3 例（占右侧

14.3%），右侧肿瘤各部位无明显差异。

左全肺不张肿瘤来源于肺 35 例（鳞癌 18 例，腺癌 4 例，腺鳞混合癌、小细胞肺癌、腺样囊性癌、肌纤维母细胞瘤、黏液表皮样癌各 2 例，肉瘤、基底细胞样癌、乳头状瘤癌变各 1 例，其中 10 例为原发癌、25 例为转移癌引起的阻塞），远位转移癌 3 例（肾癌、直肠癌、肝癌各 1 例）。TNM 分期：ⅡB 期 3 例、ⅢA 期 6 例、ⅢB 期 11 例、Ⅳ期 18 例。

右全肺不张肿瘤来源于肺 19 例（鳞癌 10 例、腺癌 4 例、腺鳞混合癌 3 例、小细胞肺癌 2 例，其中原发癌 1 例、转移癌 18 例引起气道阻塞），远位转移癌 2 例（肝癌和直肠癌各 1 例）。右侧原发肺癌引起的肺不张（占 4.8%）明显少于左侧（28.6%，$P<0.01$）。TNM 分期：ⅢA 期 1 例、ⅢB 期 3 例、Ⅳ期 17 例，其中 12 例（占 63.1%）为术后复发转移。

（二）全肺不张与气管镜治疗效果

59 例患者共接受了 71 例次针对阻塞性肺不张的治疗，其中左肺 48 例次（治疗方式：硬质气管镜下治疗 38 例次，软镜下治疗 8 次，喉罩和插管下治疗各 1 例次）；右肺 23 例次（治疗方式：硬质气管镜下治疗 17 例次，软镜下治疗 6 例次）。由表 1 可见，右侧支气管内病灶清除的有效率（CR+PR）为 100%，左侧支气管内为 91.7%（$P>0.05$）。肺不张的复张率两侧相似（右侧 65.2% vs 左侧 66.6%，$P>0.05$）。肿瘤病灶清除的有效率与部位无明显关系（彩图 1、2，见 643 页），但主支气管内病灶肺完全复张率明显高于段支气管内病灶者（27.8% vs 11.4%，$P<0.05$），肺复张率（全部+部分）前者亦高于后者（72.2% vs 60%，$P<0.05$）。气道再通的患者，均可吸出大量黄脓痰，氧合指数均可明显改善。

（三）气管镜介入治疗对肺不张患者临床的改善情况

气管镜介入治疗后两侧主支气管的阻塞程度、KPS 和气促评分均相似，而治疗后 KPS 均升高，气促评分均降低（见表 2）。

表 1　全肺不张原发灶部位与气管镜治疗效果

肺不张阻塞部位		例数	气道内肿瘤的消除情况			肺不张的复张情况		
			CR	PR	NR	完全	部分	无效
右侧支气管	右主	5	2	3	0	2	2	1
	右上	7	4	3	0	0	5	2
	右中间段	8	5	3	0	1	2	5
	右下	3	2	1	0	1	2	0
	合计	23	13	10	0	4	11	8
左侧支气管	左主	31	18	11	2	8	14	9
	左上	4	3	1	0	1	2	1
	左下	13	1	10	2	1	6	6
	合计	48	22	22	4	10	22	16
总计		71	35	32	4	14	33	24

注：根据肺 CT 扫描评价肺复张的程度：
完全肺不张：指肺完全膨胀，体积恢复到原来的状况
部分肺不张：指肺部分膨胀，体积未恢复到原来的状况
无效：指肺没有膨胀，体积较前无明显变化

表 2　气管镜介入治疗对肺不张患者 KPS 及气促评分的影响

肺不张部位（例数）	术后主支气管阻塞程度（%）	KPS		气促评分	
		前	后	前	后
右侧 23	34.5±8.4	49.1±4.7	73.6±3.4 *	3.5±0.2	1.8±0.2 *
左侧 48	36.3±6.1	53.2±2.7	71.7±2.1 *	3.1±0.2	1.7±0.1 *

注：治疗前后疗效比较 $^*P<0.01$

（四）术中并发症的情况

71 次操作中，发生术中出血（>100ml）6 例次（占 8.4%），无 1 例术中死亡。在用 APC 止血过程中 76.1% 会发生低氧血症。无 1 例发生着火或管壁穿孔等并发症。

术前全肺不张阻塞的时间为 1～24 个月，平均为 2.8±0.5 个月（n＝58），其中右全肺不张为 2.6±0.4 个月（n＝21），左侧为 3.0±0.7（n＝37），两组无明显差别（P>0.05）。术中、术后无 1 例发生复张性肺水肿等并发症。

（五）随访

术后门诊或电话随访 3～21 个月，追

寻患者的存活情况。失访 4 例，随访率93.2%。根据 Kaplan-Meier 生存分析统计方法（图 3）：中位生存时间 3.6 个月，平均生存时间 5.2 个月，超过半年者 16 例（占 29.1%），1 年生存率 12.5%。

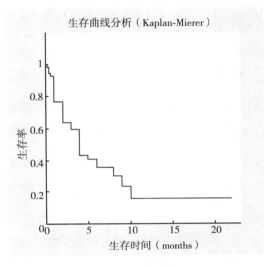

图 3　生存曲线

四、讨论

　　恶性肿瘤阻塞所致肺不张可分为一侧全肺不张、肺叶不张或肺段不张。全肺不张可引起严重的血流/通气比例失调，造成难以纠正的低氧、感染等并发症。传统治疗方法主要采取放疗、化疗等手段，但疗效较慢，不能很快改善患者的梗阻症状。如何尽快消除气道梗阻、改善氧合、控制感染是阻塞性肺不张治疗的重要策略。气管镜可采用机械清除与物理消融等方法，快速开通气道、缓解气道狭窄[3,4]。既往认为阻塞性肺不张超过 2 个月，肺即可发生机化，不能复张，或全肺复张后易发生复张性肺水肿。目前尚缺乏大宗全肺不张治疗的经验，也无前瞻性、随机、对照研究。

本组患者全肺不张时间平均为 2.8 个月左右，复张率约 2/3，无 1 例发生复张性肺水肿，1 例阻塞 2 年的患者治疗后亦有部分肺复张。气道再通的患者，均可吸出大量黄脓痰，氧合指数均可明显改善。

　　全肺不张患者大多有呼吸衰竭症状，部分患者不能平卧。因此，采用安全、舒适的麻醉方式非常重要。作者在早期阶段主要采取局部麻醉、软镜检查的方法。但大多数全肺不张的患者不能很好配合，操作较为困难。后期阶段由于麻醉师的积极配合，患者均在全麻或监视麻醉下进行，患者无痛苦记忆。本组 59 例患者共接受291 次气管镜检查，平均每例 5.1±0.5 次。在 71 例次初始治疗中，在全麻下应用硬质气管镜 55 次（占 77.5%）、软镜下 14 次、气管插管和喉罩各 1 例次。在其他的 220例次检查中，主要在软镜下维持治疗。

　　现代电视硬质气管镜介导下的治疗是全肺不张最安全、有效的治疗手段。硬质气管镜具有多孔通道，既可保障通气，又能允许软性支气管镜及其他器械进入气道内，迅速清除肿瘤，使阻塞的管口再通，治疗效率大大提高。本文采用的治疗方法有钳取法、冻取法、电圈套器、APC、局部注药、内支架等。采用哪些方法合适，需考虑内镜技术的熟练程度、已有的设备条件等。对有蒂或瘤体较长的肿瘤适合用电圈套器或光学活检钳将肿瘤直接切除；对瘤体表面较脆、易出血的肿瘤则适宜先用 APC 封闭血管，再结合冷冻将肿瘤冻取（本文大部分采用此方法）；对基底较宽、瘤体较大的肿瘤，亦可直接用冻取的方法，必要时结合 APC。

　　本组结果可见，两侧支气管内病灶均可大部分清除，有效率达 91.7% ~ 100%。肺不张的复张程度两侧虽相似，但主支气管内病灶肺完全复张率明显高于段支气管内病灶者，肺复张率（全部+部分）前者亦高于后者，说明大气道内肿瘤清除后，远端肺易复张。段支气管内肿瘤由于远端易残留（器械等原因不能深入清除病灶），段及亚段支气管不易再通，相应的肺段不易复张。本组 3 例左全肺不张除腔内有肿瘤外，还有外压性支气管狭窄，遂将腔内肿瘤清除后，又放置 Y 型支架将支气管撑开，全肺不张好转。

气管镜治疗后腔内肿瘤迅速清除，肺很快复张，患者的生存质量可大幅度提高。本组资料可见气管镜介入治疗后两侧主支气管的阻塞程度、气促评分均较前明显降低、KPS 明显升高。

术中应特别注意出血的情况。本组有 8.4% 的患者发生大出血，经局部用止血药、APC 等好转，无 1 例发生大出血死亡。一旦发生大出血，术者一定不要惊慌，不要轻易拔出气管镜，应持续吸引，患侧卧位，防止窒息。血管破裂大出血时应迅速行动脉介入栓塞治疗。术前估计有大出血可能时，一定要备血，以防不测。APC 烧灼过程中易发生低氧血症，但大多为一过

性，注意勿持续烧灼，同时操作过程中应降低吸氧浓度（<40%），以防着火。

腔内肿瘤清除后可能会复发，造成再阻塞，所以术后还应行多次气管镜复查，同时结合全身化疗、局部放疗等。

参 考 文 献

[1] 赵兰艳，石正良. 纤维支气管镜检查对肺不张病因诊断价值的探讨. 中国内镜杂志，2005，11（11）：84-85.

[2] 蒋琳，刘万富. 阻塞性肺不张 270 例临床分析. 四川医学，2007，28（7）：723-724.

[3] 王洪武. 硬质气管镜结合可弯曲性支气管镜治疗大气道内肿瘤. 中国肺癌杂志，2009，12（2）：139-142.

[4] Imakopoulos G, Beeson J, Evans J, et al. Cryosurgery for malignant endobronchial tumors: Analysis of outcome. Chest, 2005, 127：2007-2014.

[5] 王洪武主编. 电子支气管镜的临床应用. 北京：中国医药科技出版社，2009：64-69.

[6] 王洪武主编. 电子支气管镜的临床应用. 北京：中国医药科技出版社，2009：305.

[7] 白冲，李强，徐浩，等. 经纤维支气管镜氩等离子体凝固治疗气道狭窄. 第二军医大学学报，2004，25（7）：709-711.

（上接第 118 页）

六、小结

在临床实践中，肺癌的多学科综合诊断与治疗是永恒的主旋律。在临床试验和转化性医学研究中，国际、国内多中心合作已成为主流。总的来说，人们对肺癌的理解已经进入分子水平，临床诊治实践也已走入分子时代。基于分子靶点的肺癌分型由单基因检测向多基因或全基因组分析转变，针对特定靶点的个体化治疗是未来的治疗方向。

（参考文献：略）

（来源：CSCO《中国临床肿瘤学进展 2012》）

❖ **癌痛治疗** ❖

解读卫生部《癌症疼痛诊疗规范（2011 年版）》

于世英

华中科技大学同济医学院附属同济医院肿瘤中心 武汉 430030

2011 年 3 月，卫生部发布关于开展"癌痛规范化治疗示范病房"创建活动的通知。该创建活动的目标是：利用 3 年时间，在全国范围内，创建 150 个"癌痛规范化治疗示范病房"，其中三级医院示范病房 100 个，二级医院示范病房 50 个。通过示范病房的带动和示范作用，以点带面，不断提高我国癌症疼痛规范化诊疗水平，提高麻醉性镇痛药的合理应用与管理水平，提高肿瘤患者的生存质量。

近 1 年来，全国许多三级医院和二级医院积极开展"癌痛规范化治疗示范病房"的创建工作，许多省市卫生管理部门也积极推进该项目的开展。

中国推行 WHO."癌症三阶梯止痛疗法"已有 20 余年，在癌症疼痛规范化治疗方面取得不少进步。但由于多方面障碍因素及地区发展不平衡，许多癌痛患者仍然未得到合理的止痛治疗。2011 年 12 月，卫生部颁布《癌症疼痛诊疗规范》（卫办医政发［2011］161 号），旨在进一步提高我国癌症疼痛规范化诊疗水平，改善肿瘤患者生存质量。本文将解读《癌症疼痛诊疗规范（2011 年版）》要点。

一、癌痛发病

疼痛是癌症患者最常见的症状。初诊癌症患者的疼痛发生率约为 25%，晚期癌症患者的疼痛发生率为 60%～80%，其中 1/3 的患者为重度疼痛。疼痛严重影响癌症患者的生活质量。

疼痛是组织损伤或潜在组织损伤所引起的不愉快感觉和情感体验。

癌症疼痛大多为慢性疼痛，其病因包括：肿瘤因素、抗肿瘤治疗因素和非肿瘤因素。

根据发病机制，疼痛又分为伤害性疼痛及神经病理性疼痛两大类。伤害性疼痛包括躯体痛和内脏痛。躯体痛表现为定位明确的钝痛、锐痛、压迫性疼痛；内脏痛表现为定位不够准确的弥漫痛、刺激痛、绞痛。神经病理性疼痛是因外周神经或中枢神经受损，痛觉传递神经或疼痛中枢产生异常神经冲动所致的疼痛。疼痛性质常表现为刺痛、灼痛、放电样痛、麻木痛、麻刺痛、坠胀痛、自发痛、痛觉超敏、痛觉过敏和痛觉异常。

二、癌痛评估

准确评估疼痛是合理有效进行止痛治疗的前提。疼痛是患者的主观感受，准确评估患者的疼痛及其严重程度，需要患者的配合。

癌症疼痛评估应该强调常规、量化、

全面和动态评估。

1. 常规评估

常规评估是指主动询问癌症患者有无疼痛，医护人员常规评估疼痛病情。

2. 量化评估

量化评估是指用数字量化评估疼痛程度。

3. 数字分级法（NRS）

是指疼痛程度用 0 ~ 10 数字评估量表，用 0 表示不痛，10 表示最剧烈的疼痛。根据主诉疼痛程度分级法（VRS），将疼痛程度分为轻度、中度、重度三类，与其对应的疼痛程度数字分别为：轻度疼痛（1 ~ 3），中度疼痛（4 ~ 6），重度疼痛（7 ~ 10）。

4. 全面评估

全面评估是指全面评估疼痛病情及相关病情。

5. 动态评估

动态评估是指持续动态评估癌痛患者的疼痛病情变化。

三、癌痛宣教

癌痛治疗中，患者及家属的理解和配合至关重要。癌痛宣教包括告知患者以下重要内容：

（1）说出你的疼痛，以便医疗服务人员了解疼痛的程度；

（2）止痛治疗是肿瘤综合治疗的重要部分，忍痛有害无益；

（3）多数癌痛可通过药物治疗有效控制，止痛治疗时常需按时服药；

（4）吗啡及其同类药物是癌痛治疗的常用药物，成瘾罕见；

（5）确保阿片类止痛药安全放置；

（6）应在医务人员指导下进行止痛治疗，及时复诊。

认识癌痛本质及复杂的发病机制，有助于理解疼痛评估，也是癌痛治疗的基础。

评估疼痛是合理止痛治疗的前提。

癌痛知识宣教，良好的医患沟通，是安全有效止痛治疗的重要环节。

WHO 癌症三阶梯止痛疗法仍然是癌痛治疗基本疗法。

四、癌痛治疗

癌痛治疗的目标是持续、有效地缓解疼痛，提高患者生活质量。

癌痛治疗的方法包括病因治疗、止痛药物治疗和其他疗法。根据患者具体情况，合理地、有计划地综合应用有效止痛的治疗手段。

五、病因治疗

病因治疗是根据患者癌痛病因、肿瘤病情及全身情况，制订癌痛病因治疗的方案。例如，针对引起疼痛的癌症疾病，选择相应的手术、放疗、化疗等抗癌治疗措施。

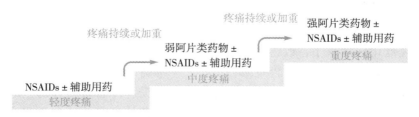

图　WHO 癌症三阶梯止痛治疗原则

［NSAIDs：非甾体类（非类固醇类）抗炎药］

六、药物止痛治疗

基本原则遵循 WHO 癌症三阶梯止痛治疗原则（图）。首选口服途径给药，也可考虑透皮等无创给药途径，以最大程度地使患者感觉舒适方便；按阶梯用药，轻度疼痛选择 NSAIDs，中度疼痛首选弱阿片类药，重度疼痛首选强阿片类药；按时用药；个体化给药；注意具体细节。

镇痛药及辅助药物的选择取决于患者疼痛程度及具体病情。

NSAIDs 用于缓解轻度疼痛，或与阿片类药物联合用于缓解中重度疼痛。

长期用药应注意消化道溃疡、出血、血小板功能障碍、肝肾功能异常等不良反应。非阿片类止痛药用量达一定剂量水平时，增量不会增加止痛效果，反而会明显增加毒性反应。应注意日限制量，布洛芬 3.2g/d、对乙酰氨基酚 4g/d、塞来昔布 0.4g/d。

阿片类止痛药中重度疼痛治疗的首选药物。初次服药者，推荐使用短效阿片类药物（如吗啡即释片）。对疼痛病情相对稳定的患者，可考虑阿片类药物控释剂（如吗啡缓释片，芬太尼透皮贴剂，或羟考酮控释片）作为背景给药，在此基础上备用短效阿片类药物，用于滴定剂量。

当癌痛缓解，且用药剂量达稳态时，可更换长效阿片类药，备用短效阿片类药物，用于解救止痛及剂量调整。解救剂量为前 24h 用药总量的 10%～20%。每日短效阿片解救用药超过 3 次时，应提高按时给药剂量。

预防阿片类止痛药的不良反应，是止痛治疗计划的重要组成部分。初始使用阿片类药物数天内，最好同时给予盐酸甲氧氯普安等止吐药预防恶心呕吐，便秘的防治则需长期进行。出现过度镇静、精神异常等不良反应症状时，需要考虑减量用药。

辅助用药神经病理性疼痛、骨痛、内脏痛常需要联合辅助用药。辅助用药包括抗惊厥药、抗抑郁药、皮质激素、N-甲基-D-天冬氨酸（NMDA）受体拮抗剂和局部麻醉药。抗惊厥类辅助药物（如卡马西平、加巴喷丁、普瑞巴林）用于治疗神经损伤所致的撕裂痛、放电样疼痛及烧灼痛；三环类抗抑郁辅助药物（如阿米替林、多塞平）用于中枢或外周神经损伤所致的麻木样痛、灼痛。辅助用药虽然可增加止痛疗效，但不能取代必要的镇痛药，其用药剂量需个体化调整。

七、其他疗法

按摩、理疗等物理方式，催眠、放松训练等认知-行为训练等非药物专科治疗方法与止痛药物治疗联用，可增加止痛治疗效果。

对于难治性疼痛，有必要请疼痛科、麻醉科、神经外科、神经内科、骨科、理疗科、心理精神科进行会诊。

（稿源：《中国医学论坛报》2012-05-14）

癌症疼痛　　从治疗到管理

刘端祺[1]　陈　钒[2]

1. 北京军区总医院　　北京 100700
2. 北京大学肿瘤医院　　北京 100142

1984 年，WHO 用 22 种文字印发了《癌症疼痛缓解的方法》（Cancer Pain Relief Method）一书，提出了癌痛三阶梯治疗原则，使癌症疼痛的治疗在全球受到了空前的重视和普及，无数癌痛患者从中获益。三阶梯止痛原则固然要在实践中不断丰富和发展，具体用药还会不断变化，内容也在不断充实修改，但它坚持用最简明的语言、最简单的方法、最便宜的药物，尽可能广泛地惠及癌痛患者的理念应该被肯定和坚持。

在实践中，越来越多的同道认识到，癌症疼痛既是一个临床用药技巧问题，更是一个卫生管理乃至社会行政管理问题，要做到真正使癌症患者的疼痛得到理想的控制，在我国还是一项艰巨而长期的任务。

背景回顾——

WHO 三阶梯止痛治疗进入中国之路

2012 年，适逢我国药政部门颁布"癌症病人三阶梯止痛治疗临床指导原则"20 周年，值此回顾 WHO 三阶梯止痛原则的产生及进入中国之路。

1. 20 世纪 70 年代医学模式的探讨

神经医学专家恩格尔在《科学》杂志撰文，首先提出了医学模式的转换问题，引起了很大反响。肿瘤学界也对"现代医学技术的发展是否真正改善了肿瘤患者的生存状态"等问题进行了深入的反思。

2. 1982～1984 年 WHO 确立"三阶梯止痛原则"

WHO 组织多学科专家会议，首次提出"大多数癌症患者的疼痛可以通过药物治疗得到控制和缓解"，认为三阶梯止痛治疗是药物控制癌症疼痛的有效方法，并于 1984 年出版《癌症疼痛缓解的方法》（Cancer Pain Relief Method）。

3. 1986 年《癌症疼痛缓解的方法》中文版

人民卫生出版社出版了孙燕教授主持翻译的《癌症疼痛缓解的方法》中文版（1996 年又修订补充再版），这对我国推广 WHO 癌症三阶梯止痛原则发挥了重要作用。

4. 1990 年首次全国性专题会议，关注癌症疼痛治疗

国家卫生部联合 WHO 在广州首次召开了全国性的癌症疼痛与姑息治疗研讨会。

次年 4 月，卫生部下发"关于我国开展癌症病人三阶梯止痛治疗"的通知。

5. 1992 年 7 月政府下发文件，推广癌痛治疗

国家卫生部组织起草了"关于癌症病人三阶梯止痛治疗临床指导原则"，并在各地连续举办了数百次各种规模的学习班、研讨会进行推广。

自此，我国的癌症止痛事业在政府有

关部门的支持下，在全国广大癌痛治疗专业人士的不懈努力下，得以迅速开展。

一、"管得好"与"用得上"

（一）癌痛治疗理念推广

自20世纪90年代开始，我国的医药卫生管理部门一直致力于推广癌痛患者的止痛治疗，并为此下发了十多个文件。2011年，由卫生部发起的"癌症疼痛规范化治疗示范病房"创建活动，更是以前所未有的力度推动了我国癌痛治疗的普及和提高。

就癌痛治疗而言，要做到用药的科学规范，首要的是科学的认识和观念的改变。

（二）药品管理仍存误区

近年来，特别是在大型医院的疼痛科、肿瘤内科、康复科等与癌痛患者有直接接触的科室工作人员中，基本实现了癌症治疗观念的转变。但是，就全国范围而言，"用得上"的问题还远没有得到很好的解决。

最突出的表现是对阿片类药物的"成瘾恐惧"，体现在对供药种类、处方剂量以及处方权的种种限制。

究其原因，根源还在全社会对疼痛及镇痛药物认识方面存在的误区。这些误区也同样影响着有些医疗卫生部门的管理者。一方面，一味强调"管严"忽视了"用好"。需知，对麻醉性止痛药的管理只是手段，用好才是目的。另一方面，认识存在误区，客观上就成了阻力。医学科学进步日新月异，知识要不断更新，止痛知识亦然。医疗行政管理人员了解一些癌痛治疗的基本知识，还是十分必要的。

二、癌痛治疗体现人文关怀

（一）解除患者用药顾虑

国内外的实践都已证明，疼痛特别是剧痛情况下，使用阿片类药物不会造成心理依赖性即所谓的"成瘾"，癌痛患者尤其如此。

这一问题，在医务人员，特别是在大医院专科医务人员中，已经基本得到解决。然而调查发现，仍然有20%~30%的癌痛患者由于担心"成瘾"，宁可忍受疼痛也不愿服用或不足量服用阿片类药物。显然，问题虽然出现在患者，但是根源是医生的宣教不够，这应当引起我们重视。

（二）重视患者止痛需要

我国大多数肿瘤患者就医时已是中晚期，医生应该让姑息治疗走上"前台"，唱起"主角"，让晚期肿瘤患者治疗合理、有序、可承受，生活舒适有质量，离世无痛苦、有尊严。

对经过多次抗癌治疗进入晚期的患者而言，此时需要的已不是在诊疗初始时充满希望的持续抗癌治疗，而是医患双方对严峻未来的共同面对，以致对死亡的讨论和身后的安排。此时，如果不向患者告知病情的全部真相，让患者在"知情不完整"的情况下，仍然忍受精神和身体的痛苦，继续进行治疗是不道德的。

应该认识到，止痛等姑息治疗手段是晚期癌痛患者重要的治疗，有时甚至是唯一有效的治疗。这是一种理念上的升华，人文情怀的表达。

三、重视基层的癌痛治疗

北京癌症康复姑息专业委员会组织的对北京地区26所医院癌痛控制现状的调查发现，38%的住院患者的癌痛因医生不重视、患者有顾虑、止痛药物使用不规范等原因，未得到满意治疗。我国癌症治疗领域的这个基本现实，短时间内很难出现根本的改善。

因此，我们有理由提出，在不放弃对

国外癌症止痛先进技术引进和开展试验研究的同时，更要适应我国医改的要求，把癌症止痛的工作前移到家庭和基层医院、卫生所。要建立以大医院牵头的自上而下的姑息医学服务网络，放宽基层医疗单位获得麻醉性止痛药的条件，尽可能创造条件，使晚期癌症患者大多以家居模式进行癌症姑息及止痛治疗，让"癌症患者全程充分无痛"的目标在基层医院、家庭即得以实现。

四、多学科协作全方位止痛

现代姑息宁养医学的奠基人之一，英国桑德斯（Saunders）女士反复强调，对癌痛评估时要重视患者的总体感受与需求，并提出了"总疼痛（total pain）"的概念。

所谓总疼痛，就是把患者看作一个多种致痛因素作用的综合体，看作一个立体的、有情感的、有疼痛症状的人。疼痛既然是"立体的"，治疗自然也应是综合的、全方位的。

对患者疼痛的评估不仅要包括疼痛的性质、程度，还应包括对患者的心理、社会、精神的评估，应该明确止痛治疗的预期和目标，患者对治疗舒适度的要求和生活质量的要求。医生不仅要了解患者就诊当时的疼痛程度，还应询问过去 24 小时中的一般疼痛程度及最重程度，并注意随访止痛效果。医生还应熟悉并重视使用辅助用药，在治疗疼痛的同时关注患者作为"社会人"的一切需求。

显然，癌症疼痛早已不是单纯的"治疗"问题，疼痛控制的概念也已经从"治疗"衍化成为癌症控制的"管理"。

五、终末期癌症患者的充分治疗

欧洲肿瘤内科学会（ESMO）在 2012 年颁布的癌痛治疗指南中指出，鉴于终末期患者癌痛的难治性，在制订止痛方案时常规处理对疼痛难以奏效，甚至可能还会导致难以承受的副作用，建议给予镇静治疗，例如使用低剂量氯胺酮和镇静剂；阿片类药物也可与苯二氮䓬类、巴比妥类药物联用。

尽管我国临终患者的镇痛、镇静仍处在"治疗严重不足"的状态，但是，国内医生仍然对此颇有疑虑，认为解除患者痛苦所使用的镇痛、镇静药可引起呼吸抑制，而治疗剂量与致死剂量之间在癌症患者终末期很难区别。同时，社会舆论对止痛不足过于宽容，对麻醉性止痛药的应用还不太理解，医生虽希望能通过药物缓解患者疼痛，但为规避医疗风险，患者在极度痛苦中离世的现象非常普遍。

因此，重视终末期癌症患者止痛，使其能在辞世时选择无痛和尊严，还需要我国广大肿瘤工作者继续努力。

（稿源：《中国医学论坛报》2012-12-20）

❖ **头颈肿瘤** ❖

头颈肿瘤治疗的成就及进展

唐平章

中国医学科学院肿瘤医院 北京 100021

近二十年，头颈肿瘤外科发展迅速，头颈肿瘤的治疗逐渐发展成为一门包括外科、放疗及肿瘤内科的头颈肿瘤学，其主要成就表现在以下 4 个方面：

（1）综合治疗提高了晚期患者的生存率；

（2）一期修复与功能保留性外科使患者术后外观得以改善；

（3）颈部淋巴结的功能性清扫提高了术后患者的生存质量；

（4）晚期肿瘤的挽救手术改善了治疗后未控或复发患者的预后。

头颈肿瘤治疗的进展则主要表现在机器人操作系统的应用、同步放化疗进展、靶向药物的研发与临床应用以及 HPV 与口咽癌的发病关系等方面，化疗对头颈肿瘤治疗的协同作用不断加强。

一、头颈肿瘤治疗近二十年的成就

（一）综合治疗提高晚期患者的生存率

头颈恶性肿瘤中 60% 为Ⅲ、Ⅳ期病变，仅仅实施外科治疗效果较差，因此根治性外科手术加术后放疗、术前放疗加根治性外科手术成为标准治疗方案。头颈部重要器官密集，安全切缘有限，放疗和手术的结合能相得益彰，表现为：术前放疗创造安全切缘，术后放疗消灭残余肿瘤，放疗可消灭颈部亚临床转移灶。

（二）头颈肿瘤外科的重建

头颈部的重建修复技术是近 20 年来头颈外科最重要的进步之一，由于外科手术切除率的大幅度提高，对手术修复的要求也不断提高，修复手段的进步使患者的外形及功能得到较好的保留，"功能保留性外科"的概念因此形成。修复软组织皮瓣除常用的胸大肌肌皮瓣、游离前臂皮瓣等，近几年穿支皮瓣因制取方便、供区损伤小、组织量大而广泛应用于临床。

（三）颈部淋巴结的功能性清扫

对颈部淋巴结的处理经历了 4 个阶段：

（1）1905 年，Crile 开创了对头颈癌颈部的根治性颈清扫术，即目前的经典性经清扫术。

（2）20 世纪 60 年代，发展成为功能性颈清扫术，保留了胸锁乳突肌、颈内静脉及副神经。

（3）90 年代，提出分区性颈清扫术，包括肩胛舌骨肌上清扫（Ⅰ~Ⅲ区）、颈侧清扫（Ⅱ~Ⅳ区）、颈前清扫（Ⅵ区）和颈后侧清扫（Ⅱ~Ⅴ区）4 类，分别针对原发部位不同的头颈部肿瘤转移特点，清扫高发区域的淋巴组织。

（4）90 年代后期的前哨淋巴结活检术，使得对淋巴结的清扫更加有针对性。目前多用于舌癌、喉癌、甲状腺癌的淋巴结研究，尚未广泛在临床应用。

（四）晚期肿瘤病人的挽救手术

外科技术的进步使得晚期复发肿瘤的切除成为可能。头颈外科与颅脑外科的合作大大加强了对颅内外沟通肿瘤、颅底肿瘤切除的可能性。

二、头颈肿瘤治疗进展

（一）机器人手术

机器人手术是指手术者通过操控机器人（daVinci Surgical Robot）完成手术操作的手术方式，机器人系统有 3 个操作臂：中间的放置三维监视器，两侧的两个臂根据不同要求分别放置切割或电凝等装置。目前看来，经口机器人手术安全、高效，功能恢复较快，但由于随诊时间相对较短，其肿瘤学效果尚需要进一步观察。

（二）同步放化疗

由于头颈部鳞癌治疗的复杂性，多种手段联合的广泛选择性和一些新药的不断出现，头颈部鳞癌已成为多学科联合治疗的很好的模式。2010 年 NCCN 指南将其作为晚期头颈鳞癌术后淋巴结包膜外侵犯、切缘阳性患者治疗的首选，而且明显受益。而Ⅲ/Ⅳ期病变、神经周围侵犯、血管瘤栓、Ⅳ/Ⅴ区淋巴结转移的口腔癌和口咽癌、两个以上淋巴结转移但无包膜外受侵者不受益，因而可根据实际情况选用。如果采用同步放化疗，顺铂单药是首选的化疗方案。

（三）靶向治疗

西妥昔单抗（cetuximab）是 IgG1 的单克隆靶向抗体，针对表皮细胞生长因子受体（EGFR）具有高度亲和性。EGFR 几乎涉及肿瘤生长、浸润、转移、血管生成、修复等各个方面。几乎所有头颈部鳞癌都有 EGFR 的表达，而且过表达，往往与预后差、放疗不敏感、治疗后高度区域局部复发风险相关。西妥昔单抗应用后晚期头颈部鳞癌的疗效获得实质性提高。国内生产的尼妥珠单抗联合放疗治疗鼻咽癌也明显提高了 3 年生存率（84.29% *vs* 77.61%，$P<0.05$）。2010 年 NCCN 指南（包括中国版）均建议对复发或转移的头颈部鳞癌在一线、二线治疗方案中可以考虑加用 EGFR 单抗。

（四）口咽癌的常规相关检查中加入 HPV 检测

人乳头瘤病毒（HPV）与口咽部鳞状细胞癌有很大的关联，如约有 50% 的口咽癌患者 HPV16 阳性，多发生在非嗜烟酒者，中位年龄偏年轻，发病率增加，而且与性伴侣多者及性工作者有关。最近研究表明，HPV 致病的口咽部肿瘤的疗效和预后均比非 HPV 致病的肿瘤要好，因而最新 NCCN 指南建议在口咽癌的常规检查中加入 HPV 检测，以对口咽癌的治疗及预后进行评估。Ⅲ/Ⅳ期头颈部肿瘤常规的治疗为手术和放疗的综合治疗，而近年来的临床实践更向着微创、功能保留迈进，同步放化疗、靶向药物在综合治疗的作用越来越突出！

（来源：CSCO《中国临床肿瘤学进展 2012》）

❖ **肺部肿瘤** ❖

2012 非小细胞肺癌治疗新进展

陆 舜

上海市肺部肿瘤临床医学中心/上海交通大学附属胸科医院　上海 200030

进入 21 世纪后，针对肿瘤重要分子途径治疗肺癌的靶向药物研究取得很大进展。根据分子标志筛选特定的疾病人群，应用阻断此标志的化合物来抑制肿瘤生长已成为治疗肺癌的新思路。我们处于肺癌靶向治疗如火如荼的时代，通过开发靶向癌症特异突变基因的药物，近年来非小细胞肺癌（NSCLC）的诊断和治疗发生了重大的变革。肺癌组织的常规基因测试可以帮助患者选择最佳治疗方案，确定特异的突变，如 EGFR 和 ALK 已经带来巨大的成功，因此需要朝这一方面做进一步的努力。本文主要结合 2012 年美国 ASCO 年会以及近年来影响 NSCLC 治疗的重要循证研究结果，对 NSCLC 治疗的进展作一简单介绍。

一、肺癌驱动基因方兴未艾

2011 年的 ASCO 年会上，Mark G Kris 等代表由美国 14 个癌症中心组成的肺癌突变联盟（LCMC）报告的前瞻性研究结果显示，54% 的晚期 NSCLC（ⅢB/Ⅳ期）患者的肿瘤被发现存在至少 1 种被检肿瘤驱动基因异常（被检癌基因包括：KRAS、EGFR、HER-2、BRAF、PI3K、AKT1、MEK1、NRAS 突变，以及 ALK 重组和 MET 扩增）。由于这些致癌基因突变中的大部分已经有针对的靶向药物被批准用于肺癌或其他种类肿瘤的治疗，因而，受检患者也就有机会通过参与临床研究等方式，根据其肿瘤驱动基因的异常，个体化的选择靶向治疗药物。

2012 年 ASCO 报道与 EML4-ALK 基因融合类似的研究有 KIF5B-RET 基因和 ROS1 基因融合型肺癌。Shaw 等报道了关于肺癌新分子靶点 ROS1 融合基因患者的 Ⅰ 期临床试验。该研究采用分离信号的荧光原位杂交（FISH）方法，筛选出 15 例 ROS1 基因融合变异患者，接受克唑替尼（crizotinib）口服治疗。14 例患者可评价疗效。患者中位年龄 54 岁，仅 1 例为吸烟者，80% 接受过一线到二线的治疗。结果显示，客观有效率达 57.1%（8/14），8 周疾病控制率达 79%。Shaw 总结认为，ROS1 融合是一类新的肺癌分子亚型，且药物 crizotinib 对此类肺癌非常有效。这项 Ⅰ 期临床研究正在扩大肺癌患者入组，研究药物剂量范围，并在向 ROS1 融合型的多形性胶质母细胞瘤、胆管癌等癌种的患者扩大入组。

该研究反映了当前靶向药物研发的一个规律：发现靶点、发现药物、发现患者，从而构建一个分子亚型肺癌的个体化治疗模式。这项研究的成功也给临床的分子诊断带来新的挑战——临床筛选患者需要建立新的技术方法体系；需要常规检测的分子从 EGFR、ALK、K-ras 等扩展到 ROS1，使得临床应用分子诊断越来越复杂。

另外一项来自 Capelletti 的报道，采用针对 145 个癌症相关基因的 2574 个外显子和 14 个常见融合基因进行的二代测序技术分析，从 24 例肺癌患者中发现 1 例非吸烟者存在 KIF5B-RET 融合变异。该研究值得分析的是，通过对常规石蜡包埋组织采用靶向捕获再深度测序技术进行分子分型，发现在 21 个肿瘤相关基因中存在 50 种变异，高达 83%（20/24）的肺癌存在 1~7 个驱动分子变异。研究同时发现，至少 72%（36/50）的样本中存在 EGFR、K-ras、BRAF、JAK2、CDK4、PI3K 等具有潜在靶向药物的、临床密切相关的分子变异。Capelletti 继续对另外 634 例样本的分析发现了 4 种 RET 融合变体。异位表达 RET 融合蛋白的 Ba/F3 细胞对舒尼替尼、索拉非尼、凡德他尼、ponatinib（AP24534）等药物较敏感。据此，研究者认为 RET 基因融合可能会成为新的、潜在的分子亚型。K-ras 基因参与多种实体瘤发病，包括大肠癌和非小细胞肺癌等。一般认为，K-ras 基因突变是大肠癌采用西妥昔单抗治疗的禁忌证，但在非小细胞肺癌治疗中的地位尚不明确。考虑到西方人种 NSCLC 的 K-ras 基因突变率较高，因此有学者一直针对 K-ras 基因突变的靶向治疗进行研究，实现 K-ras 突变 NSCLC 患者的个体化治疗。

Selumetinib（司美替尼）是一种强效的 MEK1/2 抑制剂，一项 II 期双盲随机对照试验显示了其对 KRAS 基因突变晚期 NSCLC 患者的较佳疗效（PFS 和 ORR 等），值得进一步研究。西方人种 NSCLC 的 K-ras 基因突变率较高（相当于东亚人种 NSCLC 的 EGFR 突变率）。2012 年 ASCO 报道了一项 selumetinib+多西他赛对比安慰剂+多西他赛二线治疗 KRAS 基因突变晚期 NSCLC 的双盲 II 期随机对照试验，主要研究终点为 OS，次要终点为 PFS、ORR 和安全性等。研究结果显示，87 例 NSCLC 患者中，两组可供进行疗效分析的病例数分别为 43 例和 40 例。两组 OS 分别为 9.4 个月和 5.2 个月（HR = 0.80，P = 0.2069），但 selumetinib 组 PFS（5.3 个月 vs 2.1 个月，HR = 0.58，P = 0.0138）和 ORR（37.2% vs 0，P<0.0001）均显著优于安慰剂组。

二、肺鳞癌分子研究成果显著

2012 年 ASCO 年会中对于肺鳞癌的分子分型研究是一项重点，一个突出亮点就是多个研究小组对肺鳞癌进行了全面的分子分型分析，并且发现了多个新的潜在药物靶向作用位点。

（一）SQ-MAP 项目

Paik 等在前瞻性收集的肺鳞癌样本中开展突变谱分析，采用荧光原位杂交（FISH）、免疫组化（IHC）、Sequenom Mass Array 技术分别检测 FGFR1、PTEN、PIK3CA 等分子变异，同时结合二代测序技术分析了 80 个癌基因或抑癌基因的突变谱。在成功检测的 28 个鳞癌样本中，研究者发现 60% 的标本中存在可被靶向作用的分子变异。该项研究还在进行之中，并根据检测结果已经将患者分配至 FGFR1、PIK3CA 抑制剂的临床试验中。

（二）TCGA 项目

Govindan 等报告了肺鳞癌基因组解剖的最新进展。在计划分析 500 例的肺鳞癌项目中已经入组 300 例，并综合采用基因组测序、转录组测序、RNA 测序、miRNA 测序、基因表达谱分析、启动子甲基化谱分析等方法检测了 178 例手术鳞癌标本（I、II、III 期标本分别占 55%、21%、21%）。结果发现，超过 30 个基因组区域出现拷贝数改变，外显子测序发现 13 个基因显著突变并存在表达水平升高，包括

TP53、CDKN2A、PTEN、KEAP1 及 NFE2L2 等。TP53 和 CDKN2A 几乎在所有肿瘤发生失活变异，NFE2L2/KEAP1 和 PI3K/AKT 途径分别在 35% 和 43% 的肿瘤中突变。基因表达谱分析可将肺鳞癌分成典型（37%）、基底型（24%）、分泌型（24%）和初始型（15%）等 4 个类型，每个类型均对应有特定的突变和拷贝数变异，包括 NFE2L2/KEAP1 突变、FGFR1 变异、PDGFRα 变异和 Rb 突变等。抑癌基因 CDKN2A 通过缺失、突变、重排、甲基化等多种变异而在 72% 的样本中失活。包括 CDKN2A、PIK3CA、PTEN、FGFR1、EGFR、PGDFRα、CCND1、DDR2、BRAF、ERBB2、FGFR2 等可靶向作用的分子变异在 75%（127/178）的鳞癌样本中检测到，可见 75% 的肺鳞癌存在可靶向的分子靶点。该研究也提示，基于基因组学的变异谱分析方法可进一步用于鳞癌的靶向药物临床试验入组。

三、第二代不可逆 EGFR-TKI 在肺癌中的治疗

多项关于第一代 EGFR-TKI 与化疗比较一线用于 EGFR 突变晚期 NSCLC 的临床研究，例如 NEJGS002、WJTOG3405、EURTAC 和 OPTIMAL 均表明，EGFR-TKI 较化疗可以延长患者的 PFS。随着第二代 EGFR-TKI 的问世，其相关临床研究越来越多。Afatinib（阿法替尼）作为第二代不可逆 EGFR-TKI 可以抑制 EGFR 和 HER-2，同时对继发耐药 T790M 突变也有一定疗效。LUX-Lung3 研究是第一项头对头比较 afatinib 与培美曲塞/顺铂一线治疗 EGFR 突变晚期 NSCLC 的多中心Ⅲ期随机对照研究（RCT），其研究设计和主要研究终点与 NEJGS002、WJTOG3405、EURTAC 和 OPTIMAL 研究相似。共 345 例患者按 2:1

的比例接受了随机分组。按独立疗效委员会的评价，对于所有患者，afatinib 组与化疗组的中位无进展生存（PFS）期分别为 11.1 个月和 6.9 个月（HR = 0.58，$P = 0.0004$）。而对于 EGFR 常见突变（Del19/L858R）患者，两组的中位 PFS 期分别为 13.6 个月和 6.9 个月（HR = 0.47，$P < 0.0001$）。按研究者的评价，两组客观缓解率（ORR）分别为 69.1% 和 44.3%（$P < 0.001$）；按独立疗效委员会的评价，两组 ORR 分别为 56.1% 和 22.6%（$P < 0.001$）。对于 EGFR 常见突变患者，按两种方法评价的 ORR 分别为 75.0% 和 43.3%（$P < 0.0001$），60.8% 和 22.1%（$P < 0.0001$）。此外，afatinib 组至肺癌相关症状（咳嗽、气促和疼痛）恶化的时间显著优于化疗组。安全性数据与以往 afatinib 研究相吻合。当然我们也期待未来关于 OS 的最终结果。同时头对头比较 afatinib 与其他 TKI 的随机临床研究目前已经启动，其结果拭目以待。

四、肺癌的免疫治疗

随着靶向肿瘤免疫反应的分子机制研究的深入，继已有的 MAGEA3、MUC-1、CTLA-4 等靶点，越来越多的免疫治疗手段进入肺癌临床研究，为晚期肺癌治疗的治疗提供新的手段。程序性细胞死亡-1（programmed death-1，PD-1）/程序性细胞死亡配体-1（programmed death-ligand 1，PD-L1）作为 B7-CD28 家族的重要负性共刺激信号途径，已证实其通过抑制 T 细胞的活化增殖及细胞因子的产生来负调控免疫应答，参与免疫耐受及自身免疫性疾病、慢性感染、肿瘤等慢性疾病。2012 年 ASCO 中，Brahmer 等首次报道了 PD1 分子靶向抗体（BMS936558）治疗肺癌的Ⅰ期临床研究，评价了 0.1～10mg/kg 剂量范围。BMS936558 是一种单克隆抗体，可阻

断活化 T 细胞表面的程序性死亡（PD）-1 受体。通过抑制 PD-1 和 PD-1 配体（PD-L1）通路可挽救耗竭的 T 细胞，增强抗肿瘤免疫力。入组患者中 122 例 NSCLC 可进行安全性评价、76 例可进行疗效评价。结果发现，药物安全性好，所有剂量组仅 8% 的患者具有 3～4 度不良反应。所有剂量水平均可见药物临床活性，NSCLC 的客观有效率（ORR）达 18%。4 个月无进展生存（PFS）率为 24%。研究还发现，尽管没有显著差异，鳞癌的疗效似乎稍稍优于腺癌。来自美国国立癌症研究所（NCI）的 Giaconne 教授评价认为，BMS936558 抗体药物的安全性好，毒副作用低，可能会优于 CTLA4 的抗体药物 ipilimumab。而肺鳞癌疗效更好的倾向，为尚无多种有效治疗手段的鳞癌创造了新的、潜在的治疗方法。

这项早期试验同时发表在《新英格兰医学杂志》上，同期发表的另一项有关 PD-L1 阻断的研究得出了略低的应答率和不良事件发生率。同期在《新英格兰医学杂志》随刊述评中 Antoni Ribas 指出，这 2 项初步研究共同表明，阻断 PD-1 或 PD-L1 有可能成为免疫疗法抗肿瘤活性的新基准。

五、肺癌的维持治疗

近两年肺癌的维持治疗是个热点话题。维持治疗包括同药维持和换药维持两种模式。同药维持是指一线治疗 4～6 周期后如未进展，采用其中一种药物继续治疗。目前，美国食品和药物管理局（FDA）依据 ECOG 4599 研究批准了贝伐单抗用于非鳞癌的同药维持治疗。换药维持是指一线治疗 4～6 周期后如未进展，采用另外一种药物继续治疗。美国 FDA 依据 JMEN 研究和 SATURN 研究分别批准了培美曲塞和厄洛替尼用于非鳞癌 NSCLC 一线化疗有效或 SD 后的维持治疗。

2012 ASCO 年会公布了随机双盲对照 III 期研究 PARAMOUT 的最终结果。PARAMOUT 研究纳入晚期非鳞癌 NSCLC 患者，接受 4 周期培美曲塞+顺铂化疗后，如未进展且 PS 0 或 1，则随机入组培美曲塞或安慰剂+最佳支持治疗（BSC）维持治疗，直至疾病进展。前期结果提示，与安慰剂相比，培美曲塞维持治疗可显著降低患者疾病进展风险（HR = 0.62，$P < 0.0001$）。本次大会公布的最终结果提示，培美曲塞维持治疗显著降低了 22% 的死亡风险（HR = 0.78）。诱导化疗后完全缓解（CR）或部分缓解（PR）的患者（45%）与疾病稳定（SD）的患者相比，生存的提高相同。因此，对于晚期非鳞癌 NSCLC，培美曲塞维持治疗较安慰剂具有生存优势。该研究明确指出，与仅予以诱导化疗相比，培美曲塞联合顺铂诱导化疗后继续培美曲塞维持治疗可进一步使患者获益。这足以改变非鳞癌 NSCLC 的治疗模式。

PARAMOUT 研究的优势在于：安慰剂对照试验，人群选择合适，选择 PS 0～1 的患者，非鳞癌；分层因素合适，两组均衡良好；数据成熟；从随机开始及从诱导化疗开始分析终点指标；选择了可耐受性药物培美曲塞。不足之处在于：维持治疗费用昂贵；中位年龄偏小（61 岁）；培美曲塞组和安慰剂组接受培美曲塞化疗平均 4 个周期，提示大多数患者没有获益；安慰剂组使用培美曲塞至疾病进展的人数过少（4%），病灶开始缩小或稳定时，因试验设计而停药，并非因药物失效，此时其实应继续使用培美曲塞。

（下转第 106 页）

靶向治疗时代非小细胞肺癌的
化疗与对策

韩宝惠

上海交通大学附属上海市胸科医院 上海 200030

非小细胞肺癌（NSCLC）占肺癌发病率的80%，已经成为癌症死亡的首要原因。2010年美国肺癌和支气管癌的新发病例估计为222 520例（男性116 750例，女性105 770例），死亡157 300例（男性86 220例，女性71 080例）。我国目前每年新发肺癌约50万例，到2025年预计我国每年将有100万例新发肺癌患者。摆在临床医师特别是肿瘤治疗医师面前的任务是极其繁重和艰巨的。近年来，肺癌的分子病理指导下的个体化靶向治疗作为一项极具潜力的新方法已逐渐成为NSCLC临床标准治疗的一部分，与传统化疗相比具有无可比拟的优越性。肺癌分子靶向的诊断和治疗均发生了重大的变革，对晚期肺癌活检组织的突变基因检测正逐渐成为常规和最佳个体化治疗的重要依据。EGFR-TKI能有效地延缓晚期NSCLC的进展并延长生存期。卫生部2011年《原发性肺癌诊治规范》推荐对晚期肺癌要尽可能获得EGFR突变状态；根据EGFR突变情况个体化治疗；2011年《NCCN NSCLC治疗指南（中国版）》也推荐将EGFR-TKI用于EGFR突变阳性的晚期NSCLC患者的一线治疗中。对于EGFR突变阴性及EFGR-TKI一线治疗失败的NSCLC患者，化疗仍为其首选的治疗方式。本文将对分子靶向时代下NSCLC患者的化疗与对策进行讨论。

一、EGFR突变野生型NSCLC患者的一线治疗

（一）EGFR突变野生型的鳞癌患者

应用于肺鳞癌患者一线化疗的药物主要包括紫杉醇类、吉西他滨和长春瑞滨，三者联合一种铂类药物使用，可以获得高缓解率并延长生存期。美国东部肿瘤协作组（Eastern Cooperative Oncology Group，ECOG）进行的一项随机临床试验比较了3种方案的疗效，结果显示，吉西他滨联合顺铂在疾病进展时间方面优于紫杉醇联合顺铂或卡铂（$P = 0.001$），但该方案更易导致毒性反应。在客观反应率及总体生存期方面3种方案并未见明显差异。

近年来一种新型的紫杉醇——白蛋白结合紫杉醇被认为相对于传统紫杉醇具有较高的安全性，并且在乳腺癌的治疗中显示了良好的疗效。Socinski等进行的一项Ⅲ期临床试验，比较了白蛋白结合紫杉醇（nab-Paclitaxel）与紫杉醇（Paclitaxel）分别联合卡铂在治疗晚期NSCLC中的疗效，结果显示，nab-P/C方案在客观反映率方面明显优于P/C方案（33% vs 25%，$P = 0.005$）。同时，组织学分析显示nab-P/C方案在鳞癌患者中有更高的反应率（41% vs 24%，$P < 0.001$；IRR）。

（二）EGFR突变野生型的非鳞癌患者

在晚期NSCLC的化疗中，吉西他滨、

长春瑞滨及紫杉醇类联合铂类为常用的化疗方案。近年来，已证实培美曲塞联合顺铂（CP）方案治疗晚期 NSCLC，在疗效方面与传统的化疗方案相似，但具有低毒性、使用方便的优势。同时，近年来研究显示，培美曲塞联合顺铂在非鳞癌患者的治疗中较传统方案具有更好的疗效，并已应用于非鳞癌患者的一线化疗当中。Scagliotti 等进行的一项Ⅲ期临床试验，比较了 CP 方案与吉西他滨联合顺铂（CG）方案在治疗晚期 NSCLC 中的疗效，结果显示二者在总体生存期（OS）方面无明显差异（10.3 个月 vs 10.3 个月，HR = 0.94，95% CI：0.84 ~ 1.05）；在非鳞癌患者中 CP 方案的 OS 优于 CG 方案（11.8个月 vs 10.4 个月，HR = 0.81）；在鳞癌患者中，CP 方案 OS 劣于 CG 方案（9.4 个月 vs 10.8 个月，HR = 1.23）。Orlando 等比较了 CP 方案与 CG 方案在东亚人群晚期 NSCLC 患者一线治疗中的疗效与安全性，结果显示，非鳞癌亚组中，在未进行人种分组的情况下，CP 方案的中位生存期优于 CG 方案（11.0 个月 vs 10.1 个月，P<0.05）；在东亚人群中，CP 方案明显优于 CG 方案（21.2个月 vs 17.7 个月，HR = 0.70，95% CI：0.39 ~ 1.24）。以上研究提示，在 EGFR 突变野生型的非鳞癌患者的一线治疗中，可以优选 CP 方案进行治疗。

二、EGFR 突变阳性 NSCLC 患者的一线治疗

以往晚期 NSCLC 的一线治疗只有化疗，根据循证医学在近些年获得的大量证据，目前这个观念已经在 EGFR 突变人群中被率先打破了，越来越多的研究证据表明，靶向治疗在改善 EGFR 突变人群的预后方面优于化疗，这些研究包括：IPASS研究、EURTAC（# 7503）、NEJ002、OPTIMAL 等一线研究。

对于晚期 NSCLC 一线治疗中 EGFR-TKI 的靶向治疗是否应成为临床治疗中的首选，发表在《J Clin Oncol》上的"EGFR-TKI 一线治疗对比挽救治疗 NSCLC 的系统性回顾分析"一文很好地阐述了这个问题。该分析指出：亚裔患者一线使用 EGFR-TKI 的客观缓解率、中位无进展生存期和中位生存期均高于后续使用；对于 EGFR 突变患者，EGFR-TKI 一线治疗后近 70% 的患者仍可接受后续的含铂化疗；一线化疗后一半以上的患者无法接受后续治疗。目前 EGFR 突变人群在有效使用 EGFR-TKI 的前提下，无论一线还是二线使用 EGFR-TKI，其最终的 OS 是相同的。但我们有理由在一线治疗选择上首选有效率高、副作用低、方便使用、依从性好的 EGFR-TKI。

而对于 EGFR 突变肺癌进展后最为有效和实用的方案是采用一线化疗，而 EGFR突变人群既是靶向治疗的获益人群，同时也是化疗的获益人群，因此，对于 EGFR突变人群采用 EGFR-TKI 一线治疗耐药后合理使用一线化疗对延长肺癌患者的长期生存至关重要。以下研究可以看出化疗在 EGFR 突变人群一线靶向治疗后化疗对 OS的贡献（9 个月到 26.8 个月不等）（表 1）。

表 1　EGFR 突变人群采用 EGFR-TKI 一线治疗耐药后的研究

临床研究	PFS（月）靶向贡献	OS（月）靶向+化疗	OS-FPS（月）化疗贡献
IPASS	9.5	21.6	12.4
NEJ002	10.8	27.7	16.9
WJTOG3405	9.2	36	26.8
OPTIMAL	13.7	22.7	9
EURTAC	10.4	19.3	8.9

三、NSCLC 靶向治疗时代的二线治疗

对于一线治疗失败的 NSCLC 患者，在进行二线治疗前也应明确 EGFR 的突变状态。对于 EGFR 突变野生型的晚期 NSCLC 患者，在二线治疗中应用 EGFR-TKI 的疗效是否优于化疗成为近来临床研究中的热点。TAILOR 研究入选既往接受一线含铂化疗方案疾病进展的 EGFR（19、21 外显子）野生型患者，随机后 110 例受试者接受多西他赛 $75mg/m^2$（3 周 1 疗程）或 $35mg/m^2$（每周 1 疗程）的二线化疗，108 例接受 $150mg/d$ 厄洛替尼靶向治疗，以出现疾病进展或不可接受的毒性反应为终点。研究显示，多西他赛较厄洛替尼显著改善 PFS（HR = 0.70，95% CI：0.53 ~ 0.94，P = 0.016），且显著提高缓解率与疾病控制率；两者的毒性反应与预期相符。TAILOR 研究揭示了 EGFR 野生型晚期 NSCLC 患者二线化疗优于靶向治疗的结果。而对于 EGFR 突变阳性的患者在二线治疗时应首选靶向治疗。

四、NSCLC 靶向治疗时代的维持治疗

尽管 70% ~ 80% 的 NSCLC 患者在接受一线治疗后可达到临床获益，但随之而来的疾病进展往往发生较快。一线治疗后立即进行维持治疗可以延缓疾病进展和延长生存时间。目前常用的维持治疗药物包括培美曲塞、多西他赛、EGFR-TKI、贝伐单抗及西妥昔单抗。PARAMOUNT 研究在 2012 年 ASCO 会议上发布了之前研究的后续结果，对其培美曲塞作维持治疗研究的最终总体生存期（OS）结果予以公布。此项结果基于之前接受以 4 周期培美曲塞（$500mg/m^2$，q21d）联合顺铂（$75mg/m^2$，q21d）方案化疗后疾病未进展的非鳞癌 NSCLC 患者，PS 0 ~ 1 分，随机分为两组，分别接受培美曲塞（$500mg/m^2$）联合最佳支持治疗（BSC）或安慰剂联合 BSC，21 天为 1 周期，直至疾病进展。最终结果显示，培美曲塞继续维持治疗较安慰剂显著延长晚期 NSCLC 非鳞癌患者中位生存期（13.9 个月 vs 11.0 个月，HR = 0.78，95% CI：0.64 ~ 0.96，P = 0.0195），且各亚组均获得了一致的生存结果。该研究证实了培美曲塞可作为维持治疗的有效药物。

五、展望

随着分子病理检测技术的发展以及靶向药物的大量使用，NSCLC 的治疗已进入了靶向治疗时代。但对于突变野生型、一线靶向治疗失败的 NSCLC 患者，化疗仍为其首要选择。同时，培美曲塞等化疗药物在维持治疗中同样取得了良好的效果。因此，在进一步发展靶向治疗的同时，绝不能忽视了化疗药物的基础研发与临床试验，争取为肺癌患者带来更多的福音。

（参考文献：略）

（来源：CSCO《中国临床肿瘤学进展2012》）

小细胞肺癌的治疗困境与挑战

程　颖　柳菁菁

吉林省肿瘤医院　长春 130012

小细胞肺癌（small cell lung cancer, SCLC）占肺癌总数的 15%～20%。尽管近年来发病率有所下降，但是女性患者的发病率逐渐增加，目前男女患病比例为 1∶1。近几十年来，SCLC 的治疗和研究领域方面一直停滞不前，没有什么重要进展，总生存 15 年都没有明显改善。人们一直在寻求突破 SCLC 治疗困境的方法和策略，但收效甚微，所以如何突破 SCLC 的瓶颈，是目前我们面临的严峻挑战。

一、SCLC 手术治疗的地位重新确立

手术治疗曾经是 SCLC 的主要治疗手段，但 20 世纪 60 年代 Fox W 的一项研究结果显示，SCLC 手术的远期疗效不佳，从而否定了手术在 SCLC 治疗中的地位，放、化疗被公认为 SCLC 的标准治疗方法。但近年来，随着 TNM 分期被推荐用于 SCLC，以及一些新的研究数据使得手术治疗再次引起了人们的关注，Shield 等回顾性分析了 132 例手术治疗的 SCLC 患者，I 期患者的 5 年生存率可高达 60%，比非手术治疗效果提高很多。Shah 等的研究结果显示，I 期 SCLC 患者的 5 年生存率为 57.1%。所以早期患者（T1～2，N0～1）是可以从手术中获得生存获益的。但 T3～4 或 N1～2 的病人是否能从手术中获益仍存在诸多争议。两项回顾性分析结果认为，对于经过

选择的 I～III 期 SCLC 病人，手术治疗可获得良好的局部控制率和较好的长期生存获益。2010 年，美国学者 Schreiber D 等回顾性分析了美国 1988～2002 年 SEER 注册数据库中共 14 179 例局限期 SCLC 患者，其中手术患者 863 例，研究结论认为，无论对于局限期（T1～2）还是进展期（T3～4 或 N+）患者，手术者的 5 年生存率均优于非手术者。2011 年 ASCO 会议上，T Tashi 报道了一项 8791 例局限期 SCLC 患者的回顾性研究，结果认为，手术患者的总体 OS 优于非手术治疗患者（38.7 个月 *vs* 12.4 个月），手术可改善 I～II 期 SCLC 患者的生存。所以，局部晚期（T1～3，N1～2）患者手术治疗同样可以得到生存获益。

那么，SCLC 手术治疗与放、化疗联合能否得到更好的疗效呢？2007 年，Bischof 等报道的一项回顾性分析显示，39 例接受手术治疗的局限期 SCLC 患者中位生存期为 47 个月，1 年、3 年和 5 年生存率分别为 97%、58% 和 49%。90% 的病人术后接受了含铂方案辅助化疗，41% 的病人术后接受胸部放疗，54% 的病人术后接受了 PCI 治疗，结果显示，术后接受胸部放疗和 PCI 治疗的患者在局部复发和脑转移方面要好于未接受放疗的患者，作者认为对于经过选择的接受手术治疗的局限期 SCLC 病人来说，术后辅助化疗和 PCI 治疗是很有必要的，胸部放疗应该应用于 pN1 的病人。其

他的一些研究结果同样认为手术联合放、化疗可获得更好的疗效。所以，目前对于术后 N1 或 N2 的患者，应考虑术后放疗，另外建议术后病人在辅助化疗后行 PCI 治疗，但我们仍然需要前瞻性的随机对照研究提供更进一步验证，目前在德国和日本有 3 项前瞻性研究正在进行，可能为新辅助放化疗联合手术的治疗模式带来更多的循证医学证据。

二、SCLC 的放疗争议颇多

局限期 SCLC 的标准治疗为同步放化疗，目前，NCCN 指南推荐在化疗的第 1 或第 2 周期同步放疗。既往 Murray 和 Jeremic 的研究结果显示，早放疗优于晚放疗，但也有研究结论认为晚放疗较好，例如 CALGB 研究结果显示，早放疗的 2 年生存率为 24%，晚放疗为 31%，所以早放疗和晚放疗孰优孰劣尚存争议。虽然由 Work 等、Skarlos 等和 Spior 等进行的试验显示，早放疗和晚放疗没有显著的差异，但我们需注意到这些临床研究存在很大的异质性，如放疗剂量及放疗分割方式不同，化疗方案不同，早放疗和晚放疗的时间界定也不一致。随后，Ruysscher 报道的 2 项 Meta 分析结果均显示，同步含铂方案化疗时早放疗更有利，为早放疗在临床的应用提供了更充分的证据。但 2012 年 ASCO 年会上韩国学者 Keunchil Park 等报道的一项Ⅲ期研究结论认为，胸部放疗在第 3 周期化疗时开始进行，与在第 1 周期化疗时就开始相比，并未降低总生存率，两组中位生存期无统计学差异，且推迟放疗并没有降低完全缓解率，但发热性中性粒细胞减少的发生率却明显降低。研究结论支持第 3 周期 EP 方案联合同步放化疗治疗局限期 SCLC 患者。但这个研究还有很多问题值得我们去探讨，比如说研究中采用的放疗剂量与

常规剂量是否相同、主要终点的选择问题等。因此，还需要基于个体病患资料的 Meta 分析加以验证，以更进一步解答放疗时机的问题。

目前，联合胸部放疗的标准化疗方案为 EP 方案，随着化疗药物的推陈出新，其他化疗药物联合放疗也取得了较好的疗效。伊立替康联合顺铂方案已被 NCCN 指南推荐用于广泛期 SCLC 的一线治疗，IP 方案能否替代 EP 方案成为放疗的联合方案也备受关注，多项研究初步证实 IP 方案耐受性及疗效较好。一项回顾性分析显示，IP 序贯 IP 联合放疗治疗局限期 SCLC 与 EP 联合放疗比较，IP 组中位生存期和 2 年生存率更高，且毒性可耐受，但还没有足够的证据支持 IP 方案能取代 EP 方案。近年的 ASCO 年会上也相继报道一些小样本的回顾性研究，均认为局限期 SCLC 患者伊立替康联合顺铂同步放疗是一种有效、耐受性好的治疗方法，但尚需要前瞻性的随机对照试验去验证。

SCLC 疗效差的原因之一是脑转移发生率高，有 14%～24% 的病人在确诊时就已经发生脑转移，近一半获得完全缓解的局限期 SCLC 病人会出现脑转移。尽管临床已证实 PCI 能够降低 SCLC 的脑转移的发生率，亦可提高患者的生存率，但神经毒性是 PCI 临床应用的最大顾虑，现有的临床研究结果显示，PCI 不会引发明显的脑损伤。对于局限期患者，多学科综合治疗达到 CR 或接近 CR 可接受 PCI 治疗，放疗剂量为 25Gy/10 次，2 周。

虽然目前同步放化疗是局限期 SCLC 标准治疗模式，但胸部放疗最佳的加入时机、最佳的放疗分割方式、最佳放疗靶区的制订、最佳的联合化疗方案等问题上仍存在争议；此外，广泛期 SCLC 是否需要做胸部放疗尚无定论，还需更多的随机临床研究

为我们提供更过硬的循证医学证据。

三、新的化疗药物崭露头角

几十年来，依托泊苷（足叶乙苷）联合顺铂方案一直是SCLC的一线标准治疗药物，客观缓解率可达60%～80%。伊立替康在广泛期SCLC一线标准治疗的地位已经确立，使得SCLC患者多了一种选择。近年来，新的化疗药物逐渐问世，人们也寄期望于这些药物身上，希望能进一步提高SCLC患者的疗效。在这些药物中，氨柔比星是最具前景的药物，2002年在日本已经被批准用于SCLC的治疗，西方人群应用氨柔比星的数据也显示其在一线及二线治疗中不劣于目前的标准治疗方案。在2012年ASCO年会上，日本的JCOG0509研究对比了氨柔比星联合顺铂（AP）和伊立替康联合顺铂（IP）方案一线治疗广泛期SCLC的疗效及不良反应，但未能证明AP方案不劣于IP方案，认为IP方案仍是广泛期SCLC的标准化疗方案。氨柔比星的血液学毒性限制了其在临床的应用，如果给予相应的支持治疗能否得到更好的效果呢？SCRI公布的一项多中心Ⅱ期临床研究应用氨柔比星/卡铂一线治疗广泛期SCLC，并在每个周期化疗的第4天给予聚乙二醇化非格司亭（pegfilgrastim），结果显示该方案不但活性高，且出现骨髓抑制后可得到有效的控制。由此可见，如果在氨柔比星方案中给予生长因子支持治疗也不失为一种有效的方法。中国人群初治广泛期SCLC一线应用氨柔比星联合顺铂对比EP方案的Ⅲ期临床试验数据目前也在随访中，也会得出国人应用氨柔比星的临床数据。

洛铂是第三代铂类抗肿瘤药物，研究显示与顺铂没有交叉耐药性，毒性与卡铂类似。洛铂联合依托泊苷方案一线治疗广泛期SCLC的Ⅱ期临床试验显示，客观缓解率达到92%；与EP方案对比的临床研究显示，中位TTP和1年生存率均无明显差异。目前国内正在进行一项多中心临床试验以进一步验证洛铂联合依托泊苷方案对比顺铂联合依托泊苷方案一线治疗广泛期SCLC的非劣效性。贝洛替康（belotecan）是新型的喜树碱类似物，在Ⅱ期临床试验已显示了较好的活性，比较贝洛替康联合顺铂与EP方案对比的Ⅲ期临床试验也正在亚洲开展，我们期待能得出良好的结果，为SCLC病人提供更多治疗的选择。

四、复发/难治SCLC的治疗困难重重

尽管SCLC缓解率高，但在一线治疗后很快会出现疾病复发，总体预后仍然较差，这可能是由于少量残余的不敏感肿瘤细胞或干细胞的快速选择导致的。因为疾病进展迅速且身体状态较差，所以只有一部分患者能够接受二线治疗。尽管也可以获益，但接受二线治疗后往往缓解率低。复发类型影响SCLC二线化疗的疗效，SCLC一线化疗后的复发类型分为敏感复发（一线化疗有效，病情进展在化疗结束后2～3个月以上）、耐药复发（一线化疗有效，但病情进展在化疗结束后2～3个月以内，或一线化疗无效）。对于敏感复发者，继续给予原治疗方案仍可取的较高的缓解率，但对于耐药复发者，二线治疗可选择的药物包括：拓扑替康、多西他赛、紫杉醇、伊立替康、吉西他滨等，但治疗疗效却不尽如人意。人们也试图应用一些其他化疗药物用于治疗复发/难治性SCLC以寻求突破。

一项探讨氨柔比星对比拓扑替康的研究显示，氨柔比星对于敏感复发和耐药复发的病人都有效。在2012年ASCO年会上，美国的一项关于苯达莫司汀二线治疗复发或难治的SCLC的Ⅱ期研究结论认为，

单药苯达莫司汀在二线或三线的 SCLC 治疗中有着较好的耐受性和有效率。另外一项 II 期研究探讨了替莫唑胺 5 天给药方案治疗复发敏感的或耐药的 SCLC 的有效性及安全性，并对 MGMT 基因进行了分析，结论认为，替莫唑胺 5 天给药方案对于复发的 SCLC 是安全有效的，免疫组化研究发现，MGMT 阴性的病人与阳性病人比较，对替莫唑胺治疗有提高反应率的趋势。目前对于复发/难治的 SCLC 的治疗还缺乏高级别的循证医学证据，虽然很多药物都显示出了一定的抗肿瘤活性，但至今无法确定标准的治疗方案，所以对这些病人在药物选择方面必须针对不同的特点进行个体化治疗，才能获得更好的疗效。

五、SCLC 靶向治疗难有突破

近年来，非小细胞肺癌的靶向治疗领域可谓大放异彩，新的驱动基因和新的靶向药物不断涌现，使得 NSCLC 获得了很好的治疗效果。相比之下，SCLC 的靶向治疗却停滞不前、举步维艰。一些研究评价了靶向药物治疗 SCLC 的疗效，但都以失败而告终。

在局限期 SCLC 患者中，VEGF 表达是独立的负性预测因子。阻断 VEGF 可减缓肿瘤的生长并增加对化、放疗的敏感性。贝伐单抗是靶向 VEGF 的单克隆抗体，已经证实对结肠癌、非小细胞肺癌和乳腺癌具有明确的活性。在一项伊立替康联合卡铂治疗局限期 SCLC，以贝伐单抗作为维持治疗的 II 期临床试验中，早期分析显示，与标准治疗比较贝伐单抗可提高无进展生存期（PFS）。贝伐单抗联合化疗治疗初治的广泛期 SCLC 的随机 II 期临床试验（SALUTE 研究）的结果显示，在标准的顺铂或卡铂联合依托泊苷方案中加入贝伐单抗治疗 SCLC，可以提高无进展生存期

（PFS），毒性反应可以耐受，但不能提高病人的总体生存期（OS）。2012 年 ASCO 会议上，陆舜报道了一项重组人血管内皮抑制素（恩度）联合化疗治疗初治的广泛期 SCLC 的随机 II 期临床研究（NCT 00912392），同样没有得到阳性的结果，结论认为，应用恩度联合依托泊苷和联合顺铂治疗广泛期 SCLC 毒性可耐受，但并没有提高患者的 PFS，OS 也没有改善。AVE0005（aflibercept）是一种新型重组人源化蛋白，可与循环中的 VEGF 结合，从而阻止 VEGF 与细胞表面受体结合。SWOG0802 研究是拓扑替康（T）联合或不联合 AVE0005（A）治疗一线化疗失败的广泛期 SCLC 的随机、对照 II 期临床研究，该研究结论认为，A+T 组提高了 3 个月的 PFS 率和疾病控制率，且毒性反应可控，但需要进一步开展对铂类耐药的患者的研究，以明确疗效。

KIT 基因编码跨膜的酪氨酸激酶生长因子受体，为 PDGFR 家族成员之一。SCLC 患者多有 c-KIT 高表达，SCLC 的发生、发展与 c-KIT 表达密切相关。伊马替尼是 ABL 酪氨酸激酶、PDGF 受体和 c-KIT 的抑制剂，伊马替尼抑制小细胞肺癌细胞株和异种移植物呈剂量依赖模式，但在 II 期临床试验中，伊马替尼没有显示出具有活性。c-MET 在 SCLC 过表达，并表现为 c-MET 受体的特异性突变，以 HGF-c-MET 信号网络作为在临床前和早期阶段的临床研究中开发了多种靶向抑制剂，包括靶向受体和配体的单克隆抗体和小分子酪氨酸激酶抑制剂，两个小分子的 c-MET 抑制剂 SU011274 和 PHA665752 对多种肿瘤异种移植物具有抗肿瘤活性，多种 c-MET 抑制剂，如 XL880、ARQ197、MK2461 和 PF2341066，现正处于早期临床试验阶段，c-MET 抑制剂治疗 SCLC 的临床研究也正在

进行中。PI3K-Akt-mTOR 通路可介导细胞生长、增殖和凋亡，temsirolimus（CCI-779）为一种 mTOR 抑制剂，在一项Ⅱ期临床试验中，87 例广泛期 SCLC 在一线化疗后随机接受两种剂量 temsirolimus，但两种剂量均未显示中位生存期的改善。帕唑帕尼（votrient，GSK）可竞争性抑制 VEGFR-1、VEGFR-2、VEGFR-3、PDGF、c-kit 的一种多酪氨酸激酶抑制剂。Leena Gandhi 等报道的Ⅱ期研究显示，SCLC 患者应用单药帕唑帕尼具有较好的疾病控制率（包括化疗难治性患者），提示帕唑帕尼治疗 SCLC 值得进一步研究。

凋亡抑制剂在肿瘤发生和治疗耐药方面都起到重要的作用，Bcl-2 家族蛋白具有促进凋亡和抗凋亡的作用。抗凋亡蛋白 Bcl-2 在 SCLC 细胞株和原发灶中高表达，而凋亡蛋白 BAX 和 BAK 受抑制。新药 ABT-737（口服剂型 ABT-263）正在进行 SCLC 的临床研究，另外的 Bcl-2 抑制剂 obatoclax 和 AT-101，靶向 Bcl-2 家族所有抗凋亡成员，拓扑替康联合 AT-101 治疗难治和复发 SCLC 的Ⅰ/Ⅱ期临床试验结果显示，拓扑替康 1.25mg/m² 联合 AT-101 治疗是安全的，多数病人取得的最佳疗效是 SD，敏感复发组和难治组中位进展时间分别为 17.4 周和 11.7 周。

其他靶点还包括靶向 Hedgehog 信号通路、靶向肿瘤细胞微环境等，另外，SCLC 发生机制还与染色体异常、端粒酶及热休克蛋白 90 等相关，SCLC 也是乏氧的肿瘤之一，这也是导致化疗、放疗耐受和早期转移的重要原因。新一代 DNA 测序将更好解释基因变异在 SCLC 中的作用，并揭示 SCLC 的发生机制，有助于开发新药。

从上面的研究中我们可以看出，虽然研究者开展了应用不同的酪氨酸激酶（如 EGFR、c-KIT 和 VEGF）抑制剂治疗 SCLC 的Ⅱ期临床研究，有的研究联合化疗，有的研究则单药治疗，但均没有显示出预期的活性，失败的原因可能与没有根据基因表达而对病人加以选择有关。所以寻找 SCLC 的驱动基因从而找到准确的靶点，SCLC 的靶向治疗才能得到突破。

六、小细胞肺癌分子发病机制的研究

SCLC 具有独特的生物学特征，伴随着特定的分子和细胞改变，是多基因参与和协同作用的疾病，但目前尚无一种公认的可以预测或评估 SCLC 肿瘤负荷、预后的生物标志物。循环肿瘤细胞（CTCs）被认为是恶性肿瘤出现复发和远处转移的重要原因，有助于进一步研究 SCLC 的起源、疾病复发和转移机制。英国学者 Hou JM 等在进行规范治疗的 SCLC 患者血样中检测循环 CTCs 及循环肿瘤细胞簇（也称为循环肿瘤微栓子，CTM）水平，并分析其临床意义及分子学特点。结果显示，无论是基线的 CTCs 水平还是 1 周期化疗后 CTCs 的改变均为 SCLC 的独立预后因素。CTCs 及 CTM 中细胞的分子水平的对比可能在 SCLC 生物学方面提供新的视点，CTCs 可能起到一种生物标记物的作用，所以计算 CTCs 可能对评估肺癌病人的预后有意义。日本学者 Naito T 等的研究显示，CTCs 在 SCLC 中检测率高，CTCs 高水平与不良生存明显相关。CTCs 水平低的病人预后较好。2012 年 ASCO 年会上，美国学者报道的一项前瞻性研究连续检测了 21 例新确诊的 SCLC 患者在化疗前、每周期治疗期间以及复发后的 CTCs 计数，研究结论认为 CTCs 可以被分离并可在 SCLC 中连续计数，基线 CTCs 与疾病分期直接相关。

（下转第 131 页）

❖ **消化系统肿瘤** ❖

胃癌新辅助化疗的现状与展望

季加孚　季　鑫

北京大学肿瘤医院暨北京市肿瘤防治研究所　北京 100142

胃癌是我国最常见的恶性肿瘤之一，其发病率仅次于肺癌，死亡率则仅次于肺癌、肝癌。近年来，鉴于新辅助化疗（neoadjuvant chemotherapy）或称为术前化疗（preoperative chemotherapy）在乳腺癌、肺癌等实体肿瘤治疗中发挥的重要作用，其在胃癌患者中的应用逐渐成为治疗进展期胃癌的希望和研究的热点。

一、胃癌新辅助化疗的时代背景

在我国，进展期患者仍然是胃癌患病人群的主体，比例可达 80% 左右，其治疗疗效决定了我国胃癌的总体疗效。手术切除是目前唯一可能根治胃癌的手段，但实际仅限于病变较早的 I 期胃癌，虽然其术后的 5 年生存率可达 85%～95%，但这部分患者在我国胃癌患者中仅占 10%～11.5%。而进展期胃癌术后的 5 年生存率一般仅为 20%～50%，最多不超过 60%。目前在胃癌外科已经初步达成共识，即单纯外科手术无法达到生物学意义上的根治，即便扩大切除和淋巴结清扫范围，仍然如此。因此，积极寻求其他可能根治肿瘤的手段和提高手术切除率，尤其是根治性切除率成为改善胃癌病人预后的两大目标。根治胃癌的其他手段和整个肿瘤研究包括分子生物学、免疫学等诸学科的发展息息相关，但应用于临床尚待时日。而提高手术根治性切除率则为近期所及。术前采用某些措施使进展期胃癌病变缩小，减少肿瘤以及所属淋巴结对于周围脏器的侵犯，是一个努力的方向，也是新辅助化疗出现的初衷。

乳腺癌、肺癌等实体肿瘤治疗观念的变化在很大程度上促进了整个肿瘤领域观念的变革，人们认识到肿瘤在早期阶段已经属于全身性疾病。因而化疗等全身治疗手段的作用得到重视。肿瘤复发、转移除了与外科切除和淋巴结清扫彻底与否有关以外，更为重要的是由于潜在微转移灶的存在及其进一步生长、增殖。长期以来，人们试图通过术后辅助化疗来控制复发和转移，但收效较微，而且处于一个非常盲目的阶段。在切除原发肿瘤以后进行的辅助化疗，即便根据肿瘤病期选择进行，亦难达到个体化治疗的目的。术前新辅助治疗的提出及应用是对肿瘤外科医生及内科医生观念上的一个挑战。人们根据术后辅助治疗的经验提出术前辅助化疗的概念，亦称新辅助化疗，主要目的在于使肿瘤缩小，提高手术根治性切除率，改善治疗效果。

新辅助化疗的理论依据：

（1）手术切除原发肿瘤可能会刺激剩余肿瘤细胞的生长。

（2）肿瘤周围组织在术后血供的改变

影响化疗药浓度及效果。

（3）对于新辅助化疗的组织病理学反应与预后正相关。

（4）可以达到降期的目的以提高手术切除率。

（5）减少术中播散可能性，降低肿瘤细胞活性。

（6）消除潜在的微转移灶，降低术后转移/复发的可能。

（7）术前通过可测量病灶及术后标本准确判定临床缓解率和病理学有效率。

（8）新辅助治疗可剔除不宜手术治疗的患者，部分生物学行为差的胃癌，肿瘤进展迅速，辅助治疗期间即可出现局部广泛浸润和远处转移，这类患者即便行手术切除也很快复发。

（9）通过术前辅助化疗了解肿瘤对治疗的反应如何，来确定患者术后是否需要继续治疗。

目前公认的胃癌新辅助治疗应用原则为可能根治性切除的局部进展期癌，目的在于控制复发风险较高人群的微小转移灶。

二、胃癌新辅助化疗的临床研究

20世纪70年代中期至80年代中期关于胃癌术前化疗的一些报道提示可使肿瘤减小，使原本无法手术切除的胃癌转为可以切除。Wilke等和Plukker等的Ⅱ期临床试验发现，NACT能够使原剖腹探查无法切除的胃癌获得40%~50%的再切除率。再切除患者的中位生存期为24个月，较原无法切除胃癌患者小于6个月的中位生存期为高。这些结果也促进了对于可切除胃癌NACT的研究。

至20世纪90年代初期，开始有了关于可切除胃癌患者NACT的研究报道，多为联合用药，方案均出自胃癌辅助化疗的经验。所用药物仍多以5-氟尿嘧啶（5-FU）

为主，加上多柔比星（阿霉素，ADM）、丝裂霉素（MMC）等，以及亚硝脲类或顺铂（DDP）中一种或两种组成，其中以FLEP最多见，其他方案如EAP等也有较多的应用。这些研究多为Ⅰ、Ⅱ期临床试验，共存的一些问题可能使研究结果产生偏倚，难以得出有说服力的结论。例如大部分研究中治疗前肿瘤分期不够准确，"可切除"、"局部进展期"等分类所用的标准和分期使用的手段差别较大。另外，化疗方案、药物应用方式及NACT后辅助化疗的使用等在每一研究中也各不相同；手术方式不统一、"根治性切除"的定义在各报道中也有差别；缺乏详细和标准化的组织病理学疗效评估。尽管如此，分析当时的一些临床试验结果还是可以总结出一些有关胃癌NACT的经验：

（1）NACT可减少局部肿瘤体积（降期）以提高随后根治性切除的可能性，消除或延缓系统性转移。二者对于延长患者的无病生存期和总体生存时间都是关键因素。

（2）NACT的临床疗效通常预示着其是否能够提高根治性切除率，但临床疗效的客观评估是较为困难的，术前分期难达精确；大部分作者是以世界卫生组织（WHO）的TNM分期标准，采用内镜和CT来评估临床疗效，但这些分期手段在测量肿瘤二维大小及区分可见肿瘤与瘢痕方面存有缺陷，也难以排除腹腔微小转移等不适合入组的患者。

（3）组织病理学疗效评估的完全缓解（pCR，切除标本未见肿瘤）是NACT一个最为可信的疗效指标。但胃癌患者获得pCR较少，提示化疗方案有待改进。

（4）少数前瞻性随机临床试验结果提示，局部进展期胃癌行NACT者较未行NACT者根治性切除率明显提高。可是术前分期的准确性使这些结论打了折扣，这再次强调了术前分期的重要性。

（5）这些研究的中位生存期为 15~40 个月，明显优于未行 NACT 的进展期患者。

（6）化疗的毒副作用主要表现为骨髓抑制方面，大部分患者均可耐受，提示 NACT 可在门诊安全进行。

20 世纪 90 年代末至今，胃癌 NACT 的研究进入一个新阶段。随着临床分期手段、化疗药物/方案的不断改进，对胃癌手术看法的逐渐统一，一些前瞻性随机对照研究的结果已逐渐证实了 NACT 在胃癌治疗中的作用。但第一项随机对照研究仅入组 56 例患者，使用了现已知无效的化疗方案 FAMTX。而 ECF 方案首先在转移性和局部进展、"无法切除"胃癌中证实了其疗效，无论在有效率还是生存期方面都要优于 FAMTX，这也促使本方案被考虑应用于新辅助化疗模式。胃癌 NACT 中第一项获得阳性结果的是可称为本领域里程碑的 MAGIC 研究，其试验组术前、术后各行 3 周期 ECF 方案化疗，对照组为单纯手术组，研究对象为胃癌和胃食管交界部癌患者。由于研究中没有常规应用超声胃镜和腹腔灌洗细胞学检查，术前患者分期的准确性受到质疑。86% 的患者完成了 NACT，耐受良好；试验组中 229 例（92%）患者进行了手术，69% 的患者获得了根治性切除，而单纯手术组仅为 66%；两组间手术死亡率及术后并发症方面差异无统计学意义。疗效评估依靠病理标本肿瘤大小的测量，试验组显著小于单纯手术组。随机分到化疗组的患者总体生存率显著优于单纯手术组（36% *vs* 23%）。正是因为此项临床研究的结果证实了 NACT 的确切疗效，2008 年开始，作为一级证据被 NCCN 治疗指南所推荐。

胃癌 NACT 领域的第二项大型多中心随机对照试验是法国的 FNCLCC ACCORD 07-FFCD 9703 研究，224 例患者随机分为试验组（术前化疗应用 5-FU 和顺铂 2~3 周期）和对照组（单纯手术）；如果术前化疗有效则推荐术后继续该方案化疗。结果提示，试验组和对照组的根治性切除率分别为 84% 和 73%，5 年无病生存率分别为 34% 和 19%，总体生存率为 38% 和 24%，差异均有统计学意义。但这些试验也仍存一些问题：两项研究中都包括了远端胃癌和胃食管交界部癌，而它们在生物学行为上尚未定论是否同类；另外更重要的是缺少统一的术前分期手段（如超声胃镜、腹腔细胞学检查等），使我们无法准确获知患者自术前化疗中获益多少。现仍有多项胃癌 NACT 的 Ⅲ 期临床随机对照试验正在进行中，包括瑞士的 AAK 研究、荷兰的 CRITICS 研究、英国的 MAGIC-B 研究和日本的 JCOG0501 研究，这些研究均选用了术后辅助化疗作为对照，因此这些结果将有望为胃癌 NACT 的临床价值提供更为确切的依据。

我国的胃癌新辅助化疗研究起步较早，但受限于药物开发及诊疗理念相对滞后，总体发展较国外先进水平仍存在一定差距。2000 年，北京大学肿瘤医院胃肠外科团队在国内率先开展了针对进展期胃癌新辅助化疗的前瞻性随机对照研究，70 例患者随机分为研究组（术前应用 FOLFOX 方案化疗 2~4 周期）和对照组（单纯手术）；如果术前化疗有效则推荐术后继续该方案化疗 8~10 周期。结果提示，研究组和对照组的 5 年总生存率为 78% 和 51%，差异有统计学意义。同时，分析结果还提示，新辅助化疗在胃上部癌中显示出了更明显的生存获益。在此基础上，北京地区 8 家大型综合及专科医疗中心继续开展了多中心的随机对照研究（BJSA-01 试验），初步研究结果已在 2007 年的 ASCO GI 会议上进行了报道。随后，在国家"十一五"科技支撑计划资助下，我国开展了覆盖 47 家大型医疗中心的全国性胃癌综合治疗的临床研究，目前已结束入组，在进行后续随访中。2012 年，由北京大学肿瘤医院牵头，国内 20 余家单位参与的比较新辅助化疗与辅助化疗的 RESOLVE 研究也已启动，我们期待着这些研究能更有力地推动我国的胃癌新辅助化疗研究水平的提高，也希望这些研究结果能为我国进展期胃癌患者的治疗提供更多高级别的临床依据。

三、胃癌新辅助化疗的临床实践

新辅助化疗对术后复发或转移风险高的病人获益可能较大，但对体内肿瘤负荷过大或分期较晚（ⅢB/ⅢC）的患者却也可能意义有限，所以相对准确的术前分期尤为重要，关系到病人综合治疗模式的选择、放疗方案和化疗药物，以及治疗周期的抉择，目前推荐的临床分期检查包括增强 CT、超声内镜、腹腔镜探查及腹腔游离细胞学检查，对于有条件的医疗中心及患者可同时考虑 PET-CT 检查。

因胃本身是空腔脏器，及其淋巴结转移等特点，给目前常规的分期手段如内镜或 CT 等带来困难，对于病灶可切除性及小的腹膜转移等的判断尚不能令人满意。另外，病变的组织学类型、肿瘤的位置、是否是皮革胃等对预后均有影响，对以上情况的准确判定及划分也会影响研究的最终结果。近几年，诊断性腹腔镜技术得到越来越多的关注，该技术不仅能观察原发肿瘤的部位、范围，腹水及邻近组织是否受侵犯，还使术前进行前哨淋巴结活检、腹腔游离细胞学检查、腔镜超声检查等成为可能，对进一步提高术前分期的准确性具有重要价值。一项系统回顾性研究指出：腹腔镜分期 T 分期的准确度为 84.4% ~

97.7%，敏感度为 50% ~ 80.6%，特异性为 100%；对 N 分期的判断总体准确度为 64.3% ~ 98.9%，敏感度为 54.5% ~ 60.8%，特异性为 93.8% ~ 100%，对于远处转移的总体准确度为 85% ~ 98.9%，敏感度为 64.3% ~ 94.7%，特异性为 80% ~ 100%；其中对于腹膜转移的准确度为 85% ~ 100%，敏感度为 73.7% ~ 98.5%，特异性为 83% ~ 100%；对于肝转移的准确度为 90% ~ 98.1%，敏感度为 50% ~ 79%，特异性为 93% ~ 100%。可见，腹腔镜分期的应用，可以更加准确地进行分期，为患者制订合理的治疗方案，减少了盲目开腹的概率。对于进展期胃癌，腹腔镜探查技术的这种优势很明显，但对于早期胃癌，诊断性腹腔镜技术的优势还有待商榷。目前，在肿瘤分期时，尚无需常规使用腔镜超声技术的证据。另一方面，对于腹腔游离细胞学检查，尽管现有的各大诊疗指南态度不一，但目前大多数研究结果仍显示，无肉眼可见腹膜转移结节的腹腔游离细胞学阳性率可达 20% ~ 30%，而这部分患者的腹腔复发率较高，预后较差。因此，重视腹腔游离细胞学检查的重要性，准确区分出腹腔游离细胞学阳性的假局部进展期患者对于新辅助化疗的选择至关重要。

对于无远处转移的局部进展期胃癌病人，一般需要 6 ~ 8 周的术前辅助治疗，对 T4aN2 或 T4b 者则可适当延长，但时间不宜超过 10 周。这些初步的设计来源于晚期胃癌治疗后达到最佳疗效的常见时间点，但是否是真正的最佳时机尚需临床验证。

所有接受治疗者必须及时进行影像学或病理学疗效评价，推荐每 4 ~ 6 周进行一次，间隔不宜超过 6 周，以便及时了解病人对治疗的反应，随时调整治疗策略，避免不必要的过度治疗。因为获益可能性太低，首选方案无效的病人术前不应再选择二线治疗方案；治疗有效的病人则应根据分期和对治疗的反应程度决定手术时机，不能因为有效而给予病人持续放、化疗，如已达到目的就应尽早及时手术，新辅助治疗不宜超过 3 个月。病人一般可在放、化疗后 3~6 周内恢复，所以从停止治疗到进行手术的间隔时间不应太久，如病人一般状况允许，以 3~4 周为佳；特别是需要病理组织学评价疗效、而治疗周期仅有 1~2 个周期者，可考虑间隔 2 周左右进行手术，否则可能影响准确的病理学疗效判断。

四、胃癌新辅助化疗的疗效评价

评价化疗效果的重要性不言而喻，但与治疗前分期一样，现报道中多应用的增强 CT、上消化道造影、胃镜等尚难达到精确的疗效评估。同时，目前应用最为广泛的 WHO 及 RECIST 评估标准，则因其仅能从形态学角度对肿瘤变化进行评价，在临床实践中无法做到疗效的早期评价，也无法与病理评效进行良好的匹配，故而在胃癌 NACT 中的应用有较大的局限性。近年来，由于在代谢成像及时效性方面的巨大优势，PET-CT 及功能磁共振成像技术（fMRI）在疗效评价领域的应用越来越引起学界的关注。可以预见，结合了传统形态学评价、新兴的功能学评价，以及更为个体化的分子生物学评价的综合立体疗效评价标准将是未来新辅助化疗诊疗流程中的一个关键环节。

五、展望

尽管迄今关于胃癌 NACT 的前瞻性随机对照临床试验报道有限，但 NACT 对于患者的益处是不容忽视的，因此这种治疗模式已经被 NCCN 治疗指南所推荐在临床中应用。而今新型化疗及靶向药物的出现，腹腔镜、功能影像如 PET、磁共振水成像等新型技术的应用及推广，肿瘤分子生物学的研究进展等均会为胃癌 NACT 研究提供新的契机。继续进行一些高质量的临床研究，准确评估治疗前风险，选择最有可能自 NACT 中获益的合适患者在术前这段有限的时间内，应用现有高效低毒的新型药物进一步提高胃癌 NACT 的疗效，将是今后胃癌研究的主要方向之一。

（参考文献：略）

（来源：CSCO《中国临床肿瘤学进展 2012》）

（上接第 126 页）

转移灶多的病人其基线 CTCs、DNA 破坏和凋亡水平较高，CTCs 水平的降低与缓解率相关。该研究提示我们 CTCs 是一种潜在的生物标志物，可以预测 SCLC 患者的治疗疗效和判断预后。

七、结语

SCLC 是一种预后很差的疾病，尽管几十年来的生存期都没能得到提高，尽管近年来的治疗进展屈指可数，靶向治疗并没能改善 SCLC 病人的预后，但我们仍需不懈努力，探索 SCLC 的最佳治疗模式，寻找更加适合 SCLC 的治疗靶点，研发更加合理的治疗药物。另外，我们还迫切需要多开展我们中国人群的 SCLC 的基础和临床研究，探索新的治疗策略。

（参考文献：略）

（来源：CSCO《中国临床肿瘤学进展 2012》）

胃癌个体化药物治疗问题与进展

沈　琳

北京大学肿瘤医院暨北京市肿瘤防治研究所　　北京 100142

化疗药物的不断进步提升了其在胃癌治疗中的作用，随着人们对胃癌生物学行为及信号传导通路认知的深入，越来越多的靶向药物，如曲妥珠单抗、贝伐单抗、西妥昔单抗等集中在表皮生长因子受体通路（HER-2、EGFR）和血管内皮生长因子受体通路（VEGFR）上的靶向药物开始应用于临床或进入临床研究。但近 2 年来一系列的临床研究的失败，使得人们更加关注胃癌的高度异质性，如何实现细胞毒药物和靶向药物在进展期胃癌中的个体化治疗成为大家讨论的热点。本文将从胃癌生物学特征、药物治疗现状、临床研究成功与失败的经验与教训，结合临床问题进行阐述，希望给大家提供一些参考意见。

一、辅助化疗的个体化实施问题

辅助化疗，目前来自于 ACTs-GC 和 CLASSIC 研究证据，一是替吉奥（S-1）单药，另一是 XELOX 方案，2 个临床研究都显示Ⅱ、Ⅲ期胃癌患者 D2 术后辅助化疗可以提高 3 年 DFS 10%~14%，显然不是所有患者都能从辅助化疗中获益，但问题是哪类患者不能获益？谁更合适选择 S-1 还是 XELOX？我们可以从亚组分析发现，S-1 单药辅助化疗在ⅢB 期胃癌患者中未达到统计学差异，而且还看到单药 S-1 与单纯手术比较，远处转移发生率也无差异，这说明分期较晚、肿瘤负荷量较大的患者，单药尚不足以预防复发和远处

转移。而 XELOX 辅助化疗，在预防局部复发和远处转移中与对照组比较都有显著差异，而对于没有淋巴结转移的患者，XELOX 与对照组比较并没有明显差异。这对我们临床实践中根据患者分期情况来选择辅助化疗药物和方案有重要的指导意义，分期较晚、术后复发转移风险高者更多考虑联合化疗，而分期较早、无淋巴结转移的患者，耐受性差的患者可以考虑单药。更进一步的分子分型发现，肿瘤 TP、TS、ERCC1 等表达也与药物的选择相关。

由于术后辅助化疗近期疗效评价观察上的困难，使得胃癌术后辅助化疗个体化要求更为迫切。目前诸多临床研究除去长期随访外，还有结合术前新辅助化疗的疗效以及肿瘤分子标志物的分型等手段，有望使不同体质、不同生物学类型、不同预后的胃癌患者得到合理的辅助化疗，以便进一步提高胃癌的治愈水平。但个体化辅助治疗研究在临床上更难做，既要选择药物疗效，同时还要关注药物的安全性以及长期毒性，如第二肿瘤、生殖影响等，观察周期太长，且有待于多个学科的合作，未来路程还很长。

二、化疗药物的个体化选择

胃癌病理分型，如 Lauren 分型，在一定程度上反映了胃癌的组织学起源、细胞分化、病因、发病机制、流行病学特点、生物学行为，与胃癌的预后甚至化疗药物

的选择均有一定的相关性。随着基因、蛋白质等分子水平分析技术的发展，发现不同 Lauren 分型具有不同的生物分子学差异，这种差别可能与晚期胃癌个体化治疗有一定的相关性。比如在胃癌靶向治疗中唯一取得成功，奠定曲妥珠单抗在晚期胃癌中延长生存的靶向治疗地位的 ToGA 研究发现，HER-2 在肠型胃癌表达更显著；国内在 482 例胃癌标本中，也检测到 HER-2 在肠型、弥漫型、混合型和未确定型的阳性率分别为 15.2%（36/237）、6.9%（9/130）、5.4%（5/92）和 11.5%（3/26），差异具有统计学意义。而且，HER-2 过表达的晚期弥漫型胃癌接受化疗联合曲妥珠单抗靶向治疗并没有明显延长总生存。目前部分晚期胃癌化疗相关临床研究也表明 Lauren 分型与化疗方案的相关性。胸苷酸合成酶（TS）表达与 Lauren 分型有一定相关性。W Ichikawa 等报道，TS 在肠型胃癌表达高于弥漫型胃癌，而 TS 高表达与以 5-FU 为主的化疗敏感性下降有关，TS 低表达患者的 5 年生存率和对含 5-FU 化疗方案的效果要优于 TS 高表达者。

FLAGS 研究共入组 1053 例初治胃/胃食管结合部晚期腺癌患者。结果显示，顺铂联合 S-1（CS）组和顺铂联合 5-FU（CF）组的中位 OS 分别是 8.6 个月和 7.9 个月；亚组分析显示，590 例弥漫型胃癌患者中，CS 化疗者的平均生存时间优于 CF 化疗者（9.0 个月 *vs* 7.1 个月，$P = 0.0413$）。GC0301/TOP-002 研究入组了 326 例晚期胃癌初治患者，S-1 组和伊立替康联合 S-1 组（IRIS）的中位生存时间分别为 12.8 和 10.5 个月，无统计学差异。但亚组分析显示，弥漫型或体能状态评分（PS）为 1~2 分的患者可能从 IRIS 方案获益（弥漫型，HR = 0.71；PS1/2，HR = 0.63）。JCOG 9912 研究纳入 704 例晚期初

治胃腺癌患者，结果显示，5-FU、CP 和 S-1 三组（$n = 234/236/234$）的中位生存时间分别是 10.8 个月、12.3 个月（$P = 0.0552$）和 11.4 个月（非劣效，$P = 0.0005$）。但是亚组分析显示，在弥漫型胃癌组 CP 方案的疗效优于 5-FU 的治疗。START 研究亚组分析也显示，多西他赛（多西紫杉醇）联合 S-1 在弥漫型胃癌中优于单药 S-1。以上结果均提示，伊立替康、多西他赛联合 S-1 在弥漫型胃癌中可能有一定的疗效优势。

近来人们在关注病理学分型的同时，也在试图探索出胃癌的基因分型。IB Tan 等分析了 37 个胃癌细胞系基因表达谱的差异，最终发现一个含有 171 个基因的芯片，通过它可以将胃癌分为肠型（G-INT）和弥漫型基因亚型（G-DIF）。进一步在 521 名胃癌患者的组织标本中进行验证，发现肠型和弥漫型基因亚型与临床病理学 Lauren 分型的一致性为 64%，有明显的相关性（$P < 0.001$）。预后分析显示，基因分型有明显的预后意义（$P = 0.001$）。在体外的细胞药敏研究中，肠型基因型细胞对 5-FU（$P = 0.04$）和奥沙利铂（$P = 0.02$）较敏感，而弥漫基因型细胞对顺铂（$P = 0.03$）较敏感。研究者根据患者胃癌组织的基因谱进行 S-1/奥沙利铂或 S-1/顺铂的 II 期临床研究正在进行中。

紫杉醇作为微管靶向药物，无论是单药还是联合用药均能使胃癌患者获益。但在临床治疗中，仍有 30% 左右的患者不能从紫杉醇治疗中获益。如何筛选出对紫杉醇敏感的患者、探索预测其疗效的特异性分子标志物，一直是临床研究亟待解决的问题。Tuan 等在动物模型研究中发现，静脉注射紫杉醇治疗弥漫型胃癌有明显的疗效。Yamaguchi K 等在一项 II 期临床研究中，针对 32 名晚期转移性胃癌患者进行单药紫杉醇化疗（$210mg/m^2$，每 3 周）。结

果显示，弥漫型胃癌患者和肠型胃癌患者的有效率分别为：35.7%（5/14）和23.5%（4/17）。Y Emi 等开展了一项紫杉醇单药（80mg/m²，每周）治疗进展期胃癌的 Ⅱ 期临床研究，共入组 68 名患者，54名患者既往接受过姑息化疗。弥漫型胃癌患者和肠型胃癌患者的有效率分别为：22.5%（9/40）和 23.1%（3/13）。以上研究均提示，紫杉醇在弥漫型胃癌中的疗效可能优于肠型胃癌患者。虽然依据胃癌病理类型和基因分型指导治疗的循证医学证据十分有限，尚需进一步证实，但这是胃癌个体化治疗研究的必经之路。

研究发现，紫杉醇与 β 微管蛋白结合，影响 αβ 微管蛋白二聚体与微管间的动态平衡，促进微管蛋白组装成微管，并使已组装的微管凝结、聚集，阻滞其解聚成亚单位，使细胞停滞于 G2/M 期。此外，紫杉醇还能诱导 TNF-α 的表达、下调胞浆 IκB-α 水平，激活 NF-κB 并促进其转移至细胞核参与调控下游基因。同时，紫杉醇还可激活或调节多种凋亡相关基因或蛋白的表达，如 Bcl 家族、P53、P21、Fas/Fas 配体及半胱天冬酶（Caspase）家族等，可诱导细胞出现典型的凋亡形态学改变。这些虽然与其微管凝聚作用无关，但认为都与其抗肿瘤作用关系密切。

β 微管蛋白 Ⅲ 型（即 TUBB3），在耐药细胞中选择性高表达，其表达水平与紫杉醇耐药呈正相关。Panda 等对表达不同 β 微管蛋白亚型的细胞进行研究，发现 TUBB3高表达的细胞，其微管蛋白的动力学活性最高，这与紫杉醇引起的微管聚合作用机制相反，以至于在紫杉醇作用的情况下，微管蛋白仍有足够的动力完成细胞的有丝分裂，从而在 TUBB3 高表达的细胞中表现出对紫杉醇的耐受。这种耐药机制先后在非小细胞肺癌、卵巢癌、乳腺癌以及原发部位不明癌中得到证实。Urano 等研究表明，TUBB3 在 36.4% 的胃癌患者中表达阳性，并且 TUBB3 表达水平与紫杉醇疗效及患者预后呈负相关。我们的研究中也发现 TP 高表达和 TUBB3 低表达的胃癌患者对卡培他滨联合紫杉醇疗效明显提高，可以达到 80% 以上，OS 也明显延长。

但这些研究多为回顾性、亚组分析结果，并没有对目前晚期胃癌常用化疗方案在 Lauren 分型中以及分子标志物的应用进行前瞻性的系统研究比较。

三、靶向药物的个体化选择

随着 ToGA 试验最终结果的发表，开启了胃癌靶向治疗和个体化治疗的新纪元。抗 HER-2 治疗——曲妥珠单抗联合化疗已成为 HER-2 过表达胃癌患者的首选治疗。随后进行了一系列的靶向药物在晚期胃癌中的临床治疗研究，但令人沮丧的是，几乎未见成功的报道。分析其原因，可以看出许多共性的原因：贝伐单抗联合化疗，没有选择特定的人群，也没有关注东西方胃癌患者的差异，虽然亚组分析显示欧美人群有些获益的趋势，但试验并未显示出优势人群。mTOR 抑制剂依维莫司，作为细胞信号转导下游路径中的关键靶点，也在肾癌、pNET 中显示了很好的疗效，但因为没有关注到胃癌的异质性，没有选择特定人群，最后临床研究没有显示出其单药在胃癌二、三线治疗中的作用。同样 EGFR单抗——西妥昔单抗联合化疗在我们国内Ⅱ 期临床研究显示了部分患者疗效的前景，并发现 TGFa 表达与疗效相关，但Ⅲ 期研究并未筛选患者，近日公布了研究失败的消息，很让人遗憾。另一 EGFR 单抗——帕尼单抗联合化疗治疗晚期胃癌患者，在2012 年 ASCO 会议上也报道了失败的结果，同样是没有分子标志物的筛选。小分子TKI——拉帕替尼联合紫杉醇二线治疗

HER-2 阳性的胃癌患者，虽然针对特定人群，但可能由于忽略了小分子酪氨酸激酶抑制剂与化疗联合过程中，一系列分子调控的变化等在一系列临床研究中已经发生的未能解释的问题，重蹈覆辙遭遇失败。另外，舒尼替尼等也是同样的命运，这系列的靶向药物在胃癌治疗中的节节失败告知我们，针对胃癌这一异质性特别强的肿瘤，沿用传统方法，想让所有患者都能从一种同样的治疗中获益是不可能的，2012 年 ASCO 会议报道的 C-met 抑制剂——HGF/SF 单抗 rilotumumab 联合化疗在晚期胃癌中显示了很好的前景，特别是对 C-met 高表达的胃癌患者，获益率更加明显，未来进行的大型 III 期临床研究定将筛选 C-met 高表达的、合适的患者来进行研究，才有望获得阳性结果并筛选出有效人群，这也是今后分子靶向治疗研究的必经之路！

四、综合治疗中多学科治疗参与的临床个体化实施

现有条件下可供我们个体化选择药物治疗的依据很少，所以除了研究以外，我们还可以根据患者的临床特征来选择药物，并根据治疗目标、患者对药物治疗的反应和不良反应调整用药，同时注意多学科协作，关注局部治疗对晚期患者的作用，如姑息放疗。对转移病灶比较局限、能够被放疗靶区覆盖所有转移范围者，可以达到生存期延长及症状控制的目标；局限肝转移者血供丰富者可以考虑 TACE，结合射频消融等，个别患者还可能有机会接受 R0 手术切除；部分卵巢转移的患者可能通过切除卵巢转移灶达到延缓腹水出现、改善生存质量的可能；但这些研究结果样本量较小，多为回顾性研究，所以尚需要继续观察研究。

总之，胃癌在所有的实体瘤中是预后较差、异质性很强、药物敏感性较差、对个体化治疗要求较强的肿瘤，在临床研究和临床实践中必须关注这些患者以及肿瘤特征合理的个体化的选择药物，才有可能使患者真正获益，并延长生存。

（来源：CSCO《中国临床肿瘤学进展 2012》）

（上接第 152 页）

对结直肠癌发病及进展分子机制的深入研究明确了 K-RAS 基因对于抗 EGFR 单抗的疗效预测作用，向着结直肠癌个体化治疗的方向又迈进了坚实的一步。此外，更多小分子靶向药物的开发和应用将给更多晚期患者带来新的希望。包括口服多激酶抑制剂哌立福新和 regorafenib 的临床研究计划 VELOUR 和 CORRECT 研究的主要结果已分别在 2011 年 ESMO 和 2012 年 ASCO GI 大会上公布，2012 年 ASCO 会议上进一步更新了数据。虽然 regorafenib 治疗化疗耐药的大肠癌的 OS 仅延长了 1.4 个月，但 regorefenib 成为历史上有效应用于晚期大肠癌的第一个小分子靶向药物将载入史册。未来的研究还将进一步优化现有治疗方案的治疗顺序和用法用量，同时不断发现新的预后及疗效预测因子，并针对不同患者实施最佳的个体化治疗，帮助患者提高疗效和生活质量，获得更长的生存时间。

（来源：CSCO《中国临床肿瘤学进展 2012》）

SOD2 和 GSTP1 基因多态性在中国人胃癌中的临床意义

徐　智　陈　怡　张　琦　陈锦飞 *

南京医科大学附属南京医院（南京市第一医院）南京 210006

【摘要】　**目的**：胃癌的发生、发展与慢性炎症环境存在密切的联系，其中细胞内累积过量的活性氧物质（ROS）可能是细胞在慢性炎症中发生恶性转化的机制之一。低浓度的 ROS 能维持细胞正常的生理功能，如增殖、凋亡等，而高浓度的 ROS 则导致细胞 DNA 损伤、肿瘤的发生和进展。因此细胞内 ROS 水平失调在胃癌的发生发展中具有重要的作用。超氧化物歧化酶（SOD2）和谷胱甘肽 S 转移酶 Pi（GSTP1）是调节 ROS 代谢的重要酶类，其多态性位点 rs4880 和 rs1695 的不同基因表型可以影响相应蛋白的功能和表达水平，从而影响细胞内 ROS 代谢的水平。本研究旨在分析 ROS 代谢相关酶——SOD2 和 GSTP1 的功能性基因多态性位点 rs4880 和 rs1695 在胃癌患者中的分布情况和临床意义，初步探讨 ROS 与胃癌发生、发展的关系。**方法**：从 929 例病理确诊的胃癌患者肿瘤组织中提取基因组 DNA，使用 multiplex SNaPshot 技术检测 SOD2 rs4880 和 GSTP1 rs1695 基因型，使用统计学方法分析 SOD2 rs4880 和 GSTP1 rs1695 与肿瘤临床病理数据及总体生存时间之间的关系。**结果**：在 929 例胃癌患者中，908 例患者得到 SOD2 rs4880 成功分型，其中 TT 型 669 人（73.7%）、CT 型 219 人（24.1%）、CC 型 20 人（2.2%）；GSTP1 rs1695 在 900 例患者中得到成功分型，其中 AA 型 564 人（62.7%）、GA 型 301 人（33.4%）、GG 型 35 人（3.9%）。SOD2 rs4880 CT+CC 基因型与胃癌淋巴结转移数目增多显著相关（$P=0.023$），GSTP1 rs1695 GA+GG 基因型与肿瘤大小显著相关（最大径 >5cm，$P=0.048$）。Kaplan-Meier 生存曲线和 Cox 回归分析显示，SOD2 rs4880 CT+CC 基因型（HR = 1.299，95% CI：$1.053 \sim 1.603$，$P=0.015$）及其联合 GSTP1 rs1695 GA+GG 基因型（HR = 1.496，95% CI：$1.078 \sim 2.074$，$P=0.016$）是独立于肿瘤大小、肿瘤分期、组织学分型的预后指标。**结论**：基于中国人胃癌大样本数据库，本研究结果提示，SOD2 rs4880 和 GSTP1 rs1695 遗传变异与肿瘤进展和恶性程度增高相关，ROS 代谢通路的失调可能参与胃癌发生、发展，并有可能成为潜在治疗靶点。

【关键词】　超氧化物歧化酶；谷胱甘肽 S 转移酶 Pi；寡核苷酸多态性；活性氧物质；胃癌

　　* 通讯作者：陈锦飞，江苏省南京市长乐路 68 号南京医科大学附属南京医院（南京市第一医院）肿瘤内科，邮编，210006，电话：18951670922，E-mail：jinfeichen@sohu.com

前言

在世界范围内，胃癌是导致男性癌症死亡的第三大主要病因，是女性癌症死亡的第五大病因[1]。其中尤以东亚人群，主要是中国人的发病率和死亡率最高[1]。尽管近年来胃癌发病率呈现逐渐下降趋势，且以手术、放疗、化疗和靶向治疗为主的综合治疗有了显著的进步，但患者的预后仍然不理想。胃癌的发生、发展是一个阶梯式进行的过程，从慢性胃炎、萎缩性胃炎、肠上皮化生、异常增生直至最终恶变为侵袭性胃癌[2]。幽门螺杆菌感染胃壁上皮细胞[4]，激活炎症细胞诱导生化反应，导致细胞内累积过量的活性氧物质（reactive oxygen species，ROS）可能是慢性炎症向胃癌转化的机制之一[3]。低浓度的 ROS 能维持细胞正常生理功能，例如增殖、凋亡、细胞周期停滞、老化等，然而，高浓度的 ROS 可引发氧化应激反应，使机体内环境紊乱，导致细胞 DNA 损伤、肿瘤的发生和进展[5]。因此细胞内 ROS 水平失调在胃癌的发生发展中具有重要的作用。

超氧化物歧化酶（superoxide dismutase 2，SOD2）和谷胱甘肽 S 转移酶 Pi（glutathione S-transferase Pi，GSTP1）是调节 ROS 代谢的重要酶类。SOD2 是线粒体内主要的超氧化物酶类之一，能够催化累积的超氧化物自由基成为过氧化氢（H_2O_2）。GSTP1 是具有 II 相解毒同工酶作用的谷胱甘肽 S-转移酶家族成员之一，它是一个候选酶，能保护上皮细胞不受 ROS 诱导的氧化应激反应作用，且能够通过催化的疏水性与亲电子基团形成含有还原性谷胱甘肽的共轭化合物解毒自由基。之前有报道称，这些基因内部分具有单核苷酸多态性（SNPs），进而导致蛋白质翻译和/或功能改变。SOD2 基因（rs4880）16 密码子上

47C>T 的转变使得 SOD2 蛋白质上的丙氨酸（Ala）突变为缬氨酸（Val），影响了蛋白质折叠和定位[6]。SOD2 中的丙氨酸错编为缬氨酸将会导致 SOD2 出现在线粒体内膜上而不是线粒体基质中，从而其酶活力减弱[6]。有研究指出，含有 1 或 2 个丙氨酸-SOD2 等位基因是肝癌[7]、胃癌[8]、前列腺癌[9] 的高危因素，也是乳腺癌预后不良的标志[10]。GSTP1 基因（rs1695）上的 105 密码子 SNP 位点是异亮氨酸向缬氨酸突变的所在，会导致 GSTP1 蛋白错误编码，降低酶活性和有效解毒作用。先前有报道称，GSTP1 缬氨酸变异是食管癌[11]、亚洲人群相关的乳腺癌[12,13] 的危险因素，但不能在卵巢癌化疗后预测有利的临床结果[14]。

有证据表明，ROS 代谢过程在胃癌中起着重要的作用，我们推测氧化应激相关基因 SOD2（rs4880）和 GSTP1（rs1695）的功能多态性可能有着重要的临床预后提示作用。本研究基于 929 例中国 I～IV 期胃癌术后患者的相对大样本数据，验证了 SOD2（rs4880）和 GSTP1（rs1695）的单核苷酸多态性的临床相关性。

一、材料和方法

（一）患者和临床样本

1999～2006 年，我们在江苏省宜兴市人民医院选取了 929 例经手术的胃癌患者进行回顾性队列研究，并在此期间做了平均 35 个月（0～119 个月）的随访。人口统计特点和临床病理数据详见表1。患者的平均年龄 61 岁（28～83 岁）。所有的病人均诊断为胃癌。所有病人术前均未接受放、化疗，也未进行辅助放化疗。手术标本在术后立即处理，固定在多聚甲醛缓冲液中后包埋于石蜡中。用于基因分型的样本由 2 名病理科医师复审分类。研究协议由南京

医科大学机构审查委员会批准，所有的病　　医学研究。
人均签署知情同意书，确认临床标本用于

表 1　SOD2 和 GSTP1 单核苷酸多态性在胃癌中的临床相关性

临床病理特征	总计	SOD2 (rs4880)	(n=908)	P 值	GSTP1 (rs1695)	(n=900)	P 值
	n=929	CT+CC	TT		AA	GA+GG	
年龄							
岁（平均值±标准差）	61.0±10.3	60.4±10.4	60.8±10.2	0.633	60.5±10.3	61.2±10.1	0.373
性别							
男性	714（76.9）	180	517		435	255	
女性	215（23.1）	59	152	0.537	129	81	0.672
肿瘤大小[a]							
≤5 cm	572（61.6）	146	417		363	194	
>5 cm	357（38.4）	93	252	0.734	201	142	0.048
肿瘤位置[e]							
胃窦	201（24.6）	51	144		123	72	
胃底或贲门	316（38.7）	77	234		200	109	
胃体	249（30.5）	62	180		142	95	
多发性	51（6.2）	19	31	0.264	32	19	0.720
肿瘤的侵入深度[b,e]							
T1	176（19.3）	51	122		108	63	
T2	136（14.9）	27	106		84	48	
T3	9（1）	1	7		4	3	
T4	593（64.9）	152	427	0.249	361	215	0.986
局部淋巴结[c,e]							
N0	368（40.3）	86	274		228	127	
N1	182（19.9）	42	136		110	67	
N2	211（23.1）	52	156		134	74	
N3	152（16.6）	53	93	0.023	85	60	0.647
远处转移[e]							
No	905（97.5）	229	655		551	327	
Yes	23（2.5）	9	14	0.155	12	9	0.599
肿瘤分期（AJCC 第7版）[e]							
Ⅰ期	243（26.3）	59	178		153	82	
Ⅱ期	201（21.7）	47	152		118	76	

续 表

临床病理特征	总计	SOD2（rs4880）	（n=908）	P 值	GSTP1（rs1695）	（n=900）	P 值
	n=929	CT+CC	TT		AA	GA+GG	
Ⅲ期	458（49.5）	122	323		279	167	
Ⅳ期	23（2.5）	9	14	0.359	12	9	0.764
肿瘤分化 d,e							
高-中分化	309（34.1）	76	228		200	104	
低分化	516（57）	135	367		301	195	
黏液性 & 印戒细胞癌	81（8.9）	22	58	0.812	50	30	0.350
Lauren 分型 e							
肠型	389（41.9）	95	287		245	137	
弥漫型	539（58.1）	144	382	0.397	319	199	0.339

AJCC：美国癌症联合会

a. 肿瘤测量长径表示肿瘤大小。

b. 肿瘤侵入深度确定依照 AJCC 胃癌 TNM 分期（2010 年第 7 版）：T1：肿瘤侵入黏膜固有层、黏膜肌层或黏膜下层；T2：肿瘤侵入肌层；T3：肿瘤穿透浆膜层，但未侵及脏腹膜或临近组织；T4：肿瘤侵入浆膜（脏腹膜）或临近组织。

c. 局部淋巴结确定依照 AJCC 胃癌 TNM 分期（2010 年第 7 版）：N0：无局部淋巴结转移；N1：1~2 个局部淋巴结转移；N2：3~6 个局部淋巴结转移；N3：7 个或以上局部淋巴结转移。

d. 分级基于肿瘤主要类型，如管状腺癌、低分化腺癌、黏液癌和印戒细胞癌。

e. 部分数据未获得，统计基于可获得的数据。

（二）SOD2 和 GSTP1 的 SNP 分析

使用蛋白酶 K 消化、异丙醇萃取和乙醇沉积法从肿瘤组织中提取基因组 DNA[15]。使用 multiplex SNaPshot 技术检测 SOD2 rs4880 和 GSTP1 rs1695 基因型[16]。设计引物使邻近的核苷酸突变部位立即复性：SOD2 rs4880F：5′-TCGGG-GAGGCTGTGCTTCT-3′，SOD2rs4880R：5′-CGGGCTGTGCTTTCTCGTCTT-3′，GSTP1 rs1695F：5′-GTGAATGACGGCGTGGAGGAC-3′，GSTP1 rs1695R：5′-CCCTGGTGCAGATGCTCWCAT-3′。引物的延伸如下：SOD2 rs4880SF：5′-TTTTTTTTTTTTTTTGGAGCCCAGATACCCCAAA-3′，GSTP1rs1695SR：5′-TTTTTTTTTTTTTTT-TTTTTTTTTTTCATAGTTGGTGTAGATGAGGG-AGA-3′。使用 ABI3130 基因分析器进行 SNP 分析，Genemapper 4.0 软件分析基因型。随机选择 10% 样本进行测序以确认基因分型，结果 100% 一致。

（三）统计方法

使用 SPSS 统计软件 16.0 版进行数据分析。比较每种基因型或基因型的结合与临床病理特征的关系，用 χ^2 检验检测分类变量，t 检验检测连续变量。Kaplan-Meier 生存曲线分析存活率。用手术时间至死亡或失访时间计算整体存活时间。Cox 回归分析单变量存活时间判定个体临床病理改变和总生存时间的关系。除年龄和性别外所有 $P<0.1$ 的变量进行多变量 Cox 回归分析计算危险比和独立效应。由于研究性质，所有的 P 值均不调整进行多重比较。

二、结果

（一）患者特征与 SOD2 rs4880 和 GSTP1 rs1695 基因型的关系

在 929 例胃癌患者的标本中，SOD2 rs4880 在 908 例患者中得到成功分型，GSTP1 rs1695 在 900 例患者中得到成功分型。SOD2 rs4880 每种基因型频率分别为 TT 型占 73.7%（669 人）、CT 型占 24.1%（219 人）、CC 型占 2.2%（20 人）。如表 1 所示，与 TT 型相比，SOD2 rs4880 CT+CC 与局部淋巴结转移数目增多显著相关（$P=0.023$），但与年龄、性别、肿瘤大小、位置、细胞分化、原发肿瘤侵入深度、是否出现远处转移、AJCC 分期或 Lauren 分型无关。另一个 ROS 代谢相关基因类似，GSTP1 rs1695 其中 AA 型占 62.7%（564 人）、GA 型占 33.4%（301 人）、GG 型占 3.9%（35 人）。与 AA 型相比，GSTP1 rs1695 GA+GG 基因型与肿瘤大小显著相关（最大径>5cm，$P=0.048$），但与其他临床病理数据无关。

（二）SOD2 rs4880 和 GSTP1 rs1695 与总生存时间的关系

密切关注患者信息并在初步手术后随访保证收集到充足有效的数据。Cox 回归分析评估不同的遗传学模型中 SOD2 rs4880 和 GSTP1 rs1695 与胃癌术后生存时间的关系（表2）。在共显性和显性模型中，SOD2 rs4880 基因型与胃癌术后总生存时间明显相关。如图 1 所示，SOD2 rs4880 CT+CC 基因型与较短的总生存时间显著相关（Log rank = 6.769，$P=0.009$）。含有 SOD2 rs4880 TT 基因型的病人平均存活时间为 78 个月，然而，CT+CC 型的病人只有 48 个月。至于 GSTP1 rs1695 AA 型的病人平均存活时间为 77 个月，而 GA+GG 型的病人为 60 个月，没有统计学差异（Log rank = 0.823，$P=0.364$）。通过 Cox 回归，单变量分析显示，肿瘤大小（$P<0.001$）、肿瘤分期（Ⅲ期 $P<0.001$、Ⅳ期 $P=0.012$）和 Lauren 分型（弥散型 $P<0.001$）与总生存时间显著相关（表3）。多变量 Cox 回归揭示了除肿瘤分期之外（$P=0.001$），SOD2 rs4880 还是胃癌病人术后总生存时间独立的预后标志（HR = 1.299，95% CI：$1.053\sim1.603$，$P=0.015$）（见表3）。

表 2　SNPs 与胃癌术后总生存时间

遗传学模型	基因型	数量	中位生存时间（月）	P 值	按年龄调整 HR（95% CI）
SOD2					
共显性模型1	TT	669	78.0	0.025	1.000
	CT	219	46.0		1.344（1.085~1.665）
	CC	20	70.1ᵃ		1.029（0.530~1.997）
显性模型	TT	669	78.0	0.010	1.000
	CT+CC	239	48.0		1.315（1.068~1.620）
隐性模型	TT+CT	888	70.0		1.000
	CC	20	70.1ᵃ	0.889	0.954（0.493~1.846）

续　表

遗传学模型	基因型	数量	中位生存时间（月）	P 值	按年龄调整 HR（95% CI）
GSTP1					
共显性模型	AA	564	77.0	0.600	1.000
	GA	301	56.0		1.108（0.904~1.358）
	GG	35	89.0		1.002（0.594~1.632）
显性模型	AA	564	77.0	0.368	1.000
	GA+GG	336	60.0		1.095（0.899~1.333）
隐性模型	AA+GA	865	70.0		1.000
	GG	35	89.0	0.840	0.950（0.576~1.566）

HR：风险比；95% CI：95% 可信区间

a. 如不能计算 MST 则计算平均存活时间

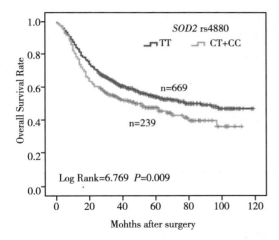

图1 908 例胃癌病人 SOD2 rs4880 CT+ CC 基因型与总生存时间相关

（三）SOD2 rs4880 CT + CC 型和 GSTP1 rs1695 GA+GG 型结合的 SNPs 预示最恶劣的临床结果

尽管单变量分析显示 GSTP1 rs1695 与总生存时间无明显相关，但这个功能性 SNP 可以导致解毒作用的减弱，因而在过度氧化应激的环境中不能保护细胞，并且它和肿瘤大小相关。因此，我们研究发现，如果将 GSTP1 rs1695 GA + GG 型与 SOD2 rs4880 CT+CC 型结合会提供更多预后信息。

我们从 894 名患者中成功分离出 SOD2 rs4880 和 GSTP1 rs1695 两种基因型。图 2 表明 SOD2 rs4880 和 GSTP1 rs1695 交叉配对后的 4 种基因型在总生存时间中的显著差异（Log rank = 7.968，P = 0.047）。对于 SOD2 rs4880 TT 型的病人（n = 658），GSTP1 rs1695 多态性不是独立的预后标志（亚群分析，Log rank = 0.221，P = 0.638）。对于总生存时间短且已经含有 rs4880 CT+ CC 基因型的病人（n = 236），同时携带 GSTP1 rs1695 GA + GG 基因型较 GSTP1 rs1695 AA 型表现出更差的预后（亚群分析，Log rank = 1.252，P = 0.263）。总而言之，SOD2 rs4880 TT 型和 GSTP1 rs1695 AA 型（n = 411）的患者平均生存时间最长，为 98 个月；相反，SOD2 rs4880 CT+CC 型和 GSTP1 rs1695 GA+GG 型（n = 85）的患者平均生存时间最短，为 31 个月。另外，多变量 Cox 回归分析显示除肿瘤分期外（stage Ⅲ，P < 0.001），SOD2 rs4880 和 GSTP1 rs1695 结合型 SNPs 是胃癌病人总生存时间的独立预后标志（SOD2 rs4880 CT+ CC 和 GSTP1 rs1695 GA+GG，HR = 1.496，95% CI：1.078 ~ 2.074，P = 0.016，见表4）。

表3　Cox 回归分析总生存时间（SOD2）[a]

	单变量分析[b]		多元统计分析		
	P 值	风险比	P 值	风险比	95% CI
年龄	0.101	1.008	0.120	1.008	0.998 ~ 1.018
性别	0.408		0.380		
男性		1		1	
女性		1.098		1.107	0.882 ~ 1.390
肿瘤大小	<0.001		0.374		
≤5cm		1		1	
>5cm		1.408		1.100	0.891 ~ 1.357
肿瘤分期（AJCC）	<0.001		0.001		
Ⅰ 期		1		1	
Ⅱ 期	0.173	1.238	0.353	1.165	0.845 ~ 1.606
Ⅲ 期	<0.001	1.970	<0.001	1.737	1.297 ~ 2.327
Ⅳ 期	0.012	2.123	0.057	1.803	0.982 ~ 3.311
Lauren 分型	<0.001		0.143		
肠型		1		1	
弥漫型		1.449		1.181	0.945 ~ 1.474
SOD2 rs4880	0.009		0.015		
TT		1		1	
CT+CC		1.315		1.299	1.053 ~ 1.603

a. 部分数据无法获得，统计基于可获得的数据

b. Cox 回归完成单变量分析

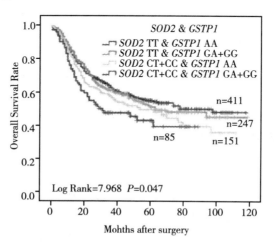

图2　894 例胃癌病人 SOD2 rs4880 和 GSTP1 rs1695 结合分析总生存时间

SOD2 rs4880 CT+CC 型和 GSTP1 rs1695 GA+GG 型与短生存时间相关

表 4　Cox 回归分析总生存时间（SOD2 和 GSTP1）[a]

	单变量分析[b]		多变量分析		
	P 值	风险比	P 值	风险比	95% CI
年龄	0.110	1.008	0.137	1.008	0.998~1.018
性别	0.418		0.443		
男性		1		1	
女性		1.098		1.094	0.869~1.377
肿瘤大小	<0.001		0.453		
≤5cm		1		1	
>5 cm		1.408		1.085	0.877~1.343
肿瘤分期（AJCC）			0.001		
Ⅰ 期		1		1	
Ⅱ 期	0.173	1.238	0.222	1.223	0.885~1.691
Ⅲ 期	<0.001	1.970	<0.001	1.773	1.319~2.382
Ⅳ 期	0.012	2.123	0.108	1.711	0.888~3.294
Lauren 分型	<0.001		0.147		
肠型		1		1	
弥漫型		1.449		1.181	0.943~1.478
SOD2 rs4880 & GSTP1 rs1695	0.051		0.072		
SOD2 TT & GSTP1 AA		1		1	
SOD2 TT & GSTP1 GA+GG	0.645	1.057	0.684	1.050	0.828~1.332
SOD2 CT+CC & GSTP1 AA	0.114	1.241	0.138	1.226	0.937~1.606
SOD2 CT+CC & GSTP1 GA+GG	0.011	1.520	0.016	1.496	1.078~2.074

　　a. 部分数据无法获得，统计基于可获得的数据

　　b. Cox 回归完成单变量分析

三、讨论

　　本研究探索了中国胃癌患者两种 ROS 代谢相关基因 SOD2 和 GSTP1 遗传多态性的临床意义。SOD2 纯合子丙氨酸/丙氨酸和杂合子丙氨酸/缬氨酸与术后总生存期短显著相关。

　　SOD2 在 ROS 清除系统中的作用非常复杂。它在抵抗 ROS 催化超氧化物成为 H_2

O_2 中起到一线防卫作用，H_2O_2 经过氧化氢酶（CAT）和谷胱甘肽过氧化酶（GPX）的作用进一步分解为水和氧[17]。H_2O_2 也可以被髓过氧化物酶（MPO）催化为次氯酸（HOCl），造成细胞二次氧化性损伤[18]。同时，累积增加的 H_2O_2 可消除肿瘤坏死因子 α（TNF-α）所介导的细胞凋亡作用，而允许受损细胞继续存活[19]。因而，SOD2 在 ROS 代谢通路上的作用显现出特殊的分

歧。有报道称，在乳腺癌患者中 SOD2 rs4880 C 等位基因型（丙氨酸等位基因）与 TT 型相比，辅助化疗相关的副作用更小，但无瘤生存期更短[10,20]。在胃癌组织中发现，过表达的 SOD2 与总生存时间短相关[21]。在我们的研究中，SOD2 rs4880 CT+CC 型的病人发生局部淋巴结转移和癌性死亡的风险较大。我们推测 SOD2 rs4880 CT+CC 型的病人可能含有活性较高的酶导致 H_2O_2 累积，增加二次 ROS 导致 DNA 损伤和胃黏膜致癌形成的机会。然而，胃癌微环境中细胞内的 ROS 浓度是否并如何随 SOD2 rs4880 基因型改变而改变，则需要更深入的研究。

在结肠癌[22]、肺癌[23-25]和胃癌[26]中，GSTP1 的多态性与铂类化疗效应相关，这表明它在预示铂类化疗效果上表现出临床潜在的生物标志作用。在我们的研究中，注意到 GSTP1 rs1695 GA+GG 型的病人肿瘤>5cm，但与总生存时间无关。虽然胃癌特异性死亡的风险似乎主要是由 SOD2 rs4880 CC+CT 型引起，但我们发现将 GSTP1 rs1695 加入分析后风险会进一步增加，这可能暗示较低酶活性 GSTP1 的缬氨酸变异会使更多细胞长期暴露于过量的活性氧毒性作用中。我们还发现与 SOD2 TT 和 GSTP1 AA 型相比，SOD2 rs4880 CC+CT 和 GSTP1 rs1695 GA+GG 型（HR=1.496，95% CI：1.078 ~ 2.074，$P=0.016$）显著降低总生存时间。预后较差的 SOD2 rs4880 CT+CC 基因型病人，同时携带 GSTP1 rs1695 AA 基因型，其中位总生存期为 54 个月，而若携带 GA+GG 基因型，中位总生存期为 31 个月，尽管没有统计学意义，但这似乎显示出一定的差异（Log rank=1.252，$P=0.263$）。我们的研究表明，增强消除过多 ROS 的能力在一定程度上能对抗癌症的发展，减缓恶性进展的速度。

与之前研究结果一致，我们的回顾性研究证明，胃癌肿瘤直径大、分期晚及弥漫型与预后差显著相关[27]。此外，目前的一项中国人群队列研究发现，SOD2 rs4880 携带或不携带 GSTP1 rs1695 和 AJCC 分期都是总生存时间独立的预后标志。尽管如此，我们的研究仍然有局限性，因为缺乏部分临床和随访资料，一些潜在的混杂因素，如化疗方案（一般给予术后分期 Ⅱ ~ Ⅳ 期病人辅助化疗，化疗药物可以影响 ROS 的产生）与幽门螺杆菌的感染状况并未统计在内。目前，我们已经开展进一步研究来阐明这些基因多态性与临床结果的关联是否受到药物影响。

总之，我们的研究结果表明了 SOD2 rs4880 和 GSTP1 rs1695 单核苷酸多态性在胃癌进展过程中的临床意义以及它们与区域淋巴结转移和肿瘤大小的关系。我们认为，SOD2 CT+CC 和 GSTP1 GA+GG 基因型代表 SOD2 和 GSTP1 清除过多 ROS 的功能受损，这可能为胃癌的发生和发展提供良好的环境。目前我们正在分析这些基因与特定化疗药物的毒副反应和化疗反应之间的相关性，结果将在不久公布。鉴于 SOD2 rs4880 多态性与中国胃癌患者总体生存之间的关系，需要有进一步的研究来证明它的基因型能否代表其在胃癌组织中的活性，同时需要更深入的研究证明降低失调的 ROS 浓度是否可能成为一个新的治疗方向。

（本文荣获第六届中国肿瘤内科大会暨第一届中国肿瘤医师大会优秀论文二等奖）

参 考 文 献

[1] Jemal A, Bray F, Center MM, et al. Global cancer statistics. CA Cancer J Clin, 2011, 61 (2): 69-90.

［2］ Correa P. Human gastric carcinogenesis: a multistep and multifactorial process-First American Cancer Society Award Lecture on Cancer Epidemiology and Prevention. Cancer Res, 1992, 52 (24): 6735-6740.

［3］ Gonda TA, Tu S, Wang TC. Chronic inflammation, the tumor microenvironment and carcinogenesis. Cell Cycle, 2009, 8 (13): 2005-2013.

［4］ Handa O, Naito Y, Yoshikawa T. Helicobacter pylori: a ROS-inducing bacterial species in the stomach. Inflamm Res, 2011, 59 (12): 997-1003.

［5］ Aggarwal BB, Gehlot P. Inflammation and cancer: how friendly is the relationship for cancer patients? Curr Opin Pharmacol, 2009, 9 (4): 351-369.

［6］ Bag A, Bag N. Target sequence polymorphism of human manganese superoxide dismutase gene and its association with cancer risk: a review. Cancer Epidemiol Biomarkers Prev, 2008, 17 (12): 3298-3305.

［7］ Nahon P, Sutton A, Rufat P, et al. Myeloperoxidase and superoxide dismutase 2 polymorphisms comodulate the risk of hepatocellular carcinoma and death in alcoholic cirrhosis. Hepatology, 2009, 50 (5): 1484-1493.

［8］ Yi JF, Li YM, Liu T, et al. Mn-SOD and CuZn-SOD polymorphisms and interactions with risk factors in gastric cancer. World J Gastroenterol, 2010, 16 (37): 4738-4746.

［9］ Cooper ML, Adami HO, Gronberg H, et al. Interaction between single nucleotide polymorphisms in selenoprotein P and mitochondrial superoxide dismutase determines prostate cancer risk. Cancer Res, 2008, 68 (24): 10171-10177.

［10］ Glynn SA, Boersma BJ, Howe TM, et al. A mitochondrial target sequence polymorphism in manganese superoxide dismutase predicts inferior survival in breast cancer patients treated with cyclophosphamide. Clin Cancer Res, 2009, 15 (12): 4165-4173.

［11］ Rossini A, Rapozo DC, Soares Lima SC, et al. Polymorphisms of GSTP1 and GSTT1, but not of CYP2A6, CYP2E1 or GSTM1, modify the risk for esophageal cancer in a western population. Carcinogenesis, 2007, 28 (12): 2537-2542.

［12］ Lu S, Wang Z, Cui D, et al. Glutathione S-transferase P1 Ile105Val polymorphism and breast cancer risk: a meta-analysis involving 34, 658 subjects. Breast Cancer Res Treat, 2011, 125 (1): 253-259.

［13］ Sergentanis TN, Economopoulos KP. GSTT1 and GSTP1 polymorphisms and breast cancer risk: a meta-analysis. Breast Cancer Res Treat, 2010, 121 (1): 195-202.

［14］ Beeghly A, Katsaros D, Chen H, et al. Glutathione S-transferase polymorphisms and ovarian cancer treatment and survival. Gynecol Oncol, 2006, 100 (2): 330-337.

［15］ Wang M, Bai J, Tan Y, et al. Genetic variant in PSCA predicts survival of diffuse-type gastric cancer in a Chinese population. Int J Cancer, 2011, 129 (5): 1207-213.

［16］ Xiao HW, Lai XY, Luo Y, et al. Relationship between TNFA, TNFB and TNFR Ⅱ gene polymorphisms and outcome after unrelated hematopoietic cell transplantation in a Chinese population. Bone Marrow Transplant, 2011, 46 (3): 400-407.

［17］ Mates JM, Sanchez-Jimenez F. Antioxidant enzymes and their implications in pathophysiologic processes. Front Biosci, 1999, 4: D339-345.

［18］ Malle E, Furtmuller PG, Sattler W, et al. Myeloperoxidase: a target for new drug development? Br J Pharmacol, 2007, 152 (6): 838-854.

［19］ Dasgupta J, Subbaram S, Connor KM, et al. Manganese superoxide dismutase protects from TNF-alpha-induced apoptosis by increasing the steady-state production of H_2O_2. Antioxid

Redox Signal, 2006, 8 (7~8)：1295–1305.

[20] Yao S, Barlow WE, Albain KS, et al. Manganese superoxide dismutase polymorphism, treatment-related toxicity and disease-free survival in SWOG 8897 clinical trial for breast cancer. Breast Cancer Res Treat, 2010, 124 (2)：433–439.

[21] Janssen AM, Bosman CB, van Duijn W, et al. Superoxide dismutases in gastric and esophageal cancer and the prognostic impact in gastric cancer. Clin Cancer Res, 2000, 6 (8)：3183–3192.

[22] Stoehlmacher J, Park DJ, Zhang W, et al. Association between glutathione S-transferase P1, T1, and M1 genetic polymorphism and survival of patients with metastatic colorectal cancer. J Natl Cancer Inst, 2002, 94 (12)：936–942.

[23] Saip R, Sen F, Vural B, et al. Glutathione S-transferase P1 polymorphisms are associated with time to tumor progression in small cell lung cancer patients. J BUON, 2011, 16 (2)：241–246.

[24] Lu C, Spitz MR, Zhao H, et al. Association between glutathione S-transferase pi polymorphisms and survival in patients with advanced nonsmall cell lung carcinoma. Cancer, 2006, 106 (2)：441–447.

[25] Sun N, Sun X, Chen B, et al. MRP2 and GSTP1 polymorphisms and chemotherapy response in advanced non-small cell lung cancer. Cancer Chemother Pharmacol, 2010, 65 (3)：437–446.

[26] Li QF, Yao RY, Liu KW, et al. Genetic polymorphism of GSTP1：prediction of clinical outcome to oxaliplatin／5-FU-based chemotherapy in advanced gastric cancer. J Korean Med Sci, 2010, 25 (6)：846–852.

[27] Potrc S, Gadiijev E, Hajdinjak T, et al. Clinicopathological and immunohistochemical markers after radical gastrectomy for gastric cancer. Hepatogastroenterology, 2007, 54 (73)：308–314.

转移性结直肠癌内科治疗进展

李　进

复旦大学附属肿瘤医院　上海200032

大肠癌分子机制的深入探讨为研究靶向药物的应用打下了基础，靶向药物在大肠癌的应用进一步提高了患者的无进展生存时间和总生存期。小分子靶向药物在晚期大肠癌的疗效也在临床研究中不断探索，目前已经取得了引人注目的进展。分子标志物的探索更为大肠癌的分子靶向治疗提供了个体化治疗的有力支持。但就目前来说，化疗仍然是大肠癌治疗的主要方式，分子标志物用于化疗的疗效预测已具有可靠的临床证据，也成为未来十年内的重要工作。多项大规模临床研究已证实仅 K-RAS 野生型患者可从抗 EGFR 单克隆抗体的治疗中获益，K-RAS 基因因此成为结直肠癌个体化治疗中第一个明确的疗效预测因子。但是，分子靶向药物的临床研究并非一帆风顺。2012 年，PI3K/AKT 抑制剂哌立福新（perifosine）首次在大肠癌亮相就惨遭失败，未能扫除 B-RAF 基因抑制剂威罗菲尼（vemurafenib，Zelbogaf）失败带来的阴影。靶向药物的开发仍需要艰辛的探索。

分子靶向药物的问世给肿瘤治疗带来了全新的面貌。全球范围内掀起了靶向研究的热潮。目前，已经成功上市的和在研的分子靶向药物超过了 300 种。除了伊马替尼外，克里唑蒂尼（crizutinib，Xalkori）是第二个具有震撼作用的靶向药物。而生物标志物对靶向药物的指导作用也越来越凸显其重要性。正是由于分子靶向药物的特点使得肿瘤的药物治疗比以往任何时候都得到了广泛的重视。

与其他实体瘤一样，转移性结直肠癌患者的生存进一步改善也得益于靶向药物的应用，其生存期已经从联合化疗的 20 个月左右提高到 30 个月。目前，单克隆抗体联合化疗已经成为转移性结直肠癌的最重要的治疗手段，在没有损害患者生活质量的前提下有效延长了患者的生存。但是，大肠癌的姑息治疗方面，分子靶向药物尚未改变化疗药物为主导的局面。需要强调的是，通过化疗联合靶向治疗，更多的病人获得了根治性切除的机会，从而为延长大肠癌的 5 年存活率做出了重要的贡献。

一、转移性结直肠癌的化疗

（一）基础联合化疗

分子靶向治疗的进展尚没有从根本上撼动化疗的主导地位，到目前为止，化疗仍是晚期结直肠癌的主要治疗手段。5-FU 单药开启了结直肠癌化疗时代，几十年过去了，以 5-FU 为基础的联合化疗目前仍然是转移性结直肠癌的主要治疗选择。20 年来，大量的临床数据证明，持续静脉滴注 5-FU 联合伊立替康或奥沙利铂均是可靠的晚期大肠癌治疗的有效联合方案。同样，口服的卡培他滨模仿了 5-FU 静脉持续滴注的药物动力学，其疗效等同于 5-FU，临床应用更方便，骨髓毒性更低。而联合化疗的主要问题便在于患者是否能够有机会暴露于包括 5-FU、奥沙利铂和伊立替康等所有有效药物。

为了克服化疗的毒性，维持化疗同样在大肠癌获得认可。来自 OPTIMOX 研究的结果表明，可以采用间断化疗（5-FU 维持）的方法缓解奥沙利铂的神经毒性累积作用。而这种"打打停停"的化疗方法可能会减少持续治疗引起肿瘤耐药的风险，因此对奥沙利铂治疗敏感的患者显得更有意义。伊立替康带来的腹泻副作用同样是人们关注的重点。2011 年 ASCO 报道的研究结果显示，通过筛选 UGT1A1 的基因多态性，6/7 型表达的患者给予 FOLFIRI 方案，腹泻的不良反应大大下降。但对于中国人，伊立替康引起的腹泻率并不高，特别是 2 周方案的 FOLFIRI，其伊立替康的用量已经大幅度较 3 周方案降低，严重的腹泻发生率在广泛应用盐酸洛哌丁胺胶囊（易蒙停）的基础上基本很少见。因此，UGT1A1 基因多态性的检测的意义似乎并不显得如西方那样重要。

（二）三药联合方案

Grouthy 等对多个研究晚期结直肠癌的Ⅲ期临床试验分析后发现，接受所有三种药物治疗的患者比例越高，总生存时间越长。两项欧洲大型Ⅲ期临床研究比较 FOLFOXIRI 与 FOLFIRI 方案后则得出了不同结论：来自 Falcone 的 GONOFOLFOXIRI 研究结果显示，FOLFOXIRI 治疗组的 RR（60% vs 34%，$P < 0.0001$），R0 转移灶切除率（15% vs 6%，$P = 0.033/0.017$）均较 FOLFIRI 治疗组明显提高；同时，三药联合治疗组的中位 PFS（9.8 个月 vs 6.9 个月，$P = 0.0006$）及 OS（22.6 个月 vs 16.7 个月，$P = 0.032$）也显著延长。该研究最新的随访结果显示 FOLFOXIRI 组患者的 5

年无进展生存率和 5 年生存率分别达到了 16% 和 33%，证实了三药联合方案良好的疗效。

尽管 Falcone 的研究中 FOLFIRI 治疗组的患者仅 67% 接受了含奥沙利铂的后续治疗，可能一定程度上影响了该组病人的生存期，但由于 R0 转移灶根治性切除是影响Ⅳ期患者预后的主要因素之一，对于可以耐受且有可能获得二次转移灶切除的患者，三药联合方案可能是更加有效的一线治疗方案，并让更多患者获得长期生存。这一方案对于各种原因无法应用单克隆抗体的患者来说，仍然有机会获得比二药方案更多的根治性切除机会。

但是，值得注意的是，三药联合方案的毒性相当大，不适合于老年患者和体质较差的患者。最近一项系统综述对这两项研究的数据联合分析后发现，虽然 FOLFOXIRI 组在 RR、R0 转移灶切除率、PFS 和 OS 方面均优于 FOLFIRI 方案，但毒性反应也明显增多。此外，对于无法获得根治性切除的患者也不推荐这一方案，因为方案本身并不延长患者的生存，它对生存的影响主要体现在是否能够获得二次切除的机会上。

（三）5-FU 替代药物

口服氟尿嘧啶制剂的开发利用了静脉持续滴注 5-FU 的优点，有效维持了血药浓度，提高了治疗指数，降低了骨髓抑制的毒性。TREE 研究在比较奥沙利铂联合不同氟尿嘧啶类药物治疗晚期大肠癌的有效性和安全性后证实，口服卡培他滨替代 5-FU 并不影响患者疗效和生存。卡培他滨联合奥沙利铂似乎更多地被临床所接受，而单周或双周卡培他滨联合伊立替康的方案用于一线治疗的Ⅱ期临床研究也取得了不错的疗效，但目前这些方案均缺乏大规模的Ⅲ期临床研究证据，有待进一步探索。替吉奥（S-1）在大肠癌的探索是目前的新热点，这方面的探索主要在中国、日本和韩国等亚洲国家。S-1 联合奥沙利铂的 I 期临床试验，初步证明了二药联合治疗大肠癌的可行性。随后，2011 年 ASCO 年会上，Park 等发表了一项关于 S-1 联合奥沙利铂方案对比 XELOX 治疗晚期结直肠癌的随机 III 期临床研究。S-1 联合奥沙利铂组和 XELOX 组的 PFS 分别为 7.1 个月和 6.3 个月（$P = 0.087$），OS 为 20.9 个月和 19.9 个月（$P = 0.530$）。两组的毒性反应也没有差别。除了奥沙利铂外，伊立替康也被应用于与 S-1 进行联合，但尚需要进一步提供更多的临床数据进行证实。从目前的结果来看，S-1 未来有可能成为结直肠癌治疗的又一选择，但需要 III 期临床试验来进一步证实。

二、单克隆抗体

转移性结直肠癌治疗的最重大进展就是分子靶向药物的应用。分子靶向治疗对改善晚期患者预后的积极作用已被多个大型随机对照研究证实。单克隆抗体在目前晚期结直肠癌的分子靶向治疗中占据了主要地位，包括抗 VEGF 单克隆抗体贝伐单抗和抗 EGFR 单克隆抗体西妥昔单抗、帕尼单抗。小分子靶向药物近期也进入人们的视野，最引人注目的是哌立福新（perifosine）和 regorafenib（Stivarga）。

（一）贝伐单抗（bevacizumab, Avastin）

作为第一个被批准治疗晚期结直肠癌的单克隆抗体，贝伐单抗联合化疗在一线治疗中的地位已被认可。作为贝伐单抗的注册临床试验，Hurwitz 报道的一项大型 III 期研究结果显示，贝伐单抗与 IFL 方案联合治疗组较单纯 IFL 方案组的中位 OS 和 PFS 分别延长了 4.7 个月（$HR = 0.66$，$P <$ 0.001）和 4.4 个月（$HR = 0.54$，$P < 0.001$），首次证明抗血管生成药物能够在传统细胞毒药物治疗的基础上进一步提高疗效，延长病人的生存时间。但来自随机对照 NO16966 研究的结果却显示，尽管在 XELOX/FOLFOX 一线治疗中加用贝伐单抗显著提高了患者的 PFS（9.4 个月 vs 8.0 个月，$P = 0.0023$），转移灶二次切除率和患者总生存却并未得到改善，这提示我们，贝伐单抗联合 FOLFOX 方案的一线治疗前景仍需进一步考察。虽然联合奥沙利铂的一线治疗方案在总生存上尚不令人满意，但伊立替康一线化疗失败的病人中，贝伐单抗联合 FOLFOX4 二线治疗在不增加额外毒性的前提下明显延长了患者的总生存期（12.5 个月 vs 10.7 个月，$P = 0.0024$），体现其在二线治疗中联合奥沙利铂的安全有效。

NO16966 研究的进一步分析提示，贝伐单抗联合 FOLFOX 一线治疗并未体现优势的原因可能与贝伐单抗未能持续使用至疾病进展有关。针对是否应当延长贝伐单抗使用的争议，BRiTE 临床研究通过大样本的临床观察，分析了疾病进展后继续使用贝伐单抗的有效性，结果显示，一、二线贝伐单抗联合治疗失败后继续使用含贝伐单抗的治疗能显著延长患者的 OS（$HR = 0.48$，$P < 0.001$），从而支持了贝伐单抗的延长应用。2012 年 ASCO 会议上，Dirk Armold 发表了 TML 研究结果。TML 研究是目前全球首个针对 mCRC 靶向药物跨线治疗的 III 期随机对照研究，共纳入 820 名一线使用贝伐单抗联合标准化疗（奥沙利铂为基础或伊立替康为基础）治疗后进展的 mCRC 患者，疾病进展后随机分组进入单用化疗组或贝伐单抗联合化疗组（其中化疗方案均根据一线化疗方案进行更换）。其主要研究终点——疾病进展后中位总生存

期获得明显延长（OS 11.2 个月 *vs* 9.8 个月，HR = 0.81，*P* = 0.0062），次要终点随机分组后的 PFS 也有明显改善（5.7 个月 *vs* 4.1 个月，HR = 0.68，*P* < 0.0001）。

　　上述结果表明，贝伐单抗联合标准化疗的跨线治疗可明显改善生存期（OS 和 PFS），使死亡风险下降 19%，疾病进展风险下降 32%。这使得贝伐单抗成为目前首个在 mCRC 跨线治疗获得 OS 延长的靶向治疗药物。

　　但是，对于经一线及二线化疗后进展的患者，贝伐单抗的三线疗效并不理想。2006 年报道的一项多中心 II 期临床试验表明，经伊立替康和奥沙利铂治疗后肿瘤进展的患者，贝伐单抗联合 FU/LV 治疗的客观反应率在审查者评估中仅为 4%，在第三方独立机构回顾中只有 1%。

　　在 2012 年 ASCO 会议上，另一项关于贝伐单抗的报告是 GERCOR DREAM 研究。该研究以贝伐单抗联合厄洛替尼作为一线获益后的维持治疗，同样获得了维持治疗 PFS 延长 1.2 个月的成绩（4.6 个月 *vs* 5.8 个月，HR = 0.73）。但获益后维持和失败后的跨线是两个不同的概念，我们还需要综合患者的经济负担和所获得的利益来进行权衡，以使得社会成本的支出和贡献达到有价值性。

　　（二）西妥昔单抗（cetuximab，Erbitux，爱必妥）

　　在另一类单克隆抗体中，抗 EGFR 的单抗——西妥昔单抗已被批准用于晚期结直肠癌的一线和二线治疗。西妥昔单抗的注册临床试验是从化疗失败的患者开始的，BOND 研究显示了西妥昔单抗联合伊立替康治疗伊立替康耐药病人的良好疗效，随后一系列临床研究进一步证实了西妥昔单抗单用或联合伊立替康用于化疗耐药患者的有效性。西妥昔单抗的不良反应除了皮疹和甲沟炎之外，其他毒性几乎可以忽略，这在临床上非常受欢迎，因为联合化疗之后几乎不增加任何毒性。在一线治疗方面，CRYSTAL 和 OPUS 两项大型随机对照研究的结果评价了西妥昔单抗联合标准 FOLFIRI 和 FOLFOX 方案的一线疗效。CRYSTAL 研究结果表明，西妥昔单抗与 FOLFIRI 方案的联合一线治疗显著降低了疾病进展风险（HR = 0.85，*P* = 0.048），增加了总反应率（HR = 1.4，*P* = 0.004），联合治疗组的转移灶二次切除率也有明显提高（*P* = 0.003）。随后，对该研究的回顾性分析显示，仅 K-RAS 基因野生型的患者能从西妥昔单抗的联合治疗中获益。OPUS 研究对比了西妥昔单抗联合 FOLFOX 方案与单用 FOLFOX 方案一线疗效后，得出与 CRYSTAL 研究的类似结果，即西妥昔单抗联合标准的一线化疗提高了晚期结直肠癌的治疗效果，改善了患者生存，且仅对 K-RAS 野生型患者有益。

　　然而，最近报道的一项 MRC COIN 研究得出的结果却与 OPUS 研究相反，以奥沙利铂为基础的化疗方案（FOLFOX 或 XELOX）联用西妥昔单抗治疗非但并未改善 K-RAS 及 B-RAF 野生型患者的 OS（17.9 个月 *vs* 17.0 个月，*P* = 0.68），甚至 PFS 也未见显著获益（均为 8.6 个月，*P* = 0.60），仅在 RR 上获得了优势（59% *vs* 50%，*P* = 0.015）。NORDIC VII 的研究结果更是让西妥昔单抗联合奥沙利铂方案的处境雪上加霜。刚刚推出的 NCCN《2012 V1 版指南》将 FOLFOX 联合西妥昔单抗从结直肠癌一线治疗中删除，就是因为从 COIN 和 ORDICV II 两项研究结果提示，奥沙利铂可能也不是西妥昔单抗的理想化疗配伍方案。现在尚无法解释为何这两项试验出现与 OPUS 和 CELIM 研究中截然相反的结论。在中国进行的 ailor 临床研究将入组 400 余例大肠癌患者，以确定在中国人群中西妥昔单抗与奥沙利铂为主的化疗方案联合的可行性。但至少目前，晚期大肠癌患者选择接受西妥昔单抗联合含奥沙利铂的化疗方案仍需谨慎。

（三）帕尼单抗（panitumumab，Vectibix）

作为另一个抗 EGFR 单抗，帕尼单抗目前被批准用于一、二线化疗失败后的单药治疗，其在中国的注册临床试验已经开始。已有报道显示，帕尼单抗单药治疗既往化疗失败的晚期大肠癌，对患者的 PFS 和 RR 有明显的改善作用，且仅限于 K-RAS 野生型患者。最近的两项研究分别对帕尼单抗联合用药用于晚期大肠癌一线及二线治疗的疗效进行了评价。2011 年 ASCO 会议上报道了 PRIME 最新结果显示，在既往未接受过化疗的 ECOG PS 0～2 分的转移性结直肠癌患者中，帕尼单抗联合 FOLFOX4 的一线治疗方案可以显著延长 K-RAS 野生型患者的无进展生存期（PFS：10 个月 vs 8.6 个月，HR = 0.80，P = 0.01），提高客观缓解率（ORR：57% vs 48%，P = 0.02），OS 有延长的趋势（23.9 个月 vs 19.7 个月，HR = 0.88，P = 0.17）。FOLFOX4 治疗中有更多的患者在疾病进展后接受了抗 EGFR 治疗，可能对最终 OS 结果有影响。这与近期西妥昔单抗联合奥沙利铂的负面结果完全相反，似乎在联合奥沙利铂的抗肿瘤机制上与西妥昔单抗有所不同。

针对 EGFR 的单抗有一个共同的特点，就是对于 K-RAS 突变型患者，帕尼单抗联合治疗疗效同样很差，甚至劣于单独化疗。该研究结果也再一次提示，在使用 EGFR 单抗时，K-RAS 状态是非常重要的一个预测因素。另一项有关帕尼单抗联合 FOLFIRI 二线治疗的研究结果也表明，联合帕尼单抗显著延长了 K-RAS 野生型患者的 PFS，但 OS 未得到明显改善。这些结果说明，我们还需要开展更多临床研究，进一步评价帕尼单抗在改善患者远期生存上的作用。

（四）阿柏西普（aflibercept，Eylea）

联合 FOLFORI 方案二线治疗 mCRC 的 VELOUR 研究的亚组结果公布，该结果提示阿柏西普二线治疗 mCRC 的获益可能与一线是否曾使用贝伐单抗不相关。

三、小分子靶向药物

随着小分子靶向药物研究的在肺癌、乳腺癌等方面的成功进展，围绕针对 EGFR 和 VEGFR 的酪氨酸激酶抑制剂（tyrosine kinase inhibitors，TKIs）在晚期大肠癌一、二线治疗中的疗效也开展了一系列临床研究。以厄洛替尼（特罗凯）和吉非替尼（易瑞沙）为代表的 EGFR 特异性 TKIs 开始在部分 I／II 期临床研究中联合一线或二线标准化疗方案治疗晚期大肠癌中进行了探索，但目前尚需大规模 III 期临床研究对其确切疗效进一步考察。

（一）Vadetanib

在另一类针对 VEGFR 的小分子靶向药物中，率先进入 III 期临床试验的 vatalanib（PTK787）在 CONFIRM-1 研究中并未显示出其一线联合治疗在改善 PFS 方面的优势。尽管 CONFIRM-2 研究证实了 vatanib 二线联合治疗对 PFS 的改善，但患者的 OS 却并未得到延长。虽然 vatalanib 在治疗晚期大肠癌中未获得良好效果，但其他小分子靶向药物仍在深入开展研究。

（二）Regorafenib

Regorafenib 单药三线治疗 mCRC 较安慰剂可明显改善 OS 和 PFS 等。

（三）Linifanib

是一种 VEGF/PDGF（血小板源性生长

因子）受体的抑制剂。Ⅱ 期研究表明，linifanib 联合 mFOLFOX6 方案二线治疗 mCRC 相对于贝伐单抗联合 mFOLFOX6 方案未能改善 PFS 和 OS。

（四）哌立福新（perifosine）

新药哌立福新+卡培他滨治疗难治性 mCRC 的Ⅲ期研究宣告失败。哌立福新作用于 PI3K/Akt 途径，可抑制 NF-kB 的核移位和通路激活。既往Ⅱ期研究中曾经发现哌立福新+卡培他滨联合治疗难治性 mCRC 较卡培他滨单药可明显改善 TTP 和 OS，但最终Ⅲ期研究提示这一联合治疗并不能较单药治疗获益。

四、分子标志物

随着分子靶向治疗的深入探索，人们已经认识到，特定的生物标志物能够预测疗效和预后。在大肠癌方面最有价值的分子标志物就是 K-RAS 基因的状态。K-RAS 基因成为公认的抗 EGFR 单抗治疗的疗效预测因子，是从 Crystal 临床研究中得到确认的。K-RAS 基因突变存在于 30%～50% 的结直肠癌患者中，这一点东西方人群中似乎差异不大。K-RAS 基因突变的患者接受 EGFR 单克隆抗体治疗的疗效不佳。因此，所有准备接受抗 EGFR 抗体治疗的转移性结直肠癌患者都必须进行 K-RAS 基因突变的检测。基因的突变分为有意义突变和无意义突变，如果检测到 K-RAS 基因在 12 位密码子存在突变，K-RAS 被激活，这些患者将对 EGFR 抗体耐药，不应接受抗 EGFR 抗体治疗，如果是 13D 突变则情况有所不同。2011 年 ASCO 年会上，Tejpar 报道的关于 K-RAS 对转移性结直肠癌一线化疗联合西妥昔单抗治疗影响的研究提示，K-RAS 13D 突变的患者仍能从一线化疗联合西妥昔单抗中获益，但获益较 K-RAS 野生型患者低。

抗 EGFR 单抗耐药患者中 K-RAS 突变率仅仅是一部分，这表明 K-RAS 可能并不是唯一的预测因子。表皮调节素（epiregulin，EREG）和角化细胞内分泌因子（amphiregulin，AREG）作为 EGFR 的长效结合配体也引起了研究者的关注。最近的几项研究均显示，在 K-RAS 野生型患者中，EREG/AREG 高表达患者接受西妥昔单抗治疗有较高的治疗有效率和较长的生存时间，这也预示 EREG/AREG 高表达有着成为西妥昔单抗疗效的阳性预测因子的可能性。另外，CRYSTAL 研究的回顾性分析表明，BRAF 基因的突变同样与较差 PFS 和 RR 相关，K-RAS 和 BRAF 均为野生型的患者可从联合西妥昔单抗的一线治疗中进一步获益，由此说明在 K-RAS 野生型患者中 BRAF 突变可能是西妥昔单抗的阴性疗效预测因子。但是，由于受到样本量和回顾性研究的限制，目前并不推荐采用常规检测 BRAF 基因状态来指导西妥昔单抗的临床用药，我们期待进一步的前瞻性研究结果来证实这些分子标志物的疗效预测意义。

五、总结与展望

随着更多细胞毒药物的问世和分子靶向药物的发展，转移性结直肠癌的治疗在短时间内取得了巨大进步。FOLFOX 或 FOLFIRI 成为新一代的标准一线治疗方案，同时可互为二线治疗；对于转移灶有潜在切除可能、且能够耐受的年轻患者，三类细胞毒药物的联合治疗可能更加有利。目前用于结直肠癌的两类单克隆抗体西妥昔单抗、帕尼单抗及贝伐单抗在联合治疗中不仅能提高治疗有效率，还能进一步延长患者生存，改善患者生活质量的同时并不明显增加药物毒性作用。

（下转第 135 页）

晚期胰腺癌药物治疗的现状和展望

龚新雷 秦叔逵

解放军第八一医院全军肿瘤中心 南京 210002

胰腺癌（pancreatic carcinoma）是临床常见的消化系统恶性肿瘤，2011 年新发表的全球癌症统计数据表明，虽然胰腺癌的发病率退出了前十位，但统计男性癌症致死的病因仍然列第 8 位，女性列在第 9 位；特别是在发达国家，男性高达第 5 位，女性为第 4 位。另据美国癌症学会（ACS）统计，2011 年，美国新发的胰腺癌患者共有 44 030 例，死亡 37 660 例，约占癌症死亡的 6%。在我国，由于生活方式的改变以及诊断水平的提高，胰腺癌的发病率也逐年升高，估计每年新增病例 5 万～6 万人，严重地威胁人民群众的生命和健康。

由于胰腺癌位置深在、起病隐匿、早期症状不明显或不典型、高度进展性和诊断较难，大多数患者在确诊时已经达到局部晚期或发生远处转移，往往丧失了手术机会；即便是能够进行手术切除，术后也极易复发、转移，因此治疗十分棘手，病死率高，仍然是医学界面临的一个重大难题和严峻挑战。国内外资料均显示，晚期患者的中位生存期仅 5～6 个月，5 年生存率<5%。药物治疗，包括化疗、分子靶向治疗、中医药以及支持对症治疗，对于晚期胰腺癌是重要的姑息手段。迄今，吉西他滨（gemcitabine，GEM）仍然是晚期胰腺癌一线化疗的"金标准"药物，但是疗效远不能令人满意。近年来，随着新一代细胞毒药物和分子靶向药物不断问世和广泛应用，晚期胰腺癌的药物治疗已经有了一定的进步，化疗已经成为必不可少的治疗手段，而分子靶向治疗也有进展，相关药物层见叠出，给患者带来了一线新的希望。现将有关新的进展，简要综述如下。

一、晚期胰腺癌的姑息化疗

（一）一线化疗

1. 吉西他滨和以吉西他滨为主的联合方案

由于 GEM 的药理性质独特，毒副反应低，多项基础研究都已证实其具有中度的抗胰腺癌作用，临床试验表明，可以改善晚期胰腺癌患者的生活质量和疾病相关症状，并且可以延长生存时间。早在 1996 年，美国食品和药物管理局（FDA）就已批准 GEM 用于治疗晚期胰腺癌，取代了之前的 5-氟尿嘧啶（5-FU）成为一线治疗的标准用药。

GEM 上市后，国外学者陆续开展和报道了以 GEM 为主的多种联合方案的大型 III 期研究的结果，包括联合 5-FU、顺铂（PDD）这样的传统药物或奥沙利铂（OXA）、卡培他滨（Cap）、伊立替康（CPT-11）、多西他赛（DOC）及培美曲塞等新一代的细胞毒药物。虽然多数联合化疗方案的客观有效率（RR）得到一定程度的提高，肿瘤相关症状也有不同程度的改善，部分研究在至肿瘤进展时间（TTP）

和无进展生存期（PFS）方面略微有表现，但是未能显示出比 GEM 单药更显著的生存获益，即总生存期（OS）没有明显延长，因此，仍然难以动摇 GEM 的"金标准"地位。

随后，国内外也陆续报道了针对这些大型研究的多项荟萃分析，评价了 GEM 单药以及 GEM 与细胞毒药物联合用于晚期胰腺癌患者的疗效。有系统回顾和荟萃分析认为，与 GEM 单药相比，GEM 为主的联合化疗可能轻度地改善生存，但也带来费用增加和毒性提高，提示联合化疗可能只适用于某些特定的人群。与 GEM 单药相比，GEM 与 OXA、PDD 或 Cap 的联合方案具有一定的生存获益改善，对于体能状态评分（PS）较好的患者（ECOG 0 ~ 1 分）可以延长生存时间，而 PS 较差的患者很难从中获益。

已有研究显示，携带 BRCA 或 PALB2 遗传突变类型的胰腺癌患者可能会对铂类药物比较敏感。一项来自 Johns Hopkins 医学院的关于具有乳腺癌、卵巢癌或胰腺癌家族史的转移性胰腺癌患者的回顾性研究提示，甚至对已有一位患病家属的患者而言，GEM 联合 PDD 的敏感性更好，具有胰腺癌家族史患者与没有胰腺癌家族史患者相比，接受基于铂类的化疗显示出比较明显的生存获益（6.3 个月 vs 22.9 个月，HR = 0.34，95% CI：0.15 ~ 0.74，$P < 0.01$）；故在 2012 年版美国国家癌症综合网（NCCN）胰腺癌治疗指南中，已经推荐 GEM 联合 PDD 可用于治疗晚期转移性胰腺癌，尤其具有胰腺癌家族史的患者。

2. 替吉奥

替吉奥（tegafur gimeracil oteracil potassium，S-1）是一种口服的氟尿嘧啶类复合药物，包括替加氟（FT-207）、吉美嘧啶（CDHP）及奥替拉西（Oxo）三种成分。其作用机制是：FT-207 是 5-FU 的前体药物，口服生物利用度良好，能在体内转化为 5-FU；CDHP 能够抑制在二氢嘧啶脱氢酶（DPD）作用下的 5-FU 的分解代谢，有助于长时间保持血中和肿瘤组织中 5-FU 的有效浓度，从而取得与 5-FU 持续静脉输注相似的疗效；Oxo 能够阻断 5-FU 的磷酸化，口服给药之后，Oxo 在胃肠组织中具有很高的分布浓度，从而影响 5-FU 在胃肠道的分布，进而降低 5-FU 毒性。在胃癌治疗上 S-1 已显示出较高的疗效，单药甚至可以与其他联合方案相媲美。

Omuro 等曾经报告了 GEM 联合 S-1 对比 GEM 单药一线治疗日本人晚期胰腺癌的多中心 II 期临床研究的结果：入组标准是经组织学和细胞学病理确诊的局部进展或晚期胰腺癌，具有可测量病灶，年龄 20 ~ 80 岁以及 ECOG 评分 0 ~ 2 分；在 16 家中心总共入组了 117 例患者，随机接受 GEM 联合 S-1（GS 组）或 GEM 单药治疗。结果：GS 组的 RR 是 22.6%，而 GEM 单药仅 3.4%（$P = 0.0029$），疾病控制率（DCR）分别是 60.4% 和 44.1%，mPFS 分别是 8.0 个月 vs 4.9 个月（$P = 0.02$），GS 组的 mOS 也明显延长（13.0 个月 vs 7.9 个月，$P = 0.04$）；主要的 3、4 度不良反应是粒细胞减少（24.5% vs 5.1%）、血小板减少（13.2% vs 5.1%）以及皮疹（GS 组为 9.4%）。

继上述 II 期研究之后，又陆续开展了两项 III 期研究。第一个是 GEMSAP 研究，总共入组了 106 例患者，按 1:1 比例随机接受 GEM 单药（1000mg/m², 静滴 30min, d1、d8、d15, q4w）或 GS 方案治疗（GEM 1000mg/m², 静滴 30min, d1、d15; S-1 40mg/m², po. Bid, d1 ~ d14, q4w），其中 GEM 单药组患者在疾病进展后有 58% 还接受了 S-1 二线治疗。结果：两个组的

mOS 分别为 8.8 个月（G）和 13.5 个月（GS）（$P = 0.104$），1 年生存率分别是 30.2% 和 52.8%（$P = 0.031$）。联合组的 1 年生存率显著提高，至于 mOS 有延长的趋势，但差异虽未达到统计学显著意义，作者认为可能是由于病例数比较少的缘故。另外一项是在日本和我国台湾省进行的一项随机、开放、3 臂的Ⅲ期研究，即 GEST 研究，所有患者随机分成 3 组，分别接受 GEM 单药（$1000mg/m^2$，静滴 30min，d1、d8、d15，q4w）、S-1 单药（根据体表面积 80、100 或 120mg/d，po. d1～d28，q6w）或 GS 联合方案（GEM $1000mg/m^2$，d1、d8；S-1，根据体表面积 60、80 或 100mg/d，po. d1～d14，q3w）治疗，主要研究终点是 OS，另外，还要比较证实 S-1 不劣于 GEM 以及 GS 方案优于 GEM 单药。从 2007 年 7 月至 2009 年 10 月，总共入组了 834 例患者，基线时 3 组的患者分布均衡。结果：S-1 的疗效不劣于标准治疗 GEM 单药（mOS 9.7 个月 *vs* 8.8 个月），GS 和 GEM 单药在 mOS 上无显著差异，但 GS 组的 mPFS 要明显优于 GEM（5.7 个月 *vs* 4.1 个月，$P < 0.0001$）；3 个组的 RR 分别为 13.3%（G）、21.0%（S-1）和 29.3%（GS）；按 EQ-5D 量表，进行生活质量评分比较：S-1 组和 GEM 组相似，而 GS 组明显优于 GEM 组（$P = 0.003$）。在 2012 年美国临床肿瘤学会（ASCO）年会上，课题组报告了 GEST 研究最新的生存数据，同时，也进一步确认了 S-1 的疗效不劣于 GEM。目前，日本药监部门已经批准 S-1 用于晚期胰腺癌的治疗。

Ku 等对于上述 3 项研究的结果进行了荟萃分析，并在 2012 年 ASCO 的胃肠肿瘤研讨会上报告：3 项研究中总共有 770 例患者随机接受了 GS 或 GEM 单药治疗，其中 75% 是具有远处转移的患者，65% 患者的 ECOG 评分是 0 分；相对于 GEM 单药，GS 组获得了比较高的客观缓解率（HR = 0.348，$P = 3.06 \times 10^{-7}$）、更好的 mPFS（HR = 0.64，$P = 7.26 \times 10^{-9}$）和 mOS（HR = 0.79，$P = 0.0247$）；其中一项研究表明，GS 在改善生活质量评分方面有一定的优势。当然，GS 组的恶心、腹泻、皮疹和胃炎的发生率也明显增加。因此，作者认为，GS 方案应该成为亚洲进展期胰腺癌患者一线治疗的重要选择之一。

3. FOLFIRINOX 方案

如前所述，从 1996 年开始，吉西他滨就被作为晚期胰腺癌的标准治疗。此后，有大量临床试验设计验证基于吉西他滨的化疗方案在晚期胰腺癌中的疗效。但是，多项研究的结果都是阴性的。因此，16 年来，GEM 一直是晚期胰腺癌的标准治疗方法，尽管有更多临床试验，但是基本没有结果表明有更好的方案，但是如今这一"垄断"已经被打破。

2003 年，法国的一个研究组报道了一项开放性Ⅰ期研究的结果，该研究评估了 FOLFIRINOX 方案，即 OXA、CPT-11 联合 5-FU/亚叶酸钙（CF）的四药方案，联合治疗转移性实体肿瘤的可行性；该研究中纳入了 2 例胰腺癌患者，初步显示出了一定的抗肿瘤活性。此后，两项Ⅱ期研究发现，FOLFIRINOX 方案治疗晚期胰腺癌患者均可明显提高客观缓解率，令人鼓舞。比如，法国 Conroy 等进行的一项多中心Ⅱ期研究证实，晚期胰腺腺癌患者接受 FOLFIRINOX 方案治疗，生活质量显著提高，且生存期延长。47 例初次接受化疗、经组织学检查证实为 APA 并有可测量病灶的患者被纳入该项研究，每 2 周接受 FOLFIRINOX 方案化疗 1 次，具体方案为：OXA $85mg/m^2$；CPT-11 $180mg/m^2$；CF $400mg/m^2$；5-FU $400mg/m^2$，iv Bolus，然后2400mg/m² civ 46h，q2w。采用欧洲癌症治疗和研究组织的生活质量调查量表 C30（EORTC QLQ-C30）对患者进行生活质量评估。结果：46 例患者接受化疗，其中 35例（76%）有转移病灶；共完成 256 个疗程的化疗，中位疗程数为 8 个/例（1 ~ 24个），中位随访时间为 33 个月。52% 的患者出现 3 ~ 4 度中性粒细胞减少症，包括 2例粒细胞减少性发热。其他毒性反应包括 3~ 4 度恶心（20%）、呕吐（17%）、腹泻（17%）以及 3 度神经病变（15%），但是无毒性相关死亡事件发生。确证的 RR 率为 26%，其中 CR 率为 4%。mTTP 为 8.2个月，mOS 为 10.2 个月。与基线相比，治疗结束时，除认知功能外，EORTC QLQ-C30 的其他各项功能指标均有改善；化疗有效者的总体生活质量改善也更为显著。

由于胰腺癌是高度恶性和进展性肿瘤，一直缺乏高效的药物和方案，5 年生存率仅为 1% ~ 4%，而且对于晚期患者更无有效、持久的治疗。当前，即使采用化疗后，晚期胰腺癌的 mOS 仅为 4.6 ~ 6.6 个月，但是鲜有关于化疗可改善患者生活质量的报告。因此，以上研究提示，FOLFIRINOX 方案化疗后，可将患者的 mOS 明显延长到 10.2个月，且患者的耐受性好，生活质量提高；之后的一项随机 II 期试验也显示，转移性胰腺癌患者接受 FOLFIRINOX 化疗的缓解率>30%。因此，学术界认为值得进一步进行 III 期研究。

至 2011 年，Thierry 等终于报告了一项大型、III 期研究，即 PRODIGE 4/ACCORD 11 研究，系统评价了该方案和 GEM 单药相比治疗晚期且体能状态良好的胰腺癌患者的疗效和安全性。总共 342 例 PS 为 0 或 1 分的晚期胰腺癌患者随机接受了 FOLFIRINOX 方案或 GEM 单药治疗：OXA 85mg/m²，CPT-11 180mg/m²，CF

400mg/m²，5-FU 400mg/m²，iv Bolus，然后 2400mg/m² civ 46h，q2w；或者 GEM 1000mg/m²，qw，8 周中持续 7 周，然后每周给药，4 周中持续 3 周。对于每组有应答的病人，推荐采用 6 个月的化疗。主要研究终点是 OS，次要终点包括 PFS、RR 和安全性。结果：在中位随访 26.6 个月后，FOLFIRINOX 组和 GEM 组患者的中位 OS 分别为 11.1 个月和 6.8 个月（HR = 0.57，$P<0.001$）；两组患者 6 个月、12 个月和 18个月的 PFS 率分别为 52.8% *vs* 17.2%、12.1% *vs* 3.5% 和 3.3% *vs* 0，中位 PFS 分别是 6.4 个月和 3.3 个月（HR = 0.47，$P<0.001$）。与 GEM 组相比，FOLFIRINOX 组 3、4 度中性粒细胞减少（$P<0.001$）、粒细胞减少性发热（$P = 0.03$）、血小板减少（$P = 0.04$）、腹泻（$P<0.001$）和感觉神经障碍（$P<0.001$）的发生率更高；另一方面，GEM 所致的 3、4 度谷丙转氨酶升高更显著（$P<0.001$）。每组各有 1 例治疗相关死亡的病例。虽然 FOLFIRINOX 方案增加了毒性，尤其是骨髓抑制和疲劳；但是该组患者生活质量下降的情况却没有 GEM 组患者那样迅速。在 6 个月时，FOLFIRINOX组 31% 的患者的生活质量有明显下降，但在 GEM 组却高达 66%（HR = 0.47，95% CI：0.30 ~ 0.70，$P<0.001$）。与 GEM 相比，FOLFIRINOX 表现出了明显的生存优势，同时也增加了化疗毒性，但作者认为骨髓抑制毒性是可控制的和可以逆转的，特别是预防性使用 G-CSF 时。因此，对于体能状况良好的晚期转移性胰腺癌患者来说，作为不含 GEM 的化疗药物组合，FOLFIRINOX 是另一个可供选择的较好的新方案，当然还不能够说是标准治疗方案。

我们认为：上述研究的成功还有重要的启示作用，那就是可以考虑将不含 GEM 的强化疗方案，即 FOLFIRINOX 方案，作为一线治疗，其时患者的体能状态比较好，可以耐受；而 GEM 可作为二线治疗，其时患者的体能状态已经变得较弱，但是可以耐受单药或温和的化疗。如果这样去处理，有可能成为转移性胰腺癌患者的一种新的有前途的治疗策略，值得一试。

4. TH-302

TH-302 是氮芥类化合物（dibromo iso-phoramide mustard）的前体药物，也是一种作用较强的 DNA 烷化剂，化学名称为 N，N′-双（2-溴乙基）二氨基膦酸（1-甲基-2-硝基-1H-咪唑-5-基）甲酯，分子式 $C_9H_{16}Br_2N_5O_4P$，分子量 449.04。

TH-302 的最大特点是可以在肿瘤内缺氧条件下活化，发挥抗癌作用。与其他许多实体肿瘤一样，胰腺癌中也存在肿瘤微环境的缺氧，从而导致肿瘤细胞对化疗药物的耐药。大多数化疗药物是针对肿瘤血管附近生长迅速的细胞，而 TH-302 可以特异性地靶向作用于肿瘤紊乱血管系统所导致的缺氧区域内的细胞。

TH-302 和 GEM 联合的 Ⅰ/Ⅱ 期研究结果显示了较 GEM 单药明显地提高 RR。Borad 等已经开展了一项随机、开放、多中心的 Ⅱb 期研究，214 例晚期胰腺癌患者按 1:1:1 的比例随机接受 GEM 单药、GEM 联合 TH-302（240mg/m²）或 GEM 联合 TH-302（340mg/m²）治疗，主要终点是 PFS。初步结果令人鼓舞，接受 GEM 联合 TH-302 治疗者的 mPFS 为 5.6 个月，而 GEM 组为 3.6 个月（HR = 0.61，95% CI：0.43 ~ 0.87，$P = 0.005$），提高了 63%，疾病进展的风险降低了 39%。同时，在接受联合治疗的患者中，每 5 人中就有超过 1 人对治疗产生了应答（22%），相比之下，GEM 组为 12%，较高剂量的 TH-302 的疗效较好，且联合治疗的耐受性良好，没有出现非预期的毒性，与 TH-302 相关的皮肤

和黏膜毒性具有剂量依赖性，但不具有剂量限制性。

在欧洲，TH-302 已经取得了"孤儿药"（又称罕见药）的资格，正在进行该药与其他药物或放疗联合治疗多种实体肿瘤的一系列临床研究，包括一项 TH-302 联合多柔比星（阿霉素）作为晚期软组织肉瘤一线治疗的 Ⅲ 期试验。

5. 白蛋白结合型紫杉醇

白蛋白结合型紫杉醇（nab-P）是紫杉醇的一种新型的白蛋白结合的纳米微粒形式，该药采用人血白蛋白作为载体，形成 130nm 大小的紫杉醇颗粒，携带紫杉醇分子的白蛋白，通过与细胞膜上的白蛋白受体 Gp60 结合，激活细胞膜上的窝蛋白（caveolin-1），将紫杉醇通过血管内皮细胞，转移到肿瘤组织间，进入肿瘤细胞内发挥抗肿瘤作用。由于无需使用助溶剂，因此输注时间更短（仅需 30min），并且给药前无需进行预处理，可降低与助溶剂相关过敏反应的潜在风险。

已有研究发现，大多数胰腺癌组织中间质富含半胱氨酸的酸性分泌蛋白（SPARC）高表达，而 SPARC 能够特异地与 nab-P 结合，提示 nab-P 或许能够成为胰腺癌治疗的新选择。临床前动物试验结果提示，疗效除了来自 nab-P 本身的抗肿瘤活性外，还可能与肿瘤基质消除作用有关。由于胰腺癌是一种低血管增生而成纤维基质丰富的肿瘤，致密的间质可能是阻碍化疗药物发挥细胞毒作用的关键因素。动物试验提示，nab-P 可能是通过消除肿瘤基质，继而使得药物能够更多进入肿瘤细胞内而发挥作用。在一项 Ⅰ/Ⅱ 期研究中，63 例一线治疗的晚期胰腺癌患者接受 GEM 联合 nab-P 治疗，4% 的患者获得完全缓解（CR），42% 部分缓解（PR），64% SD，mOS 为 12.2 个月，1 年生存率 48%；研究

还发现，治疗后 CA19-9 的下降与 RR、PFS 和 OS 的延长相关，而 SAPRC 的浓度和生存相关；作者认为 nab-P 一线治疗胰腺癌的中位 OS 突破了 1 年，疗效显著。在 2012 年 ASCO 年会上，数篇小样本研究报告也显示，在胰腺癌治疗的多种领域中 nab-P 都有一定的研究前景。其中一项研究显示，nab-P 联合 GEM 新辅助治疗可达到 50% 的局部缓解，中位最大标准摄取值（SUVmax）从治疗前的 7.1 下降至治疗后的 4.6（$P = 0.004$）。另一项 nab-P 联合 GEM 和放疗治疗局部晚期胰腺癌的研究报告，DCR 达到了 91%，6 个月和 12 个月的无进展生存率分别为 92% 和 65%；生存率分别为 85% 和 77%。目前，nab-P 联合 GEM 一线治疗晚期胰腺癌的 Ⅲ 期临床研究（CA046）正在进行中，其结果令人期待。

（二）二线化疗

尽管迄今为止 GEM 依然是晚期胰腺癌的一线治疗的"金标准"药物，但是由于其临床疗效有限，大多数患者在接受 GEM 化疗后不久就会出现病情进展，其中有 50% 的患者体能状态仍然比较好，可以接受和耐受二线化疗。对于这部分患者，目前还没有公认的或标准的方案。有些指南，如 ESMO 胰腺癌治疗指南和 NCCN 胰腺癌临床实践指南等都推荐患者积极参加新药临床研究，或者试用 OXA 联合卡培他滨（Cap）或 5-FU/CF 姑息治疗。在这方面，已有不少学者进行了一些尝试。

1. OFF 方案

Pelzer 等报告了 CONKO003 临床研究，即一项观察 OFF 方案治疗 GEM 一线治疗失败后的胰腺癌患者的 Ⅲ 期研究，采用 CF 200 mg/m^2，静滴 30min，随后 5-FU 2000 mg/m^2，持续静脉滴注 24h，d1、d8、d15、d22；OXA 85 mg/m^2，d8、d22，q6w。患者随机分为接受 OFF 方案治疗（A 组）

或接受最佳支持治疗（BSC，B 组），原定入组 165 例患者，后因各个中心不能采用单接受 BSC 治疗，所以在 B 组在入组 46 例后就关闭了。中位 GEM 一线治疗时间，在两组分别为 19.9 周和 20.7 周；接受二线治疗后，两组生存期分别为 21 周和 10 周（$P = 0.0077$），总的生存时间分别为 40 周和 34.4 周（$P = 0.0312$）；治疗后的毒性通常为轻到中度，可以较好地耐受。作者认为，OFF 方案能明显改善一线治疗失败后患者的生存期，是胰腺癌二线治疗的一个较好的方案；但是由于该研究的样本量较小，还有待于扩大病例数进一步确认。

拉帕替尼（lapatinib）是一种口服的小分子表皮生长因子酪氨酸激酶抑制剂（EGFR-TKI），同时作用于表皮生长因子受体 1（ErbB1）和人表皮因子受体 2（ErbB2，HER-2）。根据 CONKO003 和 PA.3 研究的结果，Stieler 等正在开展 CONKO008 研究，来观察 OFF 方案联合拉帕替尼二线治疗晚期胰腺癌的作用。Ⅰ 期研究要确定联合治疗的 MTD 和 Ⅱ 期研究的给药剂量，Ⅱ 期研究准备按 2:1 比例随机分配患者接受 OFF 方案或 OFF 方案联合拉帕替尼治疗，目前 Ⅰ 期研究已经确定了拉帕替尼的 MTD 为 1250mg/d，Ⅱ 期研究正在准备开展。

2. CPT-11 和含 CPT-11 的方案

PEP02 是一种 CPT-11 的新型纳米颗粒脂质体制剂，在临床前研究中已初步显示出对胰腺癌细胞具有显著的抗肿瘤活性。Ⅰ 期研究中，PEP02 单药或与 CF/5-FU 联合，在 GEM 治疗失败后胰腺癌患者中疾病控制率（DCR）达到 71%。在一项 Ⅱ 期研究中，美国与我国台湾地区 3 家中心，共入组了 41 例以 GEM 为主的方案一线治疗失败后晚期胰腺癌患者，意向性治疗（ITT）分析有 40 例患者可以评价，结果：

RR 为 5%，DCR（定义为肿瘤有缩小或疾病稳定至少 2 个周期）为 50%；33 例基线时 CA19-9 异常的患者中，有 10 例（30.3%）CA19-9 下降超过 50%；3 个月生存率为 75%（研究预定的目标是 3 个月生存率≥65%），mPFS 和 mOS 分别是 9 周和 21.6 周；主要的 3/4 度不良反应是白细胞/粒细胞减少、贫血、腹泻和乏力。因此，PEP02 对 GEM 治疗失败的患者表现出了一定的活性，毒性可以耐受，有可能成为二线治疗的一个选择。

一项回顾性分析还观察了采用 FOLFIRI 方案二线/三线治疗 GEM 和铂类药物治疗失败后胰腺癌患者的有效性和安全性，共 70 例患者，中位年龄 60 岁（24 ~81 岁），其中 24 例接受过一线治疗，40 例接受过二线治疗，6 例接受过超过 3 线的治疗，PS 评分 0、1 和 2 分的患者分别有 30、26 和 14 例；结果：DCR 为 44.3%（包括 PR 5 例和 SD 26 例），mTTP 3.2 个月，mOS 达 6.7 个月；其中 PS 2 分的患者生存状况比较差（mTTP 0.9 个月，mOS 2.5 个月），18 例患者（25.7%）出现了 3/4 度不良反应，有 39 例患者（55.7%）需要调整剂量才能完成治疗。尽管如此，作者认为，FOLFIRI 方案二线或三线治疗晚期胰腺癌仍然表现出了良好的活性，特别是对 PS 0 ~ 1 分的患者，值得进一步研究。

如前所述，在 II 期和 III 期研究中，FOLFIRINOX 方案一线治疗晚期胰腺癌的有效性已经得到了证实，Assaf 等研究观察了该方案作为二线治疗的疗效性和可行性。共入组了 27 例患者，包括男性 13 例，中位年龄 63 岁，所有患者总共接受 167 个周期的治疗，中位治疗周期数是 6 个；治疗的耐受性非常好，55.6% 的患者出现 3/4 度的粒细胞减少，包括 1 例粒细胞缺乏性

发热，有 1 例患者因败血症死亡，44.5% 的患者接受了 G-CSF 的治疗；在可评价的患者中，有 5 例 PR、12 例 SD，mPFS 是 5.4 个月，mOS 是 8.5 个月。初步的结果提示，FOLFIRINOX 方案二线治疗的有效性和安全性均比较好，可以开展 III 期研究来进一步评估。

3. 白蛋白结合型紫杉醇（nab-P）

在 2010 年 ASCO 年会上，Hosein 等报告了应用 nab-P 作为二线治疗晚期胰腺癌的一项 II 期研究：一线接受 GEM 治疗失败后，PS 0 ~ 2 分的患者，应用 nab-P（$100mg/m^2$，d1、d8、d15，q4w）治疗；共入组了 20 例患者，19 例可以评价，其中女性 9 例，大多数（18 例）为 IV 期患者，中位年龄 61 岁。结果：1 例取得 PR，6 例（32%）为 SD，半年生存率 58%，mOS 是 7.3 个月，mPFS 是 1.6 个月，中位随访 12.7 个月后，仍有 5 例存活；非血液学毒性主要是 1 或 2 度恶心、厌食、呕吐和低钙血症等，3、4 度的粒细胞减少、粒细胞减少性发热和贫血分别为 32%、11% 和 11%。因此，作者认为，nab-P 耐受性良好，二线治疗仍能获得 37% 的 DCR；研究同时还检测了 SPARC 的水平，以了解其在预测疗效和转归方面的价值。

4. S-1

CONKO001 研究的结果，确立了 GEM 在胰腺癌术后辅助治疗中的地位，可是对于曾经接受过 GEM 辅助治疗的患者，后来出现复发、转移，又该采取何种治疗手段呢？日本学者 Ishido 等已进行了一项研究去探讨该问题。对 51 例根治术后复发的胰腺癌患者（手术后均接受过 GEM 辅助化疗）分成两组，一组（26 例）接受 S-1 化疗（100mg/d，口服 2 周休 1 周），另一组（25 例）继续应用 GEM 化疗。随访 35 个月后，S-1 组较 GEM 组的 mOS 明显延长

（20.9 个月 vs 13.7 个月，P = 0.037），两组复发后生存时间也有明显差异（11.7 个月 vs 6.02 个月，P = 0.0026）；研究还发现，局部复发的患者接受 S-1 治疗相比其他部位复发的患者有更好的生存获益（26.9 个月 vs 17.8 个月，P = 0.046）；S-1 组患者的 3/4 度血液学和非血液学毒性并没有明显增加。作者认为：对于 GEM 辅助治疗后复发、转移的患者，应用 S-1 姑息治疗是值得考虑的一种有效策略。

5. 其他药物

Rexin-G 是由美国 Epeius 生物技术公司研发的一种载基因纳米粒注射剂，通过逆转录病毒载体纳入细胞周期蛋白 G1 突变的基因，靶向性特异作用于肿瘤细胞，通过调控细胞周期抑制肿瘤的生长。2010 年 ASCO 年会上，Bruckner 等报告了 Rexin-G 治疗对 GEM 抵抗的晚期胰腺癌的 I / II 期研究结果。将 Rexin-G 分成 3 个剂量水平：1×10^{11} cfu，每周 2 ~ 3 次；2×10^{11} cfu，每周 3 次和 3×10^{11} cfu，每周 3 次，连续静脉用药 4 周，如果没有出现超过 1 度的不良反应，将继续给药。在第 1 剂量水平，3 例患者均获得了 SD 的疗效，中位 PFS 和 OS 分别是 3.0 个月和 5.0 个月；在第 2 个剂量水平，6 例患者中有 1 例 PR、5 例 SD，中位 PFS 和 OS 分别是 7.6 个月和 9.2 个月；在第 3 个剂量水平，6 例患者中有 1 例 CR、1 例 PR 和 4 例 SD（超过 3 个月），mPFS 是 6.8 个月，mOS 超过 9 个月；Cox 回归模型分析显示，OS 和用药的累积剂量呈相关性。研究中没有出现剂量限制性毒性，经过 2 年的随访，未发现长期蓄积性的毒性，患者的血清中没有检测到载体的中和抗体，外周血淋巴细胞也没有发现载体 DNA 的整合与逆转录病毒的复制、激活。以上研究结果显示 Rexin-G 单药应用比较安全，患者耐受性良好，在足够的剂量水平下可能

明显延长 PFS 和 OS，进一步的研究在正在深入开展中，值得关注。

拉帕替尼联合卡培他滨二线治疗的 II 期研究正在开展，计划在 2 年内入组 51 例患者，目前已入组了 17 例患者。在这些患者中，有 6 例在 2 周期治疗后就出现 PD，2 例在 4 周期治疗后 PD，4 例 SD 并且接受了超过了 6 个周期的治疗；mPFS 是 9 周，mOS 是 25 周。

初步的结果显示，联合治疗的耐受性良好，也表现出了一定的抗肿瘤活性。

二、晚期胰腺癌的分子靶向治疗

随着分子生物学和基因组学的飞速发展，业已知道胰腺癌的分子发病机制非常复杂，其的发生、发展和转移与多种基因突变及细胞信号传导通路的异常密切有关，包括：K-RAS 突变，细胞信号传导通路如表皮细胞生长因子受体（EGFR）通路、Hedgehog 信号通路和胰岛素样生长因子-1 受体（IGF-1R）等通路的异常，以及新生血管异常增生，特别是血管内皮生长因子途径等。这些分子机制为胰腺癌的治疗提供了多个潜在的关键靶点。因此，有关分子靶向药物单独或联合化疗药物已是胰腺癌治疗的研究热点。

（一）EGFR 抑制剂

EGFR 是具有配体依赖性的酪氨酸激酶活性的跨膜糖蛋白家族，在多种恶性肿瘤包括胰腺癌中都存在过表达，而且往往与肿瘤的侵袭性高、进展快和预后不良密切相关。胰腺癌组织中经常可以观察到 EGFR 与其配体的共表达，形成自分泌环，刺激肿瘤细胞不断增殖。目前，用于 EGFR 靶向药物主要有两大类：一类是大分子的单克隆抗体（如西妥昔单抗等），主要作用在 EGFR 的胞外区，通过竞争性抑制配体与 EGFR 的结合，使受体失去活性；另一类则

是小分子的酪氨酸激酶抑制剂（EGFR-TKI，如吉非替尼和厄洛替尼等），能够进入细胞内，直接作用于 EGFR 的胞内区，进而抑制酪氨酸激酶的活性。

1. EGFR-TKI

目前，EGFR-TKI 中的厄洛替尼（erlotinib，特罗凯）是唯一被 FDA 批准用于治疗晚期胰腺癌的分子靶向药物。

PA. 3 研究是由加拿大国立临床试验组（NCIC-CTG）发起的一个大型的 III 期临床研究，有 18 个国家 176 家中心参与，共入组了 569 例患者，按 1∶1 的比例随机进入 GEM+厄洛替尼（GE 组，285 例）和 GEM+安慰剂组（GP 组，284 例），并且依据体能状态、性别、年龄和疾病的严重程度进行了分层。结果：两组的 mPFS 有显著差异，GE 组为 3.75 个月，GP 组是 3.55 个月（HR = 0.76，$P = 0.003$）；两组的 mOS 分别是 6.37 个月和 5.91 个月，按 Log-rank 分析也达到了统计学的差异（HR = 0.81，$P = 0.025$）；在 6 个月的时候两组的生存率非常接近，没有区别，之后差别才逐渐显现，1 年生存率分别为 24% 和 17%；RR 两组相近，分别是 9% 和 8%，两组中 SD 的患者分别占 50.4% 和 41.5%（$P = 0.036$），DCR 率（CR + PR + SD）分别为 58% 和 49%。两组 3/4 度的毒性发生率相似，GE 组的 1/2 度皮疹、腹泻和血液学毒性更为常见；研究还发现发生重度皮疹（超过 2 级）患者的生存情况明显要好于没有皮疹或轻度皮疹（1 级）的患者，mOS 分别是 10.51 个月、5.29 个月和 5.79 个月，1 年生存率分别是 43%、16% 和 11%，提示皮疹可能与疗效相关。

Memorial Sloan-Kettering 癌症中心的一项回顾性分析也观察到了类似的结果，提示对于临床上出现皮疹的患者要积极给予对症治疗，提高患者的耐受性，避免治疗的中断和停止。Vickers 等对 PA. 3 研究的进一步的分层分析显示：569 例患者中，在随机分组时有 47% 的患者年龄超过 65 岁，34% 的患者有伴随疾病，70% 患者的 PS 评分≥1 分，对于年龄≤65 岁的患者，GE 组明显改善了 OS（HR = 0.73，95% CI：0.56 ~ 0.94，$P = 0.01$）。

根据 PA. 3 研究的结果，2005 年 11 月 FDA 和 2007 年 1 月欧盟 EMA 先后批准了厄洛替尼联合 GEM 作为局部晚期、不能切除或转移性胰腺癌的一线治疗方案，厄洛替尼的推荐剂量为 100mg/d。尽管如此，还是应该指出：虽然取得了统计学上显著差异，但加用厄洛替尼后的生存获益十分有限（mOS 仅延长 0.4 个月）。已经知道胰腺癌患者的 K-RAS 突变率比较高（≥80%），而 K-RAS 突变不仅是不良预后因素，还会影响 EGFR-TKI 发挥抗癌作用；因此，有学者认为，如果事先去检测胰腺癌组织/胰液细胞或者血清的 K-RAS 的突变状态，选出那些没有 K-RAS 突变，即 K-RAS 野生型的患者，再去应用 EGFR-TKI 治疗有可能会获得比较好的效果，对此，需要进一步研究。

AIO 研究组（Arbeitsgemeinschaft Internistische Onkologie）曾经开展了一项 III 期研究，将患者随机分成两组，A 组先用卡培他滨（2000mg/m² /d，d1 ~ d14，3 周重复）联合厄洛替尼（150mg/d），进展后再予 GEM 单药治疗（1000mg/m² /w，静滴 30 分钟，连用 7 周后休 1 周，以后每 4 周用药 3 周），B 组先用 GEM 联合厄洛替尼，进展后再予 Cap 单药治疗，剂量、用法和 A 组相同；主要终点是二线治疗的至治疗失败时间（TTF2），次要终点包括一线治疗的至治疗失败时间（TTF1）、RR、OS 和不良反应。总共筛选了 281 例病理确诊的局部进展或晚期胰腺癌患者，279 例符合标准，60% 为男性，中位年龄 64 岁，其中 232 例是晚期患者，141 例（51%）接受了二线治疗。一线治疗的 RR，A 组为 5%、B 组为 13%，TTF2 分别是 4.4 个月和 4.2 个月（HR = 0.98，P = 0.43），OS 分别是 6.9 个月和 6.6 个月（HR = 0.96，P = 0.78），B 组的 TTF1 较 A 组明显延长（3.4 个月 vs 2.4 个月，HR = 0.69，P = 0.0036）。研究中有 204 例患者可提供肿瘤标本，176 例检测了 K-RAS，其中 123 例（70%）有 K-RAS 突变；K-RAS 野生型的患者（53 例）生存期明显要优于 K-RAS 突变型的患者（8.0 个月 vs 6.6 个月，HR = 1.62，P = 0.011）。作者认为，晚期胰腺癌患者接受 Cap 联合厄洛替尼序贯 GEM 单药治疗与 GEM 联合厄洛替尼序贯 Cap 单药治疗的总生存期是相似的，但是 GEM 联合厄洛替尼的 TTF1 更为优越，而 K-RAS 的突变状态与患者 OS 相关。

2011 年 ASCO 年会上，协作组又进一步报告了对该研究中有关分子标志物，包括 K-RAS、EGFR 的表达水平（IHC 和 FISH 检测，下同）、PTEN 的表达水平、EGFR 内含子 1 的多态性和 EGFR 外显子 13 的多态性检测的情况，除了确认了 K-RAS 突变状态与 OS 的相关性，还发现 EGFR 的表达水平、PTEN 的表达水平、EGFR 内含子 1 的多态性和 EGFR 外显子 13 的多态性对 OS 都没有预测作用，所有 6 项分子标志物和患者皮疹的发生也没有关联。可是，另一项亚组分析显示：治疗后出现手足综合征的患者，其 TTF2 和 OS 要明显优于无手足综合征的患者（mTTF2：7.4 个月 vs 4.0 个月，P<0.001；mOS：9.7 个月 vs 5.5 个月，P = 0.002），提示手足综合征可能也是一个疗效的预测因子。

2. 抗 EGFR 的单克隆抗体

在基础研究中，西妥昔单抗（cetuximab,

Erbitux，C-225）显示出具有良好的抗多种肿瘤的活性，但是临床研究显示，其与化疗联合治疗晚期胰腺癌的疗效令人失望。美国西南肿瘤协作组（SWOG）的大型、Ⅲ 期研究 S0205 结果表明，GEM 联合西妥昔单抗相对于 GEM 单药并不能延长患者的 PFS 和 OS，在 RR、毒性反应和生活质量方面，两组也没有显著差异。有学者认为这可能与大多数胰腺癌伴有 K-RAS 突变有关，EGFR/MAPK 和 PI3K/mTOR 两条信号传导通路有交叉对话，也是可能的耐药机制之一，同时使用抑制这两条通路的靶向药物，有可能提高疗效。然而，西妥昔单抗联合依维莫司（everolimus，RAD 001）与 Cap 治疗晚期胰腺癌的 Ⅰ / Ⅱ 期研究结果表明，尽管联合治疗的毒性可以耐受，但是与单独化疗相比，并未能够进一步提高疗效。

帕尼单抗（panitumumab，Vectibix）是针对 EGFR 的一个全人源化的单克隆抗体，目前已被 FDA 批准用于 K-RAS 野生型的晚期结直肠癌患者的治疗。Kim 等报告了一项随机、Ⅱ 期研究的结果：92 例 PS 评分 0 ~ 1 分、初治的晚期胰腺癌患者随机进入帕尼单抗、GEM 和厄洛替尼（PGE 组）或者 GEM 联合厄洛替尼（GE 组）接受治疗，中位随访 6 个月后，PGE 组的生存期有延长（8.4 个月 vs 4.0 个月），但两组 PFS 无明显差异；在不良反应方面，PGE 组的 3 度非血液学毒性的发生率更高，主要是 3 度皮疹，而两组 4 度毒性的发生率相似；研究还对患者 K-RAS 突变状态进行检测，并分析其与 OS 的关系。因此，目前，抗 EGFR 的单克隆抗体用于治疗晚期胰腺癌，还缺乏有力的支持证据。

（二）抗血管生成制剂——贝伐单抗

新生血管的形成在肿瘤的生长、转移中发挥了重要的作用，虽然胰腺癌血管不太丰富，但是癌细胞也常分泌血管内皮生长因子（VEGF）和有VEGF受体的过表达。既往的研究业已发现VEGF的表达是胰腺癌患者术后早期复发的独立预测因素，且血管内皮生长因子的高表达是预后不良的重要表现。抑制血管内皮生长因子及其信号传导通路有可能是治疗胰腺癌的有效方法。贝伐单抗是一种针对VEGF的重组人单克隆抗体，能选择性地抑制VEGF，从而阻止VEGF与受体结合而激活下游信号，抑制新生血管形成。临床前动物模型证实，贝伐单抗能直接抑制VEGF，抑制鼠移植人类肿瘤生长，减少肿瘤的大小和数目；而且，联合应用化疗要比单用化疗或单用抗体效果更好。

研究表明，GEM联合厄洛替尼较单用GEM可以改善晚期胰腺癌患者的OS，虽然改善很小，但却达到了统计学上显著性。在Ⅱ期临床研究中，贝伐单抗联合GEM显示出一定的抗胰腺癌作用，可是Ⅲ期研究（CALGB80303）却未能得出阳性结果，却为GEM+厄洛替尼联合贝伐单抗的Ⅲ期临床研究提供了理论基础。2008年ASCO年会上，Vervenne等报告了AviTA研究，即贝伐单抗联合GEM和厄洛替尼比较GEM联合厄洛替尼治疗胰腺癌的Ⅲ期临床研究的有关情况，并在2009年的JCO上发表了最终结果。607例晚期胰腺癌患者，随机分为两组，分别接受GEM、厄洛替尼和贝伐单抗（GE-B组，306例）或GEM+厄洛替尼+安慰剂（GE组，301例）治疗。结果显示，加入贝伐单抗后，GE-B组的mPFS（4.6个月 vs 3.6个月）明显延长（HR=0.73，$P=0.0002$）；mOS也有所提高（7.1个月 vs 6.0个月；HR=0.89，$P=0.2087$）；联合贝伐单抗治疗的耐受性较好，安全性数据与已知的单药安全性无异。研究者认为，GEM+厄洛替尼联合贝伐单抗没有产生

显著的OS获益，但可明显改善PFS，且无额外的不良反应。后来，Van Cutsem等对AviTA研究做了进一步的分析，发现皮疹的严重程度与厄洛替尼的疗效相关，这一点与PA.3研究中所观察的临床现象基本一致。

TARGET研究是一项观察在GEM联合卡培他滨的基础上加用贝伐单抗和厄洛替尼的研究，入组的是局部进展或转移性胰腺癌患者，PS评分0～2分；Ⅰ期研究纳入20例患者，得出该方案的推荐剂量是：GEM 1000mg/m²，d1、d8、d15；Cap 1400mg/m²，d1～d21；厄洛替尼100mg/d，持续口服；贝伐单抗5mg/kg，d1、d15，q4w。在此基础上，Ⅱ期又入组了24例患者。全部的44例患者中，经确认的RR是23%，中位PFS和OS分别为8.5个月和12.8个月，其中转移性患者的OS和1年生存率是11.1个月和49%，而局部进展期则分别是14.8个月和89%，表现出了良好的疗效。

（三）IGF-1R抑制剂

胰岛素样生长因子1受体（IGF-1R）酪氨酸激酶以及其下游调控的Raf-MEK-ERK和AKT-mTOR-S6K信号通路对于肿瘤细胞的增殖、分化、抗凋亡和转移过程起着重要的作用，并参与了细胞毒药物和靶向药物耐药性的产生。大量流行病学和实验研究表明，由于胰岛素样生长因子1（IGF-1）的上调，IGF-1R在多种肿瘤细胞均存在过量的表达，其表达量和肿瘤发生的概率之间高度相关，因此，IGF-1R是具有良好开发前景的肿瘤治疗靶点，寻找新的IGF-1R高选择性抑制剂具有重要的临床意义和应用前景。在胰腺癌组织中，胰岛素样生长因子1受体（IGF-1R）存在过表达，因此，靶向IGF-1R的单克隆抗体可能具有抗肿瘤的作用。

Ganitumab（AMG479）是一个抗 IGF-1R 的人源化单克隆抗体，能够抑制 PI3K/Akt 信号通路，增强 GEM 抗肿瘤效果和 EGFR 抑制剂在胰腺移植物模型中的作用。2010 年 ASCO 年会上，Kindler 等报告了一项 GEM 联合 conatumumab（AMG655，是与 TRAIL 受体 2 相结合抗原的抗体，在敏感肿瘤细胞中能够激活 caspase 系统和诱导凋亡）或 AMG479 治疗转移性胰腺癌的 II 期研究，125 例患者按 1：1：1 的比例随机分成 3 组：第 1 组，AMG655（10mg/kg）联合 GEM，第 2 组 AMG479（12mg/kg）联合 GEM，第 3 组是安慰剂联合 GEM；3 组患者的基线特征均衡。主要的 3/4 度不良反应是粒细胞减少（3 组分别为 22%、18% 和 13%）、血小板减少（15%、15% 和 8%）、乏力（12%、10% 和 5%）和血糖升高（2%、15% 和 3%）；治疗后，所有患者血清中均未检测出抗 AMG655 或 AMG479 的抗体。联合 AMG655 或 AMG479 后，已有延长 PFS 和改善 6 个月生存率的趋势，疾病稳定的患者比例非常高，并且耐受性良好。研究中还检测了相关的分子标记物与疗效和不良反应的关系，结果发现：在 AMG479 联合 GEM 基线时高水平的胰岛素样生长因子结合蛋白 3（IGFBP-3）、总 IGF-1、IGF-2 以及基线时低水平的 IGFBP-2 和 OS 的延长有一定的相关性；AMG479 稳态血浆药物浓度—时间曲线下面积（AUCss）水平和 OS 及 PFS 相关，在 AMG479 联合 GEM 组中，中位 AUCss 水平是 19.2（mg·h）/μl，高于此水平患者的 OS 和 PFS 分别是 16.0 个月和 7.6 个月，低于此水平患者则分别是 4.7 个月和 1.9 个月，提示增加药物剂量有可能进一步改善 OS 和 PFS，因此，在 AMG479 联合 GEM 治疗的 III 期研究正在进行中，将进一步确认 AMG479 在高剂量水平（20mg/kg）的

确切疗效。由此，AMG479 也被美国咨询公司 Fiercebiotech 列为可能最有前途的 5 种胰腺癌治疗药物之一。

Cixutumumab 是美国礼来公司研发的另一种抗 IGF-1R 人单克隆抗体，SWOG-0727 研究观察了 cixutumumab 联合 GEM 和厄洛替尼治疗晚期胰腺癌患者的作用，通过 I 期研究（10 例患者）确定了联合方案的剂量，II 期研究入组了 124 例患者，随机接受 cixutumumab 联合 GEM 和厄洛替尼或 GEM 联合厄洛替尼治疗，遗憾的是，三药联合的方案并没有能够明显改善 PFS 和 OS。

Dalotuzumab（MK-0646）是另一种抗 IGF-1R 人单克隆抗体，通过与 IGF-1R 结合进而阻断其与 IGF-I/II 配体的作用。这种机制可增强 GEM 诱导的细胞凋亡并抑制 MEK/ERK 和 PI3/Akt 信号传导途径，而这些途径与胰腺癌的耐药及患者生存密切相关。临床前研究显示，IGR-1R 阻断剂联合 EGFR 拮抗剂治疗胰腺癌有协同作用。I 期研究中已经确定 MK-0646 的 MTD，联合 GEM 为 10mg/kg，联合 GEM 与厄洛替尼为 5mg/kg。II 期研究时分成 3 组：GEM 联合 MK-0646（A 组）、GEM 联合 MK-0646 及厄洛替尼（B 组）、GEM 联合厄洛替尼（C 组）；疾病进展后 C 组的患者可以交叉进入 B 组。研究的主要终点是 PFS，次要终点包括不良反应、RR 和 OS。结果：3 组的 RR 分别是 20%、25% 和 10%，mPFS 为 17 周、8 周和 8 周，A 组的 mPFS 明显延长（$P = 0.0425$），mOS 分别是 48 周、30 周和 26 周，3 组之间的差异明显；A 组有更多比例的患者存活时间超过 40 周（$P = 0.04$）。通过分子标志物的检测还发现，在接受 MK-0646 治疗的患者中，有 15% 合并有胰岛素受体底物 1（IRS-1）基因变异，这部分患者中有 66.7% 疗效判定为 PD；

70%的患者有 IGF-1R 的表达，在这部分患者中80%都获得了 DCR；而发生 PD 的患者中，仅有 50% IGF-1R 表达阳性，提示 IRS-1 基因变异和 IGF-1R 的表达可能是预测抗 IGF-1R 治疗的分子靶标，需要更大样本的人群来进一步研究证实。

（四）Hedgehog 信号抑制剂

Hedgehog（Hh）是 1980 年从果蝇体内分离的一种分节极性基因，其突变可使果蝇胚胎发育成毛团状，酷似刺猬，故而得名。Hh 广泛存在于哺乳动物和其他生物，是一种高度保守的基因。哺乳动物的 Hh 具有 SHh、IHh 和 DHh 三个同源基因，其编码蛋白质都含有 Hh-N 和 Hh-C 两个结构域。前者是一种分泌型糖蛋白，具有信号传递活性，后者具有蛋白质水解酶和胆固醇转移酶功能。Hh 可以通过 ptc 和 Smo 两种受体发挥信号传递作用，在细胞分化、胚胎发育、器官形成、损伤修复和肿瘤发生中都有重要生理和病理意义，是近年来颇受关注的一个细胞传递分子。目前认为，Hedgehog 信号通路在正常胚胎发育过程中参与控制细胞的增殖和生长，并且与许多疾病相关。在胰腺癌中，Hedgehog 信号通路及其靶向基因往往存在过度表达。Hedgehog 通路的激活引起上皮到间质的转变，这种转变是通过 Gli-1 依赖的转录下调细胞黏附分子钙黏蛋白 E 来实现的，而上皮到间质的转变反过来会增强癌细胞的侵袭能力，在肿瘤的转移中发挥一定的作用。Hedgehog 的靶基因 Gli-1 的水平在转移性胰腺癌标本中是上调的，阻断 hedgehog 信号后能抑制模型中转移的扩展；而 Smo 蛋白是 Hedgehog 信号通路中的信息转换器。

IPI926 是一种口服、小分子的靶向药物，通过抑制 Smo 蛋白而抑制 Hedgehog 信号通路，从而减轻粘连和结缔组织增生，有利于化疗药物进入肿瘤组织。Stephenson 等报告 IPI926 联合 GEM 的 I b 期研究，共入组了 16 例患者，初步看来，IPI926 在 110～160mg/d 的剂量水平耐受性良好，没有药物相关的 4 或 5 度不良反应发生，没有 1 例 IPI926 相关严重不良反应，在 130mg/d 剂量水平仅出现 1 例剂量限制性毒性（无症状的 3 度谷草转氨酶升高），经过暂停治疗后恢复，降低剂量服用后未再出现。主要的不良反应是乏力、血小板减少、贫血、恶心、呕吐、腹泻、外周水肿、发热和 AST 升高。有 5 例患者获得了 PR，mPFS 超过 7 个月，自研究入组开始，74% 的患者存活超过 6 个月。作者认为，IPI926 联合 GEM 耐受性良好，抗肿瘤活性高，没有出现非预期的毒性。目前，设有安慰剂对照的 II 期研究正在紧张地进行之中。

（五）Ras/Raf/MEK/ERK 抑制剂

索拉非尼一种多靶点、多激酶抑制剂，已在全球多个国家和地区被批准用于治疗晚期肾癌和肝细胞癌。I 期研究曾经提示，GEM 联合索拉非尼用于治疗进展期胰腺癌患者耐受性良好，具有一定的活性。但是，BAYPAN 研究——一项旨在比较 GEM 单药与 GEM 联合索拉非尼（GS）在局部进展和晚期胰腺癌患者中的疗效和安全性的随机、双盲、安慰剂对照、多中心的 III 期临床研究，其主要研究终点是 PFS。自 2006 年 12 月～2009 年 9 月期间，104 例患者被随机接受 GEM 或 GS 治疗，每组 52 例，两组患者的基线状态均衡可比。结果：两组的 mPFS 并无显著差异（5.6 个月 vs 3.8 个月，$P=0.601$），mOS 也是相似的（9.2 个月 vs 8.5 个月，$P=0.146$），因此，在 GEM 基础上联用索拉非尼并未能进一步提高疗效，有关研究处于停滞状态。

（六）其他药物

GV1001 是由英国癌症研究中心资助韩国公司 KAELGemVax 开发的一个胰腺癌治

疗疫苗，目前正在英国和其他国家进行Ⅲ期临床研究（TeloVac 研究）。

ABT-888 是一种口服的 PARP 抑制剂，在体外已经证实与 OXA 联用时其抗肿瘤活性有协同增效的作用。ABT-888 和 m-FOLFOX6 方案联合治疗不能手术或转移性胰腺癌患者的Ⅰ/Ⅱ期研究正在进行之中，主要终点是 RR，次要终点包括 DCR、PFS 和 OS，同时每个入组的患者还将检测 DNA 修复蛋白的水平。

此外，还有一些新的分子靶向药物，如 AGS-1C4D4（一种针对前列腺干细胞抗原的人源化单克隆抗体）、tremelimumab（CP675206，针对 T 淋巴细胞表面的细胞毒性 T 细胞相关抗原的一种全人源化单克隆抗体）等，还正在进行Ⅰ期或Ⅱ期研究，它们的疗效都需要大规模的临床研究来验证。

我国学者已多次报告试用新型重组人血管内皮抑素（恩度）治疗晚期胰腺癌具有一定的疗效，包括用于治疗晚期胰腺癌合并难治性腹腔积液。如邢士超等采用恩度联合 GEM 二线治疗了 15 例晚期胰腺癌的结果，在可评价的 14 例患者中，PR 者 1 例，SD 4 例，PD 9 例，即 DCR 35.7%，临床收益率（CBR）40.0%，且耐受性良好。恩度的作用机制完全不同于贝伐单抗，比较泛化而不容易耐药，安全性好，与放、化疗联合治疗多种恶性肿瘤都有协同增效作用。恩度联合 GEM 治疗例晚期胰腺癌，很值得进一步研究。

三、现代中药制剂

祖国医学历史悠久，博大精深，对治疗肿瘤在一定条件下也能起到独特的作用。近年来，在传统中药当中寻找、提取抗肿瘤药物和研制成现代化中药制剂正在成为新的研究热点，已有许多学者发现一些中药及其活性成分对于胰腺癌具有一定的抑制作用。

其中，康莱特注射液（KLT）就是一种代表性的药物。KLT 是从中药薏苡仁中提取有效抗癌活性物质，以先进工艺制成的一种现代中药制剂。国内学者已报告多项实验研究结果，发现 KLT 可以诱导胰腺癌细胞凋亡，KLT 联合 GEM 后对裸鼠移植性人类胰腺癌的抑制作用具有协同效应等。如山长平等初步观察了 KLT 联合低剂量化疗治疗晚期胰腺癌的作用。65 例晚期胰腺癌，随机分成 2 组，治疗组用 KLT 联合小剂量 FP 方案：KLT 200ml，静滴，d1 ~ d10；PDD 20mg，静滴，d1 ~ d5；5-FU 3.0g，civ 72h；对照组仅用单纯小剂量 FP 方案化疗。结果：治疗组 CR3 例，PR7 例；而对照组获得 CR2 例，PR5 例。治疗组毒副作用较对照组明显减轻。作者认为，KLT 配合小剂量化疗治疗晚期胰腺癌有增效减毒作用，能改善病人一般状况，提高生活质量。吴继萍等也同样观察到了 KLT 可以改善晚期癌症、包括胰腺癌患者的恶病质状况。孙燕院士曾牵头组织了一项 KLT 联合 GEM 治疗晚期胰腺癌国内多中心Ⅱ期临床研究，并在 2011 年 ASCO 年会上报告了结果：GEM 联合 KLT 组的 mTTP 为 5.69 个月，mOS 为 8.59 个月，较单药 GEM 有延长趋势，但没有统计学差异；进一步亚组分析结果提示，晚期胰腺癌患者联合治疗后出现疼痛缓解患者的 mOS 为 9.24 个月，CA19-9 下降超过 50% 的患者 mOS 为 15.49 个月，而体重增加的患者 mOS 甚至达到了 27.99 个月。另外，美国和俄罗斯也正在开展 GEM 联合 KLT 的Ⅰ/Ⅱ期临床研究，其中期结果十分令人鼓舞，联合治疗具有一定的生存获益优势（PFS 改善），正在继续进行研究以确认。

四、结语和展望

有人说：“如果讲肝细胞癌是‘癌中之

王'，胰腺癌就是'王中之王'"，可见其高度恶性、侵袭性和致死性，晚期患者治疗较为困难棘手，预后非常恶劣。1996 年，美国 FDA 率先批准 GEM 取代 5-FU，用于治疗晚期胰腺癌，到如今已经整整 17 年了。其间，虽然许多学者在实验室和临床上积极探索、试用了多种细胞毒药物，生物治疗和分子靶向治疗也方兴未艾，晚期胰腺癌的药物治疗已有所进步，但是总体疗效和安全性远远不令人满意，主要是生存时间并没有得到根本的改善，GEM 单药一线治疗的"金标准"地位仍难以撼动，实为人类社会和医学界的一大悲哀。

已有荟萃分析提示，GEM 联合铂类药物和 Cap 可以提高疗效，具有较好的生存益处；而不含 GEM 的 FOLFIRINOX 方案也表现出了明显的生存优势；但是，"事物总是一分为二的"，联合治疗也带来了费用和毒性的增加，需要慎重选择特定的人群，即适用于体能状况较好、PS 评分高的患者，特别是 FOLFIRINOX 方案。未来，应该着重探讨如何优化和简化联合治疗，以减轻其毒性，提高耐受性。至于进展后的二线治疗，目前还没有公认的或者标准方案，可以试用 L-OHP 联合卡培他滨（希罗达）或 5-FU 进行姑息治疗。某些新一代的药物如 TH-302、nab-P 和 Rexin-G 的初步研究已经显示出良好的苗头，有待于进一步深入研究。分子靶向治疗曾经被寄予厚望，厄洛替尼已获得 FDA 和 EMA 批准用于治疗晚期胰腺癌，虽然如此，其生存获益还是非常有限，需要仔细分析，调整治疗思路。针对其他多种靶点的靶向药物可谓层出不穷，不少已在基础研究和动物模型中均取得了可喜的成绩，但是临床研究的效果多不理想。进入"瓶颈"或者走在"平台"，如何实现在治疗的有效性和安全性上，特别是生存获益方面的显著进展，依然是目前肿瘤学界所面临的严峻而巨大的挑战。

著名的英国浪漫主义诗人雪莱在《西风颂》中动情地写道："如果冬天来了，春天还会远吗？"旨在鼓励在黑暗、痛苦中的人，不要放弃希望，不要忘记黑暗之后就是黎明，要勇于与黑暗斗争，迎取胜利的光芒。哲学的原理应为放之四海而皆准，在医学科学界也是如此，挑战总是与机遇并存。我们应该积极响应 2012 年 ASCO 年会的主题号召："团结协作，攻克癌症（Collaborating to Conquer Cancer）"，特别强调和提倡基础与临床、医疗单位与制药企业，临床各相关专业、不同国家地区和学术机构之间的紧密合作，进一步深入研究，充分认识胰腺癌在组织细胞、分子水平上发病机制和特征，就像近年来在非小细胞肺癌、乳腺癌和大肠癌领域所取得的迅速进步一样，积极寻找其驱动基因，据此研发出新的特异性药物；同时，通过开展多中心协作研究，明确现有的多种治疗手段联合的最佳方法、时机和药物剂量，特别是要选择合适的患者，形成规范化的多学科综合治疗，进一步从分子病理学特点、药物遗传学和基因组学改变等方面来筛选对治疗可能获益的人群，预测疗效和毒性，以真正达到"量体裁衣"式的个体化治疗，从而大幅度地提高晚期胰腺癌治疗的有效性、安全性，明显改善生存和预后。唯有如此，方可能突破桎梏，迎来胰腺癌治疗史上的大好"春天"。

（参考文献：略）

（来源：CSCO《中国临床肿瘤学进展 2012》）

❖ 血液肿瘤 ❖

2012 年恶性淋巴瘤治疗新看点及药物进展

石远凯　邢镨元

中国医学科学院肿瘤医院　北京100021

恶性淋巴瘤是一大类淋巴造血系统来源恶性肿瘤的统称，其中包含的病理类型非常繁杂，临床特征变化多样，治疗水平差距较大，预后差异明显。近十年来，虽然现代肿瘤治疗模式的更新、新型药物的临床应用改善了部分淋巴瘤患者的生存状况，但仍然有相当比例患者的临床治疗状态停滞不前。本文将从 2012 年淋巴瘤临床治疗的新看点以及新药研发进展两大方面进行探讨。

一、2012 年恶性淋巴瘤治疗领域新看点

（一）惰性淋巴瘤治疗方案的探索

1. 等待观察和维持治疗

前利妥昔单抗（美罗华）时代曾有随机临床研究表明，部分初治的滤泡性淋巴瘤确诊后立即开始烷化剂单药化疗与推迟治疗相比，并未获得显著获益，因此，观察等待被认为是晚期滤泡淋巴瘤的初步治疗策略。目前，利妥昔单抗为基础的治疗时代，有些美国学者就这一治疗策略的合适与否，再次提出了挑战。NLCS 是一项多中心的前瞻性观察研究，该项研究对 2004 ~ 2007 年美国 265 个中心 1737 例初诊为 Ⅲ/Ⅳ 期滤泡性淋巴瘤患者进行了分析。治疗策略分为两大类：观察等待（WW）和积极治疗（AT）。观察等待是指在诊断后 90 天内未行治疗，并被医生定为观察等待的病例。积极治疗包括：利妥昔单抗单药治疗、利妥昔单抗加化疗及其他治疗。观察等待组中，所有事件分析时间均从患者确诊后的第 90 天内被允许入组日开始计算。PFS 为至医生记录为疾病进展或患者死亡之日止。结果显示：237 例患者确诊后接受观察等待，1500 例接受了积极治疗，其中 241 例接受利妥昔单抗单药治疗，1046 例接受利妥昔单抗加化疗，26 例接受放疗，187 例接受其他治疗。多变量 Logistic 回归分析表明，以下临床特征是患者接受观察等待的预测因素：年龄 >60 岁、无 B 症状、滤泡性淋巴瘤 1 或 2 级、ECOG PS = 0、不超过 1 处结外侵犯、LDH ≤ 正常值上限（P 值均 <0.05）。观察等待组的中位 PFS 和 TT2 分别为 27 个月和 35 个月，而积极治疗组的中位 PFS 为 64 个月，TT2 尚未达到。中位随访 55 个月，17% 的观察等待组患者和 19% 的积极治疗组患者死亡，两组 OS 无显著性差异（P=0.31）。与观察等待组相比，利妥昔单抗加化疗组的 PFS 有所改善：校正风险比（HR）= 0.36，TFS：HR = 0.65，TT2：HR = 0.48，TT3：HR = 0.53，所有 P 均 <0.01。观察等待组中共 145 例患者之后接受了积极治疗，疾病进展是接受进一步治疗的主要原因（83%）。观察等待后的积极治疗包括：利

妥昔单抗单药（51例，35%），RCVP（21例，14%），R-CHOP（16例，11%），R+其他化疗（23例，16%），研究试验（15例，10%），单纯化疗（9例，6%），放疗（8例，6%），BMT（1例，1%），其他（1例，1%）。确诊后立即给予利妥昔单抗治疗患者的中位PFS为42个月，而观察等待后再给予利妥昔单抗治疗的中位PFS为55个月。诊断后立即给予利妥昔单抗加化疗患者的中位PFS为71个月，而观察等待后再给予利妥昔单抗加化疗的中位PFS为37个月。对FLIPI评分、滤泡淋巴瘤等级、性别、就诊机构以及治疗方法进行校正后，观察等待组的PFS比积极治疗组的一线治疗后PFS差，HR=2.02，$P<0.0001$。美国滤泡性淋巴瘤患者接受观察等待后再治疗的中位时间约为3年。经过观察等待后再行利妥昔单抗联合化疗者比确诊后就接受该治疗者的中位PFS短，但利妥昔单抗单药治疗则不然。这一结果是在临床特征不同的各组中观察到的，且本研究未观察到OS有差异，因此需要更长的随访时间去进一步评估PFS差异的意义。

E4402研究是一项在初治的低瘤负荷惰性淋巴瘤患者中进行的Ⅲ期随机临床研究。入组患者首先接受4次CD20单抗治疗，对有治疗反应的患者随机进行维持利妥昔单抗治疗（MR）或等到疾病进展时继续利妥昔单抗治疗（RR）。2011年ASH会议上报告了滤泡淋巴瘤亚组的数据结果，提示对于初治的滤泡性淋巴瘤患者，维持治疗策略可使患者获得更长的无需化疗时间，从而减轻化疗药物带来的副作用。2012年ASCO会议上又报告了该研究中小淋巴细胞淋巴瘤（SLL）与边缘区淋巴瘤（MZL）患者的研究数据，提示随访4.3年，两组患者治疗失败时间（TTF）分别为3.74年、1.07年（$P=0.0002$）。随访至

3年时100%的MR组患者均未接受细胞毒药物化疗，而RR组此比例为70%（$P=0.0002$）。综上数据显示，对于低瘤负荷惰性淋巴瘤患者来说，经利妥昔单抗诱导治疗后获CR或PR者可从MR治疗中获益。

2. 初治晚期滤泡淋巴瘤化疗方案比较

晚期滤泡淋巴瘤是一类能够长期生存，但难以治愈的疾病，患者在疾病缓慢发展的过程中经常面临着"治"与"不治"，用什么样的方案治等诸多问题。2012年ASCO会议上，意大利学者报告了一项针对初治、活动性的滤泡淋巴瘤的多中心临床研究结果，提示R-CHOP仍然是最具风险—获益比优势的化疗方案。该项FOLLO5研究自2006年2月～2010年9月共入组534例患者，随机分别接受R-CVP、R-CHOP、R-FM 8周期化疗，主要研究目的是观察治疗失败时间（TTF），疾病复发/进展和死亡。结果显示，全组患者有效率91%。中位随访34个月后，上述三组3年治疗失败率分别为46%、64%、61%（R-CHOP组 *vs* R-CVP组，$P=0.007$；R-FM组 *vs* R-CVP组，$P=0.020$；R-FM组 *vs* R-CHOP组，$P=0.969$）。3年OS率分别为98%、95%、93%，各组比较均无显著差异。R-FM组Ⅲ～Ⅳ级中性粒细胞减少发生率较高。随访过程中有23例患者发生第二肿瘤，三组发生率分别为2%、3%和8%。该项研究提示，经R-CVP方案治疗3年TTF与PFS较R-FM、R-CHOP方案组具有优势，R-CHOP方案更具风险—获益比优势，三组患者OS相似。

（二）晚期霍奇金淋巴瘤的治疗进展

虽然霍奇金淋巴瘤（Hodgkin's lymphoma，HL）是一种预后比较良好的恶性淋巴瘤，早期HL10年OS接近90%，但仍有存在不良预后因素的部分病人治疗效果不能令人满意。回顾性分析表明，化疗

药物的剂量强度与晚期 HL 的治疗效果存在明显的相关性，因此德国霍奇金研究组（GHSG）提出了 BEACOPP 方案，并在一系列的 II 期及 III 期临床研究中证实了该方案的有效性。HD9 研究共入组 1196 例晚期 HL 患者，随机分为 A 组：COPP/ABVD 组、B 组：标准剂量 BEACOPP 组、C 组：提高剂量的 BEACOPP（BEACOPPesc）组，治疗周期数均为 8 周期。通过 10 年的长期随访，BEACOPPesc 方案能够持续的显著提高晚期 HL 患者的长期无治疗失败时间（FFTF）和 OS。三组 FFTF 分别为 64%、70%、82%，其中 C 组与 B 组比较，FFTF 有显著提高（$P<0.0001$），三组总生存率分别为 75%、80%、86%（$P<0.0001$）。并且三组间第二肿瘤的发生率无统计学差异（5.7%、6.6%、6.0%）。剂量增加的 BEACOPP 高强度化疗对晚期 HL 的疗效固然很好，但是治疗相关毒性也很大。此外，目前尚不明确这类患者是否需要加上放射治疗。

为了减轻毒性同时又不降低疗效，GHSG 又进行了前瞻性的随机对照临床试验 HD15 研究：采用两种减低剂量强度的改良化疗，之后再予患者 PET-CT 指导下的放疗。2003 年 1 月～2008 年 4 月间，2182 例经组织学证实的初治 HL 患者入组了该项研究。患者年龄为 18～60 岁，Ann-Arbor 分期为 IIB 期、且伴有纵隔巨大肿块或结外侵犯，或 Ann-Arbor 分期为 III 期、IV 期。入组患者随机分为三组，第一组接受 8 个疗程的 BEACOPPesc 方案化疗（8Besc），第二组接受 6 个疗程的 BEACOPPesc 方案化疗（6Besc），第三组接受 8 个疗程的 BEACOPP14 方案化疗（8B14）。化疗结束后，对疗效 PR 且残留肿块直径≥2.5cm 的患者进行 PET-CT 检查，仅对中心评审的 PET-CT 结果为阳性的患者给予 30Gy 的放疗。研究共入组 2126 例患者，其中 705 人接受 8Besc 方案，711 人接受 6Besc 方案，710 人接受 8B14 方案。各组患者的基线特征均衡分布。患者的中位年龄 33 岁，344 例（15.7%）为 II 期。患者的国际预后评分（IPS）：682 例（32.1%）为 0～1 分，1115 例（52.4%）为 2～3 分，329 例（15.5%）为 4～7 分。血液学毒性发生率：8Besc 组为 92.4%，6Besc 组为 91.7%，8B14 组为 79.7%。中位随访 48 个月后，死亡患者数 8Besc 组为 53 例（7.5%），6Besc 组为 33 例（4.6%），8B14 组为 37 例（5.2%）。8Besc 组患者死亡率较高的主要原因是化疗急性毒性反应（15 vs 6 vs 6）和继发肿瘤（13 vs 5 vs 8）。共有 72 例继发肿瘤，29 例为急性粒细胞性白血病和骨髓增生异常综合征，其中 8Besc 组为 19 例（2.7%），6Besc 组为 2 例（0.3%），8B14 组为 8 例（1.1%）。完全缓解率：8Besc 组为 90.1%，6Besc 组为 94.2%，8B14 组为 92.4%（$P=0.01$）。5 年治疗无失败生存率（FFTF）：8Besc 组为 84.4%，6Besc 组为 89.3%（差值的 97.5% CI：0.5%～9.3%），8B14 组为 85.4%（差值的 97.5% CI：3.7%～5.8%）。中期分析的两个风险比（HR）差值的 97.5% 可信区间均低于非劣性界值 1.51（8Besc vs 6Besc：0.44～1.02；8Besc vs 8B14：0.62～1.36）。8Besc 组、6Besc 组和 8B14 组的 5 年总生存率分别为 91.9%、95.3% 和 94.5%，6Besc 组仍优于 8Besc 组（97.5% CI：0.2%～6.5%）。PFS 结果与 FFTF 相似。

子集及亚组分析结果与以上分析相似。共 822 例患者在化疗后接受 PET-CT 检查和中心评审，其中 739 例患者疗效为 PR，残留肿块直径超过 2.5cm，且无其他排除标准。PR 患者中 548 例（74.2%）为 PET 阴性，191 例（25.8%）为 PET 阳性。值得引起重视的是，CR 患者与化疗后 PET 阴性的 PR 患者的 4 年 PFS 相当，分别为 92.6% 和 92.1%。入组该 HD15 研究的所有患者中仅 11% 加用了放疗，而之前的 HD9 研究中加放疗患者占 71%。与 8 程化疗相比，晚期 HL 患者接受 6 程 BEACOPPesc 方案化疗加 PET 指导下的放疗疗效更好且毒性较小，尤其是急性毒性显著减低。化疗后 PET-CT 检查结果可以指导患者随后是否需要接受放疗，并减少了需要后续放疗的患者人数。

但是，2012 年公布的 EORTC 开展的一项Ⅲ期随机临床研究中，共纳入 549 例 IPS ≥3、年龄<60 岁的Ⅲ~Ⅳ期 HL 患者（其中Ⅳ期患者占 74%），根据一般状况和 IPS 随机分至 ABVD 组与 BEACOPP 组，均接受 8 周期化疗。两组患者 CR 率均为 83%，4 年 EFS 率分别为 63.7% 和 69.3%（$P = 0.312$），4 年 PFS 率分别为 72.8% 和 83.4%（$P = 0.005$），4 年 OS 率分别为 86.7% 和 90.3%（$P = 0.208$）。两组患者由于死亡而退组分别为 6、5 例，早期退组（小于 5 周期）分别 12、26 例。两组发生第二肿瘤的分别为 8、10 例。由此可以看出，晚期 HL 患者接受 ABVD 及 BEACOPP 方案化疗 EFS 相似，而 ABVD 组患者更多出现疾病进展或复发。但即使是高危组患者采用 BEACOPP 方案化疗也并未改善 OS。因此，为进一步探讨晚期 HL 治疗方案的选择，中国医学科学院肿瘤医院内科亦针对这部分预后相对较差的患者群正在进行增量 BEACOPP 方案与传统 ABVD 方案治疗对比的单中心随机临床研究。

（三）造血干细胞移植移植在 NHL 临床治疗中的地位

造血干细胞移植（hematopoietic stem cell transplantation, HSCT），尤其是自体造血干细胞移植（autologous stem cell transplantation, ASCT），是目前对化疗敏感、预后不良的高危初治或复发的非霍奇金淋巴瘤（NHL）治疗的选择之一。自 1978 年 Appelbaum 等首先报道应用高剂量化疗联合自体骨髓移植治疗复发 NHL，使患者获得较常规化疗更长的无病生存期（DFS）以来的几十年里，多项随机临床研究证实，ASCT 治疗敏感复发的 NHL，与常规化疗相比，在 OS 和 DFS 上均有提高。由此 ASCT 在恶性淋巴瘤患者中的应用得到了广泛的接受，并开展了大量的临床研究，使得 ASCT 的适应证更加明确，安全性和疗效不断提高。

就目前所得到的相关临床研究资料显示，ASCT 的应用价值比较肯定的 NHL 主要是指年龄<60 岁敏感复发的侵袭性 NHL，其中包括弥漫性大 B 细胞淋巴瘤（DLBCL）、外周 T 细胞淋巴瘤（PTCL）、间变大 T 细胞淋巴瘤（ATCL）、套细胞淋巴瘤（MCL）。1995 年，Philip 等报告了前瞻性大样本随机对照的 Parma 研究结果。研究比较了常规化疗与 ASCT 对敏感复发的侵袭性 NHL 的疗效。109 例 2 周期 DHAP（顺铂、高剂量阿糖胞苷和泼尼松）化疗后达到或接近 CR 的患者被随机分组，一组接受 ASCT，另一组继续 4 周期 DHAP 方案化疗。结果 ASCT 和常规化疗组 8 年 DFS 率分别为 36% 和 11%（$P < 0.002$），OS 率分别为 47% 和 27%（$P = 0.042$）。美国骨髓移植登记处的分析资料显示，对诱导化疗是否敏感是影响复发患者 ASCT 后生存的唯一影响因素。

近些年，ASCT 在 MCL 一线治疗后的巩固治疗方面崭露头角。已有多项研究表明，一线治疗诱导缓解后即用 HDT/ASCT 强化巩固，可以提高 PFS。亦有Ⅱ期临床研究显示，与历史对照相比，ASCT 可以延长 PFS 和 OS。目前唯一的前瞻性随机研究入组 65 岁以下的老年初治 MCL 患者，经过 CHOP/CHOP 方案诱导缓解后，随机分为 IFN-α 维持治疗组和 ASCT 组。结果显示，接受 ASCT 能够显著延长 PFS（$P=0.0108$），但 OS 率无统计学差异（83% vs 77%，$P=0.18$）。2007 年，Geisler 等报道了一项 II 期的多中心临床研究的结果。患者在接受 6 个周期的利妥昔单抗联合交替方案的 hyperCVAD 和大剂量 MTX/Ara-C 后序贯 ASCT 的治疗，160 例患者入组，中位随访 3 年，在 144 例治疗缓解的患者中，5 年的 EFS 率为 63%，OS 率为 74%。且此组患者在 3 年后显现了生存平台期，首次提示 MCL 有可能被治愈。

　　ASCT 在惰性 NHL 中的最终治疗作用仍不明确，绝大多数研究显示，ASCT 可以延长惰性 NHL 患者的无病生存期，但对于总生存的改善尚需进一步研究探讨。因高度侵袭型 NHL 多有骨髓受侵且发病率低，ASCT 治疗的临床研究比较少，且样本量小，治疗结论也不明确。目前认为 ASCT 后复发的主要原因之一是采集的造血干细胞中存在肿瘤细胞污染。由于体外净化的方法繁琐昂贵，对采集的干细胞有损耗，并且不能保证完全清除采集物中的肿瘤细胞，使得人们开始探索体内净化的方法。针对 CD20 抗原的单克隆抗体利妥昔单抗的出现使体内净化成为可能。已证实利妥昔单抗对自体造血干细胞的动员、采集和移植后造血功能的重建无任何不良影响。几项小样本的临床研究显示，净化患者的 EFS 优于非净化者。可见利妥昔单抗体内净化是一种很有希望的微小残留病变清除手段，比体外净化有明显优势。异基因造血干细胞移植（allo-SCT）较 ASCT 的优势有两点，一是避免了回输的造血干细胞被肿瘤细胞污染；二是移植物抗肿瘤（GvHT）作用可以清除宿主体内残存的肿瘤细胞。allo-SCT 在淋巴瘤中的应用远不及 ASCT 广泛，因为早期报道未显示其在生存上的优势。虽然 allo-SCT 的复发率低于 ASCT，但是患者要承担高达 30% 的移植相关死亡率的风险。目前认为 allo-SCT 低复发率的原因主要与 GvHT 作用相关。GvHT 作用在增殖较慢的淋巴瘤，如慢性淋巴细胞白血病、惰性淋巴瘤和某些 T 细胞淋巴瘤的作用较为明显，但对 HL 和侵袭性淋巴瘤的作用不如前者，需要在充分降低肿瘤负荷的情况下才可能获得较好的疗效。虽然降低剂量强度的预处理方案多可以降低移植相关死亡率，但是对于 HL、侵袭性淋巴瘤及多程治疗后的患者，死亡率依然很高。现有的临床研究尚不足以证实 allo-SCT 在淋巴瘤治疗中的作用，其治疗作用还需大样本前瞻性临床的研究证实。

　　2012 年 ASCO 会议报道了德国侵袭性淋巴瘤协作组的一项前瞻性研究结果，该研究纳入 84 例原发耐药、早期复发（12 个月内）以及复发的侵袭性非霍奇金淋巴瘤患者，其中 B 细胞淋巴瘤患者为 61 例，T 细胞淋巴瘤患者为 23 例。清髓性预处理［氟达拉滨 125mg/m²，美法仑（马法兰）12mg/kg，环磷酰胺 120mg/kg］后联合异基因移植［其中相关供者 24 例，无关供者 60 例；57/84 例（67.9%）患者接受了 10 个 HLA 位点相合的移植物］。结果显示，3 年 OS 率与 PFS 率分别为 42%、40%。非复发死亡率（NRM）在移植后 100 天为 12%，移植后 1 年为 35%。其中移植物抗宿主病（GVHD）和感染是发生 NRM 的主要原因。患者复发率为 30%，其中最晚复发者出现在移植后 327 天。HLA 全相合者疗效最佳（1 年 NRM：10.4% vs 57.2%，3 年 PFS 率：64.7% vs 31.8%，$P=0.0001$）。出现 I 度 GVHD 者 PFS 更优，$P=0.0088$）。原发耐药或早期复发者 3 年 PFS 率可达 33%。由此可见，对于原发耐药或早期复发的高度侵袭性淋巴瘤，大剂量化疗联合异基因移植治疗结果令人振奋，同时也证实了移植物抗白血病（GVL）效应。

二、新药研发现状

随着人们对肿瘤进展与肿瘤细胞的某些分子生物学改变密切相关的发现，分子靶向药物应运而生。在恶性淋巴瘤临床治疗领域，靶向药物亦发挥着举足轻重的作用。近几年，尤其在一些特殊病理亚型的 NHL 治疗中，新药研发取得了突破性进展。中国医学科学院肿瘤医院内科承担着大量国内抗肿瘤新药的临床研究工作，在淋巴瘤的新药临床研究方面亦与国际接轨，开展了大量的 Ⅰ ~ Ⅲ 期临床研究，为中国淋巴瘤患者提供了更多的治疗机会。

（一）烷化剂

苯达莫司汀（bendamustine hydrochloride）是一种双功能基烷化剂，具有抗肿瘤和杀细胞作用。本品的抗肿瘤和杀细胞作用主要归功于 DNA 单链和双联通过烷化作用交联，这打乱了 DNA 的功能和 DNA 的合成，也会使 DNA 和蛋白质之间，以及蛋白质和蛋白质之间产生交联，从而发挥抗肿瘤作用。苯达莫司汀自 2008 年 3 月被美国 FDA 批准用于一线治疗弥漫小淋巴细胞淋巴瘤/慢性淋巴细胞性白血病（SLL/CLL）以来，逐步激发了大家对它的关注，其后多项临床研究再次证实其在 SLL/CLL 治疗领域的地位。2011 年 ASH 会议及 2012 年 ASCO 会议上，德国学者报告了一项Ⅲ期随机临床研究（StiL）结果。该研究共入组滤泡淋巴瘤、惰性/套细胞淋巴瘤 549 例，随机分为 CHOP-R 治疗组及 Bendamustine-R 治疗组（B+R 组），对最终 513 例可评价病例中位随访 45 个月的结果显示，与 R-CHOP 组相比，B+R 组完全缓解（CR）率更高（40.1% vs 30.8%，P = 0.03），PFS 显著延长（69.5 个月 vs 31.2 个月，P < 0.001）。亚组分析显示，除边缘区淋巴瘤外，其他各组织学亚型淋巴瘤均可从 B+R 治疗获益；乳酸脱氢酶（LDH）值正常者可从 B+R 方案获益；B+R 方案 PFS 获益与患者年龄无关。B+R 组脱发、感觉异常、口腔炎、感染的发生率低于 R-CHOP 组，但皮肤过敏、红斑发生率稍高，不需调整剂量。中位随访 4 年时，两组第二肿瘤发生率相似，两组 OS 无显著差异。Wolfgang 等研究者进行的一项Ⅲ期随机临床研究比较了苯达莫司汀与苯丁酸氮芥一线治疗 CLL 的疗效，结果显示，无论是在有效率（CR+PR）还是在中位 PFS 方面苯达莫司汀均凸显优势（P < 0.0001）。苯达莫司汀组毒性反应较苯丁酸氮芥组明显，但无统计学差异。

2010 年，一项新的多中心临床研究验证了苯达莫司汀单药治疗利妥昔单抗耐药的惰性 B 细胞淋巴瘤安全、有效。该研究入组了 100 例既往接受过含有利妥昔单抗治疗失败的滤泡淋巴瘤（62%）、小淋巴细胞淋巴瘤（21%）和套细胞淋巴瘤（16%），经过苯达莫司汀单药治疗（120mg/m^2，静脉注射，d1、d2，21 天一周期，共 6 ~ 8 周期），总有效率（overall response rate，ORR）75%（14% CR，3% Cru，58% PR），中位缓解时间 9.2 个月，中位 PFS 9.3 个月，且毒性可耐受。基于既往多项临床研究结果，2010 年版美国 NCCN 指南修订了 SLL/CLL 治疗方案，在复发/难治的无 del（17p）CLL，短期缓解 <2 年的患者（包括≥70 岁、但无明显合并症）的治疗方案中新增"苯达莫司汀±利妥昔单抗"。del（17p）细胞 >20% 的 CLL 一线治疗方案新增"苯达司斯汀"单药，复发/难治病例亦增加"苯达莫司汀"单药方案。滤泡淋巴瘤一线治疗新增"苯达莫司汀+利妥昔单抗"方案。套细胞淋巴瘤非高强度诱导治疗方案新增"苯达莫司汀±利妥昔单抗"方案。

由中国医学科学院肿瘤医院内科牵头，2012年6月开始了一项国内多中心评估盐酸苯达莫司汀用于对利妥昔单抗治疗耐药的惰性非霍奇金淋巴瘤（NHL）中国患者的Ⅲ期临床研究，旨在确定使用利妥昔单抗或含利妥昔单抗的治疗后疾病出现进展的惰性非霍奇金淋巴瘤患者对苯达莫司汀治疗的整体缓解率（ORR），包括完全缓解（CR）、部分缓解（PR），预计筛选入组100例患者，为国内部分患者能够尽早使用苯达莫司汀提供了途径。

（二）组蛋白去乙酰化酶抑制剂（histone deacetylase inhibitors，HDACi）

肿瘤的发生、发展与基因的异常表达息息相关，染色质的组蛋白乙酰化和去乙酰化过程是调节基因表达的重要环节之一。研究表明，通过抑制HDAC的活性可以调节肿瘤的基因表达、抑制血管生成、阻断细胞周期、促进细胞凋亡和分化。HDAC共有18种，根据不同的结构分为4类，目前至少有10个HDACi正在进行临床研究。但是，除极个别HDACi外，绝大多数HDACi不仅抑制某一特定类别的HDAC。这些药物均能抑制好几种HDAC，被称之为"泛-HDACi"。泛-HDACi可能造成心脏毒性，表现为QT间期延长，发生率低于5%。目前正在开发选择性HDAC抑制剂。

伏立诺他（vorinostat，Zolina）是首个被美国FDA批准治疗难治性皮肤T细胞淋巴瘤的HDACi。伏立诺他的安全性和有效性的证据来自国外两项Ⅱ期临床研究，其中包括对接受其他药物治疗后又复发的107名CTCL患者，平均年龄60岁，82%患者处于CTCL的ⅡB期或以上阶段，治疗后ORR接近30%，中位PFS 4.2~8个月。国内已经开展多中心伏立诺他胶囊单药治疗复发/难治性皮肤T细胞淋巴瘤的Ⅱ期临床试验。与SAHA同类的HDACi——西达本胺（chidamide，CS055）的Ⅰ期临床研究已经在中国医学科学院肿瘤医院内科完成，入组的患者中有8例为复发/难治的NHL，4例PR，2例SD，2例PD，毒副反应较SAHA及另一种HDACi——MS-275低，患者耐受良好。目前由中国医学科学院肿瘤医院组织的国内多中心Ⅱ期临床研究已在外周T细胞淋巴瘤（PTCL）及皮肤T细胞淋巴瘤（CTCL）患者中进行。

（三）单抗类药物

1. 抗CD20单抗

CD20抗原位于前B和成熟B淋巴细胞的表面，而造血干细胞、正常浆细胞或其他正常组织不表达CD20。95%以上的B细胞型非霍奇金淋巴瘤细胞表达CD20。重组人鼠嵌合抗CD20单克隆抗体与B细胞表面的CD20抗原特异性结合后，启动介导B细胞溶解的免疫反应，作用机制包括补体依赖的细胞毒作用（CDC）、抗体依赖细胞的细胞毒作用（ADCC）、生长抑制作用等。因此，CD20抗原是靶向治疗非霍奇金淋巴瘤的有效靶点。

（1）国产CD20单抗：从最初被批准作为单药治疗复发或顽固的惰性NHL，利妥昔单抗随后又获准与CHOP化疗方案联合治疗侵袭性NHL，以及与CVP化疗结合起来作为治疗惰性NHL的一线药物。近10年来的临床实践表明，利妥昔单抗治疗非霍奇金淋巴瘤的疗效是确切的，可显著提高治疗有效率和延长缓解期，而且临床应用是安全的，与传统的化疗药物相比，毒副作用小，患者耐受性良好。利妥昔单抗改变了B细胞性非霍奇金淋巴瘤的治疗理念，越来越多的 NHL 患者从中获益。尽管利妥昔单抗国内已有进口，但其昂贵的治疗费用（最低用量方案人民币 15 万元/人）是国内普通百姓无法承受的。神州细胞工程有限公司研制的重组人鼠嵌合抗 CD20 单克隆抗体 SCT400 是一种人鼠嵌合 IgG1 型抗 CD20 单克隆抗体，能特异性地与跨膜抗原 CD20 结合，临床上拟单用或与化疗药联合治疗非霍奇金淋巴瘤。SCT400 抗原结合位点和抗体可变区氨基酸序列与利妥昔单抗完全相同，恒定区与利妥昔单抗在重链 CH1 区域仅有一个氨基酸差异（V219A），目前该药物的临床验证工作已经在中国医学科学院肿瘤医院开展。

（2）Obinutuzumab（GA101）：GA101 是一种 II 型糖基化人源抗 CD20 单克隆抗体，在临床上用于淋巴瘤和慢性白血病的治疗。GA101 与利妥昔单抗（I 型抗 CD20 抗体）具有相同的作用靶点，但在抗体依赖的细胞介导的细胞毒作用（ADCC）、直接诱导细胞死亡作用方面更强，补体依赖的细胞毒作用（CDC）减弱。目前，国内外已经完成或正在进行的相关研究主要集中在 GA101 单药或与 CHOP 方案联合治疗复发难治 NHL、惰性 NHL，利妥昔单抗耐药的惰性淋巴瘤或利妥昔单抗敏感复发的惰性淋巴瘤，初治的慢性淋巴细胞白血病、弥漫大 B 细胞淋巴瘤等。2011 年，ASH 会议上公布了 GA101 单药治疗复发难治惰性非霍奇金淋巴瘤的疗效及安全性的 BO20999 I／II 期研究结果，GA101 单药治疗安全有效，高剂量组的疗效优于低剂量组（1600/800mg vs 400/400mg）。中国医学科学院肿瘤医院组织开展的一项在中国的 CD20$^+$淋巴瘤患者中评估 GA101 药代动力学的多中心、开放设计、单臂、多次给药 I 期临床研究已经开始，主要针对复发或难治性的弥漫大 B 淋巴瘤、滤泡性淋巴瘤

和慢性淋巴细胞白血病患者展开研究。

2. 抗 CD22 单抗

CD22 是一个分子量 135kD 的唾液酸糖蛋白，并严格局限表达在分化成熟的 B 细胞表面。一旦表达为膜蛋白，CD22 持续存在、直至分化成熟为浆细胞，在 B 细胞的分化、发育、成熟过程中起关键作用。CD22 在淋巴滤泡套区和 B 细胞生发中心边缘区表达程度高。恶性 B 细胞表面 CD22 表达阳性率为 60%～80%，取决于组织病理类型和分类。CD22 在 B 细胞非霍奇金淋巴瘤广泛表达，其确切功能目前尚不清楚。研究表明，其对于 B 细胞的存活有重要作用。在与其配体或抗体结合后，表膜 CD22 迅速内化，为 B 细胞提供强辅助刺激信号；而对恶性 B 细胞提供胞质内促凋亡信号。由于 CD22 表达严格局限于成熟的和癌变的 B 细胞表面，因此使得 CD22 成为继 CD20 后可用于新药开发而令人注目的抗原靶点。以抗 CD22 的抗体为例，这些抗体除了与正常 B 细胞有特异结合外，与其他正常组织并没有交叉反应。由于 B 细胞在人体内急速更新代谢，而成熟 B 细胞的特异抗体并不影响始祖干细胞，所以具有良好的临床安全性。

依帕珠单抗（epratuzumab）是一种特异性抗 B 淋巴细胞 CD22 抗原特异性表位的人源化单克隆抗体，依帕珠单抗治疗非霍奇金淋巴瘤的 I／II 期临床研究已经完成，并已进入 III 期临床研究阶段。 I／II 期临床试验结果表明，依帕珠单抗用于 NHL 治疗耐受性良好，且有确切的临床疗效，360mg/m^2 剂量作为进一步研究的推荐剂量。在 III 期研究中，共 55 例患者入组，均为惰性淋巴瘤患者，既往至少接受一种方案的化疗。55 例患者从起始剂量 120mg/m^2 ～1000mg/m^2，每周一次，连用 4 周，每次输液时间 30～60min。病人耐受良好，少数在

输注后出现 1 或 2 级不良反应，主要是首次输液时畏寒、寒战、恶心和低血压，未见 3 级或 4 级药物相关毒性。患者外周血 B 细胞的水平下降，而 T 细胞和免疫球蛋白水平不受影响。55 例患者中，51 例可以评价疗效，所有显效患者均为滤泡型 NHL，1/3 患者达到 CR，$360mg/m^2$ 剂量组患者客观缓解率（OR）达 43%，$480mg/m^2$ 剂量组的 OR 率为 27%。中位客观缓解时间 79.3 周（11.1 ~ 143.3 周），中位疾病进展时间（TTP）86.6 周。在近期临床研究中，依帕珠单抗的发展趋势是采用双抗体免疫化疗策略。

2004 年 ASCO 会议上报告了一项多中心的 Ⅱ 期临床试验结果，65 例复发/难治性 NHL 患者，其中 62 例属于 Ⅲ ~ Ⅳ 期患者，43% 患者病变累及骨髓。依帕珠单抗 $360mg/m^2$ + 利妥昔单抗 $375mg/m^2$ 联合治疗，每周一次，连用 4 周，疗效观察 15 个月。对于滤泡型淋巴瘤（follicular lymphoma，FL），OR 57%，CR 25%，部分缓解（PR）34%；对于 DLBCL，OR 46%，CR 23%，PR 23%。Leonard 等报道了一项单中心的 Ⅱ 期临床试验结果，依帕珠单抗与利妥昔单抗联合治疗 23 例复发/难治性 NHL 患者，包括 7 例侵袭性 DLBCL（71% 有高或高/中危预后指数）、16 例惰性淋巴瘤（81% 有高危预后指数）。依帕珠单抗 $360mg/m^2$ + 利妥昔单抗 $375mg/m^2$，

每周一次，连用 4 周，病人耐受良好，中位 TTP17.8 个月。另一项在欧洲完成的多中心 Ⅱ 期临床试验（2005 年 ASH，Atlanta，Georgia）报告，32 例 FL 患者接受依帕珠单抗 $360mg/m^2$ + 利妥昔单抗 $375mg/m^2$ 联合治疗，每周一次，连用 4 周，病人耐受良好。OR 20 例（62%），CR 8 例（25%），PR 12 例（37%），客观缓解时间 16.5 个月，TTP 11 个月。其中，低危预后指数（FLIPI 评分 0 ~ 1）和中危预后指数（FLIPI 评分 2）患者的 OR 率较高，CR 持续时间较长；对于高危预后指数（FLIPI 评分 3 ~ 5）患者疗效较差（$P = 0.0023$，TTP）。综上所述，CD22 单抗联合 CD20 单抗（利妥昔单抗）+ 化疗（CHOP）治疗进展性 NHL（DLBCL），即 ER+CHOP 方案，疗效终点（ORR），无事件生存期（EFS）和无进展生存期（PFS）优于 R-CHOP，尤其是高度和高中度预后风险（IPI 指数）的 DLBCL 患者。国产重组人 CD22 单克隆抗体（SM03）是人–鼠嵌合化 IgG1 单克隆抗体。抗 NHL 的鼠源 SM03 抗体与依帕珠单抗一样，也是特异于 CD22 抗原的 B 表位，鼠源 SM03 经过"嵌合化"或"人源化"改建后，应表现与依帕珠单抗相似的安全性和临床疗效。目前该药物治疗 B 细胞滤泡型 NHL 患者的多中心、开放性 Ⅱa 期临床试验已经在中国医学科学院肿瘤医院进行。

（来源：CSCO《中国临床肿瘤学进展 2012》）

2012 年急性髓细胞白血病诊断及治疗最新进展

马 军

哈尔滨血液病肿瘤研究所 哈尔滨 150010

急性髓细胞白血病（AML）是成人白血病的最常见类型，占白血病的62%，年发病率 2.1/10 万。2012 年 AML 从基础研究到临床诊断及治疗有了很大的进展，尤以 NGS 技术在 AML 的应用、靶向治疗等取得重大进展，本文仅就 AML 诊断及治疗的最新进展作一介绍。

一、NGS 技术引领 AML 发病机制的新发现

AML 是最常见的成年急性白血病。虽然大多数患者经诱导化疗达到完全缓解，但大部分患者缓解后还是会复发。绝大多数经常规化疗的老年患者的预后不佳，因此需要新的治疗手段。由于 AML 是高度异质性恶性血液病，发病机制复杂，除了急性早幼粒细胞白血病（APL）等少数 AML 的发病机制清楚，大部分尚不清楚。因此开发新的治疗手段非常困难。

NGS 技术的出现，使人们研究白血病全基因组的异常改变成为可能，近年来已经发现了一系列与 AML 发病密切相关的基因突变，如 IDH 突变、DNMT3A 突变等。美国 Taussig 癌症研究所的学者应用 NGS 技术检测 20 例 AML 和骨髓增生异常综合征（MDS）患者，发现 2 例 MDS-RAEB 患者中存在 Schinzel-Giedion 综合征中的 SETBP1 体细胞突变，随后他们对 734 名患者进行了 SETBP1 测序（283 例 MDS，106 例 sAML，167 例 MDS/MPN，138 例 MPN 和 146 例初发 AML），结果在 52 例患者中检测到 52 个突变（7.1%）。这些突变发生在 15% CMML（24/156）、15% sAML（16/106）和 7% CML（2/28）中。通过对 11 个配对 MDS 患者样品进行分析发现，所有的 SETBP1 基因突变都是在白血病的进展过程中后天获得的，因此证明 SETBP1 基因突变与髓系白血病的发病相关。

东京大学学者应用 NGS 对 23 例儿童 AML 患者和配对的正常儿童 DNA 样品进行分析，发现了许多发生在成人 AML 中复发性突变，比如 FLT3、CEBPA、KIT、CBL、NRAS、WT1、MLL3、BCOR、BCORL1、EZH2 等。更重要的是发现了新的基因突变，如 BRAF、CUL2 和 COL4A5，这些基因与 AML 的发病密切相关。

天津血液病研究所竺晓凡教授应用 NGS 技术对 1 对 3 岁的 MLL 白血病同卵双胞胎患者进行分析，发现在这对双胞胎患者体内存在 MLL-NRIP3 融合基因和组蛋白 H3 赖氨酸的 36 甲基转移酶 SETD2 突变。将 MLL-NRIP3 融合基因逆转录病毒转导到小鼠造血细胞中，发现此基因能够诱导相同类型的髓系白血病发生。在白血病的发生、发展过程中，除了 MLL-NRIP3 打击，还有其他事件发生，以促进白血病的发展。

241 例急性白血病患者中 5.4% 的患者 SETD2 突变复发，尤其是在 MLL 重排的髓系白血病中（22.2%）。已鉴定的 SETD2 突变功能丧失，特点是双等位基因和截短突变，并且此突变在白血病幼稚细胞中伴随着 H3K36me3 去甲基化酶功能的丧失。这些资料表明，在白血病的发展过程中 SETD2 突变可以作为肿瘤抑制基因。

将 MLL-AF9 敲入的骨髓细胞转染 SETD2 shRNA，结果导致 SETD2 表达下降和 H3K36 甲基化。特别是在小鼠骨髓移植试验中，SETD2 基因敲除将大大促进 MLL-AF9 白血病的发展。研究表明，SETD2 可以作为的一种新的白血病肿瘤抑制基因，不同的组蛋白修饰酶 MLL 及 SETD2 的功能丧失能够协同促进人类白血病的发展。

美国洛杉矶南加州大学学者对 23 例治疗相关 AML（t-AML）和 24 例初发 AML 进行 NGS 分析对比，结果发现有 22% 的 t-AML 发生 MLL 基因重排，其他的平衡易位占 22%，三体占 22%，正常染色体核型占 31%，还有 1 例复杂染色体核型。在 t-AML 中最常见的突变基因是 TET2，突变率为 35%，而且更有意思的是，与在初发 AML 中相比（0/200，$P = 0.01$），ABC 转运蛋白基因 ABCG2 的错义突变在 t-AML 中（2/23，8.7%）更常见。ABCG2（也称为乳腺癌耐药蛋白，BCRP）在化疗耐受中发挥作用。ABCG2 是一种关键的药物转运体，其在造血干细胞中高表达。

二、NGS 技术引领 AML 诊断、分类和预后评价新进展

AML 的诊断、分类和预后评价一直依赖于形态学、细胞遗传学检测。但对于正常核型的 AML，诊断的准确性很低。分子生物学技术的进展证实，正常核型的 AML 中存在 NPM1、FLT3 和 CEBPA 突变亚型，这类 AML 患者将接受同种异体干细胞移植有效。然而，大量的 AML 患者仍缺乏特异的分子标志物。近年来 NGS 技术的应用，发现在正常核型的 AML 患者中存在越来越多的体细胞突变，如 TET2 突变、ASXL1 突变、IDH1 和 IDH2 突变、DNMT3A 突变和 PHF6 突变。这些新发现的基因异常已被证明与 AML 的不良预后有关。

德国学者首次应用 NGS 技术整合 31 种髓系白血病相关基因用于白血病的常规诊断。每种基因的检测区域是完全编码区或是研究热点区域，共设计 1375 个扩增子，平均长度是 175bp，总长度是 140.35kb。他们检测了 49 例髓系白血病患者的骨髓，发现 47 例存在突变，每例患者发生 1~7 个突变，31 个基因中 28 个存在突变，突变数为 146。最常见的突变基因分别是 RUNX1（14/49）、DNMT3A（14/49）、SRSF2（11/49）、ASXL1（9/49）和 TET2（9/49）。更重要的是，很多患者（39/49）的基因突变与 OS 短相关，如 AML 中 TP53、RUNX1、ASXL1、DNMT3A、IDH1 或 TET2 以及 MDS 中 ASXL1、EZH2、ETV6、RUNX1、TP53。这种检测快速、微量、准确，可以很好地指导临床治疗和预后评价。

三、AML 的预后评价进入微小残留病（MRD）的时代

MRD 检测已经是常规检测用于评价 ALL 的预后和疗效。但由于相当一部分 AML 没有分子标志物，或有分子标志物但表达不稳定，MRD 检测还没有用于 AML 的预后和疗效评价。近年来，随着 NGS 技术的应用，发现了越来越多的分子标志物，使 MRD 成为 AML 预后和疗效评价的有效指标。异基因造血干细胞移植前 CR1 的 AML 患者检测到 MRD，与移植后增高的复

发率、较低的 DFS（无病生存期）和 OS（总生存率）相关。对于 CR2 的患者，MRD 与疗效的关系研究得较少，美国西雅图华盛顿大学研究团队利用多参数流式细胞术（MFC）定量检测需进行清髓异基因造血干细胞移植 AML 患者 183 例 CR1 和 70 例 CR2 患者的 MRD。结果表明，36 例 CR1 患者（19.7%）和 18 例 CR2 患者（25.7%）MFC 诊断为 MRD 阳性，对于 MRD 阳性的 CR1 和 CR2 患者，异常幼稚细胞中位数分别为 0.29% 和 0.41%。在 CR1 患者中，MRD 阴性和 MRD 阳性患者 3 年 OS 分别为 73% 和 27%；CR2 患者中，MRD 阴性和 MRD 阳性患者 3 年 OS 分别 71% 和 47%。CR1 患者复发率分别为 21% 和 59%，CR2 患者中分别为 20% 和 68%。MRD 阳性患者死亡的风险是 MRD 阴性患者的 3.27 倍，复发的风险也相应的提高 5.46 倍。MRD 与 CR1 患者的治疗结果的关系和 MRD 与 CR2 患者的治疗结果的关系相似。MRD 阴性患者在 CR1 或 CR2 后接受清髓性 HCT 都具有极好的治疗效果。与 MRD 阴性患者相比，甚至极少量的 MRD 患者预后都不好，MRD（>1%）水平越高，患者疗效越差。

已经表明，监测 MRD 能够为 AML 患者提供非常有价值的信息，如预后判断和制订治疗方案等。多种分子标志物已经用于 MRD 检测，然而仍有大量 AML 患者中缺少分子标志物。德国学者报道，AML 中 RUNX1 突变检测可以用于 AML 的 MRD 检测。他们采用下一代深度测序检测了 375 例女性 AML 患者和 439 例男性 AML 患者。其中 50.5%（411/814）的患者具有正常核型。结果表明，25.9% 的患者具有 RUNX1 突变。他们根据突变水平将低于 3.92% 的 MRD 分为一组（n=78），高于 3.92% 的 MRD 分为另一组（n=25），两组

EFS（21.4 个月 vs 5.7 个月，P<0.001）和 2 年 OS 率（73.3% vs 66.1%，P=0.016）具有明显区别。稳定性研究表明，57 例患者初诊时 RUNX1 突变阳性患者中，46 例在复发时仍可检测到，只有 2 例（3.5%）患者复发时没有检测到初诊时的突变。尤为重要的是，在 7 例（12.3%）患者中，检测到与初诊时不同的新 RUNX1 突变。

法国学者利用 RQ-PCR 检测 WT1 表达和 NPM1 突变特异性，评估 ALFA0701 试验中不同疗效患者的 MRD 及预后以及 GO 对 MRD 反应性的影响。在 278 例初诊 AML 患者中，共有 77 例患者具有 NPM1 突变（对照组 35 例，GO 组 42 例），178 例为 WT1 阳性患者（对照组 87 例，GO 组 90 例）。NPM1mut<0.1% 和 WT1 转录本<0.5% 被定义为 MRD 良好反应组。反之为不良反应组。结果表明：178 例患者 WT1 阳性初诊时 WT1 水平对 CR 和 CIR 没有影响。在 104 例达到完全缓解的患者中，诱导后 WT1 MRD 水平对复发具有预测作用：18 个月 CIR 在不良反应组（n=31）中为 70%，良好反应组（n=73）为 38%。同样，初诊时 NPM1 水平对 CR 和 CIR 没有影响。在达到 CR 的 67 例 NPM1 患者中，诱导后 NPM1 MRD 对复发具有预测作用：18 个月 CIR 在不良反应组（n=50）中为 64%，良好反应组（n=17）为 25%。

虽然 AML 患者具有 t（8；21）通常预后良好，但是其复发率仍约为 40%，5 年生存率低于 50%。具有 KIT 突变的患者的复发率甚至高达 70%，生存率更差。一旦复发治疗效果极差，即使接受 allo-HSCT 也同样如此。因此，快速的鉴定出复发高危患者，并提前对他们进行更积极的治疗方案，如 HSCT，可能降低复发率并提高患者的生存期。北京大学人民医院黄晓军教授

领导的团队通过应用定量 PCR 对 RUNX1/RUNX1T1 转录本的检测来评估 MRD 水平,对 137 例 t（8；21）AML 患者进行风险评估和导向治疗,69 例患者接受了风险导向治疗,47 例患者接受了非风险导向的治疗。随访 36 个月的结果发现:风险导向治疗和非风险导向治疗的 5 年 CIR 分别为 15.0% 和 57.5%（$P < 0.0001$）,DFS 分别为 74.7% 和 37.1%（$P<0.0001$）,OS 率分别为 82.7% 和 49.8%（$P = 0.002$）。说明 MRD 评估和风险导向治疗对患者的预后意义重大。

四、AML 靶向治疗新进展

浙江大学第一附属医院血液科主任金洁教授报告了以陈赛娟院士牵头、17 家国内医院血液科参加的高三尖杉酯碱为主的化疗方案与其他化疗方案比较治疗初发 AML。这是中国学者第一次报道治疗 AML 的多中心随机分组的Ⅲ期临床实验的结果。以高三尖杉酯碱为主要组成成分进行诱导化疗已广泛应用在中国 AML 患者的治疗中,具体表现为提高 CR 率与延长 OS。此项研究的目的是进一步评价其对初发 AML 患者治疗的有效性与安全性。结果表明,将 620 名患者随机分配到 HAA 组（$n = 207$）、HAD 组（$n = 206$）与 DA 组（$n = 207$）。HAA 与 HAD 治疗组和 DA 组比较,HAA 组患者 CR 率显著高于 DA 组（75.0% vs 61.9%,$P = 0.005$）,HAA 或 HAD 组患者与 DA 组患者相比,不良反应发生率相似,但诱导治疗死亡的发生率也显著增加（5.8% vs 1.0%,$P = 0.007$；6.6% vs 1.0%,$P = 0.003$）。与 DA 组比较,HAA 组患者的 3 年 EFS（35.4% vs 23.1%,$P = 0.002$）,HAD 组患者的 3 年 EFS 与 DA 组患者差距不大（32.5% vs 23.3%,$P = 0.078$）。HAA 或 HAD 组与

DA 组相比,患者总生存（OS）与无复发生存（RFS）无明显差别。但是 HAA 组与 DA 组相比,患者的 OS 与 RFS 存在优势,此优势在于患者具有较好或中等的细胞遗传学特征（OS：$P = 0.014$,RFS：$P = 0.022$）。与 DA 组患者相比,伴有 NPM1 而不是 FLT3ITD 突变的 HAD 组患者 EFS 增加（$P=0.038$）。伴有中等细胞遗传学特征并有 CEBPA 突变的 HAA 组患者,与相同条件下 DA 组患者相比,其 RFS 延长（$P=0.045$）。总之,应用高三尖杉酯碱为主要组成的诱导治疗方案的患者与应用 DA 方案的患者相比,获得较高的 CR 率并延长了患者的生存时间,除了诱导死亡率有所升高,患者的毒性反应比较温和。

2010～2012 年出现了很多新的靶向治疗药物。美国 M. D. 安德森癌症中心 Cortes 教授报道了 Quizartinib（AC220）单药治疗 60 岁以上 FLT3-ITD 阳性或阴性复发/难治 AML 患者的有效性与安全性研究的Ⅱ期开放临床试验的最终结果。AC220 是口服的 FLT3 受体 TKI,它对野生型 FLT3 和伴有 ITD 突变的 AML 均有作用,其Ⅰ期临床试验中显示出令人鼓舞的效果。此项Ⅱ期临床试验的结果表明,92 例 FLT3-ITD 阳性和 41 例 FLT3-ITD 阴性 AML 患者中,口服 90mg/d（女性）或 135mg/d（男性与 1 名女性）,连续治疗 28 天为一个周期,CRc 率包括完全缓解（CR）,伴有不完全血小板恢复的完全缓解（CRp）,以及伴有不完全血液学恢复的完全缓解（CRi）。对于 FLT3-ITD（＋）患者,CRc 率为 54%（CR0,CRp3%,CRi51%）,反应持续的中位时间为 12.7 周,总生存的中位时间为 25.3 周。对于最后一次治疗无效的难治 AML 患者,39% 的患者服用 AC220 获得 CRc。对于 FLT3-ITD（－）患者,CRc 率为 32%,反应持续的中位时间为 22.1 周,OS

的中位时间为 19 周。这些数据代表了目前老年、复发/难治 FLT3-ITD（+）AML 患者单药 FLT3-靶向治疗取得的最好疗效。在此老年患者群最突出的临床意义为：对前期治疗无效的患者使用 AC220 治疗产生疗效，8% 的患者有可能通往造血干细胞移植达到治愈。

美国加州旧金山大学的团队研发出具有抗 AC220 耐药性的 FLT3 抑制剂 crenolanib（CP-868，596）。AC220 在体外试验中显示出它的弱点，即对位于 FLT3-ITD 激酶关键区的 3 个残基：看家基因残基 F691，活性区（AL）残基 D835 与 Y842 突变耐药。crenolanib 作为一种有效的、选择性的 FLT3-相关受体酪氨酸激酶 PDGFR-α 与-β 的 ATP 竞争性抑制剂。通过体外研究与体内模型研究得出的实验数据表明，crenolanib 有潜能在临床上应用于治疗 FLT3-ITD 或 AL 突变的 AML 患者。

美国 M. D. 安德森癌症中心 Andreeff 教授报道，通过趋化因子受体 CXCR4 抑制剂 Plerixafor（P）与 G-CSF（G）和 FLT3-ITD 抑制剂 Sorafenib（S）联合，用于消除 FLT3-ITD+复发/难治 AML 患者白血病干/祖细胞。I 期临床试验结果表明，13 名患者接受 G（10μg/kg）与 P（240μg/kg）隔日一次皮下注射（d1 ~ 13），S（400 ~ 600mg）（d1 ~ 28）。4 例 CR、6 例 PR、4 例 NR，有效率为 10/13（77%）。副反应包括白细胞过多症（3/10 患者）、皮疹（5 例）、手脚综合征（3 例）、高血压（7 例）、腹泻（10 例）、恶心（8 例）、头痛（6 例）、肌无力（3 例）与厌食症（5 例）。在 22 个治疗周期后，大量细胞被动员：白细胞增加 29 倍，原始细胞绝对值升高 41 倍，粒细胞计数增高 77 倍。循环的干/组细胞数显著增加：CD34$^+$ 增加 231 倍，CD34$^+$/38$^-$ 增加 90 倍，CD34$^+$/38$^-$/123 +

（LSC）增加 148 倍，CXCR4$^+$ 增加 139 倍，VLA- 4$^+$ 增加 68 倍，CD44$^+$ 增加 82 倍。FISH 分析证实了与非白血病细胞相比，白血病细胞优先动员。令人惊讶的是，动员细胞的 CXCR4 水平升高。此临床试验首次在动员的 AML 细胞中利用 G-CSF/Plerixafor 进行临床试验，目的在于将它们从保护它们的骨髓微环境中移除，初期研究结果提供了这种概念的有效性。

美国纽约 Memorial Sloan-Kettering 癌症中心的学者应用小分子物质，如选择性的 5-羟色胺受体拮抗剂 SB-216641、驱虫药帕苯达唑与甲巯咪唑（methiazole）、选择性的靶向白血病干细胞的基质龛，提出了新的治疗理念。他们在 7 名初发 AML 患者样本中研究了 SB-216641 的有效性。他们采用 cobblestone area forming cell（CAFC）分析法评价了此化合物对 LSCs 的作用，此方法为体外干细胞分析的标准分析方法。通过免疫磁珠对 CD34$^+$ 细胞进行分选。对白血病细胞进行脉冲处理 18h 后，优先铺于 MS-5 鼠基质。我们通过 CAFC 分析法对人初发样本及脐带血分离的造血干细胞进行连续的药物浓度稀释。所有人的白血病样本在控制装置内形成了鹅卵石样区域（46-200 CAFCs/10^6 细胞板）。人初发白血病 CAFCs 的 IC$_{50}$ 为 630nM，在 10μM 时所有的白血病 LSCs 被杀死了，然而正常的人造血干细胞 100% 存活。将转染了 GFP-荧光素的 AML 细胞株 HL60 与正常的脐带血 CD34$^+$ 细胞按照 1：200 的比例混合，预先与 SB-216641 在 5μM 与 10μM 的浓度孵育过夜，然后将细胞注射于 NSG 小鼠。对照组小鼠通过荧光素成像与流式细胞术进行白血病移植物移入，另一组对照组小鼠接受了经过处理的细胞，这些细胞不是白血病细胞而是正常的脐血多系细胞移植物。初发 AML 患者样本预先通过 10μM SB-

216641 进行过夜孵育，然后注射入 NSG 小鼠。通过流式细胞术分析移植了白血病移植物的对照组小鼠与接受了预先孵育 SB-216641 细胞的小鼠。另一个特异性的 5-HT1B 受体拮抗剂 SB-224289，被发现与 SB-216641 在抗白血病细胞及释放造血干细胞方面具有相似的活性。对初发 AML 样本利用两种驱虫药进行连续稀释进行相似的 CAFC 研究。帕苯达唑的 IC_{50} 值为 $1.25\mu M$，而甲巯咪唑为 $5\mu M$。荧光素成像与流式细胞术分析结果表明，当注射预先用 $5\mu M$ 与 $10\mu M$ 上述两种驱虫药过夜孵育的 HL60 与脐带血混合物，对照组为移植白血病移植物或接受非白血病移植物而是正常脐带血多系细胞移植物的小鼠，然后给 NSG 小鼠注射预先用 $10\mu M$ 帕苯达唑孵育过夜处理的初发 AML 细胞。流式细胞术分解结果表明：对照组移植白血病移植物或接受非白血病移植物而是正常脐带血多系细胞移植物的小鼠暴露于 parbendazole 表现出较低的移植物特征（$P = 0.01$）。SB-216641 在白血病治疗中为一种新型的受体靶向治疗药物，在体内与体外研究中均取得较好的疗效。其他数据还需要进一步的临床试验证实。

美国 M. D. 安德森癌症中心 Kantarjian 教授首次应用二代去甲基化药物（HMA）SGI-110，治疗复发/难治 MDS 与 AML 患者。SGI-110 为地西他滨的二核苷酸与脱氧鸟苷形成物，具有较低的容积药代动力学，皮下注射稳定，与 DAC 静脉注射相比应用更广泛。78 名患者（64 例 AML、14 例 MDS）接受剂量递增治疗：44 名患者每日 ×5 疗法与 34 名每周 ×3 疗法。结果表明，SGI-110 在高于生物有效剂量（$60mg/m^2$，每日 ×5）时耐受很好，获得 25% 的平均去甲基化水平。MDS 患者最大的耐受剂量为 $90mg/m^2$，每日 ×5，AML 患者最大耐受剂量为 $125mg/m^2$，每日 ×5。皮下注射 SGI-110 对于地西他滨来说获得了有效的转化作用，与静脉注射地西他滨相比，获得了较高的药代动力学改善。入组患者研究目前处于第二阶段的剂量扩增期。

（参考文献：略）

（上接第 185 页）

[9] Coustan-Smith E, Campana D. Should evaluation for minimal residual disease be routine in acute myeloid leukemia? Curr Opin Hematol, 2013 Mar, 20 (2): 86-92.

[10] Jourdan E, Boissel N, Chevret S, et al. Prospective evaluation of gene mutations and minimal residual disease (MRD) in patients with core binding factor acute myeloid leukemia (CBF-AML). Blood, 2013 Jan 15.

[11] Loken MR, Alonzo TA, Pardo L, et al. Residual disease detected by multidimensional flow cytometry signifies high relapse risk in patients with de novo acute myeloid leukemia: a report from Children's Oncology Group. Blood, 2012 Aug, 23; 120 (8): 1581-1588.

[12] Miyazaki T, Fujita H, Fujimaki K, et al. Clinical significance of minimal residual disease detected by multidimensional flow cytometry: serial monitoring after allogeneic stem cell transplantation for acute leukemia. Leuk Res, 2012 Aug, 36 (8): 998-1003.

急性髓细胞白血病微小残留病检测及其临床意义

邱 林

哈尔滨血液病肿瘤研究所 哈尔滨 150010

尽管过去十年，60 岁以下急性髓细胞白血病（AML）患者的完全缓解（CR）率已经提高到 70%~90%，43% 的患者达到 5 年生存期，但是仍有 30%~40% 的患者复发。而 60 岁以上老年患者只有 50% 能达到 CR，85% 以上 CR 后的患者都将复发，长期生存几乎没有改善。因此，准确判定治疗疗效、评价预后、预测复发的方法对 AML 患者极为重要。

微小残留病（MRD）是指用任何检测手段检测到的白血病诱导化疗达到 CR 或造血干细胞移植（HSCT）后体内残留的少量白血病细胞，由于 MRD 可以代表所有细胞学机制多治疗反应的最终结果，且是导致白血病复发的根源，因此，精确检测 MRD 对于判定治疗疗效、评价预后、预测复发极为重要。

以往 MRD 的检测主要依靠形态学和细胞遗传学检测，但由于敏感性低（$>10^{-3}$），已经被定量 PCR（RT-PCR 或 RQ-PCR）和多参数流式细胞仪免疫分型（MPFC）所取代（敏感性可达 $10^{-4} \sim 10^{-6}$）。RQ-PCR 具有特异性高、敏感性高、准确性高的特点，主要通过检测融合基因、突变基因和过表达基因的转录本数。因此，RQ-PCR 可检测的 AML 患者不足 40%，常见的融合基因包括 PML-RARA、RUNX1-RUNX1T1、CBFB-MYH11、MLL 融合基因等，突变基因包括

NPM1、CEBPA、DNMT3A 和 FLT3-ITD 等，过表达基因包括 WT1 等。MPFC 是通过 4 色以上单克隆抗体检测白血病相关免疫表型（LAIP）。AML 初诊患者的白细胞亚群中存在多种 LAIP。虽然 MPFC 的敏感性低于 RQ-PCR 一个数量级，许多 LAIP 的检测敏感性和特异性也会受到正常细胞背景的影响，但其检测速度快，特异性高，应用广泛，可检测 95% 的 AML 患者。常用的 MRD 检测抗原包括 4 类：（1）医师可以区分白血病原始细胞和正常髓系祖细胞的抗原，如 CD34、CD33；（2）与淋系交叉表达的抗原，如 CD7、CD19、CD56；（3）髓系或髓外抗原过度表达，如 HLA-DR、CD33、CD11a；（4）与髓系细胞不同步表达的抗原，如 CD123、CD34 等。目前，RQ-PCR 和 MPFC 已经成为急性淋巴细胞白血病（ALL）MRD 的常规检测。由于 AML 的高度异质性，目前除 PML-RARA 外，国内外还没有标准的 MRD 检测用于 AML 的疗效判定、预后评价和复发监测。近年来，随着下一代基因组测序技术的广泛应用，人们对 AML 的发病机制和相关分子标志物有了更深入的了解，越来越多的多中心临床试验数据揭示，MRD 在 AML 的应用成为可能。正如 2012 年美国血液学年会中 AML 教育演讲中的一个专题中提到的，AML 的 MRD 检测时代已经到来。

MPFC 和 RT-PCR 监测 MRD 高度的敏感性和特异性，可以校正形态学检查的误差。美国多中心临床试验 AML02 的研究表明（目前唯一的应用 MRD 指导治疗的临床试验），在 MPFC 检测 MRD<0.1% 的 AML 中，AML 原始细胞>5% 和<5% 患者的 5 年 OS 率无区别，均为 70%（分别为 97 例和 28 例），而 MRD>0.1% 的 AML 中，AML 原始细胞>5% 和<5% 患者的 5 年 OS 率分别为 50% 和 33%，也无明显差别。但在形态学检查原始细胞<5% 的 AML 中，MRD<0.1% 和>1% 的患者的 5 年 OS 率相差非常显著，分别为 72% 和 30%；而白血病原始细胞>5% 的 AML 中，MRD<0.1% 和>1% 的患者的 5 年 OS 率相差也非常显著，分别为 72% 和 30% 以下。因此，常规的形态学检查已不能准确判断 AML 的疗效，必须结合 MRD 的检查才能够准确判断疗效。

由于 AML 的高度异质性，每一个患者对治疗的反应都不同，诱导化疗后 MRD 的高低对治疗疗效评价和方案的调整具有重要的指导意义。治疗过程中 MRD 持续阳性或由阴性变为阳性，提示患者处于高危状态，需要强化治疗，部分患者可选择造血干细胞移植（HSCT）。最近的研究表明，移植前 MRD 的高低是预测儿童和成人 ALL 和 AML 是否治疗成功最强有力的指标。美国学者分析 58 例极高危的儿童异基因 HSCT 患者移植前 MRD 水平与预后的关系。结果发现，移植前 MRD>1% 的患者复发率高，5 年 OS 率低（40%±9%，29%±12%），MRD 在 0.1%～1% 水平的患者复发低，但 5 年 OS 率并不非常低（16%±9%，52%±16%），即使 MRD 阴性的患者也有 6% 复发，5 年 OS 率与 MRD 低水平患者无明显差别（68%±13%）。说明并非移植前 MRD 阳性就不能移植，而是要控制 MRD 在尽可能低的水平。

大量研究表明，MRD 是 AML 的独立预后因素。以往根据细胞遗传学和分子遗传学特征将初诊 AML 患者分为预后良好、中等预后和不良预后三类。通常认为预后良好患者只需标准化疗，不需强力化疗，而预后不良患者需接受 HSCT。但研究发现，在预后良好和中等预后的患者中，治疗后 MRD 阴性的患者预后明显好于 MRD 阳性的患者，不良预后患者中 MRD 水平明显高于预后良好组，提示 MRD 水平更能准确代表患者预后。这也提示，对于那些巩固治疗后仍不能达到 MRD 阴性的患者，无论细胞遗传学和分子遗传学的危险度分组如何，都应该接受 HSCT 的治疗。

将治疗后不同时间点的 MRD 结果整合到治疗前细胞遗传学和分子遗传学预后危险评估体系中，对预后的评价更准确，而对于没有细胞遗传学和分子遗传学改变的患者，MRD 的意义更大。意大利学者对 143 例成人 AML 预后评估发现，治疗前预后评估为低危和中危的患者中，巩固治疗后 MRD 高低对患者的预后影响非常大。MRD 阴性的患者 4 年无复发生存（RFS）率分别为 70% 和 63%，4 年 OS 率分别为 84% 和 67%；而 MRD 阳性的患者，4 年 RFS 率分别为 15% 和 17%，4 年 OS 率分别为 38% 和 23%。美国儿童 AML 研究组将细胞遗传学、分子遗传学、MRD 的信息整合在一起，对 249 例初发儿童 AML 患者诱导治疗后进行预后评估，结果显示，在 188 例第一次诱导治疗后达到 CR 的患者中，MRD 阳性和阴性的 3 年复发风险率也具有明显差别，分别为 60% 和 24%，3 年的 OS 率分别为 30% 和 60%。第二次诱导化疗巩固治疗后，MRD 对预后评价也具有同样的作用。

治疗过程中不同时间点的 MRD 值代表的临床意义不同。临床上多在诱导治疗后和巩固治疗后检测 MRD。诱导治疗后的 MRD 多代表化疗后白血病细胞被清除的速度，而巩固治疗后的 MRD 对预后意义更大。意大利学者应用 MPFC 分析了 142 例 AML 诱导后和巩固治疗后 MRD 与预后的关系，发现如以巩固治疗后 0.035% MRD 为阈值，MRD 阳性患者的 5 年 OS 率明显高于 MRD 阴性的患者（分别为 62% 和 23%）。如果按诱导治疗后 MRD 和巩固治疗后 MRD 分组，则诱导治疗后 MRD 阴性和巩固治疗后 MRD 阴性组预后最佳，5 年 OS 率约为 70%，而诱导治疗后 MRD 阴性和巩固治疗后 MRD 阳性组预后最差，3 年 OS 为 0。完全缓解期检测 MRD 对于预防复发、抢先治疗具有重要意义。

目前 AML 中存在的可应用的分子标志物非常有限，各实验室检测白血病相关抗原（LAIPs）抗体组合的不一致性，MRD 检出的阈值不一致性，最佳 MRD 检测时间点的不确定性，导致 MRD 分析没有统一标准，因此，形成标准的 MRD 检测方法是至关重要的。美国 FDA 和 ASCO 开始认可 MRD 作为 ALL 新药报批时判断疗效的标准。美国国家癌症研究所（NCI）已尝试在 3 个成人白血病研究合作组的参照实验室里对 MPFC 检测 MRD 的方法实施标准化，这是一个非常重要的开始。标准化的 MRD 检测可作为有效的生物标志物，用于反映患者接受新药治疗是否有效的评价标准。

参 考 文 献

[1] Buccisano F, Maurillo L, Spagnoli A, et al. Cytogenetic and molecular diagnostic characterization combined to post-consolidation minimal residual disease assessment by flow-cytometry improves risk stratification in adult acute myeloid leukemia. Blood, 2010, 116 (13)：2295-2303.

[2] Alonzo TA, Ho PA, Gerbing RB, et al. Conventional cytogenetics, molecular profiling, and flow cytometric response data allow the creation of a two-tiered risk-group system for risk-based therapy allocation in childhood AML: a Report From the Children's Oncology Group. Blood, 2010, 116 (21)：761a.

[3] Maurillo L, Buccisano F, Del Principe MI, et al. Toward optimization of postremission therapy for residual disease-positive patients with acute myeloid leukemia. J Clin Oncol, 2008, 20, 26 (30)：4944-4951.

[4] Ommen HB, Schnittger S, Jovanovic JV, et al. Strikingly different molecular relapse kinetics in NPM1c, PML-RARA, RUNX1-RUNX1T1, and CBFB-MYH11 acute myeloid leukemias. Blood, 2010 Jan 14, 115 (2)：198-205.

[5] Dominietto A. Minimal residual disease markers before and after allogeneic hematopoietic stem cell transplantation in acute myeloid leukemia. Curr Opin Hematol, 2011 Nov, 18 (6)：381-387.

[6] Kern W, Haferlach C, Haferlach T, Schnittger SCancer. Monitoring of minimal residual disease in acute myeloid leukemia, 2008 Jan 1, 112 (1)：4-16.

[7] Yin JA, O'Brien MA, Hills RK, et al. Minimal residual disease monitoring by quantitative RT-PCR in core binding factor AML allows risk stratification and predicts relapse: results of the United Kingdom MRC AML-15 trial. Blood, 2012 Oct 4, 120 (14)：2826-2835.

[8] Ossenkoppele GJ, van de Loosdrecht AA, Schuurhuis GJ. Review of the relevance of aberrant antigen expression by flow cytometry in myeloid neoplasms. Br J Haematol, 2011 May, 153 (4)：421-436.

（下转第 182 页）

2012 年有关自体造血干细胞移植治疗恶性肿瘤的新信息

尹　玥[1]　　高春记[1]　　张伯龙[2]

1. 解放军总医院　北京 100853；解放军总医院海南分院　三亚 572013
2. 哈尔滨血液病肿瘤研究所　哈尔滨 150010

通过 Medline 检索 2012 年自体造血干细胞移植（Auto-HSCT）治疗恶性肿瘤相关文献共 300 余篇，与前几年发表的文章数基本持平[1-4]。所研究的内容主要集中在移植相关技术、移植并发症、移植适应证及移植疗效方面，现择其具有代表性、创新性，以及对临床工作有一定指导意义的文献分类总结如下：

一、造血干细胞移植技术

（一）外周血造血干细胞（Auto-PBSC）的动员

外周血造血干细胞的质与量是 Auto-HSCT 成功的关键，当前，预测动员效果，选择合适的动员方案，避免再动员逐渐受到关注。

Bogunia-Kubik 等[5]研究显示：粒细胞集落刺激因子（G-CSF）受体（CSF3R）的基因多态性与 CD34+ 细胞动员的数量以及 Auto-HSCT 后中性粒细胞的植活时间相关。意大利骨髓移植协作组（GITMO）定义了动员不良的概念及预测标准，回顾性研究了 227 例多发性骨髓瘤（MM）或淋巴瘤患者的动员过程，证实了主要预测标准的有效性[6]。Sancho 等[7]分析了 397 例 Auto-HSCT 患者后认为：疾病类型、应用嘌呤类似物、接受多种化疗方案是动员不良的主要原因，动员前外周血 CD34+ 计数可以有效预测动员效果。Yang 等[8]对 67 例 Auto-HSCT 患者进行研究后发现，初次动员不良的发生率为 19%，多变量分析显示，高龄和化疗周期数是动员不良的危险因子。Andreola 等[9]针对 248 例患者的研究显示，初次动员不良的发生率为 29%，曾接受 Auto-HSCT 和 3 种以上化疗方案是动员不良的危险因子。Han 等[10]针对 239 例患者的研究显示，大剂量化疗、化疗敏感患者多次化疗、含有 G-CSF 的化疗方案、放疗、血小板（PLT）降低、动员前外周血低 CD34+ 细胞数是中国淋巴瘤患者动员不良的主要预测因子。Ozsan 等[11]对 396 例接受环磷酰胺+G-CSF 动员的 MM 患者进行了分析，年龄、血红蛋白（Hb）、白细胞（WBC）和 PLT 水平是影响动员效果的主要因素。

普乐沙福（plerixafor，商品名 Mozobil）对造血干细胞的动员作用显著强于非格司亭（filgrasti，G-CSF，重组人粒细胞集落刺激因子）或 G-CSF 联合化疗的任何其他方案，对于 G-CSF 动员失败的患者应用普乐沙福仍能取得满意的效果，2012 年的文献进一步支持了该结论。Varmavuo 等[12]研究显示：普乐沙福联合化疗的动员方案增加了 CD34+ 细胞、T 细胞、NK 细胞数，但与免疫重建、长期植活和预后的关系尚需长期随访。通过对 39 例患者的研究，Lor 等[13]推荐普乐沙福联合 G-CSF 作为一线动员方案以提高 MM 患者采集物中 CD34[+]细胞的数量，并减少干细胞采集天数，但在非霍奇金淋巴瘤（NHL）患者建议作为二线方案使用。一项多中心研究[14]显示，20 例 G-CSF 或 G-CSF 联合化疗动员失败至少一次的患者接受普乐沙福+G-CSF 动员，14 例收获的 CD34[+]细胞数超过 $2 \times 10^6 / kg$ 体重，16 例患者成功进行了 Auto-HSCT。Malard 等[15]应用普乐沙福联合 G-CSF 对 48 例曾接受氟达拉滨和 35 例曾接受来那度胺治疗的多发性骨髓瘤（MM）患者进行挽救性再动员，成功率分别为 58% 和 69%。尽管两个小样本研究[16,17]均证实了普乐沙福对动员失败儿童患者再动员的有效性，但普乐沙福对儿童患者的安全性还需要进一步研究明确。

对于动员失败的病例，Cooper 等[18]予大剂量 G-CSF（最高 $36\mu g / kg$）再动员，49/56 例患者获得足够的 CD34[+]细胞，35 例已接受 Auto-HSCT 并获得迅速和完全的植入。

针对 Auto-HSCT 治疗急性髓系白血病（AML），有研究认为，CD34[+]细胞动员效果与预后相关。Von 等[19]对 78 例第一次完全缓解（CR1）的 AML 患者进行研究发现，采集当日外周血 CD34[+]细胞>60,000/ml 的患者总生存（OS）低，疾病进展时间（TTP）短，复发率高。Milone 等[20]对 96 例 AML CR1 患者的研究也得出类似结论，动员过程外周血 CD34[+]细胞的峰值与细胞遗传学预后中危组 AML 患者移植后无病生存（DFS）相关，不论是 Auto-HSCT 还是异基因造血干细胞移植（Allo-HSCT），高 CD34[+]细胞峰值都是不良预后因素。

（二）Auto-PBSC 采集

2012 年有关 Auto-PBSC 采集方面的研究主要集中在采集时机。

Rujkijyanont 等[21]对 301 例患者的 396 次采集过程进行了回顾性研究，结果表明，15 岁以下患者外周血 CD34[+]细胞数>35/μl，15 岁以上>45/μl 是进行采集的适宜时机，并可一次采够。Jo 等[21]研究了 136 例 MM 患者的 422 次采集过程，认为环磷酰胺+G-CSF 进行动员时，监测外周血造血前体细胞（HPC）可用于判定 Auto-PBSC 采集的时机，HPC 增速≤2.0/mm^3/d 与需要多次采集相关。Yang 等[21]对 60 例患者的 145 次采集过程进行了分析，认为动员过程中外周血单核细胞数有助于判断 Auto-PBSC 的采集时机。

（三）移植物处理与保存

移植物的常规处理与保存方式为去除部分血浆进行浓缩，添加冷冻保护剂超低温保存，输注前予以复苏。2012 年，针对移植物处理与保存方面的研究仍主要集中在如何减轻冻存与复苏过程对造血干细胞的影响。

Civriz 等[24]对 15 例患者的 31 份外周血采集物的研究显示，在 PBSC 冻存过程中，干细胞活性受高速离心和二甲基亚砜（DMSO）的影响，与患者年龄和疾病诊断无关。Wu 等[25]对移植物冻存前后单个核和 CD34[+]细胞的凋亡进行研究后发现，冻存增加了细胞的凋亡，这可能是导致中性粒细胞重建延迟的原因，因此移植前检测移植物中单个核和 CD34[+]细胞的凋亡可用作预测植入的指标。

Ramzi 等[26]研究非冷冻方法（血库常规 4℃保存 2 天）保存移植物，38 例 MM 患者全部植活。Decot 等[27]的研究显示，PBSC 复苏后进行流式细胞检测时，应避免清洗细胞，这样可使 CD34[+]细胞计数更准确；另外，接种 500 个 CD34[+]细胞代替 4×10^4 单个核细胞进行粒-巨细胞集落形成单位（CFU-GM）的检测可信性更高。Triana 等[28]比较了采集物传统水浴复苏法与干燥复苏法，二组在造血干细胞活性以及植活时间方面无差异。Sánchez-Salinas 等[29]等比较了清除（46 例）与不清除（53 例）冻存采集物中 DMSO，两组 CD34+细胞数和活性无差异，中性粒细胞和 PLT 植活时间无差异，但前者输注相关不良反应显著减少。

　　采集物中除造血前体细胞外，还有多种不同细胞成分，各群细胞对移植的影响也逐渐被关注。Hildebrandt 等[30]回顾性分析了 42 例患者的采集物，发现 CD26++T 细胞数量在采集前的外周血中无显著差异，但在采集物中差异很大，并与 Auto-HSCT 后不良的无进展生存（PFS）相关，CD26++T 细胞输注量（按公斤体重）对疾病进展和复发有预测性。Bhartiya 等[31]分别对 6 例脐带血和 6 例骨髓采集物进行研究后提出，在用 Ficoll-泛影葡胺密度梯度分离液处理移植物获得单个核细胞时，最具有自我更新潜能的胚胎样干细胞因为体积极小随红细胞被清除了。

（四）AHSCT 的预处理方案

　　随着抗肿瘤新药的出现与应用，预处理方案中引进这些药物是必然趋势。

　　Zevalin（90Y-替莫依单抗）是放射性核素标记的 CD20 单克隆抗体，针对预后不良弥漫大 B 细胞淋巴瘤（DLBCL）进行 Auto-HSCT 预处理方案的选择，Krishnan 等[32]进行了配对队列研究。入组 92 例，放射免疫预组（Z-BEAM）：90Y-替莫依单抗（Zevalin）联合 BEAM 方案；TBI 组：1200cGy TBI 联合依托泊苷和环磷酰胺。TBI 组心脏和神经肌肉系统毒性大，Z-BEAM 组肺毒性大，4 年 OS，Z-BEAM 组优于 TBI 组。Shimoni 等[33]的报道更具说服力，该研究采用随机对照方法观察了

Zevalin+BEAM 与 BEAM 作为预处理方案用于 Auto-HSCT 治疗 CD20+侵袭性淋巴瘤的情况。入组患者 43 例，Zevalin+BEAM 组 22 例，BEAM 组 21 例，结果显示，两组间药物毒副反应、造血重建无差异，但多因素分析 BEAM 组预后较 Zevalin+BEAM 组差；另外，对于中危患者 Zevalin+BEAM 组 DFS 率（69%）明显高于 BEAM 组（29%），由此可见，Zevalin+BEAM 作为预处理方案治疗 CD20+淋巴瘤更有效，并且安全，值得推广。

　　Di 等[34]在 Auto-HSCT 中应用 TECA（塞替派，VP-16 和卡铂）方案治疗 58 例进展期霍奇金淋巴瘤（HL），5 年 OS 率达 77.6%，且耐受性良好，未增加额外不良反应。

　　Sharma 等[35]研究了大剂量美法仑（马法兰）、三氧化二砷（ATO）和维生素 C 联合硼替佐米作为 Auto-HSCT 预处理方案治疗 MM，共入组 60 例患者，结果显示，耐受性良好，但硼替佐米并未显著改善 CR、PFS 和 OS。

二、造血干细胞移植并发症的防治

（一）感染性疾病

　　感染仍然是 Auto-HSCT 后最常见的并发症，尤其是细菌感染。了解感染微生物的分布对预防用药、经验性治疗意义重大。Almeida 等[36]对 837 例自体移植采集物进行了微生物培养，发现微生物污染 36 例（4.3%），凝固酶阴性葡萄球菌最常见（20/36）。其中 22 例进行了回输、并根据药敏试验予静脉抗生素。Santos 等[37]研究了巴西 Auto-HSCT 患者感染的情况，112 例患者感染发生率 57.2%，是死亡的主要原因（57.1%），中心静脉导管感染最多，达 25.9%，病原菌主要为革兰阳性菌，但革兰阴性菌的感染更为严重，死亡率更高。

性别、年龄、肤色、营养状态、基础病与感染进展无关，合并黏膜炎、肺部并发症的患者感染率更高。莫西沙星是第三代氟喹诺酮类广谱抗生素，Vehreschild[38]等为了明确莫西沙星作为 Auto-HSCT 患者预防性抗菌治疗的有效性和安全性进行了单中心、前瞻性、双盲、随机、安慰剂对照试验。入组 68 例患者，结果表明莫西沙星有效预防了细菌感染，缩短了粒细胞缺乏发热时间。

集落刺激因子对促进中性粒细胞植活、缩短粒细胞缺乏发热时间的研究检索到 2 篇文章。Kahl[39]等对聚乙二醇非格司亭早期（d1）或晚期（d4）应用的疗效进行了研究，53 例 Auto-HSCT 患者在中性粒细胞和血小板植活时间、感染性发热的持续时间和次数方面并无显著性差异。Ziakas 等[40]对 Auto-HSCT 后培菲司亭和非格司亭支持治疗的疗效进行了比较，在 114 项研究中选取了所有 12 项 RCT 研究进行了荟萃分析，结果显示，培菲司亭使中性粒细胞植活及粒细胞缺乏发热持续时间均缩短了 1 天，但增加了治疗所需经费。

关于真菌感染，Kurosawa 等[41]完成了迄今为止最大宗的血液系统恶性肿瘤患者侵袭性真菌感染（IFI）的流行病学调查。22 个中心 2821 例患者，其中移植患者 597 例。38 例 IFI（20 例确证，18 例疑诊）中，20 例为移植患者，18 例为化疗患者。Allo-HSCT 患者 IFI 发生率 5.4%，Auto-HSCT 患者为 0.4%，化疗患者为 0.8%。其中 60.5%（23/38）为曲霉菌感染，抗真菌治疗有效率 60%。Popova 等[42]研究了造血干细胞移植中的侵袭性真菌病。356 例移植患者（237 例 Allo-HCST，119 例 Auto-HSCT），Allo-HSCT 患者 IFI 的发生率（23.2%）高于 Auto-HSCT（10.9%）。曲霉菌感染最常见（82.3%），但侵袭性假丝酵母菌（念珠菌）病、结合菌病和隐球菌病预后差。

移植后病毒及其他病原微生物的感染也逐渐受到重视。de Pagter 等[43]对 56 例 HSCT 患者进行研究后发现，29/56 例发生了人疱疹病毒 6 型（HHV6）的再活化，中位发生时间为移植后 14 天，移植后 HHV6 的再活化与移植后不良预后相关。HHV6 在移植后淋巴细胞减少的早期就可以发生活化，这可能成为 HHV6 特异性免疫治疗的潜在治疗窗。Ljungman 等[43]针对 12 个移植中心丙型肝炎病毒（HCV）感染并接受造血干细胞移植的患者进行了长期随访，该前瞻性研究显示：195 例患者（134 例 Allo-HSCT，61 例 Auto-HSCT）中 33 例死亡，其中 6 例死于肝并发症。肝严重并发症（肝衰竭死亡、肝纤维化、肝移植）的 20 年累积发生率为 11.7%。85 例患者接受了干扰素治疗，42 例同时接受了利巴韦林治疗，治疗有效率 40%，接受抗病毒治疗的患者严重肝并发症有减少趋势。HCV 感染与移植后长期生存相关，抗病毒治疗是安全的，并可以降低严重合并症的风险。弓形虫感染可以通过 PCR 检测进行诊断，但昂贵的价格使其难以普及。Caner 等[45]通过移植前检测移植物，移植后定期血液检查，追踪了 30 例（12 例 Auto-HSCT，18 例 Allo-HSCT）高危感染者，4 例在移植后发生了弓形虫感染。因此建议高危患者移植前应进行 PCR 和血清学检测，移植后临床可疑病例应进行 PCR 监测。

造血干细胞移植是患者失去所有免疫记忆进行免疫重建的过程，大大增加了各种感染发生的机会，移植后是否需要进行常规疫苗免疫？Goździk 等[46]就此问题进行了研究，检测了 38 例（19 例 Allo-HSCT，19 例 Auto-HSCT）患者移植前后疫苗特异性抗体的滴度，建议所有 HSCT 患者移植后应该再次常规接种疫苗，刺激免疫反应，预防疾病。

（二）肝窦闭塞综合征（veno-occlusive disease，VOD）

VOD 尽管发病率不高，但却是造血干细胞移植患者致死的主要原因之一，近年来去纤苷（defibrotide）预防 VOD 比较受关注。Corbacioglu 等[47]开展的开放式随机Ⅲ期临床试验研究了去纤苷的预防作用。时间为 2006～2009 年，入组患者 396 例。结果显示，移植 30 天内去纤苷组 VOD 发生率（12%）低于对照组（20%），结论认为，去纤苷可能能降低 VOD 的发生，并且具有很好的耐受性。

（三）肺部并发症

Afessa 等[48]复习了 1243 例接受 Auto-HSCT 成人患者的资料，发现肺部并发症的发生率为 27.6%。分析其原因，感染13.9%、非感染 10.2%、感染合并非感染3.5%。感染最常见的病原体为细菌、真菌和病毒。非感染因素包括急性肺水肿（4.7%）、弥漫性肺泡出血（2.1%）、植入期呼吸窘迫综合征（2.5%）和特发性肺炎综合征（1%）。

（四）急性肾损伤

植入综合征（ES）是 HSCT 的并发症之一，以发热、皮疹、非心源性肺水肿为特征。急性肾损伤（AKI）在某个 ES 诊断标准中是一条次要标准，在另一个诊断标准中未被提及。Irazabal 等[49]发现轻链型淀粉样变（AL）患者在 Auto-HSCT 白细胞植活过程中 AKI 发生率升高，为明确 AKI 发生率及原因，选取 1997～2009 年间 377 例接受 Auto-HSCT 的 AL 患者，41 例血肌酐在 4 天内升高 >0.5mg/dl。12 例患者（10例血培养阳性，1 例急性间质性肾炎，1 例急性排斥）可除外 ES 诊断，其余患者伴有发热（82.7%）、低血压（51.7%）、皮疹

（48.2%）、水肿（93.1%）、腹泻（69.0%）、结膜出血（31.0%）、肺水肿（31.0%）、肺出血（13.8%）、一过性脑病（17.2%）等 ES 相关表现。结论：AL患者 Auto-HSCT 期间 AKI 常见，部分病因为感染，大部分与 ES 相关。

（五）晚期并发症

移植后晚期并发症和长期生存的关系逐渐受到人们重视。针对 HSCT 后非肿瘤性并发症的发生情况，Khera 等[50]收集了Fred Hutchinson 癌症研究中心 2004～2009年进行 HSCT、且存活 1 年以上患者的资料共 1087 例，中位年龄 53 岁，中位随访 37个月，预定 14 种后期并发症进行分析统计。HSCT 后 5 年具有 1 种晚期并发症的患者占 44.8%（Auto-HSCT）和 79%（Allo-HSCT），3 种或 3 种以上并发症的患者占2.5%（Auto-HSCT）和 25.5%（Allo-HSCT），3 种或 3 种以上并发症影响患者体能和生活质量。由此可见，HSCT 后晚期并发症不仅发生率高，而且影响到身体健康，所以需进一步研究，以解决相应问题。

不论 Auto-HSCT 还是 Allo-HSCT，移植后长期生存者的死亡率高于正常人群，发生心血管相关死亡的风险较正常人群高 2.3倍。Baker 等[51]研究认为，HSCT 后代谢综合征和心血管疾病发生是多因素的，但越来越多的证据显示，移植后代谢综合征的发生率增高是造成易于发生心血管疾病相关死亡的主要原因，胰岛素抵抗是导致高血压、高血脂的潜在病理生理学原因，而移植与发生胰岛素抵抗之间的关系尚不完全明确。

移植后晚期继发血液系统问题见于 2篇文献。Manson 等[52]等发现，Auto-HSCT治疗浆细胞病后继发性意义未明单克隆免疫球蛋白血症（MGUS）多见。2000～2009年间，22/92 例发生继发性 MGUS，与既往

研究结果不同,移植后迟发(>10 个月)MGUS 可以改善 OS(75 个月 vs 41 个月)。有关继发性 MGUS 的临床表现,预后意义和病理生理还需要进一步研究。Gill 等[53]对造血干细胞移植后 7 例大颗粒 T 淋巴细胞(T-LGLs)白血病进行了临床病理和分子学分析。4 例发生于 Allo-HSCT 后,3 例发生于 Auto-HSCT 后,中位发病时间为移植后 41 个月。Allo-HSCT 病例中 T-LGLs 3 例来源于供者 T 细胞,1 例为受者 T 细胞。所有病例均无血细胞减少、自身免疫现象或组织浸润等原发性 T-LGLs 白血病的典型表现。6 例患者仅表现无症状稳定的外周血大颗粒淋巴细胞计数改变。1 例患者死于原发淋巴瘤的颅内复发。与原发性 T-LGLs 白血病相比,移植后继发的 T-LGLs 白血病可能有着不同的发病机制和临床表现,病情进展缓慢不需特殊治疗。

三、自体造血干细胞移植治疗恶性血液病

(一)白血病

1. 急性髓系白血病(AML)

对 Auto-HSCT 在 AML 患者治疗中的地位仍然意见不一,过去 10 年间,AML 患者 Auto-HSCT 的结果保持不变,多数研究中,3 年的无白血病存活(LFS)率为 40%~50%,这个结果是令人鼓舞的,现有的资料表明,骨髓是首选的干细胞来源,2~3 个疗程的化疗之后采集干细胞可以获得更低的复发率和更好的预后。

由于减少复发仍是一个未能解决的问题,在过去的 5 年里,Auto-HSCT 治疗 AML 的数量有所下降。目前,Auto-HSCT 治疗 AML 通常只限用于老年患者、无 HLA 相合同胞供者的年轻患者、获得二次分子生物学缓解的急性早幼粒细胞白血病(APL)患者。

AML 缓解后接受包括 Allo-HSCT 和 Auto-HSCT 在内的不同巩固治疗方案对预后的影响也依旧存有争议,Pfirrmann 等[54]进行了多中心 AML96 研究,586 例患者 2 个疗程诱导治疗达完全缓解,接受包括 Allo-HSCT、Auto-HSCT 或大剂量阿糖胞苷化疗作为巩固治疗。根据年龄、CD34+ 细胞比例、FLT3-ITD 突变、细胞遗传学风险、初发还是继发进行 PRT 评分,根据评分结果分为 3 组:预后良好组,190 例,3 年生存 68%;预后中等组,198 例,3 年生存 49%;预后不良组,64 例,3 年生存 20%。在预后良好组,Allo-HSCT(60 例)患者生存最高(82%),在预后中等组,Auto-HSCT 生存最高(62%)。AML2003 研究结果类似,这些研究结果支持 Auto-HSCT 用于治疗≤60 岁中等预后的 AML 患者。

是否可通过分子及细胞遗传学对 AML 缓解后的巩固治疗进行分层?GOELAMS LAM-2001 试验[55]分析了 Auto-HSCT 治疗细胞遗传学正常 AML 患者的资料,分析了 NPM1/FLT3-ITD 表达不同时的预后差异。135 例正常核型 AML 患者,缓解后接受 Allo-HSCT、Auto-HSCT 或化疗进行巩固治疗,单变量分析显示,NPM1 +/FLT3-ITD-组 4 年 LFS 率(61% vs 43%)和 OS 率(72% vs 48%)均显著优于其他分子生物学组,进一步分析该组患者,接受化疗、Allo-HSCT、Auto-HSCT 治疗 4 年的 LFS 分别是 71%、56% 和 60%,OS 率分别是 73%、71% 和 60%。与化疗相比,NPM1+/FLT3-ITD-患者并不能从移植(Allo-HSCT 或 Auto-HSCT)中获益。而对其他 NPM1/FLT3-ITD 分组,Allo-HSCT 是最好的巩固治疗,Auto-HSCT 次之,化疗组预后最差(4 年 LFS 分别为 68%、44% 和 36%,4 年 OS 率分别为 68%、52% 和 29%)。因此,对伴有预后不良分子生物学特征的正常核

型 AML 患者，如果没有相合异基因造血干细胞供者，Auto-HSCT 是可选择的治疗策略。

2. 急性淋巴细胞白血病（ALL）

当无法进行 Allo-HSCT 时，Auto-HSCT 被认为是 ALL 患者的另一种选择，但大多数随机试验显示，Auto-HSCT 与单纯化疗的预后没有差别，甚至更差。现有的数据表明，ALL-CR1 患者接受 Auto-HSCT 治疗，OS 率约为 40%，主要问题是移植后高复发率。因此针对 Auto-HSCT 是否可用于治疗微小残留病（MRD）阴性（定义为患者本身及所采集的自体造血干细胞均呈 MRD 阴性）的患者，以及采取一些可能带来益处的移植后维持治疗逐渐受到重视。

3. 慢性淋巴细胞白血病（CLL）

欧洲骨髓移植组织（EBMT）在欧洲国家间组织了一项前瞻性随机对照试验，比较 Auto-HSCT 与传统化疗对 CLL 的疗效。共入组 299 例患者，结果显示，Auto-HSCT 组的复发率减少 50%，且距再治疗的时间延长一倍，但未能改善 OS。此外，GLLSG CLL3 试验与 GLLSG CLL8 试验的组间比较表明，Auto-HSCT 对于 CLL 患者再治疗时间未显示出明显的优势。因此 CLL 患者获得 CR1/CR2 后是否接受 Auto-HSCT 治疗以获得更好的疗效尚无定论，但对于某些患者（如 Richter's 综合征），Auto-HSCT 可作为一种临床治疗选择（见后）。

Brion 等[56] 开展了随机前瞻性 GOELAMS 研究，Binet 分期 B 和 C 期的 CLL 患者接受传统化疗（A 组）：CHOP 方案×6，1 个月 1 次，CR 或 PR 患者再接受 CHOP×6，3 个月一次，或者大剂量化疗+Auto-HSCT（B 组），3 个 CHOP 方案达 CR 或非常好的部分缓解（VGPR）后予大剂量化疗预处理+Auto-HSCT。入组 86 例患者，A 组 39 例，B 组 43 例。中位随访时间 77 个月，A 组和 B 组 PFS 分别为 22 和 53 个月，中位生存时间分别为 104.7 和 107.4 个月。

（二）霍奇金淋巴瘤（HL）

大多数新诊断 HL 患者接受一线治疗预后良好，目前该领域的研究主要集中在大剂量化疗联合 Auto-HSCT 治疗复发/难治患者。Auto-HSCT 是复发 HL 的标准治疗方法，数项 Ⅱ 期临床试验结果表明，Auto-HSCT 可改善复发 HL 患者的预后，使其长期 DFS 率达 30%~65%。诱导治疗失败的难治 HL 病例预后极差，但仍有 20%~30% 的患者可通过 Auto-HSCT 获得治愈。Sweetenham 等代表 EBMT 报道了 Auto-HSCT 治疗 175 例原发难治性 HL 患者的研究结果，5 年实际 PFS 率和 OS 率分别为 32% 和 36%。欧洲自体骨髓移植登记处的一项相似研究也显示出类似结果，122 例原发难治 HL 患者接受 Auto-HSCT 治疗，3 年实际 PFS 率和 OS 率分别是 38% 和 50%，该研究同时发现，诊断时有 B 症状、移植前卡氏体能评分不佳、移植前接受过一线以上化疗与 Auto-HSCT 的预后不良相关。

AHSCT 治疗复发/难治 HL 已经得到公认，但关于影响预后的因素，移植前挽救性治疗方案和预处理方案的选择仍有待进一步研究。

德国霍奇金淋巴瘤研究组针对 161 例复发 HL 患者的研究显示：117 例患者对两个疗程的 Dexa-BEAM 方案化疗敏感，进一步随机分成两组，一组继续接受 2 个周期的原方案化疗，另一组接受 BEAM 方案预处理+Auto-HSCT，中位随访时间为 39 个月（3~78 个月）。移植组 3 年无治疗失败率（FFTF）显著优于化疗组（55% vs 34%），这一优势无论在早期复发组（<12 个月）（41% vs 12%）还是晚期复发组（>12 个月）（75% vs 44%）都存在，但各组 OS 无显著性差异，可能与1/3单纯化疗组患者经上述化疗复发后最终又接受了Auto-HSCT相关。

Fermé等报道，157例复发/难治HL患者接受MINE方案作为二线治疗，然后接受BEAM方案预处理后进行Auto-HSCT。结果显示。诱导失败组、PR<75%组、以多柔比星（阿霉素）为基础化疗方案±放疗后复发组5年OS率分别为30%、72%及76%。101例接受移植的患者中，接受MINE方案后有效与无效者5年FFTF分别为64%和25%。64例诱导失败组患者挽救性治疗仍有24例未缓解，其中9例接受了Auto-HSCT，仅1例获CR。

Ramzi等[57]采用CEAM方案（改良BEAM样方案）预处理联合非冷冻保存自体造血干细胞移植治疗45例复发/难治HL患者，45例均顺利植活，口腔黏膜炎发生率64.5%，100天移植相关死亡（TRM）为2.2%（1例），中位随访27个月，中位DFS生存20个月，中位OS未达到。该方案安全有效，但尚需要长期随访。

Biswas等[58]采用大剂量化疗+Auto-HSCT+累及野照射（IFRT）治疗复发/难治HL。回顾了1993~2003年的62例患者，32例患者移植后接受了IFRT，中位随访2.3年（0.03~11.56年）。IFRT组和无IFRT组3年OS率分别为69.6%和40%，疾病相关存活（DSS）率分别为82.1%和57.6%，组间差异显著。IFRT对局部病变控制和生存均有益。

Shafey等[59]采用DICEP+大剂量美法仑（马法兰）+Auto-HSCT治疗复发/难治HL。1995~2009年共入组73例患者（43例复发，30例难治）。5年PFS率65%，OS率61%。多因素分析显示，对DICEP方案敏感和复发时国际预后评分（IPS）是预测PFS和OS的两个因素。

Greaves等[60]观察了挽救性化疗+Auto-HSCT治疗复发/难治经典型HL的疗效，71例患者，早期复发（<12月）或一线治疗失败组与晚期复发（>12月）组的5年OS率分别为50%和73%，两组中挽救性治疗有效的患者移植后OS率近似，但是早期复发和一线治疗失败是挽救化疗失败主要原因。

Minn等[61]研究了复发/难治HL患者接受Auto-HSCT后生存质量和晚期死亡风险。1988~2002年共有生存超过2年的154例患者入组，中位随访10.2年。54例死亡，34例死于HL，20例为其他原因（13例为继发肿瘤），10年累计病死率分别为21.7%和12.7%。与正常人群相比，接受Auto-HCST的患者生存质量无差异，但确实可见一些器官功能减退和不适症状。

综上，早期复发、复发时国际预后评分差、B症状、对挽救性方案不敏感、卡氏体能评分低，可能与难治/复发HL患者auto-HSCT的不良预后相关。最近有研究观察了101例非霍奇金淋巴瘤（NHL）和HL患者后认为，2个疗程后FDG-PET阳性是Auto-HSCT后FFS的不良预后因素。

为改善复发/难治HL患者的预后，Auto-HSCT后给予单克隆抗体和组蛋白去乙酰化酶抑制剂（帕比司他，OLDH568），减低剂量的Allo-HSCT，CD30单抗等相关研究正在进行中。

（三）非霍奇金淋巴瘤（NHL）

1. 滤泡淋巴瘤（FL）

利妥昔单抗的出现显著改善了FL治疗反应率、反应维持时间和总生存，既往研究认为，Auto-HSCT对于第一次缓解期的FL患者没有优势，虽然可以增加EFS和PFS，但都不能转化为OS的增加，因此推荐Auto-HSCT用于复发患者的治疗。

2012年主要有2篇文献涉及Auto-

HSCT 治疗 FL。Schaaf 等[62] 对 1985 ~ 2011 年 5 个 RCT 研究进行了荟萃分析，比较了大剂量化疗+Auto-HSCT 和单纯化疗/免疫化疗治疗成人 FL 的预后。4 项研究针对初发患者，1 项研究针对复发患者，共 1093 例。结果表明，HDT + Auto-HSCT 显著提高了初发 FL 患者的 PFS，但这一结果并未转化为 OS 的优势。两组间 OS、TRM、继发肿瘤发生率无差异。在进入利妥昔单抗治疗时代后，两组疗效都得到了提高，复发 FL 患者接受 HDT+Auto-SCT 治疗，其 PFS 和 OS 均优于单纯化疗或免疫化疗组。

氟达拉滨治疗 FL 有效，但对干细胞动员有影响，并可能增加 MDS 的风险。Waterman 等[63] 回顾性研究了 1991 ~ 2007 年的 171 例 FL 患者，其中 52 例接受氟达拉滨治疗，发现氟达拉滨治疗组患者干细胞采集更易于超过 5 天甚至需要再动员，尤其氟达拉滨累积剂量超过 $150mg/m^2$ 时，而 $>500mg/m^2$ 时 MDS 风险增加。

2. 套细胞淋巴瘤（MCL）

MCL 是一种来源于 B 细胞的特殊类型 NHL，以 t（11；14）（q13；q32）染色体易位及核 cyclinD1 过度表达为特征。大多数患者初诊时即处于进展期，并伴有结外侵犯，多表现为侵袭性的临床过程，预后差，Auto-HSCT 用于治疗 MCL 已成为共识，但在选择预处理方案方面还有待进一步研究。

斯堪的纳维亚协作组一项关于 ≤65 岁初治 MCL 的研究入组了 160 例患者，先接受大剂量阿糖胞苷为主的强烈免疫化疗诱导，缓解患者再予以大剂量的 BEAM 或 BEAC 方案（卡莫司汀、依托泊苷、阿糖胞苷、美法仑/环磷酰胺）加利妥昔单抗（体内净化自体干细胞）为预处理方案的 Auto-HSCT。结果显示，完全缓解率为

54%，6 年 OS、EFS、PFS 率分别为 70%、56% 和 66%。而 Jantunen 等[63] 报道了来自于欧洲骨髓移植登记处（EBMT）2000 ~ 2007 年 65 岁以上 712 例 MCL 患者接受 Auto-HSCT 的结果，认为 Auto-HSCT 治疗 65 岁以上 MCL 患者是可行的，疾病进展和存活情况与年轻患者相似。

Peterlin 等[65] 比较了 Auto-HSCT±TBI 治疗 MCL 的疗效。73 例患者，均对化疗敏感。中位随访 37.3 个月，3 年 OS 率（80% vs 72.5%）和 PFS 率均无差异（60% vs 58%）。Geisler 等[66] 更新了日耳曼淋巴瘤协作组 MCL2 试验：强化免疫化疗+Auto-HSCT 治疗初发 MCL 患者，随访 6.5 年，中位 OS 和疗效持续时间已超过 10 年，中位 EFS 7.4 年，6 例患者终止治疗后 5 年复发。国际 MCL 预后评分（MIPI）和 Ki-67 表达是独立预后因素。

3. 弥漫大 B 细胞淋巴瘤（DLBCL）

利妥昔单抗和 CHOP 方案的联合应用显著改善了 DLBCL 的预后，已成为初治患者的标准一线治疗方案。Auto-HSCT 已成为化疗敏感的复发患者的治疗标准，但复发 DLBCL 患者 Auto-HSCT 预后的判断及预处理方案的选择尚有争议。

5% ~ 10% 的 DLBCL 患者伴有 8q24/MYC 基因重排（MYC+），Cuccuini 等[67] 研究了 161 例 DLBCL 患者，发现 MYC+28 例（17%），并发现 MYC+与复发、耐药显著相关。所有患者接受 R-ICE/R-DHAP+Auto-HSCT 治疗，MYC-患者预后显著优于 MYC+患者，4 年 PFS 率和 OS 率分别为 42% 和 18%、62% 和 29%。两种方案对两组预后均无影响。Coral 协作研究表明，接受过包括利妥昔单抗在内的化疗或 Auto-HSCT 后 1 年内复发的患者预后极差。而其他一些研究也显示，前期治疗缓解 12 个月后复发的患者 Auto-HSCT 治疗预后较好。

4. 原发性中枢神经系统淋巴瘤（PC-NSL）

以大剂量甲氨蝶呤为基础的化疗联合全颅放疗是治疗 PCNSL 的标准方案，但复发率高，并有严重神经毒性，采用 Auto-HSCT 治疗，PCNSL 患者的预后已有所改善。

Alimohamed 等[68]应用大剂量塞替派+美法仑（马法兰）+环磷酰胺联合 Auto-HSCT 治疗 21 例 PCNSL，未见治疗相关神经毒性，11 例患者仍然存活，中位 PFS 达 60 个月。Cote 等[69]采用 TBC（塞替派+美法仑+环磷酰胺）+Auto-HSCT 治疗中枢神经系统淋巴瘤（原发或继发）共 32 例，100 天移植相关死亡率 3%，1 年 OS 率 93%，1 年 PFS 率 90%。Kasenda 等[70]同样报道了 Auto-HSCT 作为一线治疗用于 PCNSL 的资料，43 例（年龄<67 岁）先接受大剂量甲氨蝶呤治疗，然后进行 Auto-HSCT±全颅放疗，预处理方案为 BCNU+塞替派。随访中位时间 120 个月，OS 时间超过 104 个月；5 年 OS 率和 EFS 率分别为 82% 和 79%。

5. Richter 综合征（RS）

RS 患者传统化疗预后差。Cwynarski 等[71]比较了 Auto-HSCT 和 Allo-HSCT 的疗效。1997～2007 年共收治 59 例患者，34 例接受 Auto-HSCT，基本为化疗敏感患者，25 例采用 Allo-HSCT，其中 9 例为化疗过程中复发的患者，18 例采用了减低强度预处理方案。3 年 OS 率、无复发生存（RFS）率、累积复发率和无复发病死率，Allo-HSCT 组分别为 36%、27%、47% 和 26%，Auto-HSCT 组分别为 59%、45%、43% 和 12%。James 等[72]针对 18 例惰性淋巴瘤转化的 DLBCL 采取了大剂量化疗联合 Auto-HSCT 治疗，12 例患者移植前曾接受过利妥昔单抗治疗，移植后 2 年 PFS 率 59%，2 年 OS 率 82%。6 例患者移植前未接受过利妥昔单抗治疗，PFS 优于接受过利妥昔单抗治疗的患者。综上，Auto-HSCT 在利妥昔单抗时代仍是 RS 良好的治疗选择。

（四）浆细胞肿瘤

1. 多发性骨髓瘤（MM）

硼替佐米、雷纳度胺等新药的应用对 Auto-HSCT 在 MM 治疗中的重要地位构成了挑战，但目前仍不能完全替代 Auto-HSCT，目前 Auto-HSCT 治疗 MM 需要解决的问题有：最佳的初始诱导治疗方案、预处理方案的选择、Auto-HSCT 的疗效以及 Auto-HSCT 后巩固和维持治疗的原则和作用等。

硼替佐米、沙利度胺和地塞米松（VTD）方案已成为 MM 诱导缓解的常规方案，且对自体造血干细胞的采集及移植后粒细胞和血小板恢复无影响。近期研究表明，硼替佐米、雷纳度胺和地塞米松方案（BLD）可使大部分患者获得缓解（PR 率 ≥90%，CR 率>30%）。但雷纳度胺可减少自体造血干细胞采集时 $CD34^+$ 细胞的数量，如果不超过 3～4 疗程采集干细胞对完成一次或两次 Auto-HSCT 是足够的。诱导方案的有效性是保证 Auto-HSCT 获得良好效果的基础，西班牙骨髓瘤合作组 Rosiñol 等[73]比较了 VTD、TD 和 VBMCP/VBAD/B 方案（长春新碱+BCNU+美法仑+环磷酰胺+泼尼松/长春新碱+BCNU+多柔比星+地塞米松/硼替佐米）作为诱导方案的疗效。共入组 386 例患者，VTD（130 例），TD（127 例），VBMCP/VBAD/B（129 例）。VTD 组 CR 率显著高于 TD 组和 VBMCP/VBAD/B 组（35%、14% 和 21%），PFS 分别为 56.2、28.2 和 35.5 个月，Auto-HSCT 后 CR 率分别为 46%、24% 和 38%。再次证实 VTD 仍是移植前最有效的诱导方案之一。Wang 等[74]荟萃分析了 5 个 RCT 研究，

3 个有关硼替佐米，2 个有关沙利度胺，共 2316 例患者。CR 的加权风险比硼替佐米为 4. 25，沙利度胺为 1. 66。PFS 总风险比硼替佐米为 0. 73，沙利度胺为 0. 68。总生存分别为 0. 87 和 0. 88。新药作为 Auto-HSCT 之前的诱导治疗可以改善 CR、PFS 和 OS。

200mg/m^2 美法仑被认为是 MM 患者 Auto-HSCT 预处理方案的"金标准"。IFM（法国）、MRC（英国）研究组的前瞻性随机试验及意大利 IMMSG 试验结果显示，以大剂量化疗（HDT）（一般以 200mg/m^2 美法仑为基础方案）为预处理方案的 Auto-HSCT 与标准剂量化疗（SDT）相比可改善患者 OS，而且有证据证实，至少可使部分亚组患者获得 > 10 年的长期生存。SWOG9321 试验（美国）、MAG91 试验（法国）及 PETHEMA-94 试验（西班牙）研究却显示，Auto-HSCT 可改善缓解状况及部分改善 EFS，但并未发现其与 SDT 相比在改善 OS 方面具有优越性。Faussner 等[75]荟萃分析了 2009 ~ 2010 年 10 个 RCT 研究的 2600 个病例，比较了 HDT 方案和 SDT 方案对≤65 岁以下初治 MM 患者预后的影响，HDT+Auto-HSCT 组 PFS 优于 SDT 组，但 OS 并无获益。导致上述这些不同结论的原因可能为：研究设计不同，预处理方案不同，标准剂量化疗组的化疗强度和持续时间不同。尽管存在这些不同结论，以 HDT 为预处理方案的 Auto-HSCT 目前仍被认为是年轻 MM 患者的标准治疗方案。

国际骨髓瘤基金会（IMF）组织的随机试验证实，美法仑（200mg/m^2）作为预处理方案，中位 OS 优于美法仑（140mg/m^2）联合全身放疗（TBI）（45% vs 65%，移植后 45 个月）。其他数项研究也证实增加美法仑剂量或联合其他烷化剂的预处理方案未能提高缓解率及疾病预后。不过，西班牙协作组最近的报道显示，白消安（busulfan）联合美法仑方案（BuMel）与单纯美法仑（200mg/m^2）相比，可以获得更好的远期疗效（PFS：41 个月 vs 31 个月）。

Pisani 等[76]针对 1993 ~ 2009 年 17 例 IgD 型 MM 进行了研究，6 例接受以美法仑+激素为基础的传统化疗，11 例接受大剂量化疗+Auto-HSCT（其中 6 例接受双次 Auto-HSCT）。中位随访 38 个月和 50 个月，客观应答率（ORR）分别为为 83% 和 90%，病死率分别为 66. 7% 和 27. 3%。此回顾性小样本研究显示，HDT/Auto-HSCT 也能改善 IgD 型 MM 患者预后。

硼替佐米、沙利度胺、雷纳度胺等新药的出现使 MM 的预后得到了很大改善，但大多数中心的数据表明，新药的使用和 Auto-HSCT 是相辅相成的，并非可以互相替代。已有一些小样本试验探讨美法仑联合硼替佐米作为预处理方案的有效性，法国 IFM 小组报道该方案与单纯美法仑相比，提高了 CR 率（35% vs 11%）。Nishihori 等[77]报道了硼替佐米+大剂量美法仑联合 Auto-HSCT 治疗原发性耐药 MM 共 30 例，高危核型 45%，接受 2 个疗程挽救性硼替佐米治疗后，美法仑+硼替佐米预处理+Auto-HSCT。有效率（≥PR）和 CR 率分别为 84% 和 36%，中位 PFS 15 个月，中位 OS 35 个月。

新药物时代 Auto-HSCT 后 CR 率的进一步改善使双次 Auto-HSCT 的应用有所减少。法国 IFM 和意大利试验表明，仅在首次移植后未获得 VGPR 的患者才可从第二次移植中获益。对于首次移植后持续缓解时间超过 2 ~ 3 年的复发者也可考虑接受第二次 Auto-HSCT。Shah 等[78]回顾性分析了 44 例接受第二次 Auto-HSCT 作为挽救性治疗的 MM 患者，23% 出现了 3 度以上非血液学毒性反应，CR+PR 率达 90%，中位随访 41

个月，PFS 和 OS 分别是 12.3 个月和 31.7 个月。Rosiñol 等[79] 研究发现，原发耐药 MM 患者可以从二次造血干细胞移植中获益。80 例（49 例病情稳定，31 例病情进展）患者接受 2 次移植（第一次 Auto-HSCT，第二次 Auto-HSCT 或 Allo-HSCT），两组 ≥PR 的比例无差异，但稳定组有 38% 的患者在移植前后仍保持稳定或轻微缓解（MR），而疾病进展组，该比例仅 7%。

Auto-HSCT 治疗 MM 还在其他方面不断进行一些小范围的尝试和研究，Bekadja[80] 等尝试了 MM 患者 Auto-HSCT 时在 -2 和 -1 天采集外周血干细胞，常规血库 4℃ 保存，第 0 天输注。55 例患者白细胞植活中位时间 10 天（6~17 天），血小板植活中位时间 13 天（9~24 天），47 例可评价患者，移植后中位 OS 未达到，30 个月 OS 率 93.8%，27 个月 DFS 率 93.6%。认为非冷冻保存干细胞，无 G-CSF 支持是 MM 患者 Auto-HSCT 安全可行的新方法。Bashir 等[81] 分析了 84 例 70 岁以上 MM 患者接受 Auto-HSCT 的资料，结果认为，年龄不是影响 Auto-HSCT 治疗 MM 的因素。Fabre 等[82] 回顾性分析了 1998~2010 年的 Auto-串联 Allo-HSCT 治疗 MM 的 77 例患者，在两次移植之间无其他治疗。随访 4 年，OS 和 EFS 为 48% 和 27%，1 年内移植相关病死率 15%，<50 岁与 EFS 和 OS 的改善相关，多因素分析显示，<50 岁、完全嵌合状态是独立的预后良好因素。

新药联合化疗治疗 MM（如 LenDex 方案或 BzLenDex 方案）获得了良好的疗效，故一些研究者建议将 Auto-HSCT 保留至复发后再使用。数个协作组设计了随机对照试验以比较两种方案的疗效，但在上述随机对照试验最终结果出来之前，我们仍认为 Auto-HSCT 是 MM 患者的标准一线治疗方案。

阿肯色研究组通过其总体治疗方案（TTP1~4）首次证实移植后巩固和维持治疗可使 50% 的患者获得长期生存。Ladetto 等近期报道，Auto-HSCT 后获得 ≥VGPR 的患者接受 BzTDex 方案巩固化疗 4 个周期，CR 率由 15% 提高到 49%，其中分子学缓解率达 18%，而这一疗效水平只在异基因造血干细胞移植（Allo-HSCT）中报道过。Cavo 等[83] 开展了随机Ⅲ期临床试验以观察 MM 患者 Auto-HSCT 后 VTD 和 TD 方案作为巩固治疗的疗效，巩固治疗前两组 CR/nCR 没有显著性差别，巩固治疗后 CR 率分别为 60.6% 和 46.6%，CR/nCR 率分别为 73.1% 和 60.9%，VTD 组明显好于 TD 组。从巩固开始，随访 30.4 个月，3 年 DFS 在 VTD 组（60%）也明显高于 TD 组。得出类似结论的报道还有 Sahebi 等[84]。意大利随机试验通过比较 VTD 方案与 TD 方案作为双次 Auto-HSCT 前后患者诱导和巩固治疗的疗效，亦证实了巩固治疗的有效性，缓解水平在 55% 的患者中有所提高，且经 RQ-PCR 检测发现，肿瘤负荷降低了 5 个 log 等级。

新药的面世，尤其是口服剂型（如沙利度胺和雷纳度胺）的应用，已将维持治疗的概念更新为以力图延长移植后缓解期为目的。已证实沙利度胺（±泼尼松）作为维持治疗方案可改善 PFS，有研究显示在 OS 方面也具有优势。但持续使用沙利度胺是否会诱导出更为耐药的复发？沙利度胺作为维持治疗是否在已获得 CR 的患者或具有细胞遗传学不良预后标志的患者中获益尚未确立。目前两项大宗随机试验（IFM 组和 CALGB 组）均显示，雷纳度胺较沙利度胺表现出更好的耐受性，而且显著延长了 PFS（42 个月 *vs* 22 个月），预期 OS 优势也会在更长期的随访中得到证实。

2. 其他浆细胞肿瘤

原发性浆细胞白血病（pPCL）是一种恶性侵袭性浆细胞病，预后极差。Mahindra等[85]观察了 1995 ~ 2006 年 147 例进行 HSCT 的 pPCL 患者，Auto-HSCT 97 例，Allo-HSCT 50 例，结果显示，3 年总 PFS 率为 34%，Auto-HSCT 组和 Allo-HSCT 组分别为 34% 和 20%，复发率两组分别为 61% 和 38%，3 年 OS 率分别为 64% 和 39%，3 年非复发死亡分别为 5% 和 41%。

Cordes 等[86]应用大剂量美法仑 + Auto-HSCT 治疗 74 例系统性淀粉样变性（AL）患者。32 例存活超过 10 年，经过多因素分析发现，累及器官数目是唯一的预后影响因子，以移植后最低血游离轻链水平衡量治疗的强度被认为是疗效持续最显著的影响因子。

D'Souza 等[87]随访了 Auto-HSCT 治疗 POEM 综合征的长期预后，此单中心研究共入组 59 例患者，中位随访 45 个月，14 例进展，1 年和 5 年 PFS 率为 98% 和 75%。疾病进展原因包括：IgG-λ 成分、PET 显示葡萄糖代谢活跃、缺乏完全血液学反应、移植时年龄 ≤50 岁。

（五）自体造血干细胞移植治疗非血液系统肿瘤

Auto-HSCT 治疗非血液系统肿瘤的文献不多。内容主要集中在儿童的神经母细胞瘤、肉瘤、髓母细胞瘤、生殖细胞肿瘤和成人的乳腺癌等方面。

1. 神经母细胞瘤（NB）

尽管一些新的方案在采用，高危的 NB 预后仍旧不好，大剂量化疗 + Auto-HSCT 可能对延长生存期有帮助。Yalçin 等[88]检索了相关文献，选出 3 篇随机对照研究的 739 例儿童患者的资料进行了荟萃分析。结果认为，Auto-HSCT 治疗高危 NB 患者在 EFS 和 OS 上均具有优越性，但仍需要设计更合适的诱导方案和预处理方案以提高疗效。

为了优化诱导方案和预处理方案，Qayed 等[89]分析了 84 例 NB 患儿接受 Auto-HSCT 的资料，其中单次移植 28 例，双次移植 56 例。随访结果发现，双次移植 4 年 EFS 率和 OS 率均高于单次移植（59.3% 和 26.8%，70.6% 和 44.7%）。为研究 NB 细胞污染移植物对患者预后的影响，Bochennek 等[90]在移植前检测骨髓中 MRD 情况，包括 RT-PCR 方法检测酪氨酸羟化酶和骨髓形态学分析，为避免干细胞采集物中 NB 残留的影响，部分病例进行了 CD34+ 细胞单选后输注。17 例患者应用 MRD 阴性移植物（11 例 CD34+ 细胞单选，6 例未处理）进行 Auto-HSCT。随访 8.6 年，生存率 35%，9/17 在移植前 40 天 BM 中可测及 NB 细胞残留，这些患者生存比无 BM 累及的要差（11% vs 62%）。

2. 乳腺癌

前期大量的临床研究表明，大剂量化疗加 Auto-HSCT 并不能延长乳腺癌患者的生存，但个别报道也有不同的观点。Wang 等[91]收集了前瞻性随机研究大剂量化疗 + Auto-HSCT 作为一线治疗原发性乳腺癌的资料 14 项，涉及 5747 例患者。结论显示，Auto-HSCT 对 EFS 有益，但对 OS 无影响，但对于一些高危患者，Auto-HSCT 在 EFS 和 OS 两项指标上均优于标准化疗。

循环中肿瘤细胞污染是 HDT + Auto-HSCT 治疗转移性乳腺癌的争议之一，Müller 等[92]研究了 HDT + 纯化的进行外周血干细胞 Auto-HSCT 移植治疗转移性乳腺癌的预后。22 例患者接受标准化疗后接受 HDT 预处理，动员后采集外周血中 CD34（+）Thy（+）细胞进行 Auto-HSCT。12 年后，23%（5/22）受者生存，18%（4/22）造血功能正常。中位 PFS 16 个月，中位 OS 60 个月。74 例患者，未经纯化的外周血干细胞移植，9% 患者生存，7% 无病生存，中位 PFS 10 个月，中位 OS 28 个月。CD34（+）Thy（+）细胞优于未纯化的外周血干细胞移植，但尚需进一步证实。

3. 其他肿瘤

针对 HDT+Auto-HSCT 治疗转移性非精原细胞睾丸癌，瑞典挪威睾丸癌协作组（SWENOTECA）[93] 报道了 1996～2007 年 882 例非精原细胞睾丸癌成人患者，其中 55 例根据不同的指证接受了 Auto-HSCT，结果表明，对标准化疗不敏感的患者应立即进行 Auto-HSCT，可以获得较好的疗效。

骨肉瘤骨转移患者的预后极差，Berger 等[94] 予 153 钐-乙二胺四甲撑磷酸盐+Auto-HSCT 治疗。共 22 例，中位 PFS 61 天，OS 189 天。该方法未能改善此类患者的预后。

Ha 等[95] 荟萃分析了 Auto-HSCT 治疗儿童复发 wilm's 瘤的作用，比较了清髓性 HDT+Auto-HSCT 和单纯化疗对 EFS 和 OS 的影响。19 例患者，HDT + Auto-HSCT 5 例，仅接受化疗 6 例，二者均接受为 8 例。HDT 组 EFS 和 OS 风险比优于其他组，但病例数少，非随机试验证据，还需进一步研究明确。

参 考 文 献

[1] 张伯龙、高春记.2004 年有关自体造血干细胞移植治疗恶性肿瘤的新信息. 见：中国癌症研究基金会《中国肿瘤临床年鉴》编辑委员会编.2004 中国肿瘤临床年鉴. 北京：中国铁道出版社，2005.210-228.

[2] 张伯龙、高春记.2005 年有关自体造血干细胞移植治疗恶性肿瘤的新信息. 见：中国癌症基金会《中国肿瘤临床年鉴》编辑委员会编.2005 中国肿瘤临床年鉴. 北京：中国协和医科大学出版社，2006.18-40.

[3] 张伯龙、高春记.2006 年有关自体造血干细胞移植治疗恶性肿瘤的新信息. 见：中国癌症基金会《中国肿瘤临床年鉴》编辑委员会编.2006 中国肿瘤临床年鉴. 北京：中国协和医科大学出版社，2007.50-75.

[4] 张伯龙、高春记.2007 年有关自体造血干细胞移植治疗血液系统恶性肿瘤的新信息. 见：中国癌症基金会《中国肿瘤临床年鉴》编辑委员会编.2007 中国肿瘤临床年鉴. 北京：中国协和医科大学出版社，2008.65-94.

[5] Bogunia-Kubik K, Gieryng A, Gebura K, et al. Genetic variant of the G-CSF receptor gene is associated with lower mobilization potential and slower recovery of granulocytes after transplantation of autologous peripheral blood progenitor cells. Cytokine, 2012 Nov, 60（2）：463-467.

[6] Piccirillo N, Vacca M, Lanti A, et al. Poor mobilizer: a retrospective study on proven and predicted incidence according to GITMO criteria. Transfus Apher Sci, 2012 Oct, 47（2）：217-221.

[7] Sancho JM, Morgades M, Grifols JR, et al. Predictive factors for poor peripheral blood stem cell mobilization and peak CD34（+）cell count to guide pre-emptive or immediate rescue mobilization. Cytotherapy, 2012 Aug, 14（7）：823-829.

[8] Yang SM, Chen H, Chen YH, et al. The more, the less: age and chemotherapy load are predictive of poor stem cell mobilization in patients with hematologic malignancies. Chin Med J（Engl）, 2012 Feb, 125（4）：593-598.

[9] Andreola G, Vanazzi A, Radice D, et al. Who should be really considered as a poor mobilizer in the plerixafor era? Transfus Apher Sci, 2012 Aug, 47（1）：27-32.

[10] Han X, Ma L, Zhao L, et al. Predictive factors for inadequate stem cell mobilization in Chinese patients with NHL and HL: 14-year experience of a single-center study. J Clin Apher, 2012, 27（2）：64-74.

[11] Ozsan GH, Micallef IN, Dispenzieri A, et al. Hematopoietic recovery kinetics predicts for poor $CD34^+$ cell mobilization after cyclophosphamide chemotherapy in multiple myeloma. Am J Hematol, 2012 Jan, 87（1）：1-4.

[12] Varmavuo V, Möntymaa P, Nousiainen T, et al. Blood graft composition after plerixafor injection in patients with NHL. Eur J

Haematol, 2012 Aug, 89 (2)：128–135.

[13] Lor KW, Helmons PJ, Belew H, et al. Plerixafor as first-and second-line strategies for autologous stem cell mobilization in patients with non-Hodgkin's lymphoma or multiple myeloma. Pharmacotherapy, 2012 Jul, 32 (7)：596–603.

[14] Tekgündüz E, Altuntaş F, Sıvgın S, et al. Plerixafor use in patients with previous mobilization failure：A multicenter experience. Transfus Apher Sci, 2012 Aug, 47 (1)：77–80.

[15] Malard F, Kröger N, Gabriel IH, et al. Plerixafor for autologous peripheral blood stem cell mobilization in patients previously treated with fludarabine or lenalidomide. Biol Blood Marrow Transplant, 2012 Feb, 18 (2)：314–317.

[16] Hong KT, Kang HJ, Kim NH, et al. Successful mobilization using a combination of plerixafor and G-CSF in pediatric patients who failed previous chemomobilization with G-CSF alone and possible complications of the treatment. J Hematol Oncol, 2012 Mar, 30 (5)：14.

[17] Pham HP, Patel N, Semedei-Pomales M, et al. The use of plerixafor in hematopoietic progenitor cell collection in pediatricpatients：a single center experience. Cytotherapy, 2012 Apr, 14 (4)：467–472.

[18] Cooper DL, Proytcheva M, Medoff E, et al. Successful collection and engraftment of autologous peripheral blood progenitor cells in poorly mobilized patients receiving high-dose granulocyte colony-stimulating factor. J Clin Apher, 2012 Nov, 27 (5)：235–241.

[19] von Grünigen I, Raschle J, Rüsges-Wolter I, et al. The relapse risk of AML patients undergoing autologous transplantation correlates with the stem cell mobilizing potential. Leuk Res, 2012 Nov, 36 (11)：1325–1329.

[20] Milone G, Poidomani M, Leotta S, et al. Prognostic value of CD34 + peak in peripheral blood during mobilization in intermediate-risk AML patients treated in first CR by autologous

or allogeneic transplantation. Bone Marrow Transplant, 2012 Jan, 47 (1)：24–32.

[21] Rujkijyanont P, Hipps J, Gan K, et al. Prediction of CD34 (+) cell yield in hematopoietic cell products from children by peripheral blood CD34 (+) cell counts. Cytotherapy, 2012 Apr, 14 (4)：473–482.

[22] Jo JC, Yoon DH, Kim S, et al. Increment of hematopoietic progenitor cell count as an indicator of efficient autologs stem cell harvest in patients with multiple myeloma. J Clin Apher, 2012 Nov, 27 (5)：229–234.

[23] Yang SM, Chen H, Chen YH, et al. Dynamics of monocyte count：a good predictor for timing of peripheral blood stem cell collection. J Clin Apher, 2012, 27 (4)：193–199.

[24] Civriz Bozdag S, Bay M, Ayyıldız E, et al. Impact of age and diagnosis on viability during centrifugation and cryopreservation of peripheral blood stem cell products. Transfus Apher Sci, 2012 Aug, 47 (1)：117–120.

[25] Wu L, Al-Hejazi A, Filion L, et al. Increased apoptosis in cryopreserved autologous hematopoietic progenitor cells collected by apheresis and delayed neutrophil recovery after transplantation：a nested case-control study. Cytotherapy, 2012 Feb, 14 (2)：205–214.

[26] Ramzi M, Zakerinia M, Nourani H, et al. Non-cryopreserved hematopoietic stem cell transplantation in multiple myeloma, a single center experience. Clin Transplant, 2012 Jan-Feb, 26 (1)：117–122.

[27] Decot V, Alla F, Latger-Cannard V, et al. Thawed autologous peripheral blood stem cells require modified quantification methods for hematopoietic progenitor cell evaluation. Biomed Mater Eng, 2012, 22 (1～3)：57–67.

[28] Triana E, Ortega S, Azqueta C, et al. Thawing of cryopreserved hematopoietic progenitor cells from apheresis with a new dry-warming device. Transfusion, 2013 Jan, 53

（1）：85-90.

[29] Sánchez-Salinas A, Cabañas-Perianes V, Blanquer M, et al. An automatic wash method for dimethyl sulfoxide removal in autologous hematopoietic stem cell transplantation decreases the adverse effects related to infusion. Transfusion, 2012 Nov, 52 (11)：2382-2386.

[30] Hildebrandt M, Dijkstra D, Gollasch H, et al. Apheresis-related enrichment of CD26 + + T lymphocytes：phenotypic characterization and correlation with unfavorable outcome in autologous hematopoietic progenitor cell transplantation. Transfusion, 2012 Apr, 52 (4)：765-776.

[31] Bhartiya D, Shaikh A, Nagvenkar P, et al. Very small embryonic-like stem cells with maximum regenerative potential get discarded during cord blood banking and bone marrow processing for autologous stem cell therapy. Stem Cells Dev, 2012 Jan, 21 (1)：1-6.

[32] Krishnan A, Palmer JM, Tsai NC, et al. Matched-cohort analysis of autologous hematopoietic cell transplantation with radioimmu-notherapy versus total body irradiation-based conditioning for poor-risk diffuse large cell lymphoma. Biol Blood Marrow Transplant, 2012 Mar, 18 (3)：441-450.

[33] Shimoni A, Avivi I, Rowe JM, et al. A randomized study comparing yttrium- 90 ibritumomab tiuxetan (Zevalin) and high-dose BEAM chemotherapy versus BEAM alone as the conditioning regimen before autologous stem cell transplantation in patients with aggressive lymphoma. Cancer, 2012 Jan 17, doi：10. 1002/cncr. 27418. [Epub ahead of print]

[34] Di Ianni M, Ballanti S, Iodice G, et al. High-dose thiotepa, etoposide and carboplatin as conditioning regimen for autologous stem cell transplantation in patients with high-risk Hodgkin's lymphoma. Hematology, 2012 Jan, 17 (1)：23-27.

[35] Sharma M, Khan H, Thall PF, et al. A randomized phase 2 trial of a preparative regimen of bortezomib, high-dose melphalan, arsenic trioxide, and ascorbic acid. Cancer, 2012 May 1, 118 (9)：2507-2515.

[36] Almeida ID, Schmalfuss T, Röhsig LM, et al. Autologous transplant：microbial contamination of hematopoietic stem cell products. Braz J Infect Dis, 2012 Jul-Aug, 16 (4)：345-350.

[37] Santos KB, Neto AE, Silva GA, et al. Infection profile of patients undergoing autologous bone marrow transplantation in a Brazilian institution. Sao Paulo Med J, 2012, 130 (1)：10-16.

[38] Vehreschild JJ, Moritz G, Vehreschild MJ, et al. Efficacy and safety of moxifloxacin as antibacterial prophylaxis for patients receiving autologous haematopoietic stem cell transplantation：a randomized trial. Int J Antimicrob Agents, 2012 Feb, 39 (2)：130-134.

[39] Kahl C, Sayer HG, Hinke A, et al. Early versus late administration of pegfilgrastim after high-dose chemotherapy and autologous hematopoietic stem cell transplantation. J Cancer Res Clin Oncol, 2012 Mar, 138 (3)：513-517.

[40] Ziakas PD, Kourbeti IS. 213. Pegfilgrastim vs. filgrastim for supportive care after autologous stem cell transplantation：can we decide? Clin Transplant, 2012 Jan-Feb, 26 (1)：16-22.

[41] Kurosawa M, Yonezumi M, Hashino S, et al. Epidemiology and treatment outcome of invasive fungal infections in patients with hematological malignancies. Int J Hematol, 2012 Dec, 96 (6)：748-757.

[42] Popova MO, Zubarovskaia LS, Klimko NN, et al. Invasive mycoses during hematopoi-etic stem cell transplantation. Ter Arkh, 2012, 84 (7)：50-57.

[43] de Pagter AP, Boelens JJ, Scherrenburg J, et al. First analysis of human herpesvirus 6T-cell responses：specific boosting after HHV6 reactivation in stem cell transplantation recipients. Clin Immunol, 2012 Sep, 144 (3)：179-189.

[44] Ljungman P, Locasciulli A, de Soria VG, et

al. Long-term follow-up of HCV-infected hematopoietic SCT patients and effects of antiviral therapy. Bone Marrow Transplant, 2012 Sep, 47 (9): 1217-1221.

[45] Caner A, Dönmez A, Döşkaya M, et al. Determining Toxoplasma high-risk autologous and allogeneic hematopoietic stem cell transplantation patients by systematic pre-transplant PCR screening of stem cell originated buffy coat. Parasitol Int, 2012 Dec, 61 (4): 565-571.

[46] Goździk J, Czajka H, Paradowska-Stankiewicz I, et al. Status of immunity for vaccine-preventable diseases in children after hematopoietic stem cells transplantation. Przegl Epidemiol, 2012, 66 (1): 93-98.

[47] Corbacioglu S, Cesaro S, Faraci M, et al. Defibrotide for prophylaxis of hepatic veno-occlusive disease in paediatric haemopoietic stem-cell transplantation: an open-label, phase 3, randomized controlled trial. Lancet, 2012 Apr 7, 379 (9823): 1301-1309.

[48] Afessa B, Abdulai RM, Kremers WK, et al. Risk factors and outcome of pulmonary complications after autologous hematopoietic stem cell transplant. Chest, 2012 Feb, 141 (2): 442-450.

[49] Irazabal MV, Eirin A, Gertz MA, et al. Acute kidney injury during leukocyte engraftment after autologous stem cell transplantation in patients with light-chain amyloidosis. Am J Hematol, 2012 Jan, 87 (1): 51-54.

[50] Khera N, Storer B, Flowers ME, et al. Non-malignant late effects and compromised functional status in survivors of hematopoietic cell transplantation. J Clin Oncol, 2012 Jan 1, 30 (1): 71-77.

[51] Baker KS, Chow E, Steinberger J. Metabolic syndrome and cardiovascular risk in survivors after hematopoietic cell transplantation. Bone Marrow Transplant, 2012 May, 47 (5): 619-625.

[52] Manson GV, Campagnaro E, Balog A, et al. Secondary MGUS after autologous hematopoietic progenitor cell transplantation in plasma cell myeloma: a matter of undetermined significance. Bone Marrow Transplant, 2012 Sep, 47 (9): 1212-1216.

[53] Gill H, Ip AH, Leung R, et al. Indolent T-cell large granular lymphocyte leukaemia after haematopoietic SCT: a clinicopathologic and molecular analysis. Bone Marrow Transplant, 2012 Jul, 47 (7): 952-956.

[54] Pfirrmann M, Ehninger G, Thiede C, et al. Prediction of post-remission survival in acute myeloid leukaemia: a post-hoc analysis of the AML96 trial. Lancet Oncol, 2012 Feb, 13 (2): 207-214.

[55] Guièze R, Cornillet-Lefebvre P, Lioure B, et al. Role of autologous hematopoietic stem cell transplantation according to the NPM1/FLT3-ITD molecular status for cytogenetically normal AML patients: a GOELAMS study. Am J Hematol, 2012 Dec, 87 (12): 1052-1056.

[56] Brion A, Mahé B, Kolb B, et al. Autologous transplantation in CLL patients with B and C Binet stages: final results of the prospective randomized GOELAMS LLC 98 trial. Bone Marrow Transplant, 2012 Apr, 47 (4): 542-548.

[57] Ramzi M, Mohamadian M, Vojdani R, et al. Autologous noncryopreserved hematopoietic stem cell transplant with CEAM as a modified conditioning regimen in patients with Hodgkin lymphoma: a single-center experience with a new protocol. Exp Clin Transplant, 2012 Apr, 10 (2): 163-167.

[58] Biswas T, Culakova E, Friedberg JW, et al. Involved field radiation therapy following high dose chemotherapy and autologous stem cell transplant benefits local control and survival in refractory or recurrent Hodgkin lymphoma. Radiother Oncol, 2012 Jun, 103 (3): 367-372.

[59] Shafey M, Duan Q, Russell J, et al. Double

high-dose therapy with dose-intensive cyclophosphamide, etoposide, cisplatin (DICEP) followed by high-dose melphalan and autologous stem cell transplantation for relapsed/refractory Hodgkin lymphoma. Leuk Lymphoma, 2012 Apr, 53 (4): 596-602.

[60] Greaves P, Wilson A, Matthews J, et al. Early relapse and refractory disease remain risk factors in the anthracycline and autologous transplant era for patients with relapsed/refractory classical Hodgkin lymphoma: a single centre intention-to-treat analysis. Br J Haematol, 2012 Apr, 157 (2): 201-204.

[61] Minn AY, Riedel E, Halpern J, et al. Long-term outcomes after high dose therapy and autologous haematopoietic cell rescue for refractory/relapsed Hodgkin lymphoma. Br J Haematol, 2012 Nov, 159 (3): 329-339.

[62] Schaaf M, Reiser M, Borchmann P, et al. High-dose therapy with autologous stem cell transplantation versus chemotherapy or immunochemotherapy for follicular lymphoma in adults. Cochrane Database Syst Rev, 2012 Jan 18, 1: CD007678.

[63] Waterman J, Rybicki L, Bolwell B, et al. 258. Bone Marrow Transplant, 2012 Apr, 47 (4): 488-493. doi: 10.1038/bmt.2011.109. Epub 2011 May 16. Fludarabine as a risk factor for poor stem cell harvest, treatment-related MDS and AML in follicular lymphoma patients after autologous hematopoietic cell transplantation. Copelan E, Pohlman B, Sweetenham J, Dean R, Sobecks R, Andresen S, Kalaycio M.

[64] Jantunen E, Canals C, Attal M, et al. Autologous stem-cell transplantation in patients with mantle cell lymphoma beyond 65 years of age: a study from the European Group for Blood and Marrow Transplantation (EBMT). Ann Oncol, 2012 Jan, 23 (1): 166-171.

[65] Roland V, Mahé B, Dubruille V, et al. Is ASCT with TBI superior to ASCT without TBI in mantle cell lymphoma patients? Transplantation, 2012 Aug 15, 94 (3): 295-301.

[66] Geisler CH, Kolstad A, Laurell A, et al. Nordic MCL2 trial update: six-year follow-up after intensive immunochemotherapy for untreated mantle cell lymphoma followed by BEAM or BEAC+autologous stem-cell support: still very long survival but late relapses do occur. Br J Haematol, 2012 Aug, 158 (3): 355-362.

[67] Cuccuini W, Briere J, Mounier N, et al. MYC + diffuse large B-cell lymphoma is not salvaged by classical R-ICE or R-DHAP followed by BEAM plus autologous stem cell transplantation. Blood, 2012 May 17, 119 (20): 4619-4624.

[68] Alimohamed N, Daly A, Owen C, et al. Upfront thiotepa, busulfan, cyclophosphamide, and autologous stem cell transplantation for primary CNS lymphoma: a single centre experience. Leuk Lymphoma, 2012 May, 53 (5): 862-867.

[69] Cote GM, Hochberg EP, Muzikansky A, et al. Autologous stem cell transplantation with thiotepa, busulfan, and cyclophosphamide (TBC) conditioning in patients with CNS involvement by non-Hodgkin lymphoma. Biol Blood Marrow Transplant, 2012 Jan, 18 (1): 76-83.

[70] Kasenda B, Schorb E, Fritsch K, et al. Prognosis after high-dose chemotherapy followed by autologous stem-cell transplantation as first-line treatment in primary CNS lymphoma—a long-term follow-up study. Ann Oncol, 2012 Apr 3. [Epub ahead of print]

[71] Cwynarski K, van Biezen A, de Wreede L, et al. Autologous and allogeneic stem-cell transplantation for transformed chronic lymphocytic leukemia (Richter's syndrome): A retrospective analysis from the chronic lymphocytic leukemia subcommittee of the chronic leukemia working party and lymphoma working party of the European Group for Blood and Marrow

Transplantation. J Clin Oncol, 2012 Jun 20, 30 (18): 2211-2217.

[72] Ban-Hoefen M, Kelly JL, Bernstein SH, et al. High-dose therapy and autologous stem cell transplant for transformed non-Hodgkin lymphoma in the rituximab era. Leuk Lymphoma, 2012 May, 53 (5): 830-835.

[73] Rosiñol L, Oriol A, Teruel AI, et al. Superiority of bortezomib, thalidomide, and dexamethasone (VTD) as induction pretransplantation therapy in multiple myeloma: a randomized phase 3 PETHEMA/GEM study. Blood, 2012 Aug 23, 120 (8): 1589-1596.

[74] Wang L, Ran X, Wang B, et al. Novel agents-based regimens as induction treatment prior to autologous stem-cell transplantation in newly diagnosed multiple myeloma: a meta-analysis of randomized controlled trials. Hematol Oncol, 2012 Jun, 30 (2): 57-61.

[75] Faussner F, Dempke WC. Multiple myeloma: myeloablative therapy with autologous stem cell support versus chemotherapy: a meta-analysis. Anticancer Res, 2012 May, 32 (5): 2103-2109.

[76] Pisani F, Petrucci MT, Giannarelli D, et al. IgD multiple myeloma a descriptive report of 17 cases: survival and response to therapy. J Exp Clin Cancer Res, 2012 Mar 1, 31: 17.

[77] Nishihori T, Alekshun TJ, Shain K, et al. Bortezomib salvage followed by a Phase I / II study of bortezomib plus high-dose melphalan and tandem autologous transplantation for patients with primary resistant myeloma. Br J Haematol, 2012 Jun, 157 (5): 553-563.

[78] Shah N, Ahmed F, Bashir Q, et al. Durable remission with salvage second autotransplants in patients with multiple myeloma. Cancer, 2012 Jul 15, 118 (14): 3549-3555.

[79] Rosiñol L, García-Sanz R, Lahuerta JJ, Nov 4. Benefit from autologous stem cell transplantation in primary refractory myeloma? Different outcomes in progressive versus stable

disease. Haematologica, 2012 Apr, 97 (4): 616-621.

[80] Bekadja MA, Brahimi M, Osmani S, et al. A simplified method for autologous stem cell transplantation in multiple myeloma. Hematol Oncol Stem Cell Ther, 2012, 5 (1): 49-53.

[81] Bashir Q, Shah N, Parmar S, et al. Feasibility of autologous hematopoietic stem cell transplant in patients aged ≥ 70years with multiple myeloma. Leuk Lymphoma, 2012 Jan, 53 (1): 118-122.

[82] Fabre C, Koscielny S, Mohty M, et al. Younger donor's age and upfront tandem are two independent prognostic factors for survival in multiple myeloma patients treated by tandem autologous-allogeneic stem cell transplantation: a retrospective study from the Société Française de Greffe de Moelle et de Thérapie Cellulaire (SFGM-TC). Haematologica, 2012 Apr, 97 (4): 482-490.

[83] Cavo M, Pantani L, Petrucci MT, et al. Bortezomib-thalidomide-dexamethasone is superior to thalidomide-dexamethasone as consolidation therapy following autologous hematopoietic stem-cell transplantation in patients with newly diagnosed multiple myeloma. Blood, 2012 Apr 12. [Epub ahead of print]

[84] Sahebi F, Frankel PH, Farol L, et al. Sequential bortezomib, dexamethasone, and thalidomide maintenance therapy after single autologous peripheral stem cell transplantation in patients with multiple myeloma. Biol Blood Marrow Transplant, 2012 Mar, 18 (3): 486-492.

[85] Mahindra A, Kalaycio ME, Vela-Ojeda J, et al. Hematopoietic cell transplantation for primary plasma cell leukemia: results from the Center for International Blood and Marrow Transplant Research. Leukemia, 2012 May, 26 (5): 1091-1097.

[86] Cordes S, Dispenzieri A, Lacy MQ, et al. Ten-year survival after autologous stem cell

transplantation for immunoglobulin light chain amyloidosis. Cancer, 2012 Dec 15, 118 (24): 6105–6109.

[87] D'Souza A, Lacy M, Gertz M, et al. Long-term outcomes after autologous stem cell transplantation for patients with POEMS syndrome (osteosclerotic myeloma): a single-center experience. Blood, 2012 Jul 5, 120 (1): 56–62.

[88] Yalçin B, Kremer LC, Caron HN, et al. High-dose chemotherapy and autologous haematopoietic stem cell rescue for children with high-risk neuroblastoma. Cochrane Database Syst Rev, 2010 May, 12 (5): CD006301.

[89] Qayed M, Chiang KY, Ricketts R, et al. Tandem stem cell rescue as consolidation therapy for high-risk neuroblastoma. Pediatr Blood Cancer, 2012 Mar, 58 (3): 448–452.

[90] Bochennek K, Esser R, Lehrnbecher T, et al. Impact of minimal residual disease detection prior to autologous stem cell transplantation for post-transplant outcome in high risk neuroblastoma. Klin Padiatr, 2012 Apr, 224 (3): 139–142.

[91] Wang J, Zhang Q, Zhou R, et al. High-dose chemotherapy followed by autologous stem cell transplantation as afirst-line therapy for high-risk primary breast cancer: a meta-analysis. PLoS One, 2012, 7 (3): e33388.

[92] Müller AM, Kohrt HE, Cha S, et al. Long-term outcome of patients with metastatic breast cancer treated with high-dose chemotherapy and transplantation of purified autologous hematopoietic stem cells. Biol Blood Marrow Transplant, 2012 Jan, 18 (1): 125–133.

[93] Haugnes HS, Laurell A, Stierner U, et al. High-dose chemotherapy with autologous stem cell support in patients with metastatic non-seminomatous testicular cancer-a report from the Swedish Norwegian Testicular Cancer Group (SWENOTECA). Acta Oncol, 2012 Feb, 51 (2): 168–176.

[94] Berger M, Grignani G, Giostra A, et al. Samarium-EDTMP administration followed by hematopoietic stem cell support for bone metastases in osteosarcoma patients. 196. Ann Oncol, 2012 Jul, 23 (7): 1899–1905.

[95] Ha TC, Spreafico F, Graf N, et al. An international strategy to determine the role of high dose therapy in recurrent Wilms' tumour. Eur J Cancer, 2013 Jan, 49 (1): 194–210.

结外鼻型 NK/T 细胞淋巴瘤的治疗进展

李晔雄

中国医学科学院肿瘤医院放疗科　　北京 100021

1994 年，结外鼻型 NK/T 细胞淋巴瘤（NKTCL）被命名为独立的淋巴瘤类型，最近十多年来，对这一疾病的认识不断深入，在临床表现、预后和治疗上取得了很大的进展。结外鼻型 NK/T 细胞淋巴瘤以原发鼻腔为原型，也可以发生在其他结外部位，但不同部位原发具有相同临床病理特征。在 2000 年的 WHO 分类中，将原发于鼻腔的 NKTCL 定义为鼻腔 NKTCL，鼻腔以外上呼吸道或其他结外部位发生的 NKTCL 定义为鼻型 NKTCL。在 2008 年的 WHO 分类中，鼻腔 NK/T 细胞淋巴瘤则定义为上呼吸道来源，而鼻腔外 NK/T 细胞淋巴瘤指上呼吸道外 NK/T 细胞淋巴瘤。后者最常见的原发结外部位包括韦氏环、皮肤、胃肠道、睾丸、肾和软组织等，国内以韦氏环最常见。

结外鼻型 NK/T 细胞淋巴瘤以血管中心性病变为主要病理特征，与 EB 病毒感染有关。临床特征为青年男性多见，男女比例>2∶1，病变常为局限性 I～II 期，占 60%～80%。初诊时较少有区域淋巴结或远处转移，对放疗敏感，但化疗抗拒，失败部位主要为远处结外器官，晚期预后差等特点。放射治疗是早期鼻腔和韦氏环 NK/T 细胞淋巴瘤的主要治疗手段。

一、治疗历史

1994 年前，结外鼻型 NK/T 细胞淋巴瘤称之为中线坏死性肉芽肿、中线恶网、恶性肉芽肿等，这些名称均为临床诊断。临床表现为局限性的黏膜下广泛病变，病变常常局限于上呼吸道。这类疾病的主要治疗原则为放射治疗，少部分病人加化疗，生存率达到 50% 以上。随着免疫学进展，免疫组化在淋巴瘤诊断中得到广泛应用，逐步认识到这些疾病属于原发结外淋巴瘤。主要来源于自然杀伤（NK）细胞，少部分来源于细胞毒性 T 细胞。1994 年，REAL 分类命名为血管中心性淋巴瘤，但仍然以形态学命名。2000 年和 2008 年，WHO 更名为结外鼻型 NK/T 细胞淋巴瘤。1994 年以后，考虑到侵袭性淋巴瘤的诊断，许多单位在治疗上逐渐从放疗为主转向化疗为主要治疗，病人接受单纯化疗或长疗程化疗，放疗仅作为挽救治疗手段，只有少部分病人或少部分单位仍然以放疗为主要治疗。然而，已有的证据显示，早期结外鼻型 NK/T 细胞淋巴瘤单纯化疗效果差。最近几年，在探讨新的更为有效的化疗方案联合放疗，但早期结外鼻型 NK/T 细胞淋巴瘤仍以放疗为主要治疗手段。

（1）结外鼻型 NK/T 细胞淋巴瘤对多柔比星（阿霉素）为基础的化疗方案相对抗拒，目前缺乏有效的、标准的 T 细胞淋巴瘤化疗方案，化疗有效率低，放疗近期疗效远高于常规化疗。

（2）从长期疗效来看，放疗为主的疗效显著优于单纯化疗或化疗为主的疗效，另外一些研究则显示，和单纯放疗比较，化疗加入放疗未进一步改善生存率。

（3）如果以化疗为主，即使达到完全缓解，仍有50%以上的病人出现局部区域复发或进展，如果病变仍为局部区域，部分病人可以被放疗挽救治愈。结外NK/T细胞淋巴瘤疗效差和病情迅速进展的治疗相关因素主要为单纯化疗和小野低剂量照射。放疗为主要治疗手段时，应采用扩大野高剂量照射。

二、Ⅰ～Ⅱ期的治疗

（一）放疗和化疗的近期疗效

表1和表2总结了文献中结外鼻型NK/T细胞淋巴瘤化疗和放疗的近期疗效。该肿瘤对以多柔比星为基础的标准化疗方案（CHOP）抗拒，表现为化疗后完全缓解（CR）率低，为5%～50%，大部分低于40%，有40%～51%的病人对常规化疗无效，表现为稳定或进展，说明该肿瘤对常规化疗方案抗拒。即使是化疗后达到CR的病人，如果不行放疗，仍有超过50%的病人出现局部复发。结外鼻型NK/T细胞淋巴瘤对放疗敏感，CR率超过70%，放疗无效（SD+PD）的病人低于17%，绝大部分低于10%。

表1 结外鼻型NK/T细胞淋巴瘤化疗的近期疗效

作者	时间	总数	原发部位	分期	化疗方案	例数	近期疗效（%） CR	PR	SD	PD
Calvo P	1993	29	上呼吸道	Ⅰ～Ⅳ	CHOP, MACOP-B	10	40	10	50 (SD+PD)	
Ribrag	2001	20	鼻腔+鼻咽	Ⅰ～Ⅱ	CHOP, CHOP-like	12	25	42	0	33
Kim GE	2001	143	上呼吸道	Ⅰ～Ⅱ	CHOP, BACOP	39	5	46	49 (SD+PD)	
Kim WS	2001	17	鼻腔+鼻咽	Ⅰ～Ⅱ	CHOP	15	40	20	40 (SD+PD)	
Cheung	2002	79	鼻腔+鼻咽	Ⅰ～Ⅱ	ProMACE-Cytabom CHOP	61	49 (CR+PR)		51 (SD+PD)	
Kim BS	2003	59	上呼吸道	Ⅰ～Ⅳ	CHOP, COPBLAM-V	59	35.6	10	24	30.5
Li CC	2004	77	上呼吸道	Ⅰ～Ⅳ	CHOP	18	50	—	—	—
Kim K	2005	53	上呼吸道	Ⅰ～Ⅱ	CHOP, COPBLAM-V	16	38	19	0	44
Kim SJ	2006	43	上呼吸道	Ⅰ～Ⅱ	CEOP-B	43	44	23	33 (SD+PD)	
潘战和	2005	90	鼻型	Ⅰ～Ⅳ	CHOP, EPOCH	34	41	26	15	18
何义富	2006	108	鼻腔 NHL	Ⅰ～Ⅱ	CHOP, EPOCH	27	30	18	22	30
Li	2006	105	鼻腔	Ⅰ～Ⅱ	CHOP, BACOP	40	20	40	18	22
Bossard	2007	48	鼻腔	Ⅰ～Ⅳ	CHOP, CVP, ACVBP, COPADM/CYVE	48	50			50
Guo	2008	63	鼻腔	Ⅰ～Ⅳ	CHOP	59	49	10	20	20
吾甫尔·艾克木	2008	57	鼻腔	Ⅰ	CHOP	22	23	41	36	
杨勇	2009	177	上呼吸道	Ⅰ～Ⅱ	CHOP, EPOCH	158	30	30	21	18
Li, et al	2009	145	鼻腔	Ⅰ～Ⅳ	CHOP, CHOP-like	52	17	37	21	25
Ma X	2009	75	上呼吸道	Ⅰ～Ⅱ	CEOP, CEOP+Semustine	75	24	36	29	11
聂大红	2010	85	鼻腔	Ⅰ～Ⅱ	CHOP, BACOP, EPOCH	68	21	—	—	—
罗杨坤	2010	60	鼻腔	Ⅰ～Ⅱ	CHOP, BACOP	16	6.3	—	—	—
Wang	2012	135	上呼吸道	Ⅰ～Ⅱ	CHOP	110	31.8	31.8	26.4	10

何义富：鼻腔NHL，73%为鼻型NK/T细胞淋巴瘤，与潘战和的研究均来源于中山医科大学肿瘤中心。

表 2　结外鼻型 NK/T 细胞淋巴瘤放疗的近期疗效

作者	时间	总数	原发部位	分期	放疗剂量（中位值）	放疗例数	近期疗效（%）				局部失败（%）
							CR	PR	SD	PD	
Calvo	1993	29	上呼吸道	Ⅰ～Ⅳ	40～60Gy	19	74	10	16（SD+PD）		
Kim G*	2001	143	上呼吸道	Ⅰ～Ⅱ	50.4Gy	104	69	15	15（SD+PD）		48
Kim G*	2000	92	上呼吸道	Ⅰ～Ⅱ	50.4Gy	92	66	17	16（SD+PD）		50
Koom*	2004	102	上呼吸道	Ⅰ～Ⅱ	45Gy	102	72	14	14（SD+PD）		47
Kim K	2005	53	上呼吸道	Ⅰ～Ⅱ	50Gy	33	94	0	0	6	
Cheung	2002	79	鼻腔+鼻咽	Ⅰ～Ⅱ	50Gy	18	78			22	
Li CC	2004	77	上呼吸道	Ⅰ～Ⅳ	40～50Gy	11	55				
Chim	2004	67	鼻腔	Ⅰ～Ⅳ	44～50Gy	7	100	0	0	0	
潘战和	2005	90	上呼吸道	Ⅰ～Ⅳ	91%>40Gy	30	67	23	7	3	
Li	2006	105	鼻腔	Ⅰ～Ⅱ	50Gy	65	83	9	3	5	7.8
Li, et al	2009	145	鼻腔	Ⅰ～Ⅳ	50Gy	93	85	8	2	5	6.9
		95	韦氏环	Ⅰ～Ⅳ	50Gy	33	76	18	0	6	5.3
吾甫尔	2008	57	鼻腔	Ⅰ	50Gy	35	74	20	6		
Ma, et al	2009	64	鼻腔	Ⅰ～Ⅱ	50Gy	23	70	13	4	13	

　　* From Yonsei University College of Medicine, Yonsei Cancer Center, Korea.
　　潘战和：2 例单纯放疗，54 例化疗后放疗，其中 30 例可评价放疗疗效。

（2）单纯放疗优于单纯化疗

　　既往早期结外鼻型 NK/T 细胞淋巴瘤没有标准的治疗方案，不同肿瘤中心或医生之间在治疗上都存在较大的差别。治疗原则包括单纯化疗、单纯放疗、放疗后化疗、化疗后放疗或同步放化疗。预后受不同治疗方法的影响，也存在很大的差别，5 年生存率从 15%～90%。

　　虽然在治疗上存在较大的差别，将文献中报道的单纯放疗和单纯化疗的长期生存率进行总结（见表 3 和表 4）就可以发现，单纯放疗的生存率显著优于单纯化疗。除两项日本和韩国的研究因使用小野低剂量照射，5 年生存率低于 45% 外，其余研究的 5 年生存率在 50%～83.3%；而单纯化疗的 5 年生存率仅为 15%～30%，中位生存期在 8～16 个月（图 1）。

表 3　早期结外鼻型 NK/T 细胞淋巴瘤单纯放疗的生存率

作者	时间	总数	原发部位例数（%）	分期	放疗例数	5 年生存率（%）
Li CC	2004	56*	43（56）	Ⅰ～Ⅱ	11	50
You	2004	46	46（100）	Ⅰ～Ⅱ	6	83.3
Kim	2005	53	29（55）	Ⅰ～Ⅱ	33	76
Ma）	2010	64	64（100）	Ⅰ～Ⅱ	23	57.9
Li YX	2006	105	105（100）	Ⅰ～Ⅱ	31	66

续 表

作者	时间	总数	原发部位例数（%）	分期	放疗例数	5年生存率（%）
艾克木	2008	57	57（100）	I ~ II	15	57.1
Li YX	2011	87	80（92）	I	87	80，PFS 69
Li YX	2012	214	214（100）	I ~ II	96	70，PFS 65
Kim	2001	143	74（52）	I ~ II	104	35*
Isobe	2005	35	28（80）	I ~ II	17	43.8*

*小野低剂量照射

表4 早期结外鼻型 NK/T 细胞淋巴瘤单纯化疗的生存率

作者	时间	总数	原发部位例数（%）	分期	化疗例数	化疗方案	5年生存率（%）
Li CC	2004	56	43（56）	I ~ II	18	CHOP	15
杨勇	2009	177	143（81）UADT	I ~ II	37	CHOP，EPOCH	18.3
Huang	2008	82	66（80）	I ~ II	8	CHOP	12.5（3）
Au	2009	57	UADT	I ~ II	23	CHOP	~29
聂大红	2010	85	85（100）	I ~ II	20	CHOP	13
Kim	2006	43	29（鼻腔+鼻咽67）	I ~ II	26	6 CEOP-B	中位15.3个月
You	2004	46	46（100）	I ~ II	15	CHOP，CEOP	20
罗杨坤	2010	60	60（100）	I ~ II	16	CHOP，BACOP	18.8
Pongpruttipan	2012	67	42（63）	I ~ II	10	Not reported	中位8个月
					173		12 ~ 29

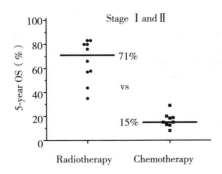

图1 早期 NK/T 细胞淋巴瘤单纯放疗和单纯化疗 5 年生存率比较

（数据来源于不同或相同治疗中心）

（三）放疗为主治疗优于化疗

由于结外鼻型 NK/T 细胞淋巴瘤少见，缺乏随机对照研究。2000 年以后，有 8 个研究中心回顾性比较了放疗和化疗的疗效（表5），单纯放疗或放疗为主治疗（放疗后化疗或短疗程化疗后放疗）的 5 年总生存率为 50%~83%。相反，以单纯化疗或化疗为主治疗（长疗程 6~8 周期化疗加或不加放疗）的疗效显著低于放疗为主的治疗，5 年总生存率仅为 12%~32%，生存率差别达到 3 倍（或 38 个百分点）以上（图2A）。这一显著差别说明放疗可以根治大部分早期结外鼻型 NK/T 细胞淋巴瘤，而且不需要随机对照研究比较单纯放疗和单纯化疗之间的疗效差别。放疗是早期 NK/T 细胞淋巴瘤的治疗基石，是必不可少的治疗手段。研究的重点应放在如何应用更为有效的化疗方案加入到放疗中，以进一步提高疗效。

（四）化疗加入放疗未进一步改善生存率

另外 9 项研究中心的数据则显示（表 6），单纯放疗和放疗加化疗比较，化疗加入放疗并未进一步显著改善病人的总生存率，单纯放疗或放疗为主治疗的 5 年总生存率为 30% ~ 76%，而放疗+化疗的 5 年总生存率为 38% ~ 77%，综合治疗和单纯放疗疗效相似（图 2B）。

表 5　放疗为主优于化疗为主的治疗

作者	时间	例数	原发鼻腔例数（%）	分期	治疗	5 年 OS 率（%）	P 值
Li CC	2004	56	43（56）	I ~ II	RT alone：11	50	0.01
					RT → CT：27	59	
					CT alone：18	15	
You	2004	46	46（100）	I ~ II	RT alone：6	83.3	0.027
					CT±RT：40	28.5	
杨勇	2009	177	143（81）上呼吸道	I ~ II	RT±CT：140	53.4	<0.01
					CT alone：37	18.3	
Huang	2008	82	66（80）	I ~ II	RT±CT：74	62（3）	0.000
					CT alone：8	12.5	
Au	2009	57	上呼吸道	I ~ II	RT+CT：34	~ 59	0.045
					CT alone：23	~ 29	
聂大红	2010	85	鼻腔 100%	I ~ II	RT±CT：17	54	0.03
					CT+RT：48	47	0.049
					CT alone：20	13	
罗杨坤	2010	60	鼻腔 100%	I ~ II	RT+CT：37	56.7	<0.05
					CT alone：16	18.8	
Pongpruttipan（Thailand）	2012	24	上呼吸道 63%	I ~ II	CT+RT：14	65（月）	<0.001
					CT alone：10	8（中位）	

表6 单纯放疗和放疗+化疗的比较

作者	时间	例数	原发鼻腔 例数（%）	分期	治疗原则	5 年 OS 率 （%）	P 值
Li YX （李晔雄）	2006	105	105（100）	I ~ II	RT alone：31	64	0.23
					RT → CT：34	76	
					CT → RT：37	64	
Cheung	2002	79	79（100）	I ~ II	RT±CT：18	29.8	0.693
					CT±RT：61	40.3	
Kim GE	2001	143A	74（52）	I ~ II	RT alone：104	35	0.93
					CT → RT：39	38	
Isobe	2005	35	35（100）	I ~ II	RT alone：17	43.8	>0.05
					RT+CT：18	51.8	
Kim K	2005	53	29（55）	I ~ II	RT alone：33	76	0.27
					CT → RT：20	59	
Ma et al	2009	64	64（100）	I ~ II	RT alone：23	57.9	0.469
					RT+CT：41	61.5	
吾甫尔·艾 克木	2008	57	57（100）	I	RT alone：15	57.1	>0.05
					RT → CT：20	61.9	
					CT → RT：22	55.0	
罗杨坤	2010	60	60（100）	I ~ II	RT alone：7	60.2	>0.05
					RT+CT：37	56.7	
Li（李晔雄） （update）	2011	214	214（100）	I ~ II	RT alone：96	69.8	0.529
					RT+CT：118	74.4	

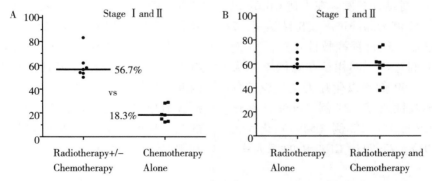

图2 A. 放疗为主治疗和单纯化疗生存率比较；B. 单纯放疗和化疗+放疗生存率比较（数据来源于同一治疗中心）

（五）化疗局部失败仍能被放疗挽救治疗

由于该肿瘤对化疗相对抗拒，长疗程常规化疗可导致较多的病人在化疗中出现局部或远处结外器官进展，这也是化疗疗效差的重要原因。至少有 3 项研究报道了化疗为主要治疗中疾病进展情况，即使在化疗后达到 CR 的病人，至少有一半以上的病人在以后的随诊中出现病变进展和复发。如果化疗中病变进展或复发仍然局限于局部区域，部分病人可以通过放疗得到挽救治疗。

一项研究来自于中国香港（Queen Elizabeth 医院），59 例 Ⅰ～Ⅱ期上呼吸道 NK/T 细胞淋巴瘤先接受化疗，31 例（51%）在化疗中进展，其中远处结外器官进展 14 例，占进展病人的 45%，另外 17 例为局部区域进展，占进展病人的 55%。在 17 例局部区域进展的病人中，有 9 例通过挽救性放疗达到了 CR。在另一项中国香港（Queen Mary 医院）的研究中，59 例接受首程化疗，35 例（59%）达到 CR，但在这些 CR 的病人中，有一半以上（19 例，54%）的病人出现复发，13 例为局部复发，6 例为全身结外复发。在未达 CR 的 24 例病人中，22 例为局部进展或持续病变，2 例为全身进展，经再程挽救性化疗，23 例死亡，仅 1 例存活。同样，在韩国首尔大学的研究中，59 例均以化疗为主，少部分病人接受挽救性放疗，27 例（46%）在化疗后达到 CR 或 PR，32 例（54%）化疗无效（SD+PD）。27 例达 CR/PR 的病人中，

15 例复发（56%），其中 9 例局部区域复发，6 例全身转移。Lee 等报道 14 例 Ⅰ～Ⅱ期 IMEP 化疗后，7 例（50%）局部复发的病人经放疗挽救治疗达完全缓解。

（六）照射野和照射剂量

除单纯化疗疗效差以外，小野低剂量照射也是早期结外鼻型 NK/T 细胞淋巴瘤疗效差的原因。如果以放疗为主要治疗手段，必须采用扩大野照射，根治剂量为 50Gy。黏膜下广泛浸润是结外鼻型 NK/T 细胞淋巴瘤的临床特点，决定了照射野不能使用小野照射（大体肿瘤外放 2cm 或外放一定边界），扩大野照射要包括整个鼻腔、鼻窦、邻近的结构和组织。

在韩国的一项研究中，102 例 Ⅰ～Ⅱ期上呼吸道 NK/T 细胞淋巴瘤接受单纯放疗，但采用小野和低剂量照射（大部分病人低于 50Gy），局部复发率高达 50%，5 年生存率仅为 40%。中国医学科学院肿瘤医院使用扩大野、50Gy 作为根治剂量，105 例 Ⅰ～Ⅱ期鼻腔 NK/T 细胞淋巴瘤接受以放疗为主的治疗，5 年总生存率和无进展生存率分别为 71% 和 59%，Ⅰ期分别为 78% 和 63%，Ⅱ期分别为 46% 和 40%。放疗后的局部失败率仅为 7.8%。表 7 总结了局部复发和照射剂量相关性的研究结果。

在接受高剂量扩大野放疗的病人中，有 10%～30% 会出现远处结外器官受侵。因此，如何进一步提高生存率成为这部分病人治疗成败的关键，需要探索更为有效的全身治疗方案，包括更有效的化疗方案和靶向治疗药物等。

表7　照射剂量和生存率相关性

作者	时间	分期	部位	照射剂量	局部复发			
					例数	例数	%	P 值
Isobe	2006	Ⅰ~Ⅱ	头颈部	≥50Gy	26	6	23	0.038
				<50Gy	9	6	67	
Koom	2004	Ⅰ~Ⅱ	头颈部	≥45Gy	77	29	38	0.02
				<45Gy	25	16	64	
Shikama	2001	Ⅰ~Ⅱ	鼻腔 T，少部 B 淋巴瘤	>46Gy	22	1	5	0.087
				≤46Gy	20	5	24	
Cheung	2002	Ⅰ~Ⅱ	鼻腔	>50Gy	25	3	12	0.400
				≤50 Gy	44	12	27.3	
Wu	2008	Ⅰ~Ⅱ	鼻腔	≥50Gy	66	22	32	NA
				<50Gy	14	9	64	

需要特别指出的是，对于放疗敏感的淋巴瘤，包括结外鼻型 NK/T 细胞淋巴瘤，放疗后局部控制率应该达到90%以上；低于90%的局部控制率和照射野小、照射剂量低有关，低的局部控制率影响病人的生存。如果将已发表文章的局部控制率和生存率做一相关曲线，可以看出，局部控制率和总生存率线性相关。这些数据来源包括了早期结外鼻型 NK/T 细胞淋巴瘤接受放疗或放疗+化疗，也包括不同照射野和照射剂量。因此，扩大受累野照射和50Gy 根治剂量是放疗取得更好生存率的关键因素。在中国医学科学院肿瘤医院的研究中已经得到证实，扩大受累野照射的局部控制率>90%，Ⅰ~Ⅱ期放疗的5年生存率为70%~90%。

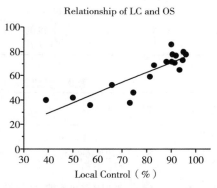

图3　放疗的局部控制率和总生存率线性相关

（七）新化疗方案联合放疗

由于结外鼻型 NK/T 细胞淋巴瘤对常规方案抗拒，且疗效差，现有的研究正在探讨新的化疗方案联合放疗的效果。有4项研究应用新的化疗方案联合放疗治疗早期上呼吸道 NK/T 细胞淋巴瘤（表8），其他研究则包括Ⅰ~Ⅳ期病人（表9）。早期病人应用同步放疗或2周期化疗后的早期放疗，2~3年生存率为75%~88%，这些结果和我们发表在《Blood》上的结果相似，69 例早期上呼吸道 NK/T 细胞淋巴瘤接受单纯放疗或综合治疗的3年生存率和无进展生存率分别为82.6% 和66.3%。Yamaguchi 报道的33 例同步放化疗生存率从2 年的78% 下降至73%，和我们的系列报道结果相似。

这些研究例数少，观察期短，应用早期放疗（同步或2周期后放疗）。从2~3年的疗效来看，新方案化疗+早期放疗的疗效并未超过扩大受累野高剂量放疗（适当的照射技术）的疗效（5 年生存率 70% ~ 90%）。也没有证据显示，不做放疗的新方案化疗能治愈大部分早期病人。因此，早期结外鼻型 NK/T 细胞淋巴瘤的放疗仍然是主要的治疗手段。如果实行新方案化疗，建议先放疗后巩固性化疗，如果先化疗后放疗，化疗周期数不应超过 2 ~ 3 周期。另外需要指出的是，以左旋门冬酰胺酶为基础的化疗方案毒副作用较大，如果先化疗，严重的毒副作用可能延迟放疗，影响病人疗效。未来的研究方向需要研究新化疗方案联合早期放疗以进一步提高早期高危鼻腔 NK/T 细胞淋巴瘤（如 I 期伴有不良预后因素和 II 期）和对化疗相对敏感的鼻腔外上呼吸道 NK/T 细胞淋巴瘤的疗效。

表 8 I ~ II 期新方案化疗联合放疗的疗效

作者	时间	例数	入组条件	化疗	其他治疗	CR (%)	总生存率 (%)
Yamaguchi	2009	33	上呼吸道	CRT, DeVIC	同步放疗	77	78 (2 年)
Kim	2009	30	上呼吸道	CRT, VIDP	同步放疗	80	86 (3 年)
Jiang	2012	26	I 期 20 例 II 期 6 例	LVP（夹心）	2 周期化疗后放疗和化疗	80.8	88 (2 年)
Wang	2012	27	I 期 18 例 II 期 9 例	GELOX	2 周期化疗后放疗和化疗	74.1	86 (2 年)

表 9 晚期 NKTCL 新方案首程化疗或挽救性化疗

作者	例数	入组条件	化疗	其他治疗	CR (%)	生存率 (%)
首程化疗						
Lee, 2006	26	I ~ II 期 16 例 IV 期 10 例	IMEP	7 例局部复发放疗	I ~ II: 69 IV: 13	I ~ II: 80 (3 年) IV: 2.7 月
Kim, 2006	43	29 例鼻腔和鼻咽, 14 例其他上呼吸道	CEOP-B	17 例接受辅助放疗	44.2	26.9 月
Huang, 2011	34	I ~ II 期 29 例 III ~ IV 期 5 例	EPOCH	I ~ II: 放疗	I ~ II: CR 57.7	I ~ II: 75 (3 年)
Yamaguchi, 2011	38	IV 期 20 例, 复发 14 例, 抗拒 4 例, PS 0 ~ 2	SMILE	19 例干细胞移植	45	55 (1 年)
Kwong, 2012	87	新诊断, 复发或抗拒。I ~ II 期 38 例, III ~ IV 期 49 例	SMILE 中位 3	19 例接受放疗, ASCT: 14	56	5 年 OS: 50% 4 年 DFS: 64%
挽救化疗						
Kim, 2009	32	复发或首化抗拒, I ~ II 期 14 例, III ~ IV 期 17 例	IMEP		37.5	8.2 月
Yong, 2009	45	复发或化疗抗拒, I ~ II 期 33 例, III ~ IV 期 12 例	AspaVCRDex	39 例接受放疗	56	66.9 (5 年)
Jaccard, 2011	19	复发或化疗抗拒, I ~ II 期 12 例, IV 期期 7 例	AspaMetDex	ASCT (BEAM): 5 RT: 1	58	1 年（中位）

三、晚期结外鼻型 NK/T 细胞淋巴瘤的治疗

晚期结外鼻型 NK/T 细胞淋巴瘤以多柔比星为基础方案的治疗效果极差，中位生存期<15 个月。最近几年，左旋门冬酰胺酶或铂类为基础的新化疗方案 CR 率为 37%~58%，但晚期病人的长期疗效仍不理想（表9）。在疗效较好的几个报道中，都包括了部分早期病人，并同时接受了放疗，疗效可能和放疗有关；在复发或对化疗抗拒的病人中，不清楚是否包括了部分局限期病变。如何提高疗效，降低毒副作用仍然是值得深入研究的问题。在最近报道的 87 例应用 SMILE 方案化疗中，包括了部分首程治疗的早期病人，部分接受了放疗，5 年生存率为 50%。但是有 31% 的病人合并严重感染，5 例病人死亡。

（一）局部区域复发的放疗

局部区域复发的病人通过放射治疗仍可取得较好的治疗效果。中国医学科学院肿瘤医院最近报道 42 例局部区域复发的病人（Zhao，2013），其中 29 例仅有局部区域复发，13 例同时合并远处结外器官受侵。再程治疗包括单纯放疗（n=13），单纯化疗（n=20）和综合治疗（n=9）。15 例病人接受再程放疗。全组中年复发后生存率为 40%，中位生存期 26 个月。局部区域复发和局部区域复发+结外受侵病人的中位生存期分别为 36 和 14 个月。仅有局部区域复发（无远处）组病人接受放疗的疗效显著优于单纯化疗，放疗的 2 年和 5 年生存率为 77% 和 69%，单纯化疗 2 年生存率和中位生存期分别为 50% 和 16 个月（P=0.006）。24 例首程放疗后局部区域失败的病人接受了再程放疗，5 年生存率为 74%，而接受挽救性化疗的 2 年生存率仅为 30%，中位生存期为 16 个月。

（二）治疗建议

考虑到放疗可以根治大部分早期结外鼻型 NK/T 细胞淋巴瘤，肿瘤对化疗抗拒，缺乏有效的化疗方案，Ⅰ~Ⅱ期结外鼻型 NK/T 细胞淋巴瘤以放疗为主，应尽早做放疗，高危病人考虑巩固性化疗或化疗 2~3 周期加早期放疗。同步放化疗可能增加病人的毒副作用，耐受性降低，需要更多的临床研究。早期和晚期结外鼻型 NK/T 细胞淋巴瘤具有不同的治疗原则，需要区别对待。放疗应采用扩大受累野照射，根治剂量 DT 50Gy，50Gy 时复查 MRI，如果仍有残存，建议加量至 55~60Gy。早期病人仍可采用多柔比星为主的化疗方案或探索新的化疗方案联合放疗。

表 10　NKTCL 的治疗建议

原发部位	分期	治疗原则	5 年生存率（%）
鼻腔	局限Ⅰ期，无 IPI 预后不良因素	单纯放疗	80~93
	Ⅰ期伴不良预后因素或超腔	放疗后化疗	70
	Ⅱ期	放疗后化疗或 2 周期化疗后放疗	40~50
鼻腔外上呼吸道或上呼吸道外	Ⅰ~Ⅱ期	放疗后化疗或 2 周期化疗后放疗	70~80
任何部位	Ⅲ~Ⅳ	临床研究，化疗±原发部位或残存部位照射	<20

四、要点

◆ 放射治疗是 Ⅰ~Ⅱ期结外鼻型 NK/T

细胞淋巴瘤的根治性治疗手段。

◇ 单纯放疗或放疗联合化疗 5 年生存率达到 50%～90%；

◇ CHOP 方案化疗的 5 年生存率为 12%～32%；

◇ 放疗疗效显著优于化疗为主的治疗，差别达 38 个百分点以上；

◇ CHOP 方案化疗加入放疗未显著改善早期病人的生存率；

◇ 化疗后局部区域失败的病人挽救性放疗仍能取得较好的生存；

◇ 需要研究新化疗方案联合早期放疗，以进一步改善 Ⅰ～Ⅱ 期高危病人的生存率。

◆ 放疗应采用扩大受累野照射，根治照射剂量 DT 50Gy。

◇ Ⅰ～Ⅱ 期结外鼻型 NK/T 细胞淋巴瘤小野低剂量照射的生存率低于 50%；

◇ 放疗的局部控制率和预后线性相关。

◆ 左旋门冬酰胺酶等新方案化疗有可能改善晚期结外鼻型 NK/T 细胞淋巴瘤的生存率。

◆ 高剂量化疗和干细胞移植治疗可能使某些晚期病人获益。

参 考 文 献

[1] Li YX, Yao B, Jin J, et al. Radiotherapy as primary treatment for stage Ⅰ E and Ⅱ E nasal natural killer/T-cell lymphoma. J Clin Oncol, 2006, 24：181-189.

[2] Li YX, Fang H, Liu QF, et al. Clinical features and treatment outcome of nasal-type NK/T-cell lymphoma of Waldeyer ring. Blood, 2008, 112：3057-3064.

[3] Li YX, Liu QF, Fang H, et al. Variable clinical presentations of nasal and Waldeyer ring natural killer/T-cell lymphoma. Clin Cancer Res, 2009, 15：2905-2912.

[4] Wang ZY, Li YX, Wang WH, et al. Primary radiotherapy showed favorable outcome in treating extranodal nasal-type NK/T-cell lymphoma in children and adolescents. Blood, 2009, 114：4771-4776.

[5] Li YX, Wang H, Feng XL, et al. Immunophenotypic characteristics and clinical relevance of CD56＋and CD56-extranodal nasal-type NK/T-cell lymphoma. Leuk Lymphoma, 2011, 52：417-424.

[6] Wang ZY, Li YX, Wang H, et al. Unfavorable prognosis of elderly patients with early-stage extranodal nasal-type NK/T-cell lymphoma. Ann Oncol, 2011, 22：390-396.

[7] Li YX, Liu QF, Wang WH, et al. Failure patterns and clinical implications in patients with early stage nasal NK/T-cell lymphoma treated with primary radiotherapy. Cancer, 2011, 117：5203-5211.

[8] Wang H, Li YX, Wang WH, et al. Mild toxicity and favorable prognosis of high-dose and extended involved-field intensity-modulated radiation therapy for patients with early stage nasal NK/T-cell lymphoma. Int J Radiat Oncol Biol Phys, 2012, 82：1115-1121.

[9] Li YX, Wang H, Jin J, et al. Radiotherapy alone with curative intent in patients with stage Ⅰ extranodal nasal-type NK/T-cell lymphoma. Int J Radiat Oncol Biol Phys, 2012, 82：1809-1815.

[10] Qi SN, Li YX, Wang WH, et al. The extent of cutaneous lesions predicts outcome in extranodal nasal-type natural killer/T-cell lymphoma with cutaneous secondary involvement. Leuk Lymphoma, 2012, 53：855-861.

[11] Lu NN, Li YX, Wang WH, et al. Clinical behavior and treatment outcome of primary nasal diffuse large B-cell lymphoma. Cancer, 2012, 118：1593-1598.

[12] Wang ZY, Liu QF, Wang H, et al. Clinical implications of plasma Epstein-Barr virus DNA in early-stage extranodal nasal-type NK/T-cell lymphoma patients receiving primary radiotherapy. Blood, 2012, 120 (10)：2003-2010.

[13] Zhao T, Li YX, Wang SL, et al. Survival

benefit with salvage radiotherapy for patients with locoregionally recurrent extranodal nasal-type NK/T-cell lymphoma. Ann Hematol, 2013, 92 : 325-332.

[14] Li YX, Coucke PA, Li JY, et al. Primary non-Hodgkin's lymphoma of the nasal cavity: Prognostic significance of paranasal extension and the role of radiotherapy and chemotherapy. Cancer, 1998, 83 : 449-456.

[15] Kim GE, Cho JH, Yang WI, et al. Angiocentric lymphoma of the head and neck: Patterns of systemic failure after radiation treatment. J Clin Oncol, 2000, 18 : 54-63.

[16] Koom WS, Chung EJ, Yang WI, et al. Angiocentric T-cell and NK/T-cell lymphomas: radiotherapeutic viewpoints. Int J Radiat Oncol Biol Phys, 2004, 59 : 1127-1137.

[17] You JY, Chi KH, Yang MH, et al. Radiation therapy versus chemotherapy as initial treatment for localized nasal natural killer (NK)/T-cell lymphoma: a single institute survey in Taiwan. Ann Oncol, 2004, 15 (4) : 618-625.

[18] Cheung MMC, Chan JK, Lau WH, et al. Primary non-Hodgkin's lymphoma of the nose and nasopharynx: clinical features, tumor im-munophenotype, and treatment outcome in 113 patients. J Clin Oncol, 1998, 16 : 70-77.

[19] Isobe K, Uno T, Tamaru JI, et al. Extranodal natural killer/T-cell lymphoma, nasal type. Cancer, 2006, 106 (3) : 609-615.

[20] Lee KW, Yun T, Kim DW, et al. First-line ifosfamide, methotrexate, etoposide and prednisolone chemotherapy radiotherapy is active in stage I / II extranodal NK/T-cell lymphoma. Leuk Lymphoma, 47 : 1274-1282, 2006.

[21] Huang MJ, Jiang Y, Liu WP, et al. Early or up-front radiotherapy improved survival of localized extranodal NK/T-cell lymphoma, nasal-type in the upper aerodigestive tract. Int J Radiat Oncol Biol Phys, 2008, 70 : 166-174.

[22] Yong WB, Zheng W, Zhu J, et al. L-Asparaginase in the treatment of refractory and relapsed extranodal NK/T-cell lymphoma, nasal type. Ann Hematol, 2009, 88 : 647-652.

[23] Yamaguchi M, Tobinai K, Oguchi M, et al. Phase I / II study of concurrent chemoradioth-erapy for localized nasal natural killer/T-cell lymphoma: Japan Clinical Oncology Group Study JCOG0211. J Clin Oncol, 2009, 27 : 5594-5600.

[24] Kim SJ, Kim K, Kim BS, et al. Phase II trial of concurrent radiation and weekly cisplatin followed by VIPD chemotherapy in newly diagnosed, stage I E to II E, nasal, extrano-dal NK/T-cell lymphoma: consortium for improving survival of lymphoma study. J Clin Oncol, 2009, 27 : 6027-6032.

[25] Yamaguchi M, Kwong YL, Won Seog Kim WS, et al. Phase II Study of SMILE Chemotherapy for Newly Diagnosed Stage IV, Relapsed, or Refractory Extranodal Natural Killer (NK)/T-Cell Lymphoma, Nasal Type: The NK-Cell Tumor Study Group Study. J Clin Oncol, 2011, 29 : 4410-4416.

[26] Jaccard A, Nathalie Gachard N, Marin B, et al. Efficacy of L-asparaginase with methotrexate and dexamethasone (AspaMetDex regimen) in patients with refractory or relapsing extranodal NK/T-cell lymphoma, a phase 2 study. Blood, 2011, 117 : 1834-1839.

[27] Jiang M, Zhang H, Jiang Y, et al. phase 2 trial of "Sandwich" L-asparaginase, vincristi-ne, and prednisone chemotherapy with radioth-erapy in newly diagnosed, stag I E to II E, nasal type, extranodal natural killer/T-cell lymphoma. Cancer, 2012, 118 : 3294-3301.

[28] Chauchet A, Michallet A, Berger F, et al. Complete remission after first-line radiochemot-herapy as predictor of survival in extranodal NK/T cell lymphoma. J Hematol Oncol, 2012, 5 : 27 (8 June 2012).

感染 HBV 的 DLBCL 患者临床特征与预后分析

黄燕华 杨 晟 石远凯 杨建良 张长弓

秦 燕 刘 鹏 董 梅 周生余 何小慧*

中国医学科学院肿瘤医院内科 北京 100021

【摘要】 目的：探讨 HBV 感染与弥漫大 B 细胞淋巴瘤（DLBCL）的关系。方法：回顾性分析 308 例有乙肝"两对半"检测记录的初治 DLBCL 患者，分为 HBV 携带者 [HBsAg (+)] 31 例、HBV 既往感染者 [HBsAg (−)/HBcAb (+)] 90 例、无 HBV 感染者 [HBsAg (−)/HBcAb (−)] 118 例，接受 CHOP 或 R-CHOP 方案化疗。对三组患者的临床特征、生存及化疗期间与化疗结束 12 个月内肝功能损害情况进行比较分析。结果：三组患者 3 年总体生存（OS）率分别为 80.9%、74.3% 和 84.1%，无统计学差异（$P = 0.946$）；无进展生存时间（PFS）亦无统计学差异（$P = 0.405$）。采用 COX 回归多因素分析生存的不良预后因素包括：男性、年龄>60 岁、IPI 评分高、晚期、未联合利妥昔单抗。三组化疗期间肝功能损害发生率分别为 36.8%、27.3%、62.1%，HBsAg (+) 组在化疗期间及结束后 1~3 个月内肝功损害严重程度明显高于其他两组，具有统计学差异，P 值分别为 0.00039 和 0.008。结论：HBsAg (−)/HBcAb (−)、HBsAg (−)/HBcAb (+)、HBsAg (+) 三组临床特征与生存相似，采用联合利妥昔单抗的方案化疗提高全组患者生存。本研究推荐对 HBsAg (+) 的 DLBCL 患者化疗或免疫治疗时进行预防性抗病毒治疗，同时建议抗病毒治疗至少须延续至化疗结束后 3 个月，化疗中与化疗后均须密切监测肝功能、HBV-DNA 水平。

【关键词】 DLBCL；HBsAg；临床特征；肝功能损害；预后

我国是 HBV 感染高发地区，2006 年全国乙型肝炎流行病学调查结果表明，我国现有慢性 HBV 感染者约 9300 万人，其中慢性乙型肝炎患者约 2000 万例[1]。近年来国内外研究表明，HBV 不仅是一种亲肝细胞病毒，还具有亲淋巴细胞的特点。淋巴瘤患者中 HBV 感染率明显高于普通人群与其他肿瘤患者，尤其是来源于 B 细胞的淋巴瘤[2-7]。但是，感染 HBV 是否改变淋巴瘤患者的临床特征及预后尚无明确报道。

为了进一步探讨 HBV 感染与弥漫大 B 细胞淋巴瘤（diffuse large B cell lymphoma, DLBCL）的关系，本研究对 DLBCL 患者根据是否感染 HBV 进行临床特征、化疗时与

第一作者：黄燕华，15910552283，E-mail：yanhua2009@126.com

* 通讯作者：何小慧，E-mail：xiaohuih2008@163.com

化疗后肝功能变化及预后情况进行比较分析。

一、对象与方法

（一）研究对象

回顾性分析了2005年1月~2008年12月中国医学科学院肿瘤医院收治的308例有乙肝"两对半"检测记录的初治DLBCL患者，其中HBsAg（+）38例，占12.3%；HBsAg（-）270例，占87.7%；HBsAg（-）/HBcAb（+）117例，占38.0%。符合以下入选标准的DLBCL患者共239例，根据HBV感染情况分为三组，即HBV携带者［HBsAg（+）］31例、HBV既往感染者［（HBsAg（-）/HBcAb（+）］90例、无HBV感染者［HBsAg（-）/HBcAb（-）］118例。

入选标准：

（1）全部病例经病理细胞形态学及免疫组化确诊；

（2）化疗前接受乙肝"两对半"检测，且HIV检测阴性；

（3）接受CHOP方案或R-CHOP方案化疗，化疗周期数≥2。

（二）方法

1. 血清学检查方法

所有患者治疗前均经血清学酶联免疫法进行乙肝"两对半"检测，包括乙型肝炎表面抗原（HBsAg）、乙型肝炎表面抗体（HBsAb）、乙型肝炎e抗原（HBeAg）、乙型肝炎e抗体（HBeAb）和乙型肝炎核心抗体（HBcAb）。每周期化疗前均行肝功能检测，包括谷丙转氨酶（ALT）、谷草转氨酶（AST）、谷氨酰转肽酶（GGT）和胆红素检查。将ALT升高超过正常上限（40U/L）定义为肝功能损害，根据WHO标准对肝功能损害进行分度，1~4度分别为高于正常上限1.25~2.5倍、2.5~5倍、5~10倍、>10倍。

2. 治疗

所有患者均接受CHOP方案（环磷酰胺+蒽环类+长春新碱+泼尼松）或R（利妥昔单抗）-CHOP方案一线化疗，早期（Ⅰ、Ⅱ期）患者接受4~6个周期化疗加受累野放疗，晚期（Ⅲ、Ⅳ期）患者接受6~8个周期化疗加残留病灶或巨块处放疗。肝功能异常者采用保肝药物，包括还原型谷胱甘肽、多烯磷脂酰胆碱、硫普罗宁、联苯双酯滴丸等联合或不联合抗乙肝病毒治疗。肝功能恢复至1度肝损害以下开始下周期治疗。

3. 疗效评价及随访

每2个周期依据国际淋巴瘤工作组标准（Cheson标准）H1进行疗效评价。治疗结束后，开始2年每3个月进行血常规，肝、肾功能及CT或超声检查；以后3年每6个月随访1次。

4. 统计方法

统计学分析计数资料采用卡方检验，等级资料比较采用秩和检验。用Kaplan-Meier法进行生存分析，并行Log-rank检验。用COX回归进行多因素分析。使用SPSS 17.0软件进行处理，以$P<0.05$认为差异有统计学意义。

二、结果

（一）HBsAg（-）& HBcAb（-）、HBsAg（-）& HBcAb（+）、HBsAg（+）三组患者的临床特点

全组239例，男性138例（57.7%），女性101例（42.3%），中位年龄53岁；HBsAg（-）& HBcAb（-）组118例，中位年龄47.5岁；HBsAg（-）& HBcAb（+）组90例，中位年龄58岁；HBsAg（+）组31例，中位年龄49岁。三组的原发部位、乳酸脱氢酶、肝受侵犯、脾受侵

犯、IPI 评分、临床分期、化疗方案、近期疗效和肿瘤细胞起源均无显著性差异；仅性别和年龄可见 HBsAg（+）组的男性和<60 岁人群比例显著高于其他两组，统计有显著性差异（ P 值分别为 0.021 和 0.015）（见表 1）。

表 1　患者临床特点

		HBsAg（−）& HBcAb（−）	HBsAg（−）& HBcAb（+）	HBsAg（+）	P 值
性别	男	63（53.4%）	50（55.6%）	25（80.6%）	0.021
	女	55（46.6%）	40（44.4%）	6（19.4%）	
年龄	<60 岁	84	54	27	0.015
	≥60 岁	34	36	4	
原发部位	结内	79（67.5%）	62（68.9%）	22（71.0%）	0.930
	结外	38（32.5%）	28（31.1%）	9（29.0%）	
LDH	正常	74（62.7%）	56（62.2%）	17（58.6%）	0.920
	升高	44（37.3%）	34（37.8%）	12（41.4%）	
肝受侵	是	2（1.7%）	1（1.1%）	2（6.5%）	0.186
	否	115（98.3%）	89（98.9%）	29（93.5%）	
脾受侵	是	9（7.7%）	8（8.9%）	4（12.9%）	0.661
	否	108（92.3%）	82（91.1%）	27（87.1%）	
IPI 分期	低危	69（59.0%）	49（54.4%）	21（67.7%）	0.787
	中危	43（36.8%）	37（41.1%）	9（29.0%）	
	高危	5（4.3%）	4（4.4%）	1（3.2%）	
临床分期	I & II	73（62.4%）	58（64.4%）	18（58.1%）	0.817
	III & IV	44（37.6%）	32（35.6%）	13（41.9%）	
化疗方案	CHOP	58（52.7%）	47（54.7%）	22（73.3%）	0.122
	R-CHOP	52（47.3%）	39（45.3%）	8（26.7%）	
近期疗效	CR	28（32.6%）	25（32.9%）	9（33.3%）	0.934
	PR	53（61.6%）	46（60.5%）	18（66.7%）	
	SD	3（3.5%）	3（3.9%）	0（0%）	
	PD	2（2.3%）	2（2.6%）	0（0%）	
肿瘤起源	GCB	26（39.4%）	14（27.5%）	2（12.5%）	0.084
	NonGCB	40（60.6%）	37（72.5%）	14（87.5%）	

（二） HBsAg（-） & HBcAb（-）、HBsAg（-） & HBcAb（+）、HBsAg（+）三组化疗期间与化疗结束 12 个月内肝功能损害情况

三组患者进行化疗期间肝功能损害情况分析，对其肝功能损害程度等级资料进行秩和检验，统计有显著性差异（$P = 0.00039$，三组秩均值分别为 116.42、107.08 和 153.47）（见表2）。三组化疗期间肝功能损害发生率分别为 36.8%、27.3% 和 62.1%，HBsAg（+）组在化疗期间肝功损害严重程度明显高于其他两组，同时仅 HBsAg（+）组出现 4 度肝损害，而 2 例出现 4 度肝损害的患者中 1 例因肝功能衰竭而死亡。

三组患者进行化疗结束后 12 个月内肝功能变化情况进行分析，1~3 个月内 HBsAg（+）组肝功能损害仍高于其他两组，统计有显著性差异（$P = 0.008$），而 4~6 个月、7~9 个月及 10~12 个月三组之间肝功能损害无统计学差异（$P = 0.233$、0.201、0.107）（见表3）。

此外，对 25 例具有完整肝功能资料的 HBsAg（+）组患者化疗期间是否出现肝功能损害进行亚组分析，其中肝功能损害组 8 例（32.9%）、肝功能正常组 17 例（68.0%），对亚组的临床特征，包括性别差异、年龄分布、乳酸脱氢酶、肝脾受侵、IPI 分期、临床分期、是否联合利妥昔单抗、近期疗效等方面进行比较分析，均无统计学差异，P 值均 >0.05。

表2　化疗期间肝功能损害情况

| | 肝功损害程度 | | | | | P 值（秩和检验） |
	正常	1 度	2 度	3 度	4 度	
HBsAg（-） & HBcAb（-）	74 (63.2%)	30 (25.6%)	11 (9.4%)	2 (1.7%)	0 (0%)	
HBsAg（-） & HBcAb（+）	64 (72.7%)	14 (15.9)	8 (9.1%)	2 (2.3%)	0 (0%)	0.00039
HBsAg（+）	11 (37.9%)	8 (27.6%)	5 (17.2%)	3 (10.3%)	2 (6.9%)	

（三） HBsAg（-） & HBcAb（-）、HBsAg（-） & HBcAb（+）、HBsAg（+）三组生存分析

HBsAg（-） & HBcAb（-）、HBsAg（-） & HBcAb（+）、HBsAg（+）三组患者中位生存期均未达到，3 年总生存（overall survival，OS）率分别为 80.9%、74.3% 和 84.1%，无统计学差异（Log-Rank 检验，$P = 0.946$）（见图 1）。三组的无进展生存时间（progress free survival，

PFS）亦无统计学差异（Log-Rank 检验，$P = 0.405$）（见图2）。采用 COX 回归多因素分析生存的不良预后因素包括：男性、年龄 >60 岁、IPI 评分高、晚期、未联合利妥昔单抗，而与细胞起源、LDH 水平、缓解状态、原发部位、肝受侵、脾受侵、Bcl-2 阳性、HBsAg 及 HBeAg 状态无关。

此外，本研究对 HBsAg（+）组根据化疗期间是否出现肝功能损害进行亚组生存分析，OS、PFS 均无统计学差异（Log-

Rank 检验，$P = 0.480$ 和 $P = 0.131$）。对 HBsAg（+）组根据化疗后是否出现肝功能损害进行亚组生存分析，OS、PFS 均无统计学差异（Log-Rank 检验，$P = 0.238$ 和 $P = 0.928$）。

表 3　化疗结束后 12 个月内肝功能变化情况

时间（化疗结束后）	分级	HBsAg（-）& HBcAb（-）	HBsAg（-）& HBcAb（+）	HBsAg（+）	P 值（秩和检验）
1～3 个月	0	58（80.6%）	42（73.7%）	10（50.0%）	0.008
	1	12（16.7%）	14（24.6%）	5（25.0%）	
	2	2（2.8%）	0（0%）	1（5.0%）	
	3	0（0%）	1（1.8%）	4（20.0%）	
4～6 个月	0	27（81.8%）	26（89.7%）	6（66.7%）	0.233
	1	5（15.2%）	3（10.3%）	2（22.2%）	
	2	1（3.0%）	0（0%）	0（0%）	
	3	0（0%）	0（0%）	1（11.1%）	
7～9 个月	0	21（100%）	20（95.2%）	5（83.3%）	0.201
	1	0（0%）	1（4.8%）	（16.7%）	
10～12 个月	0	24（96.0%）	27（96.4%）	7（77.8%）	0.107
	1	1（4.0%）	1（3.6%）	1（11.1%）	
	2	0（0%）	0（0%）	1（11.1%）	

三、讨论

我国是 HBV 感染高发国家，2006 年全国乙型肝炎流行病学调查表明[1,8]，我国 15～59 岁一般人群 HBcAb 阳性率为 34.1%，HBsAg 携带率为 8.75%。本研究中 HBsAg（-）/HbcAb（+）DLBCL 患者为 38.0%，与多项回顾性分析中淋巴瘤患者中 HBV 既往感染发生率 20%~44% 的结果相似[9-11]，而 HBsAg 携带率为 12.3%，明显高于普通人群，结果亦与国内其他研究的报道相同[10,12]。

对 HBsAg（+）、HBsAg（-）/HBcAb（+）、HBsAg（-）/HbcAb（-）三组的临床特征，包括年龄、原发部位、临床分期、肝受侵、脾受侵进行比较，均无统计学差异。结果与 Lim 等[13] 的报道一致。而与 Feng Wang 等[12] 报道的 HBsAg（+）的 DLBCL 患者发病年龄更早、分期更晚不一致。三组患者的缓解情况、OS 与 PFS 均无统计学差异。生存的不良预后因素包括男性、年龄>60 岁、IPI 评分高、晚期、未联合利妥昔单抗；而 HBV 感染状态并不是重要的预后因素，研究结果与文献报道相符[12-14]。

文献报道在未行抗病毒预防性治疗时，HBsAg（+）病人乙型肝炎再激活率为 24%~53%[15-17]，而再激活就会导致肝细胞受损，临床表现为化疗中或化疗后的肝损害[18-24]，严重者可出现肝功能衰竭而死亡[25-28]。本研究探讨了 HBsAg（+）DLBCL 患者化疗时肝功能的耐受性，

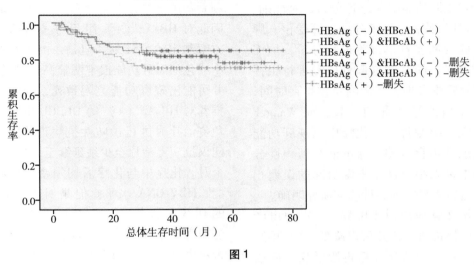

总体生存曲线分析

HBsAg（-）&HBcAb（-）
HBsAg（-）&HBcAb（+）
HBsAg（+）
HBsAg（-）&HBcAb（-）-删失
HBsAg（-）&HBcAb（+）-删失
HBsAg（+）-删失

累积生存率

总体生存时间（月）

图1

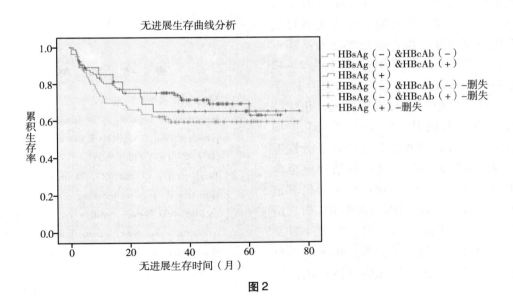

无进展生存曲线分析

HBsAg（-）&HBcAb（-）
HBsAg（-）&HBcAb（+）
HBsAg（+）
HBsAg（-）&HBcAb（-）-删失
HBsAg（-）&HBcAb（+）-删失
HBsAg（+）-删失

累积生存率

无进展生存时间（月）

图2

HBsAg（+）组在化疗期间肝功能损害发生率为62.1%，2度以上肝功能损害发生率为34.4%，明显高于其他两组，与文献报道的HBsAg（+）淋巴瘤化疗或免疫治疗致肝功能损害发生率49.4%~67%一致[12,16]。同时仅HBsAg（+）组出现4度肝损害，而2例出现4度肝损害的患者中1例因肝功能衰竭而死亡。因此，HBsAg

（+）的 DLBCL 患者化疗易出现 3～4 级肝功能损害。对 HBsAg（+）患者根据化疗时是否发生肝功能损害进行分组，对性别、年龄、LDH 水平、临床分期、肝受侵、脾受侵、联合利妥昔单抗等进行分析，均无统计学意义。同时对这部分患者进行生存分析，化疗中肝损害不影响总体生存时间，结果与李蔚冰等[14]报道一致；而 Wang F 等的研究结果则提示，化疗中出现肝功能损害的患者生存较差。这可能与回顾性分析、样本量太小及样本来源引起的误差相关，需进行大样本前瞻性临床研究明确。

大量文献报道对 HBsAg（+）的患者进行预防性抗病毒治疗可以降低 HBV 再激活，减少化疗中或化疗后再激活相关肝损害的发生[17,29-32]。Loomba 等[33]认为，拉米夫定的预防性治疗可以减少 HBV 再激活所致的肝炎达 79% 以上，并可减少 HBV 再激活相关死亡率。因此对这部分患者接受化疗或免疫治疗时推荐进行预防性抗病毒治疗，但是目前抗病毒治疗的疗程为 3～12 个月不等。本研究对三组化疗结束后 12 个月内的肝功能情况进行比较发现，化疗结束后 1～3 个月内 HBsAg（+）组肝功能损害仍明显高于其他两组，统计有显著性差异。因此本研究认为，抗病毒治疗应至少至化疗结束后 3 个月，化疗结束后仍需定期进行肝功能、HBV-DNA 的检测。而三组之间肝功能损害在 4～6 个月、7～9 个月及 10～12 个月均无统计学差异，由于样本量较小，是否需要更长的抗病毒治疗还需要进一步研究。

四、结论

综上所述，本研究提示 DLBCL 患者中 HBV 感染高于一般人群，与国内外已有的报道一致，提示 HBV 感染在 DLBCL 的发生、发展中起了一定的作用。HBsAg（-）/

HBcAb（-）、HBsAg（-）/HBcAb（+）、HBsAg（+）三组临床特征相似，采用联合利妥昔单抗的方案化疗提高全组患者生存，因此对 HBsAg（+）组仍可按目前的标准方案制定治疗计划。但是，由于其在化疗中或化疗后肝功能损害明显高于其他两组，并可能出现肝功能衰竭致死，因此本研究推荐对 HBsAg（+）的 DLBCL 患者化疗或免疫治疗时进行预防性抗病毒治疗，同时建议抗病毒治疗至少须延续至化疗结束后 3 个月，化疗中与化疗后均须密切监测肝功能、HBV-DNA 水平。但是对 HBsAg（+）的 DLBCL 患者在化疗中或化疗后发生肝功能损害的危险因素、肝功能损害的发生是否对生存具有影响以及预防性抗病毒治疗的最佳疗程等还须进行大样本前瞻性临床研究进一步明确。

（本文荣获第六届中国肿瘤内科大会暨第一届中国肿瘤医师大会优秀论文二等奖）

参 考 文 献

[1] Liang X, Bi S, Yang W, et al. Epidemiological serosurvey of hepatitis B in China-declining HBV prevalence due to hepatitis B vaccination. Vaccine, 2009, 27 (47)：6550-6557.

[2] Targhetta C, Cabras MG, Mamusa AM, et al. Hepatitis B virus-related liver disease in isolated anti-hepatitis B-core positive lymphoma patients receiving chemo-or chemo-immune therapy. Haematologica, 2008, 93 (6)：951-952.

[3] Wang F, Xu RH, Han B, et al. High incidence of hepatitis B virus infection in B-cell subtype non-Hodgkin lymphoma compared with other cancers. Cancer, 2007, 109 (7)：1360-1364.

[4] Marcucci F, Mele A, Spada E, et al. High prevalence of hepatitis B virus infection in B-cell non-Hodgkin's lymphoma. Haematologica, 2006, 91 (4)：554-557.

[5] Chen MH, Hsiao LT, Chiou TJ, et al. High prevalence of occult hepatitis B virus infection in patients with B cell non-Hodgkin's lymphoma. Ann Hematol, 2008, 87 (6): 475-480.

[6] Kuniyoshi M, Nakamuta M, Sakai H, et al. Prevalence of hepatitis B or C virus infections in patients with non-Hodgkin's lymphoma. J Gastroenterol Hepatol, 2001, 16 (2): 215-219.

[7] 秦鑫添, 吕跃, 陈晓勤, 等. HBV 感染与非霍奇金淋巴瘤的关系. 癌症, 2007, 26 (3): 294-297.

[8] Liang X, Bi S, Yang W, et al. Evaluation of the impact of hepatitis B vaccination among children born during 1992 ~ 2005 in China. J Infect Dis, 2009, 200 (1): 39-47.

[9] Koo YX, Tan DS, Tan IB, et al. Hepatitis B virus reactivation and role of antiviral prophylaxis in lymphoma patients with past hepatitis B virus infection who are receiving chemoimmunotherapy. Cancer, 2010, 116 (1): 115-121.

[10] Ji D, Cao J, Hong X, et al. Low incidence of hepatitis B virus reactivation during chemotherapy among diffuse large B-cell lymphoma patients who are HBsAg-negative/HBcAb-positive: a multicenter retrospective study. Eur J Haematol, 2010, 85 (3): 243-250.

[11] Fukushima N, Mizuta T, Tanaka M, et al. Retrospective and prospective studies of hepatitis B virus reactivation in malignant lymphoma with occult HBV carrier. Ann Oncol, 2009, 20 (12): 2013-2017.

[12] Wang F, Xu RH, Luo HY, et al. Clinical and prognostic analysis of hepatitis B virus infection in diffuse large B-cell lymphoma. BMC Cancer, 2008, 8: 115.

[13] Lim ST, Fei G, Quek R, et al. The relationship of hepatitis B virus infection and non-Hodgkin's lymphoma and its impact on clinical characteristics and prognosis. Eur J Haemetol, 2007, 79 (2): 132-137.

[14] 李蔚冰, 林英城, 林雯, 等. 弥漫大 B 细胞淋巴瘤携带乙型肝炎病毒患者的临床特点. 临床肿瘤学杂志, 2010, 15 (11): 986-990.

[15] Lau GK, Yiu HH, Fong DY, et al. Early is superior to deferred preemptive lamivudine therapy for hepatitis B patients undergoing chemotherapy. Gastroenterology, 2003, 125 (6): 1742-1749.

[16] Lok AS, Liang RH, Chiu EK, et al. Reactivation of hepatitis B virus replication in patients receiving cytotoxic therapy. Report of a prospective study. Gastroenterology, 1991, 100 (1): 182-188.

[17] Yeo W, Chan PK, Ho WM, et al. Lamivudine for the prevention of hepatitis B virus reactivation in hepatitis B s-antigen seropositive cancer patients undergoing cytotoxic chemotherapy. J Clin Oncol, 2004, 22 (5): 927-934.

[18] Lalazar G, Rund D, Shouval D. Screening, prevention and treatment of viral hepatitis B reactivation in patients with haematological malignancies. Br J Haematol, 2007, 136 (5): 699-712.

[19] Lau GK, Lee CK, Liang R. Hepatitis B virus infection and bone marrow transplantation. Crit Rev Oncol Hematol, 1999, 31 (1): 71-76.

[20] Liang R, Lau GK, Kwong YL. Chemotherapy and bone marrow transplantation for cancer patients who are also chronic hepatitis B carriers: a review of the problem. J Clin Oncol, 1999, 17 (1): 394-398.

[21] Perceau G, Diris N, Estines O, et al. Late lethal hepatitis B virus reactivation after rituximab treatment of low-grade cutaneous B-cell lymphoma. Br J Dermatol, 2006, 155 (5): 1053-1056.

[22] Xunrong L, Yan AW, Liang R, et al. Hepatitis B virus (HBV) reactivation after cytotoxic or immunosuppressive therapy-pathogenesis and management. Rev Med Virol, 2001, 11 (5): 287-299.

［23］ Yeo W, Johnson PJ. Diagnosis, prevention and management of hepatitis B virus reactivation during anticancer therapy. Hepatology, 2006, 43（2）：209-220.

［24］ 李宇红，何义富，王凤华，等.116 例携带乙肝病毒的淋巴瘤患者化疗后发生肝功能损害的临床分析. 癌症, 2005, 24（12）：1507-1509.

［25］ Wasmuth JC, Fischer HP, Sauerbruch T, et al. Fatal acute liver failure due to reactivation of hepatitis B following treatment with fludarabine/cyclophosphamide/rituximab for low grade non-Hodgkin's lymphoma. Eur J Med Res, 2008, 13（10）：483-486.

［26］ Sekine R, Taketazu F, Kuroki M, et al. Fatal hepatic failure caused by chemotherapy-induced reactivation of hepatitis B virus in a patient with hematologic malignancy. Int J Hematol, 2000, 71（3）：256-258.

［27］ Pei SN, Chen CH, Lee CM, et al. Reactivation of hepatitis B virus following rituximab-based regimens：a serious complication in both HBsAg-positive and HBsAg-negative patients. Ann Hematol, 2010, 89（3）：255-262.

［28］ Hammond A, Ramersdorfer C, Palitzsch KD, et al. Fatal liver failure after corticosteroid treatment of a hepatitis B virus carrier. Dtsch Med Wochenschr, 1999, 124（22）：687-690.

［29］ Jang JW, Choi JY, Bae SH, et al. A randomized controlled study of preemptive lamivudine in patients receiving transarterial chemo-lipiodolization. Hepatology, 2006, 43（2）：233-240.

［30］ Hsu C, Hsiung CA, Su IJ, et al. A revisit of prophylactic lamivudine for chemotherapy-associated hepatitis B reactivation in non-Hodgkin's lymphoma：a randomized trial. Hepatology, 2008, 47（3）：844-853.

［31］ Yeo W, Hui EP, Chan AT, et al. Prevention of hepatitis B virus reactivation in patients with nasopharyngeal carcinoma with lamivudine. Am J Clin Oncol, 2005, 28（4）：379-384.

［32］ 贾杰，林锋. 拉米夫定预防化疗诱发乙型肝炎病毒再活动的初步研究. 中华肝脏病杂志, 2004, 12（10）：628-629.

［33］ Loomba R, Rowley A, Wesley R, et al. Systematic review：the effect of preventive lamivudine on hepatitis B reactivation during chemotherapy. Ann Intern Med, 2008, 148（7）：519-528.

含胸腺肽增强免疫的自体 CIK 细胞输注联合小剂量 IL-2 方案治疗老年人 B 细胞性慢性淋巴细胞白血病的临床研究

杨 波[1]　卢学春[1]*　朱宏丽[1]*　蔡力力[2]　冉海红[1]　杨 洋[1]

张文英[1]　王 瑶[3]　韩为东[3]　范 辉[1]　李素霞[1]　姚善谦[1]

解放军总医院　北京 100853

1. 老年血液科, 2. 南楼临检科, 3. 基础所免疫室

【摘要】　目的：评价含胸腺肽免疫增强的自体细胞因子诱导的杀伤细胞（CIK）输注联合小剂量白介素-2（IL-2）方案治疗老年人 B 细胞性慢性淋巴细胞白血病的安全性及疗效。方法：以胸腺肽 α1 作为免疫增强方案，14 天为一周期。采集 5 例 B 细胞性慢性淋巴细胞白血病老年患者外周血单个核细胞，每周采集 1 次，分别在应用胸腺肽 α1 前和应用 1 个周期后各采集 3 次，在体外经干扰素-γ（IFN-γ）、IL-2 及抗 CD3 单克隆抗体诱导成 CIK 细胞，观察对比应用胸腺肽 α1 前后 CIK 细胞在扩增数量、效应细胞扩增倍数、淋巴细胞亚群比例及体外杀瘤活性的变化。5 例患者在接受胸腺肽 α1 治疗后开始进行自体 CIK 细胞联合小剂量 IL-2 方案免疫治疗，动态观察 CIK 细胞治疗前后细胞免疫功能、肿瘤相关生物学指标、疾病缓解情况及感染频次、程度的变化。结果：胸腺肽 α1 免疫增强治疗后体外诱导 CIK 细胞在扩增数量、效应细胞扩增倍数、比例及体外杀瘤活性四个方面均明显高于胸腺肽 α1 治疗前（$P<0.05$）。5 例患者共接受 46 个疗程的 CIK 细胞联合 IL-2 治疗，未观察到任何不良反应。治疗后 5 例患者一般情况得到不同程度改善，CD3[+]、CD3[+]CD8[+]、CD3[+]CD56[+] 细胞比例明显升高（$P<0.05$），血清 β2 微球蛋白水平显著下降（$P<0.05$），感染频次和程度亦减少、减轻（$P<0.05$）；3 例由部分缓解（PR）达到完全缓解（CR），1 例由疾病稳定（SD）达到 PR，1 例由疾病进展（PD）达到 SD。结论：含胸腺肽免疫增强的自体 CIK 细胞联合小剂量 IL-2 方案治疗老年人 B 细胞性慢性淋巴细胞白血病，在本研究中显示安全有效，有必要继续开展更大规模的临床研究，以探讨 CIK 细胞联合免疫治疗方

基金项目：国家自然科学基金（81273597，30772597，30873086，81172986）；解放军总医院科技创新苗圃基金（11KMM24）；解放军总医院"百病妙诀"培育项目；中央保健研究基金（B2009B115）；科技部新药创制重大专项（2008ZXJ09001-019）

* 通讯作者：卢学春，博士，主任医师，主要从事骨髓衰竭病及细胞免疫治疗的基础及临床研究；朱宏丽，女，博士，主任医师，作为并列通讯作者。

通信地址：北京市复兴路 28 号 解放军总医院南楼血液科，邮编：100853

联系电话：13701203446（杨波）；18618373913（卢学春）；办公电话：010-66876237

E-mail：yangsongru312@163.com；luxuechun@126.com

案与化疗、靶向治疗相结合的临床治疗模式、临床治疗时机及适应证、优化 CIK 细胞联合免疫治疗方案和建立疗效评估体系。

【关键词】 细胞因子诱导的杀伤细胞；胸腺肽；白介素-2；慢性淋巴细胞白血病，B 细胞性；老年人；疗效

　　B 细胞性慢性淋巴细胞白血病（B cell chronic lymphatic leukemia，B-CLL）是一种形态上成熟的小淋巴细胞恶性克隆性疾病，呈惰性临床过程，但不易治愈[1,2]。近年来，B-CLL 发病呈上升趋势，主要见于老年人，发病中位年龄为 72 岁[3-5]。在老年 B-CLL 患者（尤其 70 岁以上），由于衰老所致生理及免疫功能的退化，常合并多种慢性基础疾病，加之 B-CLL 进展抑制骨髓造血及免疫功能，使得患者对化疗耐受性差，从而限制了细胞毒药物的应用，成为阻碍 70 岁以上高龄 CLL 患者疗效提高的瓶颈。鉴于 70 岁以上老年进展期 B-CLL 治疗的主要目标是延缓疾病进展、减轻症状、改善生活质量和延长生存期[6]，为此，探寻化疗以外安全性好、疗效可靠的生物治疗方法对于改善老年 CLL 患者的预后具有重要意义。细胞因子诱导的杀伤细胞（cytokine induced killer cell，CIK）是目前抗肿瘤过继细胞免疫治疗最有效的方案[7]，它是外周血单个核细胞体外经过多种细胞因子（rhIFN-γ、rhIL-2 和 anti-CD3 McAb 等）共同诱导而获得的一群异质细胞，同时表达 CD3 和 CD56 两种膜蛋白分子，故也被称为 NK 细胞样 T 淋巴细胞，同时具有 T 淋巴细胞强大的抗瘤活性和 NK 细胞非 MHC 限制性杀瘤特点。解放军总医院老年血液科自 2008 年 8 月 ~ 2011 年 8 月，首先对比观察了 5 例老年 B-CLL 患者应用胸腺肽 α1 前后 CIK 细胞在扩增数量、效应细胞扩增倍数、淋巴细胞亚群比例及体外杀瘤活性的变化；然后，继续在胸腺肽 α1 免疫增强治疗下，进一步对这些患者进行了连续

8 ~ 10 个疗程的自体 CIK 细胞联合小剂量 IL-2 的治疗，取得可靠疗效，报告如下。

一、资料与方法

（一）临床资料

　　解放军总医院老年血液科于 2008 年 8 月 ~ 2011 年 8 月期间收治的 5 例老年 B-CLL 患者。B-CLL 诊断标准参照 2001 年新的 WHO 造血淋巴组织肿瘤分类方法[8]，分期采用 Rai 临床分期法，疗效评价依据美国 NCI 的 CLL 工作组标准[8,9]。本组 5 例男性患者，年龄 78 ~ 90 岁，平均 83.6 岁，中位 83 岁。1 例为 Ⅱ 期，4 例为 Ⅲ 期，所有患者自体 CIK 细胞治疗前均接受过多疗程的化疗，疾病达部分缓解（PR）、疾病稳定（SD）和疾病进展（PD）。病例相关资料见表 1。

（二）主要仪器和试剂

　　所有试剂均为临床治疗级产品。无血清培养基；rhIFN-γ（20μg）；rhIL-2（10μg）；anti-CD3 McAb（1.5ml）；胸腺肽 α1（1.6mg/支）；检测 T 细胞亚群和 B 细胞的各种抗体，包括抗 CD3、CD4、CD5、CD8、CD56、CD19、CD20、FMC7、CD23、CD38、CD22、CD10、CD25、CD103、CD11c、sIgM、Lambda 轻链和 Kappa 轻链的单抗；流式细胞分析仪。用 Cellfit 软件进行数据处理。

（三）CIK 细胞的制备

　　本研究经解放军总医院伦理委员会批准，患者均签署知情同意书。参加 CIK 细胞培养、质量控制的技术人员均经过 GMP 培训和健康查体合格，符合 GMP 上岗要求。

Table 1 Clinicopathological features of 5 elderly patients with B-CLL

Case	Age (years)	Initial stage	Complications	Previous treatment	Disease state before CIK cells treatment	Courses of CIK cells treatment	Disease state after CIK cells treatment	Survival time (month)
1	82	ⅡB	hypertension, COPD, chronic hepatitis B	RF×2	PR	10	CR	24
2	78	ⅢA	hypertension, CHD, PAF	chlorambucil×1 RF×2	PR	8	CR	16
3	85	ⅢA	hypertension, alveolar cell carcinoma of right lung, CKD	R-FP×2	PR	10	CR	22
4	90	ⅢB	hypertension, diabetes mellitus Ⅱ, CHD	R-FP×3	SD	8	PR	14
5	83	ⅢB	hypertension, diabetes mellitus Ⅱ, CHD, CKD	R-FP×2 cladribine ×1	PD	10	SD	26

COPD: chronic obstructive pulmonary disease；CHD: coronary heart disease；PAF: Paroxysmal atrial fibrillation；CKD: chronic kidney disease；RF: rituximab plus fludarabine；R-FP: rituximab, fludarabine and prednisone；PR: partial remission；CR: complete remission；SD: steady disease；PD: progressional disease.

晨起空腹采集患者外周静脉血 54ml，分离单个核细胞（peripheral blood mononuclear cells，PBMC），在符合本院基础所免疫室 GMP 的实验条件下，用无血清培养基调整细胞浓度，在每毫升细胞悬液中加入 rhIFN-γ 2000U，置于透气性培养袋中 37℃、5% CO_2 悬浮培养，次日加 rhIL-2 1000U/ml、anti-CD3 McAb 50ng/ml，培养 4、7、10、13 天进行细胞表型分析，调整细胞浓度，补充 rhIL-2。

回输 CIK 细胞表型符合如下标准：$CD3^+$ 细胞比例 > 70%，$CD8^+$ 细胞比例 > 40%，$CD3^+CD56^+$ 细胞比例不低于 10%。回输前同时进行 B-CLL 相关分子标志的检测。采用台盼蓝染色法检测细胞活力并计数细胞数量。于培养第 14 天通过静脉将 CIK 细胞回输给患者。

（四）CIK 细胞体外杀瘤活性检测

以 B 细胞淋巴瘤细胞系 Raji（购自中国医学科学院肿瘤细胞库）为靶细胞，采用乳酸脱氢酶（LDH）释放细胞毒检测法检测 CIK 细胞对 Raji 的溶瘤活性。实验步骤参照 CytoTox96 非放射性细胞毒检测试剂盒。以患者外周血淋巴细胞（peripheral blood lymphocytes，PBL）作为对照，在效应细胞与靶细胞比为 1:1、10:1 和 40:1，共培养 4h 后，利用酶标仪检测 490nm 的吸光度值代表 LDH 释放水平。LDH 释放代表 CIK 细胞的细胞毒活性，以百分比表示，依据如下公式计算：

细胞毒活性百分比（%）=［（实验组 LDH 释放—效应细胞和靶细胞自发 LDH 释放）/（靶细胞最大 LDH 释放—靶细胞自发 LDH 释放）］×100%

（五）胸腺肽免疫增强方案

采用胸腺肽 α1 作为免疫增强药物，用法为 1.6mg/d，皮下注射，14 天为一周期。采集 5 例 B-CLL 患者 PBMC，每周采集 1 次，分别在应用胸腺肽 α1 前和应用 1 个周期后各采集 3 次，按上述 CIK 细胞制备方法培养，观察对比应用胸腺肽 α1 前、后 CIK 细胞在扩增数量、效应细胞扩增倍数、淋巴细胞亚群比例及体外杀瘤活性的变化。

（六）含胸腺肽免疫增强的自体 CIK 细胞联合小剂量 IL-2 方案

采集 PBMC 之前 1 周开始给予胸腺肽 α1 1.6mg/d，皮下注射，连续 1 周；采集 PBMC 后胸腺肽 α1 改为 1.6mg，3/周。

CIK 细胞联合 rhIL-2 方案的定义：每次回输 CIK 细胞数量在 $(2\sim3)\times10^9$ 个，每疗程连续回输 2 次，回输后应用 rhIL-2（1mU/0.9ml/瓶）1mU/d，皮下注射，连续 10 天，此即为一个疗程。在距上一疗程回输 2 周后进行下一疗程的采血、制备 CIK 细胞。

（七）主要观察指标

（1）一般情况：CIK 细胞治疗前后观察患者症状变化及主观感受，并仔细查体。

（2）肿瘤相关生物学指标：CIK 治疗期间，每 2 周复查一次 β2 微球蛋白水平，动态观察变化。

（3）血常规及肝、肾功能：CIK 细胞治疗期间，每 2 周定期复查血常规及肝、肾功能，观察血细胞及肝、肾功能变化。

（4）骨髓象：根据一般情况及血常规变化，至少每半年复查一次骨髓象。

（5）细胞免疫反应：CIK 细胞治疗前后均复查外周血 T 淋巴细胞亚群变化，观察细胞免疫反应。

（6）影像学指标：CIK 治疗期间，每 3 个月复查一次腹部和浅表淋巴结超声，每半年复查一次胸腹 CT 和/或 MRI，每年复查一次全身 PET/CT，以评估疾病状态。

（7）生存期：观察 CIK 细胞治疗后患者生存情况。

（八）统计学处理

应用 SPSS12.0 软件进行统计分析，计量资料以 $\bar{x}\pm SD$ 表示，两组均数比较采用 t 检验，以 $P<0.05$ 为差异有显著性。

二、结果

（一）CIK 细胞培养过程中的质量控制

每例患者的 CIK 细胞培养过程中均进行多次的细菌、真菌和支原体检测，由本院微生物科和本实验室同时进行检测，结果均为阴性者报告为阴性。所有样本检测结果均为阴性，确保细胞培养及细胞回输的安全。

（二）胸腺肽 α1 免疫增强治疗前后 CIK 细胞的生物学活性变化

5 例患者在胸腺肽 α1 治疗前后分别各做 3 次 CIK 细胞的培养，共 30 次，均获成功。结果表明，外周血淋巴细胞扩增培养平均时间为 $13.5\pm1.5d$，细胞存活率为 $96.72\%\pm2.36\%$；培养后 $CD3^+$、$CD8^+$、$CD3^+CD8^+$ 及 $CD3^+CD56^+T$ 细胞比例均显著升高，而 $CD3^+CD4^+T$ 细胞比例无显著变化；胸腺肽 α1 治疗后，CIK 细胞在扩增数量、扩增倍数、效应淋巴细胞亚群比例及体外活性杀瘤活性四个方面，均明显高于治疗前（表 2、3；图 1、2）。通过对培养成熟的 CIK 细胞进行流式细胞仪检测，未见表型异常的 B-CLL 细胞。

（三）CIK 细胞回输后的毒副反应

在 CIK 细胞回输过程中及回输之后，5 例患者生命体征、血常规指标及肝、肾功能均无变化。1 例患者在最初应用 rhIL-2 治疗期间出现轻微乏力、低热，给予对症处理后很快消失。

（四）CIK 细胞治疗后患者一般情况及疾病总体反应率

所有患者在 CIK 细胞治疗 2 个疗程后一般情况改善明显，主要表现为乏力减轻、精神状态改善及食欲增强。在完成 CIK 细胞治疗后，3 例患者由治疗前的 PR 转为

CR，1 例患者（病例 4）由治疗前的 SD 转　　转为 SD（表 1）。

为 PR，1 例患者（病例 5）由治疗前的 PD

Table 2　Cell counts and amplification fold before and after culture in different groups （$n=15$，$\bar{x}\pm SD$）

	Cell counts before culture （$\times 10^9$）	Cell counts after culture （$\times 10^9$）	Amplification fold
No thymopentin group	0. 298±0. 70	2. 05±0. 62 *	6. 88
Thymopentin-containing group	0. 327±0. 79	6. 41±1. 57 *,†	19. 60†

* $P < 0.01$，comparison between pre-culture and post-culture；† $P < 0.05$，comparison between no thymopentin and thymopentin-containing groups.

Table 3　Changes of lymphocytic subgroups before and after culture in different groups （$n=15$，$\bar{x}\pm SD$,%）

	No thymopentin group					Thymopentin-containing group				
	CD3+	CD3+CD4+	CD8+	CD3+CD8+	CD3+CD56+	CD3+	CD3+CD4+	CD8+	CD3+CD8+	CD3+CD56+
Pre-culture	30. 0±6. 95	16. 85±4. 36	25. 42±8. 28	25. 80±7. 92	2. 89±2. 20	34. 34±5. 46	16. 66±4. 18	35. 67±5. 78	31. 79±5. 37	3. 62±1. 81
Post-culture	92. 39±5. 67 *	18. 54±5. 94	75. 14±10. 46 *	70. 59±12. 52 *	11. 08±4. 92 *	96. 73±2. 11 *†	16. 20±3. 92	83. 52±5. 59 *†	74. 95±8. 68 *†	17. 92±5. 66 *†

* $P<0.01$，comparison between pre-culture and post-culture；† $P<0.05$，comparison between no thymopentin and thymopentin-containing groups.

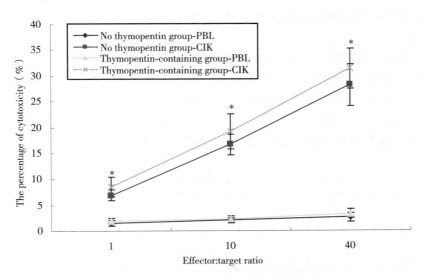

Figure 1　Cytotoxicity of expanded CIK cells

The cytotoxicity of CIK cells against B-cell lymphoma cell line Raji after thymopentin treatment was more significantly elevated than before thymopentin （* $P<0.05$）

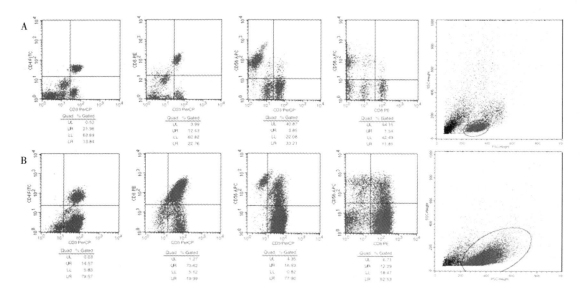

Figure 2 Typical changes of lymphocyte subgroups detected using flow cytometry in a patient with B-CLL before and after CIK cells culture

A: phenotypic analysis of PBL. CD3+, CD3+CD8+, CD3+CD56+, and CD8+ cells accounted for 35.8%, 12.43%, 3.85%, and 13.35%, respectively. B: phenotypic analysis of CIK cells. CD3+, CD3+CD8+, CD3+CD56+, and CD8+ cells accounted for 94.14%, 73.62%, 16.93%, and 74.82%, respectively.

（五）CIK 细胞回输前后患者体内淋巴细胞亚群变化

于每次 CIK 细胞回输后的 8～10 天复查外周血淋巴细胞亚群变化，结果表明，CD3+、CD3+CD8+ 及 CD3+CD56+ 细胞的比例均较回输前显著升高（表4）。

（六）CIK 细胞治疗患者感染发生的影响

自 2008 年 8 月~2011 年 8 月，对本组 5 例患者进行随访，记录患者 CIK 细胞输注前和接受 CIK 细胞治疗后体温>38℃的感染次数以及天数，结果表明，CIK 细胞治疗后患者感染次数以及发热持续时间明显减少（表5）。

Table 4 Changes of lymphocytic subgroups before and after CIK cells transfusion （ $n=46$, $\bar{x}\pm SD$ ）

	CD3+	CD3+CD8+	CD3+CD56+
Before transfusion	32.35±8.43	30.21±7.33	3.26±2.02
After transfusion	45.24±8.61*	40.26±5.47*	8.42±3.84*

* $P<0.05$, compared with pre-transfusion

Table 5　Effect of CIK cells treatment on infection during follow-up

Case	Follow-up time before CIK cells infusion（month）	Frequency of infection before CIK cells infusion	Duration for temperature above 38℃ before CIK cells infusion（day）	Follow-up time after CIK cells infusion（month）	Frequency of infection during CIK cells infusion	Duration of infection during CIK cells infusion（day）
1	6	3	4	22	1	1
2	6	1	3	26	1	0
3	6	1	2	12	0	1
4	6	5	5	8	1	2
5	6	4	6	6	2	1
Sum		13	20		5 *	5 *

* $P<0.05$, compared with pre-transfusion

（七）CLL 相关生物学指标的变化

CIK 细胞治疗前后复查 β2 微球蛋白水平，结果表明，CIK 细胞输注后，病例 1、2、3 和 4 的 β2 微球蛋白（正常值 0 ~ 0.18mg/dl）较回输前显著下降（图 3），病例 5 无显著变化。

（八）生存期

5 例患者在接受含胸腺肽免疫增强的自体 CIK 细胞联合小剂量 IL-2 方案治疗后，随访至 2011 年 8 月，所有患者均存活，生存时间为 14 ~ 26 个月，平均 20.4 个月，中位 22 个月（表 1）。

三、讨论

肿瘤流行病学研究表明，与年龄相关的血液恶性肿瘤中，60 岁以上老年人是 CLL 的主要累及对象[3,4]。CLL 是一种异质性很强的疾病，临床分期晚、CLL 向幼淋或高度恶性淋巴瘤转化、骨髓弥漫受累、倍增时间缩短（<12 个月）及 17p 染色体

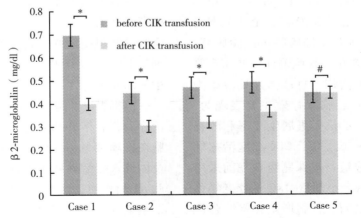

Figure 3　Change of β2 microglobulin level before and after CIK cell transfusion.

* $P<0.05$, #$P>0.05$, compared with pre-transfusion.

缺失是主要的不良预后因素[2,9,10]。近年来，随着嘌呤类化疗药物（如氟达拉滨）和靶向单克隆抗体类药物（如抗人 CD20 单抗、抗人 CD52 单抗）的广泛应用，CLL 的治疗较以往已经取得很大进步。以氟达拉滨、环磷酰胺联合利妥昔单抗（FCR）为代表的免疫化疗方案已显著提高了 CLL 患者的 CR 率和总反应（OR）率，并延长了无进展生存期，但总生存期并无改善[11-13]。值得提出的是，老年人往往在 CLL 诊断早期对化疗可耐受、疗效佳，但随着病情进展，常合并感染及多脏器功能不全，导致无法耐受化疗，至晚期时多数患者很快死亡。因此，对于老年进展期 CLL，探索化疗以外的特殊治疗（如生物治疗、免疫治疗和靶向治疗）和支持治疗对于提高患者生活质量、延长生存期具有重要意义。

近年来，CIK 细胞已逐渐成为过继细胞免疫治疗的研究热点，它具有取材方便、扩增效率高、杀瘤活性强、抗瘤谱广和毒性小的优点[14-17]，且已在体外实验、人类癌症动物模型及临床试验三个水平得到验证[18]。据国际 CIK 细胞治疗登记库（International registry on CIK cells，IRCC）的不完全统计，截至 2010 年，全球范围内共约开展了 11 项 CIK 细胞临床试验研究，其中 10 项为自体 CIK 细胞输注，共 426 例肿瘤患者接受了治疗，总体治疗反应率为 23.7%（91/384），临床疗效主要表现为：预防肿瘤复发、延长无进展生存率和改善生存质量[7]。目前，关于 CIK 细胞治疗老年 CLL 尚未见报道。本课题组在先前采用自体 CIK 细胞联合小剂量 IL-2 治疗老年弥漫大 B 细胞淋巴瘤、骨髓增生异常综合征等血液肿瘤的基础上[19-25]，针对老年 CLL 患者免疫功能低下的病理生理特点，进一步开展了含胸腺肽免疫增强的自体 CIK 细胞联合小剂量 IL-2 方案治疗老年 B-CLL 的临床研究，以评价其安全性及临床疗效。

本研究纳入 5 例老年 B-CLL 患者，中位年龄达 83 岁，1 例为 II 期，4 例为 III 期，均合并 3 种以上慢性基础病，以高血压、冠心病最常见。这些患者先前均接受 2 ~ 3 个疗程以利妥昔单抗联合氟达拉滨为主的免疫化疗，3 例达 PR，1 例 SD，1 例 PD。考虑到患者基础病多和多疗程化疗后预期发生严重骨髓抑制和重要脏器功能不全的风险，本研究对这 5 例老年 B-CLL 患者试验性采用胸腺肽 α1 免疫增强基础上进行自体 CIK 细胞联合小剂量 IL-2 方案治疗，系统观察治疗后患者细胞免疫功能、肿瘤相关生物学指标、疾病缓解情况及感染频次、程度的变化。结果表明，5 例患者共接受 46 个疗程的 CIK 细胞联合 IL-2 治疗，未观察到明显不良反应；治疗后 5 例患者一般情况均得到不同程度改善；$CD3^+$、$CD3^+CD8^+$、$CD3^+CD56^+$ 细胞比例明显升高，血清 β2 微球蛋白水平显著下降，感染频次和程度亦减少、减轻；最终，3 例由 PR 转为 CR，1 例由 SD 转为 PR，1 例由 PD 转为 SD；随访至 2011 年 8 月，CIK 细胞治疗后，患者平均生存时间为 20.4 个月，中位生存时间为 22 个月。上述治疗反应说明，含胸腺肽免疫增强的自体 CIK 细胞联合小剂量 IL-2 方案治疗老年 B-CLL，在本研究中显示安全有效。

值得提出的是，在胸腺肽 α1 免疫增强治疗后，老年 B-CLL 患者体外诱导 CIK 细胞在扩增数量、效应细胞扩增倍数、比例及体外杀瘤活性四个方面均明显高于胸腺肽 α1 治疗前，这不仅说明细胞免疫功能低下是老年 B-CLL 患者的病理生理学特征，也证实以胸腺肽为基础的免疫增强治疗有助于 CIK 细胞疗效的发挥。目前已知，IL-2 在体外实验中其本身并不具有杀瘤作用，但在体内外条件下可增强免疫效应细胞（细胞毒 T 细胞、NK 细胞及 LAK 细胞）的杀瘤活性并延长它们存活时间[26]。IL-2 已广泛用于肿瘤的治疗，是最常用的生物治疗药物。在抗肿瘤作用机制方面，IL-2 除了通过增强免疫效应细胞的杀瘤活性外，还具有抑制肿瘤患者体内 CD4$^+$CD25$^+$调节性 T 淋巴细胞产生的作用，而后者是主要的抑制抗肿瘤免疫反应的细胞[27]。基于 IL-2 的上述抗肿瘤作用，CIK 细胞输注后，应用小剂量 IL-2 的主要目的是增强和维持回输至体内的免疫效应细胞活性，抑制 CD4$^+$CD25$^+$调节性 T 淋巴细胞产生，同时又不会引起明显的副反应，这在以往文献中已有类似报道[28-30]。

综上所述，这种基于胸腺肽增强免疫的自体 CIK 细胞输注联合小剂量 IL-2 方案，将为 B-CLL 提供一种新的生物治疗方法。本研究仅对其进行了初步的探索，有必要继续扩大病例数，对该疗法的安全性和疗效进行进一步的评估。

（本文荣获第六届中国肿瘤内科大会暨第一届中国肿瘤医师大会优秀论文三等奖）

参 考 文 献

[1] Cheson BD, Bennett JM, Grever M, et al. National Cancer Institute-sponsored Working Group guidelines for chronic lymphocytic leukemia: Revised guidelines for diagnosis and treatment. Blood, 1996, 87 (12): 4990-4997.

[2] Byrd JC, Stilgenbauer S, Flinn IW. Chronic lymphocytic leukemia. Hematology Am Soc Hematol Educ Program. 2004: 163-183.

[3] Ferlay J, Bray F, Pisani P, et al. GLOBOCAN2002: Cancer Incidence, Mortality and Prevalence Worldwide IARC Cancer Base No. 5 Version 2.0. France: Lyon, IARC Press, 2004.

[4] Horner M J, Ries LAG, Krapcho M, et al. SEER Cancer Statistics Review, 1975 ~ 2006, National Cancer Institute. Bethesda, MD, http://seer. cancer. gov/csr/1975 _ 2006/, based on November 2008 SEER data submission, posted to the SEER web site, 2009.

[5] Rozman C, Montserrat E. Chronic lymphocytic leukemia. N Engl J Med, 1995; 333 (16): 1052-1057.

[6] Moddocks KJ, Lin TS. Update in the management of chronic lymphocytic leukemia. J Hematol Oncol, 2009, 2: 29.

[7] Hontscha C, Borck Y, Zhou H, et al. Clinical trials on CIK cells: first report of the international registry on CIK cells (IRCC). J Cancer Res Clin Oncol, 2011, 137 (2): 305-310.

[8] Harris NL, Jaffe ES, Diebold J, et al. World Health Organization classification of neoplastic diseases of the hematopoietic and lymphoid tissues: report of the Clinical Advisory Committee meeting-Airlie House, Virginia, November 1997. J Clin Oncol, 1999, 17 (12): 3835-3849.

[9] CLL Trialist's Collaborative Group. Chemotherapeutic options in chronic lymphocytic leukemia: a meta-analysis of the randomized trials. J Natl Cancer Inst, 1999, 91 (10): 861-868.

[10] Hallek M, Cheson BD, Catovsky D, et al. Guidelines for the diagnosis and treatment of chronic lymphocytic leukemia: A report from the International Workshop on Chronic Lymphocytic Leukemia updating the National Cancer Institute-Working Group 1996 guidelines. Blood, 2008, 111 (12): 5446-5456.

[11] Tam CS, O'Brien S, Wierda W, et al. Long-term results of the fludarabine, cyclophosphamide, and rituximab regimen as initial therapy of chronic lymphocytic leukemia. Blood, 2008, 112 (4): 975-980.

[12] Moddocks KJ, Lin TS. Update in the management of chronic lymphocytic leukemia. J Hematol Oncol, 2009, 20: 2: 29.

[13] Byrd JC, Rai K, Peterson BL, et al. Addition of rituximab to fludarabine may prolong progression-

free survival and overall survival in patients with previously untreated chronic lymphocytic leukemia: an updated retrospective comparative analysis of CALGB 9712 and CALGB 9011. Blood, 2005, 105 (1): 49–53.

[14] Schmidt-Wolf IG, Negrin RS, Kiem HP, et al. Use of a SCID mouse/human lymphoa model to evaluate cytokine-induced killer cells with potent antitumor cell activity. J Exp Med, 1991, 174 (1): 139–149.

[15] Schmidt-Wolf IG, Lefterova P, Johnston V, et al. Propagation of T cells with NK cell marker. Br J Haematol, 1994, 87 (3): 453–458.

[16] Schmidt-Wolf GD, Negrin RS, Schmidt-Wolf IG. Activated T cells and cytokine-induced CD3$^+$CD56$^+$ killer cells. Ann Hematol, 1997, 74 (2): 51–56.

[17] Pievani A, Borleri G, Pende D, et al. Dual-functional capability of CD3$^+$CD56$^+$ CIK cells, a T-cell subset that acquires NK function and retains TCR-mediated specific cytotoxicity. Blood, 2011, 118 (12): 3301–3310.

[18] Thanendrarajan S, Nowak M, Abken H, et al. Combining cytokine-induced killer cells with vaccination in cancer immunotherapy: more than one plus one? Leuk Res, 2011, 35 (9): 1136–1142.

[19] Lu XC, Yang B, Yu RL, et al. Clinical study of autologous cytokine-induced killer cells for the treatment of elderly patients with diffuse large B-cell lymphoma. Cell Biochem Biophys, 2012, 62 (1): 257–265.

[20] 杨波, 卢学春, 朱宏丽, 等. 自体 CIK 细胞联合 IL-2 治疗老年人 B 细胞性恶性淋巴瘤的临床研究. 中国实验血液学杂志, 2010, 18 (5): 1244–1249.

[21] 刘洋, 包尔宁, 杨波, 等. 自体 CIK 细胞输注治疗老年骨髓增生异常综合征的临床研究. 中国实验血液学杂志, 2011, 19 (3): 787–792.

[22] 蔡力力, 杨波, 卢学春, 等. 免疫功能检测对评估细胞因子诱导的自体杀伤细胞治疗老年血液肿瘤疗效的研究. 中国实验血液学杂志, 2010, 18 (5): 1250–1255.

[23] 卢学春, 杨波, 朱宏丽, 等. 自体细胞因子诱导的杀伤细胞联合 IL-2 治疗老年人血液系统恶性肿瘤的临床经验探讨. 解放军医学杂志, 2010, 35 (10): 1270–1272.

[24] 杨洋, 杨波, 脱帅, 等. 含胸腺肽免疫增强的自体 CIK 细胞联合 IL-2 方案治疗高龄弥漫大 B 细胞淋巴瘤. 军医进修学院学报, 2012, 33 (5): 441–443, 459.

[25] 杨洋, 杨波, 脱帅, 等. 自体 CIK 细胞联合 IL-2 治疗难治性脾非霍奇金淋巴瘤 1 例. 军医进修学院学报, 2012, 33 (3): 285–287.

[26] Antony GK, Dudek AZ. Interleukin 2 in cancer therapy. Curr Med Chem, 2010, 17 (29): 3297–3302.

[27] Eklund JW, Kuzel TM. A review of recent findings involving interlukin-2-based cancer therapy. Curr Opin Oncol, 2004, 16: 542–546.

[28] Yee C, Thompson JA, Byrd D, et al. Adoptive T cell therapy using antigen-specific CD8+T cell clones for the treatment of patients with metastaci melanoma: In vivo persistence, migration, and antitumor effect of transferred T cells. PNAS, 2002, 99 (25): 16168–16173.

[29] Mackensen A, Meidenbauer N, Vogl S, et al. Phase I study of adoptive T-cell therapy using antigen-specific CD8$^+$ T cells for the treatment of patients with metastatic melanoma. J Clin Oncol, 2006, 24: 5060–5069.

[30] Cesana G, DeRaffele G, Cohen S, et al. Characterization of CD4$^+$CD25$^+$ regulatory T cells in patients treated with high-dose interleukin-2 for metastatic melanoma or renal cell carcinoma. J Clin Oncol, 2006, 24: 1169–1177.

❖ **妇科肿瘤** ❖

子宫颈癌筛查及早诊早治方案的绩效和卫生经济学评价

赵方辉[1]　陈俊峰[2]　高晓虹[2]　高丽敏[2]　刘启贵[2]　刘值华[3]　徐　赫[2]

马俊飞[4]　马　莉[2]　徐小玲[5]　胡尚英[1]　宁　岩[2]　石菊芳[6]　乔友林[1]

1. 中国医学科学院肿瘤医院　北京 100021
2. 大连医科大学　辽宁大连 116027
3. 深圳市妇幼保健院　广东深圳 518028
4. 山西省襄垣县妇幼保健院　山西长治 046200
5. 江西省靖安县宫颈癌防治研究所　江西宜春 330600
6. Cancer Council NSW，New South Wales，Australia

【摘要】　**目的**：通过评价多种子宫颈癌筛查方案的生物学和卫生经济学效果，探索适合在我国不同卫生和经济水平地区推广的子宫颈癌筛查方案。**方法**：使用 Markov 模型，分别测算农村和城市地区不筛查组和各种筛查方案组的远期效果（避免的子宫颈癌死亡数、获得的生命年）、效用［获得的质量调整生命年（QALY）］、效益和费用，进行成本效果、成本效用和成本效益分析。农村地区评价的筛查方法是醋酸染色/碘染色肉眼观察（VIA/VILI）、传统巴氏细胞学和简易 HPV DNA 检测（careHPV）；城市地区评价的筛查方法是传统巴氏细胞学、简易 HPV DNA 检测（careHPV）、液基细胞学（LBC）、HPV DNA 检测（HC2）和 LBC 联合 HPV DNA 检测（LBC+HC2）；对以上筛查方案每 1 年、3 年和 5 年筛查一次的生物学和卫生经济学效果进行评价。**结果**：各种筛查方案均能有效降低子宫颈癌死亡率和增加生命年，筛查频次越高，效果越好。然而，无论城市还是农村，与 careHPV 检测每 5 年筛查一次相比，其他筛查方案每避免 1 例死亡、每挽救 1 个生命年和每挽救 1 个 QALY 的成本分别是其的 1.28 ~ 13.86 倍、1.31 ~ 14.14 倍和 1.27 ~ 12.80 倍，每投入 1 个单位成本所获得的效益是其的 9.9% ~ 90.2%。**结论**：careHPV 每 5 年筛查一次是成本效果和效益最优的方案，可做为我国城乡地区大范围推广的子宫颈癌筛查方案的最佳选择。经济较好地区也可考虑使用 careHPV 检测每 3 年筛查一次。

【关键词】　子宫颈癌；筛查；成本效果；成本效益；成本效用

　　在世界范围内，子宫颈癌发病率在妇女恶性肿瘤中居第 3 位[1]，并且是导致女

基金项目："十一五"国家科技支撑计划课题（编号：2006BAI02A15）

通讯作者：乔友林，E-mail：qiaoy@cicams.ac.cn

性因癌症死亡的第 2 大原因；同时，也严重威胁着我国妇女的健康。目前已有成熟的子宫颈癌筛查和早期治疗技术。很多研究对各种筛查技术的灵敏度和特异度进行了评估[2-5]，但针对各种筛查技术的远期效果和费用的研究较少[6,7]，尤其在国内更为缺乏。由于子宫颈癌有较长的癌前病变期和有效的早诊早治技术，所以子宫颈癌防治水平成为反映一个国家公共卫生服务公平性的指标之一。尽管目前我国尚无全国范围的子宫颈癌人群筛查计划，但是 2009 年政府启动的国家重大公共卫生项目之"两癌"检查，表明我国开始开展有组织的子宫颈癌筛查和早诊早治工作[8]，有望逐步建立全国范围的子宫颈癌筛查体系。鉴于卫生资源的稀缺性，急待探索出适合不同卫生和经济水平地区使用的效果可靠、成本经济，并可纳入我国医疗保障体系的子宫颈癌筛查和早诊早治方案。因此，我们采用 Markov 模型对不同筛查技术，在不同筛查间隔形成的子宫颈癌筛查方案进行卫生经济学评价，为卫生行政决策者制订合理可行的政策提供参考依据。

一、资料与方法

研究数据来源于"十一五"国家科技支撑计划课题。在子宫颈癌高发区山西省襄垣县、江西省靖安县和城市防治试点深圳市分别建立子宫颈癌筛查队列和不筛查队列。采用整群抽样的方法，选取发病率和死亡率较高的区（乡）人口作为研究人群，筛查对象为 30~59 岁的当地妇女。按照子宫颈癌的筛查和诊疗流程，分别收集社会经济和人口基本数据、筛查和早诊成本、早治和随访成本，对目前可选择的筛查方案进行卫生经济学评价，从而筛选出符合中国国情的子宫颈癌防治方案。

（一）子宫颈癌筛查方案

目前在我国可选用的筛查方法有醋酸染色肉眼观察（visual inspection with acetic acid，VIA）/碘染色肉眼观察（visual inspection with Lugol's iodine，VILI）、传统巴氏细胞学、液基细胞学（liquid-based cytology，LBC）和人乳头瘤病毒（human papillomavirus，HPV）DNA 检测。由于以上筛查方法的准确性、费用和对卫生资源的要求不同，因此根据其在不同经济和卫生资源地区实施的可能性，本研究分农村和城市地区选择待评价的筛查方法。农村地区选择 VIA 和 VILI、传统巴氏细胞学和简易 HPV DNA 检测（careHPV）；城市地区选择传统巴氏细胞学、careHPV 检测、LBC、HPV DNA 检测（HC2）、LBC 联合 HPV DNA 检测（LBC+HC2）。根据子宫颈癌的高发年龄，选择 30~59 岁作为筛查年龄。本研究分别对农村和城市地区 30~59 岁妇女使用以上方案每 1 年、3 年和 5 年筛查 1 次子宫颈癌前病变和子宫颈癌进行卫生经济学评价。

（二）规范的诊疗流程

对筛查结果阳性者转诊阴道镜检查，在镜下异常处及宫颈多点取直接活检+宫颈管刮术。所有病变的诊断均以组织病理学检查为依据。对组织病理学确诊的高度癌前病变宫颈上皮内瘤变（cervical intraepithelial neoplasia，CIN）Ⅱ~Ⅲ级和宫颈浸润癌（invasive cervical carcinoma，ICC）患者进行规范治疗。CIN Ⅱ~Ⅲ患者可行子宫颈锥切术（环状电切和冷刀锥切等）。早期子宫颈癌患者根据是否有保留生育功能的要求等选择根治性子宫颈切除术；如无生育要求，按宫颈癌规范化诊治指南进行治疗，标准手术为宫颈癌根治术（即广泛子宫切除及盆腔淋巴结清扫）。中、晚期 ICC 患者接受同步放化疗等。

（三）Markov 模型的建立

HPV 持续感染是引起子宫颈癌的必要

病因。HPV 感染至子宫颈癌的自然史经历了健康、HPV 感染、CIN Ⅰ、CIN Ⅱ、CIN Ⅲ、ICC、死于 ICC、死于其他疾病 8 种状态。在此基础上，结合子宫颈癌筛查和诊疗流程，建立 Markov 模型。以 1 年为循环周期，分别按照全国第 5 次人口普查的农村和城市女性年龄别构成比模拟 10 万名 30～59 岁女性的筛查队列，测算各种筛查方案 20 年所需成本，产生的远期效果、效用、效益，进而进行成本效果、成本效用和成本效益分析。

（四）Markov 模型参数的设定

建立 Markov 模型所需参数包括子宫颈癌随访队列 30～59 岁各年龄段各个状态的初始概率、状态间的转移概率、各状态的死亡概率、不同筛查技术的灵敏度和特异度、生命质量权重系数、筛查成本与治疗费用、贴现率等。

子宫颈癌随访队列各个状态的初始概率是根据中国医学科学院肿瘤研究所以人群为基础的子宫颈癌筛查和 HPV 感染率调查研究[9-12]得出的各状态构成比，并按照城乡别、年龄别分别计算。各状态间转移概率主要来源于我国的一个前瞻性队列研究[13]，在国内无法获得的参数参考发表的文献[14,15]，并结合我国城市和农村人群 HPV 阳性率、女性人群年龄别全死因死亡率和子宫颈癌死亡率等进行调整，得到各状态间转移概率。各种筛查方案的灵敏度和特异度来自于文献和我国大样本人群筛查研究数据[2-5]，其中巴氏涂片因国内没有较高质量的文献报道，参考国际大样本汇总数据[3]和国内专家意见。通过对患者生命质量的调查、专家咨询和患者访谈等方式确定各项问题的权重，计算生命质量权重系数。

本研究所涉及的筛查成本包括试剂、耗材的成本和工作人员的人力成本。子宫颈癌及其癌前病变的治疗成本按照医院在标准临床路径下的医疗花费。假设子宫颈癌患者在发现后均接受治疗。成本贴现率为 3%。

（五）卫生经济学评价指标和方法

采用 Morkov 模型模拟各种筛查方案组和不筛查组的筛查、治疗和转归过程，计算 10 万人队列 20 年间累积的死亡数、生命年、质量调整生命年（quality adjusted life years，QALY）、成本和效益，然后与不筛查组相比较进行成本效果（每避免 1 例子宫颈癌死亡所增加的成本、每获得 1 个生命年所增加的成本）、成本效用（每获得 1 个 QALY 所增加的成本）和成本效益（每投入 1 个单位成本所获得的效益）分析。

（六）敏感性分析

由于模型结构复杂，参数数量庞大，因此本研究对 CIN Ⅲ 进展为癌症的概率、贴现率、筛查成本、治疗费用、各种筛查方法灵敏度及子宫颈癌患者 5 年生存率等模型中的重要参数进行了敏感性分析，以找到影响筛查方案卫生经济学效果的重要因素。

（七）统计分析

采用 Treeage Pro 2006 软件建立 Markov 模型，采用 Matlab 软件计算 QALY。

二、结果

（一）不同宫颈癌筛查方法及其不同筛查间隔的生物学效果比较

各种筛查方案组与不筛查组相比，所获得的增量累积生命年随筛查间隔的延长而减少（图 1、2）。在农村地区，careHPV 检测每 1 年筛查 1 次获得的增量累积生命年最多，VIA/VILI 检测每 5 年筛查 1 次获得的增量累积生命年最少。延长 careHPV 检测的筛查周期至 5 年 1 次，获得的增量累积生命年仍高于传统巴氏细胞学每 3 年和每 5 年筛查 1 次方案以及 VIA/VILI 各筛查间隔的方案（图 1）。在城市地区，灵敏度最高的 LBC 联合 HC2 检测每 1 年筛查 1 次所获得的增量累积生命年最多，传统巴氏细胞学每 5 年筛查 1 次所获得的增量累积生命年最少。careHPV 各个筛查间隔方案获得的增量累积生命年略高于相同筛查间隔的 LBC 检测获得的增量累积生命年，略低于相同筛查间隔的 HC2 检测以及 LBC 联合 HC2 检测（图 2）。不同筛查方案与不筛查组相比避免的增量累积子宫颈癌死亡人数、增加的增量累积 QALY 等其他效果指标均呈现与增量累积生命年相同的趋势。

（二）不同子宫颈癌筛查方法及其不同筛查间隔的卫生经济学评价结果

各种筛查方案组与不筛查组相比，成本效果和成本效用均随筛查间隔的延长而降低，而除农村地区 VIA/VILI 检测外，其他方法的成本效益均随筛查间隔的延长而增加。不管在农村还是城市，careHPV 检测每 5 年筛查 1 次的成本效果、成本效用

和成本效益均最好。在农村地区，其他筛查方案每避免 1 例死亡、每挽救 1 个生命年和每挽救 1 个 QALY 的成本分别是 careHPV 检测每 5 年筛查 1 次的 1.28 ~ 2.54 倍、1.31 ~ 2.63 倍和 1.30 ~ 2.45 倍，每投入 1 个单位成本所获得的效益是 careHPV 检测每 5 年筛查 1 次的 48.4% ~ 90.2%（表 1）。在城市地区，其他筛查方案每避免 1 例死亡、每挽救 1 个生命年和每挽救 1 个 QALY 的成本分别是 careHPV 检测每 5 年筛查 1 次的 1.28 ~ 13.86 倍、1.32 ~ 14.14 倍和 1.27 ~ 12.80 倍，每投入 1 个单位成本所获得的收益是 careHPV 检测每 5 年筛查 1 次的 9.9% ~ 85.9%；筛查成本最高的 LBC 联合 HC2 检测每 1 年筛查 1 次方案的卫生经济学效果最差，且其效益成本比 <1（表 2）。

（三）敏感性分析

CINⅢ进展为癌症的概率对筛查方案卫生经济学效果影响最大；贴现率、筛查成本、治疗费用及筛查方法的灵敏度对卫生经济学效果也有较大影响；而子宫颈癌患者 5 年生存率等变量对卫生经济学结果影响不明显。

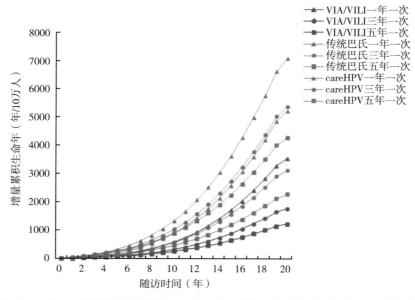

图 1　农村地区不同子宫颈癌筛查方法及其不同筛查间隔的增量累积生命年曲线

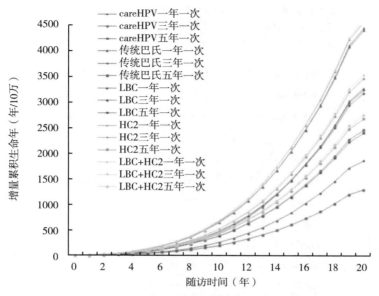

图 2 城市地区不同子宫颈癌筛查方法及其不同筛查间隔的增量累积生命年曲线

表 1 农村地区不同子宫颈癌筛查方案的卫生经济学评价结果

	Δ 成本/避免 1 例 死亡（元/例）	Δ 成本/Δ 生命年 （元/年）	Δ 成本/ΔQALY （元/年）	效益/成本
VIA 和 VILI				
1 年 1 次	40705.33	5847.70	2377.58	5.85
3 年 1 次	31451.42	4405.91	1859.88	5.28
5 年 1 次	28407.98	3703.99	1650.83	4.67
传统巴氏细胞学				
1 年 1 次	52413.99	7278.95	3086.02	5.45
3 年 1 次	33209.31	4586.07	1999.16	6.54
5 年 1 次	28389.66	3698.01	1687.19	6.40
*care*HPV 检测				
1 年 1 次	56092.40	7463.27	3022.04	5.60
3 年 1 次	28823.34	3855.73	1633.49	8.70
5 年 1 次	22111.38	2833.47	1258.31	9.64

表2　城市不同子宫颈癌筛查方案的卫生经济学评价结果

	Δ成本/避免1例死亡（元/例）	Δ成本/Δ生命年（元/年）	Δ成本/ΔQALY（元/年）	效益/成本
传统巴氏细胞学				
1年1次	108710.59	16933.00	6454.00	4.77
3年1次	71295.84	11128.12	4361.31	6.13
5年1次	62881.72	9325.05	3811.69	6.23
LBC				
1年1次	256103.94	38470.00	13973.94	2.28
3年1次	131794.35	19955.57	7651.32	4.12
5年1次	106902.20	15541.75	6238.42	4.95
careHPV 检测				
1年1次	119675.24	18041.65	6390.37	4.62
3年1次	61656.53	9398.57	3508.30	7.80
5年1次	48068.78	7053.63	2760.52	9.08
HC2 检测				
1年1次	448839.92	67247.60	23913.68	1.33
3年1次	217064.93	32821.95	12362.33	2.62
5年1次	170618.65	24865.59	9821.03	3.34
LBC+HC2 检测				
1年1次	666328.04	99714.82	35337.61	0.90
3年1次	317964.92	48018.96	18042.25	1.83
5年1次	249490.05	36336.52	14322.97	2.36

三、讨论

随着医疗技术的发展和人们对健康的关注日益增强，我国子宫颈癌的死亡率总体呈下降趋势[16]，但仍高于发达国家的水平[1]，尤其在中西部卫生资源可及性较差的偏远地区。早诊率低是导致我国子宫颈癌死亡率较高的原因之一。目前我国子宫颈癌筛查以城市的机会性筛查为主，虽然政府启动了一些早诊早治项目[8]，但还未将子宫颈癌早诊早治纳入到国家常规的公共卫生工作中。我国人口众多，各地经济卫生条件差别大，所以要在全国建成子宫颈癌早诊早治体系必须根据各地条件选择有效的并且可负担的筛查方案。

在目前可选择的筛查技术中，VIA/VILI、传统巴氏细胞学和LBC主观性强，受多种因素影响，与妇科或细胞学医生的经验和水平关系很大。其中VIA/VILI易于培训、费用低廉，但其灵敏度很低[5]；传统巴氏细胞学对设备的要求不高，但其假阴性率很高[3]；液基细胞学在制片和阅片方面较巴氏涂片有很大改进，灵敏度和特异度都有较大提高[5]，但需有专门的制片设备，因此费用较巴氏涂片大大升高。HPV DNA检测（HC2）客观性和可重复性强，灵敏度和特异度分别在96%和85%左右，阴性预测值可达99.9%[2]，但需有专门配套的检测设备，费用较高。LBC和HC2联合筛查的灵敏度最高[5]。针对HC2费用高的问题，由比尔·盖茨基金资助的一项科学研究研发了一种简易的HPV DNA检测检测技术（care HPV），准确性与HC2相近[4]，但检测费用大大降低，而且具有在资源欠发达地区使用可行性高的优点：操作简单、对基础设施要求低、设备小巧易于携带；检测时间短（平均约需3小时），结果阳性的妇女在当天即可做阴道镜检查，可避免再次回访造成的失访等。以上筛查技术各有优势，但采用何种技术和筛查间隔最适合我国大规模人群筛查，则要依据长期生物学效果和成本效果来选择。前瞻性研究需相当长的研究周期和较高的费用，不具有可行性。因此，我们用Markov模型来预测远期效果和成本进行卫生经济学评价。虽然国外有一些子宫颈癌筛查方法卫生经济学评价的报道[6,7]，但主要是发达国家对HPV DNA检测和细胞学的成本效果评价，而对廉价的VIA/VILI报道很少[17]。而且，由于不同国家卫生资源和人力资源情况不同，国外的卫生经济学评价结论不一定完全适合于我国。

本研究结果显示，农村地区careHPV每1年筛查1次的效果最好，但为获得单位效果所投入的成本也最高。延长筛查间隔至5年，careHPV具有最好的成本效果和最高的效益成本比，虽然效果低于1年筛查1次，但仍高于传统巴氏细胞学以及VIA/VILI每3年和1年筛查1次。同样，城市地区采用careHPV每5年筛查1次最符合成本效果原则，并且有较好的效果。尽管careHPV的效果略低于相同筛查间隔的LBC联合HC2和单独HC2，与单独LBC检测相似，但后3种检测方法各筛查间隔

的投入成本却成倍增加。传统巴氏细胞学每5年和每3年筛查1次的各项卫生经济学指标虽然仅次于相同筛查间隔的careHPV，但其效果最差，也不适合在大规模人群筛查中使用。因此，本研究显示，从远期效果和卫生经济学角度分析，careHPV每5年筛查1次是适合在我国城乡地区大范围推广使用的子宫颈癌筛查方案。经济条件较为富裕的地区也可以选择careHPV每3年筛查1次，将获得更佳的远期效果，效益成本比也比较高。

将本研究与以往已发表的中国女性人群子宫颈癌筛查方案卫生经济学评价研究相比较发现，虽然不同研究的筛查方案、筛查间隔以及成本收集方法有差异，但均显示careHPV检测在获得较高生物学效果的同时也具有较佳的成本效果。Levin等人的研究[18]显示，与传统巴氏细胞学相比，使用careHPV检测终生筛查3次具有更好的成本效果和生物学效果。Shi JF的研究[17]显示，在中国农村地区使用careHPV进行筛查将获得比肉眼观察法高的生物学效果，且更符合成本效果原则。

综上所述，对30~59岁妇女使用careHPV每5年筛查1次将获得最佳的成本效果和较高的远期效果，可行性强，为我国实行人群大规模筛查提供了适宜的方案。而且有研究表明，HPV DNA检测可以采用自体采集的阴道分泌物标本进行检测，这将极大地提高妇女的筛查参与率，节约更多卫生资源[19]。然而如何在全国范围内具体实施子宫颈癌筛查，采取不同筹资机制（新农合报销比例、筛查对象支付费用比例等）的可行性等问题还需要深入探讨。

参 考 文 献

[1] Ferlay J, Shin HR, Bray F, et al. GLOBOCAN 2008 v1.2, Cancer Incidence and Mortality Worldwide: IARC CancerBase No. 10. Lyon,

France：International Agency for Research on Cancer；2010. Available from：http://globoc-an. iarc. fr，accessed on 29/03/2012.

［2］ Zhao FH, Lin MJ, Chen F, et al. Performance of high-risk human papillomavirus DNA testing as a primary screen for cervical cancer：a pooled analysis of individual patient data from 17 population-based studies from China. Lancet Oncol, 2010, 11（12）：1160-1171.

［3］ Cuzick J, Clavel C, Petry KU, et al. Overview of the European and North American studies on HPV testing in primary cervical cancer screening. Int J Cancer, 2006, 119（5）：1095-1101.

［4］ Qiao YL, Sellors JW, Eder PS, et al. A new HPV-DNA test for cervical-cancer screening in developing regions：a cross-sectional study of clinical accuracy in rural China. Lancet Oncol, 2008, 9（10）：929-936.

［5］ Belinson J, Qiao YL, Pretorius R, et al. Shanxi Province Cervical Cancer Screening Study：a cross-sectional comparative trial of multiple techniques to detect cervical neoplasia. Gynecol Oncol, 2001, 83（2）：439-444.

［6］ de Kok IM, van Rosmalen J, Dillner J, et al. Primary screening for human papillomavirus compared with cytology screening for cervical cancer in European settings：cost effectiveness analysis based on a Dutch microsimulation model. BMJ, 2012, 344：e670.

［7］ van Rosmalen J, de Kok I, van Ballegooijen M. Cost-effectiveness of cervical cancer screening：cytology versus human papillomavirus DNA testing. BJOG, 2012, DOI：10. 1111/j. 1471-0528. 2011. 03228. x.

［8］ The Lancet. Women's health in rural China. Lancet, 2009, 374（9687）：358.

［9］ 赵方辉，李楠，马俊飞，等. 山西省襄垣县妇女人乳头状瘤病毒感染与宫颈癌关系的研究. 中华流行病学杂志, 2001, 22（5）：573-576.

［10］ Wu RF, Dai M, Qiao YL, et al. Human papillomavirus infection in women in Shenzhen City, People's Republic of China, a population typical of recent Chinese urbanisation. Int J Cancer, 2007, 121（6）：1306-1311.

［11］ Li LK, Dai M, Clifford GM, et al. Human papillomavirus infection in Shenyang City, People's Republic of China：A population-based study. Br J Cancer, 2006, 95（11）：1593-1597.

［12］ Dai M, Bao YP, Li N, et al. Human papillomavirus infection in Shanxi Province, People's Republic of China：a population-based study. Br J Cancer, 2006, 95（1）：96-101.

［13］ 慈璞娲，赵方辉，王临虹，等. 宫颈上皮内瘤变自然史转移概率的研究. 中国肿瘤, 2011, （9）：694-698.

［14］ McCredie MR, Sharples KJ, Paul C, et al. Natural history of cervical neoplasia and risk of invasive cancer in women with cervical intraepithelial neoplasia 3：a retrospective cohort study. Lancet oncol, 2008, 9（5）：425-434.

［15］ Schiffman M, Kjaer SK. Chapter 2：Natural history of anogenital human papillomavirus infection and neoplasia. J Natl Cancer Inst Monogr, 2003, （31）：14-19.

［16］ 赵方辉，胡尚英，张思维，等. 2004~2005年中国居民子宫颈癌死亡情况及30年变化趋势. 中华预防医学杂志, 2010, 44（5）：408-412.

［17］ Shi JF, Canfell K, Lew JB, et al. Evaluation of primary HPV-DNA testing in relation to visual inspection methods for cervical cancer screening in rural China：an epidemiologic and cost-effectiveness modelling study. BMC Cancer, 2011, 11：239.

［18］ Levin CE, Sellors J, Shi JF, et al. Cost-effectiveness analysis of cervical cancer prevention based on a rapid human papillomavirus screening test in a high-risk region of China. Int J Cancer, 2010, 127（6）：1404-1411.

［19］ Zhao FH, Lewkowitz AK, Chen F, et al. Pooled analysis of a self-sampling HPV DNA Test as a cervical cancer primary screening method. J Natl Cancer Inst, 2012, 104（3）：178-188.

cobas 4800 高危型人乳头瘤病毒检测技术介绍

于露露 综述 陈汶 审校

中国医学科学院肿瘤医院/肿瘤研究所流行病学研究室 北京 100021

【关键词】 子宫颈癌；人乳头瘤病毒；检测技术

引言

子宫颈癌是常见妇科恶性肿瘤之一，全球发病率在女性恶性肿瘤中居第二位。子宫颈癌的发生是一个连续的过程，即由细胞分化失调到不典型增生，到原位癌，最后发展成子宫颈癌。目前研究发现，人乳头瘤病毒（HPV）是子宫颈癌及其前身子宫颈上皮内瘤变（cervical intraepithelial neoplasias，CIN）发生的主要原因，超过99%的子宫颈癌患者体内都检测到了 HPV 的存在[1]。

HPV 是一种双链 DNA 病毒，无被膜包被，有 200 多种亚型[2,3]，依据与癌症发生的关系，分为低危型（如 6、11、42、43、44 型等）和高危型（如 16、18、31、33、35 型等），低危型主要引起外生殖器湿疣类病变和子宫颈上皮内低度病变；高危型能够引起子宫颈上皮内高度病变及子宫颈癌，在高危型中，以 HPV 16 和 18 型感染率最高[4]。性传播是 HPV 感染最常见的途径，约有 75% 的女性因此感染过 HPV，然而超过 90% 的感染女性会出现一种有效的免疫应答，在没有任何干预情况下 6 ~ 24 个月感染可自动清除，只有持续的 HPV 感染才会导致子宫颈癌的发生[5-8]。

近 50 年来，由于有效的筛查方法和策略的普及，子宫颈癌的发病率在一些发达国家已大幅下降，降幅为 70% ~ 90%。HPV 检测能够在常规子宫颈癌筛查中排除 CIN，而且在随访中能够区分高风险的女性[9,10]，如果运用合理，可查出 98% 以上早期患者[11]。目前主要的 HPV 检测方法有形态学检测、血清学检测、分子生物学方法等，其中以 HPV DNA 检测是最为灵敏[9]。cobas 4800 检测技术是一种通过 PCR 扩增检测高危型 HPV DNA 的体外检测技术，能够及早发现高危损伤，从而减少不必要的阴道镜检查和治疗，提高筛查项目的敏感性和效益性。

一、cobas 4800 检测技术原理

cobas 4800 检测主要包括两个过程，首先通过自动化样品制备同时提取细胞及 HPV 的 DNA，然后通过 HPV 和 β-球蛋白引物用 PCR 扩增目标 DNA 序列，扩增的目标 DNA 序列与其相应的荧光探针结合，该检测的荧光探针有四种，分别是 HPV 16、HPV 18、β-球蛋白及 12 种高危型 HPV（31、33、35、39、45、51、52、56、58、59、66 和 68 型）探针，探针分别用不同的荧光染料标记，通过实时监测荧光信号确定样本中 HPV 的种类和含量。在一次试验中，能够同时检测 14 种高危型 HPV。

二、cobas 4800 检测仪器和试剂

cobas 4800 检测仪器主要包括 cobas x 480 DNA 提取仪和 cobas z 480 分析仪两部分，cobas x 480 DNA 提取仪的主要作用是自动化制备样品，同时提取细胞及 HPV 的 DNA。cobas z 480 分析仪主要作用是 PCR 扩增和荧光检测。

cobas 4800 HPV 检测试剂主要包括：HPV 样本提取试剂盒、HPV 检测试剂盒、HPV 质控试剂盒、HPV 样本处理试剂盒、清洗液。

三、cobas 4800 检测关键步骤

（一）样本制备

cobas 4800 HPV 检测的样本制备是使用 cobas x 480 DNA 提取仪自动制备的。保存液中采集的子宫颈部样本在高温下变性，在裂解液中分解。作为对照组的 β-球蛋白 DNA 和 HPV DNA 释放出来以后，通过结合在磁珠上纯化，最终通过清洗从这些颗粒中分离出来，用于 PCR 扩增和检测。该检测采用的是磁珠分离技术提取 DNA，与其他 DNA 提取技术相比，具有高效、易于实现自动化的特点，同时还可消除潜在的 PCR 抑制。

（二）PCR 扩增

1. 靶点选择

cobas 4800 HPV 检测使用引物来扩增 HPV 基因组的多态的 L1 区域内的约 200 个核苷酸的序列。该检测的 HPV 引物库能够扩增 14 种高危型的 HPV DNA（16、18、31、33、35、39、45、51、52、56、58、59、66 和 68 型）。荧光寡核苷酸探针与这些引物扩增序列的多态性区域相结合。人 β-球蛋白基因（330bp 扩增子）对应的引物、探针结合作为内对照。通过检测 β-球蛋白基因来评定样本或提取的 DNA 是否合格，如果在 β-球蛋白基因的扩增中呈阴性，则表明所获取的标本不足，或所提取的 DNA 量不够或标本中含有 PCR 抑制物。

2. 靶点扩增

cobas 4800 HPV 检测使用的 EagleZ05 DNA 聚合酶，是对栖热菌属 Z05 DNA 聚合酶化学修饰后的产物，用来扩增目标 HPV DNA 和 β-球蛋白 DNA。首先，加热 PCR 反应的混合物来活化 EagleZ05 DNA 聚合酶，使病毒 DNA 和基因组的 DNA 变性，暴露出引物的靶序列。随着混合物冷却后，引物的上游和下游退火成为靶点的 DNA 序列。DNA 聚合酶在 2 价的金属离子和多余的 dNTPs 存在的情况下，可使引物延伸，合成第二段 DNA 链。这完成了 PCR 的第一个循环，即对 HPV 基因组和 β-球蛋白基因的靶点区域的双链 DNA 复制。DNA 聚合酶沿着靶向的模板扩展退火后的引物形成一条约 200 个碱基配对的双链 HPV DNA 分子或一条 330 个碱基配对的 β-球蛋白 DNA 分子，称为扩增子。这个过程重复多个循环，每一个循环都能有效的加倍目标 DNA 数量。

3. 自动化实时监测

cobas 4800 HPV 检测使用实时荧光定量 PCR 技术，实时荧光定量 PCR 常用的检测方法主要有染料结合法（SYBR Green I 法）和探针法，SYBR Green I 法没有特异性，不能识别特定的双链，只要是双链就会结合发光，对 PCR 反应中的非特异性扩增或引物二聚体也会产生荧光，通常本底较高，容易出现假阳性结果。而本检测系统采用的是 Taqman 探针法，该探针具有高特异性、高信噪比和能同时进行多重反应的优点。每个探针两端分别标记一个报告荧光基团和一个淬灭荧光基团。探针完整时，报告基团发射的荧光信号被淬灭基团吸收。随着扩增的进行，作为与特定的单

链 DNA 序列互补结合的探针，能够被 EagleZ05 DNA 聚合酶5′到3′端的核酸酶解开，报告荧光基团和淬灭荧光基团分离，从而荧光监测系统可接收到荧光信号，即每扩增一条 DNA 链，就有一个荧光分子形成，实现了荧光信号的累积与 PCR 产物形成完全同步。每种探针用不同的染料标记，根据不同的荧光信号完成对 HPV 及对照的检测。

（三）选择性扩增

在 cobas 4800 HPV 检测中，为保证 PCR 结果的准确性，预防非特异性 PCR 扩增和污染，反应体系中加入了 AmpErase（uracil-N-glycosylase）酶。AmpErase 酶能够识别和催化包含脱氧尿苷的污染 DNA 链的降解，但不识别和催化含有脱氧胸腺嘧啶核苷的 DNA。脱氧尿嘧啶苷在天然的 DNA 中不存在，只存在于扩增子中，这是因为在检测试剂中脱氧尿苷三磷酸代替脱氧胸腺嘧啶苷三磷酸作为一种 dNTP。脱氧尿苷使得污染的扩增子在扩增目标 DNA 之前易受 AmpErase 酶的破坏。AmpErase 酶包含在检测试剂之中，能够通过在 C1 位置上解开脱氧核糖链催化含有脱氧尿嘧啶核苷的 DNA 分解。在首次循环变温加热中，扩增的污染 DNA 链在脱氧尿嘧啶核苷位置上断开，由此导致该 DNA 不能复制。AmpErase 酶最适合的工作温度是50℃，在95℃失活，在整个加热循环的步骤中，不能破坏靶向扩增。已经被证明，在 cobas 4800 HPV 检测中 AmpErase 酶的量足够使含有脱氧尿嘧啶核苷的污染 DNA 分解103次。密闭的工作环境，不需要常规的 PCR 实验室的分区操作，避免了人为污染。

四、cobas 4800 检测技术临床应用及前景

Ovestad 等[12]对几种 HPV 商业检测方法进行了比较，发现 cobas 4800、Amplicor HPV 实验、APTIMA 实验、Linear Array 有较好的一致率，其中 cobas 4800 与 Linear Array 分型一致率达到了90%。Castle 等[13]将 cobas 4800 检测与 HPV Linear Array 检测进行了比较，两者总的一致率为94.7%（95% CI：92.5%~96.5%），在正常无子宫颈疾病妇女中，cobas 4800 比 Linear Array 在检测除 HPV16、18型的其他12种高危型 HPV 中特异度高。

Stoler 等[14]在一项对 cobas 4800 HPV 检测系统评估研究中，对纳入的≥21岁的被诊断为 ASC-US 的女性进行了 HPV DNA 的检测，发现 cobas 4800 HPV 检测与 HC-2（第二代杂交捕获实验）的结果具有可比性，检测 CINⅡ及以上的一致率为96.2%（95% CI：89.3%~98.7%），检测 CINⅡ以下的一致率为90.6%（95% CI：89.1%~92.0%）。Mateos 等[15]将 cobas 4800 与 HC-2 检测结果进行比较，两者一致率较好，Kappa 值为0.85，cobas 4800 检测 CINⅡ及以上的灵敏度和特异度为92.5%、44%，HC-2 为88%、51%。

Castle 等[16]在一项对 HPV 检测和 HPV16/18分型评估的研究中，纳入了4万多名≥25岁的女性，对她们同时进行了 cobas HPV 检测和细胞学检查。在进行阴道镜检查的妇女中，对 CINⅢ及以上的检测，cobas HPV 比液基细胞学更加灵敏，与单独 DNA 测试相比，联合细胞学检查提高了 CINⅢ及以上检测的灵敏度，但是同时也提高了筛查的阳性率。Heideman 等[17]对 cobas 4800 HPV 检测系统应用于筛查项目进行了临床评估，他们将 cobas 4800 HPV 检测结果与 HC-2、细胞学检查结果相对比，结果显示对于 CINⅡ及以上的检测，cobas 4800 HPV 检测比细胞学检查更为灵敏（灵敏度分别是90%、82.7%），与 HC-

2 的一致性较好，阳性一致率达到 97.3% （95% CI：95.9% ~ 98.2%），阴性一致率为 98.3% （95% CI：89.1% ~ 99.8%），cobas 4800 HPV 检测重复性非常好，两次检测的一致率为 98.3% （95% CI：96.8% ~ 99.1%），*Kappa* 值为 0.96，超过了标准限值（一致率为 87%，*Kappa* 值为 0.5），该检测系统的临床表现和重复性完全符合国际上对于筛查项目 HPV 检测的要求。

cobas 4800 HPV 检测系统于 2011 年 4 月获得美国 FDA 认证，在我国尚未上市，未见国内相关文献报道。

综上所述，cobas 4800 检测目前主要有两种用途：一是用于 Pap 实验诊断为意义未确定的非典型鳞状上皮细胞增生（ASC-US）的筛查患者，确定其是否有进行阴道镜检查的必要；二是对于 30 岁以上的女性患者评估是否有 HPV16、18 型及其他 HPV 高危型感染，该信息联合医生对细胞学评估以及其他危险因子可用于指导患者治疗方案的实施。

cobas 4800 检测技术集 DNA 提取、PCR 扩增、型别检测于一体，在子宫颈癌筛查及临床上将会有广阔的应用前景。

参 考 文 献

[1] 吕素媚，周立恒，孙晓吉. HPV 检测在宫颈癌筛查中的应用. 中国误诊学杂志，2011，11（32）：7883-7884.

[2] Compton AM, Moore-Medlin T, Herman-Ferdinandez L, et al. Human papillomavirus in metastatic lymph nodes from unknown primary head and neck squamous cell carcinoma. Otolaryngol Head Neck Surg, 2011, 145（1）：51-57.

[3] Molijn A, Kleter B, Quint W, et al. Molecular diagnosis of human papillomavirus（HPV）infections. J Clin Virol, 2005, 32 Suppl 1：S43-51.

[4] 陈汶，刘彬，戎寿德，等. 人乳头状瘤病毒 DNA 检测进展. 中华检验医学杂志，2005，28（5）：552-554.

[5] Winer RL, Kiviat NB, Hughes JP, et al. Development and duration of human papillomavirus lesions, after initial infection. J Infect Dis, 2005, 191（5）：731-738.

[6] Moscicki AB, Schiffman M, Kjaer S, et al. Chapter 5：Updating the natural history of HPV and anogenital cancer. Vaccine, 2006, 24 Suppl 3：S42-51.

[7] Moscicki AB, Ellenberg JH, Farhat S, et al. Persistence of human papillomavirus infection in HIV-infected and-uninfected adolescent girls：risk factors and differences, by phylogenetic type. J Infect Dis, 2004, 190（1）：37-45.

[8] Castle PE, Schiffman M, Herrero R, et al. A prospective study of age trends in cervical human papillomavirus acquisition and persistence in Guanacaste, Costa Rica. J Infect Dis, 2005, 191（11）：1808-1816.

[9] 赖年钰，喻垚，牟江涛，等. 人乳头瘤病毒检测研究进展. 重庆医学，2011，40（30）：3105-3107.

[10] Molijn A, Kleter B, Quint W, et al. Molecular diagnosis of human papillomavirus（HPV）infections. J Clin Virol, 2005, 32 Suppl 1：S43-51.

[11] Petry KU, Menton S, Menton M, et al. Inclusion of HPV testing in routine cervical cancer screening for women above 29 years in Germany：results for 8466 patients. Br J Cancer, 2003, 88（10）：1570-1577.

[12] Ovestad IT, Vennestrøm U, Andersen L, et al. Comparison of different commercial methods for HPV detection in follow-up cytology after ASCUS/LSIL, prediction of CIN2 ~ 3 in follow up biopsies and spontaneous regression of CIN2 ~ 3. Gynecol Oncol, 2011, 123（2）：278-283.

（下转第 267 页）

cobas 4800 高危型人乳头瘤病毒检测技术在子宫颈癌前病变筛查和细胞学转诊中的应用

陈　汶[1]　于露露[1]　王　红[1]　付春静[1]　陈　凤[1]　曹彦清[1]

康乐妮[1]　张　询[2]　赵方辉[1]　耿　力[3]　余　俐[4]

1. 中国医学科学院肿瘤医院/肿瘤研究所流行病学研究室　北京 100021
2. 中国医学科学院肿瘤医院/肿瘤研究所病理科　北京 100021
3. 北京大学第三医院妇产科　北京 100083
4. 中山大学附属第一医院病理科　广州 510080

【摘要】　目的：评价 cobas 4800 高危型人乳头瘤病毒（HPV）检测技术用于子宫颈癌前病变筛查和细胞学转诊的可行性和可靠性。方法：670 例研究对象来自于参加子宫颈癌筛查或医院门诊健康检查的妇女，均经病理和细胞学诊断。采用 cobas 4800 HPV 检测技术和第 2 代杂交捕获法（HC-2）平行检测子宫颈脱落细胞标本，比较两种方法的一致性；使用 HPV PCR 检测（HybriBio）和基因测序分型，比较检测 HPV16 和 18 型的一致性。以病理诊断结果为金标准，评估 cobas 4800 和 HC-2 筛查子宫颈上皮内瘤变（CIN）2 级（CIN Ⅱ）阳性的灵敏度和特异度。结果：cobas 4800 与 HC-2 总符合率为 89.40%（Kappa = 0.778），阳性符合率为 86.42%，阴性符合率为 91.36%；cobas 4800 与 HybriBio 筛查 HPV16 型总符合率为 88.89%（Kappa = 0.777），筛查 HPV18 型的符合率为 94.94%（Kappa = 0.753），阳性符合率分别为 98.91% 和 100.00%，阴性符合率分别为 78.41% 和 94.44%；以基因测序和 HybriBio 结果为标准调整，调整后的 HPV 高危型阳性符合率为 100%，阴性符合率为 94.42%；HPV16 型和 HPV18 型阳性符合率均为 100%，阴性符合率分别为 82.35% 和 94.44%。cobas 4800 筛查 CIN Ⅱ 阳性灵敏度和特异度分别为 91.07% 和 70.97%，而 HC-2 分别为 93.75% 和 71.33%，差异无统计学意义（$P > 0.05$）。结论：cobas 4800 HPV 检测技术能够有效的检测 HPV16、18 型和其他高危型 HPV 病毒，有较高的筛查灵敏度和特异度。

【关键词】　宫颈上皮内瘤变；宫颈肿瘤；人乳头瘤病毒 16 型；人乳头瘤病毒 18 型；普查

　　cobas 4800 检测技术于 2011 年 4 月通过美国食品和药品管理局（FDA）认证，是一种通过聚合酶链反应（polymerase chain reaction，PCR）扩增检测高危型人类乳头瘤病毒（human papillomavirus，HPV）DNA 的体外检测技术，能够检测 HPV16、

通讯作者：余俐，E-mail：liyuuk@yahoo.co.uk

18 型和其他 12 种高危型 HPV（31、33、35、39、45、51、52、56、58、59、66 和 68 型）。本研究通过对比 cobas 4800 与 HC-2 检测高危型 HPV 的一致性，以及 cobas 与 HybriBio（中国潮州凯普生物化学有限公司）检测 HPV16 和 18 型的一致性，评价 cobas 4800 检测技术应用于临床和子宫颈癌筛查的可行性。

一、资料与方法

（一）研究对象

670 例研究对象来自于参加子宫颈癌筛查或医院门诊健康检查的妇女，年龄 21 ~ 80 岁，无怀孕，无子宫和子宫颈外科手术史。子宫颈上皮内瘤变（cervical intraepithelial neoplasia，CIN）2 级（CIN Ⅱ）阳性组平均年龄 43.1 岁，对照组（包括正常、CIN Ⅰ 阳性者）平均年龄 42.2 岁。

研究方案经过中国医学科学院肿瘤医院国家抗肿瘤药物临床试验研究中心伦理委员会审阅批准，同时送交北京大学第三医院和中山大学附属第一医院分中心伦理委员会批准，所有参与对象均签署知情同意书。伦理委员会批准文号为 11-13/448。

（二）研究流程

应用宫颈细胞采样刷收集子宫颈脱落细胞标本后，放入含有 SurePath（BD Diagnostics-TriPath，Burlington，NC）或 PreservCyt（Hologic，Bedford，MA，USA）细胞保存液取样管中，保存时间不超过 3

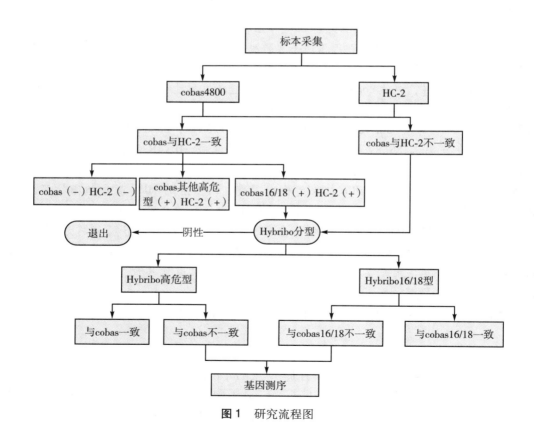

图 1　研究流程图

个月，标本用于细胞学、cobas 4800 HPV和HC-2检测；cobas 4800检测为HPV16和18型阳性的标本，以及与HC-2检测不一致的标本用HybriBio分型检测，最后用基因测序方法验证。病理学标本由各医院妇科医生在阴道镜辅助下采集活检标本。Cobas 4800结果报告为HPV16、18和其他12种高危型，任何一种类型结果阳性即判定为cobas 4800高危型阳性。所有参与操作的人员均使用盲法操作。细胞学诊断依据子宫颈细胞学2001-Bethesda系统的命名。病理诊断依据WHO子宫颈肿瘤组织学标准分类。细胞学和病理学诊断由中国医学科学院肿瘤医院病理科完成（研究流程见图1）。

（三）检测方法

1. cobas 4800检测

收集1.5ml PreservCyt或SurePath液体标本于专用样本管中，扫描样品管条码，建立工作命令文件，然后根据仪器提示，在cobas x 480 DNA提取仪上放置耗材和试剂，试剂包括磁珠（MGP）13.5ml、洗脱液（EB）18ml、洗液（WB）200ml、蛋白酶K（PK）1.2ml（2管）、十二烷基磺酸钠（SDS）试剂9ml、HPV MMX 1.0ml（2管）、HPV Mg/Mn 1.0ml、HPV阴性对照0.5ml和阳性对照0.5ml。放置耗材和试剂后，开始进行DNA提取。DNA提取完成后，将已自动加好试剂和样品的PCR板移至cobas z 480分析仪中，进行PCR扩增和荧光检测。HPV16型检测极限为300拷贝/ml，HPV18型检测极限为600拷贝/ml。

2. 第2代杂交捕获法（HC-2）检测

阴性对照中加入1000μl变性试剂，阳性对照和标准品中加入500μl，放入65℃水浴孵育45min。将25μl高危型探针、75μl阴性、阳性对照和待测标本分别加入空白微孔板中，1000～1200r/min振摇，

1～3min混匀，65℃孵育60min，将各孔液体转移至捕获孔，振荡60min；弃去微孔板液体，每孔加75μl试剂1（0.05%叠氮化钠缓冲溶液和碱性磷酸酶结合抗体），20℃～25℃放置30min，甩去微孔板液体，用洗液洗板6次，反转放置5min。每孔加入75μl试剂2（荧光底物），20℃～25℃避光孵育15min，DML 2000荧光计读数。检测极限为5000拷贝/ml。

3. HPV PCR分型检测（HybriBio）

（1）模板DNA：cobas x 480 DNA提取仪纯化的DNA。

（2）PCR扩增：取1μl DNA样本加入25μl反应体系，包括23.25μl PCR Mix（dNTPs、MgCl_2、Tris-HCl）、0.75μl Taq酶、1μl DNA。反应条件：95℃预变性9min；95℃20s、55℃30s、72℃30s，40个循环；72℃延伸5min。

（3）杂交：取PCR产物25μl，95℃加热5min，冰水浴2min，向杂交孔中加入预热至45℃的杂交液1ml，在变性的DNA样品溶液中加入0.5ml杂交液，温育10min，45℃杂交液冲洗膜3次，0.8ml/次；0.5ml封阻液封闭膜，排出后重复此操作。在25℃下，加入0.5ml酶标液，温育3.5min，在36℃下，用混合液（Tris、叠氮钠）洗膜4次，0.8ml/次；加入0.5ml NBT/BCIP溶液，显色3～5min，用混合液（NaCl和SDS）洗膜。最后将膜取出，1h内分析结果。检测极限为350拷贝/ml。

4. 基因测序

采用焦磷酸测序法，首先通过PCR制备待测序的DNA模板，PCR的引物之一由生物素标记。PCR产物和偶联生物素的微珠孵育，DNA双链经碱变性分开，纯化得到的含生物素标记引物的待测序单链，并和测序引物结合成杂交体，从而进行焦磷酸序列分析反应。基因测序由杭州迪安医

学检验中心完成。

（四）统计分析

用 Excel 管理数据库，用 SPSS 11.0 软件统计分析。灵敏度和特异度之间的比较采用 χ^2 检验，检验水准 $\alpha = 0.05$。

二、结果

（一）不同方法检测不同细胞学级别的 HPV 感染分布情况

研究对象细胞学级别分布为无上皮内病变及恶性病变（negative for intraepithelial lesion or malignancy，NILM）428 例，意义未明确的非典型鳞状上皮细胞增生

（atypical squamous cells of undetermined significance，ASC-US）95 例，非典型性腺细胞（atypical glandular cells，AGC）3 例，非典型鳞状细胞不除外高级鳞状上皮内病变（atypical squamous cells，cannot exclude high grade intraepithelial lesion，ASC-H）33 例，低级别鳞状上皮内病变（low grade squamous intraepithelial lesion，LISL）64 例，高级别鳞状上皮内病变（high grade squamous intraepithelial lesion，HISL）39 例，子宫颈癌 5 例，3 例未分型。cobas 4800 和 HC-2 检测不同细胞学级别的 HPV 感染分布情况见表 1。

表 1　cobas 4800 和 HC-2 检测不同细胞学级别的 HPV 感染分布情况 ［例（%）］

细胞学分级	例数	cobas 4800 检测				HC-2 检测
		任一型别	HPV16	HPV18	其他高危型	
NILM	428	72（16.82）	23（5.37）	7（1.64）	58（13.55）	64（14.95）
ASC-US	95	66（69.74）	24（25.26）	5（5.26）	50（52.63）	73（76.84）
AGC	3	2（66.67）	2（66.67）	1（33.33）	2（66.67）	2（66.67）
ASC-H	33	31（93.94）	18（54.55）	3（9.09）	21（63.64）	27（81.82）
LISL	64	49（76.56）	12（18.75）	6（9.38）	38（59.38）	53（82.81）
HISL	39	36（92.31）	27（69.23）	2（5.13）	12（30.77）	39（100.00）
子宫颈癌	5	4（80.00）	4（80.00）	1（20.00）	2（40.00）	4（80.00）
未分型	3	3（100.00）	0（0.00）	0（0.00）	3（100.00）	3（100.00）

注：HC-2 检测：第 2 代杂交捕获法；HPV：人乳头瘤病毒；NILM：无上皮内病变及恶性病变；ASC-US：意义未明的不典型鳞状细胞；AGC：非典型性腺细胞；ASC-H：非典型鳞状细胞，不除外高级鳞状上皮内病变；LISL：低级别鳞状上皮内病变；HISL：高级别鳞状上皮内病变

（二）不同方法检测不同病理级别的 HPV 感染分布情况

病理分级正常 479 例，CIN Ⅰ 79 例，CIN Ⅱ 48 例，CIN Ⅲ 53 例，子宫颈癌 11 例；cobas 4800 和 HC-2 检测不同病理级别的 HPV 感染分布情况见表 2。

（三）cobas 4800 和 HC-2 检测 HPV 结果比较

cobas 4800 和 HC-2 检测 HPV 的总符合率为 89.40%（Kappa = 0.778），阳性符合率为 86.42%，阴性符合率 91.36%；cobas 4800 与金标准的阳性符合率为 100%，阴性符合率 94.42%（表3）。

表2 cobas 4800 和 HC-2 检测不同病理级别的 HPV 感染分布情况 ［例（%）］

病理分级	例数	cobas 4800 检测				HC-2 检测
		任一型别	HPV16	HPV18	其他高危型	
正常	479	95（19.83）	16（3.34）	8（1.67）	81（16.91）	96（20.04）
CIN Ⅰ	79	63（79.75）	16（20.25）	4（5.06）	51（64.56）	64（81.01）
CIN Ⅱ	48	37（77.08）	25（52.08）	8（16.67）	23（47.92）	44（91.64）
CIN Ⅲ	53	50（94.34）	38（71.70）	2（3.77）	23（43.40）	50（94.34）
子宫颈癌	11	11（100.00）	10（90.91）	2（18.18）	5（45.45）	11（100.00）

注：HC-2 检测：第2代杂交捕获法；HPV：人乳头瘤病毒；CIN：子宫颈上皮内瘤变

表3 cobas 4800 与 HC-2 检测 HPV 结果比较（例）

cobas 4800	例数	HC-2		金标准[a]	
		阳性	阴性	阳性	阴性
阳性	264	229（86.42%）	35	240（100%）	24
阴性	406	36	370（91.36%）	0	406（94.42%）
合计	670	265	405	240	430

注：HC-2：第2代杂交捕获法；HPV：人乳头瘤病毒
[a]联合 HybriBio 和基因测序校正：（1）cobas 4800 阴性 HC-2 阳性样品参考 HybriBio 结果，HybriBio 为阴性，判定为阴性；HybriBio 为阳性，参考基因测序结果，进行最终判定；（2）cobas 4800 阳性 HC-2 阴性的样品，判定程序同上，若 HybriBio 为阳性，则最终判定为阳性，若 HybriBio 为阴性，则参考基因测序结果最终判定

（四）cobas 4800 与 HybriBio 检测 HPV16 和 18 型结果比较

对 180 例 cobas 4800 检测 HPV16 型阳性以及 cobas 与 HC-2 检测结果不一致的标本进行了 HybriBio 检测，cobas 和 HybriBio 检测 HPV16 型总符合率、阳性符合率和阴性符合率分别为 88.89%、98.91% 和 78.41%，Kappa 值为 0.777；与金标准的阳性符合率和阴性符合率分别是 100% 和 82.35%。对 178 例 cobas 检测 HPV18 型阳性及 cobas 与 HC-2 结果不一致的样本进行了 HybriBio 检测，cobas 和 HybriBio 检测 HPV18 型总符合率、阳性符合率和阴性符合率分别为 94.94%、100% 和 94.44%，Kappa 值为 0.753；与金标准的阳性符合率和阴性符合率分别为 100% 和 94.44%（表4）。

表4 cobas4800 与 HybriBo 检测 HPV16 和 18 型结果比较（例）

cobas 4800 检测 HPV 类型		HybriBo		金标准校正[a]	
		阳性	阴性	阳性	阴性
HPV16 型	阳性	91	19	95	15
	阴性	1	69	0	70
HPV 18 型	阳性	16	9	16	9
	阴性	0	153	0	153

注：[a]使用基因测序作校正：对于 cobas 和 HybrioBo 检测结果不一致的样品，则参考基因测序结果最终判定

（五）cobas 4800 和 HC-2 筛查子宫颈癌前病变比较

≥CIN Ⅱ阳性组 112 例，其中 cobas 4800 检测阳性者 102 例，HC-2 阳性者 105 例；对照组（包括正常、CIN Ⅰ阳性者）558 例，其中 cobas 4800 检测阴性者 396 例，HC-2 阴性者 398 例。CIN Ⅰ阳性组 186 例，其中 cobas 4800 检测阳性者 164 例，HC-2 阳性者 167 例；正常组 484 例，其中 cobas 检测阴性者 384 例，HC-2 阴性者 386 例。cobas 4800 筛查 CIN Ⅱ阳性的灵敏度和特异度分别为 91.07% 和 70.97%，HC-2 检测分别为 93.75% 和 71.33%，其差别无统计学意义（P>0.05）；cobas 4800 筛查 CIN Ⅰ阳性的灵敏度和特异度分别为 88.17% 和 79.34%，HC-2 检测分别为 89.78% 和 79.75%，其差别无统计学意义（P>0.05，表5）。

表5　cobas 4800 与 HC-2 筛查子宫颈癌前病变结果比较

检测类型	例数	≥CIN Ⅱ		CIN Ⅰ	
		灵敏度（%）	特异度（%）	灵敏度（%）	特异度（%）
cobas 4800	670	91.07	70.97	88.27	79.34
HC-2	670	93.75	71.33	89.78	79.75

注：HC-2：第 2 代杂交捕获法；CIN：子宫颈上皮内瘤变

三、讨论

子宫颈癌是常见的妇科恶性肿瘤之一，全球发病率在女性恶性肿瘤中位居第 2 位[1]。有研究显示，超过 99% 的子宫颈癌患者体内都有 HPV 的存在[2]，高危型 HPV 与子宫颈癌的发病密切相关[3-5]。

近 50 年来，有效的筛查方法和策略使子宫颈癌的发病率和病死率大幅降低[6]。在北美和欧洲地区，子宫颈癌筛查中细胞学诊断为 ASC-US 的患者，通常用液基细胞学剩余标本进行高危型 HPV 检测[7-9]，从而确定其有无重复实验或阴道镜检查的必要，此方法灵敏度高，由于不需要重复采样，研究效价比较高，患者易于接受[10]。然而，有研究显示，ASC-US 患者 HR-HPV 阳性率平均为 43%，但 CIN Ⅱ阳性率只有 10.3%[11,12]，这意味着有近 2/3 的患者不需要转诊进行阴道镜检查。大规模的流行病学研究显示，70% 的浸润性子宫颈癌与 HPV16 和 18 型相关[13]，HPV16 或 18 型阳性的妇女罹患 CIN Ⅲ以上的风险高于其他高危型[7]。本研究结果显示，ASC-US 患者 95 例，其中 CIN Ⅱ阳性 17 例，CIN Ⅱ阳性患者中，HPV16 或 18 型阳性 6 例（35.29%），其他高危型阳性 5 例（29.41%）；CIN Ⅲ阳性 9 例，CIN Ⅲ阳性患者中，HPV16 或 18 型阳性 7 例（77.78%），其他高危型阳性 1 例（11.11%）。综上所述，如果只转诊 HPV16 或 18 型阳性的患者到阴道镜检查，密切随访其他高危型阳性的患者，可以大大提高费效比。其次，对于 30 岁以上细胞学诊断阴性的妇女，如果检测 HPV16 或 18 型阳性，也需要给予特别关注。本研究结果显示，HPV16 或 18 型阳性和细胞学阴性的 30 岁以上妇女中，CIN Ⅰ阳性 5 例；HPV16 或 18 型阴性和细胞学阴性的妇女中，无 CIN Ⅰ阳性患者。因此，对 HR-HPV16 和 18 型阳性的患者临床转诊和人群筛查十分必要。

目前，临床上经过中国国家食品药品

监督管理局认证，检测高危型 HPV DNA 的方法主要有 HC-2 和 HybriBio，HC-2 能够检测 13 种高危型 HPV，但不能具体分型。HybriBio 为半自动方法，能够同时检测 21 种 HPV 型，其中包括 14 种高危型，但该法人工操作步骤多，需要依靠肉眼识别杂交膜染色后斑点分布判定结果，结果的准确性会受到一定的影响。cobas 4800 检测技术是集 DNA 提取、PCR 扩增和基因检测于一体，能够同时检测 14 种高危型 HPV，并能够对 HPV16、18 型单独分型，且选用人类基因组作为内对照，能够对采样、检测质量进行全程监测和评估。

cobas 4800 检测试剂说明书显示，cobas 4800 的检测极限：HPV16 型为 300 拷贝/ml，HPV18 型为 600 拷贝/ml，其他型为 150 拷贝/ml。与此相对的是，HPV DNA 检测的"金标准"HC-2 检测极限为 5000 拷贝/ml，但 cobas 4800 进行检测的液基细胞学样本用量少，每个约 0.1ml，而 HC-2 约为 2ml。因此，从理论上讲，cobas 4800 与 HC-2 的检测效能相差不大。鉴于此，本研究从两个方面比较了这两项技术：（1）HPV 病毒检测能力：总符合率为 89.40%（$Kappa=0.778$），一致性高；（2）子宫颈癌前病变筛查能力：cobas 4800 和 HC-2 检测子宫颈癌前病变的灵敏度和特异度差异无统计学意义（$P>0.05$）。但是，本研究结果显示，筛查特异度较低，分别为 70.97% 和 79.34%，主要原因是因为对照组和正常组中的纳入对象为门诊检查病人或子宫颈癌筛查现场人群，与传统流行病学调查中普通人群的 HPV 感染率存在差别。

由于 HPV16 和 18 型在临床和筛查中具有重要意义，因此，利用中国国家食品药品监督管理局批准的 HybriBio 分型技术以及基因测序方法来评价分型的准确性。

Cobas 4800 与 HybriBio 检测 HPV16 型和 HPV18 型符合率较高，$Kappa$ 值分别是 0.777 和 0.753。使用测序作为金标准校正后，阳性符合率可以达到 100%。此外，国外大规模人群筛查研究也对 cobas 4800 应用于临床筛查进行了评估，Heideman 等[14] 将 cobas 4800 HPV 检测结果与 HC-2、细胞学检查结果比较，结果显示，采用 cobas 4800 检测 CIN II 比细胞学检查更灵敏（灵敏度分别为 90% 和 82.7%），与 HC-2 检测的一致性较好，阳性一致率达 97.3%，阴性一致率达 98.3%。Ovestad IT 等[15] 对几种 HPV 商业检测方法进行了比较，结果显示，cobas 4800、Amplicor HPV 检测、APTIMA 检测和 Linear Array 有较好的一致率，其中，cobas 4800 与 Linear Array 分型一致率达到了 90%。

综上所述，cobas 4800 是有效的 HPV DNA 检测方法，可用于人群子宫颈癌筛查和临床细胞学分流。

参 考 文 献

[1] 李茜，卞美璐. 宫颈癌前病变及宫颈癌筛查方法的应用. 中日友好医院学报，2008，22：297-299.

[2] 吕素媚，周立恒，孙晓吉. HPV 检测在宫颈癌筛查中的应用. 中国误诊学杂志，2011，11：7883-7884.

[3] 陈汶，刘彬，戎寿德，等. 人乳头状瘤病毒 DNA 检测进展. 中华检验医学杂志，2005，28：552-554.

[4] 赖年钰，喻垚，牟江涛. 人乳头瘤病毒检测研究进展. 重庆医学，2011，40：3105-3107.

[5] Molijn A, Kleter B, Quint W, et al. Molecular diagnosis of human papillomavirus （HPV） infections. J Clin Virol, 2005, 32 Suppl 1: S43-51.

[6] 章文华，李淑敏. 子宫颈癌筛查中肉眼观察法的应用. 中华妇产科杂志，2009，44：

158-159.

［7］Wright TC, Jr. , Massad LS, Dunton CJ, et al. 2006 consensus guidelines for the management of women with abnormal cervical cancer screening tests. Am J Obstet Gynecol, 2007, 197：346-355.

［8］Jordan J, Arbyn M, Martin-Hirsch P, et al. European guidelines for quality assurance in cervical cancer screening: recommendations for clinical management of abnormal cervical cytology, part 1. Cytopathology, 2008, 19：342-354.

［9］ACOG Practice Bulletin no. 109: Cervical cytology screening. Obstet Gynecol, 2009, 114：1409-1420.

［10］Stoler MH, Wright TC, Jr, Sharma A, et al. High-risk human papillomavirus testing in women with ASC-US cytology: results from the ATHENA HPV study. Am J Clin Pathol, 2011, 135：468-475.

［11］Arbyn M, Martin-Hirsch P, Buntinx F, et al. Triage of women with equivocal or low-grade cervical cytology results: a meta-analysis of the HPV test positivity rate. J Cell Mol Med, 2009, 13：648-659.

［12］Arbyn M, Paraskevaidis E, Martin-Hirsch P, et al. Clinical utility of HPV-DNA detection: triage of minor cervical lesions, follow-up of women treated for high-grade CIN: an update of pooled evidence. Gynecol Oncol, 2005, 99：S7-11.

［13］de Sanjose S, Quint WG, Alemany L, et al. Human papillomavirus genotype attribution in invasive cervical cancer: a retrospective cross-sectional worldwide study. Lancet Oncol, 2010, 11：1048-1056.

［14］Heideman DA, Hesselink AT, Berkhof J, et al. Clinical validation of the cobas 4800 HPV test for cervical screening purposes. J Clin Microbiol, 2011, 49：3983-3985.

［15］Ovestad IT, Vennestrom U, Andersen L, et al. Comparison of different commercial methods for HPV detection in follow-up cytology after ASCUS/LSIL, prediction of CIN 2～3 in follow up biopsies and spontaneous regression of CIN 2～3. Gynecol Oncol, 2011, 123：278-283.

L1 壳蛋白和 p16INK4a 蛋白在子宫颈病变中的表达及意义

宋 艳 李 青 李 凌 陈 汶 沈贵华 乔友林 张 询

中国医学科学院肿瘤医院/肿瘤研究所 北京 100021

【摘要】 目的：分析 L1 壳蛋白和 p16INK4a 蛋白在子宫颈病变中的表达及意义。方法：选取 54 例 CIN Ⅰ、44 例 CIN Ⅱ、78 例 CIN Ⅲ和 48 例鳞状细胞癌子宫颈标本，进行 L1 壳蛋白和 p16INK4a 免疫组化染色，并对 45 例 CIN Ⅰ 患者进行 6 年随诊。结果：45 例 CIN Ⅰ患者随访 6 年，其中 6 例进展为高度病变。p16INK4a 在 CIN Ⅰ、CIN Ⅱ、CIN Ⅲ和鳞状细胞癌中 177 例阳性表达，表达率随病变进展而增强（$\chi^2 = 259.923$，$P<0.001$）。L1 壳蛋白在 50 例阳性表达，表达强度随病变加重而逐渐下降（$\chi^2 = 48.842$，$P<0.001$）。CIN Ⅰ 表达方式主要为 L1（-）p16INK4a（-）或 L1（+）p16INK4a（-）；CIN Ⅱ 以上的高级别病变主要为 L1（-）p16INK4a（+）。L1（-）p16INK4a（-）患者，无一例进展；L1（-）p16INK4a（+）患者，疾病进展率为 66.7%（2/3），L1（+）/p16INK4a（-）患者，疾病进展率为 9.5%（2/21），L1（+）p16INK4a（+）患者，进展率为 33.3%（2/6）。结论：p16INK4a 和 L1 壳蛋白在子宫颈不同病变中表达不同，有助于对 CIN 生物学行为的评估。

【关键词】 子宫颈；CIN；L1 壳蛋白；p16INK4a；预后因子 CIN Ⅰ

人乳头瘤病毒（human papillomavirus，HPV）持续感染是导致子宫颈癌和子宫颈上皮内瘤变（cervical intraepithelial neoplasia，CIN）发生的主要致病因素，90% 以上的浸润性子宫颈癌中可以检出 HPV DNA[1]。早期诊断是防治子宫颈癌的重要手段，因此寻找预测 CIN 进展的相关标志物非常重要。

大量子宫颈病变患者虽有 HPV 的感染，常可由于宿主自身强大的免疫反应而消退。机体的免疫反应主要与 HPV L1 壳蛋白（后期基因蛋白）有关[2]。L1 壳蛋白属核蛋白，与小分子量的 L2 壳蛋白结合产生病毒颗粒，在 HPV 感染时即可生成，并诱发宿主的免疫反应，其在所有亚型的 HPV 中均有表达，目前被作为预防因子而受到广泛关注[3]。肿瘤细胞抑制蛋白 p16INK4a 是与子宫颈 HPV 感染密切相关的生物标记，目前已被应用于临床，尤其是应用于 CIN Ⅱ 或更高级别病变的识别[4-6]。

为了解 L1 壳蛋白和 p16INK4a 在子宫颈上皮病变的表达水平及其相关性，我们通过免疫组化方法检测子宫颈 CIN Ⅰ、CIN Ⅱ、CIN Ⅲ 和鳞癌标本中 L1 壳蛋白和 p16INK4a 蛋白的表达，分析其在子宫颈不同病变中的表达特点及其相关性。

通讯作者：张询，E-mail：zx3182004@yahoo.com.cn

一、材料与方法

（一）临床资料

224 例子宫颈标本包括来自本院常规病理活检标本的 44 例 CIN Ⅱ、78 例 CIN Ⅲ、48 例鳞状细胞癌和山西省襄垣县宫颈癌筛查现场及本院活检的 54 例 CIN Ⅰ。年龄 21 ~69 岁，中位年龄 40 岁。所有标本均根据 2003 年 WHO 子宫颈肿瘤形态学分类标准，经两位病理医师再次确认。

（二）免疫组织化学染色

所有标本均使用广谱 HPVL1 抗体（Cytoimmun Diagnostics GmbH，Germany）和单抗 p16INK4a（Dako，Denmark）免疫组化染色。具体操作步骤按试剂说明书进行，抗原修复均采用高压锅高温修复，p16INK4a 为 DAB 显色，HPV L1 蛋白为 AEC 染色，苏木精复染，中性树胶封片。每批染色均设阳性及阴性对照片。

（三）判断标准

1. L1 壳蛋白判断标准：胞核着色判定为阳性。

2. p16INK4a 蛋白判断标准：胞核胞浆着色细胞数<10% 为阴性，10% ~ 25% 为弱阳性，26% ~ 50% 为中阳性，>50% 为强阳性。

（四）随访

对 45 例 CIN Ⅰ 患者进行 6 年的随访，对其中细胞学诊断为高度上皮内病变（high grade squamous intraepithelial lesions，HSIL）或更高、意义不明的不典型腺细胞（atypical glandular cells of undetemfined signjficance，AGU）和不典型鳞状上皮细胞不除外高度鳞状上皮内病变（atypical squamous cells-can-not exclude HSIL，ASC-H）的妇女进行阴道镜检查并活检。

（五）统计学方法

数据经 SPSS 13.0 统计学软件进行分析。各组间的比较采用 χ^2 检验或 Fisher 精确检验，各指标间的相关性采用 Spearman 相关分析。检验水准 $\alpha = 0.05$。

二、结果

（一）p16INK4a 蛋白的表达

免疫组化染色结果显示，全组 p16INK4a 蛋白阳性表达 177 例。p16INK4a 在 CIN Ⅰ、CIN Ⅱ、CIN Ⅲ、鳞癌中的阳性表达率分别为 18.5%（10/54）、95.5%（42/44）、98.7%（77/78）和 100%（48/48）。Spearman 检验显示，p16INK4a 蛋白的表达随子宫颈病变进展而加强（$\chi^2 = 259.923$，$P<0.001$）。p16INK4a 在 CIN Ⅰ、CIN Ⅱ 和鳞癌中的表达见 643 页彩图 1。

（二）L1 壳蛋白表达

免疫组化染色结果显示，全组 L1 壳蛋白阳性表达 50 例。L1 壳蛋白在 CIN Ⅰ、CIN Ⅱ、CIN Ⅲ 和鳞癌的阳性表达率分别为 55.6%、20.5%、11.5% 和 4.2%。Spearman 检验显示，L1 壳蛋白表达随子宫颈病变的进展而下降（$\chi^2 = 48.842$，$P<0.001$）（表 1，644 页彩图 2）。

表 1　L1 不同宫颈上皮内瘤变和鳞癌患者中 L1 壳蛋白的表达

病理类型	例数	L1 壳蛋白	
		阴性	阳性
CIN Ⅰ	54	24	30
CIN Ⅱ	44	35	9
CIN Ⅲ	78	69	9
鳞癌	48	46	2
总计	224	174	50

（三）p16INK4a 与 L1 壳蛋白表达的相关性

根据 p16INK4a 和 L1 壳蛋白抗体表达特点，我们分为：L1（+）p16INK4a（-）、

L1（＋）p16INK4a（＋）、L1（－）p16INK4a（＋）和 L1（－）p16INK4a（－）

4 种，其在子宫颈病变中的表达情况见表 2。

表 2　不同宫颈上皮内瘤变和鳞癌中 p16INK4a 与 L1 壳蛋白的表达

病理类型	例数	L1（＋）/p16INK4a（－）	L1（－）/p16INK4a（－）	L1（－）/p16INK4a（＋）	L1（＋）/p16INK4a（＋）
CIN Ⅰ	54	23	21	3	7
CIN Ⅱ	44	2	0	35	7
CIN Ⅲ	78	1	0	69	8
鳞癌	48	0	0	46	2

（四）p16INK4a 与 L1 壳蛋白表达在 CIN Ⅰ 随诊中的意义

45 例 CIN Ⅰ 患者随访 6 年，有 6 例进展为高度病变（1 例 CIN Ⅲ、5 例 CIN Ⅱ），39 例消退。L1 壳蛋白阳性表达 27 例，p16INK4a 阳性表达 9 例。L1（－）p16INK4a（－）15 例，L1（－）p16INK4a（＋）3 例，L1（＋）p16INK4a（－）21 例，L1（＋）p16INK4a（＋）6 例。

L1 壳蛋白阳性表达患者的疾病进展率为 7.2%（2/27），L1 壳蛋白阴性患者的疾病进展率为 14.8%（4/28）。p16INK4a 蛋白阳性表达患者的疾病进展率为 44.4%（4/9），p16INK4a 蛋白阴性患者的疾病进展率为 5.6%（2/36）。L1（－）p16INK4a（－）患者无一例疾病进展率，L1（－）p16INK4a（＋）患者的疾病进展率为 66.7%（2/3），L1（＋）p16INK4a（－）患者的疾病进展率为 9.5%（2/21），L1（＋）p16INK4a（＋）患者的疾病进展率为 33.3%（2/6），4 组间进展率差异具有统计学意义（$\chi^2 = 220.000$，$P < 0.001$）。

三、讨论

HPV 感染尤其是 HPV16 型和 18 型感染，与 CIN Ⅰ、CIN Ⅱ 和 CIN Ⅲ 发展为子宫颈癌密切相关[6]。子宫颈病变的发展通常是从 CIN Ⅰ→CIN Ⅱ→CIN Ⅲ→子宫颈癌的相对缓慢的渐进过程，一般需要 5～15 年的时间，在这期间，病变处于动态变化中，即消退、持续、发展[7]。近 20 年来，随着宫颈病变筛查和癌前病变的诊断水平的提高，子宫颈癌发病率明显下降[8,9]。目前尚无任何形态学标准预测 CIN 的行为，因此寻找预测宫颈癌前病变生物学行为的分子标志物十分必要。

L1 壳蛋白是一种核蛋白，存在于所有被感染的 HPV 亚型中，主要表达于 HPV 感染的生产期，在后期的转化期表达缺失[10,11]。2003 年，Melsheimer 等[12]研究显示，大多数感染高危型 HPV 的低度鳞状上皮病变表达 L1 壳蛋白，而大多数感染高危型 HPV 的高度鳞状上皮病变不表达 L1 壳蛋白，提示 L1 壳蛋白可以作为预测 CIN 进展的标志物。2004 年，Griesser 等[13]通过巴氏细胞学涂片确定了这一假设，即与高危型 HPV 感染有关的轻、中度不典型增生的鳞状上皮病变，若 L1 壳蛋白阴性，则病变进展的可能性为 76.4%；而 L1 壳蛋白阳性则病变进展的可能性为 23.6%。本研究中，L1 壳蛋白表达随病变程度加重而逐渐下降，主要集中于 CIN Ⅰ 表达。CIN Ⅰ 患者经过 6 年随访，L1 壳蛋白阳性者的疾病进展率为 7.2%（2/27），L1 壳蛋白阴性者的疾病进展率为 22.2%（4/18）。本研究中，L1 壳蛋白阴性患者的疾病进展率仅为 Griesser 等报道的 1/3，可能与 Griesser 等报道的病变全部为高危型 HPV 感染，而本组 CIN I 患者的为随机抽取，存在 HPV 阴性的病例有关。此外，Griesser 等的诊断标准是轻、中度不典型增生的鳞状上皮，而本组随访的仅是轻度不典型增生（CIN I）的病例，这也是造成两组结果差异的原因。

p16INK4a 阻断细胞周期蛋白 CDK4/6 活性，使之不能磷酸化 Rb，从而阻止细胞由 G 期进入 S 期。在 HPV 感染的转化期中，病毒癌基因 E6、E7 干扰细胞凋亡和分裂周期，E7 与 p16INK4a 对 Rb 蛋白竞争性的结合，阻断了 Rb 蛋白与 E2F 转录因子的绑定，从而加快了细胞分裂周期。一些学者将 p16INK4a 免疫组化表达作为评价子宫颈低度病变预后的标志。Negri 等[14] 在对 p16INK4a 预测 CIN I 可能发展为 CIN III 的研究中进行了 4 年的随访，结果显示，尽管自行消退的 CIN I 可以表达 p16INK4a，但 p16INK4a 阳性表达细胞数>25% 的患者比 p16INK4a 阴性的患者进展为高级别病变的危险大。Wang 等[15] 对 CIN I 随诊 5 ~ 7 年，结果显示，p16INK4a 弥漫阳性对于 CIN I 进展为 CIN II 及以上病变的阳性预测值为 39%，阴性预测值为 85%。本组随访 6 年的 45 例 CIN I 患者中，p16INK4a 阳性对于疾病进展的阳性预测值为 44.4%，提示 p16INK4a 可作为评价子宫颈低级别上皮内病变预后的标志之一。

L1 壳蛋白在 HPV 感染的早期生产期表达，于后期转化期缺失；p16INK4a 则表达于转化期，生产期不表达。L1 壳蛋白和 p16INK4a 的不同着色方式在子宫颈中代表了不同的病变类型[16,17]。本研究中，L1（－）p16INK4a（＋）组主要存在于鳞癌和 CIN II／CIN III；L1（＋）p16INK4a（－）和 L1（－）p16INK4a（－）组主要存在 CIN I，因此，L1 壳蛋白和 p16INK4a 的表达方式与子宫颈病变严重程度有关。

由于子宫颈低度病变进展缓慢，随访时间长，所以进展病例通常难以收集。本组 45 例 CIN I 患者的 6 年随访中，L1（－）p16INK4a（－）的患者，无一例进展，L1（－）p16INK4a（＋）患者的疾病进展率为 66.7%，L1（＋）p16INK4a（－）患者的疾病进展率为 9.5%，L1（＋）p16INK4a（＋）患者的疾病进展率为 33.3%，提示 p16INK4a 与 L1 壳蛋白的联合运用，更有助于判断病变的状态，不同组合可作为子宫颈病变预后的评价指标和制订子宫颈病变前瞻性研究的随访策略。

综上所述，不同表达类型的 p16INK4a 和 L1 壳蛋白组合，表达在不同状态的子宫颈病变中，二者的组合有助于对子宫颈低度鳞状上皮病变潜在生物学行为的评估。尽管这种少量抗体组合尚不能完全替代子宫颈活检的形态学评价，但对进一步了解子宫颈病变潜在的生物学行为，有一定的作用。

参 考 文 献

[1] Centers for Disease Control and Prevention（CDC）. Progress toward implementation of human papillomavirus vaccination. MMWR Morb Mortal Wkly Rep, 2011, 60：1382-1384.

[2] Frazer IH. Measuring serum antibody to human papillomavirus following infection or vaccination. Gynecol Oncol, 2010, 118：8-11.

[3] Hanumantha RN, Baji BP, Rajendra L, et al. Expression of codon optimized major capsid protein（L1）of human papillomavirus type 16 and 18 in Pichia pastoris; purification and characterization of the virus-like particles. Vaccine, 2011, 29：7326-7334.

[4] Bouwes Bavinck JN, Neale RE, Abeni D, et al. Multicenter study of the association between

betapapillomavirus infection and cutaneous squamous cell carcinoma. Cancer Res, 2010, 70：9777-9786.

[5] 李雯，何勉，曾建芳，等. 宫颈鳞状细胞癌巨噬细胞移动抑制因子血管内皮生长因子和 p16 蛋白表达与临床病理的关系. 中华肿瘤杂志，2008，30：511-514.

[6] Bolhassani A, Mohit E, Rafati S. Different spectra of therapeutic vaccine development against HPV infections. Hum Vaccin, 2009, 5：671-689.

[7] Beglin M, Melar-New M, Laimins L. Human papillomaviruses and the interferon response. J Interferon Cytokine Res, 2009, 29：629-635.

[8] 赵方辉，章文华，潘秦镜，等. 宫颈癌多种筛查方案的研究. 中华肿瘤杂志，2010，32：420-424.

[9] Mendoza N, Hernandez PO, Tyring SK. HPV Vaccine Update：New Indications and Controversies. Skin Therapy Lett, 2011, 16：1-3.

[10] Hoshikawa S, Sano T, Yoshida T, et al. Immunohistological analysis of HPV L1 capsid protein and p16 protein in low-grade dysplastic lesions of the uterine cervix. Pathol Res Pract, 2010, 206：816-820.

[11] Wang HK, Duffy AA, Broker TR, et al. Robust production and passaging of infectious HPV in squamous epithelium of primary human keratinocytes. Genes Dev, 2009, 23：181-194.

[12] Melsheimer P, Kaul S, Dobeck S, et al. Immunocytochemical detection of human papillomavirus high risk typeL1 capsid proteins in LSIL and HSIL as compared with detection of HPV L1 DNA. Acta Cytol, 2003, 47：124-128.

[13] Griesser H, Sander H, Hilfrich R, et al. Correlation of immunochemical detection of HPV L1 capsid protein in Pap smears with regression of High risk HPV positive mild/moderate dysplasia. Anal Quant Cytol Hist, 2004, 26, 241-245.

[14] Negri G, Vittadello F, Romano F, et al. P16INK4a expression and progression risk of low-grade intraepithelial neoplasia of the cervix uteri. Virchows Arch, 2004, 445：616-620.

[15] Wang JL, Zheng BY, Li XD, et al. Predictive significance of the alterations of p16INK4a, p14ARF, p53, and proliferating cell nuclear expression in the progression of cervical cancer. Clin Cancer Res, 2004, 10：2407-2414.

[16] Negri G, Bellisano G, Zannoni GF, et al. p16INK4a and HPV L1 immunohistochemistry is helpful for estimating the behavior of low-grade dysplastic lesions of the cervix uteri. Am J Surg Pathol, 2008, 32：1715-1720.

[17] Yoshida T, Sano T, Kanuma T, et al. Immunochemical analysis of HPV L1 capsid protein and p16 protein in liquid-based cytology samples from uterine cervical lesions. Cancer, 2008, 114：83-88.

（上接第 281 页）

[16] Birgisdottir V, Stefansson OA, Bodvarsdottir SK, et al. Epigenetic silencing and deletion of the BRCA1 gene in sporadic breast cancer. Breast Cancer Res, 2006, 8（4）：R38.

[17] Savagner P. The epithelial-mesenchymal transition（EMT）phenomenon. Ann Oncol, 2010, 21 Suppl 7：vii 89-92.

[18] Guo BH, Feng Y, Zhang R, et al. Bmi-1 promotes invasion and metastasis, and its elevated expression is correlated with an advanced stage of breast cancer. Mol Cancer, 2011, 10（1）：10.

[19] Leber MF, Efferth T. Molecular principles of cancer invasion and metastasis. Int J Oncol, 2009, 34（4）：881-895.

醋酸染色肉眼观察（VIA）在子宫颈癌筛查分流中的应用价值

崔晓莉[1]　　康乐妮[2]　　张　询[2]　　王　禹[2]

李长青[3]　　王纯雁[1]　　赵方辉[2]　　乔友林[2]

1. 辽宁省肿瘤医院妇瘤科　　辽宁沈阳 110042
2. 中国医学科学院肿瘤医院/肿瘤研究所　　北京 100021
3. 河南省新密市妇幼保健院　　河南郑州 452370

【摘要】　　**目的：** 评价醋酸染色肉眼观察（VIA）在子宫颈癌筛查中分流自我取样 HPV DNA 阳性人群的可行性及应用价值。**方法：** 对 2500 名河南省新密市 25～65 岁妇女进行子宫颈癌筛查。初次访视时每位妇女均接受了自我取样 HPV DNA 检测和 VIA。任何筛查阳性及随机 10% 阴性的妇女进行第二次 VIA 和阴道镜检查。阴道镜下可见病变处直接活检；无可见病变但筛查阳性时行四象限多点活检+宫颈管搔刮术（ECC）。以病理诊断为金标准。**结果：** 最终有 2463 名妇女纳入分析。目标人群自我取样 HPV 的阳性率为 17.3%（427/2463），检出 CIN Ⅱ+ 的灵敏度为 89.2%（33/37），特异度为 83.8%（2032/2426），阳性预测值为 7.7%（33/427）。用 VIA 对自我取样 HPV DNA 阳性者进行分流，阴道镜转诊率由 17.3%（427/2463）降至 2.5%（61/2463）（$\chi^2 = 304.7$，$P<0.001$），特异度和阳性预测值可分别达到 98.3%（2384/2426）（$\chi^2 = 350.0$，$P<0.001$）和 31.2%（19/61）（$\chi^2 = 30.7$，$P<0.001$）。**结论：** 用 VIA 分流自我取样 HPV DNA 阳性妇女，可以显著提高子宫颈癌筛查的特异度和阳性预测值，明显降低阴道镜转诊率，对于未绝经妇女，意义更为显著。这种分流方法可以有效节约卫生资源，有望成为子宫颈癌筛查分流的一种新选择。

【关键词】　　子宫颈肿瘤；醋酸涂抹法；自我取样；人乳头瘤病毒；筛查

子宫颈癌是全球女性第二大恶性肿瘤。全世界每年约有 50 万新发病例、27.4 万死亡病例，其中 83% 以上的病例发生在缺乏有效子宫颈癌筛查及治疗的发展中国家。2010 年，我国新发病例约 7.84 万，预计到 2030 年将增至 9.35 万[1]，且近些年呈年轻化的趋势[2]。高危型人乳头瘤病毒（human papillomavirus，HPV）是引起子宫颈癌的主要病因。在所有 HPV 高危型中，16、18 和 45 型是子宫颈癌中最常见的 3 种

第一作者：崔晓莉，女，辽宁大连人，硕士，主治医师，主要从事子宫颈癌筛查及早诊早治方面的工作。Tel：86-24-86245215，E-mail：cuixllxx@sina.com

通讯作者：乔友林，四川成都人，博士，教授/研究员，博士研究生与博士后导师，主要从事肿瘤流行病与人群防治的研究。Tel：86-10-87788489，E-mail：qiaoy@cicams.ac.cn

型别，而其中 HPV16 和 18 型与 70% 的子宫颈浸润癌相关[3]。应用醋酸染色后肉眼观察（visual inspection of acetic acid，VIA）筛查宫颈癌前病变和子宫颈癌，因其方法简便、费用低廉，检查结果立即可得，从 20 世纪 80 年代开始逐步成为经济欠发达地区子宫颈癌筛查的替代方法。本文介绍了 VIA 分流高危 HPV 自我取样阳性妇女的结果，旨在探索地处偏远地区或在心理上不愿接受医生取样的妇女，进行 HPV 自我取样，实现子宫颈癌筛查的可行性，及 VIA 分流高危 HPV 阳性妇女，提高筛查特异度和阳性预测值，降低阴道镜转诊率的可行性及应用价值。

一、材料与方法

（一）研究对象

2011 年 3～4 月，在河南省新密市两个子宫颈癌高发乡镇（超化镇和平陌镇）以村为单位，招募了村中未参加过筛查，年龄在 25～65 周岁、无子宫颈癌既往病史、具有完整的子宫颈、非妊娠期、健康状态良好、能接受例行子宫颈癌筛查、有性生活史的 2500 名妇女参加筛查。

（二）筛查程序

对符合筛查条件且自愿接受筛查的妇女建立档案、注册登记、签署知情同意书、接受流行病学调查，然后进行自我取样 HPV DNA 检测（第二代杂交捕获技术，hybrid capture 2 technology，HC-2）和 VIA。以上检测任一结果阳性者以及随机抽取的 10% 筛查阴性的妇女需要进行第二次访视，再次做 VIA，并接受阴道镜检查。医生在对妇女筛查结果盲法下行阴道镜检查，在阴道镜下可见病变处取直接活检；如果阴道镜下无可见病变，则医生解盲，并根据妇女的初次筛查结果决定是否活检。如果任一筛查结果阳性，则在子宫颈多点处进行随机活检，子宫颈鳞柱交界暴露不满意者行宫颈管刮术（endocervical curettage，ECC）；如果筛查结果阴性，则不进行活检。以病理诊断为金标准，病理确诊的中度以上宫颈上皮内瘤变（cervical intraepithelial neoplasia，CIN）即 CIN Ⅱ +病变作为病例进行筛查方法的准确性评价。

（三）研究方法

1. 自我取样高危型 HPV DNA 检测

由当地医生指导妇女使用 Qiagen 宫颈取样刷（QIAGEN Inc，Gaithersburg，MD，USA）进行子宫颈阴道分泌物自我取样。妇女将刷子轻轻插入自己阴道内，让它顺着阴道进入，直到遇到阻力后，约有 6cm 长，顺时针旋转刷子 3～5 圈，将细胞从子宫颈口处取出。将带有标本的刷子放入 DCM™ 样本收集液中，折断采样刷多余的部分，送往当地实验室。采用美国 Digene 公司的试剂盒（批号：5309002）进行 HC-2 方法的高危型 HPV DNA 检测。HC-2 是一种应用微孔板化学发光进行信号放大的核酸杂交检测方法，采用 96 孔平板法，可一次检测 13 种高危型 HPV DNA 的型别（HPV16/18/31/33/35/39/45/51/52/56/58/59/68），并可同时检测样本中 HPV DNA 的病毒载量。判断标准：光量读数与阴性测定值比值>1.0 为阳性。

2. 醋酸染色肉眼观察（VIA）

所有取样和妇检完成后，医生采用 5% 醋酸溶液涂抹于子宫颈表面，等待 1min 后在 100W 白炽灯下观察子宫颈的颜色并根据"醋白"上皮的厚度、范围、表面形态、浑浊度等做出初步诊断。正常子宫颈无白色改变；低度宫颈上皮内瘤变为淡而浅的白色病变，可以在鳞柱交界处或交界外；高度宫颈上皮内瘤变表现为厚的白色病变、边界明显，且其中一边总在鳞柱交界上；癌为白色病变，表面不规则、厚而脆的肿块。

3. 阴道镜检查及活检

医生在对妇女筛查结果盲法下行阴道镜检查，在阴道镜下可见病变处直接取活检；如果阴道镜下无可见病变，则医生解盲，并根据妇女的初次筛查结果决定是否取活检。如果任一筛查结果阳性，则在子宫颈多点处进行随机活检，宫颈鳞柱交界暴露不满意者行 ECC；如果筛查结果阴性，则不进行活检。

（四）统计学方法

所有数据均采用 FOXPRO 9.0 双遍录入，并在数据核查无误后采用 SPSS 17.0 统计软件进行数据分析。不同筛查方法的灵敏度、特异度、阳性预测值、阴性预测值的比较均采用 χ^2 检验。$P<0.05$ 被认为有统计学意义。本研究确定的疾病（CIN II +为阳性）以病理诊断结果为金标准。制片与初步病理诊断由现场的病理技师和病理医生完成，最终病理诊断由中国医学科学院肿瘤医院的病理医生完成。

二、结果

最终有 2463 名妇女（中位年龄 46 岁）完成了整个筛查流程，数据完整，纳入分析。其中未绝经妇女 1688 人，绝经妇女 775 人。

（一）组织病理学结果

最终纳入分析的 2463 例妇女，共检出宫颈病变 37 例，其中 11 例为 CIN II，25 例为 CIN III，1 例为宫颈癌。

（二）自我取样 HPV DNA 结果

纳入评价分析的 2463 例妇女中，高危 HPV 阳性率为 17.3%（427/2463），其灵敏度为 89.2%（33/37），特异度为 83.8%（2032/2426），PPV、NPV 和约登指数分别为 7.7%（33/427）、99.8%（2032/2036）和 73.0%（表 1）。

表 1　自我取样高危型 HPV DNA 结果与病理诊断的比较

HPV DNA	病理诊断		合计
	CIN II +	CIN II -	
阳性	33	394	427
阴性	4	2032	2036
合计	37	2426	2463

（三）醋酸染色肉眼观察（VIA）结果

对 2463 名妇女均进行了 VIA，在 VIA 结果正常的 2358 例中，病理证实为 CIN II 以上的 16 例，即漏诊病例 16 人，漏诊患者中 7 例为未绝经妇女，9 例为绝经妇女；在 VIA 结果异常者的 105 例中，病理证实为 CIN II、CIN III 和子宫颈癌的患者共 21 例。VIA 的灵敏度为 56.8%（21/37），特异度为 96.5%（2342/2426），阳性预测值为 20.0%（21/105），阴性预测值为 99.3%（2342/2358）。VIA 在未绝经妇女中的灵敏度为 68.2%（15/22），在绝经后妇女中的灵敏度为 40.0%（6/15）（表 2）。

表 2　VIA 结果与病理诊断的比较

	VIA	病理诊断		合计
		CIN II +	CIN II -	
未绝经（1688 人）	阳性	15	73	88
	阴性	7	1593	1600
	合计	22	1666	1688
已绝经（775 人）	阳性	6	11	17
	阴性	9	749	758
	合计	15	760	775

（四）自我取样 HPV DNA 初筛阳性妇女 VIA 分流结果评价

在 2463 名完成了筛查，以及必要时接受了阴道镜检查和活检的妇女中，总共有427名妇女为自我取样 HPV DNA 检测阳性。在没有分流工具的情况下，所有自我取样 HPV DNA 阳性的妇女都需要转诊阴道镜，阴道镜转诊率为 17.3%。虽然灵敏度可达到 89.2%，但是特异度仅 83.8%，并且阳性预测值很低，仅 7.7%。使用 VIA 检测作为自我取样 HPV DNA 初筛阳性妇女的分流工具，阴道镜转诊率下降至 2.5%（$\chi^2 = 304.7$，$P<0.001$）。特异度和阳性预测值分别增加至 98.3%（$\chi^2 = 350.0$，$P<$ 0.001）和 31.2%（$\chi^2 = 30.7$，$P<0.001$），灵敏度为 51.4%。将 2463 名妇女分为未绝经组和绝经组分别进行分析，其中未绝经组 1688 人，使用 VIA 检测作为分流工具，阴道镜转诊率下降至 3.0%。特异度和阳性预测值分别增加至 97.8% 和 28.0%，灵敏度为 63.6%。绝经组 775 人，使用 VIA 检测作为分流工具，阴道镜转诊率下降至 1.4%。特异度和阳性预测值分别增加至 99.2% 和 45.5%，但灵敏度降至 33.3%（表3）。

表3 自我取样 HC2 初筛阳性妇女 VIA 分流方法评价

	分流方法	阴道镜转诊率（%）	灵敏度（%）	特异度（%）	PPV（%）
	无	17.3	89.2	83.8	7.7
VIA	未绝经 1688 人	3.0	63.6	97.8	28.0
	已绝经 775 人	1.4	33.3	99.2	45.5
	合计 2463 人	2.5	51.4	98.3	31.2

三、讨论

宫颈上皮内瘤变（CIN）是子宫颈癌的癌前病变。CIN Ⅰ 中只有 2%~30% 的患者进展为更严重的病变。CIN Ⅱ 中有大约 20% 进展为宫颈原位癌（CIS），CIS 进展为浸润癌的概率为 5%，最终只有 ≤5% 者进展为浸润癌，其进展变化过程中的 VIA 是目前 WHO 推荐在发展中国家和地区进行子宫颈癌筛查的主要方法。作为筛查方法，其操作简单，易于掌握，价格低廉，可以由有经验的医生或其他医务人员来完成，便于推广应用。

近年来，发现 HPV 是引起子宫颈癌发生的主要病因[4]。HPV 检测方法和临床意义的研究较多，目前国际认可的是 HC-2 为代表的 HPV DNA 检测法，因其采用标准化试剂盒，人为主观因素影响小，对识别子宫颈癌与癌前病变具有很高的灵敏度[5]，这是子宫颈癌筛查的重大突破，并于 2005 年被 WHO 推荐用于子宫颈癌的初筛。但是，由于我国地域广阔，部分农村地区又交通不便，亦有一些地区的妇女因宗教和风俗习惯的影响，在心理上很难接受医生采样，因此对这些地区的妇女进行子宫颈癌筛查存在一定的难度。如果采用自我取样进行 HPV 检测，不但避免了心理上的尴尬，同时使得那些地处偏远地区、难以按时就医的农村妇女在家中也能够接受有效的筛查，从而给妇女带来极大的方便。

基于此，本文介绍了自我取样 HPV DNA 检测作为子宫颈癌初筛方法的结果。尽管国内外的研究显示，自我取样 HPV DNA 检测的灵敏度低于医生取样的结果[6,7]，但在经济欠发达地区，自我取样无需专业医生、方法简便，即节约了卫生资源，又避免了妇女在医生取样时可能的心理障碍，因此自我取样 HPV DNA 检测成为一种可替代的理想选择[8]。然而，作为子宫颈癌的初筛方法，HPV DNA 检测特异度较低，易造成过度诊治，即浪费卫生资源，又对妇女的身心造成不必要的伤害。因此如何将 CIN Ⅱ 及以上病变的妇女从其他一过性 HPV 感染，或病变进展风险尚低的 HPV 阳性妇女中分流出来也是目前子宫颈癌筛查策略研究的重点[9,10]。

本文首次评价了 VIA 分流 HPV DNA 自我取样阳性妇女在子宫颈癌筛查中作用。对于 HPV DNA 自我取样阳性的妇女，如果不使用任何分流工具，所有 HPV DNA 阳性的妇女都将转诊阴道镜，其检出 CIN Ⅱ 及以上病变的灵敏度为 89.2%。但在所有转诊阴道镜和活检的妇女中仅有不足 10% 病理诊断为 CIN Ⅱ +。因此在这种 HPV DNA 初筛模式下，使用一种分流方法降低阴道镜转诊率是十分必要的。使用 VIA 对自我取样 HPV DNA 初筛阳性妇女进行分流，对于 CIN Ⅱ 及以上病变检测的特异度可达到 98.3%，阳性预测值提高至 31.2%，灵敏度为 51.4%，与不使用任何分流方法相比，特异度和阳性预测值提高明显，阴道镜转诊人数显著减少。但本次研究中，使用 VIA 作为分流方法，灵敏度略低，考虑有以下方面：

（1）在 HPV DNA 自我取样阳性的 427 人中 VIA 作为分流工具，漏诊 18 人，其中未绝经妇女 8 人，占未绝经妇女患者的 36.4%（8/22），绝经妇女 10 人，占绝经妇女患者的 66.7%（10/15）。VIA 作为分流方法对于 CIN Ⅱ +病变检测的灵敏度在未绝经组为 63.6%，绝经组为 33.3%。即漏诊病例中绝经后妇女比例明显偏高，而绝

经后妇女子宫颈鳞柱交界转化区内移，宫颈管内病变单纯依赖肉眼观察诊断困难，易造成漏诊。

（2）由于本次研究的双盲设计，VIA 诊断医生在进行 VIA 检查时，不知道妇女是否存在 HPV 感染情况，从而在一定程度上影响医生对于 VIA 的判断，成为漏诊的一个因素。

（3）在一定程度上与进行 VIA 检查的乡村医生的技术水平有关[11]，这与国内关于 VIA 灵敏度较低的报道基本一致。

综上所述，在欠发达地区，VIA 用于 HPV DNA 自我取样阳性妇女的分流，由于其提高子宫颈癌筛查的特异度和阳性预测值，降低误诊率及阴道镜转诊率，具有一定的临床应用价值。通过本研究发现，VIA 分流 HPV DNA 阳性的未绝经妇女灵敏度较高，可以通过有效规避影响因素，指导妇女正确使用自我取样刷，适度放宽 VIA 诊断医生对于阳性病例的诊断标准，从而提高其分流的灵敏度，降低阴道镜转诊率，有效节约卫生资源，成为子宫颈癌筛查分流的一种新选择。

参 考 文 献

[1] Ferlay J, Shin HR, Bray F, et al. GLOBOCAN 2008, Cancer Incidence and Mortality Worldwide: IARC Cancer Base No.10. Lyon, France: International Agency for Research on Cancer, 2010. Available at http://globocan.iarc.fr.

[2] 倪小平，雷丽红，陈秋生，等. 高危型人乳头瘤病毒对子宫颈癌及癌前病变诊断价值的探讨. 中华肿瘤防治杂志，2010，17（22）：1886-1887.

[3] De Sanjose S, Quint WG, Alemany L, et al. Human papillomavirus genotype attribution in invasive cervical cancer: a retrospective cross-sectional worldwide study. Lancet Oncol, 2010, 11: 1048-1056.

[4] 杨其昌，朱燕，刘宏斌，等. 宫颈上皮内瘤

变 p16^{INK4a}和 p53 及 Ki-67 表达及其诊断价值探讨. 中华肿瘤防治杂志, 2011, 18 (16): 1255-1258.

[5] Ronco G, Giorgi-Rossi P, Carozzi F, et al. Efficacy of human papillomavirus testing for the detection of invasive cervical cancers and cervical intraepithelial neoplasia: a randomised controlled trial. Lancet Oncol, 2010, 11 (3): 249-257.

[6] Belinson JL, Qiao YL, Pretorius RG, et al. Shanxi Province cervical cancer screening study Ⅱ: self-sampling for high-risk human papillomavirus compared to direct sampling for human papillomavirus and liquid based cervical cytology. Int J Gynecol Cancer, 2003, 13 (6): 819-826.

[7] 赵方辉, 章文华, 潘秦镜, 等. 宫颈癌多种筛查方案的研究. 中华肿瘤杂志, 2010, 32 (6): 420-424.

[8] Belinson JL, Pretorius RG, Enerson C, et al. The Mexican Cervical Cancer Screening Trial: self-sampling for human papillomavirus with unaided visual inspection as a secondary screen. Int J Cancer, 2009, 19 (1): 27-32.

[9] Depuydt CE, Makar AP, Ruymbeke MJ, et al. BD-ProExC as adjunct molecular marker for improved detection of CIN2 + after HPV primary screening. Cancer Epidemiol Biomarkers Prev, 2011, 20 (4): 628-637.

[10] Hesselink AT, Heideman DA, Steenbergen RD, et al. Combined promoter methylation analysis of CADM1 and MAL: An objective triage tool for high-risk human papillomavirus DNA-positive women. Clin Cancer Res, 2011, 17 (8): 2459-2465.

[11] 李丽, 玛依努尔·尼牙孜, 苏莱亚·侯赛因, 等. 新疆维吾尔族妇女宫颈癌筛查方法横断面比较研究. 中国肿瘤, 2010, 19 (4): 238-242.

(上接第 248 页)

[13] Castle PE, Sadorra M, Lau T, et al. Evaluation of a prototype real-time PCR assay for carcinogenic human papillomavirus (HPV) detection and simultaneous HPV genotype 16 (HPV16) and HPV18 genotyping. J clin microbiol, 2009, 47 (10): 3344-3347.

[14] Stoler MH, Wright TC Jr, Sharma A, et al. High-risk human papillomavirus testing in women with ASC-US cytology: results from the ATHENA HPV study. Am J Clin Pathol, 2011, 135 (3): 468-475.

[15] Mateos ML, Chacón de Antonio J, Rodríguez-Domínguez M, et al. Evaluation of a prototype real-time PCR assay for the separate detection of human papilloma virus genotypes 16 and 18 and other high risk human papillomavirus in cervical cancer screening. Enferm Infecc Microbiol Clin, 2011, 29 (6): 411-414.

[16] Castle PE, Stoler MH, Wright TC Jr, et al. Performance of carcinogenic human papillomavirus (HPV) testing and HPV16 or HPV18 genotyping for cervical cancer screening of women aged 25 years and older: a subanalysis of the ATHENA study. Lancet Oncol, 2011, 12 (9): 880-890.

[17] Heideman DA, Hesselink AT, Berkhof J, et al. Clinical validation of the cobas 4800 HPV test for cervical screening purposes. J Clin Microbiol, 2011, 49 (11): 3983-3985.

醋酸染色肉眼观察法筛查子宫颈病变的效果及其误判的影响因素

郭董平[1]　康乐妮[2]　赵方辉[2*]　马原平[1]　白　萍[2]
邢素平[1]　张　询[2]　李八一[1]　乔友林[2]

1. 山西省阳城县妇幼保健院妇产科　　山西阳城 048100
2. 中国医学科学院肿瘤医院/肿瘤研究所流行病学研究室　　北京 100021

【摘要】　**目的**：分析醋酸染色肉眼观察法（VIA）筛查子宫颈病变的临床有效性，并初步探讨其误判的影响因素。**方法**：在一项以人群为基础的子宫颈癌筛查项目中，按照研究对象的人口学特征和妇科常规检查结果分析影响 VIA 检查结果的主要因素。**结果**：在 3179 例纳入分析的筛查对象中，HPV 感染率为 24.6%，VIA 的阳性率为 6.2%，使用 VIA 法检出子宫颈高度病变及以上病变（CINⅡ+）的灵敏度仅为 31.5%，多因素分析结果显示，绝经妇女行 VIA 检查更容易被漏诊；而年龄小、鳞柱交界满意和有宫颈炎的妇女行 VIA 检查更容易被误诊。**结论**：影响 VIA 检查准确性的因素较多，临床判断的主观性较大，需要对临床医生开展统一的标准化培训，对于绝经和有生殖道炎症的妇女行 VIA 检查时更需要慎重。

【关键词】　子宫颈癌；筛查；醋酸染色肉眼观察；误判；影响因素

一、引言

据估计，全球每年有约 53 万子宫颈癌新发病例，27.5 万死亡病例，其中 80% 以上发生在发展中国家[1]。我国 2010 年约有 78 400 新发子宫颈癌病例，到 2030 年病例数将达到 93 500[2]。由于子宫颈癌多在 30~40 岁之间发病，严重影响妇女的生活质量，因此，该疾病是一个值得重视的公共卫生问题，也是一个社会关注的焦点问题。

子宫颈癌病因的明确给人类带来了福音。随着多种筛查方法的出现，子宫颈癌成为了人类历史上第一个可以通过综合手段而预防的肿瘤。发达国家的经验告诉我们，通过对人群进行巴氏细胞学筛查可以大大降低子宫颈癌的发病率[3]。但是，由于细胞学对资金、设备，尤其是技术人员的要求较高，很难在发展中国家推广[4]。

醋酸染色肉眼观察法（VIA）因为具有以下优点：①操作简单、易于培训；②不需要昂贵的检测仪器；③即时可以得到结果，不需等待；④可以在同一次访视内完成治疗[5]。因而被推荐用于卫生资源欠发达国家和地区的子宫颈癌筛查[6]。

然而，使用 VIA 法进行临床判断的主观性较强，影响因素较多[3]。Ardahan 等[7]

报道，近几年的研究中，VIA 的灵敏度变化在 60% ~ 100%，特异度在 30.4% ~ 96.8% 之间。本文拟通过分析一项以人群为基础的子宫颈癌筛查项目的资料，探讨影响 VIA 筛查子宫颈癌准确性的主要因素。

二、资料与方法

资料来源于 2010 年中国医学科学院肿瘤医院与美国合作在山西省阳城县开展的一项国际子宫颈癌筛查项目。本研究获得了中国医学科学院肿瘤医院伦理委员会的批准。

（一）研究对象

年龄在 25 ~ 65 岁之间、有性生活史、具有完整的子宫颈、目前未怀孕、身体能接受筛查，并且自愿参与的妇女符合入选条件，签署书面知情同意书后进入研究。

（二）临床检查程序

每名受检妇女在采集用于 HPV 检测的标本之后，由妇科医生对其进行常规妇科检查和 VIA 检查。VIA 检查的程序如下：用浸有 5% 醋酸的棉球涂抹受检者的子宫颈，等待 1 分钟后观察子宫颈有无醋白反应（重点观察移行带附近），根据醋白上皮的范围、大小、形态、强度、边界等做出判断。如果无醋白反应或出现轮廓不清晰、比较分散或远离鳞柱交界的醋白区，判断为 VIA 阴性；见到锐利、清晰、边界清楚、致密的、靠近鳞柱交界的醋白区，则判断为 VIA 阳性[8,9]。

每个受检者均接受调查员一对一的危险因素调查，所有资料记录在相关研究用表中，并有专人进行质量控制。

（三）疾病诊断标准

对 HPV 检测或 VIA 检查阳性的妇女以及随机抽取的 10% 结果全阴性的妇女召回进行阴道镜检查（行阴道镜检查的医生不知道受检妇女的筛查结果），并在阴道镜指示下取活检。取活检的原则如下：如果阴道镜下可见病变，则在病变处直接活检；如果阴道镜检查结果为阴性，医生将查看受检妇女的筛查结果，如果筛查结果为阳性，则分别在子宫颈的多点随机取活检，并进行宫颈管搔刮；如果筛查结果为阴性，则不取活检。

所有活检标本由中国医学科学院肿瘤医院的 2 名病理科医生进行盲法读片，按 CIN 系统（正常、CIN Ⅰ、CIN Ⅱ、CIN Ⅲ、鳞癌、腺癌）报告最终病理结果。我们将全部筛查结果阴性、并且没有取活检的妇女视为正常。

（四）数据管理

研究开始前使用 Visual Foxpro 9.0 建立加密的数据库，数据管理员和录入员知道密码，所有数据均采用双人双录入，由数据管理员进行两遍及逻辑核查后得到最终数据库。

（五）统计分析

按照 VIA 检查结果与病理结果的关系分为 VIA 漏诊组和误诊组，分别按照年龄大小、子宫颈鳞柱交界是否满意、有无宫颈炎、是否绝经分组，先采用 χ^2 检验进行单因素分析，$P < 0.05$ 被认为差异有统计学意义，再将单因素分析中有统计学差异的变量纳入 Logistic 回归模型中进行多因素分析。统计分析均使用 SPSS 17.0 统计软件。

三、结果

（一）人口学特征

2010 年 10 ~ 12 月期间，来自山西省阳城县町店镇和白桑乡的 3241 名 25 ~ 65 周岁的妇女参加了筛查，其中 3179 人完成了全部的筛查流程，纳入本次分析。受检者的平均年龄为 44.1±9.2 岁，文化水平大多数为小学和初中，中位怀孕次数 3 次，活产 2 次（表1）。

表 1　人口学基本特征

类　别	数量 （例）	统计量 （%）
年龄（岁）		44. 1±9. 2 *
<35	467	14. 7
35 ~ 44	1219	38. 3
45 ~ 54	963	30. 3
55 ~ 65	530	16. 7
受教育程度		—
文盲	185	5. 8
小学	1103	34. 7
初中（包括高中未毕业）	1499	47. 2
高中及以上	392	12. 3
孕产情况		—
怀孕次数	3179	3（2 ~ 3）#
活产次数	3179	2（1 ~ 2）#

* 采用 $\bar{x}$±SD 差表示；# 采用中位数（四分位数间距）

（二）筛查结果

在 3179 名纳入分析的妇女中，HPV 感染率为 24.6%（782/3179），VIA 总阳性率为 6.2%（197/3179）。最终有 1112 名妇女被召回行阴道镜检查，其中 906 人 HPV 检测阳性和/或 VIA 检查阳性，206 人筛查结果全阴性。行阴道镜检查的 1112 名妇女中，912 人取了活检。

（三）VIA 的临床有效性

在 197 例 VIA 阳性者中，17 例病理诊断为宫颈上皮内瘤样病变 2 级及以上（CIN Ⅱ +），19 例病理诊断为 CIN Ⅰ，161 例病理诊断为正常（表 2）。

将 CINⅡ+ 作为研究终点计算 VIA 的灵敏度、特异度分别为 31.5%（20.7% ~ 44.7%）和 94.2%（93.4% ~ 95.0%），其阳性预测值和阴性预测值分别为 8.6%（5.5% ~ 13.4%）和 98.8%（98.3% ~ 99.1%）。

表 2　VIA 检查结果与病理诊断的关系

VIA	病理诊断					合计
	正常	CIN Ⅰ	CIN Ⅱ	CIN Ⅲ	鳞癌	
阳性	161	19	6	6	5	197
阴性	2897	48	25	11	1	2982
合计	3058	67	31	17	6	3179

（四）VIA 误判的影响因素

将病理诊断为 CIN Ⅱ + 作为阳性，VIA 与病理诊断的粗一致率为 93.2%（2962/3179），漏诊率为 68.5%（37/54），误诊率为 5.8%（180/3125）。

我们将 VIA 误判的情况分为漏诊和误诊分别分析，探讨妇女年龄、鳞柱交界是否满意、有无宫颈炎、是否绝经，对 VIA 检查结果是否产生影响，单因素分析采用 χ^2 检验计算 P 值（表 3）。

由表 3 可以看出，年龄大和已绝经的妇女行 VIA 检查时可能会被漏诊；而年龄小、子宫颈鳞柱交界满意、有宫颈炎和未绝经者可能会被误诊。将单因素分析中差异有统计学意义的变量纳入 Logistic 回归模型中，采用逐步前进法进行多因素分析后得到：已绝经比未绝经的妇女更容易被漏诊，其 OR 值为 3.3（1.7 ~ 6.3）；将年龄纳入多因素模型后差异没有统计学意义，说明年龄对于 VIA 漏诊没有影响。鳞柱交界满意、有宫颈炎症的妇女更容易被误诊，其 OR 值分别为 2.4（1.2 ~ 4.8）和 1.6（1.2 ~ 2.2）；年龄越小越容易被误诊，将受试者年龄分为 4 组（表 3），以 55 ~ 65 岁作为参考，各年龄组 OR 值分别为 3.0（1.6 ~ 5.8），2.2（1.2 ~ 4.0）和 1.3　　（0.7 ~ 2.5）。

表3　VIA 误判影响因素的单因素分析

变 量	漏 诊			误 诊		
	总数 （例）（%）	VIA 漏诊 （例）（%）	P 值	总数 （例）（%）	VIA 误诊 （例）（%）	P 值
年龄			0.007 *			<0.001 *
25 ~ 34	467（14.7）	2（0.4）		467（14.7）	44（9.4）	
35 ~ 44	1219（38.3）	8（0.6）		1219（38.3）	86（7.1）	
45 ~ 54	963（30.3）	20（2.1）		963（30.3）	37（3.8）	
55 ~ 65	530（16.7）	7（1.3）		530（16.7）	13（2.5）	
鳞柱交界是否满意			0.414			<0.001 *
不满意	453（14.2）	7（1.5）		453（14.2）	9（2.0）	
满意	2726（85.8）	30（1.1）		2726（85.8）	171（6.3）	
是否有宫颈炎			0.339			<0.001 *
无	1793（56.4）	18（1.0）		1793（56.4）	76（4.2）	
有	1386（43.6）	19（1.4）		1386（43.6）	104（7.5）	
是否绝经			<0.001 *			<0.001 *
未绝经	2254（70.9）	16（0.7）		2254（70.9）	155（6.9）	
绝经	925（29.1）	21（2.3）		925（29.1）	25（2.7）	

* 差异有统计学意义

四、讨论

Sauvaget 等[10]将 26 项研究的 VIA 结果进行荟萃分析后发现，VIA 检出 CIN Ⅱ +的灵敏度为 80%，特异度为 92%。国际癌症研究所（IARC）一项在印度和非洲开展的多中心研究的结果显示，不同研究 VIA 的灵敏度变化在 56.1% ~ 93.9%，特异度变化在 74.2% ~ 93.8%[11]。产生差异的主要原因概括为：

（1）各研究间没有统一、客观的 VIA 阳性判断标准；

（2）VIA 操作者水平不一致；

（3）各研究间判定疾病终点的金标准指标不一致；等。

本研究中，VIA 检出 CIN Ⅱ 及以上病变的灵敏度为 31.5%，比较低。我们认为，其最主要原因是行 VIA 检查的妇科医生经验不足。另一个主要原因是本研究采用 HPV 检测与 VIA 检查并联，任何一项阳性的妇女及随机抽取 10% 全部结果阴性的妇女参加阴道镜指示下直接活检与随机活检，对于疾病终点的判断非常严格。随机抽取的 206 名参加阴道镜检查的妇女中，有 6 人取了直接活检，组织病理学诊断均为慢性炎症，由此可以推断，本研究漏掉 CIN Ⅱ +病变的可能性非常小。而通常阴道镜下直接活检的研究会高估 VIA 的灵敏度[12]。

本研究漏掉了 37 名 CIN Ⅱ +的妇女，将 180 名正常或 CIN Ⅰ 的妇女误诊为 CIN Ⅱ +。经过单因素及多因素分析后，已绝经的妇女行 VIA 检查更容易被漏诊；年龄小、鳞柱交界可见和有宫颈炎的妇女容易被误诊。我们认为，已绝经的妇女可能由于子宫颈萎缩、鳞柱交界内移，VIA 检查时不容易发现宫颈管内的病变而造成漏诊。多数年龄小的妇女鳞柱交界可见，且处于性活跃期，患宫颈炎症的可能性大，因此，涂抹醋酸后，很容易将炎症的"醋白"错误判断为 VIA 阳性，造成误诊。

　　本研究旨在探索适宜基层水平的筛查技术，所有 VIA 检查均由基层医生操作，这些医生在研究开始前接受了短期统一培训，操作水平差异不大，所以，我们没有发现不同医生对 VIA 结果的误判有影响。由于本研究使用 HPV 检测技术联合筛查高危人群，任何一项阳性者均行阴道镜指示下活检，漏掉病人的可能性较小，因此可以客观真实地评价 VIA 初学者的实际水平及 VIA 方法在中国农村地区使用的可行性。同时，我们探讨了影响 VIA 准确性的一些外在因素，以便改进和提高筛查效果。研究结果提示，进行 VIA 检查时要根据妇女的具体情况判断，如果年龄小且有宫颈炎症，那么出现"醋白"反应时，医生需要格外小心，根据经验综合判断，尽量减少误诊的可能性；如果受检妇女已绝经，鳞柱交界不可见，医生应该尽量暴露其子宫颈，仔细观察是否有病变，尽量避免漏诊。

　　目前在我国，VIA/VILI 已经作为农村妇女"两癌筛查"的可选技术之一在 1000 万妇女中使用。我们的当务之急是培训出一批技术合格、经验丰富的妇科医生。当然，我们更期待的是快速、简便、高效、低廉、客观的子宫颈癌筛查新技术。由 Qiagen 公司研发成功的 care HPV 检测技术已在中国通过了人群验证，该技术能够在 3 个小时内检测 14 种高危型 HPV，并且拥有与 HC-2 相似的灵敏度（90.0%）和特异度（84.2%），且价格低廉，该产品如果上市，将是发展中国家进行 HPV 筛查的一个新选择[13]。

参 考 文 献

[1] Ferlay J, Shin HR, Bray F, et al. GLOBOCAN 2008：cancer incidence and mortality worldwide. IARC CancerBase No.10. Lyon：International Agency for Research on Cancer, 2010. http://globocan. iarc. fr.

[2] Shi JF, Canfell K, Lew JB, et al. The burden of cervical cancer in China：synthesis of the evidence. In J Cancer, 2012, 130 (3)：641-652.

[3] Sankaranarayanan R, Nessa A, Esmy PO, et al. Visual inspection methods for cervical cancer prevention. Best Pract Res Clin Obstet Gynaecol, 2012, 26 (2)：221-232.

[4] 赵方辉，戎寿德，乔友林. 宫颈癌及其癌前病变筛查方法现状. 中国医学科学院学报，2001, 23 (6)：638-641.

[5] Vedantham H, Silver MI, Kalpana B, et al. Determinants of VIA (visual inspection of the cervix after acetic acid application) positivity in cervical cancer screening of women in a Peri-Urban area in Andhra Pradesh, India. Cancer Epidemiol Biomarkers Prev, 2010, 19：1373-1380.

[6] Gaffikin L, Blumenthal PD, McGrath J, et al. Visual inspection with acetic acid for cervical-cancer screening：test qualities in a primary-care setting. The Lancet, 1999, 353：869-873.

[7] Ardanhan M, Temel AB. Visual inspection with acetic acid in cervical cancer screening. Cancer nursing. 2011, 34 (2)：158-163.

[8] 章文华主译. 醋酸和卢戈氏碘液染色肉眼观察法（VIA 和 VILI）. 北京：人民卫生出版社，2007：36-40.

[9] Sankaranarayanan R, Rajkumar R, Theresa R, et al. Initial results from a randomized trial of cervical visual screening in rural south India. Int J Cancer. 2004, 109：461-467.

（下转第 309 页）

❖ **乳腺肿瘤** ❖

HER-2 阳性乳腺癌治疗 2012 年度盘点

徐兵河

中国医学科学院肿瘤医院　　北京 100021

人表皮生长因子受体-2（HER-2）是乳腺癌重要的生物学标志，已被明确是乳腺癌的预后指标和药物治疗效果的预测指标，其过表达与乳腺癌的复发和生存相关。罹患乳腺癌的妇女中有 20%～30% 表现为 HER-2 阳性，以早期进展和不良预后为特征，其危险度达中等或高危。随着分子肿瘤学的发展，HER-2 早期测定及靶向治疗最大化影响了该浸润性疾病的病程。在 HER-2 阳性乳腺癌治疗进程中，高屋建瓴，标准的抗 HER-2 治疗方案已趋于成熟，许多新的抗 HER-2 靶向药物也正在积极的临床研究探索中。

回顾乳腺癌抗 HER-2 治疗历程，从初识 HER-2 到曲妥珠单抗（赫赛汀），再从曲妥珠单抗到标准治疗，曲妥珠单抗这一具有里程碑式的药物不仅带来了疾病诊疗水平的提升，更影响了诊治模式的转变。2012 年初，中国抗癌协会乳腺癌专业委员会专家组召开会议，对《HER-2 阳性乳腺癌临床诊疗专家共识》进行了更新讨论，并于同年 4 月在《中国癌症杂志》正式发表更新版，使规范更加合理和完善。回眸 2012 年，无论是早期乳腺癌治疗，还是转移性乳腺癌治疗，以曲妥珠单抗为基础的抗 HER-2 治疗，都写下了许多浓墨重彩的篇章。

一、HER-2 阳性乳腺癌辅助治疗：一年曲妥珠单抗仍是标准的治疗方案，双靶向药物联合应用的临床研究方兴未艾

2012 年，有两项曲妥珠单抗辅助治疗的临床试验公布了 8 年长期随访数据，结果均显示，靶向治疗有长期获益。其中 NSABP B-31 和 NCCTG N9831 研究的联合分析结果在 2012 年圣安东尼奥乳腺癌会议（SABCS）上报道。中位随访 8.4 年的数据显示，曲妥珠单抗联合化疗（AC→T+H）显著降低患者复发风险达 40%（$P < 0.0001$），减少死亡风险达 37%（$P < 0.0001$），在所有患者亚组分析中，也均显现了 DFS 和 OS 的相似获益。

2012 年欧洲肿瘤内科学会（ESMO）年会上报道了目前唯一一项研究曲妥珠单抗治疗 1 年以上能否进一步提高 OS 率的全球、多中心、随机Ⅲ期 HERA 研究中位随访 8 年的数据。结果显示，2 年和 1 年曲妥珠单抗治疗患者的 DFS 率和 OS 率相似；对 1 年组和观察组中位随访 8 年的 DFS 和 OS 分析显示，1 年曲妥珠单抗辅助治疗较不使用曲妥珠单抗治疗的观察组患者的复发风险和死亡风险均显著降低 24%（HR = 0.76，$P < 0.0005$），揭示曲妥珠单抗更早应用，更多获益。同时，2012 年 ESMO 年

会报道了法国一项随机、多中心、非劣效比较的Ⅲ期临床 PHARE 研究结果。研究共纳入 3384 例患者，中位随访 42.5 个月。结果显示，与曲妥珠单抗辅助治疗 6 个月组相比，辅助治疗 12 个月降低复发风险 28%（HR = 1.28，95% CI：1.05 ~ 1.56）。试验预设的非劣效值是 1.15，虽然 95% 可信区间下限值与预设值相交叉，但危险比和可信区间明显倾向于 12 个月治疗组，6 个月的疗程较 12 个月的疗程并未达到非劣性结果。该结果表明，1 年曲妥珠单抗辅助治疗仍是 HER-2 阳性早期乳腺癌患者的标准治疗方案。

双靶向药物的联合应用也是研究方向之一，目前正在进行中的辅助拉帕替尼和/或曲妥珠单抗治疗的最优化 ALTTO 研究已显示，拉帕替尼单药组的结果不理想，已停止用药。患者给予 1 年曲妥珠单抗治疗，拉帕替尼联合曲妥珠单抗双靶向治疗组的结果令人期待。另一项随机、双盲、安慰剂对照、国际多中心临床研究旨在评估帕妥珠单抗+曲妥珠单抗联合辅助治疗 HER-2 阳性可手术原发乳腺癌的疗效和安全性，患者招募已正式启动，计划在全球招募 3806 例患者，中国也有多家中心参加，结果值得期待。

二、HER-2 阳性转移性乳腺癌治疗：曲妥珠单抗一线治疗的标准地位更加明确，其他抗 HER-2 药物崭露头角

既往多项临床研究已证实，曲妥珠单抗用于 HER-2 阳性转移性乳腺癌有优异疗效，是一线治疗的标准药物。然而，另一种抗 HER-2 小分子物质拉帕替尼目前在欧美仅被批准用于 HER-2 阳性复发转移患者的二线治疗。其在一线治疗中是否有重要作用是 2012 年的一大热点。

2012 年美国临床肿瘤学会（ASCO）年会公布了 COMPLETE 研究中期分析结果。在意向治疗（ITT）HER-2 阳性转移性乳腺癌人群中，紫杉类联合拉帕替尼治疗组或紫杉类联合曲妥珠单抗治疗组的中位无进展生存（PFS）期分别为 8.8 个月和 11.4 个月（P = 0.01）。在中心实验室确认的 HER-2 阳性亚组患者中，曲妥珠单抗组的 PFS 较拉帕替尼组延长了 4.7 个月（P = 0.003）。在安全性方面，与拉帕替尼治疗相关的不良反应多于曲妥珠单抗治疗组。2012 年另一项 CEREBEL 研究头对头比较了卡培他滨联合拉帕替尼或曲妥珠单抗治疗 HER-2 阳性转移性乳腺癌的疗效和安全性。结果同样表明，曲妥珠单抗组具有优势，中位 PFS 有显著差异（8.0 个月 *vs* 6.6 个月，P = 0.021），且拉帕替尼组患者腹泻、恶心、呕吐和皮疹发生率较高。由此，冈特（Von Minckwitz Gunter）教授认为，曲妥珠单抗在 HER-2 阳性乳腺癌治疗中的活性均优于拉帕替尼，表明其不仅在 HER-2 阳性早期乳腺癌治疗中有优势，在晚期乳腺癌也同样有效。

帕妥珠单抗是另一种抗 HER-2 药物。2012 年 5 月，美国食品与药物管理局（FDA）基于Ⅲ期临床研究 CLEOPATRA 结果，批准帕妥珠单抗联合曲妥珠单抗和多西他赛用于既往未使用过抗 HER-2 治疗或化疗的 HER-2 阳性转移性乳腺癌患者，2012 年美国国立癌症综合网络（NCCN）指南也以Ⅰ类证据推荐其作为 HER-2 阳性乳腺癌治疗的一线药物。

被誉为是真正意义上"神奇子弹"的 T-DM1（曲妥珠单抗-微管蛋白抑制剂 DM1 嵌合药物）近年来备受瞩目。2012 年 ASCO 年会首次报道了 T-DM1 用于先前接受过曲妥珠单抗和紫杉类药物治疗的 HER-2 阳性转移性乳腺癌患者的 EMILIA 研究的

结果，随后，2012 年 SABCS 年会补充了 OS 数据。结果显示，T-DM1 组较卡培他滨联合拉帕替尼组（XL）的 PFS 显著延长（9.6 个月 *vs* 6.4 个月，$P<0.0001$），各亚组 PFS 获益一致（≥65 岁除外）；在 OS 率方面，T-DM1 组和 XL 组的第 1 年 OS 率分别是 85.2% 和 78.4%，第 2 年 OS 率分别是 64.7% 和 51.8%，两组中位 OS 期分别是 30.9 个月和 25.1 个月（$P=0.001$）。研究中，T-DM1 治疗的耐受性良好，无预期外的不良反应发生。鉴于此，T-DM1 单药用于 HER-2 阳性转移性乳腺癌的二线治疗有望在 2013 年 2 月获得美国 FDA 的审批通过。在国内开展的 T-DM1 二线治疗的注册临床研究也将开始，希望该药物能早日在中国的临床上得到开展和使用。

三、HER-2 阳性乳腺癌新辅助治疗：双靶向研究成为国际热点，曲妥珠单抗应用给患者带来更多临床获益

曲妥珠单抗用于 HER-2 阳性乳腺癌新辅助治疗的研究不断发展，2012 年《柳叶刀·肿瘤》（*Lancet Oncol*）正式发表了首项头对头比较拉帕替尼或曲妥珠单抗联合化疗的随机Ⅲ期新辅助 GeparQuinto 临床试验结果，显示蒽环、紫杉类药物联合曲妥珠单抗新辅助治疗较联合拉帕替尼有更高的的病理完全缓解率（pCR，30.3% *vs* 22.7%，OR=0.68，$P=0.04$），含拉帕替尼组的肿瘤缓解率明显低于含曲妥珠单抗组（$P=0.02$），拉帕替尼联合表柔比星+环磷酰胺（EC）和多西他赛的依从性低于联合曲妥珠单抗，拉帕替尼组未按计划完成治疗的患者较曲妥珠单抗组高（33.1% *vs* 14.0%），在拉帕替尼组中，39.3% 的患者由于不良反应降低了剂量，提示单靶向新辅助治疗曲妥珠单抗的获益-风险比明显优于拉帕替尼。

NeoALTTO 和 NSABP B41 研究探索了曲妥珠单抗、拉帕替尼或两者联合用于 HER-2 阳性乳腺癌患者新辅助治疗的疗效。其中 NeoALTTO 研究于 2012 年正式发表，评价在紫杉醇的基础上加靶向治疗的疗效；NSABP B41 是联合蒽环以及紫杉类方案。前者显示双靶向药物联合组的 pCR 率显著高于单靶向药物组（$P=0.0001$），而后者显示双靶向药物联合应用较单靶向药物的 pCR 率有所提高，但无统计学意义。安全性研究显示，拉帕替尼的安全性远低于曲妥珠单抗，超过 1/3 的患者由于重度腹泻和其他不良反应未按计划完成治疗，临床应用受限。由此可见，双靶向药物在新辅助中的使用值得进一步讨论。

四、总结

盘点 2012 年，回顾 HER-2 阳性乳腺癌治疗领域的发展变迁，我们清晰地看到，曲妥珠单抗奠定了分子靶向治疗的基础，将乳腺癌抗 HER-2 治疗引入了新的时代，随后，新的药物和新的临床研究不断涌现，帕妥珠单抗和 T-DM1 作为后起之秀，也显示有显著的疗效，有望成为 HER-2 阳性乳腺癌治疗的未来之星。

乳腺癌脑转移的表观遗传学研究进展

应明真　综述　王雅杰　审校

第二军医大学长海医院肿瘤科　上海 200433

【摘要】　表观遗传学是由于非 DNA 序列改变而产生的基因表达的变化，与癌性转化密切相关，具有可逆性和遗传性，主要包括 DNA 甲基化、组蛋白修饰和非编码 RNA，它们作用于脑转移级联反应的不同环节，通过影响上皮间充质转化、肿瘤微环境等促进乳腺癌细胞的脑内定植。系统深入的开展表观遗传学的研究，将为乳腺癌脑转移的早期预警、诊断、治疗和药物筛选提供新思路、新途径和新靶标。

【关键词】　乳腺肿瘤；脑转移癌；表观遗传学

乳腺癌是我国乃至全球范围内女性最常见的恶性肿瘤，发病率呈逐年增高和年轻化趋势。虽然总体治疗方法较多，但仍有约 50% 的患者在首次治疗后的 5 年内出现复发/转移，包括脑转移在内的远处转移是乳腺癌致死的主要原因。在脑转移的治疗中，传统手术的价值有限，虽然根治剂量的放疗可以达到治疗目的，但是由此产生的对脑组织的高损伤及致残性，极大程度限制了该手段的应用。相对而言，内科治疗（包括化疗、内分泌治疗和生物靶向治疗）是预防和治疗脑转移的重要手段[1]。

一、乳腺癌脑转移的临床及分子病理学特征

研究表明，中枢神经系统的转移本身具有较强的侵袭性，50%~75% 的脑转移患者为多发性颅内转移灶，缺乏像内脏和骨转移一样有效的治疗手段，往往预后不良[2]。Dawood 等[3]研究结果显示，以脑转移为首发部位的乳腺癌患者中位生存时间为 5.8 个月，较非脑转移为首发部位患者的 13 个月明显缩短（P<0.001）。

值得关注的是，在乳腺癌新的分子亚型中，"三阴性"乳腺癌的脑转移发生率尤其多见，"三阴性"乳腺癌（Triple-negative breast cancer，TNBC）是指雌激素受体（estrogen receptor，ER）、孕激素受体（progesterone receptor，PR）和表皮生长因子受体-2（human epidermalgrowth factor receptor-2，HER-2）均为阴性的乳腺癌，占所有乳腺癌的 10%~20.8%，具有与分子分型中基底细胞样（Basal-like）癌高度类似的生物学行为和临床特征，即：患病

第一作者：应明真，女，医学博士，主治医师。Tel：021-31161448，E-mail：madge_ying@126.com

通讯作者：王雅杰，女，医学博士，主任医师，博士生导师。Tel：021-31161441，E-mail：yajiewa0459@163.com

基金项目：国家自然科学基金资助项目（81072175；81102010）；上海市科委（06DZ19505；114119a7500）；上海市卫生局科研项目（2009113；2011198）资助；上海市重点学科建设项目（B905）。

年龄轻、遗传倾向高、恶性程度高、侵袭性强、易发生局部复发及远处转移，尤其是脑转移的发生率明显高于非三阴性乳腺癌[4]。该类型乳腺癌对化疗有较高的近期缓解率，术前新辅助治疗的病理缓解率可以高达54.6%[5]，但2年复发和转移率明显高于其他类型，脑转移发生率可高达30%以上，而HER-2阳性的患者仅为4.8%[6]。研究显示，14%的TNBC以中枢神经系统转移为其首发部位，至死亡时有近一半（46%，56/116）的患者存在中枢神经系统转移。以中枢神经系统为首发转移部位组的中位生存期只有4.9个月，1年和2年生存率分别为18.8%和0；而非中枢神经系统为首发转移部位组则为13.1个月，1年和2年生存率分别为61.6%和21%（$P<0.001$）。然而迄今为止，乳腺癌这种因有无脑转移而出现临床预后显著差异的分子机制还不为我们所知。

二、乳腺癌脑转移与表观遗传学研究

近年来，随着肿瘤转移研究的不断深入，各类乳腺癌脑转移相关基因的报道层出不穷，涉及各种细胞黏附分子、基质金属蛋白酶、细胞周期相关基因等。尽管这些基因在肿瘤转移过程中存在表达异常，但遗传学改变发生的频率却极低，而表观遗传学作为后基因组时代的"领舞者"，将生命科学的发展推向了新的前沿，因而受到越来越多的关注。

在针对乳腺癌脑转移的文献回顾中，其特殊分子亚型的脑转移研究有关研究极为有限，Palmieri等[7]研究了乳腺癌脑转移患者的基因表达微阵列，发现BMP1、PEDF、LAMγ3、SIAH、STHMN3和TSPD2等基因在脑转移性乳腺癌和非脑转移性乳腺癌的表达具有明显差异，尤其引人注目

的是，Hexokinase 2在乳腺癌脑转移病例中的表达显著高于病例组，其高表达与开颅手术后患者的不良预后有关。

新近研究表明[8]，在乳腺癌脑转移中存在PI3K-PTEN通路的活化，在"三阴性"乳腺癌脑转移中，PTEN与TNBC的不良预后有关。

另有研究认为，乳腺癌脑转移的发生率与其基因表型有关，CK5/6（+）和CK14（+）较两者均为阴性的患者更容易发生脑转移。

近年来，有关于乳腺癌脑转移的体内、体外模型也取得了一定进展，目前常用的"三阴性"乳腺癌MDA-MB-231细胞的亚型（BR1、BR2、BR3），与MDA-MB-231相比，三株细胞释放更多的VEGF-A和IL-8，按其所构建的荷瘤裸鼠生存期明显缩短，脑转移部位也拥有更为丰富的血供。

此外，随着肿瘤转移研究的不断深入，学界对于转移抑制基因有了更多的认识：这类基因往往不影响原发肿瘤的生长，但却能抑制肿瘤转移的进程。Stark等[9]在脑转移性乳腺浸润性导管癌的研究中发现，相对于原发灶，Kiss1、KAI1、BRMS1和Mkk4等在转移灶的转录和蛋白水平的表达明显减少。

另有研究发现[10]：人乳腺癌细胞MDA-MB-435能诱导乳腺癌的脑转移过程，MDA-MB-435 BR1源于此细胞株，且表现出与星形胶质细胞较强的黏附能力，这种能力能够被IL-6、TGF-β和IGF-1抗体部分逆转，而神经胶质细胞释放的趋化因子及生长因子以旁分泌的形式促进特定的乳腺癌细胞在脑实质中的种植和生长。这类生长因子除去IL-6、TGF-β外，还包括INF-G和PDGF等[11]。

此外，脑神经细胞与肿瘤细胞形成神经-肿瘤突触，突触所含多种信号转导神经

递质能侵犯中枢神经系统并影响转移的进展[12]。既往有关转移相关基因的阐释多为单个差示基因的功能学研究，研究缺乏系统性，且目前国内外针对乳腺癌脑转移的表观遗传学差异表达的系统研究尚刚刚起步。

目前，表观遗传学（Epigenetics）通常被定义为基因表达通过有丝分裂或减数分裂发生遗传性改变，而 DNA 序列不发生改变，其机制主要包括 DNA 甲基化（DNA methylation）、组蛋白修饰（Histone modifications）及非编码 RNA（Non-coding RNA）。

（1）DNA 甲基化：是指在 DNA 甲基转移酶（DNA-methyl transferases，DNMT）的催化下，CpG 二核苷酸中的胞嘧啶被选择性地添加甲基，形成 5-甲基胞嘧啶，往往与基因沉默相关，而去甲基化现象往往包含在基因活化的过程中[13]。

（2）组蛋白修饰：是指组蛋白的基础氨基末端尾部突出于核小体，常在转录后发生变化，包括甲基化、乙酰化、磷酸化和泛素化等翻译后的修饰，通过这些修饰形成的"组蛋白密码"（Histone code）能影响染色质的松紧，在基因的表达调控中发挥着重要作用[14]。

（3）非编码 RNA：是指不能翻译为蛋白的功能性 RNA 分子，分为管家非编码 RNA（House keeping non-coding RNA）和调控非编码 RNA（Regulatory non-coding RNA），其中具有调控作用的非编码 RNA 按其大小主要分为两类：短链非编码 RNA（包括 siRNA、miRNA、piRNA）和长链非编码 RNA（Long non-coding RNA，lnc RNA）。这些非编码 RNA 以及它们所对应的 DNA 既往在学界曾被认为是垃圾或"暗物质"。然而，人类基因组测序证实：能编码蛋白的 DNA 仅占整个人类基因组的不足

5%，多数 DNA 仅能转录成 RNA，而不编码蛋白质，都属于非编码 RNA，其数量远远大于编码蛋白质的 mRNA，在基因组和染色体水平调控基因表达并决定细胞分化，因而在表观遗传学修饰中扮演重要角色[15]。此外，上皮间充质转化、肿瘤微环境等也因表观遗传机制的不同而在肿瘤转移中发挥重要作用。

（一）DNA 甲基化变化在乳腺癌脑转移中的作用

人类肿瘤中一些已确认的超甲基化基因都是经典的肿瘤抑制基因。乳腺肿瘤中，确认的超甲基化基因功能包括细胞周期调节（pl6INK4a、pl4ARF 和 14-3-3 等），细胞凋亡（APC、DAPK1 和 HICI），DNA 修复，激素调节（ER、PR），细胞黏附和侵袭、血管生成等。

研究表明，以脑转移高发为主要征象的"三阴性"乳腺癌有特殊的分子表达谱，其中最为引人瞩目的当属 BRCA1 的异常。"三阴性"乳腺癌中约有 30% 伴 BRCA1 基因突变，而伴 BRCA1 基因突变的乳腺癌中"三阴性"乳腺癌占 90%。

"三阴性"乳腺癌与 BRCAI 突变乳腺癌在表型特征和分子水平上也有许多相似之处，如 ER 阴性，CK5/6、EGFR 和 Ki-67 阳性、p53 突变、核分级较高、预后较差等。Valgerdur 等[16]应用 MS-PCR 技术发现，有 9.1%（13/143）的散发性乳腺癌 BRCA1 发生甲基化，并通过 FISH 和免疫组化检测发现 9 例有明显的表达下降或缺失，并与 ER 的表达呈负相关，但与 PR 无相关性。可见甲基化改变是 BRCA1 基因失活的重要机制之一。

DNA 甲基转移酶（DNMT）抑制剂如 5-氮-2-脱氧胞苷，可以与 DNMT1 发生不可逆的共价结合，导致 DNMT1 降解，有效的清除 DNA CpG 岛的甲基化，恢复抑癌基因

和转移抑制基因的表达，达到治疗肿瘤的作用。

研究 DNA 甲基化变化在乳腺癌脑转移中的作用，可以通过筛选乳腺癌脑转移细胞中高甲基化并失活的基因，并分析其启动子区域组蛋白的修饰状况，探讨 DNA 甲基化与组蛋白修饰的先后关系。筛选出影响 DNA 甲基化酶和 DNA 结合的关键性因子或蛋白；明确相关关键性因子或蛋白与 DNA 甲基化酶及 DNA 结合蛋白作用的分子机制，进一步明确特定基因发生 DNA 甲基化的分子机制，揭示组蛋白修饰与 DNA 甲基化相互作用的分子机制。

（二）组蛋白修饰异常在乳腺癌脑转移中的作用

DNA 甲基化和组蛋白的修饰等表观遗传学改变是可逆的过程，这个特征与基因突变不同，促进了 DNA 甲基化和组蛋白脱乙酰化抑制剂性药物的发展，通过诱导 DNA 去甲基化和抑制组蛋白去乙酰化，逆转抑癌基因的沉默并激活关键性的肿瘤抑制信号通路。组蛋白修饰异常在乳腺癌脑转移中的研究尚刚刚起步，新近研究者试图将常规方法和高通量技术相结合，从筛选乳腺癌脑转移中新的组蛋白修饰调控因子及其复合物出发，逐步揭示所获得的候选基因对于组蛋白修饰的作用和调控机制，并进一步阐明这些基因在调控肿瘤侵袭转移中的作用及其机制。

以功能基因组学和蛋白质组学的方法筛选乳腺癌脑转移中发生突变或表达异常的组蛋白修饰酶以及转录因子，利用各种蛋白质间相互作用方法验证筛选获得的组蛋白修饰复合物中各成员间的相互作用，通过基因过量表达和敲低/敲除技术、基因突变技术、组蛋白甲基化、磷酸化和乙酰化分析、ChIP-seq 等技术检测分离的组蛋白修饰因子对组蛋白修饰和基因表达的影响及其在基因表达调控中的分子机制。在此基础上，利用动物模型和临床标本对组蛋白修饰候选因子在肿瘤发生、发展及侵袭/转移中的作用做深入分析。组蛋白去乙酰化（HDAC）抑制剂同样可以用于乳腺癌的抗转移治疗，由 HDAC 引起的启动子区组蛋白的乙酰化是肿瘤抑癌基因失活的重要机制，HDAC 抑制剂逆转组蛋白乙酰化水平，恢复某些抑癌基因或转移抑制基因的表达。

（三）非编码 RNA 在乳腺癌脑转移中的作用

近年来，有关非编码 RNA 的研究多集中于 micro RNA 在各种类型乳腺癌发生、转移过程中的功能机制，而近年来学者的兴趣更多地集中在其他非编码 RNA，如长链非编码 RNA（lnc RNA）上，长链非编码 RNA 是一类转录本长度超过 200nt 的 RNA 分子，它们并不编码蛋白，而是以 RNA 的形式在多种层面上（表观遗传调控、转录调控以及转录后调控等）调控基因的表达水平。这种非编码 RNA 在肿瘤生长调控中发挥的重要作用，相关研究结果将揭示 ncRNA 在乳腺癌细胞转化、侵袭和转移中的功能及作用机制，最终将为此类型肿瘤的治疗提供药物靶标。

以乳腺癌细胞系、肿瘤组织为模型，利用已有的技术平台系统地发现和鉴定与肿瘤相关蛋白发生相互作用的 ncRNA；还将采用不同大小的 ncRNA 的 cDNA 文库（size-fractioned RNA library）鉴定肿瘤启动细胞特异的 ncRNA。

采用球囊形成实验、二维平皿及三维 Matrigel 培养，以及免疫缺陷鼠体内种植和肿瘤组织等研究体系，系统深入地研究 ncRNA 和蛋白质间的相互作用，以及这些相互作用的生理功能，剖析 ncRNA 调控网络在乳腺癌脑转移进程中的作用与意义。

选择其中一些有重要功能的 ncRNA，结合乳腺癌脑转移患者的标本及临床资料，探寻药物靶标或潜在的生物标记物。

（四）上皮-间充质转换的机制及乳腺癌脑转移的细胞重编程机制

上皮间充质转化（EMT）是指肿瘤细胞通过去分化，由具有极性的上皮样形态转变为具有运动能力的间叶性细胞形态表型，它存在于多种病理生理过程。当受到创伤、致瘤性转化等外界刺激时，上皮细胞的表型特征可发生不同程度的改变而呈现间充质细胞的特点，如形态扁平细胞黏附分子（如 E-钙黏蛋白）表达减少、角蛋白细胞骨架转化为波形蛋白为主的细胞骨架等，通过表型的转换降低肿瘤细胞之间的同型黏附，改变细胞极性，引起细胞骨架重排，使之具有穿越基底膜游走至间质或远端其他组织的能力，实现迁移和侵袭[17]。以乳腺癌细胞系、肿瘤组织及癌旁正常组织为模型，探讨 EMT 的细胞重编程作用机制及其在乳腺癌脑转移及化疗药物耐受中的作用，具有十分重要的临床意义。

Polycomb Group（PcG）蛋白家族是一类进化上极为保守的转录抑制因子，它们通过形成三种不同的蛋白复合物调控众多重要生命活动，其中也包括对肿瘤发生转移的影响。有研究发现，PcG 蛋白家族成员 BMI-1 在鼻咽癌中可以通过抑制 PTEN 而诱导上皮间充质转化，进而在乳腺癌中发现 BMI-1 的过表达和进展期乳腺癌的侵袭/转移相关，且 BMI-1 在脑转移"三阴性"乳腺癌细胞和非脑转移细胞中的表达存在明显差异，那么 BMI-1 在这一过程中作用的具体机制如何，将是乳腺癌脑转移表观遗传研究的进一步丰富[18]。

（五）细胞微环境与乳腺癌脑转移

目前，关于脑转移的机制存在多种假说，其中影响最为广泛的是"级联学说"和"种子土壤学说"。

"级联学说"即机械论学说，于 20 世纪中叶由 Ewing J 首先提出，认为肿瘤细胞从原发部位转移到脑组织要经历侵出基底膜进入血管、随血流到达脑部并停留在毛细血管床、透过血脑屏障侵袭脑实质、形成血管许多相互关联的步骤等，才能进一步形成转移灶，该学说认为肿瘤从原发器官到靶器官是逐级分站进行的过程，任一环节的缺失都将破坏脑转移的"级联反应"。就现象而言，脑转移的分布符合脑血流的分布，但该学说缺乏分子机制的研究支持，也难以解释肿瘤细胞在血流中的随机分布为何会导致其对特殊器官的亲嗜性。

而在"三阴性"乳腺癌中，肿瘤细胞对于脑组织的定向转移恰好验证了 1889 年由 Paget S 提出的"种子与土壤"假设，因而受到更为广泛的关注。

肿瘤细胞与脑组织微环境的相互作用，调控着肿瘤细胞侵袭并进入脑实质增殖的过程[19]。以乳腺癌为模型，分别从肿瘤细胞微环境中的肿瘤相关成纤维细胞、浸润的免疫细胞（肿瘤相关性巨噬细胞）和基质分子（细胞因子 TGF-β）入手，研究肿瘤微环境对肿瘤细胞生物学行为尤其是侵袭转移的影响。分离乳腺癌患者组织微环境中的成纤维细胞及肿瘤相关性巨噬细胞，分析基因表达谱；研究这些差异表达的基因或非编码 RNA 对成纤维细胞及肿瘤细胞侵袭转移能力的影响；建立三维细胞培养模型，将肿瘤细胞与基质细胞共培养，模拟体内环境，并应用免疫分子及免疫细胞缺陷小鼠构建小鼠骨髓嵌合体动物模型，研究这些差异表达的基因或非编码 RNA 对共培养后肿瘤细胞侵袭转移能力的影响；采用基因工程小鼠模型，从分子、细胞、动物三个层面研究多种重要蛋白动态相互作用及动态调控的分子机制。在解析这些调控机制的生理、病理意义的基础上，通过肿瘤模型研究进一步阐明肿瘤微环境中重要生物学因子对乳腺癌脑转移的决定性作用具有十分重要的意义。

三、结语

随着表观遗传学研究的不断发展，系统深入地开展乳腺癌脑转移的表观遗传学研究，阐明表观遗传关键机制即 DNA 甲基化、组蛋白修饰和非编码 RNA 对基因表达调控的影响；明确表观遗传调控在乳腺癌脑转移过程中的作用，对于临床控制乳腺癌脑转移具有十分重要的现实意义。在研究的同时揭示 EMT 过程中的表观遗传学变化及细胞重编程机制；阐明细胞微环境在乳腺癌脑转移中的作用及机制，建立和完善表观遗传学研究的新的技术体系，将为乳腺癌脑转移的早期预警、诊断、治疗和药物筛选提供新思路、新途径和新靶标。

参 考 文 献

[1] Chen G, Davies MA. Emerging insights into the molecular biology of brain metastases. Biochem Pharmacol, 2012, 83 (3)：305-314.

[2] Kim HJ, Im SA, Keam B, et al. Clinical outcome of central nervous system metastases from breast cancer：differences in survival depending on systemic treatment. J Neurooncol, 2012, 106 (2)：303-313.

[3] Dawood S, Broglio K, Esteva FJ, et al. Survival among women with triple receptor-negative breast cancer and brain metastases. Ann oncol, 2009, 20 (4)：621-627.

[4] William D. Triple-Negative Breast Cancer. N Engl J Med, 2010, 363：1938-1948.

[5] Chang HR, Glaspy J, Allison MA, et al. Differential response of triple-negative breast cancer to a docetaxel and carboplatin-based neoadjuvant treatment. Cancer, 2010, 116

(18)：4227-4237.

[6] Lin NU, Claus E, Sohl J, et al. Sites of distant recurrence and clinical outcomes in patients with metastatic triple-negative breast cancer：high incidence of central nervous system metastases. Cancer, 2008, 113 (10)：2638-2645.

[7] Palmieri D, Fitzgerald D, Shreeve SM, et al. Analyses of resected human brain metastases of breast cancer reveal the association between up-regulation of hexokinase 2 and poor prognosis. Mol Cancer Res, 2009, 7 (9)：1438-1445.

[8] Adamo B, Deal AM, Burrows E, et al. Phosphatidylinositol 3 - kinase pathway activation in breast cancer brain metastases, 2011, 13 (6)：R125.

[9] Stark AM, Tongers K, Maass N, et al. Reduced metastasis-suppressor gene mRNA-expression in breast cancer brain metastases. J Cancer Res Clin Oncol, 2005, 131：191-198.

[10] Sierra A, Price JE, Garcia-Ramirez, et al. Astrocyte-derived cytokines contribute to the metastatic brain specificity of breast cancer cells. Lab Invest, 1997, 77：357-368.

[11] Mela A, Goldman JE. The tetraspanin KAI1/CD82 is expressed by late-lineage oligodendrocyte precursors and may function to restrict precursor migration and promote oligodendrocyte differentiation and myelination. J Neurosci, 2009, 29 (36)：11172-11181.

[12] Entschladen F, Palm D, Niggeman B, et al. The cancer's nervous tooth：Considering the neuronal crosstalk with tumors. Semin Cancer Biol, 2008, 18：171-175.

[13] Kulis M, Esteller M. DNA methylation and cancer. Adv Genet, 2010, 70：27-56.

[14] Sawan C, Herceg Z. Histone modifications and cancer. Adv Genet, 2010, 70：57-85.

[15] Gupta RA, Shah N, Wang KC, et al. Long non-coding RNA HOTAIR reprograms chromatin state to promote cancer metastasis. Nature, 2010, 464 (7291)：1071-1076.

（下转第 261 页）

泌乳素诱导蛋白表达下调对乳腺癌
MDA-MB-453 细胞迁移、黏附和侵袭的影响

郑振东　　谢晓冬

沈阳军区总医院全军肿瘤诊治中心肿瘤科 沈阳 110840

【摘要】 **目的**：探讨泌乳素诱导蛋白（PIP）表达下调对乳腺癌 MDA-MB-453 细胞迁移、黏附和侵袭能力的影响。**方法**：采用脂质体将 PIP-siRNA 转染至乳腺癌 MDA-MB-453 细胞，反转录 PCR 和免疫细胞化学技术检测 PIP 的表达下调情况。通过细胞迁移实验、黏附实验和侵袭实验分别检测 PIP 表达下调对细胞迁移、黏附和侵袭能力的影响。**结果**：PIP 表达下调后，细胞迁移明显受到抑制，与阴性对照组相比迁移细胞数降低（83±5.4）%；细胞黏附力下降，30min 和 60min 黏附率较阴性对照组分别降低（42.6±2.7）% 和（48.5±3.1）%；细胞侵袭能力显著降低，穿过基质膜的细胞数较对照组降低（73.9±4.9）%。**结论**：下调 PIP 基因表达可明显抑制乳腺癌 MDA-MB-453 细胞的迁移、黏附和侵袭能力，提示 PIP 在乳腺癌细胞的转移潜能中发挥重要作用。

【关键词】 泌乳素诱导蛋白；siRNA；乳腺癌；迁移；黏附；侵袭

乳腺癌是女性最常见的恶性肿瘤，也是最常见的因癌症导致死亡的瘤种，占所有女性癌症死亡人数的 14%[1]。乳腺癌死亡的主要原因是复发和转移，其中"三阴性"乳腺癌更容易发生早期复发和转移。因此寻找与乳腺癌复发、转移密切相关的分子靶点，进行风险预测和早期干预，对于降低乳腺癌特别是"三阴性"乳腺癌的死亡率具有重要意义。

泌乳素诱导蛋白（prolactin-inducible protein，PIP）又称巨囊性病液体蛋白-15（gross cystic disease fluid protein-15，GCDFP-15），是近年发现的乳腺组织相对特异性蛋白[2]。大量研究表明，PIP 高表达于乳腺癌组织，并与早期转移和不良预后密切相关，可作为乳腺癌微转移的预测标志物[3]。然而，有关 PIP 蛋白在乳腺癌细胞中功能的报道尚不多见，本研究通过小干扰 RNA 技术下调受体"三阴性"乳腺癌细胞 MDA-MB-453 的 PIP 表达，初步探讨了 PIP 下调对乳腺癌细胞迁移、黏附和侵袭的影响。

一、材料与方法

（一）细胞系与培养

乳腺癌 MDA-MB-453 细胞系购自中国科学院上海生物研究所细胞库，培养于含 10% 胎牛血清、青霉素和链霉素各 100U/

通讯作者：谢晓冬，地址：沈阳市文化路 83 号，邮编：110840
联系电话：024-28851906，E-mail：xiexiaodong@csco.org.cn

ml 的 L-15 培养液中，于 37℃、含 5% CO_2 的饱和湿箱中孵育，每 3 天传代一次。

（二）主要试剂与仪器

PIP-siRNA、Control-siRNA、Fluorescein-siRNA（sc-40631、sc-37007、sc-36869）；Trizol 和 PCR 反应试剂盒，引物序列见表 1；兔抗人 PIP 单克隆抗体（sc33814）；免疫组化试剂盒；Transwell 小室；Matrigel 基质胶；细胞培养箱；反转录 PCR 仪，凝胶成像系统。

表 1　引物序列

基因名称	引物序列	产物大小
PIP	F：5′-TGCCTGCCTATGTGACGACAA-3′	88bp
	R：5′-AACATCAACGACGGCTGCAA-3′	
β-actin	F：5′-GACAGGATGCAGAAGGAGAT-3′	186bp
	R：5′-TGCTTGCTGATCCACATCTG-3′	

（三）PIP-siRNA 转染

PIP-siRNA、Control-siRNA 和 Fluorescein-siRNA 按说明书配制成终浓度为 10μM 的溶液，低温保存备用。常规消化细胞并接种，待融合率达 60% 时按照转染试剂 Lipofectamine™ 2000 说明书进行转染，实验组转染 PIP-siRNA，阴性对照组转染 Control-siRNA，空白对照组只加转染试剂，siRNA 终浓度为 33.3nM。此外转染 Fluorescein-siRNA，荧光显微镜下观察转染效率。

（四）RT-PCR

细胞转染 48h 后，Trizol 处理并用酚-氯仿法提取总 RNA，紫外分光光度计定量。按试剂盒说明进行反转录和 PCR 反应。RNA 反转录条件：40℃ 30min，85℃ 5min。PCR 反应条件：94℃ 预变性 5min；94℃ 30s，56℃ 30s，72℃ 30s，反应 36 个循环；72℃ 终末延伸 5min。PCR 产物于 2% 琼脂糖凝胶电泳，溴化乙锭染色，UVP 凝胶成像系统拍照。采用 Bandscanner 5.0 软件分析 PCR 条带光密度。

（五）免疫细胞化学

将转染 48h 的细胞消化收集，接种至无菌载玻片上，置于培养皿中培养。24h 后吸弃培养液，PBS 冲洗 3 次，多聚甲醛固定，0.1% Triton 通透 15min，H_2O_2 封闭 10min，山羊血清封闭 30min，滴加一抗（1∶100）4℃ 孵育过夜，加羊抗兔二抗室温孵育 15min，滴加链霉菌抗生物素-过氧化物酶孵育 15min，DAB 显色 1~2min，乙醇脱水，二甲苯通透，中性树脂封片。显微镜下观察，每张爬片随机选取 5 个非重叠视野拍照，ImageProPlus6.0（Media Cybernetics，US）软件分析免疫细胞化学结果。每张图片阳性染色程度和面积以积分光密度值表示（Integrated optical density，IOD），5 张图片平均 IOD 表示该片的 PIP 蛋白表达量。

（六）细胞迁移实验

细胞转染 24h 后后常规胰酶消化，无血清培养液重悬后调整细胞密度至 $1×10^5$ 个/ml，取 100μl 细胞悬液加至 Transwell 小室上室，600μl 含 10% 胎牛血清的培养液加至下室，37℃、5% CO_2 条件下培养 12h 后，取出 Transwell 小室，弃去孔中培养液，用 PBS 洗涤 2 次，棉签轻轻擦掉上室面细胞，小室于多聚甲醛中固定，0.1% 结晶紫

染色 5min，显微镜下随机计数 5 个非重叠
视野细胞数，取平均数作为每组迁移过小
室细胞数。

（七）黏附实验

细胞转染 24h 后常规胰酶消化，调整
细胞密度至 $4 \times 10^4 / ml$，取 150μl 细胞悬液

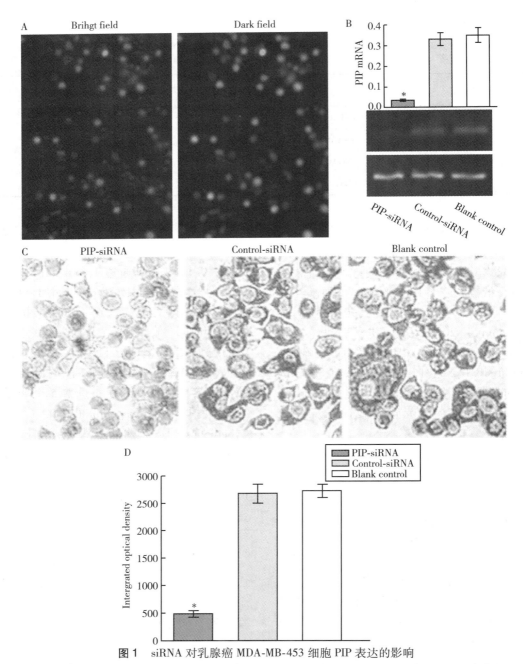

图 1　siRNA 对乳腺癌 MDA-MB-453 细胞 PIP 表达的影响

（A）转染 Fluorescein-siRNA 监测转染效率；（B）RT-PCR 检测 PIP mRNA 表达水平；（C）免疫细胞化学检测 PIP 蛋白表达水平

（图 C 染色 SABC×600　　* $P<0.05$ *vs* Control-siRNA gorup）

接种至 96 孔板中，分别孵育 10min、30min、60min，更换培养液去除未贴壁的细胞，每孔加入 20μl MTT（5g/L），孵育 4h 后每孔加入 150μl DMSO 溶解紫色结晶，酶标仪震荡 10min 后，以无细胞的空白对照孔调零（仅含培养液和 MTT），于 490nm 处检测 OD 值。

（八）侵袭实验

用 50mg/L 的 Matrigel 基质胶 1∶8 稀释液包被 Transwell 小室，室温风干后吸出培养板中残余液体，每孔中加入 50μl 含 10g/L BSA 的无血清培养液，37℃孵育 30min。将转染 24h 小时的细胞消化收集，调整细胞密度至 $1×10^5$ 个/ml，取 100μl 细胞悬液加至 Transwell 小室上室，600μl 培养液加至下室，于含 5% CO_2 的 37℃湿箱中孵育。12 小时后取出小室，PBS 冲洗，棉签轻轻擦掉上室面细胞，小室于多聚甲醛中固定，结晶紫染色，PBS 漂洗，显微镜下观察穿透基质胶到达微孔膜下面的细胞，每个样本随机取 5 个视野，拍照并计数平均值。

（九）统计学方法

所有实验均重复 3 次，计量资料以 $\bar{x} ± s$ 表示，SPSS13.0（SPSSInc，Chicago，US）统计软件进行 t 检验，$P<0.05$ 为差异具有统计学意义。

二、结果

（一）下调乳腺癌 MDA-MB-453 细胞 PIP 基因表达

图 1A 为转染了 Fluorescein-siRNA 的细

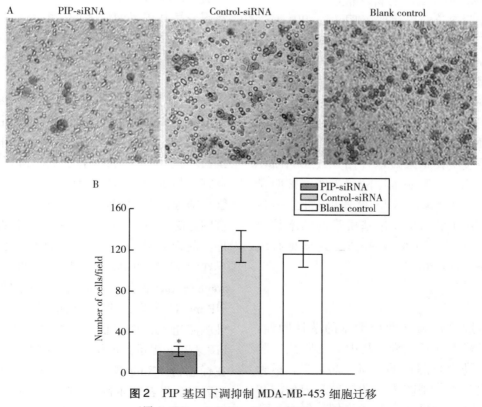

图2 PIP 基因下调抑制 MDA-MB-453 细胞迁移

（图 A×400 ＊ $P<0.05$ vs Control-siRNA gorup）

胞，荧光显微镜下显示细胞转染效率达到
90%。RT-PCR 结果提示，PIP-siRNA 可明
显下调乳腺癌细胞 PIP mRNA 的表达；免
疫细胞化学显示，PIP 主要表达于细胞浆
中，PIP-siRNA 明显下调乳腺癌细胞 PIP 蛋
白质的表达。转染了 Control-siRNA 的细胞
PIP 基因表达与空白对照组细胞相比无明显
变化（图 1B、C、D）（$P<0.05$ vs Control-
siRNA gorup）。

（二）PIP 表达下调可降低乳腺癌 MDA-MB-453 细胞的迁移能力

迁移实验结果显示（图 2 A、B），PIP
表达下调后，乳腺癌细胞迁移率受到明显
抑制，12h PIP-siRNA 处理组的迁移细胞数
量较 Control-siRNA 组下降（83.1±5.4）%
（$P<0.05$ vs Control-siRNA cells）。

（三）PIP 表达下调可抑制乳腺癌 MDA-MB-453 细胞的黏附能力

黏附实验结果表明（图 3），PIP 表达
下调后，细胞黏附能力受到明显抑制，接
种 30min 和 60min 时的黏附率较阴性对照
组分别降低（42.6±2.7）% 和（48.5±
3.1）%。（$P<0.05$）。

（四）PIP 表达下调可抑制乳腺癌 MDA-MB-453 细胞的侵袭能力

侵袭实验结果显示（图 4A、B），PIP
表达下调后乳腺癌细胞的侵袭能力被明显
抑制，与 Control-siRNA 处理组相比，PIP-
siRNA 处理组 12h 穿过基质膜的细胞数较
对照组降低（73.9±4.9）%，差异具有统
计学意义（$P<0.05$）。

三、讨论

乳腺癌作为女性最常见的恶性肿瘤，
近年发病率逐渐上升，其中"三阴性"乳
腺癌占所有乳腺癌的 15%～20%[4]。尽管
乳腺癌分子分型的发展在指导其内分泌和
靶向治疗方面发挥了重大作用，但由于受

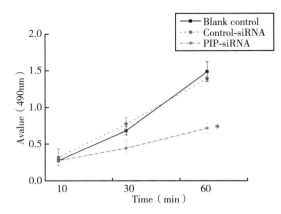

图 3　PIP 表达下调抑制 MDA-MB-453 细胞黏附

（ * $P<0.05$ vs Control-siRNA gorup）

体"三阴性"乳腺癌缺乏相关治疗靶点，
目前仍仅以化疗为主要手段。"三阴性"乳
腺癌多具有较强的侵袭性，容易早期复发
和远处转移，因此亟需探索其高复发、转
移的分子机制，以期寻找有效的预测和治
疗靶点[5]。

PIP 基因位于 7 号染色体长臂 3 区 4 带
（7q34），编码含 146 个氨基酸残基组成的
前提蛋白，成熟产物约为 17kDa 的单链糖
蛋白[6]。PIP 广泛表达于可分泌体液的各种
器官，如腮腺、泪腺、前列腺、乳腺、气
管和肺等，正常情况下，PIP 存在于上述器
官的分泌液中。在病理条件下，PIP 在乳腺
癌、前列腺癌等许多实体瘤中高表达[7]。
早在 1999 年 Clark 等[8]就通过 RT-PCR 和
Southern blot 检测了乳腺癌组织和细胞系中
PIP mRNA 的表达情况，结果提示在大部分
乳腺癌组织、细胞系、转移淋巴结中均有
PIP 表达，提示其可作为乳腺癌微转移的潜
在标志物。Ring 等[9]报道可将 PIP 作为检
测乳腺癌患者循环肿瘤细胞的标志物之一，
通过实时荧光定量 PCR 法检测具有较好的
敏感性。Tian 等[10]通过免疫组化检测了

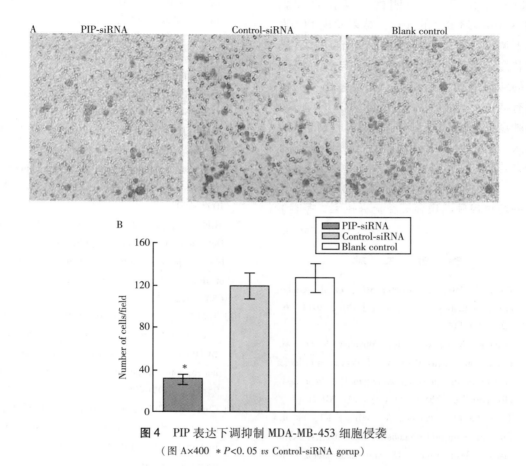

图4 PIP 表达下调抑制 MDA-MB-453 细胞侵袭

（图 A×400 ＊*P*<0. 05 *vs* Control-siRNA gorup）

PIP 在正常前列腺组织和前列腺癌组织及细胞系中的表达，结果发现 PIP 在正常组织中表达较低而在前列腺癌和细胞系中表达明显升高。

研究表明[2,3,11]，PIP 基因或蛋白高表达可作为乳腺癌特异标志物，可以用于预测早期微小转移，乳腺癌患者 PIP 的表达与肿瘤分期、淋巴结转移等呈正相关，提示生存预后不佳。Fritzsche 等[3] 对 165 例原发乳腺癌患者的组织切片进行免疫组化检测，结果显示，浸润性乳腺癌细胞的胞质中 PIP 的表达率为 73.3%，其高表达均与肿瘤低分化密切相关，且患者无病生存期较短。我们在前期研究[12]中也发现，乳

腺癌患者外周血中 PIP mRNA 的表达与淋巴结转移、TNM 分期正相关，而与患者年龄、肿瘤大小、ER、PR 及 HER-2 等表达无关，接受术后辅助化疗能够降低血液 PIP mRNA 的表达水平。目前有关 PIP 基因在肿瘤细胞中的功能研究尚不多见。Debily 等[13] 通过基因芯片和生物信息学技术系统分析比较了 PIP（-）和 PIP（+）乳腺癌细胞系中其他基因的表达情况，结果发现，PIP 基因可能与某些癌基因和抑癌基因存在联系，PIP 高表达可能会增加乳腺癌细胞中 CD82、EFNA1、ITGB6、LGALS8 等基因的表达从而增强其黏附能力。

基于上述分析，我们探索性尝试采用

siRNA 技术下调"三阴性"乳腺癌细胞 MDA-MB-453 PIP 的表达,结果发现 PIP 表达下调可显著抑制乳腺癌细胞的迁移、黏附和侵袭能力,提示 PIP 确实与乳腺癌细胞的转移潜能密切相关,其发挥作用的机制有待进一步研究。相信随着人们对 PIP 在肿瘤细胞中功能和作用机制研究的不断深入,必将为以 PIP 为靶点的抗肿瘤治疗带来希望。

(本文荣获第六届中国肿瘤内科大会暨第一届中国肿瘤医师大会优秀论文二等奖)

参 考 文 献

[1] Jemal A, Bray F, Center MM, et al. Global cancer statistics. CA Cancer J Clin, 2011, 61 (2):69-90.

[2] Honma N, Takubo K, Akiyama F, et al. Expression of GCDFP-15 and AR decreases in larger or node-positive apocrine carcinomas of the breast. Histopathology, 2005, 47 (2):195-201.

[3] Fritzsche FR, Thomas A, Winzer KJ, et al. Co-expression and prognostic value of gross cystic disease fluid protein 15 and mammaglobin in primary breast cancer. Histol Histopathol, 2007, 22 (11):1221-1230.

[4] Carey L, Winer E, Viale G, et al. Triple-negative breast cancer: disease entity or title of convenience? Nat Rev Clin Oncol, 2010, 7 (12):683-692.

[5] Hudis CA, Gianni L. Triple-negative breast cancer: an unmet medical need. Oncologist, 2011, 16 Suppl 1:1-11.

[6] Kitano T, Tian W, Umetsu K, et al. Origin and evolution of gene for prolactin-induced protein. Gene, 2006, 383:64-70.

[7] Hassan MI, Waheed A, Yadav S, et al. Prolactin inducible protein in cancer, fertility and immunoregulation: structure, function and its clinical implications. Cell Mol Life Sci, 2009, 66 (3):447-459.

[8] Clark JW, Snell L, Shiu RP, et al. The potential role for prolactin-inducible protein (PIP) as a marker of human breast cancer micrometastasis. Br J Cancer, 1999, 81 (6):1002-1008.

[9] Ring AE, Zabaglo L, Ormerod MG, et al. Detection of circulating epithelial cells in the blood of patients with breast cancer: comparison of three techniques. Br J Cancer, 2005, 92 (5):906-912.

[10] Tian W, Osawa M, Horiuchi H, et al. Expression of the prolactin-inducible protein (PIP/GCDFP15) gene in benign epithelium and adenocarcinoma of the prostate. Cancer Sci, 2004, 95 (6):491-495.

[11] Chia SY, Thike AA, Cheok PY, et al. Utility of mammaglobin and gross cystic disease fluid protein-15 (GCDFP-15) in confirming a breast origin for recurrent tumors. Breast, 2010, 19 (5):355-359.

[12] 郑振东,于观贞,王杰军. 乳腺癌患者辅助化疗前后外周血中 PIP mRNA 表达变化的研究. 临床肿瘤学杂志, 2009, 14 (3):203-206.

[13] Debily MA, Marhomy SE, Boulanger V, et al. A functional and regulatory network associated with PIP expression in human breast cancer. PLoS One, 2009, 4 (3):4696.

乳腺疾病诊断流程的优化

邵志敏　　刘哲斌

复旦大学附属肿瘤医院 复旦大学上海医学院　上海200032

乳腺癌是全球女性最常见的恶性肿瘤，我国大城市乳腺癌的发病率呈逐年上升趋势，以上海市为例，在过去的30年中发病率上升了138%。按照传统的乳腺疾病诊断方法，患者经过体检或影像学发现病灶后，行手术切除活检并根据术中冰冻切片病理结果决定下一步治疗方案；若为恶性则行乳腺癌的根治性手术，并辅以放、化疗和内分泌治疗；若为良性则随访。手术切除活检曾经是诊断乳腺疾病的唯一方法；然而，随着穿刺活检的开展，包括细针穿刺和粗针穿刺的技术正在被广泛的应用，越来越多的研究表明，穿刺活检是一项能准确帮助诊断的技术，和开放手术相比，术前穿刺活检的准确性相同，敏感性和特异性分别高达98%和99%，特别是在影像学引导下和真空辅助活检的帮助下，能大大提高准确性；但和开放手术活检相比，术前穿刺活检的并发症显著降低（<1% *vs* 2%~10%）。2011年《NCCN乳腺筛查和诊断指南》也明确指出，在发现乳腺病变时，优先考虑粗针穿刺。由于多数乳腺病灶最终诊断为良性病变，术前穿刺活检可以避免不需要的手术、减少费用和并发症；而针对恶性病变，术前活检可以为外科医生和患者提供充分的术前准备和讨论时间，以利于新辅助化疗、前哨淋巴结以及保乳和整形手术的开展。越来越多的研究显示出术中活检的弊端和术前穿刺活检的优势

性，经皮穿刺活检已经代替开放手术活检成为影像学发现病灶的首选活检方法。所以传统的乳腺疾病诊断模式正受到挑战，我们需要对现有的乳腺疾病诊断模式进行优化。而在我国，术中冰冻切片病理检查仍在多数医院广泛开展，所以本文拟以优化传统诊断模式为主题展开讨论。

一、通过影像学筛查能早期发现乳腺肿瘤

（一）自我体检（BSE）不能提高乳腺癌检出率

自我体检是女性早期发现乳腺癌的重要方法，但是由于缺乏正确和专业的体检方法，自我体检并不能更好的提高乳腺癌检出率。上海1989年开展了一项自我乳房体检（BSE）的试验，以评估自我乳房体检是否能早期发现肿瘤从而降低乳腺癌的死亡率，试验共收集了从1989年至1991年来自519家纺织工厂的266 064名女性，年龄范围从30~64岁，共随访10~11年。结果发现，BSE并不能降低患者的死亡率（RR=1.04，$P=0.72$）。因此，需要借助筛查等手段来提高早期发现乳腺癌的比例。

（二）X线和超声普查的现状和价值

当乳腺癌在可扪及前被诊断出来，可以降低乳腺癌死亡率，乳腺癌的早期发现可以大大提高存活率。乳腺普查有助于早期发现乳腺癌，降低死亡率，乳腺X线钼

靶摄片是发现和诊断乳腺癌初期的最好方法之一。美国癌症学会乳腺癌早诊指南要求>40岁没有症状的妇女每年做X线钼靶摄片，其中有5%～10%的妇女钼靶表现异常。X线钼靶具备灵敏度高、经济、快速的特点，但是钼靶不能发现所有的肿瘤，尤其是对致密性乳腺。乳腺X线筛查已成为西方国家医疗保障的常规工作，对乳腺进行超声检查，只是一项辅助检查。但我国妇女乳房的特点是：体积较小、乳腺脂肪含量较少、腺体较致密，发病人群以绝经前妇女为主，并发现一些不表现为钙化，且形态不甚典型的乳腺癌病人较易在乳腺X线摄片检查中漏诊，而超声正好可弥补这方面的不足。超声检查也是一种经济、简便、无创伤、无痛苦、非常安全的影像学筛查方式。Kolb等的研究已证实，单用乳腺X线摄片仅能诊断出48%的乳腺癌，但加用超声后，其诊断灵敏度可提高至97%。

（三）东西方国家乳腺普查现状比较

在欧美国家，X线（钼靶）普查为主，钼靶普查能降低20%～40%乳腺癌死亡率；普查列入医疗保障常规；40～69岁女性，每1～2年一次，医疗保险覆盖；特定人群采用MRI普查；但是这一模式当前正受到挑战，面临过度诊断、成本高等问题。而在我国，随着公众对乳腺癌的认知度不断提高，以X线钼靶为主的普查方式已在大城市中开展，但在我国政府投入少，影像学筛查的人群覆盖率低，以机会性筛查为主，也仅在一些发达的大城市才开展基于社区的普查，仅少数人群接受X线钼靶和（或）B超普查，能否降低乳腺癌的死亡率还没有定论。

（四）复旦大学附属肿瘤医院乳腺普查资料

在复旦大学附属肿瘤医院以事业单位

人群和七宝社区人群为筛查对象的研究中，单用乳腺X线摄片、单用超声和在乳腺X线摄片基础上联合应用超声的诊断灵敏度分别为81.0%、64.3%、95.2%，单用乳腺X线摄片和在乳腺X线摄片基础上联合应用超声的诊断灵敏度差异有统计学意义（$P<0.05$）。多量型和致密型乳腺，在乳腺X线摄片基础上联合应用超声的诊断灵敏度比单用乳腺X线摄片高，其差异有统计学意义（$P<0.05$），但在年轻女性（50岁以下）中，没有发现差异（$P>0.05$）。所以乳腺X线摄片诊断灵敏度高于乳腺超声检查，在乳腺X线摄片基础上联合应用超声可提高乳腺筛查的诊断灵敏度，在乳腺X线摄片基础上联合应用超声推荐用于腺体密度较高的乳腺筛查。

通过以上结果我们可以改进乳腺普查模式，根据乳腺X线密度分型，分为致密多量腺体型和脂肪少量腺体型，对前者进行X线和B超联合方式筛查，对后者进行X线筛查方式，以节约成本。而2011版《中国抗癌协会乳腺癌诊治指南与规范》也推荐对致密型乳腺使用X线联合B超的筛查方法。

二、术前影像学引导下穿刺活检的优点

（一）传统诊断流程的不利因素

传统的诊断流程由于采取手术切除以及术中冰冻的方法，有许多不利因素。

（1）多数患者因为自我体检发现病灶后来就诊，这不利于病情的早期诊断，容易耽误病情延误治疗。

（2）无法掌握术中冰冻的等待时间，一来术中冰冻的等待时间将会延长患者的手术时间，同时也不利于手术的安排，对术中冰冻无法确定的情况下增加再次手术的机会。

（3）没有穿刺活检的组织学病理诊断报告，无法进行新辅助化疗。

（4）手术活检切除病灶，则无法观察病灶缩小情况，以至于无法得知新辅助化疗的疗效。

（5）缺少新辅助化疗前病灶的 ER、PR 和 HER-2 受体免疫组化结果，由于化疗可能改变病灶的受体状态，或新辅助化疗后病灶消失无法获得术后受体状态，不利于术后辅助治疗的决策。

（6）没有明确的组织学病理报告，不利于术前手术方式，如重建手术的决策。若能明确病理性质，医生能与患者进行更好的沟通和手术方式的讨论，以做好充分的术前准备。

（7）术中手术活检冰冻不利于保乳手术的进行，需再次行补充广泛切除手术明确切缘性质。

（8）手术活检破坏了乳房淋巴引流，影响前哨淋巴结活检的准确性。

（二）术前穿刺活检的优点

（1）针对乳腺良性病变，术前穿刺活检可将病变完整切除，同时帮助明确诊断，可以避免切开活检以减少住院时间，降低治疗费用，减少并发症，并增加美容效果。

（2）针对乳腺恶性肿瘤，经术前穿刺活检可以确定分期，明确组织学诊断和生物学资料，有助于治疗方案的确定，减少手术时间，帮助确定手术类型及切口设计，降低保乳手术切缘阳性率，帮助进行前哨淋巴结活检和新辅助治疗方案的制订。与手术活检相比减少再次手术次数（穿刺活检和手术活检的手术平均次数分别为 1.5 次 vs 1.86 次）。

（三）术前穿刺活检和手术切除活检的现状

在日本，术前微创活检的使用率超过 90%，仅 5%~7% 影像发现的乳腺异常患者接受切开活检；在美国，从 2003 年～2008 年，切开活检的比例从 26.2% 下降至 13.3%，术前微创活检比例大幅上升近 90%，一半的医院手术切除活检的比例 < 12.5%，且微创活检的比例与就诊患者数目相关，就诊患者越多，切除活检率比例越低，患者数目每年 <25 例的医院和每年 > 140 例的医院，中位切除活检率分别为 20% vs 10.4%。

而在中国，术前活检使用率很低，与技术、设备的落后，医生和患者的受教育程度，费用昂贵需个人承担等因素相关。从复旦大学附属肿瘤医院乳腺外科的资料来看，2011 年，乳腺恶性肿瘤住院手术的 2500 余名患者中，除去 263 例外院局部切除后的患者，共 1771 名患者通过术前穿刺诊断，而仅 496 名患者采用术中冰冻的方式诊断，术前穿刺活检与手术切除活检的比例达到 3.6：1，而这个数字在 2008、2009 和 2010 年分别为 0.8：1、1.1：1 和 2.2：1，与 2011 年相比有显著差异（P < 0.05）。其中开放手术的患者中，50% 的患者表现为 Paget's 病、乳头溢液、隐匿性乳腺癌或仅以弥散性钙化为表现或分叶状肿瘤，无法进行术前的穿刺活检，而另外 50% 的患者术前 B 超提示为良性患者要求行完整切除。由此可以得出，笔者所在医院的术前穿刺活检已经逐渐取代手术切除活检，成为乳腺癌的主要诊断方式。

在英国的乳腺疾病外科指南和美国的荟萃分析报告中，均认为冰冻组织学诊断只在少数情况下才有必要，对于可触及病灶手术活检的比例不应超过 10%，合理的使用粗针活检这种诊断方法能使其使用率高达 90%。同样，在《中国抗癌协会乳腺癌诊治指南与规范》（2011 版）中第五章指出，推荐对有条件的单位积极提倡手术前进行影像引导下的微创穿刺活检，如不具备条件可直接行影像学引导下钢丝定位手术。

三、选择合适的术前活检方式

对于乳腺癌患者，术前诊断方式有开放手术活检（OSB）和穿刺活检。最常见的微创穿刺活检包括细针抽吸细胞学（FNA）、空心针穿刺活检（CNB）和真空辅助微创活检（VAB）等方法，其中 FNA 为细胞水平穿刺，CNB 和 VAB 为组织学穿刺。穿刺针的大小有 21 ～ 25guage、14 ～ 18gauge、10 ～ 11guage 到 8gauge 不等，组织学穿刺相应的一次穿刺标本量从 12 ～ 17mg 至 246～310mg 不等。

（一）　细针抽吸细胞学（FNA）

FNA 对于可触及的肿块均适用，其局限性在于其只能取得细胞学的诊断，需要细胞学病理诊断专家参与，并依赖操作者和细胞学家的经验（经验少者敏感性＜60%），对于病理科的技术力量要求较高；且阳性率与灵敏度不高，取材不足发生率高（肿物不可触及者达33%），可能出现假阳性，明显的标本量不足；无法标记病变部位；不能确定组织学类型，不能区分原位癌和浸润性癌，不能准确判断受体（ER/PR/HER-2）状态。所以细针穿刺不能作为原发性乳腺癌病理诊断的依据，但是对一些特殊情况，比如乳腺癌术后区域淋巴结转移，细针穿刺有一定的诊断价值。

（二）　空心针穿刺活检（CNB）

CNB 适用于超声或 X 线检查发现的乳腺病灶；不能手术的晚期乳腺癌需要病理证实和检查激素受体状态的；需要新辅助化疗的乳腺癌。CNB 不仅具有能及时获得诊断、操作简单、能及时制订治疗方案、费用较低等优点，还可以避免肿瘤的医源性播散。CNB 可以在术前取得较准确的病理诊断，有文献报道，超声引导下乳腺空心针穿刺活检的敏感性为 97.7%（95% CI：97.2～98.2），特异性 100%，B 超引导下 CNB 标本与切除活检标本的组织学诊断符合率为 90%～96%。假阴性与肿块较小、取材不当以及术者经验不足有关。虽然 CNB 有针道种植（track seeding）的可能，但研究发现，接受 CNB 的患者和手术切开活检的患者相比总生存率没有明显差异。也有研究认为，CNB 活检是外套针抵肿瘤边缘，利用针芯取得肿瘤组织，而在离开乳腺组织时，针芯始终在套管针内，不与乳腺组织接触，避免了针道种植的可能。和手术活检相比，CNB 具有创伤小、操作时间短、恢复时间快、只需要局麻下操作等优点。临床证实对乳腺肿块患者行空心针穿刺活检术是一种安全、简单、准确、实用的方法，能够使患者术前获得病理组织学诊断及得到及时诊治，具有较大的临床应用价值。

（三）　真空辅助微创活检（VAB）

为减少 CNB 的低估率，1995 年，VAB 技术 Mammotome 微创旋切系统问世，是目前对于较集中钙化灶和微小肿块活检较好的方法。真空旋切系统目前常用的有强生公司的麦默通（Mammotome）、巴德公司的 Vacora 和 Suros 外科系统公司的 ATEC 等。麦默通活检系统是由旋转切割活检针、真空抽吸装置、控制器、相关软件等组成，术中用超声仪引导旋切；Vacora 和 ATEC 还可在钼靶 X 线、MRI 定位下治疗和活检。VAB 穿刺的标本为充足、连续的标本，操作方便迅速，定位准确，获取的组织量较多，大量的组织学标本降低了诊断低估率，诊断准确率高；一次穿刺能切取多个邻近标本，较小的病灶更能完全切除；可在活检部位放置标记夹；穿刺方式为真空辅助，一次进针，避免穿刺枪多次穿刺，减少了针道种植和上皮移位的可能性；VAB 设备昂贵，而直接接触肿瘤组织的手术切除或切取活检有造成癌细胞血行转移的风险。但和手术活检相比，VAB 具有恢复时间短、操作简便、操作时间短等优点，其缺点为费用较昂贵。

四、选择合适的术前活检影像学引导方式

影像引导的微创穿刺活检定位方式主要有 X 线立体定位、MRI 或 CT 引导、超声引导等；目前最常用的为超声和 X 线立体定位，MRI 一般只用于前两者均难以显示病变的病例。

（一）B 超

超声已成为乳腺微创活检最准确和首选的引导技术，适应证较广，80% 的乳腺病灶适合超声引导。报告及数据系统（breast imaging reporting and data system，BI-RADS）4～5 级的乳腺及腋窝病灶均可以使用。由于中国妇女乳腺组织致密和乳腺癌发病年龄提前，乳腺超声检查及其引导的微创活检可望发挥更大的作用。超声是唯一可以对活检区域进行实时显像的技术，高频超声设备在多数医院已经具备，操作非常简便，与 X 线钼靶立体定位相比，活检费用及并发症较低、不需放射防护；超声引导下的 VAB 甚至可以帮助完全切除良性病变，对较大的腋窝淋巴结也能进行穿刺活检。在复旦大学附属肿瘤医院乳腺外科，超声定位下的 CNB 和 VAB 数量逐年升高，CNB 数量从 2004 年开展初的 167 例增至 2011 年的 2375 例，共计 8835 例，其中诊断恶性肿瘤病变 7084 例（80.2%），高危病变 475 例（5.4%），良性病变 1276 例（14.4%）。而在超声引导下的 VAB 由于价格昂贵，仅对一些良性病变做切除治疗使用，从 2004 年～2011 年的总数为2015 例。

（二）X 线

X 线（钼靶）引导下的穿刺活检（VAB）具备一定的适应证：钼靶评估Ⅳ类及以上的钙化灶、结构扭曲及非对称致密影，临床触诊阴性，且超声在该部位未发现病灶。对于小乳房、表浅病灶、贴近胸肌病灶、结构扭曲病灶以及腋窝病灶的活检具有一定难度。由于乳腺普查主要采取 X 线普查方式，所以 X 线引导的活检具备早期诊断的优势，患者也较容易接受，与 X 线定位针下开放活检相比具有微创性，以较小的侵入性取得相当或较高的诊断价值；该穿刺活检类型最大受益者是活检阴性患者群，其次为乳腺癌患者。

（三）MRI

MRI 具备非常高的敏感性，能发现钼靶 X 线和 B 超发现不了的病灶，目前适用于包括 BRCA1/2 突变、有乳腺癌家族史的年轻高危乳腺癌人群普查。国外报道 MRI 定位下穿刺活检的成功率可以高达 95%～100%，但是 MRI 的特异性非常低（22%～50%），对设备要求高，需要特定的 MRI 引导穿刺设备，价格昂贵，操作耗时长（需要 45～90min）；同时具有一定的假阳性率，并且 MRI 不能完全替代 X 线钼靶和 B 超；MRI 定位下穿刺由于血肿在 MRI 下的特殊表现，无法确定标本是否完全切干净，需要反复重复 MRI 并且依靠放射科医生和病理科医生一起核对放射与病理的一致性。所以美国放射学研究院对乳腺穿刺活检的指南推荐，MRI 引导下乳腺穿刺仅适合用于 X 线钼靶或超声上无法显示、而仅在 MRI 上显示的病灶。MRI 引导的 VAB 是 MRI 检出病变的新的微创活检技术，不具备 MRI 引导微创活检条件的单位，不建议常规开展乳腺 MRI 检测。

（四）复旦大学附属肿瘤医院乳腺外科的微创活检经验

术前患者常规进行超声和 X 线检查；对超声可发现怀疑恶性肿瘤的术前行空心针活检（CNB）；超声或 X 线发现的病灶考虑良性并且肿块不大（≤2cm），选择真空辅助活检（VAB）微创切除病灶；若仅 X 线发现病灶，病灶较局限，推荐使用真空辅助活检（VAB）；病灶范围较大，使用 X 线立体定位下手术活检；微创活检结果怀疑恶性的或与临床不符合的则进一步行开放手术活检；MRI 下微创活检尚未推广，现仅作为病灶定位开展。

五、术前活检的病理诊断和准确性

（一）术前活检的病理诊断

由于患者普遍存在焦虑情绪，急切盼望知道病理结果，同时为了减少穿刺后针道播散的机会，乳腺微创活检标本病理诊断要求快速、准确，需要外科和病理科及时沟通。对穿刺活检的病理诊断要求明确性质，帮助制订后续的手术方式和治疗，所以在病理分析时不应出现多灶性术语，不应评估微创活检标本的切缘状况，必须进行病理与影像学的一致性分析，尽量避免导管上皮非典型增生高估为导管原位癌，在有钙化等表现的 VAB 微创活检标本应常规在此进行 X 线钼靶摄片。由于术前微创穿刺活检对新辅助化疗、新辅助内分泌治疗及新辅助分子靶向治疗的方案确定及疗效评估非常重要，所以推荐对影像检查发现的乳腺癌微创活检标本常规检测 ER、PR 和 HER-2。

（二）术前穿刺活检诊断的准确性

首先要提 2 个概念：

（1）假阴性率：又称漏诊率，是指包括穿刺活检为阴性或非高危的良性病变而最终诊断为癌的比例。

（2）低估率：穿刺活检发现的高危病灶最后被诊断为癌的情况，所谓的高危病灶是指导管上皮不典型增生（ADH）以及其他某些病理类型，如小叶不典型增生（ALH）、小叶原位癌、放射状瘢痕等；除此之外，穿刺活检发现为 DCIS 而手术后证实有间质浸润的也被视为低估。

假阴性率和组织学低估率（低估标本数/高危或 DCIS 标本数）是反映乳腺术前穿刺活检的准确性的两个重要指标。

文献报道中，小叶上皮非典型增生、小叶原位癌、导管上皮非典型增生、乳头状病变和放射状瘢痕都被认为是高危病变，荟萃分析显示，CNB 的 ADH 和 DCIS 低估率为 29.2%～43.5% 和 24.4%～35.5%，而使用 VAB 的低估率显著低于 CNB（ADH 和 DCIS 的低估率分别为 13% 和 21.7%）。CNB 病理学结果为小叶非典型增生、导管非典型增生、乳头状病变（导管内乳头状瘤、导管上皮乳头状增生）、可疑癌、导管上皮细胞异型性的病变，切除活检结果为癌的概率均超过 40%，所以必须对这些病灶进行切除活检，而不宜进行随访观察。复旦大学附属肿瘤医院乳腺外科的资料显示，2011 年行 CNB 的 2375 名患者中，31 例患者（1.3%）出现假阴性结果，140 例患者（5.89%）为组织学低估，包括 32 例不典型增生（ADH）低估、86 例原位癌（DCIS）低估、18 例乳头状病变低估和 4 例分叶状肿瘤低估；ADH 最终有 65.7% 诊断为 DCIS 或 DCIS 伴微浸润，DCIS 低估最终有 79.1% 诊断为 DCIS 伴微浸润或以 DCIS 为主的浸润性导管癌。而所有 CNB 诊断为 ADH 的患者中，47.8% 的病例最终发生低估，54.1% 的 CNB 诊断为 DCIS 的患者最终发生低估。复旦大学附属肿瘤医院乳腺外科的资料要高于国外文献报道的数据，分析原因可能与国外常规行术前免疫组化等帮助诊断有关，而该医院穿刺结束后仅行 HE 诊断后即行手术，所以低估率要比国外高一些。

组织病理的低估可能和取材量不足有关，穿刺经验也是影响诊断准确性的重要因素，应用真空辅助活检可以提高取材量，降低低估率。对于 CNB 结果为良性病变的病例，应根据结果区别对待。凡考虑未穿刺到目标病灶（如病理结果为纤维脂肪组织），或临床体检或影像学检查不能除外恶性病变者，则应手术切除或再次穿刺活检。

2009 年第三届乳腺癌国际共识会推荐，遇到以下微创活检显示"高危"的病变，需切开活检：①病理诊断与临床或影像学不一致，取材不满意；②导管上皮非典型增生；③放射状瘢痕；④乳头状病变；⑤导管原位癌；⑥小叶源性肿瘤/小叶原位癌需结合临床和影像学。而在临床中如果遇到标本量不足或穿刺结果提示为正常乳腺、皮肤、脂肪等组织，随访中 X 线发现病灶增大或钙化点增多时也应该建议再次活检。

六、术前活检的并发症和预防措施

术前穿刺活检是一项比较安全的操作，发生并发症的比例非常低，严重并发症的比例<1%，仅 0.09%~0.72% 的患者出现需要进一步处理的严重并发症（而手术患者为 2%~10%），没有报道因穿刺引起的死亡病例。仅 0.72% 的患者出现严重的出血并需要进一步治疗；0.09% 的患者出现血肿并需要治疗；仅 0.15% 的患者需要使用抗生素抑制感染；仅 1.7% 的患者在穿刺期间出现严重疼痛。

（一）术后血肿

为最常见的并发症，约占 5%，表现为术后出现的切除区域出血、局部血肿及皮下瘀斑，可能与病灶周围血管较为丰富，术后加压包扎不紧或移位，止血不充分残

腔内活动性出血，切除范围较大等有关。所以在术前应行 B 超了解病灶周围血管，术中避开血管操作，在局麻药中加入少许肾上腺素，术后即刻压迫止血，用弹力绷带加压包扎至少 24h，1 个月内避免剧烈运动等方法预防出血。出现小血肿后无需处理，可自行吸收，较大的血肿形成或有活动性出血，经加压包扎等措施可止血，无需行开放性手术。皮下瘀斑多在术后 2 周左右自行消退。

（二）皮肤损伤

与肿瘤距离皮肤近和操作不当有关。可以在穿刺前在病灶与皮肤间注入局麻药物，增宽间隙。另外超声探头不要过于用力压在肿瘤表面，并将穿刺针旋转至凹槽侧对或侧下对肿瘤切除。

（三）气胸

与肿瘤位于乳腺深部，靠近胸大肌和操作不当有关。在穿刺时穿刺针应尽量平行于胸壁，避免粗暴操作，如出现气胸，则放弃手术。

（四）乳房外形改变

手术后，病灶局部会有一个近似柱状的残腔，局部会形成大小不一的凹陷和程度不一的硬化，多在术后半年左右恢复正常。

（五）病灶残留

多发肿瘤病例可能会由于剧烈疼痛、难以忍受手术或术中出血较多被迫中止手术等情况造成肿瘤残留。所以对病灶体积较大（>3cm）的应慎重选择，尽量不切除直径超过 3cm 的肿瘤，在切除较大肿物时，在每一层面连续作扇形切除，并在术前确定切除肿瘤的数量，手术结束前核对。

七、降低术前活检的针道种植

（一）上皮移位

微创活检后会很快导致上皮移位，表

现为乳腺实质内人为腔隙内或血管淋巴管内上皮组织碎片，伴有出血、脂肪坏死、炎症、充满含铁血黄素的巨噬细胞或肉芽组织。约22%的患者会在手术标本中发现肿瘤的上皮细胞。乳腺组织内导管内癌（DCIS）移位易误诊为浸润性癌；区域淋巴结内 DCIS 移位可使前哨淋巴结阳性；良性上皮移位将造成前哨淋巴结假阳性。

乳腺组织内上皮移位多发生于微创活检与随后手术间隔较短时，可增加随后手术切除标本诊断的困难，包括确定肿瘤大小、切缘、有无浸润及血管淋巴管侵犯。真空辅助活检后上皮移位并不常见，上皮移位均与1个或多个乳头状病变相关，乳腺内上皮移位的生物学和临床重要性需要长期随访。

（二）针道种植

在空心针活检中常见，真空辅助活检由于只需一次进/出针、原位旋切并有负压吸引，针道种植的可能性小于空心针活检（33% *vs* 69%，$P<0.0001$）。虽然移位针道中发现肿瘤的比例很高，但研究表明，针道种植的阳性率与时间间隔相关：$<15d$、$15\sim28d$、$>28d$ 的针道肿瘤细胞阳性率分别 42%、37%、15%。说明种植的癌细胞难以成活，微创活检没有增加局部复发率。另外研究也表明，术前空心针活检对接受保乳手术加放射治疗患者的局部复发和总生存均无显著影响，术前微创活检亦没有降低总生存率。复旦大学附属肿瘤医院乳腺外科的资料分析了 367 例早期乳腺癌患者，其中术前空心针活检组 89 人，手术活检组 278 人，中位随访时间 35 个月，多因素分析显示，活检方式不是影响无病生存率的独立因素，两组间 DFS 没有显著差异

（$P=0.659$）。局部复发的原因可能与穿刺点距肿瘤较远、未将针道切除、术后未做放疗等有关。遵循治疗指南，真空辅助活检后针道种植应该不具临床重要性。

八、结论和展望

综上所述，优化后的乳腺疾病诊断流程应包括：在普查或体检发现病灶后，首先根据影像学结果决定微创活检方式，行 B 超或 X 线引导下 CNB 或 VAB，若为良性，可选择随访或者对部分焦虑的患者进行切除手术；若为恶性，则结合临床选择治疗方式（新辅助治疗、根治手术、保乳重建手术或前哨淋巴结活检）。若结果与临床不符合，则需要进一步手术活检以明确性质。目前中国抗癌协会乳腺癌专业委员会对术前微创活检的适应证定义为：影像学 BIRADS 4～5 级的病人，或影像学 BIRADS 3 级伴有临床上可疑病灶、高危因素或病人主观意愿强烈的需要行术前穿刺活检。

总之，乳腺术前微创穿刺活检技术是影像学发现乳腺异常的首选和最佳活检技术，适合所有影像发现的乳腺病变；影像学引导下的粗针经皮穿刺术是安全可靠的乳腺病变的首选活检方式，并不会增加局部复发率；根据患者的病情使用合适的影像学引导方式，可以提供准确的诊断，避免不必要的手术，为制订乳腺癌的治疗方案提供依据，同时缩短手术时间，改善肿瘤学上和美容上的效果；但是穿刺活检仍有一定的假阴性率和低估率，对不典型增生和 DCIS 需重新评估，活检结果需要结合临床评估选择处理方式。

（参考文献：略）

（来源：CSCO《中国临床肿瘤学进展 2012》）

血管化淋巴结移植治疗乳腺癌术后上肢淋巴水肿的历史及最新进展

张 寒 综 述 穆兰花* 审 校

中国医学科学院整形外科医院乳房整形再造中心 北京 100144

【摘要】 上肢淋巴水肿是乳腺癌根治术后的一种常见并发症，其危险因素如手术方式、放疗、术后并发症、身体质量指数等，临床治疗较棘手，至今仍无根治的方法。目前主要是有非手术和手术疗法，乳腺癌术后上肢淋巴水肿首先采用非手术的机械物理等疗法，对非手术疗法效果差的患者可采用外科治疗。治疗方法各有优缺点，其中，利用显微外科技术的血管化淋巴结移植成为热点。现就该治疗方法做一综述。

【关键词】 乳癌术后；上肢淋巴水肿；血管化淋巴结；移植

一、乳腺癌术后上肢淋巴水肿

上肢淋巴水肿是乳腺癌根治术后的一种常见并发症，由于手术中需要将腋窝淋巴结清扫（axillary lymph node dissection, ALND），或者进行前哨淋巴结活检（sentinel lymph node biopsy, SLNB），从而破坏了大量或部分淋巴管，造成上肢淋巴回流障碍，且存在恶性循环的趋势，最终发展为上肢淋巴水肿[1]。其危险因素如手术方式、放疗、术后其他并发症、身体质量指数（Body Mass Index, BMI）等[2]。有术后 5 年的报道，在接受单独前哨淋巴结活检（SLNB）的患者，水肿发生率为 3%，而接受前哨淋巴结活检以及腋窝淋巴结清扫的患者，水肿发病率为 27%[3]。在乳腺癌术后出现不同程度的淋巴水肿，轻者可随着侧支循环的建立而逐渐缓解，重者可导致外观异常、乏力、反复感染、丹毒发作和上肢功能障碍，严重影响患者的生存质量[4,5]。

淋巴水肿的临床治疗方法有很多，取得了不错的效果，但是至今仍无根治的方法。目前主要存在非手术和手术疗法，乳腺癌术后上肢淋巴水肿首先采用非手术的机械物理等疗法，对非手术疗法效果差的患者可采用外科治疗。

非手术治疗主要包括：（1）物理治疗；（2）药物治疗；（3）压力泵治疗；（4）激光与针灸[6-9]。

手术疗法主要包括：（1）淋巴管-静脉吻合加压力治疗[10]；（2）肿胀吸脂

第一作者：张寒（1986—），四川成都人，在读博士研究生。

*通讯作者：穆兰花，女，北京市石景山区八大处路 33 号，100144，中国医学科学院整形外科医院乳房整形再造中心，Tel：010-88772281，13331001990，Fax：010-88964137，E-mail：mulan666@ yahoo.cn

课题来源：首都临床特色应用研究及首都发展基金（批准号：Z11110705881109，20093010）

术[11,12]；（3）利用显微外科技术的血管化淋巴结移植。

治疗方法各有优缺点，其中，利用显微外科技术的血管化淋巴结移植成为热点。现就该治疗方法做一综述。

二、淋巴结移植的发展

淋巴结移植其实早在 20 世纪 20 年代的文献中就有报道[13]。但是因为刚开始人们对其基础理论认识不够，实验条件和方法、设备的不足，该技术发展的非常缓慢。直到最近三十余年，由于科学技术与工具的更新换代，特别是显微外科技术与免疫学的发展，极快加速了这一方面的研究，移植的淋巴结成活率不断提高，对其机制也有了更深刻的了解，从而进入一个新的发展时期[14-16]。

（一）淋巴结移植发展史可分为两个阶段

1. 不吻合血管移植期（1928 ~ 1965 年）

1928 年，美国学者 Marmarsten 将白化大鼠腹股沟淋巴结切片（6mm），立即埋入腹壁肌肉间，然后将术后不同的时间段淋巴结片切片做病理与组织学检查。术后第一天移植的淋巴结变性、坏死达到峰值，而随后第二天即开始出现增生性变化，直到第八天时，淋巴结再生已完全，生发中心也开始出现。但他并未再进行更深入的研究。

2. 吻合血管移植期（1965 年至现在）

1965 年以后，由于研究方法的更新进步，淋巴结移植的成功率有了质的提高，并逐渐走向成熟。1965 年，Kister 首次报道吻合血管的淋巴结移植。他将狗的回肠系膜淋巴结移植至同体腋窝，运用血管缝合技术吻合供受区动、静脉，并将移植淋巴结的近侧半与原位的腋淋巴结吻合而重

建淋巴循环。术后第 28 ~ 35 天手术探查，发现移植淋巴结外观大小无改变，淋巴造影则充分显示出移植淋巴结与腋淋巴结两者之间已建立起功能与结构上的正常生理联系，且组织学检查证明了移植淋巴结有正常的结构与细胞形态。因此研究者提出：如果能重建血液循环的话，狗的淋巴组织可自体移植成功；单独的淋巴循环不足以维持移植物的存活[17]。之后有不少学者重复了他的实验，并多次证实了实验的可行性[18]。

1979 年，Shesol BF 等[19]在大鼠身上将自体腹股沟淋巴结群进行吻合股血管的移植获得成功。切除自身淋巴结后即刻移植新鲜淋巴结，成活率达到 80%；而切除原来淋巴结 2 ~ 7 天再行移植，成活率降低至仅 20%。他解释该现象是因为受区开放的淋巴管随时间的推延而通畅性降低。同时，他还提出淋巴结移植需依靠血液持续供应和淋巴管受区保持"开放性"。

Becker C 等[20]将鼠的血管化上外组腹股沟淋巴结移植于腋窝，发现其功能良好，并减轻上肢淋巴水肿，并且下肢淋巴回流不受影响，为应用于临床奠定了基础。

（二）基础研究，细胞生长因子的影响

Tuomas Tammela 等[21]发现，生长因子 VEGF-C 或 VEGF-D 有助于成年大鼠淋巴结移植术后的淋巴功能恢复及淋巴管的成熟，为未来药物治疗淋巴水肿打下了基础。

三、临床治疗

（一）血管化淋巴结移植

1991 年，Becker C 等[22]首先报道将人的血管化腹股沟淋巴结移植于腋窝，治疗乳腺癌术后上肢淋巴水肿，并在 2006 年作出长期随访报告[23]，证实了手术对水肿的症状及并发症的改善均有明显效果。2009 年，台湾有学者报道[24]将血管化的腹股沟

淋巴结移植于淋巴水肿上肢腕部，同样取得理想效果。

（二）乳房再造术联合血管化淋巴结移植术

目前乳腺癌术后乳房缺失的患者主要采用两种皮瓣进行乳房再造，分别为TRAM[25]和DIEP[26]，而接受乳腺癌手术的患者往往又容易出现上肢淋巴水肿，因此，Saaristo AM等[27]将传统TRAM/DIEP改良为血管化的TRAM/DIEP，并在术中吻合一组或两组血管，进行乳房重建的同时能对上肢淋巴水肿进行治疗，取得良好效果。

四、治疗效果评价

现在一般采用是否有健侧与患侧上臂周径差值的减小，核医学淋巴结、淋巴管造影，免疫组化测量生长因子的表达，以及是否停止物理治疗等来评价上肢淋巴水肿的治疗效果[24,27]。以上测量指标均可比较客观地反映血管化淋巴结治疗上肢淋巴水肿的情况。淋巴结皮瓣移植的手术治疗从刚开始设计便引发医学研究人员思考，这项技术是否会破坏供区的淋巴回流，甚至造成供区的淋巴水肿。因此，一些学者通过术后半年至2年的随访证明，腹股沟淋巴结皮瓣的切取不会影响下肢淋巴回流[28]。

五、展望

现在关于血管化淋巴结治疗上肢淋巴水肿的机制尚不完全清楚，一般认为是淋巴结在淋巴回流中拥有"泵"和"抽吸"的作用。"泵"的作用依赖于吻合动脉高血流灌注的流动，而"抽吸"作用则依靠大口径、低压力的吻合静脉回流[24]。而移植淋巴结在受区分泌生长因子VEGF-C等也能促进淋巴系统功能及新生淋巴管内皮的生长[27]。当然，血管化淋巴结治疗上肢淋巴水肿的机制还需更加详细的阐明。

参 考 文 献

[1] Sisman H, Sahin B, Duman BB, et al. Nurse-assisted education and exercise decrease the prevalence and morbidity of lymphedema following breast cancer surgery. J BUON, 2012 Jul-Sep, 17 (3)：565-569.

[2] Tina WF Yen, MD, MS, Xiaolin Fan, et al. A Contemporary, Population-Based Study of Lymphedema Risk Factors in Older Breast Cancer Women. Ann Surg Oncol, 2009 April, 16 (4)：979-988.

[3] McLaughlin SA, Wright MJ, Morris KT, et al. Prevalence of Lymphedema in Women With Breast Cancer 5 Years After Sentinel Lymph Node Biopsy or Axillary Dissection：Patient Perceptions and Precautionary Behaviors. J Clin Oncol, 2008, 26：5220-5226.

[4] Jager G, Driller W, Roth R. Quality-of-life and body image impairments in patients with lymphedema. Lymphology, 2006, 39 (4)：193-200.

[5] Thomas-MacLean RL, Hack T, Kwan W, et al. Arm morbidity and disability after breast cancer：new directions for care. Oncol Nurs Forum, 2008, 35 (1)：65-71.

[6] Bennett Britton TM, Purushotham AD. Understanding breast caneer-related lymphoedema. Surgeon, 2009, 7 (2)：120-124.

[7] Yamamoto T, Todo Y, Kaneuehi M, et al. Study of edema reduction patterns during the treatment phase of complex deeongestive physiotherapy for extremity lymphedema. Lymphology, 2008, 41 (2)：80-86.

[8] Kozanoglu E, Basaran S, Paydas S, et al. level laser therapy in the treatment of post-masteetomy lymphoedema：a randomized controlled trial. Clin Rehabil, 2009, 23 (2)：117-124.

[9] Alem M, Gurgel MS. Acupuncture in the rehabilitation of women after breast cancer surgery-a case series. Aeupunct Med, 2008, 26

（2）：87-93.

[10] Moattari M, Jaafari B, Talei A, et al. The effect of combined decongestive therapy and pneumatic compression pump on lymphedema indicators in patients with breast cancer related lymphedema. Iran Red Crescent Med J, 2012 Apr; 14 （4）：210~217. Epub 2012 Apr 1.

[11] Damstra RJ, Voesten HG, Klinke P, et al. Circumferential suction-assisted lipectomy for lymphoedema after surgery for breast cancer. Br J Surg, 2009, 96 （8）：859-864.

[12] Brorson H. Liposuction in arm lymphedema treatment. Scand J Surg, 2003, 92 （4）：287-295.

[13] Marmarsten-Gottesman J, Cottesman J. The use of hist amine as a standard test for diminishen resistance in suprarenalectomized rats. Arch Path, 1928, 3：406.

[14] Machowski Z, Dardziński R. Transplantation of lymph nodes. Pol Przegl Chir, 1973 May, 45 （5）：613-624.

[15] Groth CG, Hathaway WE, Gustafsson A, et al. Correction of coagulation in the hemophilic dog by transplantation of lymphatic tissue. Surgery, 1974 May, 75 （5）：725-733.

[16] Shesol BF, Nakashima R, Alavi A, et al. Successful lymph node transplantation in rats, with restoration of lymphatic function. Plast Reconstr Surg, 1979, 63：817.

[17] Kister SJ, Conklin EF, Habif DV. Autotransplantation of lymph nodes in the dog. Surg Forum, 1965, 16：206-208.

[18] Chen HC, O'Brien MC, Roger IW, et al. Lymph node transfer for the treatment of obstructive lymphoedema in the canine model. Br J Plast Surg, 1990, 43：578-586.

[19] Shesol BF, Nakashima R, Alavi A, et al. Successful lymph node transplantation in rats, with restoration of lymphatic function. Plast Recontr Surg, 1979, 63：817-823.

[20] Becker C, Hidden G. Transfer of free lymphatic flaps. Microsurgery and anatomical study. J Mal Vascul, 1988, 13：199-122.

[21] Tammela T, Saaristo A, Holopainen T. Therapeutic differentiation and maturation of lymphatic vessels after lymph node dissection and transplantation. NATURE MEDICINE, 2007, 13 （12）：1458-1465.

[22] Becker C, Hidden G, Godart S, et al. Free lymphatic transplant. Eur J Lymphol Rel Prob, 1991, 6：25-77.

[23] Becker C, Assouad J, Riquet M, et al. Postmastectomy lymphedema: longterm results following microsurgical lymph node transplantation. Ann Surg, 2006, 243：313-315.

[24] Lin CH, Ali R, Chen SC, et al. Vascularized groin lymph node transfer using the wrist as a recipient site for management of postmastectomy upper extremity lymphedema. Plast Reconstr Surg, 2009, 123：1265-1275.

[25] Miles J, Bajwa A, Polson P, et al. Retraction notice to P3: patient satisfaction and abdominal wall function: TRAM versus DIEP flap breast reconstruction. Eur J Surg Oncol, 2012 Nov, 38 （11）：1143.

[26] Rabey NG, Erel E, Malata CM. Double-Pedicled Abdominal Free Flap Using an Entirely New Microvascular Combination of DIEP and SIEA Vascular Pedicles for Unilateral Breast Reconstruction: A Novel Addition to the Hamdi Classification. Plast Reconstr Surg, 2012 Nov, 130 （5）：767e-769e.

[27] Saaristo AM, Niemi TS, Viitanen TP, et al. Microvascular Breast Reconstruction and Lymph Node Transfer for Postmastectomy Lymphedema Patients. Annals of Surgery, 2012, 255 （3）：468-472.

[28] Viitanen TP, Möki MT, Seppönen MP, et al. Donor site lymphatic function after microvascular lymph node transfer. Plastic and Reconstructive Surgery Advance Online Article. DOI: 10. 1097/PRS. 0b013e31826d1682.

❖ 泌尿系统肿瘤 ❖

2012 年肾癌治疗进展综述

郭 军

北京大学肿瘤医院 北京 100142

2012 年 ASCO 大会的口号是"联合起来攻克癌症"。对于晚期肾癌来说，近年来随着基础医学的发展，晚期肾癌治疗方面已经进入了靶向治疗时代，先后出现了 7 种靶向药物，成为所有恶性肿瘤药物进展最耀眼的明星。虽然目前还不能攻克晚期肾癌，但越来越多的靶向药物将加入到治疗肾癌的队伍中，同时更加合理应用靶向药物，使之疗效达到最佳，也就距离攻克肾癌不太久远了。本届 ASCO 大会，关于晚期肾癌治疗方面仍不断有新的靶向药物，以及新进展值得去学习与分享。

一、一线治疗方面

（一）靶向药物的一线治疗选择增多

目前美国 FDA 批准用于晚期肾癌治疗的靶向药物有 7 种，其中舒尼替尼、贝伐单抗、帕唑帕尼和索拉非尼可以用于靶向药物的一线治疗，但这些靶向药物获得疾病的无进展生存（PFS）时间不超过一年，因此仍需要有疗效更佳的靶向药物出现，2012 年 ASCO 大会仍有一些新的一线靶向治疗药物。

最值得关注的是 tivozanib，该药是针对 VEGFR-1、VEGFR-2、VEGFR-3 的酪氨酸激酶抑制剂，较以往肾癌靶向药物的半衰期长，可以接受每天一次口服给药，既往 II 期临床试验已经显示了其较好的临床疗效，有可能用于肾癌的靶向治疗。本次大会公布了其 III 期临床试验的结果，该试验以索拉非尼作为对照，共入组了 517 例未接受过靶向治疗的晚期肾透明细胞癌患者，按照 1∶1 随机接受 tivozanib 或索拉非尼治疗，结果显示，无论是客观有效率还是无进展生存时间，tivozanib 治疗组都要显著优于索拉非尼对照组，两组的客观有效率分别为 33% 和 23%（P = 0.014），中位 PFS 时间分别为 11.9 个月和 9.1 个月（P = 0.042），其中一线治疗的患者约 70%，中位 PFS 时间分别为 12.7 个月和 9.1 个月（P = 0.037），这是目前所有晚期肾癌一线治疗的靶向药物中一项中位 PFS 时间超过 1 年的靶向药物。不良反应方面，tivozanib 治疗最常见为高血压（tivozanib 治疗组 46%，3 级及以上为 26%；索拉非尼治疗组 36%，3 级及以上为 18%），而索拉非尼治疗最常见为手足皮肤反应（tivozanib 治疗组 13%，3 级及以上为 2%；索拉非尼治疗组 54%，3 级及以上为 17%），其他不良反应包括腹泻、疲乏和中性粒细胞减少。纵观该 III 期临床试验，与索拉非尼比较，tivozanib 治疗不仅提高了疾病控制率，而且显著延长了 PFS 时间，可以用于晚期肾癌的一线靶向治疗，但由于其选择了索拉非尼作为对照，因此未来仍有必要开展其与舒尼替尼、帕唑帕尼等进行比较的临床试验。

另外一个靶向药物是阿西替尼（axitinib，Inlyta）。2011 年 ASCO 大会公布了阿西替尼与索拉非尼用于晚期肾癌二线治疗的Ⅲ期临床试验，其阳性结果促使美国 FDA 于 2012 年初批准其用于晚期肾癌的二线治疗。本届 ASCO 大会上，美国克利夫兰医学中心 Rini 教授报告了阿西替尼作为一线治疗晚期肾癌的Ⅱ期临床试验结果，观察了一线治疗的疗效以及相关药代动力学数据。试验共有 203 例患者入组接受阿西替尼治疗，全部患者接受阿西替尼 5mg Bid 治疗 4 周后，血压控制稳定的患者随机双盲法分为两组（A 组与 B 组）进行阿西替尼滴定增量，其余患者为 C 组。结果显示，截至 2012 年 4 月 30 日，全部患者客观有效率为 48%，中位 PFS 时间为 14.5 个月，增量患者（A+B 组）与未增量组 PFS 时间分别为 14.5 个月与 16.4 个月。药代动力学研究发现，5mg Bid 是一合适起始剂量，药物浓度以及第 1 周期第 15 天血压升高可能与较好的临床预后相关。总体来说，Ⅱ期临床试验结果显示，阿西替尼用于晚期肾癌一线治疗的有效率高，中位 PFS 时间长。而关于阿西替尼用于晚期肾癌一线治疗的Ⅲ期临床试验已经在包括中国在内的其他国家中进行，值得期待该项Ⅲ期临床试验的结果。

其他新药方面，AMG386 是一个能够抑制血管生成的 Fc 肽融合蛋白，本届 ASCO 大会报告了一项多中心Ⅱ期临床研究，评价 AMG386 联合舒尼替尼一线治疗晚期肾癌的疗效。共有 85 例患者入组，分别接受舒尼替尼联合 AMG386 剂量为 10mg/kg（A 组）或 15mg/kg（B 组）治疗，结果证实了 AMG386 的治疗基本可以耐受，A 组的 PFS 时间为 13.9 个月，客观有效率为 58%，而 B 组有效率为 59%，中位 PFS 未到达，该结果显示，AMG386 联合舒尼替尼用于晚期肾癌的疗效确切，值得进一步研究。

（二）一线治疗如何选择靶向药物

随着肾癌靶向药物的增多，对于晚期肾癌一线靶向药物如何选择，是临床工作现在以及将来都要面临的问题，如何选择靶向药物可能会影响患者的整体预后。

Escudier 等开展了一项随机双盲安慰剂对照以及交叉的临床研究（PISCES 研究），用来评价一线接受帕唑帕尼或舒尼替尼这两种疗效可能类似的靶向药物治疗耐受性的差异是否具有临床意义。共有 169 例患者入组，研究分为两个阶段，第 1 阶段随机接受帕唑帕尼或舒尼替尼治疗 10 周，休息 2 周以后进入第 2 阶段，患者交叉接受另外一项靶向药物 10 周，然后根据患者的意愿选择何种靶向药物继续治疗。第 2 阶段结束前（第 22 周）进行疗效评价，对接受过两阶段治疗并且未发生进展的患者，在未揭盲的情况下进行问卷调查。结果显示，70% 的患者愿意选择继续接受帕唑帕尼治疗，仅有 22% 的患者愿意接受舒尼替尼治疗，余下的患者则没有倾向性。分析原因可能与帕唑帕尼治疗期间的生活质量更高有关，帕唑帕尼相应的治疗不良反应如疲乏、食欲、咽喉炎、恶心、呕吐，以及手足皮肤反应的发生率较低。对于医生问卷调查下一步治疗的意愿性，61% 的患者倾向于帕唑帕尼治疗，舒尼替尼仅有 22%。而每 2 周进行的健康相关的生活质量问卷调查发现，接受帕唑帕尼治疗的患者也显著优于使用舒尼替尼的患者。不良反应方面，虽然帕唑帕尼治疗患者转氨酶升高、腹泻发生率要高于舒尼替尼，但在血液学毒性、黏膜炎、疲乏、食欲等方面，舒尼替尼要高于帕唑帕尼。由于不良反应导致治疗终止的人群，尤其是第 2 阶段，舒尼替尼要显著高于帕唑帕尼治疗患者

（31% vs 15%）。虽然该研究设计并不能进行两药的比较，但也从某种角度说明了接受帕唑帕尼靶向药物治疗的耐受性要优于舒尼替尼。

同样是一线治疗选择的问题，靶向药物的序贯治疗也是比较受关注的问题。针对最先获得 FDA 批准用于晚期肾癌治疗的靶向药物索拉非尼与舒尼替尼，既往一些回顾性分析以及小样本研究认为，晚期肾癌一线治疗选择索拉非尼，其后接受舒尼替尼治疗，可能要优于一线选择舒尼替尼其后接受索拉非尼治疗。本届 ASCO 大会关于舒尼替尼与索拉非尼序贯治疗公布了 SWITCH 研究的中期分析，可能有一些临床参考。该研究为一项关于舒尼替尼与索拉非尼序贯一线治疗晚期肾癌的随机对照 III 期临床研究，共入组 363 例患者，本次中期分析报告了两组安全性数据，两组人群中一线治疗不良反应发生率均要高于二线治疗，LVEF 均值以及 BNP 数值没有显著差异性，该临床试验关于疗效方面的数据值得进一步期待。这是关于序贯治疗研究的首个大宗临床研究，对于指导靶向药物的序贯应用有积极的意义。

二、靶向药物的二线治疗及其耐药后治疗

虽然近年来晚期肾癌的治疗已经步入靶向治疗时代，先后有 7 种抗血管生成靶向药物可以用于晚期肾癌的治疗，但肾癌靶向药物的二线治疗方面，根据 NCCN 指南，依维莫司（everolimus）与阿西替尼（axitinib, Inlyta）作为 1 类证据推荐用于二线靶向药物治疗。

本届 ASCO 大会公布了 AXIS 研究关于先前接受过细胞因子亚组人群数据的更新，截至 2011 年 6 月，该人群中阿西替尼治疗组中位 PFS 时间显著优于索拉非尼对照组，

分别为 12 个月和 6.6 个月（$P < 0.0001$）；其中既往接受含 IL-2 方案人群两组中位 PFS 时间分别为 15.7 个月和 8.3 个月；既往单药干扰素治疗人群两组中位 PFS 时间分别为 12 个月和 6.5 个月。截至 2011 年 11 月 1 日，先前细胞因子亚组阿西替尼治疗组与索拉非尼治疗组的中位总生存期分别为 29.4 个月和 27.8 个月，两组差异性无显著性。不良反应方面，无论是阿西替尼组，还是索拉非尼对照组，总体不良反应类似。因此该结果再次证实了阿西替尼用于细胞因子治疗失败患者的优越性。

但对于靶向药物治疗仍有 20%~30% 的晚期肾癌患者表现为原发耐药，而许多患者接受抗血管生成靶向药物治疗后出现继发性耐药，因此，后续治疗如何进行这一问题在此次大会获得了较大关注。

Cabozantinib（XL184）为针对 MET 及 VEGFR2 的靶向药物。有基础研究发现，抗血管生成靶向药物耐药可能与 MET 激活有关，通过抑制 MET 通路可能能够克服抗 VEGF 治疗所造成的获得性耐药。本届 ASCO 大会发言报告了一项 XL184 用于治疗复发难治性晚期肾癌的临床研究，共入组 25 例患者。这些患者既往接受过多种靶向药物治疗，给予口服 XL184 140mg, qd，同时联合罗格列酮治疗。客观有效率达 28%，疾病控制率达 80%，仅 4% 的患者出现原发治疗耐药，大部分患者的肿瘤获得缩小，16 周的疾病控制率为 72%，全部患者的中位 PFS 时间为 14.7 个月，中位随访 14.7 个月后中位总生存时间仍未达到。不良反应主要为疲乏、腹泻等，与其他靶向药物的不良反应类似。上述研究的结果取得如此令人惊喜的效果，可能有望进行晚期肾癌的一线药物治疗临床试验。本届大会另外一项关于 MET 抑制剂 tivantinib（ARQ197）的 I 期临床研究，与索拉非尼

联合用于既往抗 VEGF 及 mTOR 治疗失败的晚期肾癌患者。入组 20 例晚期肾癌患者，其中 16 例为透明细胞癌。客观有效率为 15%，疾病控制率为 90%，中位 PFS 时间为 12.7 个月。因此，关于 MET 抑制剂用于晚期肾癌靶向治疗失败后的治疗有可能取得进一步进展，值得关注。

而另外一项针对抗血管靶向治疗耐药的药物是 BMS-936558，该药为能阻断细胞凋亡受体-1（PD-1）的单克隆抗体，前期临床研究已经证实该药能用于耐药实体瘤的治疗，本届大会口头报告了该药 I 期临床试验中用于治疗先前抗血管靶向药物治疗后进展的晚期肾癌数据，共有 34 例患者接受了 BMS-936558 的治疗。药物的主要不良反应为疲乏、皮疹、腹泻，以及恶心、呕吐、食欲下降，3～4 级不良反应发生率为 18%；疗效方面：接受剂量 1mg/kg 与 10mg/kg 治疗的两组患者客观缓解率分别为 24% 和 31%，24 周 PFS 率分别为 47% 和 67%，但仍需要进一步临床研究。

三、靶向药物的心血管反应以及其他安全性

对于靶向药物，尤其抗血管生成靶向药物治疗引起的心血管毒性，一直是临床需要警惕的问题，2010 年 ASCO 大会曾经就靶向药物引起的充血性心力衰竭进行了荟萃分析，引起了肿瘤学界的高度重视。

本次 ASCO 大会发言中，Haas 等报告了 ASSURE 研究中心血管安全事件的分析，ASSURE 研究为预后不良肾癌患者术后靶向药物辅助治疗的 III 期临床研究，随机接受舒尼替尼、索拉非尼以及安慰剂对照治疗 1 年，患者每 3 个月接受心脏核素检查，

这是目前最大宗酪氨酸激酶抑制剂相关心脏不良事件的前瞻性研究。ASSURE 研究入组了 1943 例患者，其中 1589 例接受了治疗后心脏检查，结果发生 21 例主要心脏事件，舒尼替尼组、索拉非尼组以及安慰剂组分别为 2.3%、1.8% 和 1.0%，共有 71 例患者出现左室射血分数（LVEF）较基线下降超过 16%，其中 52 例为 6 个月内发生，绝大部分不符合主要心脏事件标准。另外 11 例报告了 3 级左室收缩压事件（3 组分别为 5 例、4 例及 2 例），8 例心脏缺血事件可能与药物无关。研究分析认为，辅助舒尼替尼与索拉非尼治疗与心血管事件没有显著相关性，左心功能不全也是可逆的，而心肌缺血发生率低，与靶向药物治疗的相关性也不确切。

但 Hall 等报告的一项有关靶向药物治疗转移性肾癌的心脏毒性事件的摘要中，回顾分析了 159 例患者，心血管毒性事件发生率为 73%，除了高血压，33% 的患者发生了心血管毒性事件，无症状 LVEF 下降与 BNP 升高的发生率为 27%，而有症状心衰及 LVEF 下降发生率为 4%。舒尼替尼是心血管事件发生的最常见药物，心血管事件发生率为 65%，但并没有显著高于其他靶向药物，因此靶向药物引起的心血管事件仍需要足够重视。

四、总结

2012 年 ASCO 大会关于肾癌治疗领域虽然没有激动人心的治疗进展，都仍有可圈可点之处，值得学习，会对肿瘤临床治疗提供了许多新的思路与方向，促进晚期肾癌内科治疗的进步。

（来源：CSCO《中国临床肿瘤学进展 2012》）

❖ 肿瘤中医治疗 ❖

抗肿瘤鲜药金龙胶囊临床应用综述

黄 卉 崔向微 岳贵娟 曲育莹 李建生*

北京鲜动物药研制中心 北京 100039

【摘要】 现代鲜药金龙胶囊是临床上治疗肿瘤最常用的中成药之一，被广泛用于肝癌、胃癌、肠癌、胰腺癌、食管癌等消化系统癌症，以及肺癌、子宫颈癌、鼻咽癌、淋巴瘤等多种恶性肿瘤的治疗。金龙胶囊可以单药用于癌症治疗，对晚期癌症的姑息治疗效果较好，也可以联合手术、放疗、化疗等治疗手段使用，有效提高临床疗效，改善免疫功能，缓解患者临床症候，提高生活质量。因此，金龙胶囊的临床应用十分广泛，临床疗效显著。

【关键词】 现代鲜药；金龙胶囊；临床应用；肿瘤

鲜药应用，自古有之。翻开中医药浩瀚的历史文献，我们可以查找到很多应用鲜药的例证。我国现存最早的药学专著《神农本草经》中就有"生者尤良"的记载；汉·张仲景以鲜生姜散发较重的肋下水气；晋·葛洪以鲜青蒿治疟疾；唐·孙思邈以鲜百部汁治久咳；宋代《太平圣惠方》中记载以生藕汁治时气烦渴不止；金·刘完素用鲜麦冬、鲜生地做麦门冬饮子；明·李时珍的《本草纲目》仅"附方"中就有1100多条鲜药治病验方；清代温热病学派用鲜药治疗伤寒和温热病，使得鲜药应用达到鼎盛时期；近代名医丁甘仁、张锡纯等擅用鲜药，北京四大名医也十分推崇鲜药。药材鲜用是中医药应用的一大特色，不仅历史悠久，更是在内科杂病的调治、危急重病的救治，以及解毒外治等方面显示出卓越的疗效，有着不可替代的作用。由于多种历史原因，近几十年来鲜药的应用濒于失传，鲜药变得鲜为人知。为了继承和发扬鲜中药，北京鲜动物药研制中心李建生教授，经过十余年的不懈努力，首创"低温冷冻现代生化分离提取工艺"，将鲜药材制成了利于保存、使用方便的现代剂型，开创了"现代鲜药"研制的先河。目前，在肿瘤临床上应用广泛的中成药"金龙胶囊"就是李建生教授所研制系列现代鲜药产品的典型代表，也是我国首例现代鲜动物药制剂。

金龙胶囊由鲜守宫、鲜金钱白花蛇、鲜蕲蛇三味鲜动物药组方而成，具有破瘀散结、解郁通络之功效，是中医临床治疗肿瘤，尤其是治疗肝癌、胃癌等消化系统肿瘤最常用的中成药之一。目前，有关金

通讯作者：李建生，北京市海淀区复兴路甲 36 号百朗园 A2 段 210 室

网址：www.jian-sheng.com；邮箱：jianshengyaoye@126.com

龙胶囊治疗肿瘤的临床报道有近100篇，涉及肝癌、肺癌、胃癌、大肠癌、胰腺癌、食管癌、鼻咽癌、脑肿瘤、非霍奇金淋巴瘤等十余种癌种。本文将对近十余年来有关金龙胶囊的临床报道作一总结。

一、在肝癌方面的临床应用研究

（一）单独使用

金龙胶囊的Ⅱ期临床试验采用双盲对照加开盲自身对照的研究方法进行观察，300例肝癌患者被随机分为金龙胶囊治疗组（100例）、对照组（100例）和开盲组（100例）。结果显示[1]，金龙胶囊治疗组病灶总缓解率为17.0%，症候总有效率为73.0%，生存质量总疗效为73.0%，与对照组相比差异显著（$P<0.01$）。同时，服用金龙胶囊后患者的细胞免疫水平也明显提高，治疗组患者神疲乏力、发热、恶心、呕吐、大便干结、疼痛等症状得到明显改善，未发现金龙胶囊对患者骨髓、肝、肾的损害作用及其他不良反应。说明单独使用金龙胶囊治疗原发性肝癌，具有良好的有效性和安全性。

（二）联合手术、放疗、介入等

手术、放疗是治疗肝癌的常用手段，但手术和放疗具有术后易复发/转移、毒副作用明显等特点，严重影响到手术和放疗的效果。中医药遵循辨证论治的原则，在肝癌治疗方面有着独特的优势，金龙胶囊联合手术使用，可有效抑制术后复发/转移，联合放疗具有增效减毒的效果。谢斌、于国泳等[2,3]于肝癌手术切除后给予患者金龙胶囊，患者的MMP-9表达明显下降，肝癌复发率明显降低，生存期有所延长，患者的生活质量和免疫功能均得到显著改善；尹立杰、肖震宇等[4,5]采用金龙胶囊联合放疗治疗原发性肝癌，增强了放疗的治疗效果，缓解了放疗引起的骨髓抑制、免疫力

低下等不良反应，患者的临床受益明显提高。

近些年来，肝癌肝动脉插管灌注化疗栓塞术（TACE）获得了突破性进展，尤其适合大多数不能手术切除的中、晚期肝癌，以及术后复发的肝癌患者。为了提高介入治疗的有效率，降低不良反应发生率，中药成为联合疗法的重要选择。中药金龙胶囊联合TACE使用，取得了瞩目疗效。董海涛等[6]观察到，金龙胶囊明显提高了TACE的治疗效果作用，延缓了癌症发展，提高患者生活质量，延长患者生存期，改善TACE引起的白细胞下降，保护肝，起到减毒增效的作用；张火俊等[7]研究发现，金龙胶囊能明显提高血清IL-2的表达，降低血清sIL-2R的表达，增强了肝癌患者免疫功能，对TACE起到了很好的辅助治疗作用；陈祥明等[8]观察到，金龙胶囊联合TACE使用，患者中位生存期明显延长；此外，金龙胶囊联合TACE治疗肝转移癌也有较好临床疗效[9]。

高强度聚焦超声（HIFU，海扶刀）是一种新的治疗原发性肝癌安全有效的方法，临床上也有金龙胶囊联合HIFU使用的实例。泰安市中心医院肿瘤中心[10]用HIFU联合金龙胶囊治疗无法手术的肝癌患者，患者的AFP水平明显降低，1、2、3年生存率也明显提高。

（三）对晚期肝癌的姑息治疗

对于无法手术和不能耐受化疗、放疗毒副作用的晚期肝癌患者，金龙胶囊能延缓肿瘤进展，延长生存期，增加临床受益率，改善患者的生活质量，可以减轻患者痛苦，是晚期肝癌姑息治疗的一个良好选择。例如，朱霞、孙建海等[11,12]，给予晚期肝癌患者金龙胶囊，恶化率明显降低，生活质量明显改善，生存期也明显延长。

二、在肺癌方面的临床应用研究

金龙胶囊扩大适应证（肺癌）的实验采用随机双盲、阳性对照的多中心研究方法，对136例肺癌患者进行观察。试验结果显示[13]：金龙胶囊配合化疗治疗非小细胞肺癌，总有效率达79.03%，与对照组相比差异显著（P<0.05），可以改善患者化疗期间少气懒言、食欲缺乏等中医证候，提高患者的生存质量和免疫功能，对化疗的减毒作用明显，安全性良好，值得在临床上大力推广应用。

目前，金龙胶囊联合化疗治疗肺癌的文献很多，例如李春来等[14]采用金龙胶囊联合GP方案治疗晚期非小细胞肺癌，患者的生活质量和临床证候都得到了明显改善；田瑞芬等[15]采用NP方案加服金龙胶囊治疗非小细胞肺癌，明显改善化疗引起的白细胞下降和免疫功能低下的不良反应。在肺癌的临床研究中，也有人深入到分子层面进行机制探讨，如原超广等[16]发现，金龙胶囊对化疗增效的机制，可能与降低血管内皮生长因子（VEGF）表达有关。

三、在胃癌方面的临床应用研究

金龙胶囊扩大适应证（胃癌）的实验同样采用了随机双盲、阳性对照的多中心研究方法，对141例胃癌患者进行观察。结果显示[17]：金龙胶囊配合化疗治疗胃癌，总有效率高达88.34%，与对照组相比差异显著（P<0.01），同时可以改善患者化疗期间的脘腹胀闷等中医证候，提高患者的生存质量和免疫功能，减轻化疗期间不良反应，值得在临床推广。

金龙胶囊在临床上被广泛用于胃癌的治疗，其临床研究也在逐年增多。例如汪晓炜等[18]观察到，DCF方案加服金龙胶囊与单纯DCF方案治疗相比，有效率及疾病控制率明显提高，PD率和不良反应发生率均明显降低；高峻等[19]用奥沙利铂、亚叶酸钙和氟尿嘧啶方案联合金龙胶囊治疗晚期胃癌，疗效明显好于单纯化疗；杨薇等[20]认为，金龙胶囊可改善晚期胃癌患者的生活质量，提高免疫功能。

四、在其他癌种上的临床应用研究

金龙胶囊的Ⅳ期临床试验对2660例患者的治疗效果进行观察，观察癌种包括原发性肝癌、胃癌、卵巢癌、非霍奇金淋巴瘤、子宫颈癌、大肠癌、食管癌、乳腺癌、膀胱癌等。结果显示：金龙胶囊对肿瘤治疗的总有效率高达70%以上，其中对非霍奇金淋巴瘤、大肠癌、食管癌、乳腺癌和膀胱癌的有效率均达80%以上；配合放、化疗可以增强放、化疗疗效，保护血象，减轻肿瘤自身和放、化疗引起的免疫抑制，改善生存质量[21]。

除肝癌、胃癌之外，采用金龙胶囊治疗肠癌、胰腺癌、食管癌等其他消化系统肿瘤的临床研究也越来越多，金龙胶囊的临床应用也越来越广泛。例如，杨牡丹、张培影等[22,23]应用FOLFOX 4方案联合金龙胶囊治疗中、晚期大肠癌，观察到金龙胶囊能明显改善患者免疫功能和生活质量，减轻化疗不良反应；北京五棵松中医门诊部[24,25]采用金龙胶囊配合中药辨证论治治疗胰腺癌、食管癌等也取得了较好临床效果。近些年来，金龙胶囊联合放疗、介入治疗胰腺癌、食管癌等[26-28]也有不少报道。

此外，金龙胶囊也被用于子宫颈癌、鼻咽癌、膀胱癌、淋巴瘤、脑肿瘤等其他癌种的治疗[29-33]。在使用方式上，有配合中药辨证论治进行姑息治疗，有联合放、化疗减毒，还有联合介入提高临床疗效等。

总之，随着金龙胶囊临床研究的增多，

其应用范围也随之扩大，其在临床肿瘤治疗上的地位也将随之提高。

五、结束语

综上所述，金龙胶囊的临床应用十分广泛。在治疗范围方面，除主要用于原发性肝癌的治疗外，对于肺癌、胃癌、肠癌、胰腺癌、子宫颈癌、食管癌、淋巴瘤、脑肿瘤等多种癌症均有治疗作用；在使用方式上，可以单独用药，也可以联合手术、放疗、化疗、介入、HIFU 等多种治疗手段使用，对于晚期癌症的姑息治疗效果不错；在临床疗效上，其在改善癌症患者临床症候、提高患者生活质量和免疫功能，以及减毒等方面，效果尤为突出。为了使金龙胶囊在临床上得到更好的推广，以服务更多癌症患者，应进一步加深对金龙胶囊在肝癌、肺癌、胃癌临床应用方面的研究，扩大其在胰腺癌、子宫颈癌、脑肿瘤等方面的临床研究，为扩大金龙胶囊临床适应证提供试验依据。

参 考 文 献

[1] 张丽英，孙桂芝，林洪生，等. 金龙胶囊 II 期临床研究总结. 中国肿瘤临床与康复，1998，5，增刊：18-21.

[2] 谢斌，唐春，黄建. 金龙胶囊对肝癌切除后复发转移影响的初步临床观察. 中华肿瘤防治杂志，2008，15（20）：1584-1586.

[3] 李辉，张波，于国泳. 金龙胶囊对可切除肝癌手术后复发和转移的预防作用. 首都医药，2007，12：35-36.

[4] 尹立杰，赵国华，丁田贵. 金龙胶囊联合全身伽玛刀治疗原发性肝癌96 例. 中国肿瘤临床，2008，35（7）：381-382.

[5] 肖震宇，邓江华，熊士忠，等. 三维适形放疗联合金龙胶囊治疗原发性肝癌52 例疗效分析. 首都医药，2009，8（下）：45-46.

[6] 董海涛，赵炜，卢雯平，等. 金龙胶囊并肝动脉介入治疗原发性肝癌133 例临床观察. 中国肿瘤临床，2008，35（7）：378-380.

[7] 张火俊，杨继金，王卫星，等. 金龙胶囊对行肝动脉栓塞化疗的肝癌患者血清白细胞介素 2 和可溶性白细胞介素 2 受体水平的影响. 中西医结合学报，2008，6（9）：907-910.

[8] 陈祥明，叶欣，田瑞华. 金龙胶囊联合肝动脉化疗栓塞对晚期肝癌的疗效观察. 第八届全国肿瘤介入诊疗学术大会论文汇编，2007：473-475.

[9] 龙林，向华，张智明，等. 金龙胶囊配合肝动脉化疗栓塞治疗肝转移癌23 例. 湖南中医杂志，2010，26（6）：60-61.

[10] 叶欣，葛忠民，费兴波，等. 高强度聚焦超声联合金龙胶囊治疗原发性肝癌54 例疗效分析. 中国肿瘤临床，2008，35（7）：372-374.

[11] 朱霞. 金龙胶囊治疗晚期原发性肝癌的疗效观察. 现代中西医结合杂志，2003，12（6）：1739-1740.

[12] 孙建海，杨水生，马燕凌. 金龙胶囊对晚期肝癌生存质量及生存期的影响. 湖北中医杂志，2006，28（5）：34.

[13] 广安门医院，兰州军区总医院，成都军区总医院，等. 金龙胶囊扩大适应证（非小细胞肺癌）临床试验报告（试验批号 2006L00504）.

[14] 李春来，胡炜华. 金龙胶囊联合 GP 方案治疗晚期非小细胞肺癌的疗效观察. 实用临床医学，2006，9（10）：50-51.

[15] 田瑞芬，宋霞，王静. 金龙胶囊联合化疗治疗晚期非小细胞肺癌的临床观察. 首都医药，2008，7：34.

[16] 原超广，李晓峰，宗红. 金龙胶囊联合 GP 方案对晚期非小细胞肺癌患者血清血管内皮生长因子表达和疗效的影响. 肿瘤基础与临床，2010，23（5）：408-410.

[17] 广安门医院，兰州军区总医院，成都军区总医院，等. 金龙胶囊扩大适应证（胃癌）临床试验报告（试验批号 2006L00504）.

[18] 汪晓炜，刘小军，赵永勋. 金龙胶囊联合 DCF 方案治疗进展期胃癌疗效观察. 甘肃科技，2008，24（10）：152-153.

[19] 高峻，杨牡丹. 奥沙利铂、亚叶酸钙和氟尿嘧啶方案联合金龙胶囊治疗晚期胃癌临床观察. 当代医学，2009，15（10）：135-137.

[20] 杨薇. 金龙胶囊改善晚期胃癌患者生活质量临床观察. 实用肿瘤杂志，2010，25（3）：349-351.

[21] 李杰. 金龙胶囊上市后Ⅳ期临床试验2660例总结. 中国肿瘤临床年鉴，2003：368-371.

[22] 杨牡丹，高峻. FOLFOX 4方案联合金龙胶囊治疗晚期大肠癌疗效及免疫功能检测. 中国药物与临床，200，9（8）：768-769.

[23] 张培影，裴俊文. 金龙胶囊联合化疗治疗中晚期大肠癌临床研究. 中医学报，2010，25（3）：398-399.

[24] 武迎梅，时水治. 金龙胶囊配合中草药治疗中晚期胰腺癌21例临床观察. 北京中医杂志，2002，21（6）：349-351.

[25] 崔永玲. 金龙胶囊结合中药辨证治疗食管癌60例疗效观察. 北京中医，2006，25（6）：381-382.

[26] 陈威佐，陈文元，郝玉华. 金龙胶囊在放射治疗中晚期食管癌中的作用研究. 首都医药，2008，2：32-33.

[27] 尹立杰，赵国华，丁田贵，等. 金龙胶囊联合全身伽玛刀治疗晚期胰腺癌临床观察. 中国肿瘤临床，2004，31（19）：1129-1131.

[28] 迟惠昌. 金龙胶囊联合动脉灌注治疗晚期胰腺癌临床观察. 中国中医药信息杂志，2010，17（3）：62-63.

[29] 仇志强，杜兰宁，任连芳. 金龙胶囊合并放疗治疗中晚期宫颈癌38例临床分析. 北京中医药大学学报（中医临床版），2003，10（3）：18-19.

[30] 韩飞，张建东，邵震宇. 同步放化疗联合金龙胶囊治疗中晚期鼻咽鳞癌的临床观察. 中华肿瘤防治杂志，2010，17（2）：138-139.

[31] 武迎梅，时水治. 中草药配合金龙胶囊治疗中晚期膀胱癌30例临床观察. 北京中医杂志，2002，21（2）：127-128.

[32] 姚勤红，黄金昶. 金龙胶囊合华蟾素片治疗非霍奇金恶性淋巴瘤. 浙江中西医结合杂志，2004，14（3）：145.

[33] 时水治，武迎梅. 通窍搜瘤汤配合金龙胶囊治疗脑胶质瘤30例临床观察. 北京中医杂志，2001，5：61-63.

（上接第272页）

[10] Sauuvaget C, Fayette JM, Muwonge R, et al. Accuracy of visual inspection with acetic acid for cervical cancer screening. Int J Gynaecol Obstet, 2011, 113（1）：14-24.

[11] Sankaranarayanan R, Basu P, Wesley RS, et al. Accuracy of visual screening for cervical neoplasia：results from an IARC multicentre study in India and Africa. Int J Cancer, 2004, 110（6）：907-913.

[12] Cagle AJ, Hu SY, Sellors JW, et al. Use of an expanded gold standard to estimate the accuracy of colposcopy and visual inspection with acetic acid. Int J Cancer, 2010, 126（1）：156-161.

[13] Qiao YL, Sellors JW, Eder PS, et al. A new HPV-DNA test for cervical-cancer screening in developing regions：a cross-sectional study of clinical accuracy in rural China. Lancet Oncol, 2008, 9：929-936.

现代研究手段在鲜药研究中的应用

黄　卉　崔向微　岳贵娟　曲育莹　李建生

北京建生药业有限公司　　北京 **100039**

【摘要】　鲜药是祖国医学的一支"奇葩",传统的鲜药药效研究主要集中在动物学、细胞生物学层面,传统的鲜药机制研究主要集中在单基因的分子生物学层面。然而,如同传统的中药研究一样,鲜药的研究也面临着成分不清、机制不明的困境,而传统的研究手段也无法揭示中药多靶点、多途径的作用特点。本文大胆尝试使用活体成像技术、组学技术、系统生物学、生物信息学、网络药理学等现代研究手段,对鲜药进行药效和机制的深入研究。该类研究方法与传统方法相比,具有可视性强、数据量大、规律性强、信息化强等特点,可为传统中药研究提供新的思路和方法。

【关键词】　鲜药;组学技术;系统生物学;生物信息学;网络药理学

一、总述

鲜药记载最早见于秦汉时期《神农本草经》中的"生者尤良";金元·刘宗素曰:"采其鲜者,其力足耳";明·李时珍《本草纲目》更准确地阐明"生者鲜也"。而对于动物药,清·唐容川《本草问答》载:"动物之功利,尤甚于植物,以其动之性,本能行而又具有攻性,则较之植物本不能行者,其攻更有力也。"清·叶天士曰:"(邪毒入侵)久则邪正混处其间,草木不能见效,当以虫蚁(药用动物)疏逐,以搜剔络中混处之邪。"故鲜药药少力专,其功效有时大于干品,在疾病治疗上发挥了特殊的作用,如《伤寒论》中生姜泻心汤之生姜即鲜姜;《金匮要略》中百合地黄汤,用百合和生地黄汁组方;《肘后方》中鲜青蒿治疟疾,生天冬治肺痿咳嗽,生葛根汁治心中苦烦,生刺蓟汁治心闷吐血等[1]。由此可见,鲜药具有丰富的古籍理论依据,早已成为祖国医药学文化的一个重要组成部分。

现代鲜药是将传统鲜药经过特殊的工艺制成的药物制剂,其品质源自国内首创专利技术"低温冷冻现代生化分离提取工艺"(专利号:ZL01120235.1)。原料药取材于鲜活药用动物,活体宰杀后直接进入生产工序,经反复冻融、细胞破碎、膜技术分离、反渗透浓缩、真空冷冻干燥等过程,精制而成。全程低温,无强酸、强碱、

作者简介:黄卉,女,(1981—),博士,北京建生药业有限公司学术部经理、中国癌症基金会鲜药学术委员会副秘书长;电话:010-88204941-196,E-mail:huanghui_phd@yahoo.cn

通讯作者:李建生,(1942—),主任医师,中国癌症基金会理事、鲜药学术委员会主任委员,北京鲜药研制中心主任,北京市建生药业有限公司董事长;电话:010-88203858;E-mail:lyz988@gmail.com

有机溶剂处理，最大限度地保留了鲜活动物的固有成分和独特活性，保证了鲜药药效的发挥。利用该工艺精制而成的抗癌现代鲜药"金龙胶囊"也因此成为了国内首例现代鲜药产品，进入产业化的同类产品还有"金水鲜胶囊"、"鲜克胶囊"等[2]。

金龙胶囊由鲜守宫、鲜金钱白花蛇、鲜蕲蛇组方而成，配伍精当。其中，守宫为君药，善破瘀散结、解毒止痛，《四川中药志》称其"破血积包块，治肿瘤"，《本草纲目》称其"滋阴降痰"，《东北动物药》称其"补肺气，益精血"；金钱白花蛇功效活血通络、破瘀止痛，有加强守宫搜剔荡邪之功，为臣药；蕲蛇善走窜，内走脏腑、外切皮毛、透骨通经散结，为佐、使药；三味动物类药材，善攻毒祛邪，药力峻猛，又选用鲜品，祛邪之功尤强。动物类药材为"血肉有情之品"，富含大量营养物质，与人"同气相求"，易于人体吸收和利用，滋阴补虚之效尤显著。全方配伍精当、扶正荡邪兼顾，补益精血、破瘀散结、解郁通络。金龙胶囊不是单一成分的药物，具有多成分（多肽、酶、蛋白质、氨基酸、核苷酸等）、小分子、天然构象、高活性、高含量、配比合理等特点，集营养、代谢、免疫、抑制肿瘤等作用于一体，各有效成分协同作用、平衡机体内环境、多环节多靶点抑制肿瘤、提高自身抗病能力、改善患者临床症状、提高患者生活质量。随着金龙胶囊在临床上的广泛应用，其药理药效及机制的研究更加被人们所重视，其研究手段也越发的受到学者们的关注。

二、传统研究手段在鲜药研究中的应用

传统中药的药效研究主要集中在"动物学"和"细胞生物学"两方面。动物学研究方法一般是建立某一疾病的动物模型，给予实验药物，观察动物的反应效果。针对于肿瘤疾病而言，一般是建立移植瘤裸鼠模型，可将不同肿瘤细胞系接种到裸鼠皮下，形成可见肿瘤块[3]。金龙胶囊就做过多种肿瘤移植瘤裸鼠的药效研究，取得了令人满意的结果。金龙胶囊对人脑瘤 SHG-44 裸鼠移植瘤、人乳腺癌 MCF-7 裸鼠移植瘤、小鼠肝癌 H_{22} 移植瘤、大鼠瓦氏肉瘤 W_{256} 移植瘤、小鼠肉瘤 S_{180} 移植瘤的抑制率分别为 44.66%、32.0%、44.9%、39.1%、36.8%[4]（图1）。

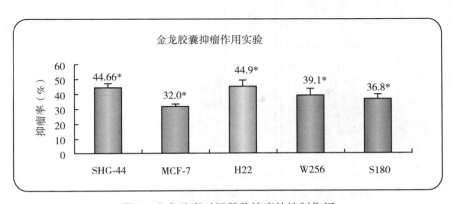

图1　金龙胶囊对裸鼠移植瘤的抑制作用

利用细胞生物学方法对鲜药的药效研究，主要集中在药物对细胞的生长抑制作用方面，通过绘制细胞生长曲线，计算 IC50 等方法评价药物对肿瘤细胞的抑制作用[3]。例如，金龙胶囊就做过大量对肿瘤细胞生长抑制作用实验，包括 HL-60、A549、BXPC-3 等。结果发现，金龙胶囊对上述肿瘤细胞具有不同程度的抑制作用，且具有剂量依赖关系[5,6]（彩图 2、3、4，见 644 页）。

对于传统的鲜药机制研究手段，主要集中在某一蛋白质或基因表达水平的研究，通过 Western blot 和 PCR 的方法检测动物组织中，或细胞样品中蛋白质或基因的表达量，评价药物对该种蛋白或基因的作用，推测该物质是否为药物的作用靶点和环节[7]。如金龙胶囊前期就观察了对 p53、bcl-2 基因表达的影响，以及对 MMP-2、MMP-9 蛋白表达量的影响。结果显示，金龙胶囊可有效增加 p53 的表达，降低 bcl-2 的表达（图 5），降低 MMP-2 和 MMP-9 蛋白的表达量（图 6）。

三、现代研究手段在鲜药研究中的应用

药效研究方面，除了常用的皮下移植瘤裸鼠模型外，脑胶质瘤的动物模型并不多，一般采用移植瘤的方法在小鼠腋下或皮下种植脑肿瘤细胞，观察药物对移植瘤的抑制作用。这种方法的缺点是无法观察到药物透过血脑屏障的作用，导致很多对移植瘤有效的药物，由于无法透过血脑屏障而无效[8]。目前，有很多方法可以追踪某一成分透过血脑屏障的效果。但是，中成药具有成分多样的特点，发挥作用的成分复杂多样，故无法通过追踪特定成分观察透过血脑屏障的作用。因此，我们采用建立原位脑肿瘤动物模型，观察药物对原位脑肿瘤的抑制作用，间接反映药物透过血脑屏障的效果。但是，由于颅内肿瘤被

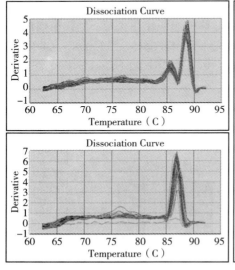

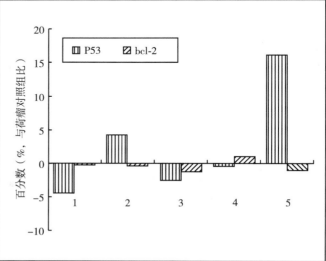

图 5　金龙胶囊对 p53 和 bcl-2 的 Real-Time PCR 结果图

注：1. 放疗荷瘤组；2. 金龙小剂量组；3. 金龙大剂量组；4. 金龙小剂量+放疗；5. 金龙大剂量+放疗

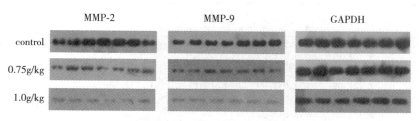

图 6 金龙胶囊对 MMP-2 和 MMP-9 表达量的影响

头骨覆盖，无法直接观察到肿瘤的大小。活体成像技术[9]解决了这一难题。通过构建红色荧光蛋白标记的质粒转染 U87 细胞，再将 U87 细胞注入颅内建立原位脑肿瘤模型，再利用活体成像技术便可实时观察到红色荧光标记的肿瘤大小。通过该方法，我们观察到不同剂量的金龙胶囊均可有效抑制原位脑肿瘤的生长（彩图 7，见 645 页）。

鲜药的机制研究一直是个难点，由于中药成分复杂，作用环节多样，仅仅针对某一基因或蛋白质的研究，远远不能反映中药的作用特点。基因芯片技术是近几年迅速发展起来的一种组学技术，可以同时高效的观察大量基因的变化情况[10]。由于金龙胶囊成分复杂，其通过多靶点、多环节发挥抗肿瘤作用，如抑制肿瘤细胞生长、促进肿瘤细胞凋亡、诱导细胞分化、抑制新生血管生成、降低血液黏稠度等。因此，我们将药物干预后的脑肿瘤组织进行基因芯片检测，使用 Affymetrix 公司的 Human Genome U133 Plus 2.0 基因芯片，检测人物种的基因表达谱。实验结果显示，低剂量金龙胶囊可有效上调 48 个基因，下调 48 个基因。这些基因很多都与肿瘤细胞的生长、侵袭、黏附，以及抗血管生成相关（表 1）。所涉及的通路包括：VEGF 信号通路、PPAR 信号通路、Wnt 信号通路、Jak-STAT 信号通路、T 细胞受体信号通路等（表 2）。其中，上调最为显著的基因 VNN1 尚无大量与肿瘤相关的实验研究，其在肿瘤发生和治疗中所扮演的角色，我们尚无法确定，还需要我们进一步通过实验证实。

由于基因芯片检测结果涉及大量基因，无法通过人工手段对其之间的内在关联进行挖掘，系统生物学手段恰恰解决了这一难题[11]。其中，最具代表性的是汤森路透的 GeneGo 数据库，它能将大量组学结果进行系统分析，从而按照指定参数给出各基因之间的可能关联。通过与 GeneGo 采纳的各种实验数据进行比对，我们将变化的 96 个基因进行了分类，并通过网络关联图的形式形象的展现出来。利用该方法，我们也轻易的找到了 VNN1 基因下游的核转录因子，这也为后续我们进行实验验证提供了思路（彩图 8，见 645 页）。

表 1　差异基因最可能相关的生物学过程分类

生物学过程	p-value	q-Value	基因
生长发育	7.72E-10	3.63E-09	SERPINF1、NGFR、VEGFA、VEGFA、MET、GREM1、AN01、SFRP2、F0XS1、Clorf187、Clorf187
抗血管生成	7.92E-09	3.63E-09	SERPINF1、APOH、COL4A2
信号转导	2.37E-08	3.63E-09	SPARCL1、IGFBP2、CXCL12、TNFRSF11B、NGFR、NTS、TCN、AKAP10、SPOCK3
抑制细胞凋亡	6.25E-06	1.73E-05	RNIP3、SNCA、VNN1
抗病毒	1.35E-05	3.22E-05	RNIP3、IL6
细胞黏附	1.37E-05	3.22E-05	NID1、CXCL12、TNC、FLRT3
急性相位响应	1.55E-05	3.47E-05	SERPINA3、IL6
神经系统发育	1.79E-05	3.66E-05	FABP7、VEGFA、VEGFA、GREM1、CSGALNACT1
抑制细胞增殖	2.1E-05	4.12E-05	FABP7、IL6、IHRS2
细胞外基质组织	5.68E-05	9.9E-05	COL4A2、CSGALNACT1
缺氧应答	8.96E-05	0.00014S	RNIP3、VEGFA

表 2　差异基因最可能相关的信号通路分类

信号通路	p-value	q-value	基因符号
细胞因子-细胞因子受体作用	2.56E-07	1.66E-05	CXCL12；TNFRSF11B；IL6；NGFR；VEGFA；MET
黏着斑	5.49E-05	0.000892	VEGFA；COL4A2；MET；TNC
肾脏上皮细胞癌	0.002346	0.015248	VEGFA；MET
细胞外基质受体相互作用	0.003264	0.018447	COL4A2；TNC
轴突导引	0.007624	0.02753	CXCL12；MET
泛酸盐酯和辅酶 A 的合成	0.01496	0.030643	VNN1
硝糖脂合成	0.01496	0.030643	ST6GALNAC5
硫酸软骨素合成	0.021867	0.037825	CSGALNACT1
氮代谢	0.023831	0.039466	CA9
移植物抗宿主的疾病	0.041339	0.060724	IL6
膀胱癌	0.041339	0.060724	VEGFA
mTOR 信号通路	0.050933	0.07197	VEGFA
PPAR 信号通路	0.067965	0.093305	FABP7
幽门螺旋菌感染相关的上皮细胞信号	0.067965	0.093305	MET
黑素瘤	0.068902	0.093305	MET
胰腺癌	0.070774	0.094366	VEGFA
VEGF 信号通路	0.073576	0.096614	VEGFA
黏着连接	0.076369	0.099279	MET

续　表

信号通路	p-value	q-value	基因符号
结肠直肠癌	0.081105	0.100183	MET
小细胞肺癌	0.082853	0.100183	COL4A2
造血细胞	0.083776	0.100183	IL6
Toll-like 信号通路	0.097509	0.100183	IL6
黑素原生成	0.099325	0.100183	EDNRB
T 细胞受体信号通路	0.103849	0.100183	DLG1
细胞周期	0.11283	0.100183	ANAPC5
白细胞穿越内皮细胞层迁移	0.114615	0.100183	CXCL12
帕金森病	0.127896	0.102221	SNCA
泛素介导的蛋白水解作用	0.130529	0.102221	ANAPC5
Writ 信号通路	0.141847	0.103593	SFRP2
Jak-STAT 信号通路	0.144438	0.103593	IL6
阿尔兹海默病	0.16321	0.110219	SNCA
钙离子信号通路	0.169097	0.112692	EDNRB
刺激神经组织的配体-受体相互作用	0.227353	0.140075	EDNRB

采用何种方法来解释中药的疗效，一直是困扰研究人员的难题，也是制约中药走出国门、提高竞争力的瓶颈所在。在国家大力倡导中西医结合和中药现代化的思想指导下，我们大胆尝试，使用计算机技术对中药的复杂性进行归纳汇总。以金龙胶囊为例，我们将金龙胶囊中的守宫和蕲蛇已有的基础研究结果进行了汇总，并采用网络图的方式形象的展示出来（彩图9、10，见646页）。同时，将该网络图与开放的 KEGG 和 HRP 网络进行整合，找到金龙胶囊已研究过的基因节点和其相互关联基因36个。将该36个基因与脑肿瘤基因芯片结果进行对比，发现其中有4个基因在金龙胶囊干预后变化倍数超过2倍，另有17个基因也出现在了基因芯片检测结果中。由于金龙已有研究结果中尚未有针对脑肿瘤的实验研究，且分子生物学研究相对较少，造成已有研究网络过小，与组学检测结果重合度不高。我们相信，随着金龙胶囊分子生物学研究结果的扩充，各种网络相互整合和对比分析，我们一定能够发现更多金龙胶囊抗肿瘤的作用靶点和环节，能够更加准确解释金龙胶囊抗肿瘤的作用机制。

四、讨论

传统的中药研究手段多为移植瘤动物模型、细胞生长曲线绘制、细胞行为学观察、单一基因和蛋白表达的测定。这些研究手段，在早期的中药研究中占有重要地位。通过这些研究方法，我们可以直观的评价中药对肿瘤生长的抑制作用，以及对肿瘤细胞行为的改善作用。通过 Western blot 和 PCR 的方法，我们可以判断中药在这一靶点上是否起干预作用。但是，当结果为阴性时，我们得出的结论只能是对于该靶点无效，而对什么靶点有效我们无从得知。

组学技术[12]解决了上述难题，通过基因芯片的检测，我们可以找到药物干预后发生变化的全部基因，并且可以分析这些基因所参与的信号通路和生物学过程。通过系统生物学方法，我们可以找到变化基因之间错综复杂的内在关联，为验证实验及后续工作提供了重要参考。网络药理学技术，能够将中药复杂的作用机制进行可视化分析，采用科学、客观的语言诠释中药无法解释的机制难题。同时，可利用计算机技术对鲜药已有研究结果进行网络构建，分析已有结果与组学之间的重合度，并可作为后续工作的参考之一。

综上所述，鲜药在历经了数千年的沉淀后，已成为了祖国中医药文化中的一支"奇葩"，在临床应用上具有不可替代的作用。然而，对于中药，特别是鲜药的研究，还不能将其发挥作用的机制全面的阐释清楚。随着科学技术的发展，西药研究中所采用的现代方法越来越广泛。为此，我们大胆将这些技术引入中药研究，并以金龙胶囊为例，尝试了组学、系统生物学、生物信息学、网络药理学等手段，取得了意想不到的结果。通过大量数据的分析汇总，现代抗癌鲜药金龙胶囊的作用机制越发的清晰。我们相信，将现代研究手段与传统研究手段相结合，会更加推动中药研究的深入开展，推动中药现代化进程，促进中药向国际化迈进。

致谢：

1. 感谢安泰康生物技术（北京）有限公司在原位脑肿瘤动物模型构建上的帮助。

2. 感谢博奥生物有限公司在基因芯片检测上的帮助。

3. 感谢汤森路透科技信息服务（北京）有限公司在系统生物学分析上的帮助。

4. 感谢泰普赛因（北京）生物信息技术有限公司在金龙胶囊网络构建上的帮助。

参 考 文 献

[1] 郝近大. 鲜药发展的历史沿革. 首都医药，2009，11（上）：42-44.

[2] 鲍世铨. 现代抗癌鲜中药制剂"金龙胶囊"的工艺特点及科学依据. 见：2004 中国肿瘤临床年鉴，北京：中国铁道出版社，2005. 465-467.

[3] 黄芳华，朱飞膨. 抗肿瘤中药药效学研究与评价探讨. 中国药学杂志，2010，45（22）：1773-1775.

[4] 郝仙娣，周哲，李树新. 金龙胶囊抑瘤及配合化疗减毒作用的观察. 中国肿瘤临床与康复，1995，（5）：40-42.

[5] 赵冬梅，石永进，关大创，等. 金龙胶囊抑制 HL-60 细胞生长并诱导细胞凋亡. 中国医药学报，2002，17（6）：346-348.

[6] 吕永丰，陈清霞，梁丹. 金龙胶囊对肺腺癌 A549 生长能力的影响的研究. 中国实用医药，2010，9（5）：32-33.

[7] 胡人杰. 中药方剂抗肿瘤作用的药理学研究及评价方法. 见：第四届中国肿瘤学术大会暨第五届海峡两岸肿瘤学术会议论文集. 天津，2006. 139.

[8] 朱慧芳，张远旭，赵旭东. 脑胶质瘤动物模型的研究及应用进展. 动物学研究，2012，33（3）：337-342.

[9] 邰文，袁永兵，郑礼胜，等. 活体肿瘤成像技术的研究进展. 药物评价研究，2012，35（1）：31-34.

[10] 曹玉，韩锐. 基因芯片在抗肿瘤药物研发中的应用. 中国肿瘤杂志，2003，25（5）：518-520.

[11] 李升伟. 癌症研究中的系统生物学应用. 生命科学，2011，10：41-46.

[12] 项芬芳. 基因组学视角下的中药抗恶性肿瘤进展. 海峡药学，2011，23（8）：26-29.

现代鲜药在肿瘤临床中的应用及其机制探讨

刘 瑞 李 杰

中国中医科学院广安门医院肿瘤科 北京 100053

【摘要】 现代鲜药是中医治疗肿瘤的特色之一，其独特的临床优势特点为鲜动物药的广泛应用提供了临床基础，多层次、多手段的研究也为鲜药临床应用提供了依据和保障。金龙胶囊作为现代鲜药的典范，在临床治疗方面，主要表现为：对多种肿瘤具有治疗作用、提高患者免疫功能及生活质量、配合放化疗减毒增效等；在抗肿瘤机制方面，研究结果证实其具有：直接抑制肿瘤生长、抗肿瘤血管生成、重塑免疫调节功能等作用。同时对金龙胶囊临床治疗优势人群的选择、现代鲜药的创新发展等问题进行探讨。

【关键词】 现代鲜药；金龙胶囊；恶性肿瘤

现代鲜药是我国中医药学者在继承传统鲜药防病、治病经验的基础上所取得的一项重要发展和创新。作为现代中药的重要分支，其凭借"生者尤良"的中医理论思维和创新工艺，在疾病治疗中显现出了新的活力，尤其在恶性肿瘤等疑难杂症的防治上显示出了良好的研究潜力，为治疗恶性肿瘤提供了新方法。

一、现代鲜药研究的形势

（一）现代鲜药为临床应用推广奠定基础

鲜药包括传统鲜药和现代鲜药。传统鲜药（主要是植物药）的应用是现采鲜用，由于受到客观条件（如地理位置、季节、保鲜技术落后）的限制，其临床广泛使用受到严重制约，进而也影响了临床疗效。

现代鲜药（包含了植物药和动物药）克服了传统鲜药的难以长时间保鲜的缺点，在中医药理论指导下，以鲜活动物、植物、菌类中药材为原料，运用低温冷冻现代生化分离提取工艺制备，能够保持鲜药的特有成分和药效，在临床上应用具有质量稳定、可控、使用方便等优势特点[1]，为鲜药的临床推广应用奠定了基础。

（二）现代鲜药多层次、多手段的探索研究

从在古籍文献中查阅鲜药的临床实践应用和治疗验案，到进行鲜药有效成分研究以及干、鲜药的成分比较，再到开展鲜药药理作用研究及其与干药的对比，到最后进行现代鲜药制备工艺和制剂的研制，现代鲜药经历了一个漫长的探索和发展过程。其中，低温冷冻现代生化分离提取工

作者简介：刘瑞，中国中医科学院广安门医院肿瘤科博士研究生

通讯作者：李杰，（1971.6-），博士，主任医师，从事中西医结合防治肿瘤复发和转移研究；电话：010-88001500；E-mail：drjieli2007@gmail.com

艺的成功研发，是现代鲜药发展历程中具有重要里程碑意义的事件。该工艺包含低温冻融、膜技术分离、反渗透浓缩、真空冷冻干燥等程序，避免了强酸、强碱、有机溶剂和高温处理，使原料药在低温条件下释放出有效成分，最大限度地保留了鲜药的药效和药理作用。除此之外，其他对于鲜药进行保鲜的技术也在不断创新，除了传统的保鲜方法（自然贮藏法、沙藏法、冰箱等），新的保鲜技术不断涌现，如限气贮藏技术法、气调贮藏法、辐照贮藏技术法、真空冷冻干燥法、冷冻贮藏法、密封冷藏法、应用保鲜剂保鲜法等[2]。

同时，我们也应该认识到，现代鲜药还是一个刚刚起步的事业，还有许多问题有待进一步认识和探讨，如针对某种特定的鲜药应采用何种保鲜方法，选择怎样的技术参数等来取得最理想的结果。这些均需开展严谨的对比研究，才能做出科学合理的判断。

二、动物药在肿瘤临床应用中具有重要地位

在祖国传统医学中，动物药的应用历史悠久。远在4000多年前就有蛇、麝、犀牛等40余种药用动物的甲骨文记载，我国现存最早的药学专著《神农本草经》中收载了包括牛黄、阿胶、僵蚕、地龙、鹿茸、蛇蜕、鳖甲、桑螵蛸、牡蛎等在内的67种动物药，并对其应用及疗效作出了具体的阐释。《本草纲目》中收载的动物药增至440种，并将其分为虫、鳞、介、禽、兽、人各部。

（1）壁虎：又称守宫、天龙，《本草纲目》载其主治"中风瘫痪，手足不举，或厉节风痛，及风痉惊痫，小儿疳痢，血积成痞，疬风瘰疬。"

（2）蟾蜍：《本草纲目》谓其"治一切五疳八痢，肿毒、破伤风病，脱肛。"

（3）全蝎：《医学衷中参西录》言："其性虽毒，转善解毒，消除一切疮疡，为蜈蚣之伍药，其力相得益彰也。"

（4）斑蝥：首载于《神农本草经》，味辛，性寒，有大毒，归肝、胃、肾经，有攻毒蚀疮、逐瘀散结之功，主治痈疽恶疮、瘰疬、顽癣、经闭、癥瘕、癌肿。

当代的中医学者对动物药治疗恶性肿瘤的机理，多从"以毒攻毒"和"虫蚁通络"两方面进行论述，而其后者理论始于张仲景。清·叶天士《临证指南医案·积聚》中指出："考仲景于劳伤血痹诸法，其通络方法，每取虫蚁迅速飞走诸灵，俾飞者升，走者降，血无凝着，气可宣通，与攻积除坚，徒入脏腑者有间。"清代医学家唐容川在《本草问答》中说："动物之功利，尤甚于植物，以其动之性，本能行而又具攻性。"由此可见，动物药具有走窜善行的特点，可搜剔血络，同时虫蚁为灵动之物，血肉有情之品，于攻遂之中尚有滋补强壮之效。从动物水平、细胞水平以及分子水平进行的实验，以及开展的临床研究（金龙胶囊、华蟾素、金龙蛇口服液、艾迪注射液等）也证实了这些理论和说法。临床上，我们选用一些动物药（如九香虫、乌梢蛇、水蛭、地龙、全蝎、蜈蚣、斑蝥、蛤蚧等），常收到很好的疗效。可以说动物药是中医中药抗肿瘤的重要组成部分，在中医治疗肿瘤方面起到举足轻重的作用。

三、现代鲜动物药的研究典范——金龙胶囊

受到古人"生者（鲜药）尤良"或者"生者益良"思想的启迪，将其与具有"血肉有情之品"特质的动物药结合，最大限度地保留药物的活性成分，是目前研究的重点。金龙胶囊（以鲜守宫、鲜金钱白

花蛇、鲜蕲蛇为原料），是以中医理论为指导，以临床实践为基础，并结合现代高科技手段，采用"低温冷冻现代生化分离提取工艺"精制而成的中药制剂。它赋予"生者尤良"以新的内涵，为现代技术与中医基础理论的有机结合开创了先河，也为其他抗肿瘤鲜药的研制开发提供了借鉴和参考。

（一）金龙胶囊治疗恶性肿瘤的临床应用

临床试验及实践表明，金龙胶囊对多种血瘀郁结型的恶性肿瘤具有一定的抗肿瘤作用[3]，并可应用于肿瘤治疗的各个阶段，发挥提高免疫功能，配合介入及放、化疗增效减毒，提高生活质量等作用。

1. 提高化疗患者的免疫功能

张百红等[4]采用随机双盲阳性对照研究，将42例经病理组织学确诊的胃癌患者随机分为治疗组（21例）和对照组（21例），采用FOXFOL4或PF方案化疗2个周期。在化疗基础上，治疗组服用金龙胶囊；对照组口服贞芪扶正胶囊。监测两组治疗前T淋巴细胞亚群（CD3+、CD4+、CD8+）和自然杀伤（natural killer，NK）细胞的数量变化。结果显示：两组T淋巴细胞和NK细胞数量较治疗前均有提高，但差异无统计学意义（$P>0.05$）；治疗组治疗后CD4+细胞和NK细胞数量较对照组提高，差异无统计学意义（$P>0.05$）。结论：金龙胶囊和贞芪扶正胶囊有等效作用，可提高胃癌患者的免疫功能。

2. 配合介入治疗

金龙胶囊配合介入治疗，可提高患者生活质量、延长患者生存期、保护肝功能及血象，同时提高机体的免疫水平。中国中医科学院广安门医院肿瘤科董海涛等[5]将133例原发性肝癌患者随机分为治疗组（金龙胶囊联合肝动脉介入）和对照组

（单纯肝动脉介入）进行观察，结果显示：治疗组有效率提高、血清AFP水平下降，生存率、Child-Pugh分级改善率（62.7%）明显优于对照组（$P<0.05$）。第二军医大学长海医院放射科张火俊等[6]将48例肝癌患者随机分为两组：金龙胶囊联合介入组（金龙胶囊组）和单纯介入组（对照组），探讨金龙胶囊对行介入治疗的肝癌患者血清细胞因子白细胞介素2（interleukin-2，IL-2）及可溶性白细胞介素2受体（soluble interleukin-2 receptor，sIL-2R）表达的影响。结果显示：金龙胶囊可以改善介入治疗肝癌患者血清IL-2及sIL-2R的表达异常，与对照组相比有明显改善（$P<0.05$）。

3. 配合放、化疗

金龙胶囊配合放、化疗，可起到减毒增效的作用。李鹏等[7]将60例局部晚期胃癌患者随机分为A、B组，A组采用FOLFOX4新辅助化疗方案，B组在A组的基础上加口服金龙胶囊治疗，进而探讨金龙胶囊联合FOLFOX4方案治疗晚期胃癌的临床疗效。结果显示：B组的PD率显著低于A组（$P<0.05$），且B组的不良反应和生活质量要显著优于A组（$P<0.05$），提示金龙胶囊联合FOLFOX4方案治疗晚期胃癌疗效较好，可减轻化疗的毒副反应。杨帆等[8]通过临床观察金龙胶囊对化疗药物的减毒作用进行探讨，80例局部晚期非小细胞肺癌患者被分为实验组和对照组，其中实验组接受NP方案化疗，同时口服金龙胶囊。对照组仅接受同样方案化疗。结果显示：治疗组化疗后白细胞降低发生率及严重程度明显低于对照组，两者比较有显著性差异（$P<0.05$）。治疗组化疗期间恶心、呕吐发生率及严重程度明显低于对照组，两者比较有显著性差异（$P<0.05$）。

4. 其他

金龙胶囊在其他方面也具有很多优势，

如在改善生活质量、提高原发性肝癌患者的手术效果，延长患者的无瘤生存时间，预防可切除肝癌手术后的复发和转移，以及配合局部放疗增强治疗敏感性等[9-11]。

（二）金龙胶囊抗肿瘤机制研究

目前的研究文献报道，金龙胶囊抗肿瘤作用机制主要包括以下几方面：直接抑制肿瘤生长、促进肿瘤细胞凋亡、诱导肿瘤细胞分化、重塑免疫调节功能、抗肿瘤血管生成等，随着这些抗肿瘤机制的进一步研究，对金龙胶囊以及现代鲜药的认识愈加深入，更有助于扩大现代鲜药的应用范围。

1. 直接抑制肿瘤生长

李建生、高进等[12]经过一系列研究证实：

（1）金龙胶囊能明显抑制人肺腺癌的生长（抑瘤率为24.4%），同时能通过增加肿瘤细胞黏连受体的表达，限制肿瘤细胞向远处转移，抑制其对周围正常组织的侵袭。

（2）金龙胶囊能抑制小鼠肺腺癌（LA795）肿瘤的生长（抑制率为27.4%）。

（3）金龙胶囊对小鼠子宫颈癌U14原位肿瘤的生长抑制率为26%～29%，对其自发肺转移和淋巴结转移的总抑制率在44～66%，说明金龙胶囊对肿瘤转移的抑制作用更为明显。

2. 抗肿瘤血管生成

目前报道的金龙胶囊抑制肿瘤血管生成的机制主要与基质金属蛋白酶（MMPs）和血管内皮生长因子（VEGF）的表达有关。李建生等[13]通过动物实验以及分子生物学实验证明，经过金龙胶囊作用后，小鼠肿瘤组织中VEGF、MMP-2及MMP-9蛋白的表达量明显下降。VEGF因子在临床方面已有相关研究，原超广等[14]将60例晚期非小细胞肺癌患者随机分为两组，治疗组（30例）采用GP方案化疗+口服金龙胶囊；对照组（30例）采用单纯GP方案化疗，从而观察治疗前后两组患者血清VEGF表达水平的变化。研究结果为：治疗组患者血清VEGF表达水平为（114.66±20.93）ng/L，对照组血清VEGF表达水平为（149.53±27.30）ng/L，治疗组与对照组相比差异有统计学意义（$P<0.05$），进一步证明了金龙胶囊联合GP方案化疗能降低晚期NSCLC患者血清VEGF表达水平。

3. 重塑免疫调节功能

免疫治疗已经逐渐成为肿瘤治疗的主要手段之一，免疫机制在肿瘤中的作用也成为了研究的热点，其中树突状细胞、巨噬细胞、NK细胞以及T细胞亚群是免疫调节的重要参与者，在上述临床观察中，我们可以看出金龙胶囊对T细胞、NK细胞等免疫细胞具有重要的调节作用。在动物实验中，徐淑玲等[15]也证实了金龙胶囊能够提高实验动物$CD3^+$、$CD4^+$及$CD4^+/CD8^+$的比值，能明显对抗腹腔注射环孢素A引起的免疫抑制，促进免疫功能恢复。李建生[16]也系统阐述了金龙胶囊的整体免疫双向调节作用，并且认为其能协调先、后天免疫发挥作用。相信随着金龙胶囊调节机体免疫功能作用研究的深入开展，将为临床应用免疫治疗肿瘤增加新的选择。

4. 其他方面的抗肿瘤机制

诱导肿瘤细胞分化和促进肿瘤细胞凋亡均是抑制肿瘤的重要方式。在诱导肿瘤细胞分化方面，刘玉琴[17]通过实验证明，金龙胶囊对肿瘤细胞可发挥诱导分化作用，以对肿瘤细胞活性无影响的浓度作用于人白血病细胞（HL-60），结果分化的白血病细胞的比例明显增高，说明其正常功能酶活性显著提高，表明金龙胶囊能够促进白血病细胞向成熟分化。在促进细胞凋亡方面：很多学者[18,19]通过实验均证明金龙胶囊对白血病细胞（HL-60）、肺腺癌A549细胞有诱导凋亡作用。中国中医科学院广安门医院肿瘤科研究生通过实验证明：金龙胶囊促进人胰腺癌细胞BXPC-3的凋亡，其机制可能涉及促进细胞凋亡，将细胞周期阻滞于S期和G2/M期。

四、金龙胶囊临床应用及抗肿瘤机制研究的启示

有专家认为，肿瘤治疗已迈进动物药治疗肿瘤的时代，中国早在远古时代就发现动物药可以用于人体各种疾病的治疗，特别是一些疑难杂症。肿瘤可谓是疑难杂症中最为顽固的一种疾病，而动物药一般都具有毒性大、安全性差等缺点，因而如何合理应用动物药治疗肿瘤是目前科学研究的重要任务之一。

（一）扩大金龙胶囊的临床研究及根据其抗肿瘤机制进一步优化目标人群

金龙胶囊的临床报道显示其对多种肿瘤均有疗效，可应用于肿瘤的各个阶段，但目前在临床上主要用于血瘀肝郁型肝癌的治疗，因此应进一步扩大临床研究，根据患者的辨证分型分层进行前瞻性临床研究，同时需要关注目前中医肿瘤的基础理论，如"痰毒流注理论"[20]，此理论认为虫类药性走窜、善通络，这与运用虫类药治疗肿瘤相吻合，但如何根据这一理论选择目标人群是我们今后研究的方向。

我们可根据金龙胶囊的抗肿瘤机制进一步优化适应人群。如根据金龙胶囊的免疫双向调节作用，可以尝试寻求免疫相关的肿瘤优势人群，对艾滋病相关肿瘤等进行临床试验，但仍需进一步明确重塑免疫的机制。另一方面，应充分考虑到中药治疗肿瘤多靶点作用的特点，研究金龙胶囊抗肿瘤的药理机制。李建生等曾著文阐述了金龙胶囊抑制肿瘤新生血管生成的作用

机制。如上文所述，金龙胶囊可以降低VEGF的表达，我们是否可以尝试对以VEGF为靶点进行检测，对VEGF过度表达的患者进行治疗，研究患者的生存质量、瘤体大小以及生存期等。

（二）疑难杂症的突破寄望于现代鲜药的再创新

金龙胶囊作为鲜动物药的典范，其研制成功为动物药的广泛应用提供了基础，因其服用方便、安全性好、易吸收、剂量小，且疗效显著等临床优势特点，避免了动物药毒性大、安全性差的缺点，而广为同行们认可。同时，李建生教授以中医肿瘤理论为依据，在金龙胶囊的基础上，研制出另一抗癌的现代鲜药——金水鲜胶囊。其以鲜蛤蚧、鲜西洋参为主药，以冬虫夏草、鲜金钱白花蛇、鲜守宫等为辅药，与金龙胶囊相比，金水鲜胶囊更注重扶正。目前中医学者认为，肿瘤的发生机制为"正气虚、邪之凑"，因此金水鲜胶囊更适用于中、晚期正气虚弱的癌症患者。

五、小结

利用鲜药治疗疾病是中医用药的特色之一，在治疗疑难杂症和常见病方面显示了不可忽视的作用。长期的实践也为鲜药疗疾积累了丰富的经验，形成了明显的特色，成为中华民族传统医药文化的重要组成部分。鲜药的研究必须与现代科学技术（如基因与蛋白质组学技术）相结合，重视保持药物的生物活性，合理地提取其有效成分，选择优势人群，相信其必将在临床上得到更为广泛的应用，为肿瘤患者带来福音。

参 考 文 献

[1] 杨振刚. 生药、鲜药及现代鲜药不可混淆. 首都医药, 2011, (05)：46.
[2] 张海滨, 张浩军. 新鲜中药研究进展. 中华

中医药杂志，2011，（04）：762-765.

[3] 高益民，杨振刚. 中药鲜药治疗癌症的创新研究. 首都医药，2010，（05）：53-54.

[4] 张百红，岳红云，徐佳维等. 金龙胶囊提高胃癌化疗患者免疫功能的随机对照临床试验. 安徽中医学院学报，2011，（04）：31-33.

[5] 董海涛，赵炜，卢雯平，等. 金龙胶囊并肝动脉介入治疗原发性肝癌 133 例临床观察. 中国肿瘤临床，2008，（07）：378-380.

[6] 张火俊，杨继金，王卫星，等. 金龙胶囊对行肝动脉栓塞化疗的肝癌患者血清白细胞介素 2 和可溶性白细胞介素 2 受体水平的影响. 中西医结合学报，2008，（09）：907-910.

[7] 李鹏，周彤，凌杨. 金龙胶囊联合 FOLFOX4 方案治疗晚期胃癌的疗效分析. 中外医疗，2012，（01）：1-2.

[8] 杨帆，孟光丽. 金龙胶囊联合化疗治疗局部晚期非小细胞肺癌的临床观察. 首都医药，2008，（16）：38-39.

[9] 温树伟，党之俊，苑天文. 金龙胶囊改善肝癌介入患者生存质量的临床评价. 首都医药，2010，（16）：55.

[10] 张晓前，郭鹏，党之俊，等. 金龙胶囊联合介入疗法治疗原发性肝癌临床观察. 介入放射学杂志，2012，（03）：249-251.

[11] 李杰，张玉人. 现代鲜药治疗恶性肿瘤的作用和优势. 首都医药，2010，（17）：41-42.

[12] 刘玉琴. 金龙胶囊抗肿瘤作用的实验研究. 首都医药，2010，（09）：40-41.

[13] 李建生. 现代鲜药抗肿瘤血管生成的研究进展. 首都医药，2011，（18）：55-56.

[14] 原超广，李晓峰，宗红. 金龙胶囊联合 GP 方案对晚期非小细胞肺癌患者血清血管内皮生长因子表达和疗效的影响. 肿瘤基础与临床，2010，（05）：408-410.

[15] 徐淑玲，王笑红，张永祥，等. 金龙胶囊对免疫受抑小鼠淋巴细胞亚群的影响. 中国中医基础医学杂志，2005，（12）：908-909.

[16] 李建生. 对现代鲜动物药制剂未来的展望. 首都医药，2010，（19）：53-54.

[17] 刘玉琴，顾蓓. 金龙胶囊（JLC）对肿瘤细胞诱导分化作用的研究. 中国肿瘤临床，2004，（07）：24-27.

[18] 吕永丰，陈清霞，梁丹. 金龙胶囊对肺腺癌 A549 生长能力的影响的研究. 中国实用医药，2010，（25）：32-33.

[19] 赵冬梅，石永进，关大创，等. 金龙胶囊抑制 HL-60 细胞生长并诱导细胞凋亡. 中国医药学报，2002，（6）：346-348.

[20] 王文萍. 肿瘤转移"痰毒流注"病机假说的研究思路. 辽宁中医杂志，2002，（03）：137-138.

肺瘤平膏及其拆方对 DC 刺激 LPAK 抗肿瘤活性的影响

周雍明 朴炳奎* 郑红刚 侯 炜 熊 露 裴迎霞 祁 鑫

中国中医科学院广安门医院肿瘤科 北京 100053

【摘要】 **目的**：探讨不同治则方药对 DC-LAPK 的作用，以期为指导临床用药提供初步的实验依据。**方法**：建立体外人外周血单个核细胞（PBMC）诱导分化成熟 DC 的诱导培养体系，从健康人外周血中分离获得 PBMC，采用多种细胞因子诱导，获取 DC 及 LPAK，采用中性红摄入比色法检测肺瘤平膏及其拆方含药血清干预 DC-LPAK 细胞杀伤肿瘤细胞活性的不同。**结果**：研究发现，LPAK：Tumor（L：T）为 10：1 或 5：1 时，各中药组 DC 诱导的 LPAK 细胞，杀伤活性明显高于对照组（$P<0.05$）。L：T 为 10：1 时，肺瘤平组、益气组、活血组与解毒组及各对照组比较，$P<0.05$。L：T 为 5：1 时，各中药组与对照组比较，$P<0.05$，肺瘤平、益气中药、活血中药对 DC 诱导 LPAK 细胞杀伤肿瘤细胞能力的影响比解毒中药高。组内比较，即 L：T（10：1）与 L：T（5：1）比较，解毒组、空白 DC 对照组、T+LPAK 组，$P<0.05$；余各组比较，$P>0.05$。肺瘤平组、益气组、活血组在 L：T 为 5：1 与 10：1 时，诱导 LPAK 的杀伤活性基本相同，与 LPAK 细胞的比例关系不大。**结论**：肺瘤平膏、活血药、益气药可不同程度增强 DC-LPAK 杀伤肿瘤细胞的作用，而解毒药则对其有抑制作用。

【关键词】 肺瘤平膏；DC；LPAK；抗肿瘤活性

树突状细胞（dendritic cell，DC）刺激初始型 T 细胞的活化和增殖，启动机体早期特异性抗肿瘤免疫应答，是机体早期抗肿瘤免疫的关键。我们以前的研究表明，肺瘤平膏、益气中药均可促进 DC 与 T 细胞结合免疫突触（IS）的形成，延长其结合时间，刺激 T 细胞增殖[1,2]。而 DC 的重要特点是可以通过刺激 CTL 细胞杀伤肿瘤细胞，LPAK（lymphokine and phytohaemagglutininum activated killer）细胞是具有与 CTL 细胞表型特征的一类细胞，具有杀伤肿瘤细胞的作用。我们

实验与临床研究的重点也是通过调动机体免疫功能来清除机体内肿瘤细胞，因此本研究进一步探讨不同治则方药对 DC-LAPK 杀伤肿瘤细胞的影响，以期为指导临床用药提供初步的实验依据。

一、材料

（一）实验细胞

（1）正常人外周血白细胞层：由北京红十字血站提供。

（2）人肺癌 PG 细胞：为中国中医科学院广安门医院肿瘤实验室冻存瘤株。

*通讯作者：朴炳奎，zhoudr72@126.com

（二）实验药物

肺瘤平膏由中国中医科学院广安门医院制剂室提供，生产批号：06080927，250g/瓶。

将肺瘤平膏处方根据药物功效分类不同拆分为益气组、解毒组、活血组，所有草药均购自广安门医院中药房，并由中国中医科学院广安门医院制剂室，分别按原工艺制成浸膏后备用。

（三）主要仪器及试剂

96孔培养板；50ml细胞培养瓶；LDZ5-2水平离心机；LP400型全自动酶标仪；注射用重组人白细胞介素-2（rh-IL2，10万U/支）；植物血凝素（PHA）、MTT、L-谷氨酰胺、RPMI-1640、HEPES、胎牛血清（FCS）、胰蛋白酶；rh-IL-4、rhTNFα；GM-CSF（吉姆欣）；淋巴细胞分层液（ρ=1.077）。

二、方法

（一）人外周血DC的分离、培养

取正常人外周血浓缩白细胞，用0.01M PBS稀释2倍。操作过程中动作要轻柔，防止振荡。预先在50ml离心管内加入人淋巴细胞分离液，将稀释的外周血浓缩白细胞按照1：1的比例，从灭菌离心管的侧壁缓缓移入，无菌操作，封口膜封口。室温下水平离心2500rpm，20min。用吸管伸至单个核细胞层，在分离液与血浆的界面（自上而下分4层：血浆、单个核细胞、颗粒白细胞、红细胞），沿管壁小心吸取界面白膜层细胞，移入离心管中，即得DC前体细胞。加入等体积的PBS，充分混匀，水平离心1500rpm，20min，共离心3次，弃上清，洗脱红细胞和血小板。以含10% FCS的RPMI1640培养液调整细胞浓度至3×10^6/ml，加入无菌培养瓶，每瓶5ml，置入5% CO$_2$、37℃培养箱中培养2h后，轻轻吸去非黏附细胞，并用PBS轻洗2遍贴

壁细胞，加入含IL-4（100U/ml）、GM-CSF（150ng/ml）和TNF-α（500U/ml）的完全1640培养液常规培养，隔日半量换液，补加细胞因子，培养备用。

（二）含药血清的制备[3]

大耳白兔15只，适应性喂养3天后按体重随机分组：空白对照组3只，肺瘤平膏组、益气组、解毒组和活血组各3只，分别按临床人体公斤体重用量的5倍进行灌胃，给药剂量分别为：肺瘤平膏组4.64g（生药含量，下同）/kg体重，益气组1.24g/kg，解毒组1.49g/kg，活血组0.23g/kg，每天上、下午各灌胃1次，连续给药4天，共7次，空白对照组只灌胃等量的蒸馏水，末次灌胃前12h动物禁食、不禁水。末次灌胃后2h从兔耳缘静脉采血8～10ml，静置3h，3000rpm离心15min，分离含药血清。合并同组兔含药血清，56℃水浴30min灭活，0.22微孔滤膜过滤除菌，冻存管分装，置于-20℃冰箱中保存备用。

（三）中药含药血清干预DC的制备

于DC培养第4天，吸取中药含药血清，加入各组培养DC中，DC对照组加入不完全1640液1ml，隔日离心换液并加含药血清或不完全1640液1ml，培养第8天，1%台盼蓝染色，细胞计数后，1500rpm离心10min，弃上清。用完全1640液调整细胞浓度至8×10^3/ml，经鉴定成熟度99%，置于37℃、5% CO$_2$培养箱继续培养1天，备用。

（四）药物处理后DC刺激的LPAK杀伤肿瘤细胞活性测定

1. PBMC的分离

将上法分离获得的白细胞层，贴壁法去除巨噬细胞，于RPMI-1640培养液。将细胞数调整到1×10^6/ml，置入37℃、5% CO$_2$培养箱中培养，隔日半换液。

2. LPAK的制备

在调整好的PBMC加入rh-IL2 1000U/

ml、PHA $20\mu g/ml$，加入完全 RPMI-1640 培养液中，37℃、5% CO_2、100% 湿度条件下培养 7 天，隔日半换液扩增 1 次。同时调整细胞浓度为 $4\times10^5/ml$（5∶1 组）和 $8\times10^5/ml$（10∶1 组）备用。

3. 肿瘤细胞的制备

待 PG 细胞至对数生长期后，用 0.2% 胰酶消化，调细胞浓度为 $8\times10^4/ml$，待其完全贴壁后备用。

4. 实验分组

共分 4 组：①肿瘤细胞 PG 组；②肿瘤细胞 PG+LPAK 组；③肿瘤细胞 PG+LPAK+DC 组；④肿瘤细胞 PG+LPAK+中药含药血清处理过 DC 组，分肺瘤平组、益气组、解毒组、活血组、空白血清组 5 个小组。另设培养液空白对照组，每组设 4 复孔。

5. DC-LPAK 实验

将调整好的 PG 细胞加入 96 孔细胞培养板，$100\mu l$/孔，37℃，5% CO_2 培养 24h，细胞贴壁后弃上清，PBS 洗两次，按上述分组加入 $100\mu l$ 加药后 DC 及 $100\mu l$ LPAK，

37℃、5% CO_2 培养 48 h 后检测效应细胞的杀伤活性。

6. DC-LPAK 细胞的杀伤活性检测法

采用中性红摄入比色法。于每孔中加入 0.03% 中性红溶液 0.1ml，37℃ 孵育 1h，PBS 洗 3 次后加入盐酸乙醇 [1∶1 (V∶V)] 0.1ml，在酶标仪上检测 570nm 吸收值（A），杀伤率计算公式如下：

$$杀伤率 = \left(1 - \frac{实验组 A - 空白对照组 A}{对照组 A - 空白对照组 A}\right) \times 100\%$$

（五）统计方法

采用 SPSS 13.0 软件进行统计学处理，计量资料用 $\bar{x}\pm s$ 表示，组间比较采用单因素方差分析（One-way ANOVA），以 $P<0.05$ 为有统计学差异，$P<0.01$ 为有统计学显著差异。

三、结果

肺瘤平膏及拆方对 DC 刺激 LPAK 对 PG 肿瘤细胞杀伤活性的影响，见表 1、图 1。

表 1　肺瘤平膏及拆方对 DC-LPAK 细胞杀伤 PG 肿瘤细胞活性的影响

分组	LPAK∶Tumor（L∶T）			
	10∶1		5∶1	
	$OD^{\triangle\triangle}$	杀伤率（%）	$OD^{\triangle\triangle}$	杀伤率（%）
含药血清干预组				
T+L+肺瘤平-DC 组	0.061±0.005 *#	92.41	0.062±0.009 **#	91.96
T+L+益气-DC 组	0.075±0.006 *#	86.16	0.071±0.005 **#	87.95
T+L+解毒-DC 组	0.225±0.090 **	19.20	0.233±0.094	15.63
T+L+活血-DC 组	0.086±0.043#	81.25	0.067±0.008 **#	89.73
T+L+空白-DC 组	0.114±0.017	68.75	0.152±0.063	51.79
T+L+DC 组	0.131±0.049	61.16	0.192±0.065	33.93
T+LPAK 组	0.223±0.062 **	20.09	0.263±0.083 **	2.23
T 组	0.268±0.050	–	0.268±0.050	–
培养液组	0.044±0.011	–	0.044±0.011	–

注：$\triangle\triangle$ 各组间 OD 值单因素方差分析，$P<0.01$
　　与 T+L+DC 组比较，* $P<0.05$，** $P<0.01$
　　与 T+L+解毒-DC 组比较，# $P<0.01$

由表 1 可见，LPAK：Tumor（L：T）为 10：1 或 5：1 时，中药含药血清干预后 DC 各组除解毒组外，对肿瘤细胞均具有较高的杀伤率，而且各含药血清组对肿瘤细胞的杀伤率受 L：T 比例影响不大。而对照各组包括空白血清干预 DC 组则受 L：T 比例的影响较大，L：T 为 10：1 时对肿瘤细胞的杀伤率高于 L：T 为 5：1 时。

经单因素方差分析，L：T 为 10：1 或 5：1 时，组间比较，P<0.01，说明各组间有显著统计学差异。其中两两比较，不论 L：T 为 10：1 还是 L：T 为 5：1 时，各实验组与 T+LPAK 组比较，P<0.01，说明经 DC 诱导的 LPAK 细胞，确实可以明显提高 LPAK 细胞的杀伤活性。

无论 L：T 为 10：1 或 L：T 为 5：1，肺瘤平膏组、益气组、活血组、解毒组等实验组与对照组比较，P<0.05；各实验组与对照组比较，P<0.05，其中解毒组的 OD 值高于对照组及单纯 LPAK 组，其余各实验组的 OD 值均低于对照组，说明肺瘤平、益气、活血血清均诱导 DC 增强 LPAK 杀伤肿瘤的活性，解毒血清 DC 抑制 LPAK 活性，甚至对 DC 有一定的杀伤作用。肺瘤平膏组、益气组、活血组与解毒组相比较，P<0.01。

组内比较，即 L：T（10：1）与 L：T（5：1）比较，益气组、活血组 LPAK 的杀伤活性 L：T（10：1）<L：T（5：1），其余各组 L：T（10：1）>L：T（5：1），说明益气组、活血组 DC 增强 LPAK 杀伤活性的能力较强，但并无统计学意义。而解毒组、DC 对照组、空白血清 DC 组、单纯 LPAK 组则 P<0.05，随 L：T 比例的下降 LPAK 杀伤肿瘤的活性明显下降。肺瘤平膏组 L：T（10：1）较 L：T（5：1）杀伤活性略有增强，但无统计学意义。

四、讨论

肺癌的免疫治疗一直是研究的热点，以 DC 为基础的肺癌免疫治疗日益受到重视，T 细胞免疫在抗肿瘤免疫中起主要作用，而 DC 在诱导 CTL 对肿瘤细胞的特异性杀伤中起关键作用。LPAK 是具有 CTL 细胞表型特征的一类细胞[4]，具有杀伤肿瘤细胞作用，DC 成熟后，体积变大，伸出伪足，有利于捕捉抗原，同时表面共刺激分子表达增高，激活 Th 细胞，分泌各种细胞因子，如 IL-2、IL-12 等，促进 Th1 细胞的成熟，进一步活化 LPAK，增强其抗肿瘤

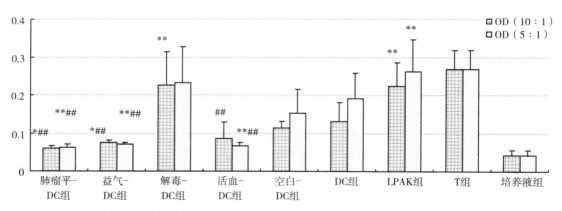

图 1　肺瘤平膏及拆方各组对 DC-LPAK 细胞杀伤 PG 肿瘤细胞活性的影响（OD 值）

作用。但由于肿瘤细胞对荷瘤宿主免疫系统，尤其是对 DC 功能的抑制，使以 DC 为基础的抗肿瘤免疫治疗疗效受到了很大的限制。通过调节 DC 功能，可打破肿瘤对 DC 的免疫抑制，引导有效的抗肿瘤反应，提高以 DC 为基础的抗肿瘤免疫效果，这在抗肿瘤免疫治疗中具有重要意义。

中医学认为，"正气内虚"是诱发肺癌的重要条件，"壮人无积，虚人则有之"，我们曾对肺癌的辨证分型规律进行分析，发现气阴两亏为肺癌患者的主要证型，且伴随肺癌的发生、发展。肺癌患者免疫功能低下，从而导致肿瘤的免疫逃逸，致使肿瘤形成或转移，其本质乃是机体正气亏虚，中药可通过扶正培本调节免疫状态而发挥抗肿瘤作用。肺瘤平膏是朴炳奎教授在多年肿瘤临床实践的基础上，在"扶正培本抗癌"学术思想指导下，根据中、晚期肺癌的证候特点，以扶正、解毒为治疗大法，研制成功的中药复方制剂，主要由西洋参、黄芪、党参、北沙参、仙鹤草、拳参、败酱草、白花蛇舌草、桃仁、三七粉等药物组成。既往通过国家"七五"、"八五"攻关课题和首都发展基金课题均证实：肺瘤平膏能改善肺癌患者预后，提高免疫功能，减少术后患者复发与转移，延长生存期。实验结果表明，肺瘤平膏含药血清可通过促进 DC 表面膜分子 MHC-Ⅱ、CD80、CD83、CD86 及 CD40 等共刺激分子表达，刺激 IL-12 分泌，调节 DC 的分化与成熟，促进 DC 与 T 细胞结合免疫突触 IS 的形成，延长其结合时间，进一步刺激 T 细胞增殖[5]。

本实验研究发现，肺瘤平膏可明显增加 DC 刺激 LPAK 杀伤肿瘤细胞的能力，其中主要与处方组成中益气药物、活血药物有关。DC 疫苗作为一种生物治疗方法，在抗肿瘤作用中的特殊地位和近年来一系列研究成果表明，DC 疫苗是一种很有希望和实用前景的抗肿瘤免疫治疗方案，本研究为中医药联合肿瘤免疫疫苗治疗提供了可靠的实验依据。

参 考 文 献

[1] 郑红刚，朴炳奎，林洪生，等. 肺瘤平膏及其拆方对树突状细胞抗原递呈功能影响的分子机制研究. 中华中医药学刊，2007，25（6）：1133-1136.

[2] 郑红刚，熊露，朴炳奎，等. 肺瘤平膏及其拆方对 Lewis 肺癌移植瘤的抑瘤作用及对 S-100 蛋白和 VEGF 表达的影响. 中国中医基础医学杂志，2007，13（5）：370-374.

[3] 刘乐琴，程一，柯丹兵，等. PHA-LAK 与常规 LAK 细胞微生物学特性的比较. 上海免疫学杂志，1994，14（6）：32-34.

[4] Cyster JG. Chemokines and the homing of dendritic cells to the T cell areas of lymphoid organs. J Exp Med. 1999 Feb 1，189（3）：447-450.

[5] 郑红刚，朴炳奎，林洪生，等. 中药复方肺瘤平膏对树突状细胞功能影响的拆方研究. 北京中医药大学学报，2007，30（8）：525-528.

中医药参与治疗 262 例晚期非小细胞肺癌临床疗效回顾

刘 硕 杨宗艳 林洪生

中国中医科学院广安门医院肿瘤科 北京 100053

【摘要】 目的：探讨和揭示中医药参与治疗晚期非小细胞肺癌（NSCLC）的优势与特点。方法：对中西医结合治疗的 150 例与单纯中医治疗的 112 例晚期 NSCLC 患者进行回顾性调查，并对相关数据进行对比分析。结果：中西医结合治疗组具有较高的治疗有效率（CR+PR）和临床获益率（CR+PR+SD）（$P<0.05$）、显著延长了疾病进展时间（TTP）（$P<0.05$）和更好的费用效果比；同时单纯中医治疗组通过采用更加丰富的中医治疗方式（$P<0.05$），缩短了住院天数（$P<0.05$），取得了更好的疾病稳定率（SD）（$P<0.05$），减少了药品费用和住院总费用。结论：中西医结合治疗晚期非小细胞肺癌在提高疗效、延长疾病进展时间及降低费用效果比等方面显示出一定优势。

【关键词】 非小细胞肺癌；中西医结合疗法；中医疗法

肺癌是常见的恶性肿瘤之一。其中，非小细胞肺癌（non-small-cell lung cancer，NSCLC）约占 80%，而大多数患者在初次确诊时已进入中晚期阶段（ⅢB 期和Ⅳ期），此时的预后极差。众所周知，化学治疗是目前重要的治疗手段之一，其在取得一定疗效的同时，仍存在毒副作用较多及严重影响生活质量的缺陷。近几十年，中医药在参与治疗晚期 NSCLC 的效果上已得到广泛认可，并且通过多种治疗方式已显著改善患者的生活质量，作者回顾了北京广安门医院收治的晚期 NSCLC（ⅢB、Ⅳ期）患者住院病历，对比分析单纯中医治疗与中西医结合治疗病例组间的差异，从而试图总结和揭示中医药参与治疗晚期 NSCLC 的优势与特点，也为临床规范化治疗及进一步提高疗效提供有力依据。

一、临床资料

（一）诊疗标准

非小细胞肺癌参照《中国常见恶性肿瘤诊治规范》拟定的肺癌诊断标准[1]；肺癌分期标准参照 2002 年第六版国际 TNM 分期[2]；疗效评价参照实体瘤疗效评价标准（Response Evaluation Criteria in Solid Tumors，RECIST）内容拟定[3]。

（二）纳入标准

（1）1998 年 1 月 1 日～2007 年 12 月 31 日在广安门医院肿瘤科住院的晚期（ⅢB、Ⅳ期）非小细胞肺癌患者；

（2）住院期间给予至少 2 周期化疗配合中医药治疗或单纯中医药治疗不少于 1.5

个月；

（3）有可观测的瘤灶；

（4）年龄在 18～78 岁之间（含 18、78 岁）；

（5）卡氏评分≥50 分；

（6）可随访患者。

（三）排除标准

（1）年龄<18 岁或>78 岁；

（2）合并有心、脑、肝、肾和造血系统等严重疾病，精神病患者；

（3）资料不全者；

（4）不符合纳入标准者；

（5）孕妇。

（四）病例资料

参照以上标准，共收集入组病例 262 例，其中单纯中医治疗组 112 例，占 42.7%，中西医结合治疗组 150 例，占 57.3%；男性 150 例，占 57.3%，女性 112 例，占 42.7%；年龄最小 35 岁，最大 78 岁，平均 63.2 岁。单纯中医组男性 60 例，女性 52 例；中西医结合组男性 90 例，女性 60 例。入组时体重平均 65.1kg，KPS 评分平均 71.0 分。临床分期ⅢB 期 94 例，占 35.9%；Ⅳ期 168 例，占 64.1%。入组时合并内脏转移者占 50.8%，未合并内脏转移者占 49.2%。鳞癌占 25.2%，腺癌占 61.5%，其他病理类型占 13.4%。中医证型：气虚痰湿证占 38.5%，气阴两虚证占 29.0%，气血瘀滞证占 19.5%，阴虚热毒证占 4.2%，其他证型占 8.4%。既往未行手术治疗的占 72.5%，根治手术治疗的占 22.9%，姑息手术治疗的占 4.6%；既往进行过放射治疗的病例占 22.5%；既往进行过化疗的占 50%，总体入组初治患者 88 例，占 33.6%；复治患者 174 例，占 69.4%。两组间既往治疗情况，分别比较是否手术及手术类型、是否放疗、是否化疗，经检验，P 值分别为 0.251、0.084、

0.013，提示两组间既往是否化疗存在差异，单纯中医组既往化疗过的患者占 41.1%（46/112），少于中西医结合组的 56.7%（85/150）。由于对单纯中医治疗组而言，没有证据证明既往是否化疗会确切影响疗效，故在两组间基线比较时差异不予考虑。两组间卡氏评分比较，$P = 0.002$，两组间的卡氏评分有差异，中西医结合组 KPS 均数（73.0）略高于单纯中医组（68.3），与实际情况相符。而两组间在性别、年龄、体重、入组时有无内脏转移、病理类型、分期间没有差异（$P > 0.05$）。两组间具有可比性。

二、研究方法

（一）临床研究方法

采用回顾性研究方法。参与临床研究者均经过培训，已充分了解临床研究方案，按照两组患者住院病历如实填写由研究者统一设计制定的《中医药参与治疗晚期非小细胞肺癌回顾性研究病例报告表》，其内容主要包括：患者入组时的基线情况、治疗方案、近期疗效、不良反应、生存质量、生存期、住院费用。所得数据交录入员及专业统计人员进行数据录入及统计分析。

（二）统计方法与数据处理

数据的管理采用 Epidata 3.1 软件建立数据库，两人分别独立录入，计算机审核，锁定。采用 SPSS 17.0 统计软件进行统计分析。所有的假设检验均采用双侧检验，$P<0.05$ 被认为所检验的差别有统计学意义。不同治疗组的计量资料将采用均数±标准差进行统计描述。采用配对 t 检验比较组内治疗前后差异。两组间比较采用成组 t 检验或非参数 Wilcoxon 秩和检验。计数资料采用绝对数（频数）与相对数（率、比）进行统计描述。组间比较：二分类变量采用 χ^2 检验，单向有序多分类变量（等级资料）

采用非参数秩和检验。基础值的均衡性分析分别采用计数资料或计量资料的假设检验来比较人口学资料和其他基础值指标，以衡量两组均衡性如何。

三、研究结果

（一）中医药参与治疗情况

单纯中医组与中西医结合组患者接受的总体治疗方案不同，但均有各种中医治疗方式的参与，其中两组间中医治疗方式计数比较，可见单纯中医组中医参与治疗 NSCLC 方式均数为 2.88 种，较中西医结合组的 2.69 种略多（$P<0.05$）（见表 1）。

（二）近期疗效

两组病例近期疗效存在差异（见表 2），在治疗有效率（CR+PR）和临床获益率（CR+PR+SD）方面，中西医结合组较单纯中医组有一定优势（$P<0.05$）；但在治疗后取得稳定（SD）疗效方面，则单纯中医组的 66.1%（74/112）具有稍高于中西医结合组 60.7%（91/150）的趋势。

（三）生活质量

以两组病例 KPS 评分及体重变化比较两组生活质量情况。从表 3、表 4 可以看出，两组病例 KPS 评分及体重变化无统计学差异（$P>0.05$），但中医组 KPS 评分稳定率（提高+稳定）为 86.6%（97/112），较中西医结合组的 81.3%（122/150）有升高趋势。

（四）费用效果比

费用效果比是药物经济学分析的方法，近年来进入肿瘤疗效评价体系中，是以"临床效果"作为最终的衡量参数，目的在于寻找达到某一治疗效果时费用最低的治疗方案。总费用（C）通常包括：药物费用、床位费用、检查费用、时间费用。效果（E）指治疗的结果，一般将治疗临床获益率（CR+PR+SD）作为效果的衡量参数。费用效果比的计算公式为 C/E = 费用/效果，C/E 值越小则表示该方案越符合药物经济学要求。由表 5 ~ 7 可知，中医组较中西医结合组平均住院天数明显降低（$P<0.05$），中医组人均药品费用及总费用低于中西医结合组，中西医结合组费用效果比优于单纯中医组（$P<0.05$）。

（五）远期疗效

从表 8 可以看出，两组疾病进展时间 TTP 比较，中西医结合组 TTP 有明显延长（$P<0.05$）。从表 9 可以看出，两组 1 年生存率比较，中西医结合组优于单纯中医组（$P<0.05$），除去失访病例，中医组 1 年生存率为 55.8%（53/95），中西医结合组 1 年生存率为 69.6%（80/115）。但两组 1 年生存率比较时，因失访病例较多，不予采纳。

表 1 两组中医治疗方式计数比较

分组	中医参与治疗方式计数						合计例数	均数	χ^2	P 值
	1 种	2 种	3 种	4 种	5 种	6 种				
中医组	5	27	67	5	5	3	112	2.88	12.043	0.034
中西组	18	31	84	14	3	0	150	2.69		

表2　中医组与中西医结合组近期疗效比较

分组	n	CR	PR	SD	PD	CR+PR（%）	CR+PR+SD（%）	χ^2	P 值
中医组	112	0	2	74	36	2（1.8%）	76（67.9%）	27.445	0.000
中西组	150	0	34	91	25	34（22.7%）	125（83.3%）		

表3　中医组与中西医结合组卡氏评分变化

分组	n	KPS 提高	KPS 稳定	KPS 下降	提高+稳定%	χ^2	P 值
中医组	112	32	65	15	86.6%（97/112）	5.116	0.077
中西组	150	26	96	28	81.3%（122/150）		

表4　中医组与中西医结合组体重变化

分组	n	体重提高	体重稳定	体重下降	χ^2	P 值
中医组	112	20	36	50	0.119	0.942
中西组	150	27	45	69		

表5　住院天数比较

分组	住院天数均值	95% 可信区间	Min	Max	Z 值	P 值
中医组	42.7	39.1~46.4	20	139	-6.452	0.00
中西组	59.7	53.5~65.8	25	413		

表6　人均费用比较（元）

分组	药品费用	住院费用	时间费用	总费用
中医组	29662.21	10549.15	1458.21	41669.57
中西组	34640.37	8356.06	2038.76	45035.19

表7　费用效果比

分组	费用（元）	肿瘤控制率（CR+PR+SD）	C/E
中医组	41669.57	67.9%（76/112）	613.69
中西组	45035.19	83.3%（125/150）	540.64

表 8　中医组与中西医结合组 TTP 比较

分组	TTP 均值（月）	95% 可信区间	Min（月）	Max（月）	Z 值	P 值
中医组	3.54	2.80 ~ 4.29	1	24	−3.825	0.00
中西组	6.45	4.66 ~ 8.23	1	102		

表 9　中医组与中西医结合组 1 年生存率比较

分组	n	生存>1 年	生存<1 年	失访	χ^2	P 值
中医组	112	53	42	17	6.984	0.030
中西组	150	80	35	35		

四、讨论

肺癌是常见的危害人类身体健康的恶性肿瘤之一，近年来，世界上绝大多数国家的发病率和死亡率均呈迅速上升态势，其中非小细胞肺癌目前总的 5 年生存率只有15%，Ⅲ、Ⅳ期肺癌的 1 年生存率只有16.9% ~ 41.5%[2]。本研究通过回顾十年间中医药参与治疗的 262 例晚期 NSCLC 住院病例，对比分析单纯中医治疗与中西医结合治疗组间情况，得出以下结论：

1. 总体上，入组病例情况符合 NSCLC 流行病学规律，平均年龄略小于平均发病年龄 70 岁[3]，提示 NSCLC 发病年龄有年轻化趋势；病理分型，鳞癌比例（25.2%）较文献报道的 30% ~ 40% 略低，腺癌比例（61.5%）较报道的 40% 增高[5]，提示 NSCLC 病理类型中腺癌比例有进一步升高的趋势；复治病例占大多数，提示晚期 NSCLC 患者寻求中医参与治疗时，仍存在误区，有相当比例的患者仍将中医治疗作为第二选择或替代治疗。对此，林洪生等[4]已结合多年临床与科研结果，提出中医药参与治疗应贯穿于肿瘤治疗始终。中医证型分布情况与胡小梅等[5]的同期文献报道结果近似，其中占多数的证型为偏虚证的气虚痰湿证和气阴两虚证，而偏实证的气血瘀滞证和阴虚热毒证较少，考虑与本研究纳入病例均为中、晚期肺癌相关。

2. 治疗方式上，入组的晚期 NSCLC 中医参与治疗率为 100%，治疗方式丰富多样，包括：中药汤剂、中成药、中药注射剂、耳针治疗、中药泡洗、中药外敷、针灸治疗及其他治疗，全部病例最少有 1 种中医治疗方式，最多有 6 种中医治疗方式，平均参与方式为 2.8 种。中西医结合组与中医组间在治疗方式上，均有中医药治疗参与，两组间中医治疗方式计数比较，后者更为丰富，体现出中医综合治疗的趋势。

3. 疗效方面，总体治疗有效率（CR+PR）为 13.7%，略低于目前文献报道的20% ~ 40%[6]，可能与入组时复治患者较多有关；但总体临床受益率（CR+PR+SD）达到 76.7%，说明中医药参与治疗仍可以使超过 3/4 的患者受益，且对患者生活质量有较好的稳定作用；同时回顾结果显示，治疗后生存质量情况良好，卡氏评分稳定率（提高+稳定）为 83.6%；总体疗效，中位疾病进展时间（TTP）5.21 个月，符合国内文献报道的 4 ~ 6 个月，一年生存率50.8%，明显高于单纯西医治疗文献报道[2]。

两组近期疗效比较，中西医结合组无论在治疗有效率（CR+PR）和临床获益率（CR+PR+SD）方面，还是在疾病进展时间（TTP）方面，均具有明显优势（$P < 0.05$）。这与两种治疗方式的优势互补有关，也符合已有的文献报道情况[7]。但中医组患者较中西医结合组患者具有更好的生活质量，此情况很好地反映了中医药参与治疗晚期 NSCLC 的优势，主要体现在毒副反应轻和能够较好地改善症状方面[7]。

4. 药物经济学方面，由于中西医结合组疗效优势明显，导致其费用效果比优于中医组，但中医组在平均住院天数、药品费用和住院总费用等数据上却明显低于中西医结合组，说明中医药参与治疗晚期 NSCLC 符合我国国情及医疗保险政策，笔者分析这种情况应该也与中医药治疗在毒副作用与症状改善方面的优势有关。

5. 创新与问题

（1）本研究对于生存期的评价采用了更加适合、方便的指标——疾病进展时间（Time to progression，TTP），相对于总生存期及中位生存期，TTP 据有反映实际治疗稳定效果、受干扰因素少、观察期短的优点，同时，由于肿瘤患者在生存期内常常采用不同方式、反复多次治疗，且常合并其他影响生存的慢性疾病，故 TTP 比总生存及中位生存期更能客观地反映真实疗效[8]。

（2）研究过程中发现一些问题，归纳如下：①本研究虽然入组 262 例样本，尚不能完全代表目前中医药参与治疗晚期 NSCLC 的总体情况，将来需要进一步的多中心临床研究更好地揭示治疗中的规律和趋势；②本研究为回顾性研究，存在收集资料欠完整的问题，由于临床病案记录与研究目的不同步，导致丢失数据较多，对于这些问题，笔者建议尽快建立和使用规范的中医肿瘤结构化电子病案系统，或者采用设计更加完善的前瞻性设计开展新的临床研究；③关于生存指标不完善的问题，笔者认为采用 TTP 评价，虽然可以更好的评价中医药参与治疗晚期 NSCLC 的效果[7]，但随着晚期 NSCLC 治疗效果的提高，将来采用 2、3、5 年生存率乃至总生存期评价远期疗效可能更加适合。对于生存质量的评价，由于为回顾性研究，无法使用主观生存质量量表更好地反映生存质量情况，期待通过开展规范的前瞻性研究和建立完善的随访制度来完善评价。

参 考 文 献

[1] 中国抗癌协会. 中国常见恶性肿瘤诊疗规范（第六分册）. 北京医科大学中国协和医科大学联合出版社，1990：2-3.

[2] F. L. 格林尼，D. L. 佩基，I. D. 弗莱明，等. AJCC 癌症分期手册. 第 6 版. 沈阳：辽宁科学技术出版社，2005：169-171.

[3] 孙燕，石远凯. 临床肿瘤内科手册. 北京：人民卫生出版社，2007：149-156，388-392.

[4] 李道睿，崔太荣，吴皓. 林洪生辨治肿瘤学术思想初探. 中国中医药信息杂志，2008，（15）：86.

[5] 胡小梅，张培彤，杨宗艳. 中晚期非小细胞肺癌患者中医证型分布规律研究. 中国肿瘤，2007，（16）：51.

[6] 汪安兰，周辉，文晓萍. 527 例不能手术的 Ⅲ/Ⅳ 期非小细胞肺癌化放综合治疗的疗效分析. 中国肺癌杂志，2007，（10）：219.

[7] 林洪生，张英. 中医药防治恶性肿瘤回顾与展望. 环球中医药，2009，（2）：322.

[8] 储大同. 肿瘤中医药治疗评价标准的新共识及其启迪. 中国处方药，2004，（29）：42-44.

中医药联合放疗对肿瘤的抑制作用

李　戈[1]　龚守良[2]　刘　扬[2]　吴嘉慧[2]　刘威武[2]　王志成[2]　龚平生[3]

1. 长春市中医院　长春 130021
2. 吉林大学公共卫生学院卫生部放射生物学重点实验室　长春 130021
3. 吉林大学分子酶学工程教育部重点实验室　长春 130012

【摘要】　中医药对肿瘤的认识源远流长。然而，当今对中医药治疗肿瘤有许多新的认识。中药的多层次、多环节及多靶点的作用机制有利于肿瘤病人的整体调理。中医药治疗肿瘤的时机多用在手术、放疗和化疗之后，具有辨证施治及同病异治的特点。中西医结合治疗肿瘤的基础研究，近年来获得了许多进展。在治疗恶性肿瘤中，中药与放疗联合治疗，收到了一定的效果，可以减轻放疗引起的不良反应。本文将阐述中医药在肿瘤放射治疗中的作用及人参皂苷、去甲斑蝥素和蚯蚓提取物联合照射的抑瘤作用。

【关键词】　中医药；放疗；肿瘤；人参皂苷；去甲斑蝥素；蚯蚓提取物

一、中医药在肿瘤治疗中的作用

（一）中医药对肿瘤认识的历史

中医药对肿瘤的认识源远流长，殷墟出土的 3500 多年前的甲骨文中就已有了"瘤"字。在 2000 多年前，《黄帝内经》中即有类似肿瘤的记载和解释。祖国传统医学认为，肿瘤是由于外邪侵袭、阴阳失调、饮食不节、七情郁结，机体气血亏虚、运行失常和脏腑蓄毒、受损等原因，导致气滞血瘀、营卫不通，久之"积聚"而致。在治疗上，祖国中医学典籍中也有大量的论述。

近几十年来，通过中医药治疗肿瘤实践，提出了扶正培本、清热解毒、活血化瘀和软坚散结等法则，并对其实质运用现代科学方法进行探索；也提出了扶正与祛邪、辨证与辨病及局部与整体相结合的指导方针[1,2]。

（二）中医药对治疗肿瘤的新认识

当今，对中医药治疗肿瘤有许多新的认识。中药的多层次、多环节及多靶点的作用机制有利于肿瘤病人的整体调理，如人参皂苷 Rg3 具有抗肿瘤作用，其功能包括肿瘤化学预防作用、抗氧化作用、参与受损细胞修复和再生及肿瘤生物学逆转等方面。中药的双向调节作用有利于全身调节，如单味药百合，具有益智和养五脏等补虚损作用，也有增强免疫功能、抗疲劳和耐缺氧等强壮作用，其中含有的秋水仙碱又具有较强的抗肿瘤作用。莪术提取物榄香烯对多种肿瘤有抑制作用，也具有免疫调节、升高白细胞和改善微循环的功能。补气养血类中药具有增强免疫功能、减轻

通讯作者：龚平生，吉林省长春市前进大街 2699 号，130012

放疗和化疗的不良影响等作用，如以黄芪和女贞子组成的贞芪扶正制剂、黄芪和珍珠组成的芪珍制剂、人参和黄芪组成的参芪制剂、灵芝及银杏叶提取物等，均可促进细胞免疫功能[3]。

天然中草药有效成分主要有多糖、生物碱、蛋白质、苷类和油脂等生物活性物质。大量的研究表明，中药多糖具有免疫调节、抗肿瘤、抗炎、抗病毒、抗氧化、抗辐射、降血糖、降血脂和保肝等多种功能；其中，中药多糖的免疫调节活性及抗肿瘤作用备受关注。清热解毒类药物的较广抗菌谱，能抑制病原菌，提高机体非特异免疫力，对一些实验性动物荷瘤有一定的抑制作用。活血化瘀类药物能降低血小板凝集，有利于防止癌细胞在血中滞留、聚集和种植，减少转移；影响微循环，增加血管通透性，改善实体瘤局部的缺氧状态，提高治疗肿瘤的敏感性。扶正培本类药物能够补益滋养，治疗人体各种虚证，改善细胞免疫功能，加强垂体-肾上腺皮质调节功能，增强肿瘤放疗效果[4]。

中药治疗肿瘤的时机多用在手术、放疗和化疗之后，具有辨证施治及同病异治的特点；例如，同一种疾病，可有活血化瘀、软坚散结、清热解毒、化瘀通络及以毒攻毒等多种治疗原则。中药可对症处理肿瘤病人的疼痛、多汗、厌食、便秘、低热和失眠等症状，有一定缓解作用[3]。

（三）中西医结合治疗肿瘤基础研究的进展

中西医结合治疗肿瘤的基础研究，近年来获得许多进展：

（1）抑制肿瘤血管生成：中药复方健脾导滞制剂、人参皂苷 Rg3 和多西他赛（多西紫杉醇）具有抑制肿瘤血管生成的作用。

（2）干扰肿瘤相关的信号转导：中医药的多靶点效应在信号转导方面的作用进行了大量研究，如苦参碱能抑制 K562 细胞内的蛋白酪氨酸激酶活性，干扰肿瘤相关的信号转导。

（3）逆转肿瘤多药耐药：β-榄香烯、四物合剂（熟地黄、当归、川芎和白芍）和大黄素具有逆转肿瘤多药耐药的作用。

（4）中医药抗肿瘤转移：研究发现，一些中药及其提取物以不同的作用机制抑制肿瘤转移，如金荞麦、苦马豆素、大黄素、紫杉醇类、川芎嗪、苦参碱、鸡血藤、丹参、人参皂苷、香菇多糖、莪术、8-甲氧基补骨脂和黄连素等。探讨抗肿瘤转移治疗法，包括扶正培本法、活血化瘀法、清肺化痰法、化湿利水法、熄风通络法、清热解毒法和收敛固涩法等。

（5）建立类似临床肿瘤"辨证"的动物模型，进行肿瘤辨证论治的基础实验研究，如张栋等复制了动物阳虚、阴虚和血瘀等不同的病理状态，在此基础上使动物荷瘤，研究不同中医"证"在不同的生长方式下对肿瘤生长及转移的影响，以及不同证型对腹水瘤小鼠存活期的影响[5,6]。刘玉琴报道[7]，金龙胶囊（鲜守宫、鲜金钱白花蛇和鲜蕲蛇）和金水鲜胶囊（鲜守宫、鲜活蛤蚧、鲜金钱白花蛇、鲜西洋参和冬虫夏草）含有多种有效生物活性成分，具有抑制肿瘤血管形成和增强免疫调节等作用。

（四）中医药在肿瘤放射治疗中的作用

在治疗恶性肿瘤中，常用中医药，或与手术治疗、放疗和化疗联合治疗，收到了一定的效果。中医药辅以放射治疗，可以减轻放疗引起的不良反应。中医理论认为，放射线为热毒，可以伤阴耗气及损伤脾胃等脏腑，即同时杀伤局部肿瘤细胞和正常组织细胞，中药可减轻或防止这种损伤效应。中医药对放疗有一定的增效作用，如黄芪、太子参、山药、桃仁、红花、丹参和鸡血藤等益气活血剂，可增加食管癌和鼻咽癌等放疗效果，延长生存期；推测可能与改善肿瘤周围的血液循环及增加血氧供应有关。

肿瘤放疗中和放疗后可引起全身反应，主要表现为口干舌燥、干咳无痰或少痰、食欲减退、低热、乏力、便秘、舌红苔少及脉细弱等，辨证为热毒伤阴，治以清热解毒、益气养阴和凉血为主可用竹叶石膏汤+清营汤加减，常用银花、连翘、沙参、麦冬、生地、元参、芦根、赤芍、丹皮、知母、牛蒡子、紫花地丁和太子参等药物。

对于肿瘤放疗中发生的局部反应，可根据出现的病症，进行中医辨证施治。对于头颈部放疗引起的放射性咽喉炎、口腔炎和食管炎，表现为口干舌燥、咽喉肿痛、进食困难和便秘等，中医辨证多以热毒伤阴为主，宜清热养阴解毒，常用北沙参、太子参、西洋参、石斛、玉竹、花粉、女贞子、玄参、生地、麦冬、芦根、乌梅、桔梗、金银花和菊花等；如有口腔溃疡，加用胖大海、山豆根、射干和板蓝根等；疼痛明显，加入理气通络药，如八月札、香附、丝瓜络和青皮等。对于放疗引起的放射性皮炎，表现为皮肤红、肿、热、痛，甚至局部破溃，中医辨证为热毒灼伤皮肤，以清热解毒为主，用黄连、黄柏和虎杖等药物，浓煎湿敷患处；放疗后皮肤长期不愈合，可用生肌玉红膏加四黄膏外敷患处。对于放疗引起的放射性肺炎，表现为口干舌燥、干咳无痰或少痰、胸闷气短和纳差、乏力等，甚至出现呼吸困难和发绀等症状，中医辨证为气阴两虚和痰瘀互结，以宜气养阴和化瘀祛痰治疗为主，多选用清燥救肺汤加减，包括太子参、天冬、麦冬、沙参、百部、百合、花粉、女贞子、杏仁、桔梗、枳壳、全瓜蒌和枇杷叶等；急性期以麻杏石甘汤为主，常用麻黄、杏仁、生石膏、生甘草、百合、沙参、麦冬和枇杷叶等；出现肺纤维化时增加活血化瘀药物，如红花、赤芍、莪术、香附和桃仁等。放疗引起的心肌损伤，可用全瓜蒌、青皮、枳壳、黄芪、当归、赤芍和鸡血藤等宽胸理气、益气活血药物[1,4]。

二、人参皂苷联合放疗对肿瘤的抑制作用

（一）人参及人参皂苷

人参（panax ginseng C. A. Mey）为五加科（acanthopanax gracilistylus）多年生草本植物，已有5000多年应用的历史，在我国医药史上占有极其重要的地位。19世纪末到20世纪初，日本、俄罗斯及朝鲜等国学者开始应用现代科学方法研究人参的化学成分和药理作用。20世纪60年代以来，人参的化学结构研究取得了重大的进展，使药理学的研究深入到生化药理学和分子药理学阶段。我国学者在近几十年来，在人参的生药、栽培、植化、药理和临床等方面做出令人瞩目的贡献[8]。

人参性温、味甘、微苦，有大补元气、固脱生津、安神宜智、补虚扶正、延年益寿等功能，具有调节中枢神经系统、改善心血管功能、降糖降脂、增强免疫功能、抗肿瘤、抗衰老及抗氧化等作用[9]。人参皂苷（gisenoside，GS）是人参主要药理活性成分，至今已从人参中分离出数十种人参皂苷单体（monomer）。此外，人参还含有许多其他药理活性成分，包括脂溶性物质、糖类、氨基酸类和维生素类。

人参皂苷属于三萜皂苷（triterpenoid saponin），包括人参皂苷二醇型和三醇型、齐墩果酸（oleanolic acid）型3类，前二者占主要部分。人参皂苷具有多种生物学功能，具有调节免疫、细胞毒、诱导细胞凋

亡、抗组织损伤、抗病毒、抗炎症反应、抗肿瘤诱导的血管新生、抗肿瘤转移、治疗糖尿病、抗氧化、延缓衰老及促进造血细胞发生等作用[10]。人参总皂苷、分组皂苷和单体皂苷的生物学功能各不相同[11]。

（二）人参皂苷联合电离辐射对肿瘤的抑制作用

通过体内和体外大量的实验证实，人参对许多肿瘤的生长具有明显的抑制作用，使机体免疫功能增强，肿瘤缩小、肿瘤细胞凋亡及肿瘤转移、扩散和新生血管生成受抑制[12]。人参的抗肿瘤活性成分主要是人参皂苷和人参多糖（panaxan），其抑瘤作用和机制复杂，由于其种类不同、给药量和途径不同、肿瘤种系不同，其机制和疗效有很大的差异[13]。

体外实验证实，小鼠骨髓细胞在粒细胞巨噬细胞集落刺激因子（granulocyte-macrophage colony stimulating factor, GM-CSF）和 IL-4 联合培养 5～6 天，发现有典型的树突状细胞（dendritic cell, DC）形成。将获得的树突状细胞，加入黑色素瘤（melanoma）B16 细胞冻融抗原，使其致敏，再加人参三醇组苷（即 GM-CSF+IL-4+冻融抗原+人参三醇组苷组），发现树突状细胞表达 DC83 的量明显高于单纯 GM-CSF+IL-4 培养组和 GM-CSF+IL-4+TNF-α 处理组。其结果表明，人参三醇组苷体外协同肿瘤抗原可诱导小鼠骨髓细胞的树突状细胞成熟，并为应用于临床治疗提供了重要的实验依据[14]。

目前，已有部分人参皂苷单体作为新一代高效、低毒抗癌药物应用于临床，取得了一定疗效。随着单体皂苷抗肿瘤作用研究的不断深入，也应考虑单体皂苷与总皂苷抗肿瘤活性的差异，以及各皂苷单体疗效的协同关系等方面的问题[15]。

人参皂苷 Rg3 是存在于人参中的一种四环三萜皂苷，其结构已由日本北川勋（1980）鉴定[16]。实验发现，体外培养的黑色素瘤 B16 细胞，通过不同浓度（2.5、5.0 和 10.0μg/ml）参一胶囊 Rg3 处理或 6Gy X 射线照射，其存活率显著下降；如给予不同浓度 Rg3，再进行 6Gy 照射，其存活率进一步下降。单纯给予不同浓度 Rg3，对 B16 细胞凋亡影响不明显；单纯 6Gy 照射，其凋亡率明显增加；如给予 5.0 和 10.0μg/ml 浓度 Rg3，再进行 6Gy 照射，其凋亡率明显高于单纯 6Gy 照射。单纯给予 10.0 μg/ml 浓度 Rg3，或单纯 6Gy 照射，G_2+M 期细胞明显增多；如给予不同浓度 Rg3，再进行 6Gy 照射，G_2+M 期细胞明显低于单纯给药或单纯照射的细胞[17]。这些结果说明，Rg3 可能具有阻断肿瘤血管生成（angiogenesis）的作用，并具有辐射增敏（radiation sensitization）作用，使肿瘤细胞发生 G_2+M 期阻滞（arrest），促进细胞凋亡（apoptosis），达到抑制肿瘤生长的目的。

孙宝胜等[18]在上述研究的基础上，又进一步探讨人参皂苷 Rg3 对荷瘤小鼠肿瘤生长的抑制作用。实验将黑色素瘤 B16 细胞接种于 C57BL/6J 小鼠，接种后 24h，给小鼠腹腔注射 250μg Rg3；接种后 3 天，肿瘤生长呈缓慢趋势；接种后 6 天，肿瘤体积进一步缩小；接种后 12 天，肿瘤体积反而增大。其结果说明，Rg3 具有一定的抑瘤作用；但在肿瘤接种后 12 天，肿瘤细胞倍增一定数量，Rg3 有限的抑瘤作用不能阻止肿瘤的进一步生长。小鼠接种 B16 细胞后 24h，经腹腔注射 250μg Rg3；接种后 7 天，每天接受 2Gy 照射，照后 6 天（总剂量 12Gy），肿瘤体积有缩小趋势；照后 12 天（总剂量 24Gy），肿瘤较单纯照射组明显缩小，说明 Rg3 具有放射增敏性。

Rg3 的抗肿瘤作用已受到广泛的重视，

由其单体组成的中药一类新药参一胶囊，经过临床应用，其作用得到了肯定[16]。但 Rg3 具有的放射增敏性是一复杂的现象，受多因素的调控，还需要进行深入探讨。

三、去甲斑蝥素联合放射治疗肿瘤

（一）斑蝥及其斑蝥素

斑蝥（cantharide）是鞘翅目（Coleoptera）芫青科（Meloidae）斑芫青属（Mylabris）昆虫的俗称，为南方大斑蝥或黄黑小斑蝥的干燥体，已有 2000 多年用于治疗疾病的历史。斑蝥素（cantharidin）是一种半萜烯毒素，是斑蝥的有效药物活性成分，可从虫体提取或人工合成。去甲斑蝥素（norcantharidin）是斑蝥素的衍生物，与斑蝥素有类似的抗肿瘤作用，且毒性明显低于斑蝥素[19,20]。

现代药理学研究表明，斑蝥素是丝氨酸和苏氨酸的抑制剂，后两者在细胞增殖和分化等活动中起到重要的调节作用。国内已将斑蝥素作为治疗肝癌、食管癌和胃癌等的重要药物应用于临床。与其他临床应用的抗癌药物比较，斑蝥素最大的特点是能够刺激骨髓产生白细胞，使外周血中白细胞数升高。但由于其肾毒性较强，多用去甲斑蝥素，或改造或复方斑蝥素治疗恶性肿瘤[21]。

魏春敏等[20]观察³H-去甲斑蝥素小鼠体内药代动力学与组织分布，小鼠灌服³H-去甲斑蝥素 0.5h 后，血中放射性达峰值。灌服 15min 后，组织单位放射性依次为，小肠>胆囊>胃>肾上腺>肾>心脏>子宫>大肠>肺>脂肪>脾>肌肉>肝>胸腺>脑>骨骼，以后逐渐降低。3h 后，组织单位放射性依次为，胆囊>肾上腺>子宫>胸腺>肺>胃>脂肪>小肠>骨骼>大肠>肾>脑>心脏>脾>肌肉>肝。胆囊、肾上腺和子宫等组织浓度较高，维持时间较长；大肠、胸腺和脂肪等组织浓度较低，但维持较持久；肝、脾和肌肉等组织分布较低，维持时间短；小肠、胃、肾和心脏等组织消除较快；脑分布较少，但消除较慢。灌服 24h 后，粪便和尿液累积排泄率分别为 65.4% 和 1.33%。因此，小鼠灌服³H-去甲斑蝥素后，吸收迅速，血中分布明显高于其他组织；胆囊、肾上腺和子宫分布多且持久，肝分布少且消除快，肾分布多则消除也快；³H-去甲斑蝥素主要经肾排泄，极少量经粪便排泄。其观察结果，为去甲斑蝥素临床的合理应用提供了重要依据。

（二）去甲斑蝥素抗肿瘤的作用机制

去甲斑蝥素具有抗肿瘤作用，可抑制多种肿瘤细胞的增殖，诱导细胞凋亡，文献中证实，其对人肝癌 BEL-7402 细胞、人原发性胆囊癌 GBC-SD 细胞、多种人白血病细胞、人黑色素瘤 A375-S2 细胞和小鼠肺纤维瘤 L929 细胞的增殖均有抑制作用[22]。

1. 抑制肿瘤细胞增殖、诱导细胞凋亡

许多研究证实，去甲斑蝥素可作用于正常细胞或肿瘤细胞周期的不同环节，使细胞周期 $G_2 + M$ 期阻滞，细胞增殖受阻，并通过细胞凋亡信号途径，涉及 caspases、Bcl-2 和 Bax 等蛋白的表达、调控，诱导细胞凋亡，对多种肿瘤细胞增殖具有抑制作用[23]。

2. 抑制肿瘤细胞的侵袭和转移

斑蝥素类，即斑蝥素及其去甲斑蝥素等衍生物，具有抑制肿瘤细胞的侵袭和转移，抑制癌细胞 DNA 复制，增加对放疗和化疗的敏感性。其机制可能与影响人胆囊癌细胞转移和基质溶解的相关基因蛋白表达有关，即用去甲斑蝥素处理肿瘤细胞，其基质金属蛋白酶-2（MMP-2）活性明显降低，而转移抑制基因（nm23）、基质金属蛋白酶抑制剂-2（TIMP-2）明显增多。从而证明，去甲斑蝥素可明显抑制胆囊癌细胞的侵袭和转移[24]。去甲斑蝥素与化疗药物（多柔比星）合用，使人胆管癌QBC939细胞周期 G_0/G_1 期发生阻滞，引起细胞凋亡，具有协同作用[25]。去甲斑蝥素可抑制鸡胚尿囊膜新生血管的生成，也能抑制人乳腺癌MCF-3细胞鸡胚移植肿瘤的血管生成，其抗肿瘤作用与抑制肿瘤血管生成有关[26]。

3. 增强免疫功能

去甲斑蝥素的抗癌机制之一是对淋巴细胞潜在细胞毒性具有刺激作用，抑制逆转录病毒的感染，并增强免疫功能。去甲斑蝥素增加白细胞作用，在早期可能由加速骨髓成熟或释放所致，后期可能与促造血干细胞增殖并向粒系-单核系祖细胞不断分化有关。另外，能够上调HL-60细胞相关调控细胞因子及炎症反应的基因表达，刺激白细胞的增加[24]。

（三）复方去甲斑蝥素合并放射治疗肿瘤

中、晚期食管癌病人多以姑息放疗为主，但单纯放疗疗效欠佳，这与癌组织中的乏氧肿瘤细胞对放射线不敏感有关。董丽华等[27]应用复方去甲斑蝥素合并放射治疗50例中、晚期食管癌病人。采用加速器X射线照射食管病灶，每日2Gy，每周5次，总剂量60~70Gy/6~8周；对锁骨上淋巴结转移者，采用^{60}Co γ射线照射锁骨区，总剂量55~60Gy/5~6周。病人在放疗开始时，给予复方去甲斑蝥素（含有人参成分），每次50ml，加入生理盐水400ml中，静脉点滴，每日1次，连用10日。之后，改用口服复方去甲斑蝥素胶囊，每次2粒，每日3次，至少连续口服20日。近期疗效显示，应用复方去甲斑蝥素加放疗，能及时缓解胸背疼痛，提高生存质量，对

血象、肝肾功能、心电图等均无明显影响，其疗效优于单纯照射组。

四、蚯蚓提取物联合放疗的抑瘤作用

（一）蚯蚓及其提取物

蚯蚓（earthworm）又称地龙（angle worm），是传统的中药材，已有4000余年入药的历史，主要用于高血压、出血、溃疡、烧烫伤及癫痫等疾病的治疗。从鲜蚯蚓中提取的活性成分，具有活血化瘀、清热解毒和提高机体免疫功能的作用，可治疗多种疾病。近年来，蚯蚓提取物的抗肿瘤作用已引起一些研究者的重视，进行了深入的探讨。这些抗肿瘤活性成分能够抑制肿瘤细胞的生长；并且，作为生物反应调节剂，具有辐射增效和化疗增效的作用。

1991年，日本宫崎医科大学美原恒等从粉正蚓中分离出6种纤溶活性组分。后来，有实验证实，将蚯蚓提取物G-90作用于患恶性肿瘤犬的静脉血，发现其提取物可能含有纤溶酶（fibrinolysin）及其他生物活性因子，能减缓凝血时间。维持凝血与纤溶间的动态平衡。这些研究结果表明，蚯蚓提取物具有抑制血小板凝集、溶解血栓等作用。

蚯蚓体液中含有体腔细胞溶解因子，可能与哺乳动物分泌的肿瘤坏死因子具有功能上的相似性，均有类似的凝集素活性，可抑制肿瘤细胞增殖。将蚯蚓体腔液、短期孵育体腔细胞上清液和体腔细胞裂解物分别作用于哺乳动物肿瘤细胞株，均能降低活细胞的比率，并呈剂量依赖关系。推测，蚯蚓体腔细胞液可能含有生物活性因子，即杀伤肿瘤细胞的毒性因子[28]。

（二）蚯蚓提取物的抗肿瘤作用

从蚯蚓中提取的一些有效成分，由于采用的方法各异，其成分不尽一致，其作

用也有不同。林少琴等[29]从太平 1 号蚯蚓提取出一糖蛋白组分 QY-1，测其含糖量约为 2%，含有 16 种氨基酸，不含色氨酸和半胱氨酸，对小鼠肝癌 H22 细胞有明显的抑制作用，使荷瘤小鼠生存率提高 65.4%。高凌等[30]将蚯蚓提取物"清华二号"灌胃给移植性肝癌 Haps、艾氏瘤 EC 和肉瘤 S180 小鼠，有一定的抑瘤作用，其抑制率分别为 41.1%、38.1% 和 40.6%。

陈洪[31]用特殊的生化技术从蚯蚓提取的"地龙二号"（No. 2 of earthworm's extraction，EE2），分别处理小鼠肉瘤 S180 和 EAC，观察其具有显著的抑瘤作用，呈剂量依赖性关系，100 和 200mg/（kg·d）（连续 7 天给药）效果明显。推测，其抗肿瘤作用可能与血管生成抑制素（angiostatin）有关。由中国科学院生物化学研究所分离、纯化的蚯蚓提取物，小剂量（10～20mg/L）可促进 K562 红白血病细胞株的增殖；高剂量（50～300mg/L）可抑制其细胞生长，凋亡小体增加[32]。

从赤子爱胜蚓（Eisenia foetida）提取的一组酸性活性蛋白成分，经体外 K562、HeLa 和 SY5Y 等肿瘤细胞株抑制实验和纤维平板实验证实，乙醇沉淀组分 D2（8）具有肿瘤抑制和激酶活性作用[33]。

由南京农业大学免疫研究所从蚯蚓中提取的 3 个组分Ⅰ、Ⅱ和Ⅲ，经体内和体外实验证实，组分Ⅱ具有抗癌活性，高和中剂量（900 和 450mg/L）能杀灭 Eca-109 胰腺癌、Hella 宫颈癌和 K562 红白血病细胞株，使细胞阻滞在 G_0/G_1 期，DNA 合成减少，发生凋亡[34]。

（三）蚯蚓提取物"912"联合照射的抑瘤作用

1. "912"的抑瘤作用

由第四军医大学从蚯蚓中获得提取物，命名为"912"，即从 1985 年 9 月 12 日开始进行蚯蚓提取物的研究。通过体内实验证实，BALB/c、LACA 和 TA2 等小鼠不同时间口服"912"，对移植 S180、H22、S794 及 EMT-6 等肿瘤的抑制率为 57%～90%；体外用贴壁的 Hep-2 细胞实验，发现随"912"剂量的增加其数量加剧减少。采用实体瘤称重法，证明"912"有明显的辐射增敏作用，增效比（ER）值为 1.54。以 5-FU 为化学治疗剂，"912"显示其增效作用，ER 值为 1.18。分别按 15 和 7.5g/kg 体重给小鼠口服"912"，进行急性和亚急性毒性实验，连续 7 天给药，未显示任何毒副作用[35]。

2. "912"的有效成分分析

采用透析法证实，"912"的透析外液含有较强的抑制肿瘤生长的有效成分，对 NGC803 胃癌细胞 DNA 合成有显著的抑制作用，其抑制率达 71%，并具有一定的耐热性。提示，这种抑瘤成分可能属于分子量较小的化合物。用 Sephadex G-50 分离蚯蚓提取物获得 4 个组分，组分Ⅰ具有很强的抑制 MGC803 胃癌细胞增殖的作用，使癌细胞形态发生改变；在一定的加热条件下，其组分不消失。组分Ⅳ也具有较强的抑瘤作用，但在一定的加热条件下消失。组分Ⅱ和Ⅲ不含直接抑制肿瘤生长的成分。组分Ⅰ和Ⅳ抑瘤成分的性质可能有所不同。采用细胞培养技术和紫外分光光度法分析"912"抗肿瘤作用的有效成分，发现"912"对癌细胞杀伤作用大小与其水溶液在 416nm 处的紫外峰值高低有关，对其加热或透析处理后，紫外吸收峰值有改变，可能 416nm 处的紫外峰值为其特征吸收峰[36]。

3. "912"联合照射的抑瘤作用

蚯蚓提取物的抗肿瘤作用机制，主要是增强机体免疫功能；清除自由基及抗脂质氧化作用，不同程度提高抗氧化酶活性[37]；促进肿瘤细胞凋亡，使细胞阻滞在 G_0/G_1 期，S 期 DNA 合成减少[38]。

正常小鼠用"912"处理后 10 天，胸腺和脾有核细胞数均明显高于正常对照小鼠，显示其免疫功能增强。同时，单纯接受"912"处理的荷瘤（肉瘤 S180 细胞）小鼠，肿瘤重量降低，胸腺和脾重量、胸腺和脾有核细胞数，脾细胞对 Con A 和 LPS 反应及脾自然杀伤细胞（NK 细胞）和抗体依赖细胞介导的细胞毒性（ADCC）活性均明显高于对照荷瘤小鼠，说明"912"可提高荷瘤小鼠的免疫功能，并有治疗作用。"912"与照射联合作用荷瘤小鼠，与单纯荷瘤小鼠和照射荷瘤小鼠比较，肿瘤重量减轻，脾重量增加，脾 NK 细胞、ADCC 和白细胞介素-2（IL-2）活性增加，说明"912"具有加强荷瘤小鼠的放射治疗作用。从上述结果可以看出，"912"对正常机体和荷瘤机体的免疫功能均有一定的促进作用，特别是对局部照射所致荷瘤机体免疫抑制作用有明显的调节作用，说明"912"是一种有效的生物反应调节剂[38-40]。

综上所述，中医药配合放疗治疗恶性肿瘤，能够起到减毒增效的作用，其应用具有广阔的前景，在人类战胜肿瘤的征程中占有举足轻重的地位。同时，祖国医药学博大精深，在这座"宝库"中还有更多的"宝藏"，等待着研究者发掘。

参 考 文 献

[1] 郝希山，魏于全，主编. 肿瘤学. 北京：人民卫生出版社，2010.

[2] 孙桂芝，吴洁，李杰. 中药在肿瘤治疗中的作用及其机制的探讨. 2006 中国肿瘤临床年鉴. 北京：中国协和医科大学出版社，2007，14：376-387.

[3] 李佩文. 中医药的特点及其在肿瘤治疗中的应用. 2005 中国肿瘤临床年鉴. 北京：中国协和医科大学出版社，2006，13：226-231.

[4] 朴炳奎. 中医药在肿瘤综合治疗中的作用. 石家庄：第五届中国肿瘤学术大会教育集，2008：682-685.

[5] 林洪生，张英. 中西医结合肿瘤基础研究的进展与思考. 2006 中国肿瘤临床年鉴. 北京：中国协和医科大学出版社，2007，14：362-368.

[6] 王笑民. 中医药抗肿瘤转移的研究进展. 2004 中国肿瘤临床年鉴. 北京：中国铁道出版社，2005，12：330-338.

[7] 刘玉琴. 抗癌鲜药的生物治疗作用. 2007 中国肿瘤临床年鉴. 北京：中国协和医科大学出版社，2008，15：313-315.

[8] 王本祥主编. 人参的研究. 天津：天津科学技术出版社，1985.

[9] 刘郁，刘连新. 人参功效再认识. 时珍国医国药，2006，17（2）：289.

[10] 王燕，马文强. 人参皂苷的生物学效应研究进展. 饲料工业，2006，27（6）：5-8.

[11] 王光芝，王继彦，刘志，等. 人参皂苷 Rb2 的药理学研究概况. 吉林农业大学学报，2005，27（3）：299-305.

[12] 任莉莉，魏影非，杜惠兰. 人参抗肿瘤作用研究进展. 中成药，2005，27（8）：947-950.

[13] 曲婷婷. 人参有效成分抗肿瘤的研究进展. 中医药学刊，2005，23（12）：2275-2277.

[14] 陈玉丙，张红梅，龚守良，等. 人参三醇组甙对小鼠骨髓细胞体外诱导树突状细胞的影响. 中国医药研究，2005，3（4）：277-279.

[15] 封颖璐，凌昌全. 人参皂苷与肿瘤. 国外医学·肿瘤学分册，2005，32（9）：665-668.

[16] 张南生，张秀华，李文峰. 人参皂苷 Rg3 的研究进展. 医药导报，2006，25（7）：687-689.

[17] 孙宝胜，刘林林，刘晓岚，等. 参一胶囊对 X 射线照射所致黑色素瘤细胞凋亡及细胞周期进程的影响. 中华放射医学与防护杂志，2004，24（5）：432-433.

[18] 孙宝胜，刘晓岚，刘林林，等. 人参皂苷 Rg3 联合 X 射线照射对黑色素瘤细胞生长的

抑制作用. 吉林大学学报（医学版），2006，32（6）：1016-1018.

[19] 沈海山，刘利维，韩瑞发. 去甲斑蝥素抑制人膀胱肿瘤 T24 细胞的增殖作用. 中国中西医结合外科杂志，2008，14（5）：456-459.

[20] 魏春敏，王本杰，马娅，等. ³H-去甲斑蝥素小鼠体内药代动力学与组织分布. 药学学报，2007，42（5）：516-519.

[21] 董环文，刘超美，李科，等. 新型去甲斑蝥素衍生物的设计合成及体外抗肿瘤活性. 第二军医大学学报，2008，29（12）：1470-1474.

[22] 原江亮. 去甲斑蝥素对不同肿瘤细胞系作用的研究现状. 长治医学院学报，2008，22（4）：305-308.

[23] 林桂凤，刘银燕. 去甲斑蝥素诱导肿瘤细胞凋亡机制研究. 中国药房，2007，18（16）：1266-1267.

[24] 周季兰，姚玮艳，袁耀宗. 斑蝥素及其衍生物的研究进展. 上海医学，2007，30（4）：294-296.

[25] 陈筠，郑健，原江亮. 去甲斑蝥素和阿霉素人胆管癌细胞 QBC939 对的联合作用. 山西医科大学学报，2007，38（12）：1078-1081.

[26] 林晓燕，宋和平，胡赞宏. 去甲斑蝥素对人乳腺癌血管生成的抑制作用. 中国癌症杂志，2007，17（11）：847-850.

[27] 董丽华，曲雅勤，刘锋，等. 复方去甲斑毛蝥素合并放射治疗中晚期食管癌近期疗效的临床观察. 吉林医学，2002，23（5）：301.

[28] 余艳秋，陈洪. 蚯蚓提取物抗肿瘤作用的研究进展. 临床肿瘤学杂志，2007，12（3）：232-234.

[29] 林少琴，余萍，兰瑞芳，等. 蚯蚓抗肿瘤成分的研究. 海峡药学，2000，12（3）：59-61.

[30] 高凌，亢寿，张能芳，等. "清华二号"对移植性肿瘤的抑制作用. 江苏医学与临床研究，2001，9（2）：1-2.

[31] 陈洪. "地龙二号"抗肿瘤作用的初步观察. 临床肿瘤学杂志，2001，6（4）：349-350.

[32] 徐建民，袁玲，周元聪. 蚯蚓提取物对 K562 细胞的生长影响和促凋亡作用. 中国临床医学，2001，8（5）：464-465.

[33] 赵锐，纪建国，童元鹏，等. 赤子爱胜蚓（Eisenia foetida）抗肿瘤与纤溶酶原激酶活性蛋白质的分离与鉴定. 生物化学与生物物理学报，2002，34（5）：576-582.

[34] 何道伟，陈洪，叶银英. 蚯蚓提取物体内和体外抗肿瘤作用的研究. 中国生化药物杂志，2005，26（6）：353-355.

[35] 王克为. 地龙胶囊（912）抗癌作用研究的回顾与前瞻. 中国肿瘤临床，1991，18（8）：130-131.

[36] 邵承斌. 蚯蚓提取物（912）抗癌作用的研究进展. 渝州大学学报（自然科学版），1994，11（2）：51-55.

[37] 林少琴，邹开煌. 蚯蚓 QY-1 对荷瘤小鼠免疫功能及抗氧化酶的影响. 海峡药学，2002，14（1）：10-12.

[38] 鞠桂芝，齐进，张金三，等. 蚯蚓提取物（912）对辐射免疫抑制的调节作用. 中国肿瘤临床，1991，18（3）：174-179.

[39] Ju Guizhi, Zhang Jinsan, Zhang Jian, et al. Modulating effects of MCX 912 on depression of immune functions by X-irradiation in tumor bearing mice. Radiosensitization Newsletter, 1990, 9（4）：8-9.

[40] 鞠桂芝，齐进，刘树铮. "912"抑瘤作用机理初探. 白求恩医科大学学报，1989，15（增刊）：27-31.

龙葵鲜果治疗肿瘤的药理学基础
与临床疗效观察

梅全喜[1]　张锦超[2]　管　静[3]　李叶梅[4]　黄东彬[3]　刘方颖[4]　余泽洪[3]

1. 广州中医药大学附属中山医院　广东中山 528401
2. 吉林四平元隆中草药纳米科技开发有限公司　吉林四平 116021
3. 广东江门市人民医院　广东江门 529000
4. 广东江门市五邑中医院　广东江门 529000

【摘要】　**目的：**探讨龙葵鲜果抗肿瘤的药理作用及临床应用疗效。**方法：**总结近 10 年龙葵的抗肿瘤作用及其作用机制，并对龙葵鲜果治疗各种肿瘤的疗效进行观察。**结果：**龙葵鲜果有显著的抗肿瘤作用，其作用机制主要有：抑制肿瘤细胞增殖、诱导肿瘤细胞凋亡、对细胞膜的影响以及细胞毒作用，同时增强免疫功能也是其抗肿瘤作用机制之一。临床观察结果表明，龙葵鲜果对支气管肺癌、胃肠道癌、原发性肝癌、乳腺癌、大肠癌及鼻咽癌等都有较好的效果。**结论：**龙葵鲜果应用于防治肿瘤具有广阔的前景。

【关键词】　龙葵鲜果；抗肿瘤作用；作用机制；临床应用

龙葵为茄科植物龙葵 *Solanum nigrum* Linn. 或少花龙葵 *S. photeinocarpum* Nakamura et Odashima 的干燥全草（彩图 1，见 646 页），分布于我国南北各省（区），广东省各地均有出产。其味苦、微甘，性寒；有小毒，具有清热解毒、活血、利水消肿之功[1]。龙葵为传统的民间广泛应用的中草药，在古代中医药典籍中，最早的记载见于公元 7 世纪初的《药性论》，此后的历代本草如唐《新修本草》、《食疗本草》，宋《本草图经》、《圣济总录》，明《救荒本草》、《滇南本草》、《本草纲目》等均有收载。

龙葵亦为岭南道地药材之一，已载入《广东地产药材》一书。近年来，吉林四平元隆中草药纳米科技开发有限公司应用龙葵鲜果为主药，配以复方中药，临床应用于治疗肝癌、肺癌、子宫颈癌、食管癌、乳腺癌、鼻咽癌等多种恶性肿瘤，取得较好疗效，引起了国内外学者的广泛关注。本文对鲜龙葵果治疗肿瘤的基础与临床研究进行总结，为龙葵鲜果的合理利用和进一步开发研究提供依据。

一、龙葵鲜果防治肿瘤的药理作用及机制研究

龙葵鲜果含有丰富的龙葵生物碱和龙葵多糖，这些都是其发挥抗肿瘤作用的主

作者简介：梅全喜，（1962—），教授，主任中药师，硕士生导师，主要研究方向：中药研究与开发。地址：广东省中山市西区康欣路 3 号，邮编：528401，电话：0760-89980306，邮箱：meiquanxi@163.com

要有效成分,其中龙葵果所含的抗肿瘤有效成分澳洲茄边碱、澳洲茄碱等龙葵生物碱的含量高于全草 8 ~ 10 倍[2],而龙葵鲜果中的有效成分含量比干果更高,因此,将龙葵鲜果应用于治疗多种肿瘤,均取得了显著疗效,其防治肿瘤的主要药理作用及作用机制如下:

(一) 抑制肿瘤细胞增殖

聂巧珍等[3]通过建立荷肝癌小鼠皮下种植瘤模型,探讨低能量激光照射联合龙葵多糖灌胃给药的抗肿瘤作用,结果表明两者联合能抑制瘤组织血管内皮生长因子(VEGF) mRNA 表达,显著下调细胞增殖抗原 Ki67 的表达,从而减少肿瘤血管生成,抑制肿瘤细胞的增殖。高思国等[4]以 MTT 法并采用倒置显微镜考察了龙葵正丁醇提取物的体外抗瘤活性,结果提示,龙葵正丁醇提取物对人肝癌细胞株 SMMC-7721、HepG2 和人胃癌细胞株 MGC-803 均有较显著的细胞增殖抑制作用,且呈剂量依赖关系,并可使肿瘤细胞株的细胞形态发生显著变化,引起细胞株的凋亡或坏死。罗文娟等[5]对从龙葵中提取分离的 29 种单体化合物体外抗人肝癌细胞增殖作用进行筛选,结果表明,从龙葵中提取分离的螺甾皂苷类化合物对人肝癌高侵袭转移的细胞株 FHCC-98 增殖有显著的抑制作用。季宇彬等[6]采用激光共聚焦扫描显微镜测定法探讨了龙葵碱抗肿瘤作用的机制,研究结果表明,龙葵中提取分离出的一种生物碱——龙葵碱能降低肉瘤(S_{180})和 H_{22} 小鼠肿瘤细胞 RNA 和 DNA 的比值,阻滞肿瘤细胞内蛋白合成,从而抑制肿瘤细胞的生长。

(二) 诱导肿瘤细胞凋亡

高世勇等[7]采用激光共聚焦扫描显微术和 Western blot 法考察龙葵碱的抗肿瘤机制,结果表明,龙葵碱能显著升高人肝癌细胞 HepG2 内 caspase-3 蛋白含量,降低 Bcl-2 含量,并呈现剂量依赖性,提示其抗癌作用机制可能是通过抑制 Bcl-2 的活性,激活 caspase 蛋白,从而诱导肿瘤细胞的凋亡。季宇彬等[8]通过体外实验探讨龙葵碱诱导 HepG2 细胞凋亡与线粒体通路的关系,结果表明,龙葵碱是通过开放细胞膜 PT 通路,造成细胞内 Ca^{2+} 升高,提示其诱导 HepG2 细胞凋亡的线粒体机制是启动细胞凋亡的发生。

(三) 对细胞膜的影响

季宇彬等[9]通过建立 H_{22} 荷瘤小鼠模型,采用比色法测定 H_{22} 荷瘤小鼠细胞膜唾液酸 (SA) 水平,结果提示,龙葵碱可呈量效性地降低荷瘤小鼠肿瘤细胞膜 SA 水平和肿瘤细胞膜封闭度,从而降低细胞膜活性,导致肿瘤细胞的解体和死亡。有研究报道[10],采用荧光探针 DPH 标记法观察龙葵碱的抗癌作用机制,结果显示,龙葵碱可通过显著降低 H_{22} 荷瘤小鼠肿瘤细胞膜的流动性和降低膜上的蛋白水平,影响肿瘤细胞的正常生理活性从而达到抗肿瘤作用。有研究表明[11],龙葵碱能显著升高 S_{180} 小鼠红细胞膜表面的 SA 水平和增加红细胞的封闭度,增加红细胞的稳定性,从而提高红细胞的免疫力,起到抗肿瘤的作用。季宇彬等[12]通过实验进一步探讨龙葵总碱的抗肿瘤作用机制,结果表明,龙葵总碱对 S_{180} 小鼠及 H_{22} 小鼠肿瘤细胞膜 Na^+、K^+-ATPase 及 Ca^{2+}、Mg^{2+}-ATPase 活性均呈量效正相关性的抑制作用,提示该作用可能是其抗肿瘤作用的机制之一。

(四) 细胞毒作用

李明慧等[13]通过实验发现,龙葵甾体类生物碱对 S_{180} 荷瘤小鼠及对 Lewis 肺癌移植瘤小鼠具有较强的抗肿瘤作用,具体表现为可明显抑制瘤体的增长,增加免疫器官脾、胸腺的重量,并显著提高荷瘤小鼠血清中 TNF-α 的水平。TNF 能特异性地杀伤肿瘤细胞，提示龙葵甾体类生物碱抗肿瘤作用机制之一可能与其具有调节肿瘤相关细胞因子水平作用相关。

（五）免疫增强

聂巧珍等[14]通过实验探讨低能量激光照射联合龙葵多糖对荷肝癌小鼠免疫细胞的影响，结果表明，两者联用能抑制小鼠移植肿瘤瘤体重量，并能显著增加外周血免疫细胞 T 细胞亚群活性，提示其是通过提高机体免疫功能而实现抗肿瘤作用的。季宇彬等[15]采用 DPH 荧光探针技术探讨龙葵碱对荷瘤小鼠红细胞免疫功能的影响，结果表明，龙葵碱能显著升高 S_{180} 和 H_{22} 荷瘤小鼠红细胞膜的流动性，恢复两种荷瘤小鼠红细胞免疫功能而起到抗肿瘤作用。赖亚辉等[16]采用 S_{180} 荷瘤细胞移植建立小鼠肿瘤模型，探讨龙葵浓缩果汁对小鼠免疫器官及其抗癌作用，结果表明，龙葵浓缩果汁呈量效性地明显提高小鼠脾及胸腺重量，减轻小鼠体内肿瘤的重量而起到抗肿瘤作用。有研究表明[17]，龙葵总碱可以显著提高荷瘤小鼠血清 IL-2、IL-6、IL-8 的水平，具有增强免疫功能的作用，这也是龙葵发挥抗肿瘤作用的机制之一。

（六）其他

大连奥佳医药科技开发有限公司的研究表明[17]，龙葵总碱具有较强的抑制基质金属蛋白酶-9（MMP-9）基因 mRNA 的表达作用，显示其具有一定的抗肿瘤转移作用，这也是其治疗恶性肿瘤的作用机制之一。

二、龙葵鲜果治疗肿瘤的临床疗效观察

（一）对鼻咽癌放疗增效减毒作用的临床观察

1. 资料与方法

（1）临床资料：118 例患者均经病理和 CT 检查确诊为鼻咽癌，均符合《中国常见恶性肿瘤诊治规范（鼻咽癌）》标准。随机分为中药加放疗组（治疗组）和单纯放疗组（对照组）。其中治疗组 60 例，男 34 例，女 26 例，年龄 31～70 岁，中位年龄 47.3 岁；高分化鳞癌 9 例，低分化鳞癌 17 例，中分化鳞癌 21 例，未分化鳞癌 13 例；Ⅰ期、Ⅱ期、Ⅲ期各 20 例。对照组 58 例，男 31 例，女 27 例，年龄 29～70 岁，中位年龄 47.1 岁；高分化鳞癌 8 例，低分化鳞癌 16 例，中分化鳞癌 22 例；未分化鳞癌 12 例；Ⅰ期 20 例，Ⅱ期 19 例，Ⅲ期 19 例。两组病例治疗前心、肺、肝、肾功能正常，无远处转移，卡氏评分 ≥70 分，预计生存时间 ≥3 个月，两组临床资料分布相似，具有可比性（$P>0.05$）。

（2）治疗方法：

①鼻咽癌单纯放疗组（对照组）：放疗组按治疗规范常规照射，采用 Varian 直线加速器 6MV 光子线，每次 2Gy，每周 5 次，鼻咽原发灶总剂量 70Gy，T4 期患者加量至总剂量 80Gy，颈部淋巴结转移灶总剂量 70Gy，颈部预防照射总剂量 50Gy。

②鼻咽癌放疗加龙葵汤组（治疗组）：在上述放疗的基础上，同时加用龙葵汤煎剂口服治疗，至少 20 天。龙葵汤组成：鲜龙葵果 30g，槲寄生 10g，黄芪 30g，生晒参 10g，每日一剂加适量水浓煎成 150ml，分两次口服。

（3）统计学方法：采用 t 检验，χ^2 检验。

2. 结果

（1）近期疗效：近期疗效观察见表 1。放疗结束时，两组鼻咽部肿瘤及颈部淋巴转移灶消退率无显著差异（$P>0.05$）。

表1　两组肿瘤消退率比较（%）

	n	鼻咽部肿瘤灶	颈部淋巴结转移
治疗组	60	55/60[#]	35/40[*]
对照组	58	54/58	36/39

注：与对照组比较，[#]$P>0.05$，[*]$P>0.05$

（2）放疗完成率：放疗按时完成率比较：治疗组放疗按时完成率为96.6%（58/60），对照组放疗按时完成率为79.3%（46/58），两组病例在放疗按时完成方面有显著差异（$P<0.01$）。

（3）急性放疗反应：两组患者急性口咽黏膜放射反应评定（按 WHO 标准）：0度：黏膜正常；Ⅰ度：黏膜轻度充血，疼痛；Ⅱ度：黏膜重度充血，疼痛，溃疡，可进食；Ⅲ度：黏膜重度充血，疼痛，溃

疡，只能进流食；Ⅳ度：黏膜重度充血，疼痛，溃疡，不能进食。经临床观察，治疗组口腔黏膜反应轻，对照组口腔黏膜反应较重，两组比较有显著差异（$P<0.05$）。

表2　两组放疗后口咽黏膜反应比较（例）

	n	0 度	Ⅰ 度
治疗组	60	0	25
对照组	58	0	14

注：与对照组比较，$P<0.05$

（4）外周血象的变化：两组治疗前后外周血象变化见表3。治疗组治疗前后外周血象变化无显著差异（$P>0.05$），对照组治疗前后外周血象变化有显著差异（$P<0.05$）。

表3　两组治疗前后外周血象变化比较（$\bar{x}\pm s$）

分组		血白蛋白（g/L）	白细胞（10^9/L）	血小板（10^9/L）
治疗组	治疗前	113.26±12.27	5.68±1.24	179.25±33.43
	治疗后	110.32±12.19[#]	5.37±1.13[#]	173.68±31.55
对照组	治疗前	113.37±12.36	5.59±1.31	173.46±34.19
	治疗后	98.21±11.14[*]	4.16±1.28[*]	122.53±33.12

注：治疗组治疗前后比较，[#]$P>0.05$，对照组治疗前后比较，[*]$P<0.05$

（二）对47例中晚期大肠癌患者生活质量和免疫功能的影响

1. 资料与方法

（1）一般资料：观察病例为广东省江门市人民医院肿瘤科2009年7月~2012年3月住院的中、晚期大肠癌患者共47例，其中男28例、女19例，年龄28~72岁，平均49.3岁；所有病例均经病理证实，病例类型包括管状腺癌、黏液腺癌、鳞状细胞癌、乳头状腺癌。临床分期：Dukes C~D 期，KPS 评分≥60分，无合并有心、脑

血管、肝、肾和造血系统等严重原发疾病，预计生存期≥3个月。

（2）治疗方法：

①化疗方案：所有患者均使用FOLFOX 6 方案化疗（奥沙利铂135mg/m²，静脉滴注3h；然后亚叶酸钙200mg/m²，静脉滴注2h；而后5-FU 400mg/m²，静脉滴注；最后5-FU 2400~3600mg/m²，加入Baxter 泵中48h 持续静脉滴注。Q2w×2 次为一疗程）2个疗程。

②中医辨证分型：以周岱翰教授主编

的《临床中医肿瘤学》（人民卫生出版社，2003）一书中的大肠癌辨证分型为参考。

③中医治疗方法：我们根据中晚期大肠癌多为脾胃虚弱、癌毒淤积的病机特点，自拟具有抗癌解毒、健脾益气和胃功效的龙葵合剂，其组成为：鲜龙葵果30g，党参20g，白术20g，茯苓15g，淮山药15g，谷芽10g，陈皮15g，甘草10g。

根据中晚期大肠癌不同证型，在龙葵合剂基础上辨证加减：兼有大肠瘀毒者加用丹参、槐花、败酱草；兼有脾肾亏虚者加用芡实、莲肉、诃子。以上经辨证加减之方药每日1剂，服用20天，停10天，连续服用2个月。

（3）观察指标：观察每2周期治疗前后体力情况（KPS）及生活质量（QOL）评分，其中QOL评分参考万崇华[3]等制定的癌症患者生存质量测定表（QLICP-GR）进行问卷调查。

观察每2周期治疗前后细胞免疫（T细胞亚群）状态的变化。

（4）统计分析：样本例数为47例，采用SPSS 16.0统计分析软件进行数据统计，进行自身治疗前后对照观察，计量资料采用t检验，当$P<0.05$认为差异有显著性意义。

2. 观察结果

（1）体力状态（KPS）的变化：按KPS评分，进行治疗前后比较：治疗前KPS评分为72.35 ± 5.58分，治疗后为77.46 ± 8.02，治疗后KPS较治疗前稍有提高，经t检验，差异无统计学意义（$P>0.05$）。

（2）生活质量（QOL）评分变化：参考万崇华等制定的癌症患者生存质量测定量表，每2疗程治疗前后进行问卷调查，该量表包括4个领域共22个条目，即躯体功能和心理功能各6个条目，症状/副作用和社会功能各5个条目。分别计算各领域的分值及总生活质量分值，分值越高说明

患者的功能状态越高，生活质量越高。

表4　47例患者治疗前后生活质量变化的比较（$\bar{x}\pm s$）

领域	治疗前	治疗后
躯体功能	35.8 ± 6.7	37.1 ± 7.3
心理功能	36.9 ± 7.5	37.0 ± 11.6
症状/副作用	33.8 ± 7.3	36.8 ± 8.9 *
社会功能	29.8 ± 9.1	27.2 ± 9.3
总生命质量	136.3 ± 23.4	138.1 ± 27.5

注：治疗后与治疗前比较，* $P<0.05$

从表4可以看出：患者治疗后症状/副作用评分较治疗前有明显升高，表明患者在治疗过程中化疗副反应较轻，机体不适症状较治疗前减轻，差异有统计学意义（$P<0.05$）。躯体功能、心理功能治疗后轻微升高，表明龙葵合剂可以减轻中晚期大肠癌患者化疗的毒副作用，可能对患者的远期生存有一定意义，社会功能治疗后无升高甚至有下降趋势表明中晚期大肠癌及其他恶性肿瘤的治疗不仅为单纯的生物医学模式，而是更为复杂的生物—心理—社会医学模式，但两者治疗前后差异无统计学意义（$P>0.05$）。

（3）细胞免疫（T细胞亚群CD3[+]、CD4[+]、CD4[+]/CD8[+]）的变化：见表5。

表5　47例患者治疗前后T细胞亚群变化（$\bar{x}\pm s$）

项目	治疗前	治疗后	P值
CD3[+]	59.83 ± 16.05	68.83 ± 14.87	<0.05
CD4[+]	36.23 ± 12.24	42.69 ± 10.84	<0.05
CD8[+]	31.3 ± 5.5	7.66 ± 2.31	>0.05
CD4[+]/CD8[+]	1.69 ± 7.96	1.96 ± 1.01	<0.05

从表 5 可以看出：治疗后 CD3$^+$、CD4$^+$、CD4$^+$/CD8$^+$ 较治疗前升高，有显著性差异（$P<0.05$）。表明龙葵合剂能提高患者细胞免疫功能。

（三）治疗晚期恶性肿瘤 145 例临床观察

1. 资料与方法

（1）病例选择：

1）一般资料：选择 2009 年 4 月 ~ 2012 年 6 月在肿瘤科住院治疗，经病理检查符合纳入标准的晚期恶性肿瘤患者。临床共收集病例 145 例，随机分为治疗组和对照组。

2）纳入标准：

①经病理证实的中晚期（Ⅲ期 ~ Ⅳ期）恶性肿瘤患者；

②年龄在 20 岁以上，预计生存期 >3 个月；

③血常规、肝肾功能、心电图基本正常，无常规化疗的禁忌证；

④有可测量的实体瘤灶（原发或转移灶）；

⑤KPS 评分 >60 分；

⑥既往经过正规抗肿瘤治疗者，至少要经过 4 周的准备期。

3）排除标准：

①活动性感染；

②孕妇或哺乳期妇女；

③合并重要脏器功能障碍，预计生存期 <3 个月；

④同时合并其他试验性药物或正参加其他的临床试验。

4）分组资料：将符合标准的 145 例晚期肿瘤患者随机分为治疗组（71 例）和对照组（74 例）。其中治疗组男性 43 例，女性 28 例，平均年龄为 58.9±8.07 岁；对照组男性 38 例，女性 36 例；平均年龄为 56.41±8.74 岁。治疗组中，支气管肺癌 21 例、胃肠道癌 16 例、原发性肝癌 15 例、乳腺癌 9 例、其他肿瘤 10 例。对照组中，支气管肺癌 18 例、胃肠道癌 24 例、原发性肝癌 10 例、乳腺癌 14 例、其他肿瘤 8 例。两组病人在病理分型、治疗前 KPS 评分、TNM 分期均无明显差异（$P>0.05$）。

（2）治疗方法：

①对照组：根据患者病情及体质，给予维生素、微量元素、氨基酸、脂肪乳、白蛋白等支持治疗、纠正电解质，予甲地孕酮以增进食欲，同时根据需要，给予止吐、止痛等对症处理。治疗周期为 21 天，共 3 个疗程。

②治疗组：在对照组治疗基础上加用龙葵合剂治疗。我们根据晚期恶性肿瘤的病因病机，自拟具有抗癌解毒、健脾益气和胃等功效的龙葵合剂，其组成为：鲜龙葵果 30g，党参 20g，白术 20g，茯苓 15g，淮山药 15g，谷芽 10g，陈皮 15g，甘草 10g。以龙葵合剂为基本方辨证加减治疗，临床辨证参考周岱翰教授主编的《临床中医肿瘤学》（人民卫生出版社，2003）。

（3）观察指标：

观察治疗前后生存质量调查问卷评分（采用第二军医大学张荣芹以 WHOQOL-100 量表为参照，修改编写的具有中医药特色的《中西医结合生存质量量表》）。

观察每 3 疗程治疗前后体力情况（KPS 评分）及体重；生活质量状况以 Karnofsky 计分标准为指标[18]，治疗前后评分增加 20 分者为显著改善，增加 10 分者为改善，无增加者为稳定，减少 10 分者为下降。

观察每 3 疗程治疗前后体重（排除因水肿或体腔积液所致的影响）的变化。

体重在治疗前后各记录 1 次，体重较治疗前上升 ≥2kg 为显效，体重增加或减少未超过 2kg 为稳定，体重下降 ≥2kg 为无效。

总生存期是指患者首次接受治疗到死亡或末次随访的时间。

统计分析：所有资料均经 SPSS 13.0 统计软件包处理，计数资料采用 χ^2 检验，计量资料采用 t 检验，当 $P<0.05$ 为差异有统计学意义。

2. 结果

（1）两组治疗前后生存质量调查问卷评分情况比较（见表6）。

（2）患者体力状态（KPS）的变化：两组治疗前后比较，治疗组治疗后患者 KPS 明显升高（$P<0.05$），对照组治疗后患者 KPS 评分有所上升，但差异无显著性（$P>0.05$）。组间比较，治疗后治疗组较对照组能提高患者的生存质量，差异有显著性（$P<0.05$）（见表7）。

表6 两组治疗前后生存质量评分情况比较（例,%）

组别	例数	好转	稳定	恶化
治疗组	71	18（25.4）*	30（42.3）	23（32.3）
对照组	74	9（12.2）	41（55.4）	24（32.4）

注：与对照组比较，$\chi^2=4.16$，* $P<0.05$

表7 两组患者治疗前后 KPS 评分的比较（例,%）

组别	例数	显效	有效	稳定	无效	总提高数
治疗组	71	11（15.5）	24（33.8）	23（32.4）	13（18.3）	35（49.3）*
对照组	74	2（2.7）	20（27.0）	25（33.8）	27（36.5）	22（29.7）

注：与对照组比较，$\chi^2=5.81$，* $P<0.05$

表8 两组治疗前后体重变化情况比较（例,%）

组别	例数	增加	稳定	下降
治疗组	71	23（32.4）*	30（42.3）*	18（25.4）*
对照组	74	11（14.9）	27（36.5）	36（48.6）

注：与对照组比较，$\chi^2=6.20$，* $P<0.05$

（3）两组治疗前后体重变化情况比较（见表8）。

（4）生存期比较：治疗组 OS 为 182.60±19.84 天，对照组为 106.91±16.53 天。两组的生存曲线有明显区别（图2）。

三、讨论

1. 龙葵应用于防治肿瘤的主要有效成分是龙葵生物碱，其中龙葵果中的生物碱

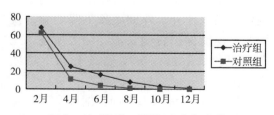

图2 治疗组与对照组生存期比较

含量比龙葵全草中含量要高出 8 ~ 10 倍，但我们在加工生产过程中发现，龙葵鲜果在干燥过程中其生物碱的含量会有所下降，因此，我们经过反复研究，发明了龙葵鲜果的保鲜技术，并以龙葵鲜果的形式应用于临床，保持了抗肿瘤的有效成分龙葵生物碱的高浓度状态，有利于发挥更好的抗肿瘤作用。临床应用已表明，本品对多种肿瘤都有显著的疗效。

2. 现代药理研究结果表明，龙葵鲜果防治肿瘤的作用机制主要是通过抑制肿瘤细胞增殖、诱导肿瘤细胞凋亡、降低细胞膜活性致肿瘤细胞的解体和死亡以及细胞毒作用和增强机体免疫功能等作用而发挥其抗肿瘤作用的。此外，龙葵鲜果还有抑制基质金属蛋白酶基因 mRNA 表达的作用，显示其具有一定的抗肿瘤转移作用。

3. 以鲜龙葵果为主药，配以黄芪、槲寄生、生晒参等组成的龙葵汤，具有扶正祛邪、生津益气、健脾和胃、清热解毒等功效，符合鼻咽癌放疗后的病机病理特点。经临床观察，龙葵汤配合放射治疗鼻咽癌（治疗组）在放疗结束时鼻咽部肿瘤及颈部淋巴转移灶消退率与对照组虽无显著差异，但放疗按时完成率方面明显高于单纯放疗组（对照组），说明龙葵汤能间接增加放疗疗效。治疗组急性口咽黏膜放射反应明显轻于对照组，两组比较有显著差异，说明龙葵汤能明显减轻放疗引起的口腔黏膜反应。另外，治疗组治疗前后外周血象变化无显著差异，而对照组治疗前后外周血象变化有显著差异，外周血象下降明显，说明龙葵汤能保护骨髓功能。综上所述，龙葵汤配合放射治疗鼻咽癌具有减毒增效作用。

4. 以鲜龙葵果为主药，配以参苓白术散化裁（党参、白术、茯苓、山药、谷芽、陈皮、甘草）而组成的龙葵合剂，方中所用鲜龙葵果，经现代药理研究证明含有丰富的具有抗癌作用的龙葵碱，有明显的细胞毒作用和抑制肿瘤细胞增殖、促进肿瘤细胞凋亡作用，是抗癌的主药。参苓白术散起到协同龙葵抗肿瘤的作用，以党参、白术、茯苓健脾益气，配伍淮山药、谷芽，佐以陈皮醒脾和胃，行气化湿，甘草健脾和中，调和诸药。诸药合用，消肿抑瘤，补其中气，渗其湿浊，行其气滞，恢复脾胃受纳与健运之职，促进胃肠正常消化吸收，提高机体免疫功能。临床应用能有效地减轻中、晚期大肠癌患者的恶心、呕吐、纳差、腹胀等消化道反应，增加患者的体重，改善患者的生存质量。对于晚期恶性肿瘤也可以明显改善患者生活质量，能有效地提高晚期肿瘤患者的 KPS 评分，并可能对患者的远期生存有一定意义。

总之，无论是药理研究还是临床观察，其结果都表明龙葵鲜果对于防治各种肿瘤有较好的疗效，值得推广应用。

参 考 文 献

[1] 梅全喜. 广东地产药材研究. 广州：广东科技出版社，2011：247-249.

[2] 江苏新医学院. 中药大辞典. 上海：上海科技出版社，1982.

[3] 聂巧珍，韩伊林，苏秀兰. 激光照射联合龙葵多糖对荷瘤小鼠肿瘤增殖的影响. 内蒙古中医药，2007，10：37-39.

[4] 高思国，李冠业，丁霞. 龙葵正丁醇提取物体外抗肿瘤活性的研究. 江苏中医药，2010，42（11）：76 ~ 78.

[5] 罗文娟，王光辉，周新兰，等. 螺甾皂苷类化合物的体外抗人肝癌细胞增殖作用. 现代肿瘤医学，2007，15（3）：307-308.

[6] 季宇彬，王宏亮，高世勇. 龙葵碱对荷瘤小鼠肿瘤细胞 DNA 和 RNA 的影响. 中草药，2005，36（8）：1200-1201.

（下转第 373 页）

❖ **肿瘤流行病学** ❖

中国2009年恶性肿瘤发病和死亡资料分析

陈万青[1]　张思维[1]　郑荣寿[1]　曾红梅[1]　邹小农[1]
赵　平[1]　吴良有[2]　李光琳[2]　赫　捷[1]

1. 国家癌症中心　北京 100021
2. 卫生部疾病预防控制局　北京 100044

【摘要】　**目的**：对2012年全国肿瘤登记中心收集的全国各登记处2009年恶性肿瘤登记资料进行分析，描述我国肿瘤登记地区恶性肿瘤的发病与死亡情况。**方法**：按照全国肿瘤登记中心制定的审核方法和评价标准对全国104个登记处上报的2009年肿瘤登记数据进行评估，共72个登记处的数据入选登记年报，计算恶性肿瘤发病率、死亡率，前10位恶性肿瘤顺位，构成、累积率，并按照地区、性别、年龄分层；人口标准化率根据全国1982年人口普查的人口结构和Segi's世界人口结构为标准。**结果**：2009年登记地区共覆盖登记人口 85 470 522 人（其中城市 57 489 009 人，农村 27 981 513 人），新发恶性肿瘤病例 244 366 例，肿瘤死亡病例 154 310 例。病理诊断比例为67.23%，只有死亡证明书比例为3.14%，死亡发病比为0.63。全部地区恶性肿瘤发病率为285.91/10万（男性317.97/10万，女性253.09/10万），中国人口标准化（中标）发病率146.87/10万，世界人口标准化（世标）发病率191.72/10万，累积率（0~74岁）为22.08%。城市地区恶性肿瘤发病率为303.39/10万，中标发病率150.31/10万；农村地区发病率为249.98/10万，中标发病率139.68/10万。全部地区恶性肿瘤死亡率为180.54/10万（男性224.20/10万，女性135.85/10万），中标死亡率85.06/10万，世标死亡率115.65/10万，累积死亡率（0~74岁）为12.94%。城市地区恶性肿瘤死亡率为181.86/10万，中标死亡率80.86/10万。农村地区死亡率为177.83/10万，中标死亡率94.40/10万。肺癌、胃癌、结直肠癌、肝癌、食管癌、胰腺癌、脑瘤、淋巴瘤、女性乳腺癌和宫颈癌是我国主要的常见的恶性肿瘤，约占全部新发病例的75%。肺癌、胃癌、肝癌、食管癌、结直肠癌、胰腺癌、乳腺癌、脑瘤、白血病和淋巴瘤是主要的肿瘤死因，约占全部肿瘤死亡病例的80%。城市/农村地区恶性肿瘤的构成及发病和死亡率差异显著。**结论**：我国肿瘤登记覆盖范围不断扩大，数据质量有所改善。肿瘤登记作为肿瘤防治工作的基础，为制订中长期肿瘤防治策略提供可靠依据。我国城乡地区肿瘤负担差异明显，应根据实际情况有重点的开展防治工作。

【关键词】　肿瘤登记；恶性肿瘤；发病率；死亡率；中国

通讯作者：赫捷 E-mail：prof. hejie@263. net

全国肿瘤登记中心每年收集、发布全国肿瘤登记处的肿瘤登记数据，为全国及各省肿瘤防控策略的制订提供可靠数据，也是基础临床研究的基础。2008 年，卫生部设立肿瘤登记项目，旨在扩大肿瘤登记覆盖范围，提高肿瘤登记质量，在全国逐步建立肿瘤监测系统。中国肿瘤登记年报制度自 2006 年开始实施以来，及时发布登记地区的恶性肿瘤发病与死亡数据，并逐年完善，收录的数据从数量和质量上都在稳步提高。2012 年收集登记地区 2009 年资料，全国肿瘤登记中心对数据进行了审核、整理和分析并发布主要结果。

一、材料与方法

（一）资料来源

2012 年全国登记肿瘤中心共收集到全国 104 个登记处提交的 2009 年肿瘤登记资料，登记处分布在 26 个省、自治区、直辖市，其中地级以上城市 46 个，县和县级市 58 个，较 2011 年增加了 48 个。其中，53 个登记处的资料由疾病预防控制中心上报，19 个由各肿瘤防治研究所上报。

104 个登记处登记覆盖人口共计 109 476 347 人（其中男性 55 654 485 人，女性 53 821 862 人），约占 2009 年年末全国人口总数的 8.20%。报告恶性肿瘤新发病例数合计 284 470 例（其中男性 160 958 例，女性 123 512 例），恶性肿瘤死亡病例合计 174 879 例（其中男性 110 311 例，女性 64 568 例）。

（二）质量评价

全国肿瘤登记中心根据《中国肿瘤登记工作指导手册》[2]，并参照《五大洲癌症发病率第 9 卷（Cancer Incidence in Five Continents Volume Ⅸ）》[3] 和国际癌症研究中心（IARC）/国际癌症登记协会（IACR）[4-6] 对登记质量的有关要求，使用数据库软件 MS-FoxPro、MS-Excel、SAS，以及 ICRC/IACR 的 IARCcrgTools 软件[7]，对数据进行审核与评价。通过病理诊断比例（MV%）、只有死亡证明书比例（DCO%）、死亡/发病比（M/I）等主要指标，评价资料的可靠性、完整性、有效性和时效性。数据入选标准按照项目方案要求，即病理组织学诊断所占比例>66%，只有死亡医学证明书比例<15%，死亡/发病比在 0.6 ~ 0.8 之间。

（三）统计分析

对符合标准的数据进行合并汇总分析。并按地级以上城市和县（县级市）划分城市和农村，分别计算地区别、性别、年龄别发病（死亡）率、年龄别发病（死亡）率、标化发病（死亡）率、构成比、累积发病（死亡）率，并对发病、死亡前 10 位的恶性肿瘤重点描述。中国人口标化率采用 1982 年全国普查标准人口年龄构成（简称中标率），世界人口标化率采用 Segi's 世界标准人口年龄构成（简称世标率）。

二、结果

（一）质量评价

根据上报登记处恶性肿瘤发病率和死亡率水平的合理性及变化趋势，MV%、DCO%、M/I、诊断不明的百分比（UB%）、原发部位不明比例（O&U%）等完整性和有效性指标进行审核，反馈，再逐一审核，最后 72 个登记处（其中地级以上城市 31 个，县和县级市 41 个）的资料数据符合入选标准（表 1）。72 个登记处覆盖人口 85 470 522 人（男性 43 231 554 人，女性 42 238 968 人），其中城市人口 57 489 009 人，占全国登记地区人口数的 67.26%，农村 27 981 513 人，占 32.74%。72 个登记处共报告新发恶性肿瘤病例 244 366 例（男性 137 462 例，女性106 904例）；肿瘤死亡病例154 310例（男性96 927例，女性57 383例）（表1）。

肿瘤登记地区总体MV%为67.23%，DCO%为3.14%，M/I比率为0.63，其中城市分别为68.96%、3.03%和0.60；农村分别为62.91%、3.43%和0.71（表2）。

（二）恶性肿瘤合计（ICD10：C00-C97）主要结果

1. 发病率

2009年全国肿瘤登记地区恶性肿瘤发病率为285.91/10万（男性317.97/10万，女性253.09/10万），中标率146.87/10万，世界标化率191.72/10万，累积率（0~74岁）为22.08%。城市地区恶性肿瘤发病率为303.39/10万（男性330.19/10万，女性276.15/10万），中标率150.31/10万，世界标化率195.74/10万，累积率（0~74岁）为22.23%，农村地区发病率为249.98/10万（男性293.10/10万，女性205.25/10万），中标率139.68/10万，世界标化率182.88/10万，累积率（0~74岁）为21.76%。城市与农村相比，无论发病率、中标发病率、世标发病率和累积发病率，城市均高于农村（表3）。

2. 年龄别发病率

恶性肿瘤发病率在0~39岁组处于较低水平，40岁以后开始快速升高，80岁年龄组时达到高峰。城乡年龄发病率变化趋势相似，但农村地区男性发病率水平于75岁年龄组达到最高，80岁以后有所下降，而城市地区男女性均于80岁年龄组达到最高水平。

年龄别发病率男女城乡比较显示，男性发病率于39岁以前城市总体高于农村，40~79岁年龄组发病农村高于城市，80岁以后城市高于农村；女性各年龄组除60岁

组以外均是城市高于农村（表4）。

3. 死亡率

2009年全国肿瘤登记地区恶性肿瘤死亡率为180.54/10万（男性224.20/10万，女性135.85/10万），中标率85.06/10万，世界标化率115.65/10万，累积率（0~74岁）为12.94%。城市地区死亡率为181.86/10万（男性223.45/10万，女性139.57/10万），中标率80.86/10万，世界标化率110.57/10万，累积率（0~74岁）为12.12%。农村地区死亡率为177.83/10万（男性225.73/10万，女性128.14/10万），中标率94.40/10万，世界标化率126.73/10万，累积率（0~74岁）为14.78%。城市与农村相比，城市地区死亡率男性低于农村，而女性则是城市高于农村，但中国标化死亡率、世界标化率和累积率均为农村高于城市（表5）。

4. 年龄别死亡率

全国肿瘤登记地区恶性肿瘤合计年龄别死亡率在45岁以前处于较低水平，45岁年龄组开始快速升高，全国合计和城市地区85岁以上年龄组达到最高，而农村地区于80岁年龄组死亡率最高。男性年龄别死亡率45岁年龄组开始有较大幅度升高，女性由50岁开始有较大幅度升高，城乡趋势基本相似。

恶性肿瘤年龄别死亡率男女城乡比较，总体而言，年龄别死亡率在多数年龄组上城市地区低于农村地区。其中，男性除0~4岁及80岁年龄组外，城市地区均小于农村地区，女性年龄别死亡率城市地区与农村地区比较接近，呈交替上升趋势，到70岁年龄组之后，城市地区高于农村地区（表6）。

表1　中国肿瘤登记地区 2009 年合并数据选取名单及人口数、发病数和死亡数

登记处	城乡	人口			发病			死亡		
		男女合计	男性	女性	男女合计	男性	女性	男女合计	男性	女性
北京市	1	7645186	3859586	3785600	23339	11784	11555	13544	7969	5575
迁西县	2	361312	182138	179174	767	503	264	421	313	108
涉县	2	394944	205168	189776	1286	802	484	957	634	323
磁县	2	634333	322621	311712	1866	1064	802	1302	825	477
保定市	1	948612	478051	470561	2143	1104	1039	1302	695	607
阳泉市	1	683165	346023	337142	1403	807	596	913	582	331
阳城县	2	383165	192119	191046	1272	728	544	785	504	281
赤峰市	1	1203006	613725	589281	2051	1186	865	1325	797	528
沈阳市	1	3497815	1722976	1774839	10801	5598	5203	6891	4051	2840
大连市	1	2266224	1136772	1129452	9313	4903	4410	4743	2959	1784
庄河市	2	915660	461826	453834	2314	1310	1004	1539	972	567
鞍山市	1	1471775	731916	739859	4724	2434	2290	2958	1791	1167
本溪市	1	955409	475113	480296	2459	1376	1083	1638	1023	615
丹东市	1	767011	378794	388217	2389	1282	1107	1636	974	662
东港市	2	640853	323798	317055	1432	885	547	1141	691	450
德惠市	2	943395	479486	463909	1975	1062	913	1182	687	495
延吉市	2	440957	215260	225697	766	447	319	464	315	149
哈尔滨道里区	1	713264	351071	362193	1953	1069	884	1056	638	418
哈尔滨南岗区	1	1020233	508921	511312	2389	1246	1143	1660	1005	655
尚志市	2	616046	314864	301182	1254	724	530	653	410	243
上海市	1	6181334	3084496	3096838	25366	13321	12045	16933	9840	7093
金坛市	2	545000	262407	282593	1561	987	574	1242	838	404
苏州市区	1	2392087	1183716	1208371	8381	4838	3543	4504	2835	1669
海安县	2	936785	463612	473173	2638	1583	1055	2108	1332	776
启东市	2	1114951	548805	566146	3516	2172	1344	2928	1899	1029
海门市	2	1016228	501407	514821	3612	2077	1535	2617	1709	908
连云港市区	1	886862	452358	434504	1994	1108	886	1306	825	481
东海县	2	1117858	579751	538107	2083	1283	800	1506	979	527
灌云县	2	1015229	534502	480727	1995	1204	791	1596	1068	528
淮安市楚州区	1	1174877	609088	565789	2828	1728	1100	1925	1179	746
淮安市淮阴区	1	900027	465502	434525	2013	1342	671	1399	937	462
盱眙县	2	759450	388180	371270	1764	1097	667	1077	678	399

登记处	城乡	人口			发病			死亡		
		男女合计	男性	女性	男女合计	男性	女性	男女合计	男性	女性
金湖县	2	352292	176689	175603	967	572	395	688	424	264
射阳县	2	965817	494682	471135	3052	1734	1318	2213	1388	825
建湖县	2	805465	410369	395096	2150	1312	838	1681	1099	582
大丰市	2	724147	363326	360821	2014	1167	847	1597	975	622
扬中市	2	272046	134758	137288	1043	576	467	873	532	341
泰兴市	2	1128840	613199	515641	2388	1510	878	1889	1264	625
杭州市	1	6753509	3403893	3349616	22625	12690	9935	11592	7571	4021
嘉兴市	1	509367	253819	255548	1564	853	711	912	573	339
嘉善县	2	382475	189692	192783	1349	774	575	958	638	320
海宁市	2	653957	322969	330988	1666	915	751	994	638	356
上虞市	2	771321	383462	387859	2127	1345	782	1466	981	485
仙居县	2	490070	255438	234632	1282	813	469	998	675	323
肥西县	2	858895	449882	409013	1955	1346	609	1269	920	349
马鞍山市	1	633477	323834	309643	1721	1038	683	1143	770	373
铜陵市区	1	433545	221375	212170	1046	644	402	697	471	226
长乐市	2	673717	355091	318626	1474	872	602	828	569	259
厦门市区	1	1160135	583873	576262	3851	2255	1596	2145	1448	697
赣州市章贡区	1	420759	212159	208600	904	560	344	567	366	201
临朐县	2	817857	417434	400423	2043	1245	798	1443	958	485
汶上县	2	762828	388454	374374	1405	873	532	1130	724	406
肥城市	2	733501	358739	374762	2298	1387	911	1488	989	499
偃师市	2	602266	306192	296074	1117	583	534	748	429	319
林州市	2	1080241	557392	522849	2744	1462	1282	1701	1057	644
西平县	2	858002	434899	423103	1628	926	702	1258	767	491
武汉市	1	4832174	2484622	2347552	12590	6978	5612	6961	4504	2457
云梦县	2	524801	261237	263564	942	558	384	767	503	264
衡东县	2	713458	373923	339535	1217	732	485	728	456	272
广州市	1	3968216	2014580	1953636	13062	7169	5893	8133	5093	3040
四会市	2	413363	211351	202012	947	563	384	601	400	201
中山市	1	1468391	732333	736058	2937	1783	1154	1881	1289	592
柳州市	1	1038208	533050	505158	2435	1396	1039	1357	862	495
扶绥县	2	444332	236000	208332	759	525	234	529	391	138

续 表

登记处	城乡	人 口			发 病			死 亡		
		男女合计	男性	女性	男女合计	男性	女性	男女合计	男性	女性
九龙坡区	1	798618	402961	395657	1458	914	544	1220	841	379
成都市青羊区	1	534701	277154	257547	1434	845	589	880	583	297
自贡市自流井区	1	357600	179873	177727	916	597	319	462	330	132
盐亭县	2	610103	316499	293604	2317	1481	836	1850	1177	673
景泰县	2	233609	119953	113656	395	228	167	244	159	85
武威市凉州区	1	990583	524276	466307	2837	1886	951	2024	1382	642
西宁市	1	882839	439175	443664	1492	971	521	844	585	259
新源县	2	271944	138895	133049	568	330	238	300	192	108

*1：城市，2：农村

表2 中国肿瘤登记地区合计数据质量评价

	全国合计			城 市			农 村		
	MV%	DCO%	M/I	MV%	DCO%	M/I	MV%	DCO%	M/I
口腔和咽喉（除外鼻咽）	82.02	1.93	0.42	82.92	1.80	0.41	78.55	2.42	0.44
鼻咽	71.99	3.05	0.55	72.37	2.91	0.55	70.65	3.54	0.56
食管	75.29	2.62	0.76	70.94	3.59	0.75	78.59	1.88	0.77
胃	76.14	2.95	0.71	73.18	3.24	0.70	79.93	2.58	0.73
结直肠肛门	80.26	2.02	0.48	80.23	2.03	0.48	80.39	2.00	0.51
肝	34.10	5.91	0.91	38.11	6.08	0.91	27.46	5.63	0.91
胆囊及肝外胆管	47.64	4.39	0.79	47.41	4.73	0.81	48.56	3.02	0.72
胰腺	37.96	4.71	0.91	38.39	4.57	0.91	36.62	5.16	0.91
喉	76.69	2.93	0.52	78.86	2.54	0.47	67.96	4.49	0.72
气管，支气管，肺	50.76	4.88	0.85	55.03	4.71	0.86	38.68	5.35	0.84
其他胸腔器官	59.19	2.79	0.53	60.69	2.87	0.54	52.76	2.45	0.49
骨	53.86	6.50	0.72	57.66	6.24	0.65	47.58	6.94	0.84
皮肤黑色素瘤	86.62	0.64	0.52	85.41	0.27	0.54	91.49	2.13	0.41
乳房	87.88	0.87	0.24	88.46	0.75	0.23	85.19	1.40	0.29
子宫颈	86.72	1.19	0.25	86.49	1.05	0.24	87.23	1.50	0.28
子宫体及子宫部位不明	84.17	1.89	0.33	87.51	1.46	0.27	73.78	3.22	0.49
卵巢	79.40	1.55	0.43	80.19	1.65	0.45	76.38	1.16	0.38
前列腺	71.17	1.70	0.42	72.07	1.45	0.40	63.08	3.97	0.65

续　表

	全国合计			城　市			农　村		
	MV%	DCO%	M/I	MV%	DCO%	M/I	MV%	DCO%	M/I
睾丸	82.57	0.00	0.19	82.23	0.00	0.17	84.09	0.00	0.25
肾及泌尿系统不明	76.61	1.22	0.33	78.56	1.14	0.32	59.92	1.95	0.45
膀胱	77.97	1.84	0.39	79.62	1.84	0.38	70.15	1.83	0.47
脑，神经系统	51.01	3.41	0.60	57.40	2.90	0.54	34.48	4.75	0.76
甲状腺	89.73	0.37	0.08	90.13	0.34	0.08	87.51	0.58	0.11
淋巴瘤	92.32	0.95	0.56	92.90	0.81	0.53	89.55	1.61	0.70
白血病	93.72	1.50	0.75	94.38	1.45	0.71	91.68	1.68	0.88
不明及其他恶性肿瘤	66.46	3.38	0.50	66.84	2.80	0.46	64.79	5.92	0.63
所有部位合计	67.23	3.14	0.63	68.96	3.03	0.60	62.91	3.43	0.71

表3　中国肿瘤登记地区恶性肿瘤发病主要指标

地　区	性　别	发病数 （例）	发病率 （1/10⁵）	中标发病率 （1/10⁵）	世标发病率 （1/10⁵）	累积发病率 0～74（%）
全国合计	男女合计	244366	285.91	146.87	191.72	22.08
	男性	137462	317.97	165.92	220.33	25.68
	女性	106904	253.09	129.49	166.04	18.64
城市	男女合计	174418	303.39	150.31	195.74	22.23
	男性	95705	330.19	165.50	219.84	25.25
	女性	78713	276.15	137.09	175.03	19.44
农村	男女合计	69948	249.98	139.68	182.88	21.76
	男性	41757	293.10	166.94	220.94	26.65
	女性	28191	205.25	113.07	146.24	16.83

表4　中国肿瘤登记地区恶性肿瘤年龄别发病率（1/10⁵）

年龄组	全国合计			城　市			农　村		
	男女合计	男性	女性	男女合计	男性	女性	男女合计	男性	女性
合计	285.91	317.97	253.09	303.39	330.19	276.15	249.98	293.10	205.25
0～	14.84	13.45	16.39	19.52	17.41	21.84	7.21	7.13	7.29
1～	13.72	15.93	11.25	17.08	19.76	14.14	8.26	9.85	6.42
5～	7.06	7.42	6.66	8.68	8.69	8.66	4.79	5.65	3.82
10～	7.79	8.53	6.98	9.31	10.13	8.43	5.69	6.35	4.95
15～	11.35	11.88	10.79	11.63	11.85	11.40	10.84	11.93	9.66

续　表

年龄组	全国合计			城　市			农　村		
	男女合计	男性	女性	男女合计	男性	女性	男女合计	男性	女性
20 ~	16.45	14.69	18.32	17.53	15.25	19.98	13.85	13.31	14.40
25 ~	26.97	20.97	33.20	30.99	23.11	39.19	17.92	16.10	19.79
30 ~	47.96	36.44	59.68	56.32	40.51	72.35	32.79	29.08	36.59
35 ~	87.07	69.42	104.94	93.01	70.83	115.36	75.27	66.62	84.09
40 ~	154.53	129.54	180.03	160.50	127.28	194.29	142.54	134.06	151.24
45 ~	242.12	219.47	265.60	258.82	225.01	294.03	204.43	206.89	201.89
50 ~	394.78	410.88	378.17	397.66	397.39	397.94	387.43	444.91	327.38
55 ~	544.27	618.08	469.99	532.91	590.48	475.99	571.44	682.07	455.18
60 ~	708.64	852.04	564.77	676.21	803.12	551.87	778.69	953.84	593.72
65 ~	906.78	1138.27	680.68	910.72	1129.70	702.82	898.92	1154.64	634.66
70 ~	1245.46	1583.13	935.09	1264.31	1578.32	980.66	1200.13	1594.34	822.40
75 ~	1511.13	1965.73	1107.20	1564.46	2019.92	1155.87	1372.63	1822.38	982.80
80 ~	1635.25	2178.17	1204.36	1745.02	2311.08	1284.78	1357.54	1825.34	1008.41
85+	1397.50	2008.61	1010.75	1531.08	2192.74	1101.64	1049.00	1500.23	781.80

表 5　中国肿瘤登记地区恶性肿瘤（ICD10：C00-C97）死亡主要指标

地　区	性　别	死亡数（例）	死亡率（1/10^5）	中标死亡率（1/10^5）	世标死亡率（1/10^5）	累积率 0 ~ 74（%）
全国合计	男女合计	154310	180.54	85.06	115.65	12.94
	男性	96927	224.20	110.89	151.69	16.94
	女性	57383	135.85	60.53	82.18	9.06
城市	男女合计	104551	181.86	80.86	110.57	12.12
	男性	64768	223.45	104.57	143.96	15.71
	女性	39783	139.57	58.61	80.00	8.69
农村	男女合计	49759	177.83	94.40	126.73	14.78
	男性	32159	225.73	124.60	168.01	19.62
	女性	17600	128.14	64.93	87.08	9.89

表6　中国肿瘤登记地区全部恶性肿瘤年龄别死亡率（1/10⁵）

年龄组	全国合计			城　市			农　村		
	男女合计	男性	女性	男女合计	男性	女性	男女合计	男性	女性
合计	180.54	224.20	135.85	181.86	223.45	139.57	177.83	225.73	128.14
0 ~	4.84	4.28	5.46	5.99	4.98	7.10	2.97	3.17	2.73
1 ~	5.34	5.54	5.12	5.67	5.87	5.46	4.80	5.01	4.55
5 ~	3.29	3.74	2.80	3.27	3.62	2.89	3.33	3.90	2.69
10 ~	3.55	4.16	2.89	3.90	4.81	2.91	3.08	3.28	2.86
15 ~	4.94	6.26	3.53	4.25	5.54	2.91	6.21	7.58	4.72
20 ~	5.41	6.52	4.24	4.86	5.96	3.68	6.74	7.90	5.55
25 ~	7.11	7.73	6.47	6.44	6.92	5.94	8.62	9.56	7.66
30 ~	13.82	15.88	11.72	13.54	14.93	12.13	14.32	17.60	10.97
35 ~	29.75	34.14	25.30	28.00	31.35	24.61	33.23	39.65	26.68
40 ~	59.81	72.29	47.06	53.54	63.25	43.66	72.40	90.39	53.92
45 ~	99.07	124.35	72.85	96.53	120.24	71.84	104.80	133.68	75.14
50 ~	187.82	242.65	131.28	176.03	228.63	122.06	217.83	278.00	154.95
55 ~	277.05	366.06	187.46	250.07	330.76	170.30	341.52	447.88	229.74
60 ~	403.54	532.88	273.77	357.27	473.64	243.24	503.47	656.16	342.23
65 ~	582.92	783.63	386.89	548.80	732.17	374.73	650.90	881.89	412.18
70 ~	905.10	1182.75	649.90	871.53	1114.49	652.06	985.79	1341.92	644.56
75 ~	1252.48	1662.80	887.89	1248.09	1632.73	903.04	1263.89	1742.36	849.16
80 ~	1576.77	2087.30	1171.58	1621.38	2119.42	1216.45	1463.91	2002.06	1062.26
85+	1634.30	2297.25	1214.74	1768.54	2475.90	1309.44	1284.07	1804.02	976.18

（三）主要癌症

1. 前10位恶性肿瘤发病

全国肿瘤登记地区恶性肿瘤发病第1位的是肺癌，其次为胃癌、结直肠癌、肝癌和食管癌，前10位癌症占全部发病的76.39%，男性发病第1位为肺癌，其次为胃癌、肝癌、结直肠癌和食管癌，男性前10位恶性肿瘤占全部发病的84.14%；女性发病第1位的为乳腺癌，其次为肺癌、结直肠癌、胃癌和肝癌，女性前10位恶性肿瘤占全部发病的77.57%（表7）。

2. 前10位恶性肿瘤死亡

全国肿瘤登记地区恶性肿瘤死亡第1位的是肺癌，其次为肝癌、胃癌、食管癌和结直肠癌。前10位恶性肿瘤占全部死亡的84.33%，男性死亡第1位为肺癌，其次为肝癌、胃癌、食管癌和结直肠癌，男性前10位恶性肿瘤占全部死亡的88.33%；女性死亡第1位恶性肿瘤为肺癌，其次为胃癌、肝癌、结直肠癌和乳腺癌，女性前10位恶性肿瘤占全部死亡的81.12%（表8）。

3. 城市地区前10位恶性肿瘤发病情况

城市肿瘤登记地区恶性肿瘤发病第 1 位的是肺癌，其次为结直肠癌、胃癌、肝癌和乳腺癌，前 10 位恶性肿瘤占全部发病的 73.93%。男性恶性肿瘤发病第 1 位的是肺癌，其次为胃癌、肝癌、结直肠癌和食管癌，男性前 10 位恶性肿瘤占全部发病的 82.26%；女性恶性肿瘤发病第 1 位的是乳腺癌，其次为肺癌、结直肠癌、胃癌和肝癌，女性前 10 位恶性肿瘤占全部发病的 75.93%（表 9）。

4. 城市地区前 10 位恶性肿瘤死亡情况

城市肿瘤登记地区男女合计和男性恶性肿瘤死亡第 1 位的均为肺癌，其后依次均为肝癌、胃癌、结直肠癌和食管癌，前 10 位恶性肿瘤占全部死亡的 82.38%。男性前 10 位恶性肿瘤占全部死亡的 86.86%；女性恶性肿瘤死亡第 1 位的为肺癌，其次为结直肠癌、胃癌、肝癌和乳腺癌，女性前 10 位恶性肿瘤死亡占全部死亡的 79.97%（表 10）。

5. 农村地区前 10 位恶性肿瘤发病情况

农村肿瘤登记地区发病前三位恶性肿瘤无论男女依次均为胃癌、肺癌、食管癌，农村地区合计的前 10 位恶性肿瘤占全部发病的 84.73%。男性发病前 5 位为胃癌、肺癌、食管癌、肝癌和结直肠癌，男性前 10 位恶性肿瘤占全部发病的 90.25%；女性发病前 5 位为胃癌、肺癌、食管癌、乳腺癌和肝癌，前 10 位恶性肿瘤占全部发病的 82.71%（表 11）。

6. 农村地区前 10 位恶性肿瘤死亡情况

农村肿瘤登记地区恶性肿瘤死亡第 1 位的是肺癌，其次为胃癌、肝癌、食管癌和结直肠癌，前 10 位恶性肿瘤占全部死亡的 88.76%。男性恶性肿瘤死亡第 1 位的是肺癌，其次为胃癌、肝癌、食管癌和结直肠癌，男性前 10 位恶性肿瘤占全部死亡的 92.10%；女性恶性肿瘤死亡第 1 位的是肺癌，其次为胃癌、食管癌、肝癌和结直肠癌，女性前 10 位恶性肿瘤占全部死亡的 85.89%（表 12）。

三、讨论

2009 年是卫生部肿瘤随访登记项目完成的第一年，在原有肿瘤登记基础上建立了 52 个新肿瘤登记处，得到了中央财政的经费支持。按照全国肿瘤登记处的要求，2012 年应上报 2009 年数据的登记处为 95 个。截至 6 月底，共收到 104 个登记处上报的数据，较以往有了大幅度的增加。预计随着肿瘤登记项目的深入，今后几年内肿瘤登记覆盖范围将逐年增加。2012 年，实际肿瘤登记项目点已增加到 222 个，覆盖全国人口超过 2 亿人，基本达到广覆盖的初级目标。全国肿瘤登记中心将继续加强登记处的建立，同时对数据质量提出更高的要求，希望在近期内完善我国的肿瘤监测体系，为肿瘤防治打下坚实的基础。

为保证数据的真实可靠，全国肿瘤登记中心对数据进行了严格的审核，根据项目方案的要求，对登记地区发病率、死亡率以及人口结构，参照相同地区的实际水平进行合理性评估，同时按照全国的数据标准，对病理诊断率、仅有医学证明书比例、死亡发病比率、不明诊断及原发部位不明病例的比例等指标进行综合考评。32 个登记处因为数据质量存在问题被排除，72 个登记处的数据被采纳作为全国数据纳入年度报告。

结果显示，2009 年全国登记地区恶性肿瘤发病率和死亡率与 2008 年水平基本持平[8]。虽然登记覆盖地区有很大差别，但数据符合肿瘤发病、死亡的特征，说明目前我国肿瘤登记数据具有可靠性，一定人群的覆盖可以反映我国整体的肿瘤负担水平，具有全国的代表性，而分层后不同人群、不同地区以及区域的代表性还需要进一步评价。

我国城乡不同地区肿瘤负担差异明显，发病率城市高于农村，而死亡率则是农村为高，而肿瘤构成也显示出不同的特点。农村地区医疗资源缺乏，诊治水平偏低，居民健康意识不足，导致病期偏晚，预后不良。上消化道肿瘤依然是我国农村居民较为常见、且主要的恶性肿瘤死亡原因，同时，肺癌、乳腺癌、结直肠癌等也呈逐年增高趋势。城市地区呈现发达国家的癌谱，肺癌、乳腺癌、结直肠癌等恶性肿瘤呈不断上升。还应注意的是女性甲状腺癌

上升趋势明显。因此，我国肿瘤防治工作需有不同的侧重，根据不同地区分别制订有效可行的策略，有的放矢实施肿瘤的防控。

目前卫生部正在制订"十二五"期间慢病防控行动计划，下一步的工作重点是针对威胁居民健康的主要肿瘤开展三级预防工作。农村地区通过基层技术培训逐步提高医疗诊治能力；通过宣传普及肿瘤防治知识；通过主要癌症早诊早治工作，特别是上消化道肿瘤和宫颈癌提高早期病变的检出比例；城市地区开展高危人群的行为干预，如控烟、限酒，倡导健康生活方式，并对高危人群开展癌症筛查，争取达到控制肿瘤的终极目标。

表7 中国肿瘤登记地区前10位恶性肿瘤发病

顺位	男女合计				男性				女性			
	部位	发病率 $(1/10^5)$	构成 (%)	中标率 $(1/10^5)$	部位	发病率 $(1/10^5)$	构成 (%)	中标率 $(1/10^5)$	部位	发病率 $(1/10^5)$	构成 (%)	中标率 $(1/10^5)$
1	气管，支气管，肺	53.57	18.74	25.34	气管，支气管，肺	70.40	22.14	34.75	乳房	42.55	16.81	23.16
2	胃	36.21	12.67	17.85	胃	49.61	15.60	25.37	气管，支气管，肺	36.34	14.36	16.41
3	结直肠	29.44	10.30	14.21	肝	41.99	13.21	22.49	结直肠	26.42	10.44	12.29
4	肝	28.71	10.04	14.78	结直肠	32.38	10.18	16.23	胃	22.50	8.89	10.62
5	食管	22.14	7.74	10.88	食管	30.44	9.57	15.62	肝	15.11	5.97	7.11
6	乳房	21.21	7.42	11.64	前列腺	9.92	3.12	4.34	食管	13.64	5.39	6.27
7	胰腺	7.28	2.55	3.35	膀胱	9.78	3.08	4.70	子宫颈	12.96	5.12	7.42
8	淋巴瘤	6.68	2.34	3.75	胰腺	8.24	2.59	4.01	甲状腺	10.09	3.99	6.50
9	膀胱	6.61	2.31	3.03	淋巴瘤	7.71	2.42	4.46	子宫体及子宫部位不明	8.77	3.46	4.69
10	甲状腺	6.56	2.29	4.21	肾及泌尿系统	7.07	2.22	3.82	卵巢	7.95	3.14	4.54
	前10位	218.40	76.39	109.05	前10位	267.55	84.14	135.81	前10位	196.32	77.57	99.01

表8　中国肿瘤登记地区前10位恶性肿瘤死亡

顺位	男女合计				男性				女性			
	部位	死亡率 (1/10⁵)	构成 (%)	中标率 (1/10⁵)	部位	死亡率 (1/10⁵)	构成 (%)	中标率 (1/10⁵)	部位	死亡率 (1/10⁵)	构成 (%)	中标率 (1/10⁵)
1	气管，支气管，肺	45.57	25.24	20.61	气管，支气管，肺	61.00	27.21	29.15	气管，支气管，肺	29.77	21.91	12.58
2	肝	26.04	14.42	13.06	肝	37.96	16.93	19.91	胃	16.91	12.45	7.19
3	胃	25.88	14.33	11.86	胃	34.64	15.45	16.79	肝	13.84	10.19	6.28
4	食管	16.77	9.29	7.75	食管	23.29	10.39	11.42	结直肠	12.69	9.34	5.09
5	结直肠	14.23	7.88	6.15	结直肠	15.73	7.02	7.28	乳房	10.24	7.54	4.94
6	胰腺	6.61	3.66	2.98	胰腺	7.45	3.32	3.59	食管	10.11	7.44	4.22
7	乳房	5.13	2.84	2.52	白血病	5.00	2.23	3.43	胰腺	5.75	4.23	2.41
8	白血病	4.28	2.37	2.88	淋巴瘤	4.59	2.05	2.37	胆囊及其他	3.79	2.79	1.50
9	前列腺	3.87	2.15	2.29	前列腺	4.19	1.87	1.58	脑，神经系统	3.55	2.61	1.99
10	脑，神经系统	3.87	2.15	2.29	脑，神经系统	4.19	1.87	1.58	白血病	3.55	2.61	2.34
	前10位	152.26	84.33	72.39	前10位	198.04	88.33	97.10	前10位	110.20	81.12	48.55

表9　中国城市肿瘤登记地区前10位恶性肿瘤发病

顺位	男女合计				男性				女性			
	部位	发病率 (1/10⁵)	构成 (%)	中标率 (1/10⁵)	部位	发病率 (1/10⁵)	构成 (%)	中标率 (1/10⁵)	部位	发病率 (1/10⁵)	构成 (%)	中标率 (1/10⁵)
1	气管，支气管，肺	58.81	19.38	26.46	气管，支气管，肺	77.14	23.36	36.32	乳房	51.91	18.80	27.32
2	乳房	51.91	8.55	27.32	胃	40.93	12.40	19.91	气管，支气管，肺	40.17	14.55	17.22
3	结直肠	35.78	11.79	16.51	肝	39.42	11.94	20.32	结直肠	32.15	11.64	14.29
4	胃	30.20	9.95	14.15	结直肠	39.35	11.92	18.89	胃	19.28	6.98	8.69
5	肝	26.63	8.78	13.13	食管	21.24	6.43	10.46	肝	13.62	4.93	6.05
6	食管	14.21	4.68	6.65	前列腺	13.31	4.03	5.57	子宫颈	13.35	4.83	7.58
7	甲状腺	8.25	2.72	5.21	膀胱	12.00	3.63	5.51	甲状腺	12.57	4.55	7.97
8	淋巴瘤	8.21	2.70	4.47	肾及泌尿系统	9.47	2.87	4.94	子宫体及子宫部位不明	9.83	3.56	5.09
9	胰腺	8.19	2.70	3.59	淋巴瘤	9.39	2.84	5.31	卵巢	9.37	3.39	5.15
10	膀胱	8.11	2.67	3.55	胰腺	9.36	2.83	4.33	脑，神经系统	7.44	2.69	4.53
	前10位	224.31	73.93	107.50	前10位	271.61	82.26	131.58	前10位	209.68	75.93	103.90

表 10　中国肿瘤登记城市地区前 10 位恶性肿瘤死亡

顺位	男女合计				男性				女性			
	部位	死亡率 (1/10^5)	构成 (%)	中标率 (1/10^5)	部位	死亡率 (1/10^5)	构成 (%)	中标率 (1/10^5)	部位	死亡率 (1/10^5)	构成 (%)	中标率 (1/10^5)
1	气管，支气管，肺	50.32	27.67	21.49	气管，支气管，肺	67.11	30.03	30.39	气管，支气管，肺	33.24	23.81	13.20
2	肝	24.15	13.28	11.51	肝	35.43	15.85	17.76	结直肠	15.22	10.90	5.75
3	胃	21.15	11.63	9.07	胃	27.87	12.47	12.66	胃	14.31	10.26	5.74
4	结直肠	17.09	9.40	6.98	结直肠	18.94	8.48	8.31	肝	12.69	9.09	5.39
5	食管	10.59	5.82	4.65	食管	15.80	7.07	7.39	乳房	11.94	8.55	5.41
6	乳房	11.94	3.29	5.41	胰腺	8.43	3.77	3.87	胰腺	6.40	4.58	2.54
7	胰腺	7.42	4.08	3.19	白血病	5.33	2.39	3.45	食管	5.30	3.80	2.04
8	白血病	4.56	2.50	2.91	淋巴瘤	5.32	2.38	2.62	胆囊及其他	4.57	3.28	1.71
9	淋巴瘤	4.37	2.40	2.05	前列腺	5.30	2.37	1.86	卵巢	4.19	3.00	1.97
10	胆囊及其他	4.18	2.30	1.68	膀胱	4.56	2.04	1.72	白血病	3.76	2.70	2.38
	前 10 位	149.82	82.38	66.30	前 10 位	194.10	86.86	90.02	前 10 位	111.62	79.97	46.12

表 11　中国农村肿瘤登记地区前 10 位恶性肿瘤发病

顺位	男女合计				男性				女性			
	部位	发病率 (1/10^5)	构成 (%)	中标率 (1/10^5)	部位	发病率 (1/10^5)	构成 (%)	中标率 (1/10^5)	部位	发病率 (1/10^5)	构成 (%)	中标率 (1/10^5)
1	胃	48.57	19.43	26.31	胃	67.27	22.95	37.56	胃	29.17	14.21	15.12
2	气管，支气管，肺	42.80	17.12	22.69	气管，支气管，肺	56.68	19.34	31.08	气管，支气管，肺	28.39	13.83	14.49
3	食管	38.44	15.38	20.57	食管	49.18	16.78	27.22	食管	27.31	13.31	13.97
4	肝	32.98	13.19	18.52	肝	47.24	16.12	27.33	乳房	23.12	11.27	13.69
5	乳房	23.12	4.60	13.69	结直肠	18.20	6.21	10.17	肝	18.19	8.86	9.57
6	结直肠	16.40	6.56	8.89	胰腺	5.97	2.04	3.26	结直肠	14.53	7.08	7.63
7	子宫颈	5.96	2.38	3.54	脑，神经系统	5.66	1.93	3.90	子宫颈	12.14	5.92	7.18
8	脑，神经系统	5.49	2.20	3.67	膀胱	5.29	1.80	2.86	子宫体及子宫部位不明	6.55	3.19	3.77
9	胰腺	5.41	2.16	2.81	白血病	4.77	1.63	4.00	脑，神经系统	5.32	2.59	3.43
10	白血病	4.25	1.70	3.41	淋巴瘤	4.28	1.46	2.67	卵巢	5.02	2.45	3.15
	前 10 位	211.81	84.73	117.25	前 10 位	264.53	90.25	150.04	前 10 位	169.76	82.71	92.01

表 12　　中国农村肿瘤登记地区前 10 位恶性肿瘤死亡

顺位	男女合计				男 性				女 性			
	部 位	死亡率 (1/10⁵)	构成 (%)	中标率 (1/10⁵)	部 位	死亡率 (1/10⁵)	构成 (%)	中标率 (1/10⁵)	部 位	死亡率 (1/10⁵)	构成 (%)	中标率 (1/10⁵)
1	气管，支气管，肺	35.81	20.14	18.49	气管，支气管，肺	48.58	21.52	26.16	气管，支气管，肺	22.56	17.61	11.09
2	胃	35.60	20.02	18.25	胃	48.41	21.45	26.07	胃	22.31	17.41	10.63
3	肝	29.91	16.82	16.54	肝	43.11	19.10	24.65	食管	20.09	15.68	9.39
4	食管	29.47	16.57	14.91	食管	38.51	17.06	20.57	肝	16.23	12.66	8.34
5	结直肠	8.34	4.69	4.17	结直肠	9.20	4.07	4.88	结直肠	7.46	5.82	3.50
6	乳房	6.71	1.89	3.80	胰腺	5.45	2.41	2.93	乳房	6.71	5.24	3.8Q
7	胰腺	4.94	2.78	2.51	脑，神经系统	4.74	2.10	3.02	胰腺	4.41	3.44	2.10
8	脑，神经系统	4.19	2.36	2.62	白血病	4.32	1.91	3.35	脑，神经系统	3.63	2.83	2.23
9	白血病	3.72	2.09	2.82	淋巴瘤	3.10	1.37	1.80	子宫颈	3.42	2.67	1.88
10	淋巴瘤	2.48	1.40	1.40	膀胱	2.49	1.10	1.21	子宫体及子宫部位不明	3.23	2.52	1.73
	前 10 位	157.84	88.76	83.65	前 10 位	207.90	92.10	114.64	前 10 位	110.05	85.89	54.69

致谢　全国肿瘤登记中心对各登记处的全体工作人员在登记资料收集、整理、审核、查重、补漏、建立数据库等方面所做的努力表示诚挚的谢意。

参 考 文 献

[1] Bray F, Parkin DM. Evaluation of data quality in the cancer registry: Principles and methods. Part Ⅰ: Comparability, validity and timeliness. EUROPEAN JOURNAL OF CANCER, 2009, 45:747-755.

[2] 全国肿瘤登记中心. 中国肿瘤登记工作指导手册. 北京:中国协和医科大学出版社, 2004, 48-50.

[3] Curado MP, Edwards B, Shin HR, et al. Cancer Incidence in Five Continents, Vol. IX IARC Scientific Publications No. 160, Lyon, IARC, 2008.

[4] Parkin DM, Chen VW, Ferlay J, et al. Comparability and Quality Control in Cancer Registration. IARC Technical Report No. 19, Lyon, 1994.

[5] Felay J, Burkhard C, Whelan S, et al. Check and Conversion Programs for Cancer Registries. IARC Technical Report No. 42, 2005.

[6] 陈建国. 癌症登记资料的质量评价. 中国肿瘤, 1999, 8 (3):100-104.

[7] J. Felay, The IARCcrgTools program. http://www. iacr. com. fr/iarccrgtools. htm. IACR. Lyon. 2006.

[8] 赫捷，赵平，陈万青主编 .2011 年中国肿瘤登记年报. 北京:军事医学科学出版社, 2011.

中国恶性肿瘤的城乡发病差异分析

王　宁[1]　袁延楠[1]　郑荣寿[2]　孙喜斌[3]　王庆生[4]　贺宇彤[5]　陈万青[2]

1. 北京大学肿瘤医院暨北京市肿瘤防治研究所/北京市肿瘤防治研究办公室/
   恶性肿瘤发病机制及转化研究教育部重点实验室　　北京 100142
2. 国家癌症中心　　北京 100021
3. 河南省肿瘤医院　　郑州 450003
4. 天津市肿瘤医院　　天津 300060
5. 河北省肿瘤医院　　石家庄 050011

【摘要】　**目的**：分析中国恶性肿瘤的城乡发病差异情况。**方法**：利用 2009 年中国 31 个城市登记地区和 41 个农村登记地区的恶性肿瘤发病数据以及相应的人口数据，运用负二项回归模型校正年龄、性别因素后，分析恶性肿瘤的城乡发病差异。**结果**：2009 年中国城市地区发病率为 303.39/10 万，中标率为 150.31/10 万，世标率为 195.74/10 万；农村地区发病率为 249.98/10 万，中标率为 139.68/10 万，世标率为 182.88/10 万。城市地区发病率明显高于农村的主要有结直肠、肾、膀胱、甲状腺、淋巴瘤、前列腺、女性的乳腺和卵巢癌；农村地区高于城市地区的主要为食管、胃和肝癌。**结论**：中国城乡地区主要恶性肿瘤发病存在明显差异，应根据城乡实际情况有重点的开展肿瘤防治工作。

【关键词】　恶性肿瘤；发病率；负二项回归；城乡；中国

　　根据全球大部分研究结果表明，城市地区恶性肿瘤的发病率高于农村地区[1-8]。中国肿瘤登记年报制度自 2006 年开始实施以来，及时发布登记地区的恶性肿瘤发病与死亡数据，鉴于中国的城市和农村人口之间存在经济水平和生活方式上的明显差异，本文依据全国肿瘤登记中心收集的发病数据，按照性别和地区分组，首次分析 2009 年中国城市和农村地区恶性肿瘤发病率的差异。

一、资料与方法

（一）资料来源

　　2012 年，全国肿瘤登记中心共收集到全国 104 个登记处提交的 2009 年肿瘤登记资料，分布在 29 个省（自治区、直辖市），其中地级以上城市 46 个（城市地区），县和县级市 58 个（农村地区）。城市地区覆盖范围一般为全部城区，农村地区均为覆盖全县（市）范围，根据质量控制要求选取了 72 个登记处的数据进行合并分析，覆

通讯作者：陈万青　E-mail：chenwq@cicams.ac.cn

盖人口 85 470 522 人（其中城市 57 489 009 人，农村 27 981 513 人），约占 2009 年年末全国人口总数的 6.40%；报告恶性肿瘤新发病例数合计 244 366 例，其中包括 31 个城市登记地区 174 418 例，41 个农村登记地区 69 948 例。

（二）质量控制

全国肿瘤登记中心根据《中国肿瘤登记工作手册》[9]，并参照国际癌症研究中心（IARC）/国际癌症登记协会（IACR）[10,11]《五大洲癌症发病率》第 9 卷[12]对登记质量的有关要求，使用数据库软件 MS-FoxPro、MS-Excel 和 IARC/IACR 的 IARCcrgTools 软件[13]，对 2009 年各登记处上报数据进行审核与整理，通过病理诊断比例（MV%）、仅有死亡医学证明书比例（DCO%）、死亡/发病比（M/I）等主要指标，对资料的完整性、可靠性、有效性和时效性做了评估。全国肿瘤登记中心对审核过程中发现的质量问题，及时反馈给各肿瘤登记处，并根据各肿瘤登记处再次提交的核实情况，对数据进行了重新整理。根据 MV% >66%、DCO% <15%、M/I 比值介于 0.6 ~ 0.8 之间的标准从上报数据的 104 个肿瘤登记处中选取了 72 个登记处的资料进行分析。

（三）统计方法

对符合标准的数据进行合并、汇总和分析，并按地级以上城市和县（县级市）划分城市和农村。分别计算地区别、性别、年龄别发病（死亡）率、年龄别发病（死亡）率、标化发病（死亡）率。中国人口标化率采用 1982 年全国普查标准人口年龄构成（简称中标率），世界人口标化率采用 Segi's 世界标准人口年龄构成（简称世标率）。本研究对中国城乡恶性肿瘤的发病率差异采用 SAS9.2 中的 GENMOD 模块分性别进行统计检验。假定肿瘤发病服从负二项分布，并于模型中调整性别和年龄，显著性水平 alpha 取值 0.05。对各部位恶性肿瘤进行比较，并计算相对发病率比（RR）及其 95% 置信区间（95% CI）。

二、结果

（一）2009 年中国城市和农村地区恶性肿瘤发病率

2009 年全国肿瘤登记地区新发病例数 244 366 例（男性 137 462 例，女性 106 904 例）其中城市地区 174 418 例，占新发病例数的 71.38%，农村地区 69 948 例，占新发病例数的 28.62%。

城市地区发病率为 303.39/10 万（男性 330.19/10 万，女性 276.15/10 万），中标率为 150.31/10 万，世标率为 195.74/10 万。

农村地区发病率为 249.98/10 万（男性 293.10/10 万，女性 205.25/10 万），中标率为 139.68/10 万，世标率为 182.88/10 万。

城市地区与农村地区相比，男女的发病率、中标率和世标率城市均高于农村（见 Table 1）。

Table 1 Incidence of cancer in urban and rural areas, China, 2009

Area	Gender	Cancer cases	Crude incidence $(1/10^5)$	ASR China $(1/10^5)$	ASR World $(1/10^5)$
All areas	Both	244366	285.91	146.87	191.72
	Male	137462	317.97	165.92	220.33
	Female	106904	253.09	129.49	166.04
Urban	Both	174418	303.39	150.31	195.74
	Male	95705	330.19	165.50	219.84
	Female	78713	276.15	137.09	175.03
Rural	Both	69948	249.98	139.68	182.88
	Male	41757	293.10	166.94	220.94
	Female	28191	205.25	113.07	146.24

（二）2009 年中国恶性肿瘤发病率城乡差异

城市地区合计（RR = 1.41, 95% CI: 1.27 ~ 1.57）、男性（RR = 1.44, 95% CI: 1.25 ~ 1.67）和女性（RR = 1.35, 95% CI: 1.17 ~ 1.55）的恶性肿瘤发病率均高于农村地区。男性筛选出 15 个部位的癌种、女性筛选出 17 个部位的癌种，城乡差异具有

	Rate Ratio and 95% CL	RR	95%LCI	95%UCI
Kidney & Unspecified Urinary Organs		3.66	3.29	4.07
Prostate		3.34	3.06	3.64
Thyroid Gland		2.71	2.35	3.13
Lymphoma		2.00	1.85	2.16
Colon, Rectum & Anus		1.86	1.72	2.00
Bladder		1.85	1.73	1.98
Oral Caeity & Pharynx		1.70	1.54	1.88
Nasopharynx		1.63	1.49	1.79
Leudemia		1.42	1.27	1.59
Panereas		1.30	1.22	1.38
Trachea, bronchus & Lung		1.18	1.12	1.26
Brain & Central Nervous System		1.08	1.00	1.15
Liver		0.76	0.72	0.79
Stomach		0.59	0.55	0.65
Esophagus		0.39	0.37	0.42
All Sites		1.44	1.25	1.67

Higher in Urban　　Higher in Rural

0.1　　1　　10
Rural　　Urban

Figure 1 Differences in cancer incidence of male between urban and rural areas, China, 2009

统计学意义（见 Figure 1，Figure 2）。

1. 城市地区发病率高于农村地区的恶性肿瘤

城市地区发病率明显高于农村的主要有肾及泌尿系统恶性肿瘤（男性城市：9.47/10 万，农村：2.18/10 万，RR = 3.66，95% CI：3.29 ~ 4.07；女性城市：5.81/10 万，农村：1.48/10 万，RR = 3.32，95% CI：2.91 ~ 3.79）；甲状腺癌（男性城市：4.00/10 万，农村：1.31/10 万，RR = 2.71，95% CI：2.35 ~ 3.13；女性城市：12.57/10 万，农村：4.94/10 万，RR = 2.35，95% CI：2.18 ~ 2.53）；淋巴瘤（男性城市：9.39/10 万，农村：4.28/10 万，RR = 2，95% CI：1.85 ~ 2.16；女性城市：7.00/10 万，农村：2.80/10 万，RR =

2.14，95% CI：1.94 ~ 2.35）；膀胱癌（男性城市：12.00/10 万，农村：5.29/10 万，RR = 1.85，95% CI：1.73 ~ 1.98；女性城市：4.16/10 万，农村：1.69/10 万，RR = 2.01，95% CI：1.78 ~ 2.27），结直肠癌（男性城市：39.35/10 万，农村：18.20/10 万，RR = 1.86，95% CI：1.72 ~ 2.00；女性城市：32.15/10 万，农村：14.53/10 万，RR = 1.95，95% CI：1.87 ~ 2.03）（见 Figure 3）。

男性城市地区发病率明显高于农村地区的是前列腺癌（城市：13.31/10 万，农村：3.00/10 万，RR = 3.34，95% CI：3.06 ~ 3.64）；女性城市地区发病率明显高于农村地区的是乳腺癌（城市：51.91/10 万，农村：23.12/10 万，RR = 2.12，92%

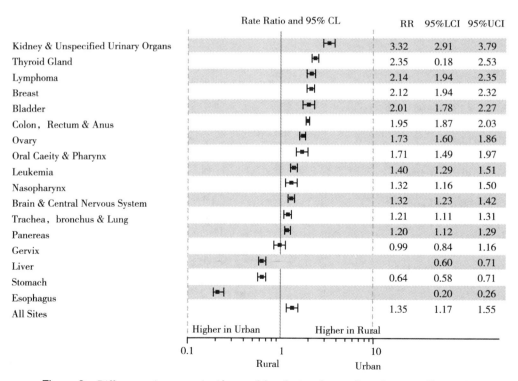

Figure 2　Differences in cancer incidence of female in urban and rural areas, China, 2009

CI：1.94~2.32）和卵巢癌（城市：9.37/10 万，农村：5.02/10 万，RR = 1.73，95% CI：1.60~1.86）（见 Figure 3，Table 2，Table 3）。

2．农村地区发病率高于城市地区的恶性肿瘤

农村地区发病率明显高于城市地区的恶性肿瘤仅有三种：食管癌（男性城市：21.24/10 万，农村：49.18/10 万，RR = 0.39，95% CI：0.37~0.42；女性城市：7.06/10 万，农村：27.31/10 万，RR = 0.22，92% CI：0.20~0.26）；胃癌（男性城市：40.93/10 万，农村：67.27/10 万，RR = 0.59，95% CI：0.55~0.65；女性城市：19.28/10 万，农村：29.17/10 万，RR = 0.64，95% CI：0.58~0.71）和肝癌（男性城市：39.42/10 万，农村：47.24/10 万，RR = 0.76，95% CI：0.72~0.79；女性城市：13.62/10 万，农村：18.19/10 万，RR = 0.65，95% CI：0.60~0.71）（见 Table 2，Table 3）。

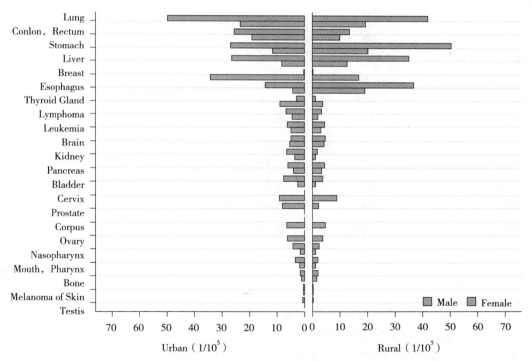

Figure 3　Incidence of selected cancer by sex in urban and rural areas, China, 2009

Rates are age-standardized rate by world population.

Table 2　Cancer incidence of male in urban and rural areas, China, 2009

Site	Urban				Rural			
	Cancer Cases	Crude rate $(1/10^5)$	ASR China $(1/10^5)$	ASR world $(1/10^5)$	No. Cases	Crude rate $(1/10^5)$	ASR china $(1/10^5)$	ASR world $(1/10^5)$
Oral Cavity & Pharynx	1419	4.90	2.51	3.29	374	2.63	1.50	1.96
Nasopharynx	1725	5.95	3.32	4.12	472	3.31	1.97	2.48
Esophagus	6155	21.24	10.46	14.25	7006	49.18	27.22	37.05
Stomach	11863	40.93	19.91	26.85	9584	67.27	37.56	50.58
Conlon, Rectum & Anus	11407	39.35	18.89	25.58	2593	18.20	10.17	13.53
Liver	11425	39.42	20.32	26.43	6730	47.24	27.33	35.26
Gallbladder & Extrahepatic Bile Duct	1329	4.59	2.06	2.91	332	2.33	1.25	1.75
Pancreas	2712	9.36	4.33	6.00	850	5.97	3.26	4.43
Larynx	1231	4.25	2.10	2.80	285	2.00	1.14	1.54
Trachea, Bronchus & Lung	22360	77.14	36.32	49.81	8075	56.68	31.08	42.01
Bone	570	1.97	1.33	1.51	352	2.47	1.69	1.96
Melanoma of Skin	192	0.66	0.34	0.44	48	0.34	0.22	0.26
Prostate	3859	13.31	5.57	8.00	428	3.00	1.47	2.17
Testicle	197	0.68	0.52	0.57	44	0.31	0.23	0.24
Kidney	2745	9.47	4.94	6.49	311	2.18	1.34	1.72
Bladder	3477	12.00	5.51	7.63	753	5.29	2.86	3.87
Brain & Central Nervous System	1852	6.39	4.17	4.91	806	5.66	3.90	4.64
Thyroid Gland	1158	4.00	2.49	2.87	186	1.31	0.86	1.03
Lymphoma	2722	9.39	5.31	6.63	610	4.28	2.67	3.31
Leukemia	2065	7.12	5.46	6.26	679	4.77	4.00	4.39
All sites	95705	330.19	165.50	219.84	41757	293.10	166.94	220.94

三、讨论

总体上来说，中国城市地区的癌症发病率高于农村地区，但是因各国癌谱的不同，城乡差异的癌种也与国外差异较大，根据荷兰的一项研究[14]，城市地区发病率远超农村的是肺癌、肝癌、口咽癌、膀胱癌和食管癌。

我国城市地区呈现发达国家的癌谱，肺癌、结直肠癌和女性乳腺癌、甲状腺癌等恶性肿瘤呈不断上升趋势。膀胱癌和前列腺癌的发病率远超过农村地区。目前认为危险因素包括环境、吸烟、饮食[15]、遗传、生活方式等，而城市地区的高脂饮食[16]、久坐、缺乏锻炼[17]和精神因素，均可能是导致结直肠癌、膀胱癌和前列腺癌发病率较高的原因，而乳腺癌除此之外还与激素暴露水平[18]密切相关。目前一般认为甲状腺癌的发生与电离辐射、碘摄入量、激素、遗传，以及不良情绪等相关；另外，影像设备及技术的提高、超声和超声引导穿刺的广泛应用以及诊断技术的提升[19,20]，使甲状腺微小癌、肾癌和膀胱癌的检出率明显提高。所以甲状腺癌、膀胱癌和肾癌的城乡发病差异最大的可能与城乡之间诊断水平差距有关。

Table 3　Cancer incidence of female in urban and rural areas, China, 2009

Site	Urban				Rural			
	Cancer Cases	Crude rate $(1/10^5)$	ASR China $(1/10^5)$	ASR World $(1/10^5)$	Cancer Cases	Crude rate $(1/10^5)$	ASR China $(1/10^5)$	ASR World $(1/10^5)$
Oral Cavity & Pharynx	806	2.83	1.44	1.84	204	1.49	0.84	1.09
Nasopharynx	682	2.39	1.35	1.65	206	1.50	0.90	1.09
Esophagus	2012	7.06	2.99	4.13	3751	27.31	13.97	19.03
Stomach	5496	19.28	8.69	11.50	4006	29.17	15.12	20.22
Conlon, Rectum & Anus	9163	32.15	14.29	19.12	1996	14.53	7.63	10.11
Liver	3882	13.62	6.05	8.15	2499	18.19	9.57	12.70
Gallbladder & Extrahepatic Bile Duct	1630	5.72	2.28	3.20	397	2.89	1.47	2.00
Pancreas	1995	7.00	2.88	4.00	663	4.83	2.36	3.24
Larynx	108	0.38	0.17	0.23	49	0.36	0.18	0.24
Trachea, Bronchus & Lung	11449	40.17	17.22	23.35	3900	28.39	14.49	19.45
Bone	455	1.60	1.02	1.14	268	1.95	1.23	1.47
Melanoma of Skin	185	0.65	0.31	0.40	46	0.33	0.20	0.25
Breast	14795	51.91	27.32	34.25	3176	23.12	13.69	16.98
Cervix	3805	13.35	7.58	9.07	1668	12.14	7.18	8.90
Corpus	2803	9.83	5.09	6.42	900	6.55	3.77	4.78
Ovary	2670	9.37	5.15	6.28	690	5.02	3.15	3.81
Kidney	1657	5.81	2.81	3.67	203	1.48	0.93	1.17
Bladder	1185	4.16	1.72	2.34	232	1.69	0.82	1.12
Brain & Central Nervous System	2120	7.44	4.53	5.37	731	5.32	3.43	4.13
Thyroid Gland	3584	12.57	7.97	8.98	679	4.94	3.31	3.78
Lymphoma	1996	7.00	3.64	4.52	385	2.80	1.70	2.08
Leukemia	1598	5.61	4.25	4.82	511	3.72	2.78	3.10
All sites	78713	276.15	137.09	175.03	28191	205.25	113.07	146.24

上消化道肿瘤依然是我国农村居民主要的恶性肿瘤，除此之外，我国农村地区发病率远超城市地区的还有肝癌，不同国家和地区食管癌和胃癌的危险因素存在差异，西方国家主要以吸烟、饮酒为主，而发展中国家由于经济条件的限制，危险因素主要包括亚硝胺、维生素缺乏、食物霉菌污染、饮食习惯、吸烟、幽门螺杆菌感染以及肿瘤家族史等[21]，而我国农村地区肝癌的主要病因为乙肝病毒感染。

我国城乡不同地区肿瘤负担差异明显，恶性肿瘤发病率城市高于农村，且肿瘤构成也显示出不同的特点，因此需根据不同地区分别制订有效可行的策略。城市地区除倡议控烟、限酒、健康膳食、坚持锻炼等健康教育知识外，还应开展针对肺癌、结直肠癌、乳腺癌和女性甲状腺癌的高危人群癌症筛查工作；农村地区诊治水平偏低，居民健康意识不足，导致确诊时分期偏晚，预后不良，因此，应加强农村地区医疗水平的提高，根据卫生资源配备超声等相应设备，同时培训医务人员，并加强健康体检知识的宣传和普及，癌症筛查项目重点推行上消化道肿瘤和肝癌的筛查，做到有的放矢。

致谢：中国肿瘤登记数据是全国各肿瘤登记处辛勤工作的积累，谨对各登记处的全体工作人员在资料收集、整理、审核、查重、补漏、建立数据库等方面所做的努力表示诚挚的谢意！

参 考 文 献

[1] Friis S, Storm HH. Urban-rural variation in cancer incidence in Denmark 1943~1987. Eur J Cancer, 1993, 29A (4)：538-544.

[2] Bako G, Dewar R, Hanson J, et al. Population density as an indicator of urban-rural differences in cancer incidence, Alberta, Canada, 1969~1973. Can J Public Health, 1984, 75 (2)：152-156.

[3] Nasca PC, Mahoney MC, Wolfgang PE. Population density and cancer incidence differentials in New York State, 1978~1982. Cancer Causes Control, 1992, 3 (1)：7-15.

[4] Howe HL, Keller JE, Lehnherr M. Relation between population density and cancer incidence, Illinois, 1986~1990. Am J Epidemiol, 1993, 138 (1)：29-36.

[5] Doll R. Urban and rural factors in the aetiology of cancer. Int J Cancer, 1991, 47 (6)：803-810.

[6] Yang CY, Hsieh YL. The relationship between population density and cancer mortality in Taiwan. Jpn J Cancer Res, 1998, 89 (4)：355-360.

[7] Nasca PC, Burnett WS, Greenwald P, et al. Population density as an indicator of urban-rural differences in cancer incidence, upstate New York, 1968~1972. Am J Epidemiol, 1980, 112 (3)：362-375.

[8] Bako G, Dewar R, Hanson J, et al. Population density as an indicator of urban-rural differences in cancer incidence, Alberta, Canada, 1969~1973. Can J Public Health, 1984, 75 (2)：152-156.

[9] 全国肿瘤登记中心. 中国肿瘤登记工作指导手册. 北京：中国协和医科大学出版社, 2004, 48-50.

[10] Bhurgri Y, Bhurgri A, Hasan SH. Comparability and Quality Control in Cancer Registration；Karachi (data monitoring 1995~2001). J Pak Med Assoc, 2002, 52 (7)：301-307.

[11] 陈建国. 癌症登记资料的质量评价. 中国肿瘤, 1999, (3)：100-104.

[12] Curado MPEB, Shin HR, Storm H, et al. Cancer incidence in five continents, Vol. IX. Lyon：IARC Scientific Publications, 2008.

[13] Ferlay J, Burkhard C, Whelan S, et al. Check and conversion programs for cancer registries (IARC/IACR Tools for Cancer Registries) IARC technical report No. 42. Lyon：IARC, 2005.

[14] Schouten LJ, Meijer H, Huveneers JA, et al. Urban-rural differences in cancer incidence in The Netherlands 1989~1991. Int J Epidemiol, 1996, 25 (4)：729-736.

[15] Salem S, Salahi M, Mohseni M, et al. Major dietary factors and prostate cancer risk：a prospective multicenter case-control study. Nutr Cancer, 2011, 63 (1)：21-27.

[16] 王美岭, 韩金祥. 营养与肿瘤. 国外医学·肿瘤学分册, 1990, 17 (05)：271-274.

[17] Vena JE, Graham S, Zielezny M, et al. Lifetime occupational exercise and colon cancer. Am J Epidemiol, 1985, 122 (3): 357-365.

[18] Dey S, Soliman AS, Hablas A, et al. Urban-rural differences in breast cancer incidence in Egypt (1999~2006). Breast, 2010, 19 (5): 417-423.

[19] Caliskan M, Park JH, Jeong JS, et al. Role of prophylactic ipsilateral central compartment lymph node dissection in papillary thyroid microcarcinoma. Endocr J, 2012, 59 (4): 305-311.

[20] 顾方六. 肾肿瘤的流行病学和病因学. 中华泌尿外科杂志, 1999, (3): 54-59.

[21] 杨磊, 王少康, 孙桂菊, 等. 食管癌危险因素的病例对照研究. 肿瘤, 2009, 29 (3): 249-252.

(上接第350页)

[7] 高世勇, 王秋娟, 季宇彬. 龙葵碱对HepG2细胞内caspase-3及Bcl-2蛋白含量的影响. 中国天然药物, 2006, 4 (3): 224-229.

[8] 季宇彬, 高世勇. 龙葵碱诱导HepG2细胞凋亡的线粒体通路研究. 中国药学杂志, 2008, 43 (4): 272-275.

[9] 季宇彬, 王胜惠, 高世勇, 等. 龙葵碱对H22荷瘤小鼠肿瘤细胞膜唾液酸和封闭度的影响. 中草药, 2005, 36 (1): 79-81.

[10] 季宇彬, 王胜惠, 高世勇, 等. 龙葵碱对H22荷瘤小鼠细胞膜流动性和膜蛋白水平的影响. 中草药, 2005, 36 (2): 239-241.

[11] 季宇彬, 万梅绪, 高世勇, 等. 龙葵碱对S180小鼠红细胞膜唾液酸和封闭度的影响. 中草药, 2006, 37 (7): 1052-1053.

[12] 季宇彬, 高世勇, 王宏亮, 等. 龙葵总碱对肿瘤细胞膜钠泵及钙泵活性影响的研究. 世界科学技术-中医药现代化, 2006, 8 (4): 40-43.

[13] 李明慧, 孙世颂, 曹亮, 等. 龙葵甾体类生物碱对S_{180}及Lewis肺癌移植瘤小鼠的影响. 中国天然药物, 2008, 6 (3): 223-226.

[14] 聂巧珍, 韩伊林, 苏秀兰. 激光照射联合龙葵多糖对荷肝癌小鼠免疫细胞的影响. 内蒙古中医药, 2007, 9: 38-39.

[15] 季宇彬, 万梅绪, 高世勇, 等. 龙葵碱对荷瘤小鼠红细胞免疫功能的影响. 中草药, 2007, 38 (3): 412-414.

[16] 赖亚辉, 刘良, 董莉萍. 龙葵浓缩果汁对S_{180}荷瘤小鼠的抑瘤效应. 中国预防医学杂志, 2005, 6 (1): 28-29.

[17] 大连奥佳医药科技开发有限公司. 龙葵抗肿瘤方面的最新研究进展. 2010: 39-43.

[18] 黄信孚, 林本耀. 现代肿瘤学诊疗手册. 北京: 北京医科大学中国协和医科大学联合出版社, 1995: 485-488、507-508.

中国恶性肿瘤性别发病差异分析

贺宇彤[1]　郑荣寿[2]　孙喜斌[3]　王庆生[4]　王　宁[5]　陈万青[2]*

1. 河北医科大学第四医院/河北省肿瘤医院 石家庄 050011
2. 国家癌症中心　北京 100021
3. 河南省肿瘤医院　郑州 450003
4. 天津市肿瘤医院　天津 300060
5. 北京大学肿瘤医院暨北京市肿瘤防治研究所　北京 100142

【摘要】　目的：分析中国恶性肿瘤性别发病差异情况。方法：利用全国肿瘤登记中心收集的全国 2009 年恶性肿瘤发病数据以及相应的人口数据，运用负二项回归模型校正年龄、地区因素后，分析恶性肿瘤的性别发病差异。结果：2009 年全国肿瘤登记地区恶性肿瘤发病率为 285.91/10 万，其中男性发病率为 317.97/10 万，女性为 253.09/10 万，男性发病率比女性高 61%，发病相对指数为 1.61 倍，95% CI：1.45～1.79。在所有部位恶性肿瘤中，仅有甲状腺癌，女性显著高于男性，脑和神经系统肿瘤，两性差异没有显著性，其余常见恶性肿瘤，均为男性显著高于女性。城市地区性别发病相对指数显著高于农村地区的恶性肿瘤有食管癌和肝癌，发病相对指数明显低于农村地区的恶性肿瘤有胃癌和膀胱癌。结论：我国不同部位恶性肿瘤发病存在明显的性别差异，城市地区和农村地区各有其特点，应针对不同情况开展更有针对性的肿瘤防治工作。

【关键词】　恶性肿瘤；发病率；性别发病相对指数；中国

　　恶性肿瘤严重危害着人类的生命和健康。2008 年，全球约有 1279 万新发恶性肿瘤患者，760 万人死于恶性肿瘤[1]。在我国，恶性肿瘤已经成为城乡居民死亡的首位原因。全球数据显示，不同性别恶性肿瘤发病率存在差异，其原因可能与男女性之间生理结构、性激素及激素受体、生活方式、工作类型等不同密切相关。我国既往资料表明，恶性肿瘤发病性别存在差异，但未见相关研究。本文对 2009 年我国肿瘤登记数据通过拟合负二项回归（Negative Binomial regression）模型，估计不同部位恶性肿瘤性别发病相对指数（rate ratio）[2]，分析如下：

一、资料与方法

（一）资料来源

　　2012 年，国家癌症中心共收集全国 104 个肿瘤登记处提交的 2009 年肿瘤登记资料，登记处分布在 29 个省（自治区、直辖市），其中地级以上城市 46 个（城市地区），县和县级市 58 个（农村地区）。全国

*通讯作者：陈万青 E-mail：chenwq@cicams.ac.cn

104 个肿瘤登记处覆盖人口 109 476 347 人，其中男性 55 654 485 人，女性 53 821 862 人，约占 2009 年年末全国人口总数的 8.20%。104 个肿瘤登记处报告恶性肿瘤新发病例数合计 284 470 例，其中男性 160 958 例，女性 123 512 例。

（二）质量控制

全国肿瘤登记中心根据《中国肿瘤登记工作手册》[3]，并参照《五大洲癌症发病率》第 9 卷《Cancer Incidence in Five Continents Volume Ⅸ》[4,5]和国际癌症研究中心（IARC）/国际癌症登记协会（IACR）[6]对登记数据质量的有关要求，使用数据库软件 MS-FoxPro、MS-Excel 以及 IARC/IACR 的 IARCcrgTools 软件，对 2009 年各登记处上报数据进行审核与评价，通过病理诊断比例（MV%）、仅有死亡医学证明书比例（DCO%）、死亡/发病比（M/I）等主要指标，对资料的完整性、可靠性、有效性和时效性做了评估。国家癌症中心对审核过程中发现的质量问题，及时反馈给各肿瘤登记处，并根据各肿瘤登记处再次提交的核实情况，对数据进行了重新整理。

数据入选标准是登记处上报恶性肿瘤发病率和死亡率水平以及变化趋势合理，MV% >66%，DCO% <15%，M/I 比值介于 0.6~0.8 之间。最后 72 个登记处资料符合标准，纳入到分析数据中。肿瘤登记地区总体 MV% 为 67.23%，DCO% 为 3.14%，M/I 比例为 0.63，其中男性分别为 64.06%、3.40% 和 0.71，女性分别为 71.30%、2.81% 和 0.54（见表1）。

（三）统计分析

对符合标准的数据进行合并汇总分析，分别计算发病率和标化发病率，中国人口标化率（简称中标率）采用 1982 年全国普查标准人口年龄构成。世界人口标化率（简称世标率），采用 Segi's 世界标准人口年龄构成。本研究对中国恶性肿瘤的性别发病率差异采用 Statistical Analysis Systems（SAS）9.2（SAS Institute，Cary，NC）中的 GENMOD 模块分性别进行统计检验。假定肿瘤发病服从负二项分布，发病数作为因变量，性别为自变量，并于模型中调整年龄组及城乡，显著性水平 alpha 取值 0.05。对各部位恶性肿瘤进行比较，并计算相对风险比（RR）及其 95% 置信区间（95% CI）。

二、结果

（一）2009 年中国男性和女性恶性肿瘤发病率

2009 年全国肿瘤登记地区恶性肿瘤新发病例数 244 366 例，其中男性 137 462 例（城市地区 95 705 例，农村地区 41 757 例），占新发病例数的 56.25%，女性 106 904 例（城市地区 78 713 例，农村地区 28 191 例），占新发病例数的 43.75%。男性发病率为 317.97/10 万（城市地区男性 330.19/10 万，农村地区男性 293.10/10 万），中标率为 165.92/10 万，世标率为 220.33/10 万。女性发病率为 253.09/10 万（城市地区女性 276.15/10 万，农村地区女性 205.25/10 万），中标率为 129.49/10 万，世标率为 166.04/10 万。男性发病率、中标率和世标率均明显高于女性（见表 2）。

（二）2009 年中国恶性肿瘤性别发病率差异

2009 年，与女性相比，男性发生恶性肿瘤的风险为 1.61 倍，95% CI：1.45 ~ 1.79。在所有部位恶性肿瘤中，仅有甲状腺癌，女性显著高于男性；脑和神经系统肿瘤，两性差异没有显著性；其余常见恶性肿瘤，均为男性显著高于女性。

膀胱癌、肝癌、食管癌和鼻咽癌，男性发病风险显著高于女性，与女性相比，男性发生上述肿瘤的风险分别为 3.19 倍（95% CI：3.04 ~ 3.36）、3.08 倍（95% CI：2.71 ~ 3.49）、2.74 倍（95% CI：2.37 ~ 3.17）和 2.51 倍（95% CI：2.36 ~ 2.68）；男性肺癌、胃癌发病风险为女性的近 2 倍，RR 值分别为 1.95（95% CI：1.80 ~ 2.12）、1.93（95% CI：1.70 ~ 2.19）；男性口腔癌、肾癌、淋巴瘤和胰腺癌的发病风险为女性的 1.5 倍左右，RR 值分别为 1.81（95% CI：1.62 ~ 2.02）、1.73（95% CI：1.61 ~ 1.87）、1.48（95% CI：1.39 ~ 1.58）、1.47（95% CI：1.40 ~ 1.54）；男性结直肠癌和白血病发病稍高于女性，RR 值分别为 1.32（95% CI：1.25 ~ 1.40）和 1.34（95% CI：1.23 ~ 1.47）。脑和神经系统肿瘤，男性是女性发病风险的 0.97 倍，95% CI：0.91 ~ 1.03，两性之间差异没有统计学意义。男性甲状腺癌发病风险为女性的 0.33 倍，95% CI：0.29 ~ 0.37（见表 3）。

（三）2009 年中国恶性肿瘤城市地区和农村地区性别发病率差异

与女性相比，城市地区男性发生恶性肿瘤的风险为 1.65 倍，95% CI：1.43 ~ 1.91，农村地区男性发生恶性肿瘤的风险为 1.60 倍，95% CI：1.39 ~ 1.84。无论城市地区还是农村地区，在所有部位恶性肿瘤中，仅有甲状腺癌，女性显著高于男性，脑和神经系统肿瘤，两性差异没有显著性，其余常见恶性肿瘤，均为男性显著高于女性。

城市地区性别发病相对指数显著高于农村地区的恶性肿瘤有食管癌和肝癌，城市地区男性食管癌发病率为 21.24/10 万，女性为 7.06/10 万，发病相对指数为 3.69，95% CI：2.99 ~ 4.55；农村地区男性食管癌发病率为 49.18/10 万，女性为 27.31/10 万，发病相对指数为 1.89，95% CI：1.84 ~ 1.94；城市地区男性肝癌发病率为 39.42/10 万，女性为 13.62/10 万，发病相对指数为 3.34，95% CI：2.83 ~ 3.95；农村地区男性肝癌发病率为 47.24/10 万，女性为 18.19/10 万，发病相对指数为 2.83，95% CI：2.43 ~ 3.31。

城市地区性别发病相对指数明显低于农村地区的恶性肿瘤有胃癌和膀胱癌，城市地区男性胃癌发病率为 40.93/10 万，女性为 19.28/10 万，发病相对指数为 1.86，95% CI：1.59 ~ 2.19；农村地区男性胃癌发病率为 67.27/10 万，女性为 29.17/10 万，发病相对指数为 2.20，95% CI：1.97 ~ 2.46；城市地区男性膀胱癌发病率为 12.00/10 万，女性为 4.16/10 万，发病相对指数为 3.09，95% CI：2.94 ~ 3.26；农村地区男性膀胱癌发病率为 5.29/10 万，女性为 1.69/10 万，发病相对指数为 3.34，95% CI：2.92 ~ 3.81（见表 4）。

三、讨论

恶性肿瘤是具有明显性别差异的疾病，2009 年我国恶性肿瘤性别差异与全球基本相同，均为男性显著高于女性。全球男性恶性肿瘤发病世标率为 202.8/10 万，我国为 220.33/10 万；全球女性恶性肿瘤发病世标率为 164.4/10 万，我国为 166.04/10 万[7,8]。与女性相比，我国男性发病相对指数为 1.61 倍，95% CI：1.45 ~ 1.79。在所有部位恶性肿瘤中，仅有甲状腺癌，全球女性发病率显著高于男性，其余常见恶性肿瘤均为男性显著高于女性。在我国，脑和神经系统肿瘤，男女性发病相对指数为 0.97，两性之间差异没有统计学意义。甲状腺癌发病相对指数为 0.33。其余常见恶性肿瘤，均为男性显著高于女性。

Table 1 Quality evaluation for China cancer registration by gender in 2009

SITE	Total			Male			Female		
	M/I	MV%	DCO%	M/I	MV%	DCO%	M/I	MV%	DCO%
Oral Cavity & Pharynx	0.42	82.02	1.93	0.46	82.49	1.90	0.34	81.19	1.98
Nasopharynx	0.55	71.99	3.05	0.55	73.33	3.41	0.54	68.69	2.14
Esophagus	0.76	75.29	2.62	0.76	75.60	2.70	0.74	74.58	2.41
Stomach	0.71	76.14	2.95	0.70	76.82	2.60	0.75	74.62	3.75
Conlon, Rectum & Anus	0.48	80.26	2.02	0.49	80.53	2.05	0.48	79.93	1.99
Liver	0.91	34.10	5.91	0.90	34.45	5.72	0.92	33.11	6.46
Gallbladder & Extrahepatic Bile Duct	0.79	47.64	4.39	0.80	47.32	4.94	0.79	47.90	3.95
Pancreas	0.91	37.96	4.71	0.90	39.14	4.30	0.91	36.38	5.27
Larynx	0.52	76.69	2.93	0.50	77.77	2.70	0.71	66.24	5.10
Trachea, Bronchus & Lung	0.85	50.76	4.88	0.87	51.18	4.50	0.82	49.92	5.63
Bone	0.72	53.86	6.50	0.75	55.97	6.18	0.70	51.18	6.92
Melanoma of Skin	0.52	86.62	0.64	0.57	86.25	0.83	0.46	87.01	0.43
Kidney	0.33	76.61	1.22	0.34	77.36	1.21	0.32	75.38	1.24
Bladder	0.39	77.97	1.84	0.40	78.82	1.80	0.38	75.44	1.98
Brain & Central Nervous System	0.60	51.01	3.41	0.68	50.15	4.14	0.53	51.81	2.74
Thyroid Gland	0.08	89.73	0.37	0.12	87.35	0.37	0.07	90.48	0.38
Lymphoma	0.56	92.32	0.95	0.60	92.47	1.05	0.51	92.10	0.80
Leukemia	0.75	93.72	1.50	0.79	93.48	1.71	0.71	94.03	1.23
All sites	0.63	67.23	3.14	0.71	64.06	3.40	0.54	71.30	2.81

Table 2 Incidence of Cancer by gender, China, 2009

Gender	Areas	No. Cases	Incidence $(1/10^5)$	ASR china $1/10^5)$	ASR world $(1/10^5)$
Both	Both	244366	285.91	146.87	191.72
	Urban	174418	303.39	150.31	195.74
	Rural	69948	249.98	139.68	182.88
Male	Both	137462	317.97	165.92	220.33
	Urban	95705	330.19	165.5	219.84
	Rural	41757	293.10	166.94	220.94
Female	Both	106904	253.09	129.49	166.04
	Urban	78713	276.15	137.09	175.03
	Rural	28191	205.25	113.07	146.24

Table 3　The difference of Cancer Incidence between male and female by site, China, 2009

Site	Male		Female		RR*	95% CI	
	Cases	Incidence (1/10^5)	Cases	incidence (1/10^5)			
Oral Cavity & Pharynx	1793	4.15	1010	2.39	1.81	1.62	2.02
Nasopharynx	2197	5.08	888	2.10	2.51	2.36	2.68
Esophagus	13161	30.44	5763	13.64	2.74	2.37	3.17
Stomach	21447	49.61	9502	22.50	1.93	1.70	2.19
Conlon, Rectum & Anus	14000	32.38	11159	26.42	1.32	1.25	1.40
Liver	18155	41.99	6381	15.11	3.08	2.71	3.49
Pancreas	3562	8.24	2658	6.29	1.47	1.40	1.54
Trachea, Bronchus & Lung	30435	70.40	15349	36.34	1.95	1.80	2.12
Kidney	3056	7.07	1860	4.40	1.73	1.61	1.87
Bladder	4230	9.78	1417	3.35	3.19	3.04	3.36
Brain & Central Nervous System	2658	6.15	2851	6.75	0.97	0.91	1.03
Thyroid Gland	1344	3.11	4263	10.09	0.33	0.29	0.37
Lymphoma	3332	7.71	2381	5.64	1.48	1.39	1.58
Leukemia	2744	6.35	2109	4.99	1.34	1.23	1.47
All sites	137462	317.97	106904	253.09	1.61	1.45	1.79

RR: incidence rate ratio

Table 4　The difference of Cancer Incidence between male and female in urban area and in rural area, China, 2009

Site	Urban					Rural				
	Incidence of Male (1/10^5)	Incidence of Female (1/10^5)	RR*	95% CI		Incidence of Male (1/10^5)	Incidence of Female (1/10^5)	RR*	95% CI	
Oral Cavity & Pharynx	4.90	2.83	1.81	1.61	2.04	2.63	1.49	1.96	1.71	2.25
Nasopharynx	5.95	2.39	2.38	2.22	2.56	3.31	1.50	2.21	1.92	2.56
Esophagus	21.24	7.06	3.69	2.99	4.55	49.18	27.31	1.89	1.84	1.94
Stomach	40.93	19.28	1.86	1.59	2.19	67.27	29.17	2.20	1.97	2.46
Conlon, Rectum & Anus	39.35	32.15	1.37	1.35	1.39	18.20	14.53	1.33	1.28	1.37
Liver	39.42	13.62	3.34	2.83	3.95	47.24	18.19	2.83	2.43	3.31
Pancreas	9.36	7.00	1.49	1.41	1.57	5.97	4.83	1.37	1.25	1.50
Trachea, Bronchus & Lung	77.14	40.17	1.95	1.78	2.13	56.68	28.39	2.06	1.9	2.23
Kidney	9.47	5.81	1.78	1.64	1.93	2.18	1.48	1.62	1.41	1.87
Bladder	12.00	4.16	3.09	2.94	3.26	5.29	1.69	3.34	2.92	3.81
Brain & Central Nervous System	6.39	7.44	0.90	0.85	0.96	5.66	5.32	1.07	0.99	1.16
Thyroid Gland	4.00	12.57	0.34	0.30	0.38	1.31	4.94	0.27	0.24	0.31
Lymphoma	9.39	7.00	1.43	1.36	1.51	4.28	2.80	1.65	1.51	1.81
Leukemia	7.12	5.61	1.34	1.24	1.44	4.77	3.72	1.29	1.19	1.40
All sites	330.19	276.15	1.65	1.43	1.91	293.10	205.25	1.60	1.39	1.84

RR: incidence rate ratio

恶性肿瘤性别差异除表现在各有发生于各自特异性器官的癌种。如女性的卵巢癌、子宫颈癌、子宫内膜癌，男性的前列腺癌、睾丸癌等，还表现在发病率的差异。男性显著高于女性的有膀胱癌、肝癌、食管癌、鼻咽癌、肺癌、胃癌、口腔癌、肾癌、淋巴瘤、胰腺癌、结直肠癌和白血病；女性显著高于男性的有甲状腺癌，产生这些的主要原因是：性激素及激素受体的差异、生活方式的差异和工作类型的差异等。

研究发现，性激素及激素受体与恶性肿瘤性别差异有关。例如膀胱癌细胞株和膀胱癌组织均高表达雄激素受体，而且越来越多的证据表明，雄激素介导的雄激素受体信号通路在膀胱癌的发生、发展中起重要作用，从而解释膀胱癌发病的性别差异[9]。肌层浸润性膀胱癌（muscle-invasive bladdercancer，MIBC）是一种性激素依赖的肿瘤，高风险基因启动子区域的雄激素受体信号可以促使肿瘤的发展，失去对雄激素的应答反应，最终激活雄激素非依赖途径形成转移[10]。Hai Feng 等[11]通过基因组定位技术及生物信息学分析等方法，发现细胞周期相关性激素（CCRK）基因与肝癌发生密切相关。研究发现患有乙型肝炎的男性体内雄激素受体会被激活，从而与雄激素结合，入侵肝细胞的细胞核，增加CCRK基因的表达量，从而引发一连串信号通路化学反应，激发细胞异常快速繁殖，并转化形成肿瘤细胞，导致肝癌的发生。进一步的实验还证明将高表达 CCRK 基因的人肝细胞癌细胞系移植到小鼠体内时，可以诱发肿瘤，并且证明了该基因受其上游 β-catenin/TCF 信号调节。研究发现雄激素受体、CCRK 和 β-catenin 在早期肝癌细胞中均呈现高表达，说明了这三者的密切关系。研究发现血清雌激素过低和雄激素过高可能是食管癌易患因素之一。美国流行病学调查食管腺癌男女发病比例为 7 ~ 10 : 1，不同年龄阶段具有统计学差异，提示性激素在食管腺癌发生中可能起保护作用。王建坡等[12]对食管癌高、低发区 42 082 例食管鳞状细胞癌患者年龄、性别和家族史进行分析，结果提示，性激素可能是导致食管鳞癌男女发病率不同主要因素之一，其中雌激素和孕激素可能起保护作用，睾丸素可能起促进作用。女性甲状腺癌发病约为男性的 3 倍，提示其发病除与放射线暴露、甲状腺增生性疾病家族史和既往史外，性激素也是其重要原因。Horn-Ross PL 等[13]随访 117 646 名女性 13 年，研究发现，<45 岁妇女，初潮较晚、青春期月经周期 > 30 天与甲状腺发病风险相关（RR = 1.88，95% CI：1.13 ~ 3.13），（RR = 1.78，95% CI：1.01 ~ 3.14），表明雌激素在甲状腺癌发生过程中起到重要作用。

男女性的生活方式不同与恶性肿瘤发病性别差异密切相关，例如男女性吸烟、饮酒比例存在显著差异。男女在烟草消费方面的差异造成了男女性肺癌发病率的不同。天津曾报道了过去 20 年该市区男性肺癌的发病率呈现先扬后抑，从 20 世纪 90 年代起略有下降趋势，而女性肺癌的发病仍保持稳定[14]。随着女性肺癌发病率和死亡率的增加，与之伴随的男性肺癌发病率和死亡率的下降，显著改变了肺癌患者的男女性别比例。同时肺癌病理类型在过去 20 年中也发生了改变，男性肺癌中腺癌的比例正在上升，而女性肺癌中鳞癌和小细胞肺癌的比例上升，这在很大程度归因于烟草使用模式的变化。嗜酒者中男性远远多于女性，饮酒与原发性肝癌的发生有一定的联系，乙醇主要在肝代谢，嗜酒可使肝实质长期、反复地受到损害，导致酒精性肝硬变，诱发肝癌。关于荤、素饮食与癌症的关系调查表明，荤食组癌症的发生率比素食组高 13.2 倍。总之，生活方式差异是导致肿瘤发生出现性别差异的重要原因。

工作差异。一般男性活动范围较大，从事有可能接触致癌因素工种的机会较多，如采矿、石化等，有较多机会长时间接触砷、铬酸盐、石棉、多环芳烃等致癌物，也是鼻咽癌、肺癌等高发于男性的原因之一。

综上所述，恶性肿瘤发病存在显著的性别差异，因此在进行健康教育、病因预防、恶性肿瘤筛查时应更具针对性。在确定不同部位恶性肿瘤高危人群时应考虑到性别因素。

致谢：中国肿瘤登记数据是全国各肿瘤登记处辛勤工作的积累，谨对各登记处的全体工作人员在资料收集、整理、审核、查重、补漏、建立数据库等方面所做的努力表示诚挚的谢意！

参 考 文 献

[1] Jemal A, Bray F, Center MM, et al. Global cancer statistics. CA Cancer J Clin. 2011：1–21.

[2] Yu Tak Sun Ignatius, L. W., Wong Tze Wai. Effects of age, period and cohort on acute myocardial infarction mortality in Hong Kong. International Journal of Cardiology, 2004, 97 (1)：63–68.

[3] 全国肿瘤防治研究办公室，卫生部统计信息中心，全国肿瘤登记中心. 中国肿瘤登记工作指导手册. 北京：中国协和医科大学出版社，2004：48–50.

[4] Bray F, Parkin DM. Evaluation of data quality in the cancer registry：principles and methods. Part Ⅰ：comparability validity and timeliness. Eur J Cancer, 2009, 45 (5)：747–755.

[5] Curado MPEB, Shin HR, Storm H, et al. Cancer incidence in five continents Vol. Ⅸ. Lyon：IARC Scientific Publications, 2008.

[6] Ferlay J, Burkhard C, Whelan S, et al. Check and conversion programs for cancer registries (IARC/IACR Tools for Cancer Registries) IARC technical report No. 42. Lyon：IARC, 2005.

[7] IARC/WHO. globocan 2008：http://globocan. iarc. fr/.

[8] 陈万青，张思维，郑荣寿，等. 中国 2009 年恶性肿瘤发病和死亡分析. 中国肿瘤，2013，22 (1)：2–12.

[9] Li Y, Izumi K, Miyamoto H. The role of the androgen receptor in the development and progression of bladder cancer. Jpn J Clin Oncol. 2012 Jul, 42 (7)：569–577.

[10] Gakis G, Stenzl A. Gender-specific differences in muscle-invasive bladder cancer：the concept of sex steroid sensitivity. World J Urol, 2013, Feb 9.

[11] Feng H, Cheng AS, Tsang DP, et al. Cell cycle-related kinase is a direct androgen receptor-regulated gene that drives β-catenin/T cell factor-dependent hepatocarcinogenesis. J Clin Invest. 2011 Aug, 121 (8)：3159–3175.

[12] 王建坡，周福有，赵学科，等. 食管癌高/低发区 1975～2011 年 42082 例食管鳞状细胞癌患者年龄、性别和家族史分析. 河南大学学报（医学版），2012，31 (3)：171–175.

[13] Horn-Ross PL, Canchola AJ, Ma H, et al. Hormonal factors and the risk of papillary thyroid cancer in the California Teachers Study cohort. Cancer Epidemiol Biomarkers Prev, 2011 Aug, 20 (8)：1751–1759.

[14] Kexin C, Peizhong PW, Baocun S, et al. Twenty years secular changes in sex specific lung cancer incidence rates in an urban Chinese population. Lung Cancer, 2006, 51 (1)：13–19.

❖ **肿瘤临床路径与指南** ❖

甲状腺良性肿瘤临床路径
（县级医院 2012 年版）

卫办医政发〔2012〕142 号

一、甲状腺良性肿瘤临床路径标准住院流程

（一）适用对象

第一诊断为甲状腺良性肿瘤（ICD-10：D34）

行甲状腺部分切除、甲状腺次全切除或甲状腺近全切除术（ICD-9-CM-3：06.2/06.39）。

（二）诊断依据

根据《临床诊疗指南-外科学分册》（中华医学会编著，人民卫生出版社）、《甲状腺外科》（人民卫生出版社，第 1 版）等。

1. 发现颈前区肿物，无或伴有甲亢临床表现。
2. 体检提示颈前区肿块，随吞咽而上下活动。
3. 颈部 B 超提示甲状腺良性肿瘤。
4. 甲状腺功能正常或有甲亢表现。

（三）选择治疗方案的依据

根据《临床诊疗指南-外科学分册》（中华医学会编著，人民卫生出版社）、《甲状腺外科》（人民卫生出版社，第 1 版）等。

手术方式选择应保证甲状腺肿物连同周边少量正常组织一并切除（视术中情况可选择甲状腺部分切除、甲状腺次全切除或甲状腺近全切除术），术中应行标本冰冻检查以除外恶变。

（四）临床路径标准

住院日为≤10 天。

（五）进入路径标准

1. 第一诊断必须符合 ICD-10：D34 甲状腺良性肿瘤疾病编码。
2. 当患者合并其他疾病，但住院期间不需要特殊处理也不影响第一诊断的临床路径流程实施时，可以进入路径。

（六）术前准备 1~2 天

1. 必需的检查项目
（1）血常规、尿常规；

（2）肝功能、肾功能、电解质、凝血功能、感染性疾病筛查（乙肝、丙肝、艾滋病、梅毒等）；

（3）心电图、胸部 X 线检查；

（4）甲状腺功能检查（T_3、T_4、TSH），甲状腺及颈部淋巴结 B 超；

（5）有声音异常者，请耳鼻喉科会诊了解声带情况。

2．根据患者病情可选择

（1）气管正侧位 X 线片；

（2）肺功能、超声心动图检查和血气分析等；

（3）甲状腺 CT 检查。

（七）预防性抗菌药物选择与使用时机

1．预防性抗菌药物：按照《抗菌药物临床应用指导原则》（卫医发〔2004〕285 号）执行。原则上不使用抗菌药物。当出现手术时间长，或为高龄、免疫缺陷等高危患者，可考虑预防用药，建议使用第一代头孢菌素。推荐使用头孢唑林钠肌内或静脉注射：

（1）成人：0.5～1.5g/次，一日 2～3 次；

（2）对本药或其他头孢菌素类药过敏者，对青霉素类药有过敏性休克史者禁用；肝肾功能不全者、有胃肠道疾病史者慎用；

（3）使用本药前须进行皮试。

2．预防性使用抗菌药物，时间为术前 0.5 小时，手术超过 3 小时加用 1 次抗菌药物。

（八）手术日为入院第 3～4 天

1．麻醉方式：气管内插管全身麻醉、局部浸润麻醉或颈丛麻醉。

2．手术方式：根据甲状腺肿物大小及其部位、性质选择甲状腺部分切除、甲状腺次全切除或甲状腺近全切除术。

3．术中用药：麻醉常规用药。

4．输血：根据术前血红蛋白状况及术中出血情况而定。

5．病理学检查：术中行冰冻病理学检查，术后行石蜡切片病理学检查。

（九）术后住院恢复 5～7 天

1．生命体征监测，切口冷敷，严密观察有无出血、声音异常、饮水呛咳等情况发生。

2．根据病情，术后用药按照《国家基本药物》目录选择使用。

3．抗菌药物按照《抗菌药物临床应用指导原则》（卫医发〔2004〕285 号）执行。总预防性用药时间一般不超过 24 小时，个别情况可延长至 48 小时。明确感染患者，可根据药敏试验结果调整抗菌药物。

4．术后 2～3 天切口换药，根据病情，尽早拔除尿管、引流管或引流条。

5．实验室检查：必要时复查血常规、血生化等。

6．术后 5～7 日换药、拆除皮肤切口缝线。

（十）出院标准

1．无切口感染，引流管或引流条拔除。

2．生命体征平稳，可自由活动。

3．饮食恢复，无需静脉补液。

4．无需要住院处理的其他并发症或合并症。

（十一）变异及原因分析

1．术前检查发现有其他合并疾病需要处理者，转入相应路径。

2．术中冰冻提示甲状腺炎或甲状腺癌等转入相应路径。

3．胸骨后巨大甲状腺肿有可能需要开胸手术。

4．合并甲状腺功能亢进症的甲状腺良性肿瘤转入相应路径。

5．术后出现并发症需要进行相关的诊断和治疗，不进入临床路径。

（十二）参考费用标准

3000～6000 元。

二、甲状腺良性肿瘤临床路径表单

适用对象：**第一诊断**为甲状腺良性肿瘤（ICD-10：D34）

行甲状腺部分切除、甲状腺次全切除或甲状腺近全切除术（ICD-9-CM-3：06.2/06.39）

患者姓名：_____性别：_____年龄：_____门诊号：_____住院号：_____

住院日期：_____年___月___日　　出院日期：_____年___月___日

标准住院日：≤10 天

日期	住院第 1 天	住院第 2 ~ 3 天 （手术前 1 天）
主要诊疗工作	□ 询问病史及体格检查 □ 完成住院病历和首次病程记录 □ 开化验单以及检查单 □ 上级医师查房与术前评估 □ 初步确定诊治方案和特殊检查项目	□ 上级医师查房 □ 完成术前准备与术前评估 □ 如合并其他疾病需要处理，及时变更临床路径 □ 根据检查检验结果进行术前讨论，确定治疗方案 □ 如考虑有恶性肿瘤或甲亢转入相应临床路径 □ 完成必要的相关科室会诊 □ 申请手术及开手术医嘱 □ 完成上级医师查房记录、术前讨论、术前小结等 □ 明确手术方式、手术关键步骤、术中注意事项等 □ 向患者及家属交代病情及围手术期注意事项 □ 签署授权委托书、手术知情同意书、自费用品协议书、输血同意书、麻醉同意书
重点医嘱	长期医嘱： □ 外科二级护理常规 □ 饮食（依据患者情况定） 临时医嘱： □ 血常规、尿常规 □ 凝血功能、电解质、肝肾功能、感染性疾病筛查 □ 甲状腺功能、甲状腺 B 超（必要时甲状腺CT） □ 心电图、胸部 X 线检查 □ 气管正侧位、肺功能、超声心动图（酌情） □ 耳鼻喉科会诊了解声带（必要时）	长期医嘱： 患者既往基础用药 临时医嘱： □ 必要的科室会诊 □ 术前医嘱： □ 1）常规准备明日行甲状腺部分切除术 □ 2）备皮 □ 3）术前禁食 6 小时、禁饮 2 小时 □ 4）麻醉前用药 □ 5）备血（必要时） □ 术中特殊用药带药 □ 带影像学资料入手术室
主要护理工作	□ 入院介绍 □ 入院评估 □ 健康教育 □ 活动指导 □ 饮食指导 □ 患者相关检查配合的指导 □ 心理支持	□ 静脉抽血 □ 健康教育 □ 饮食指导 □ 疾病知识指导 □ 术前指导 □ 促进睡眠（环境、药物） □ 心理支持
病情变异记录	□ 无　□ 有，原因： 1. 2.	□ 无　□ 有，原因： 1. 2.
护士签名		
医师签名		

日期	住院第 3 ~ 4 天（手术日）	
	术前与术中	术后
主要诊疗工作	□ 陪送患者入手术室 □ 麻醉准备，监测生命体征 □ 施行手术 □ 保持各引流管通畅 □ 术中行冰冻病理学检查，术终行常规病理学检查	□ 麻醉医师完成麻醉记录 □ 完成术后首次病程记录 □ 完成手术记录 □ 向患者及家属说明手术情况
重点医嘱	**长期医嘱：** □ 甲状腺良性肿瘤常规护理 □ 一或二级护理 □ 禁食 **临时医嘱：** □ 术中冰冻检查	**长期医嘱：** □ 甲状腺部分切除术后常规护理 □ 一级护理 □ 禁食 □ 常规雾化吸入 Bid □ 颈部切口引流接引流袋并记量或切口置橡皮引流条 □ 尿管接尿袋（视手术时间而定） □ 化痰药 **临时医嘱：** □ 吸氧 □ 床边备气管切开包 □ 血常规及生化检查（必要时） □ 注意切口出血
主要护理工作	□ 健康教育 □ 饮食：术前禁食禁饮 □ 术前沐浴、更衣，取下义齿、饰物 □ 告知患者及家属术前流程及注意事项 □ 指导术前注射用药后注意事项 □ 术前手术物品准备 □ 陪送患者入手术室 □ 术中按需留置尿管 □ 床边放置气管切开包 □ 心理支持	□ 体位与活动：平卧，去枕 6 小时，协助改变体位（半坐卧位） □ 按医嘱吸氧、禁食、禁饮 □ 密切观察患者情况 □ 疼痛护理 □ 留置管道护理及指导 □ 心理支持（患者及家属）
病情变异记录	□ 无　□ 有，原因： 1. 2.	
护士签名		
医师签名		

日期	住院第 4～5 天 （术后第 1 天）	住院第 5～7 天 （术后第 2～4 天）	住院第 7～10 天 （出院日）
主要诊疗工作	□ 上级医师查房 □ 观察病情变化，包括颈部、耳前叩击征及声音情况等 □ 观察引流量和性状，视引流情况拔除颈部引流管或引流条及尿管 □ 检查手术切口，更换敷料 □ 分析实验室检验结果 □ 维持水电解质平衡 □ 住院医师完成常规病程记录	□ 上级医师查房 □ 观察病情变化，包括颈部、耳前叩击征及声音情况等 □ 住院医师完成常规病程记录 □ 必要时予相关特殊检查	□ 上级医师查房 □ 切口拆线 □ 明确是否符合出院标准 □ 完成出院记录、病案首页、出院证明书等 □ 通知出入院处 □ 通知患者及家属 □ 向患者告知出院后注意事项，如康复计划、返院复诊、后续治疗，及相关并发症的处理等 □ 出院小结、疾病证明书及出院须知交予患者
重点医嘱	**长期医嘱：** □ 甲状腺手术后常规护理 □ 一级护理 □ 半流食 □ 常规喷喉 Bid □ 视情况拔除颈部引流管接袋并记量 □ 化痰药（酌情） □ 患者既往基础用药 **临时医嘱：** □ 适当补充葡萄糖液和盐水液体支持 □ 切口换药并拔除引流 □ 拔除尿管	**长期医嘱：** □ 二或三级护理（视情况） □ 患者既往基础用药 □ 半流质饮食 **临时医嘱：** □ 补充进食不足的液体支持	**临时医嘱：** □ 切口拆线 **出院医嘱：** □ 出院后相关用药
主要护理工作	□ 体位：指导患者下床活动及颈部活动 □ 观察患者病情变化 □ 指导饮食 □ 遵医嘱拔除尿管 □ 疼痛护理 □ 生活护理（一级护理） □ 心理支持	□ 体位与活动：自主体位，指导颈部活动 □ 指导饮食 □ 协助或指导生活护理	□ 出院指导 □ 办理出院手续 □ 预约复诊时间 □ 作息、饮食、活动指导 □ 服药指导 □ 清洁卫生 □ 疾病知识
病情变异记录	□无　□有，原因：	□无　□有，原因：	□无　□有，原因：
护士签名			
医师签名			

颅骨良性肿瘤临床路径

（县级医院 2012 年版）

一、颅骨良性肿瘤临床路径标准住院流程

（一）适用对象

第一诊断为颅骨良性肿瘤（ICD-10：D16.4）

行单纯颅骨肿瘤切除术或颅骨肿瘤切除术加一期颅骨成形术（ICD-9-CM-3：02.04～02.6）。

（二）诊断依据

根据《临床诊疗指南-神经外科学分册》（中华医学会编著，人民卫生出版社）、《临床技术操作规范-神经外科分册》（中华医学会编著，人民军医出版社）等。

1. 临床表现

（1）病史：病程较长，常偶然发现；

（2）无痛或局部轻度疼痛及酸胀感包块；

（3）部分较大的内生型肿瘤可产生脑组织受压引发的局灶性症状如偏瘫、失语、同向性偏盲、癫痫发作等；

（4）极少数巨大肿瘤可产生颅内高压表现，如头痛、恶心、呕吐、视物模糊等；

（5）部分位于颅底的肿瘤可产生颅神经压迫症状，如眼球运动障碍、面部感觉减退、听力减退等。

2. 辅助检查

（1）头颅 CT 扫描（加骨窗像检查）：表现为骨质增生或破坏；如侵犯颅底，必要时可行三维 CT 检查或冠状位扫描；

（2）X 线平片检查：可表现为骨质增生或骨质破坏；

（3）MRI 检查可了解肿瘤侵入颅内程度。

（三）选择治疗方案的依据

根据《临床诊疗指南-神经外科学分册》（中华医学会编著，人民卫生出版社）、《临床技术操作规范-神经外科分册》（中华医学会编著，人民军医出版社）等。

1. 对于肿瘤较大而影响外观、内生型肿瘤出现颅压高或局灶性症状者应当行颅骨肿瘤切除术。术式包括单纯颅骨肿瘤切除术、颅骨肿瘤切除术加一期颅骨成形术。

2. 手术风险较大者（高龄、妊娠期、合并较严重内科疾病），需向患者或家属交待病情；如不同意手术，应当充分告知风险，履行签字手续，并予严密观察。

（四）标准住院日

为≤14 天。

（五）进入路径标准

1. 第一诊断符合 ICD-10：D16.4 颅骨良性肿瘤疾病编码。

2. 当患者合并其他疾病，但住院期间不需要特殊处理也不影响第一诊断的临床路径流程实施时，可以进入路径。

（六）术前准备 2 天

1. 必需的检查项目

（1）血常规、尿常规；

（2）凝血功能、肝功能、肾功能、血电解质、血糖、感染性疾病筛查（乙型肝炎、丙型肝炎、艾滋病、梅毒等）；

（3）胸部 X 线平片、心电图；

（4）头颅 CT 扫描（含骨窗像）。

2. 根据患者病情，可选择的检查项目

头颅 X 线平片、MRI、DSA、心肺功能评估（年龄>65 岁者）。

（七）预防性抗菌药物选择与使用时机

1. 抗菌药物

按照《抗菌药物临床应用指导原则》（卫医发〔2004〕285 号）选择用药。建议使用第一、二代头孢菌素，头孢曲松等；明确感染患者，可根据药敏试验结果调整抗菌药物。

（1）推荐使用头孢唑林钠肌内或静脉注射：

①成人：0.5 ~ 1g/次，一日 2 ~ 3 次；

②儿童：一日量为 20 ~ 30mg/Kg 体重，分 3 ~ 4 次给药；

③对本药或其他头孢菌素类药过敏者，对青霉素类药有过敏性休克史者禁用；肝肾功能不全者、有胃肠道疾病史者慎用；

④使用本药前须进行皮试。

（2）推荐头孢呋辛钠肌内或静脉注射：

①成人：0.75 ~ 1.5g/次，一日 3 次；

②儿童：平均一日剂量为 60mg/kg，严重感染可用到 100mg/kg，分 3 ~ 4 次给予；

③肾功能不全患者按照肌酐清除率制订给药方案：肌酐清除率>20ml/min 者，每日 3 次，每次 0.75 ~ 1.5g；肌酐清除率 10 ~ 20ml/min 患者，每次 0.75g，一日 2 次；肌酐清除率<10ml/min 患者，每次 0.75g，一日 1 次；

④对本药或其他头孢菌素类药过敏者，对青霉素类药有过敏性休克史者禁用；肝肾功能不全者、有胃肠道疾病史者慎用；

⑤使用本药前须进行皮试。

（3）推荐头孢曲松钠肌内注射、静脉注射或静脉滴注：

①成人：1g/次，一次肌内注射或静脉滴注；

②儿童：儿童用量一般按成人量的 1/2 给予；

③对本药或其他头孢菌素类药过敏者，对青霉素类药有过敏性休克史者禁用；肝肾功能不全者、有胃肠道疾病史者慎用。

2．预防性用抗菌药物

时间为术前 0.5 小时，手术超过 3 小时加用 1 次抗菌药物；总预防性用药时间一般不超过 24 小时，个别情况可延长至 48 小时。

（八）手术日为入院第 3~5 天

1．麻醉方式：局部麻醉或全身麻醉。

2．手术方式：单纯颅骨肿瘤切除术、颅骨肿瘤切除术加一期颅骨成形术（颅骨缺损大于 3cm 直径时）。

3．手术内置物：颅骨、硬脑膜修复材料，颅骨固定材料等。

4．术中用药：抗菌药物、脱水药。

5．输血：根据手术失血情况决定。

（九）术后住院恢复 7~10 天

1．必须复查的检查项目：头颅 CT；化验室检查包括血常规、肝肾功能、血电解质。

2．根据患者病情，可考虑选择的复查项目：头颅 MRI。

3．术后用药：抗菌药物、脱水药、激素，根据病情可用抗癫痫药等。

（十）出院标准

1．患者病情稳定，生命体征平稳，体温正常，手术切口愈合良好。

2．没有需要住院处理的并发症和/或合并症。

（十一）变异及原因分析

1．术后继发其他部位硬脑膜外血肿、硬脑膜下血肿、脑内血肿等并发症，严重者需要再次行开颅手术，导致住院时间延长，费用增加。

2．术后切口、颅骨或颅内感染、内置物排异反应，出现严重神经系统并发症，导致住院时间延长，费用增加。

3．伴发其他内、外科疾病需进一步诊治，导致住院时间延长。

（十二）参考费用标准

8000~15000 元。

二、颅骨良性肿瘤临床路径表单

适用对象：**第一诊断**为颅骨良性肿瘤（ICD-10：D16.4）

行单纯颅骨肿瘤切除术或颅骨肿瘤切除术加一期颅骨成形术（ICD-9-CM-3：02.04~02.6）

患者姓名：_____ 性别：_____ 年龄：_____ 门诊号：_____ 住院号：_____

住院日期：_____年___月___日　　出院日期：_____年___月___日

标准住院日：≤14 天

时间	住院第 1 日	住院第 2 日	住院第 3 日 （手术日）
主要诊疗工作	□ 病史采集，体格检查，完成病历书写 □ 术前相关检查 □ 上级医师查看患者，制定治疗方案，完善术前准备	□ 术前相关检查 □ 完善术前准备 □ 向患者和/或家属交代病情，签署手术知情同意书 □ 安排次日手术	□ 全麻下颅骨肿瘤切除术 □ 临床观察神经系统功能情况 □ 完成手术记录及术后记录 □ 有引流者观察引流性状及引流量
重点医嘱	长期医嘱： □ 二级护理 临时医嘱： □ 血常规、凝血功能、肝肾功能、电解质、血糖，感染性疾病筛查 □ 头颅 CT 扫描 □ 心电图、胸部 X 线片 □ 必要时行 MRI 及头部 X 线平片检查	长期医嘱： □ 二级护理 □ 术前禁食水 临时医嘱： □ 备皮 □ 抗菌药物皮试	长期医嘱： □ 一级护理 □ 手术当天禁食水 □ 补液治疗 临时医嘱： □ 术中用抗菌药物
主要护理工作	□ 入院护理评估及宣教 □ 观察患者一般状况及神经系统状况 □ 遵医嘱完成化验检查 □ 完成首次护理记录	□ 观察患者一般状况及神经系统状况 □ 手术前宣教 □ 完成术前准备 □ 完成护理记录	□ 观察患者一般状况及神经系统状况 □ 观察记录患者神志、瞳孔、生命体征及手术切口敷料情况 □ 观察引流液性状及记量 □ 遵医嘱给药并观察用药后反应 □ 预防并发症护理 □ 心理护理及基础护理 □ 完成护理记录
病情变异记录	□ 无　□ 有，原因： 1. 2.	□ 无　□ 有，原因： 1. 2.	□ 无　□ 有，原因： 1. 2.
护士签名			
医师签名			

时间	住院第 4 日 （术后第 1 天）	住院第 5 日 （术后第 2 天）	住院第 6 日 （术后第 3 天）
主要诊疗工作	□ 临床观察神经系统功能情况 □ 切口换药、观察切口情况 □ 有引流者观察引流液性状及引流量，根据病情拔除引流管 □ 完成病程记录	□ 临床观察神经系统功能情况 □ 观察切口敷料情况 □ 对 CT 复查结果进行评估 □ 完成病程记录	临床观察神经系统功能情况 □ 观察切口敷料情况 □ 完成病程记录 □ 停补液治疗
重点医嘱	**长期医嘱：** 　　□ 一级护理 □ 术后流食 □ 抗菌药物 □ 补液治疗 **临时医嘱：** □ 头颅 CT	**长期医嘱：** □ 一级护理 □ 术后半流食 □ 停用抗菌药物，有引流者延长抗菌药物使用 □ 补液治疗	**长期医嘱：** □ 术后普食 □ 一级护理 **临时医嘱：** □ 复查血常规、肝肾功能、凝血功能
主要护理工作	□ 观察患者一般状况及神经系统功能恢复情况 □ 观察记录患者神志、瞳孔、生命体征及手术切口敷料情况 □ 观察引流液性状及记量 □ 遵医嘱给药并观察用药后反应 □ 预防并发症护理 □ 心理护理及基础护理 □ 协助患者床上肢体活动 □ 完成护理记录 □ 进行术后宣教及用药指导	□ 观察患者一般状况及神经系统功能恢复情况 □ 观察记录患者神志、瞳孔、生命体征及手术切口敷料情况 □ 观察引流液性状及记量 □ 遵医嘱给药并观察用药后反应 □ 预防并发症护理 □ 心理护理及基础护理 □ 协助患者床上肢体活动 □ 完成护理记录	□ 观察患者一般状况及神经系统功能情况 □ 观察记录患者神志、瞳孔、生命体征及手术切口敷料情况 □ 遵医嘱给药并观察用药后反应 □ 遵医嘱完成化验检查 □ 预防并发症护理 □ 心理护理及基础护理 □ 协助患者床上肢体活动 □ 完成护理记录
病情变异记录	□ 无　□ 有，原因： 1. 2.	□ 无　□ 有，原因： 1. 2.	□ 无　□ 有，原因： 1. 2.
护士签名			
医师签名			

时间	住院第 7 日 (术后第 4 天)	住院第 8 日 (术后第 5 天)	住院第 9 日 (术后第 6 天)	住院第 10~14 日 (术后第 7~10 天)
主要诊疗工作	□ 临床观察神经系统功能情况 □ 完成病程记录	□ 临床观察神经系统功能情况 □ 切口换药, 观察切口情况 □ 完成病程记录	□ 临床观察神经系统功能情况 □ 查看化验结果 □ 完成病程记录 □ 复查头颅 CT	□ 根据切口情况予以拆线或延期门诊拆线 □ 确定患者能否出院 □ 向患者交代出院注意事项、复查日期 □ 通知出院处 □ 开出院诊断书 □ 完成出院记录
重点医嘱	长期医嘱: □ 普食 □ 一级或二级护理	长期医嘱: □ 普食 □ 二级护理	长期医嘱: □ 普食 □ 三级护理 □ 头颅 CT	□ 通知出院
主要护理工作	□ 观察患者一般状况及切口情况 □ 观察神经系统功能情况 □ 预防并发症护理 □ 心理护理及基础护理 □ 协助患者下床活动	□ 观察患者一般状况及切口情况 □ 观察神经系统功能情况 □ 预防并发症护理 □ 心理护理及基础护理 □ 协助患者下床活动	□ 观察患者一般状况及切口情况 □ 观察神经系统功能情况 □ 预防并发症护理 □ 心理护理及基础护理 □ 进行出院指导 □ 患者下床活动	□ 完成出院指导 □ 帮助患者办理出院手续
病情变异记录	□ 无　□ 有, 原因: 1. 2.	□ 无　□ 有, 原因: 1. 2.	□ 无　□ 有, 原因: 1. 2.	□ 无　□ 有, 原因: 1. 2.
护士签名				
医师签名				

(卫生部办公厅 2012 年 11 月 8 日)

颅前窝底脑膜瘤临床路径

（县级医院 2012 年版）

一、颅前窝底脑膜瘤临床路径标准住院流程

（一）适用对象

第一诊断为颅前窝底脑膜瘤（ICD-10：C70.002/D32.013/D42.002）。

行冠切经额开颅颅前窝底脑膜瘤切除术（ICD-9-CM-3：01.51）。

（二）诊断依据

根据《临床诊疗指南-神经外科学分册》（中华医学会编著，人民卫生出版社）、《临床技术操作规范-神经外科分册》（中华医学会编著，人民军医出版社）等。

1. 临床表现：肿瘤体积增大引起慢性颅压增高表现，主要为头痛、恶心、呕吐等；因额叶受损出现精神、智力症状，主要表现为记忆力障碍、反应迟钝；嗅觉、视觉受损。

2. 辅助检查：头颅 MRI 显示颅内占位性病变，基底位于颅前窝底，边界清楚，明显均匀强化，额叶底面和鞍区结构受压。

（三）选择治疗方案的依据

根据《临床诊疗指南-神经外科学分册》（中华医学会编著，人民卫生出版社）、《临床技术操作规范-神经外科分册》（中华医学会编著，人民军医出版社）等。

1. 拟诊断为颅前窝底脑膜瘤者，有明确的颅内压增高症状或局灶性症状者需手术治疗，手术方法是冠状切口经额入路开颅肿瘤切除术。

2. 对于手术风险较大者（高龄、妊娠期、合并较严重的内科疾病者），要向患者或家属仔细交待病情，如不同意手术，应履行签字手续，并予以严密观察。

3. 对于严密观察保守治疗者，一旦出现颅内压增高征象，必要时予以急诊手术。

（四）标准住院日

为≤14 天。

（五）进入路径标准

1. 第一诊断必须符合 ICD-10：C70.002/D32.013/D42.002 颅前窝底脑膜瘤疾病编码。

2. 当患者合并其他疾病，但住院期间不需特殊处理，也不影响第一诊断的临床路径实施时，可以进入路径。

（六）术前准备 3 天

1. 必需的检查项目：

（1）血常规、尿常规；

（2）凝血功能、肝功能、肾功能、血电解质、血糖、感染性疾病筛查（乙肝、丙肝、艾滋病、梅毒）；

（3）胸部 X 线平片、心电图；

（4）头部 MRI；

（5）颅底 CT 扫描；

（6）视力、视野检查。

2. 根据患者病情，必要时查心、肺功能和精神智力评估。

（七）预防性抗菌药物选择与使用时机

1. 抗菌药物：按照《抗菌药物临床应用指导原则》（卫医发〔2004〕285 号）选择用药。建议使用第一、二代头孢菌素，头孢曲松等；明确感染患者，可根据药敏试验结果调整抗菌药物。

（1）推荐使用头孢唑林钠肌内或静脉注射：

①成人：0.5~1g/次，一日 2~3 次；

②儿童：一日量为 20~30mg/kg 体重，分 3~4 次给药；

③对本药或其他头孢菌素类药过敏者，对青霉素类药有过敏性休克史者禁用；肝肾功能不全者、有胃肠道疾病史者慎用；

④使用本药前须进行皮试。

（2）推荐头孢呋辛钠肌内或静脉注射：

①成人：0.75~1.5g/次，一日 3 次；

②儿童：平均一日剂量为 60mg/kg，严重感染可用到 100mg/kg，分 3~4 次给予；

③肾功能不全患者按照肌酐清除率制订给药方案：肌酐清除率>20ml/min 者，每日 3 次，每次 0.75~1.5g；肌酐清除率 10~20ml/min 患者，每次 0.75g，一日 2 次；肌酐清除率<10ml/min 患者，每次 0.75g，一日 1 次；

④对本药或其他头孢菌素类药过敏者，对青霉素类药有过敏性休克史者禁用；肝肾功能不全者、有胃肠道疾病史者慎用；

⑤使用本药前须进行皮试。

（3）推荐头孢曲松钠肌内注射、静脉注射或静脉滴注：

①成人：1g/次，一次肌内注射或静脉滴注；

②儿童：儿童用量一般按成人量的 1/2 给予；

③对本药或其他头孢菌素类药过敏者，对青霉素类药有过敏性休克史者禁用；肝肾功能不全者、有胃肠道疾病史者慎用。

2. 预防性用抗菌药物，时间为术前 0.5 小时，手术超过 3 小时加用 1 次抗菌药物；总预防性用药时间一般不超过 24 小时，个别情况可延长至 48 小时。

（八）手术日为入院第 4 天。

1. 麻醉方式：全身麻醉。

2. 手术方式：冠切经额开颅颅前窝底脑膜瘤切除术。

3. 手术内固定物：颅骨固定材料等。

4. 术中用药：激素、抗菌药物、麻醉常规用药。

5. 输血：视手术出血情况决定。

（九）术后住院恢复 10 天

1. 必须复查的检查项目：头部 MRI，视力视野，血常规，肝肾功能，血电解质。

2. 术后用药：抗癫痫药物。

（十）出院标准

1. 患者一般状态良好，饮食恢复。

2. 体温正常，各项化验无明显异常，切口愈合良好。

3. 复查头颅 MRI 显示肿瘤切除满意。

（十一）变异及原因分析

1. 术中或术后继发手术部位或其他部位硬脑膜外血肿、硬脑膜下血肿、脑内血肿等并发症，严重者需要二次手术，导致住院时间延长、费用增加。

2. 术后继发脑脊液鼻漏、颅内感染和神经血管损伤等，导致住院时间延长。

（十二）参考费用标准

15000～30000 元。

二、颅前窝底脑膜瘤临床路径表单

适用对象：第一诊断为颅前窝底脑膜瘤（ICD-10：C70.002/D32.013/D42.002）
行冠切经额开颅颅前窝底脑膜瘤切除术（ICD-9-CM-3：01.51）

患者姓名：_____性别：_____年龄：_____门诊号：_____住院号：_____

住院日期：_____年___月___日　　出院日期：_____年___月___日

标准住院日：≤14 天

时间	住院第 1 天	住院第 2 天	住院第 3 天
主要诊疗工作	□ 病史采集，体格检查 □ 完成病历书写 □ 完善检查 □ 预约影像学检查 □ 预约视力、视野检查 □ 向患者家属交代手术可能达到的效果及手术风险	□ 汇总辅助检查结果 □ 上级医师查房，对患者病情及术前检查准备情况进行评估，必要时请相关科室会诊 □ 完善术前准备	□ 术者查房 □ 根据术前检查结果，进行术前讨论，明确诊断，决定术式，制定治疗方案 □ 向患者和/或家属交代病情，并签署手术知情同意书、麻醉知情同意书等
重点医嘱	长期医嘱： □ 一级护理 □ 饮食 临时医嘱： □ 血常规、尿常规 □ 凝血功能 □ 肝肾功能、血电解质、血糖 □ 感染性疾病筛查 □ 胸部 X 线片，心电图 □ 头颅 MRI □ 颅底 CT □ 视力、视野检查 □ 必要时查心、肺功能	长期医嘱： □ 一级护理 □ 饮食	长期医嘱： □ 一级护理 □ 术前禁食水 □ 通知家属 临时医嘱： □ 备皮、剃头 □ 麻醉科会诊 □ 抗菌药物皮试 □ 根据手术情况备血
主要护理工作	□ 观察患者一般状况 □ 观察神经系统状况 □ 完成入院宣教	□ 观察患者一般状况 □ 观察神经系统状况	□ 观察患者一般状况 □ 观察神经系统状况 □ 术前准备
病情变异记录	□无　□有，原因： 1. 2.	□无　□有，原因： 1. 2.	□无　□有，原因： 1. 2.
护士签名			
医师签名			

时间	住院第4天 （手术当天）	住院第5天 （术后第1天）	住院第6天 （术后第2天）
主要诊疗工作	手术室内核对患者信息无误 □ 全麻下冠切经额开颅颅前窝底脑膜瘤切除术 □ 完成手术记录和术后记录	完成病程记录 □ 观察患者视力变化 □ 切口换药 □ 复查血常规、肝肾功能及血电解质	完成病程记录 □ 观察视力视野 □ 观察有无脑脊液鼻漏
重点医嘱	长期医嘱： □ 一级护理 □ 禁食水 □ 多参数心电监护 □ 吸氧 □ 脱水治疗 临时医嘱： □ 预防感染、抑酸和抗癫痫治疗 □ 观察记录患者神志、瞳孔、生命体征和视力视野	长期医嘱： □ 一级护理 □ 流食 临时医嘱： □ 换药 □ 观察记录患者神志、瞳孔、生命体征 □ 观察患者的视力视野 □ 观察有无脑脊液鼻漏 □ 血常规 □ 肝肾功能及血电解质	长期医嘱： □ 一级护理 □ 半流食 临时医嘱： □ 观察记录患者神志、瞳孔、生命体征 □ 观察患者的视力视野 □ 观察有无脑脊液鼻漏
主要护理	□ 工作 □ 观察患者一般状况 □ 观察神经系统状况 □ 观察记录患者神志、瞳孔、生命体征 □ 观察患者的肢体活动	□ 观察患者一般状况 □ 观察神经系统状况 □ 观察记录患者神志、瞳孔、生命体征 □ 观察患者的视力视野 □ 观察有无脑脊液鼻漏	□ 观察患者一般状况 □ 观察神经系统状况 □ 观察记录患者神志、瞳孔、生命体征 □ 观察患者的视力视野 □ 观察有无脑脊液鼻漏
病情变异记录	□无 □有，原因： 1. 2.	□无 □有，原因： 1. 2.	□无 □有，原因： 1. 2.
护士签名			
医师签名			

时间	住院第 7 天 （术后第 3 天）	住院第 8 天 （术后第 4 天）	住院第 9 天 （术后第 5 天）
主要诊疗工作	完成病程记录 □ 观察视力视野 □ 观察有无脑脊液鼻漏 □ 复查血常规 □ 复查肝肾功能及血电解质 □ 预约头颅 MRI 检查	嘱患者在床上坐起锻炼	嘱患者在床上坐起锻炼
重点医嘱	**长期医嘱：** □ 一级护理 □ 半流食 □ 观察记录患者神志、瞳孔、生命体征 **临时医嘱：** □ 血常规 □ 肝肾功能及血电解质 □ 头颅 MRI 检查	**长期医嘱：** □ 二级护理 □ 普食	**长期医嘱：** □ 二级护理 □ 普食
主要护理工作	□ 观察患者一般状况 □ 观察神经系统状况 □ 观察记录患者神志、瞳孔、生命体征	观察患者一般状况 □ 观察神经系统状况 □ 观察记录患者神志、瞳孔、生命体征	观察患者一般状况 □ 观察神经系统状况 □ 观察记录患者神志、瞳孔、生命体征
病情变异记录	□无　□有，原因： 1. 2.	□无　□有，原因： 1. 2.	□无　□有，原因： 1. 2.
护士签名			
医师签名			

时间	住院第 10 天 （术后第 6 天）	住院第 11 天 （术后第 7 天）	住院第 12 天 （术后第 8 天）
主要诊疗工作	观察切口情况 □ 神经系统查体 □ 记录术后症状和体征变化 □ 嘱病人离床活动	切口拆线 □ 切口换药 □ 复查血常规、肝肾功能及血电解质	停用脱水药物 □ 观察神经系统体征变化
重点医嘱	长期医嘱： □ 二级护理 □ 普食	长期医嘱： □ 二级护理 □ 普食 临时医嘱： □ 拆线 □ 血常规 □ 肝肾功能及血电解质	长期医嘱： □ 二级护理 □ 普食 临时医嘱： □ 停用脱水药物
主要护理	□ 工作 □ 观察患者一般状况 □ 观察神经系统状况 □ 注意患者营养状况	□ 观察患者一般状况 □ 观察神经系统状况 □ 注意患者营养状况	□ 观察患者一般状况 □ 观察神经系统状况 □ 注意患者营养状况
病情变异记录	□无　□有，原因： 1. 2.	□无　□有，原因： 1. 2.	□无　□有，原因： 1. 2.
护士签名			
医师签名			

时间	住院第 13 天 （术后第 9 天）	住院第 14 天 （术后第 10 天）
主要诊疗工作	神经系统查体，对比手术前后症状、体征变化 □ 汇总术后辅助检查结果 □ 评估手术效果	确定患者可以出院 □ 向患者交代出院注意事项、复查日期 □ 通知出院处 □ 开出院诊断书 □ 完成出院记录
重点医嘱	**长期医嘱：** □ 二级护理 □ 普食	□ 出院通知 □ 出院带药
主要护理	□ 工作 □ 观察患者一般状况 □ 观察神经系统状况 □ 注意患者营养状况	□ 帮助病人办理出院手续
病情变异记录	□无　□有，原因： 1. 2.	□无　□有，原因： 1. 2.
护士签名		
医师签名		

（卫生部办公厅 2012 年 11 月 8 日）

非侵袭性胸腺瘤临床路径

（县级医院 2012 年版）
卫办医政发〔2012〕154 号

一、非侵袭性胸腺瘤临床路径标准住院流程

（一）适用对象

第一诊断为非侵袭性胸腺瘤（ICD-10：D15.001+M8580/0）。

行胸腺瘤切除术（ICD-9-CM-3：07.812）。

（二）诊断依据

根据《临床诊疗指南-胸外科分册》（中华医学会编著，人民卫生出版社）。

1. 病史。

2. 经体检 CT 或者 X 线检查发现有前上纵隔占位性病变。

3. 鉴别诊断：生殖细胞肿瘤、淋巴瘤、胸骨后甲状腺肿、侵袭性胸腺瘤等。

（三）选择治疗方案的依据

根据《临床诊疗指南-胸外科分册》（中华医学会编著，人民卫生出版社）。

手术治疗：胸腺瘤切除术。适用于诊断明确的非侵袭性胸腺瘤。

（四）标准住院日

≤14 天。

（五）进入路径标准

1. 第一诊断必须符合 ICD-10：D15.001+M8580/0 非侵袭性胸腺瘤疾病编码。

2. 有适应证，无手术禁忌证。

3. 当患者合并其他疾病，但住院期间不需要特殊处理也不影响第一诊断的临床路径流程实施时，可以进入路径。

（六）术前准备 ≤3 天（指工作日）

1. 必需的检查项目：

（1）血常规、尿常规；

（2）肝功能、肾功能、电解质、凝血功能、输血前检查、血型；

（3）X 线胸片、胸部增强 CT、心电图。

2. 根据患者病情选择：肺功能、葡萄糖测定、超声心动图、Holter、淋巴细胞亚群分析等细胞免疫功能检查、相关肿瘤标志物等。

（七）预防性抗菌药物选择与使用时机

1. 按照《抗菌药物临床应用指导原则》（卫医发〔2004〕285 号）执行。原则上不使用抗菌药物。根据患者的病情决定抗菌药物的选择与使用时间，可考虑使用第一、二代头

孢菌素，头孢曲松。

（1）推荐使用头孢唑林钠静脉注射：

①成人：0.5～1.0g/次，一日2～3次；

②儿童：一日量为20～30mg/kg体重，分3次给药；

③对本药或其他头孢菌素类药过敏者，对青霉素类过敏性休克史者禁用；肝肾功能不全者、有胃肠道疾病史者慎用；

④使用本药前须进行皮试。

（2）推荐头孢呋辛钠静脉滴注：

①成人：0.75～1.5g/次，一日3次；

②儿童：平均一日剂量为60mg/kg，分3～4次给予；

③肾功能不全患者按照肌酐清除率制订给药方案：肌酐清除率>20ml/min者，每日2次，每次3g；肌酐清除率10～20ml/min患者，每次0.75g，一日2次；肌酐清除率<10ml/min患者，每次0.75g，一日1次；

④对本药或其他头孢菌素类药过敏者，对青霉素类药有过敏性休克史者禁用；肾功能不全者、有胃肠道疾病史者慎用；

⑤使用本药前须进行皮试。

（3）推荐头孢曲松钠静脉滴注：

①成人：1g/次，一次肌内注射或静脉滴注；

②儿童：儿童用量一般按成人量的1/2给予；

③对本药或其他头孢菌素类药过敏者，对青霉素类过敏性休克史者禁用；肝肾功能不全者、有胃肠道疾病史者慎用。

2．预防性使用抗菌药物，时间为术前0.5小时，手术超过3小时加用1次抗菌药物。

（八）手术日为入院第4天

1．麻醉方式：气管插管全身麻醉。

2．手术方式：胸腺瘤和/或胸腺切除术。

3．术中用药：抗菌药物。

4．输血：根据术前血红蛋白状况及术中出血情况而定。

5．病理学检查：切除标本解剖后作病理学检查，必要时行术中冰冻病理学检查。

（九）术后住院恢复8～10天

1．必须复查的检查项目：血常规、肝功能、肾功能、电解质、胸部X线片等。

2．术后用药：抗菌药物使用按照《抗菌药物临床应用指导原则》（卫医发〔2004〕285号）执行。总预防性用药时间一般不超过24小时，个别情况可延长至48小时。明确感染患者，可根据药敏试验结果调整抗菌药物。

（十）出院标准

1．病人病情稳定，体温正常，手术切口愈合良好；生命体征平稳。

2．没有需要住院处理的并发症和/或合并症。

（十一）变异及原因分析

1．有影响手术的合并症，术前需要进行相关的诊断和治疗。

2. 术后出现肺部感染、呼吸功能衰竭、心脏功能衰竭、肝肾功能衰竭等并发症，需要延长治疗时间。

（十二）参考费用标准

5000～8000 元。

二、非侵袭性胸腺瘤临床路径表单

适用对象：第一诊断非侵袭性胸腺瘤（ICD-10：D15.001+M8580/0）
行胸腺瘤切除术（ICD-9-CM-3：07.812）。

患者姓名：_____ 性别：_____ 年龄：_____ 门诊号：_____ 住院号：_____

住院日期：_____年__月__日   出院日期：_____年__月__日

标准住院日：≤14 天

时间	住院第 1 天	住院第 2～3 天（术前日）	住院第 4 天（手术日）
主要诊疗工作	询问病史及体格检查 ☐ 完成病历书写 ☐ 开化验单 ☐ 上级医师查房，初步确定诊断 ☐ 对症支持治疗 ☐ 向患者家属告病重或病危通知，并签署病重或病危通知书（必要时）	☐ 上级医师查房 ☐ 完成入院检查 ☐ 影像学检查 ☐ 继续对症支持治疗 ☐ 完成必要的相关科室会诊 ☐ 完成上级医师查房记录等病历书写 ☐ 向患者及家属交待病情及其注意事项	☐ 术前留置尿管 ☐ 手术 ☐ 术者完成手术记录 ☐ 住院医师完成术后病程 ☐ 上级医师查房 ☐ 观察生命体征 ☐ 向患者及家属交代病情及术后注意事项
重点医嘱	**长期医嘱：** ☐ 胸外科疾病护理常规 ☐ 一级护理 ☐ 饮食 ☐ 视病情通知病重或病危 ☐ 其他医嘱 **临时医嘱：** ☐ 血常规、尿常规 ☐ 肝肾功能、电解质、血糖、凝血功能、血型、输血前检查 ☐ X 线胸片、心电图 ☐ 胸部增强 CT ☐ 腹部 B 超（酌情） ☐ 术前准备治疗 ☐ 其他医嘱 ☐ 相关对症支持治疗等	**长期医嘱：** ☐ 患者既往基础用药 ☐ 其他医嘱 **临时医嘱：** ☐ 其他医嘱 ☐ 相关特殊检查 ☐ 对症支持治疗 ☐ 请相关科室会诊治疗 ☐ 术前相关准备	**长期医嘱：** ☐ 胸外科术后护理常规 ☐ 特级或一级护理 ☐ 清醒后 6 小时进流食 ☐ 吸氧 ☐ 体温、心电、血压、呼吸、脉搏、血氧饱和度监测 ☐ 胸管引流记量 ☐ 持续导尿 ☐ 记 24 小时出入量 ☐ 雾化吸入 ☐ 预防性应用抗菌药物 ☐ 镇痛药物（酌情） **临时医嘱：** ☐ 止血药物使用（必要时） ☐ 其他特殊医嘱
主要护理工作	☐ 介绍病房环境、设施和设备 ☐ 入院护理评估 ☐ 辅助戒烟	宣教、备皮等术前准备 ☐ 提醒患者术前禁食水 ☐ 呼吸功能锻炼	观察病情变化 ☐ 术后心理和生活护理 ☐ 保持呼吸道通畅
病情变异记录	☐无 ☐有，原因： 1. 2.	☐无 ☐有，原因： 1. 2.	☐无 ☐有，原因： 1. 2.
护士签名			
医师签名			

时间	住院第 5 天 （术后第 1 日）	住院第 6～11 天 （术后第 2～7 日）	住院第 12～14 天 （出院日）
主要诊疗工作	上级医师查房 □ 复查相关检查 □ 保护重要脏器功能 □ 注意对症处理 □ 完成病程记录 □ 围手术期管理 □ 术后合并症预防与治疗	上级医师查房 □ 住院医师完成病程记录 □ 视病情复查血常规、血生化及X线胸片 □ 视胸腔引流及肺复胀情况拔除胸腔引流管并切口换药 □ 必要时纤支镜吸痰 □ 视情况停用或调整抗菌药物	切口拆线 □ 上级医师查房，明确是否出院 □ 住院医师完成出院小结、病案首页等 □ 向患者及家属交代出院后注意事项 □ 根据术后病理确定术后治疗方案
重点医嘱	长期医嘱： □ 抗炎、化痰、止血、抑酸、改善肺功能治疗（酌情） □ 营养对症，补充电解质等（酌情） □ 其他医嘱 □ 胸瓶或纵隔引流瓶护理 临时医嘱： □ 复查血常规 □ 复查血常规、肝肾功能、电解质 □ 输血（有指征时） □ 对症支持 □ 其他医嘱 □ 伤口换药等 □ 复查影像学检查 □ 相关合并症治疗	长期医嘱： □ 胸外科二级护理 □ 停胸腔闭式引流计量 □ 停记尿量、停吸氧、停心电监护 □ 停雾化 □ 停抗菌药物 临时医嘱： □ 拔胸腔闭式引流管 □ 拔除尿管 □ 切口换药 □ 复查X线胸片、血常规、肝肾功能、电解质 □ 其他特殊医嘱	临时医嘱： □ 切口拆线 □ 切口换药 □ 通知出院 □ 出院带药 □ 定期复诊
主要护理工作	□ 观察患者病情 □ 心理与生活护理 □ 协助患者咳痰	□ 观察患者病情 □ 心理与生活护理 □ 协助患者咳痰	□ 观察病情变化 □ 心理和生活护理 □ 术后康复指导
病情变异记录	□无　□有，原因： 1. 2.	□无　□有，原因： 1. 2.	□无　□有，原因： 1. 2.
护士签名			
医师签名			

（卫生部办公厅 2012 年 12 月 27 日）

食管平滑肌瘤临床路径

（县级医院2012年版）

一、食管平滑肌瘤临床标准住院流程

（一）适用对象

第一诊断为食管平滑肌瘤（ICD-10：D13.0，M8890/0）。

行食管平滑肌瘤摘除术（ICD-9-CM-3：42.32）。

（二）诊断依据

根据《临床诊疗指南-胸外科分册》（中华医学会编著，人民卫生出版社）和《胸心外科疾病诊疗指南（第二版）》（同济医学院编著，科学出版社）。

1. 临床表现：多无明显症状，部分病例可有吞咽梗阻感等。

2. 辅助检查：

（1）上消化道 X 线钡剂造影：食管腔内充盈缺损，黏膜光滑；

（2）胃镜可见表面光滑、黏膜完整的食管隆起性病变；

（3）胸部 CT 及增强可见食管壁局部增厚；

（4）食管超声内镜提示肿瘤来源食管肌层。

（三）选择治疗方案的依据

根据《胸心外科疾病诊疗指南（第二版）》（同济医学院编著，科学出版社）。

手术治疗：经左胸入路或右胸入路行食管肿瘤摘除术。

（四）标准住院日

为≤14 天。

（五）进入路径标准

1. 第一诊断必须符合 ICD-10：D13.0，M8890/0 食管平滑肌瘤疾病编码。

2. 当患者合并其他疾病，但住院期间不需要特殊处理也不影响第一诊断的临床路径流程实施时，可以进入路径。

（六）术前准备≤4 天

1. 必需的检查项目：

（1）血常规、尿常规、粪便常规+隐血试验；

（2）凝血功能、肝功能、肾功能、电解质、感染性疾病筛查（乙肝、丙肝、梅毒、艾滋病等）；

（3）X 线胸片、心电图、肺功能；

（4）上消化道 X 线钡餐、胸部 CT。

2. 根据患者病情，可选择的检查项目：胃镜、腹部超声检查；血气分析、相关肿瘤标志物检查、超声心动图等。

（七）预防性抗菌药物的选择与使用时机

1. 抗菌药物：按照《抗菌药物临床应用指导原则》（卫医发〔2004〕285 号）执行。根据患者的病情决定抗菌药物的选择与使用时间，可考虑使用第一、二代头孢菌素。

（1）推荐使用头孢唑林钠肌内或静脉注射：

①成人：0.5 ~ 1g/次，一日 2 ~ 3 次；

②儿童：一日量为 20 ~ 30mg/kg 体重，分 3 ~ 4 次给药；

③对本药或其他头孢菌素类药过敏者，对青霉素类药有过敏性休克史者禁用；肝肾功能不全者、有胃肠道疾病史者慎用；

④使用本药前须进行皮试。

（2）推荐头孢呋辛钠肌内或静脉注射：

①成人：0.75 ~ 1.5g/次，一日 3 次；

②儿童：平均一日剂量为 60mg/kg，严重感染可用到 100mg/kg，分 3 ~ 4 次给予；

③肾功能不全患者按照肌酐清除率制订给药方案：肌酐清除率>20ml/min 者，每日 3 次，每次 0.75 ~ 1.5g；肌酐清除率 10 ~ 20ml/min 患者，每次 0.75g，一日 2 次；肌酐清除率<10ml/min 患者，每次 0.75g，一日 1 次；

④对本药或其他头孢菌素类药过敏者，对青霉素类药有过敏性休克史者禁用；肝肾功能不全者、有胃肠道疾病史者慎用；

⑤使用本药前须进行皮试。

2. 预防性使用抗菌药物，时间为术前 0.5 小时，手术超过 3 小时加用 1 次抗菌药物。

（八）手术日为入院第≤5 天

1. 麻醉方式：气管插管全身麻醉。

2. 手术方式：经左胸入路或右胸入路食管肿瘤摘除术。

3. 输血：视术中具体情况而定。输血前需行血型鉴定、抗体筛选和交叉合血。

4. 病理学检查：切除标本解剖后作病理学检查，必要时行术中冰冻病理学检查。

（九）术后住院恢复≤9 天

1. 必须复查的检查项目

（1）血常规、肝功能、肾功能、电解质；

（2）X 线胸片、食管造影；

2. 术后用药

（1）抗菌药物选择与使用时机应当按照《抗菌药物临床应用指导原则》（卫医发〔2004〕285 号）执行。总预防性用药时间一般不超过 24 小时，个别情况可延长至 48 小时。明确感染患者，可根据药敏试验结果调整抗菌药物。

（2）静脉或肠内营养。

（十）出院标准

1. 恢复饮食。

2. 切口愈合良好，或门诊可处理的愈合不良切口。

3. 体温正常。

4．X 线胸片呈正常术后改变，无明显异常。

5．没有需要住院处理的其他并发症或合并症。

（十一）变异及原因分析

1．存在影响手术的合并症，术前需要进行相关的诊断和治疗。

2．术后出现肺部感染、呼吸功能衰竭、心脏功能衰竭、食管胸膜瘘、胃肠功能障碍等并发症，需要延长治疗时间。

（十二）参考费用标准

10000～15000 元。

二、食管平滑肌瘤临床路径表单

适用对象：**第一诊断**为食管平滑肌瘤（ICD-10：D13.0，M8890/0）

行食管肿瘤摘除术（ICD-9-CM-3：42.32）

患者姓名：_____性别：_____年龄：_____门诊号：_____住院号：_____

住院日期：_____年___月___日　　出院日期：_____年___月___日

标准住院日：≤14 天

时间	住院第 1 天	住院第 2~4 天	住院第 3~5 天 （手术日）
主要诊疗工作	□ 询问病史及体格检查 □ 完成病历书写 □ 开化验单及检查申请单 □ 医师查房与术前评估 □ 初步确定手术方式和日期	□ 上级医师查房 □ 术前评估及讨论，确定手术方案 □ 术前准备 □ 完成病程记录、上级医师查房记录、术前小结等病历书写 □ 向患者及家属交代病情及围手术期注意事项 □ 签署手术知情同意书、自费用品协议书、输血同意书、授权同意书	□ 手术 □ 术者完成手术记录 □ 住院医师完成术后病程 □ 上级医师查房 □ 向患者及家属交代病情、手术情况及术后注意事项
重点医嘱	**长期医嘱：** □ 胸外科护理常规 □ 二级护理 □ 普食 **临时医嘱：** □ 血常规、尿常规、粪便常规+隐血试验 □ 凝血功能、肝肾功能、电解质 □ 感染性疾病筛查 □ 胸部 CT、上消化道钡餐 □ X 线胸片、心电图、肺功能 □ 血气分析（酌情） □ 其他医嘱	**长期医嘱：** □ 胸外科护理常规 □ 二级护理 □ 流质饮食 □ 患者既往基础用药 **临时医嘱：** □ 拟明日全麻下行食管平滑肌瘤摘除术 □ 术前禁食水 □ 术前留置胃管、尿管 □ 备皮 □ 备血 □ 术中用药 □ 必要时术前肠道准备	**长期医嘱：** □ 胸外科术后护理常规 □ 特级或一级护理 □ 禁食水 □ 吸氧 □ 心电监护 □ 持续胃肠减压，记量 □ 胸管引流，计量 □ 持续导尿，记 24 小时尿量 □ 静脉应用抗菌药物 □ 静脉营养 **临时医嘱：** □ 镇痛药物 □ 其他医嘱
主要护理工作	□ 介绍病房环境、设施和设备 □ 入院护理评估，护理计划 □ 辅助戒烟 □ 呼吸训练	□ 宣教、备皮等术前准备 □ 提醒患者禁饮食 □ 呼吸功能锻炼	□ 术晨留置胃管、尿管 □ 术后密切观察患者病情变化 □ 记录 24 小时出入水量 □ 术后心理和生活护理
病情变异记录	□无　□有，原因： 1. 2.	□无　□有，原因： 1. 2.	□无　□有，原因： 1. 2.
护士签名			
医师签名			

时间	住院第 4~8 天 （术后第 1~3 天）	住院第 5~13 天 （术后第 2~10 天）	住院第 8~14 天 （出院日）
主要诊疗工作	□ 上级医师查房 □ 住院医师完成上级医师查房记录等病历书写 □ 观察生命征、引流量、呼吸音 □ 帮助患者咳嗽、咳痰，必要时床边纤支镜吸痰 □ 视情况拔尿管	□ 上级医师查房 □ 住院医师完成常规病历书写 □ 视病情复查 X 线胸片、血常规、肝肾功能、电解质及血糖 □ 视情况术后 3~5 天拔除胸腔引流管 □ 术后第 3~5 天行食管造影 □ 视情况拔胃管，逐步恢复饮食 □ 视情况停抗菌药物和静脉营养	□ 上级医师查房，明确是否出院 □ 住院医师完成常规病历书写 □ 住院医师完成出院小结、病情证明单、病案首页等 □ 向患者及家属交代出院后的注意事项，如饮食、复诊时间、后续治疗等 □ 视切口愈合情况拆线
重点医嘱	**长期医嘱：** □ 胸外科术后护理常规 □ 一级护理 □ 停记尿量 □ 停吸氧 □ 停心电监护 □ 其他医嘱 **临时医嘱：** □ 拔尿管 □ 其他医嘱	**长期医嘱：** □ 胸外科术后护理常规 □ 二级护理 □ 停引胸腔流记量 □ 停胃肠减压、记量 □ 肠道排气后予肠内营养 □ 饮食： □ ◎普食　　　◎半流质饮食 □ ◎流质饮食　　◎禁食 □ 其他医嘱 **临时医嘱：** □ 拔胸腔引流管 □ 换药 □ X 线胸片 □ 血常规、肝肾功能、电解质、血糖 □ 碘过敏试验 □ 食管造影 □ 拔胃管 □ 其他医嘱	**长期医嘱：** □ 胸外科术后护理常规 □ 二级护理 □ 饮食： □ ◎普食　　　◎半流质饮食 □ ◎流质饮食 □ 其他医嘱 **临时医嘱：** □ 切口换药 □ 切口拆线 □ 通知出院 □ 出院带药 □ 其他医嘱
主要护理工作	□ 密切观察患者病情变化 □ 指导术后呼吸训练 □ 术后心理与生活护理	□ 密切观察患者病情变化 □ 指导术后呼吸训练 □ 术后心理与生活护理 □ 指导恢复饮食	□ 密切观察患者病情变化 □ 指导术后呼吸训练 □ 术后心理与生活护理 □ 指导恢复饮食 □ 帮助患者办理出院手续 □ 康复宣教
病情变异记录	□无　□有，原因： 1. 2.	□无　□有，原因： 1. 2.	□无　□有，原因： 1. 2.
护士签名			
医师签名			

肺良性肿瘤临床路径

（县级医院 2012 年版）

一、肺良性肿瘤临床路径标准住院流程

（一）适用对象

第一诊断为肺良性肿瘤（ICD-10：D14.3）。

行肿瘤摘除术、肺局部切除术或肺叶切除术（ICD-9-CM-3：32.2～32.4）。

（二）诊断依据

根据《临床诊疗指南-胸外科分册》（中华医学会编著，人民卫生出版社）、全国高等学校教材八年制《外科学》（人民卫生出版社，第1版）、《黄家驷外科学》（人民卫生出版社出版，第7版）。

1. 临床症状：发病年龄广泛，青中年居多，症状较轻或无，部分患者有咳嗽、咯血和轻度胸痛，咯血多为少量和痰中带血，病情可长期无变化，少数患者因肿瘤阻塞支气管而继发感染症状。

2. 体征：早期不显著。

3. 辅助检查：胸部影像学检查，纤维支气管镜等。

（三）选择治疗方案的依据

根据《临床诊疗指南-胸外科分册》（中华医学会编著，人民卫生出版社）、全国高等学校教材八年制《外科学》（人民卫生出版社，第1版）、《黄家驷外科学》（人民卫生出版社出版，第7版）。

1. 肿瘤摘除术。

2. 肺局部切除术（包括肺楔形切除和肺段切除）。

3. 肺叶切除术（包括复合肺叶切除和支气管袖式成型）。

（四）标准住院日

为≤15 天。

（五）进入路径标准

1. 第一诊断符合 ICD-10：D14.3 肺良性肿瘤疾病编码。

2. 当患者合并其他疾病，但住院期间不需要特殊处理也不影响第一诊断的临床路径流程实施时，可以进入路径。

（六）术前准备≤3 天

1. 必需的检查项目：

（1）血常规、尿常规；

（2）凝血功能、肝功能、肾功能、电解质、感染性疾病筛查（乙肝、丙肝、艾滋病、

梅毒等）、肿瘤标记物检查；

（3）肺功能、动脉血气分析、心电图；

（4）痰细胞学检查、纤维支气管镜检查+活检；

（5）影像学检查：X线胸片正侧位、胸部CT（平扫+增强扫描）、腹部超声或CT。

2. 根据患者病情，可选择以下项目：血气分析、24小时动态心电图、超声心动图等。

（七）预防性抗菌药物选择与使用时机

1. 预防性抗菌药物：按照《抗菌药物临床应用指导原则》（卫医发〔2004〕285号）执行，并根据患者的病情决定抗菌药物的选择与使用时间。建议使用第一、二代头孢菌素，头孢曲松；明确感染患者，可根据药敏试验结果调整抗菌药物。

（1）推荐使用头孢唑林钠肌内或静脉注射：

① 成人：0.5~1g/次，一日2~3次；

② 对本药或其他头孢菌素类药过敏者，对青霉素类药有过敏性休克史者禁用；肝肾功能不全者、有胃肠道疾病史者慎用；

③ 使用本药前须进行皮试。

（2）推荐头孢呋辛钠肌内注射或静脉滴注：

① 成人：1.5~3.0g/次，2~3次/日；

② 肾功能不全患者按肌酐清除率制定给药方案：肌酐清除率>20ml/min者，每日3次，每次0.75~1.5g；肌酐清除率10~20ml/min者，每日2次，每次0.75g；肌酐清除率<10ml/min者，每次0.75g，一日一次；

③ 对本药或其他头孢菌素过敏者，对青霉素类药有过敏性休克者禁用；肝肾功能不全者，有胃肠道疾病史者慎用；

④ 使用本药前必须进行皮试。

（3）推荐头孢曲松钠肌内注射、静脉注射或静脉滴注：

① 成人：1g/次，一次肌内注射或静脉滴注；

② 对本药或其他头孢菌素类药过敏者，对青霉素类药有过敏性休克史者禁用；肝肾功能不全者、有胃肠道疾病史者慎用。

2. 预防性用抗菌药物，时间为术前0.5小时，手术超过3小时加用1次抗菌药物；总预防性用药时间一般不超过24小时，个别情况可延长至48小时。

3. 如有继发感染征象，尽早开始抗菌药物的经验治疗。

（八）手术日为入院第≤4天

1. 麻醉方式：气管插管全身麻醉。

2. 手术耗材：根据患者病情使用（闭合器、切割缝合器等）。

3. 术中用药：抗菌药物等。

4. 手术置入物：止血材料。

5. 输血：视术中出血情况而定。输血前需行血型鉴定、抗体筛选和交叉合血。

6. 病理：术中冰冻切片，术后石蜡切片+免疫组化。

（九）术后住院恢复≤10天

1. 必须复查的检查项目：血常规、肝功能、肾功能、电解质、胸部X线片等。

2．根据患者病情，可选择以下项目：血气分析、气管镜、床旁超声、痰培养＋药敏等。

3．术后用药：

（1）抗菌药物：按照《抗菌药物临床应用指导原则》（卫医发〔2004〕285 号）选用药物。明确感染患者，可根据药敏试验结果调整抗菌药物。

（2）如有继发感染征象，尽早开始抗菌药物的经验治疗。

（3）可选择用药：如制酸剂、止血药、化痰药等。

（十）　出院标准

1．病人病情稳定，体温正常，手术切口愈合良好，生命体征平稳。

2．没有需要住院处理的并发症和/或合并症。

（十一）　变异及原因分析

1．有影响手术的合并症，需要进行相关的诊断和治疗。

2．术后出现肺部感染、呼吸功能衰竭、心脏功能衰竭、支气管胸膜瘘等并发症，需要延长治疗时间。

（十二）　参考费用标准

10000～15000 元。

二、肺良性肿瘤临床路径表单

适用对象：**第一诊断为**肺良性肿瘤（ICD-10：D14.3）

行肿瘤摘除术/肺局部切除术/肺叶切除术（ICD-9-CM-3：32.2～32.4）

患者姓名：_____性别：_____年龄：_____门诊号：_____住院号：_____

住院日期：_____年___月___日　　出院日期：_____年___月___日

标准住院日：≤15 天

时间	住院第 1 天	住院第 2 ~ 3 天 （术前日）	住院第 3 ~ 4 天 （手术日）
主要诊疗工作	询问病史及体格检查 □ 完成病历书写 □ 开化验单及检查申请单 □ 主管医师查房 □ 初步确定治疗方案	上级医师查房 □ 术前准备与术前评估 □ 术前讨论，确定手术方案 □ 根据病情需要，完成相关科室会诊 □ 住院医师完成病程日志及术前小结、上级医师查房记录等病历书写 □ 签署手术知情同意书、自费用品协议书、输血同意书、授权委托同意书 □ 向患者及家属交待围术期注意事项	术前留置尿管 □ 手术 □ 术者完成手术记录 □ 住院医师完成术后病程 □ 上级医师查房 □ 观察生命体征 □ 向患者及家属交代病情及术后注意事项
重点医嘱	长期医嘱： □ 胸外科二级护理 □ 普食 □ 患者既往基础用药 临时医嘱： □ 血常规、尿常规 □ 凝血功能、肝功能、肾功能、电解质、感染性疾病筛查、肿瘤标记物检查 □ 肺功能、动脉血气分析、心电图 □ 痰细胞学检查、纤维支气管镜检查+活检 □ 影像学检查：胸片正侧位、胸部 CT、腹部超声或 CT □ 必要时：24 小时动态心电图、超声心动图、经皮肺穿刺活检等	长期医嘱： □ 胸外科二级护理常规 □ 饮食 □ 患者既往基础用药 临时医嘱： □ 明日全麻下拟行 □ ◎肿瘤摘除术 ◎肺局部切除术 □ ◎肺叶切除术 ◎全肺切除术 □ ◎开胸探查术 □ 术前禁食水 □ 术前晚灌肠 □ 术前备皮 □ 备血 □ 术前镇静药物（酌情） □ 备术中抗菌药物 □ 其他特殊医嘱	长期医嘱： □ 胸外科术后护理常规 □ 特级或一级护理 □ 清醒后 6 小时进流食 □ 吸氧 □ 体温、心电、血压、呼吸、脉搏、血氧饱和度监测 □ 胸管引流记量 □ 持续导尿，记 24 小时出入量 □ 雾化吸入 □ 预防性应用抗菌药物 □ 镇痛药物 临时医嘱： □ 止血药物使用（必要时） □ 其他特殊医嘱
主要护理工作	□ 介绍病房环境、设施和设备 □ 入院护理评估 □ 辅助戒烟	宣教、备皮等术前准备 □ 提醒患者术前禁食水 □ 呼吸功能锻炼	观察病情变化 □ 术后心理和生活护理 □ 保持呼吸道通畅
病情变异记录	□无 □有，原因： 1. 2.	□无 □有，原因： 1. 2.	□无 □有，原因： 1. 2.
护士签名			
医师签名			

时间	住院 4 ~ 5 天 术后第 1 日	住院 5 ~ 13 天 术后第 2 ~ 10 日	住院 10 ~ 14 天 （出院日）
主要诊疗工作	上级医师查房 □ 住院医师完成病程书写 □ 观察胸腔引流情况 □ 注意生命体征、血氧饱和度及肺部呼吸音 □ 鼓励并协助患者排痰 □ 必要时纤支镜吸痰	上级医师查房 □ 住院医师完成病程书写 □ 视病情复查血常规、血生化及胸片 □ 视胸腔引流及肺复张情况，拔除胸腔引流管并切口换药 □ 必要时纤支镜吸痰 □ 视情况停用或调整抗菌药物 □ 切口拆线	上级医师查房，明确是否出院 □ 住院医师完成出院小结、病历首页等 □ 向患者及家属交代出院后注意事项 □ 根据术后病理确定术后治疗方案
重点医嘱	长期医嘱： □ 胸外科一级护理 □ 普食 □ 吸氧 □ 心电监护 □ 雾化吸入 □ 胸管引流记量 □ 持续导尿，记 24 小时出入量 临时医嘱： □ 根据情况酌情补液 □ 血气分析（必要时） □ 其他特殊医嘱	长期医嘱： □ 胸外科二级护理 □ 停胸腔闭式引流计量 □ 停记尿量、停吸氧、停心电监护 □ 停雾化 □ 停抗菌药物 临时医嘱： □ 拔胸腔闭式引流管 □ 拔除尿管 □ 切口换药、拆线 □ 复查 X 线胸片、血常规、肝肾功能、电解质 □ 其他特殊医嘱	临时医嘱： 切口换药 □ 通知出院 □ 出院带药 □ 定期复诊
主要护理工作	□ 观察患者病情 □ 心理与生活护理 □ 协助患者咳痰	观察患者病情 □ 心理与生活护理 □ 协助患者咳痰	观察病情变化 □ 心理和生活护理 □ 术后康复指导
病情变异记录	□无　□有，原因： 1. 2.	□无　□有，原因： 1. 2.	□无　□有，原因： 1. 2.
护士签名			
医师签名			

（卫生部办公厅 2012 年 12 月 27 日）

肾癌临床路径

（县级医院 2012 年版）

一、肾癌临床路径标准住院流程

（一）适用对象

第一诊断为肾癌（ICD-10：C64）

行开放肾癌根治术（ICD-9-CM-3：55.5101）。

（二）诊断依据

根据《临床诊疗指南-泌尿外科分册》（中华医学会编著，人民卫生出版社）、《中国泌尿外科疾病诊断治疗指南（2009 版)》（人民卫生出版社）。

1. 病史。

2. 体格检查。

3. 实验室检查及影像学检查，包括尿常规尤其是尿有形成分分析等。

（三）选择治疗方案的依据

根据《临床诊疗指南-泌尿外科分册》（中华医学会编著，人民卫生出版社）、《中国泌尿外科疾病诊断治疗指南（2009 版)》（人民卫生出版社）。

1. 适合行开放肾癌根治术。

2. 能够耐受手术。

（四）临床路径标准住院日

为≤12 天。

（五）进入路径标准。

1. 第一诊断必须符合 ICD-10：C64 肾癌疾病编码。

2. 当患者合并其他疾病，但住院期间不需要特殊处理也不影响第一诊断的临床路径流程实施时，可以进入路径。

（六）术前准备≤3 天

1. 术前必须检查的项目：

（1）血常规、尿常规；

（2）电解质、肝功能、肾功能、凝血功能；

（3）感染性疾病筛查（乙肝、丙肝、艾滋病、梅毒等）；

（4）泌尿系统超声；

（4）胸部 X 线检查、心电图；

（5）相关影像学检查：肾 CT 平扫+增强。

2. 根据患者病情，可考虑选择的检查项目：肾 MRI、肿瘤标志物测定、超声心动图、心功能测定、肺功能、血气分析、放射性核素肾功能检查、放射性核素骨扫描等。

（七）抗菌药物选择与使用时间

1. 抗菌药物：按照《抗菌药物临床应用指导原则》（卫医发〔2004〕285 号）执行，并结合患者的病情决定抗菌药物的选择与使用时间。建议使用第一、二代头孢菌素，环丙沙星；明确感染患者，可根据药敏试验结果调整抗菌药物。

（1）推荐使用头孢唑林钠肌内或静脉注射：

①成人：0.5 ~ 1g/次，一日 2 ~ 3 次；

②对本药或其他头孢菌素类药过敏者，对青霉素类药有过敏性休克史者禁用；肝肾功能不全者、有胃肠道疾病史者慎用；

③使用本药前须进行皮试。

（2）推荐头孢呋辛钠肌内或静脉注射：

①成人：0.75 ~ 1.5g/次，一日 3 次；

②肾功能不全患者按照肌酐清除率制订给药方案：肌酐清除率>20ml/min 者，每日 3 次，每次 0.75 ~ 1.5g；肌酐清除率 10 ~ 20ml/min 患者，每次 0.75g，一日 2 次；肌酐清除率<10ml/min 患者，每次 0.75g，一日 1 次；

③对本药或其他头孢菌素类药过敏者，对青霉素类药有过敏性休克史者禁用；肝肾功能不全者、有胃肠道疾病史者慎用；

④使用本药前须进行皮试。

（3）可使用环丙沙星静脉滴注：0.2g/次，一日 2 次。

2. 预防性用抗菌药物，时间为术前 0.5 小时，手术超过 3 小时加用 1 次抗菌药物；总预防性用药时间一般不超过 24 小时，个别情况可延长至 48 小时。

（八）手术日为入院≤3 天

1. 麻醉方式：全麻和/或硬膜外麻醉。

2. 手术方式：开放肾癌根治术。

3. 术中用药：麻醉用药等。

4. 输血：根据术前血红蛋白状况及术中出血情况而定。输血前需行血型鉴定、抗体筛选和交叉合血。

（九）术后住院恢复≤9 天

1. 必须复查的检查项目：血常规、尿常规、肾功能测定。

2. 根据患者病情变化可选择相应的检查项目。

（十）出院标准

1. 一般情况良好。

2. 切口无感染。

（十一）变异及原因分析

1. 术中、术后出现并发症，需要进一步诊治，导致住院时间延长、费用增加。

2. 术后原伴随疾病控制不佳，需请相关科室会诊和治疗，导致住院时间延长、费用增加。

3. 住院后出现其他内、外科疾病需进一步明确诊断，可进入其他路径。

4. 肾癌合并瘤栓的诊治不进入本路径。

（十二）参考费用标准

6000～10000 元。

二、肾癌临床路径表单

适用对象：**第一诊断**为肾癌（ICD-10：C64）
行开放肾癌根治术（ICD-9-CM-3：55.5101）

患者姓名：_____ 性别：_____ 年龄：_____ 门诊号：_____ 住院号：_____

住院日期：_____年__月__日　　出院日期：_____年__月__日

标准住院日：≤12 天

时间	住院第1天	住院第2天（术前日）	住院第3天（手术日）
主要诊疗工作	□ 询问病史，体格检查 □ 完成病历及上级医师查房 □ 完成医嘱	□ 完成必要的相关科室会诊 □ 完成术前准备与术前评估 □ 完成术前小结、上级医师查房记录等 □ 签署手术知情同意书、自费用品协议书、输血同意书 □ 向患者及家属交待病情及围手术期注意事项	□ 术前预防使用抗菌药物 □ 实施手术 □ 术后标本送病理 □ 术后向患者及家属交待病情及注意事项 □ 完成术后病程记录及手术记录
重点医嘱	**长期医嘱：** □ 泌尿外科疾病护理常规 □ 三级护理 □ 饮食◎普食◎糖尿病饮食◎其他 □ 基础用药（糖尿病、心脑血管疾病等） **临时医嘱：** □ 血常规、尿常规 □ 肝功能、肾功能、电解质、凝血功能 □ 感染性疾病筛查 □ 胸部 X 线检查、心电图 □ 泌尿系超声 □ 肾 CT 平扫+增强	**临时医嘱：** □ 术前医嘱： □ 常规准备明日在 □ 全麻和/或硬膜外麻醉 □ ◎开放肾癌根治术 □ 术前禁食水 □ 抗菌药物皮试 □ 配血 □ 一次性导尿包 □ 必要时留置胃管	**长期医嘱：** □ 开放肾癌根治术后护理常规 □ 一级护理 □ 禁食 □ 6 小时后恢复部分基础用药（心脑血管药） □ 切口引流管接无菌袋 □ 留置尿管并接无菌袋 **临时医嘱：** □ 输液 □ 抗菌药物 □ 必要时用抑酸剂
主要护理工作	□ 入院介绍 □ 相关检查指导	宣教、备皮等术前准备 □ 术前常规准备及注意事项	麻醉后护理指导及病情观察 □ 术后引流管护理指导 □ 术后生活指导 □ 术后活动指导
病情变异记录	□无　□有，原因： 1. 2.	□无　□有，原因： 1. 2.	□无　□有，原因： 1. 2.
护士签名			
医师签名			

时间	住院第 4 天 （术后第 1 天）	住院第 5 天 （术后第 2 天）	住院第 6 天 （术后第 3 天）
主要诊疗工作	观察病情 □ 上级医师查房 □ 完成病程记录 □ 嘱患者可以下地活动，以预防下肢静脉血栓	观察病情 □ 观察引流量 □ 完成病程记录	观察病情 □ 观察切口情况 □ 完成病程记录
重点医嘱	**长期医嘱：** □ 一级护理 □ 禁食 **临时医嘱：** □ 输液 □ 抗菌药物 □ 更换敷料 □ 必要时用抑酸剂	**长期医嘱：** □ 二级护理 □ 可拔切口引流管 **临时医嘱：** □ 输液 □ 酌情使用抗菌药物 □ 必要时用抑酸剂	**长期医嘱：** □ 二级护理 □ 半流食 □ 拔尿管 □ 切口换药 □ 恢复其他基础用药 **临时医嘱：** □ 输液
主要护理工作	□ 术后病情观察 □ 麻醉后饮食原则 □ 术后生活指导 □ 术后活动指导	术后病情观察 □ 术后饮食指导 □ 术后活动指导 □ 观察拔尿管后排尿情况 □ 用药指导	术后病情观察 □ 用药指导 □ 观察拔尿管后排尿情况 □ 术后活动指导 □ 术后饮食指导
病情变异记录	□无 □有，原因： 1. 2.	□无 □有，原因： 1. 2.	□无 □有，原因： 1. 2.
护士签名			
医师签名			

时间	住院第 7 天 （术后第 4 天）	住院第 8 ~ 11 天 （术后第 5 ~ 7 天）	住院第 12 天 （术后第 8 天，出院日）
主要诊疗工作	观察病情 □ 完成病程记录	观察病情 □ 观察伤口情况 □ 完成病程记录	观察病情 □ 上级医师查房 □ 出院 □ 向患者及家属交代出院后注意事项 □ 完成出院病程记录 □ 病理结果出来后告知患者 □ 根据病理结果决定是否辅助治疗 □ 定期复查
重点医嘱	**长期医嘱：** □ 二级护理 □ 普食 **临时医嘱：** □ 酌情复查化验项目	**长期医嘱：** □ 伤口拆线（术后第 7 天） **临时医嘱：** □ 复查肾功能	**出院医嘱：** □ 今日出院 □ 出院带药：基础药
主要护理工作	□ 术后病情观察 □ 用药指导 □ 术后活动指导 □ 术后饮食指导	术后病情观察 □ 用药指导 □ 术后活动指导 □ 术后饮食指导	指导办理出院手续 □ 出院带药指导 □ 出院后活动饮食注意事项 □ 遵医嘱按时复查
病情变异情况	□无 □有，原因： 1. 2.	□无 □有，原因： 1. 2.	□无 □有，原因： 1. 2.
护士签名			
医师签名			

（卫生部办公厅 2012 年 12 月 27 日）

2012 年肿瘤学国内外指南一览

ACS：癌症预防的营养与运动指南

CA Cancer J Clin. 2012，62：30

2012 年 1 月 11 日，美国癌症学会发布了 2012 年版《癌症预防的营养与运动指南》。指南针对个人选择提出了四大建议：

（1）终生保持合理体重，在所有的年龄段都不要超重：保持体重要从坚持日常锻炼及限制高能量食物和饮料入手。目前已出现超重或肥胖的个体，只要能减轻体重，即使是很少重量，对健康也是有益的。

（2）坚持日常锻炼：成人每周至少要参加 150 分钟中等强度锻炼或 75 分钟 高强度锻炼；减少坐卧不动的时间，如看电视、电脑等。

（3）坚持健康膳食，多摄入植物性食物：选择低热量食物，限制红肉类食物，多吃粗加工的谷物如全谷物面包、燕麦等。

（4）限制饮酒：建议常规饮酒者降低饮用量，至少降低至男性每天 10 盎司（约280g）白酒或 24 盎司（约680g）啤酒，女性每天 5 盎司（约140g）白酒或 12 盎司（约340g）啤酒。指南针对社区活动建议，政府、个人和社区组织应和地方层面加强合作，提供良好的政策和环境：在社区、工作场所和学校，增加对可负担得起的健康食品的获取，减少低营养价值的食品和饮料的获得和销售，尤其对于年轻人；为学校和工作场所的体能活动、社区的交通与娱乐，提供安全、舒适和方便的环境。该版营养与运动指南是继 2006 年版后，美国肿瘤学、预防与流行病学及公共卫生学专家通过再次系统回顾相关循证医学证据，面向美国社区及广大民众推出的最新癌症防控建议。

ACS：2012 年美国癌症统计数据

CA Cancer J Clin. 2012，62：10

2012 年 1 月 4 日，《CA：临床医师癌症杂志》在线公布美国癌症学会（ACS）发布的 2012 年美国癌症统计数据。统计报告显示，预计 2012 年美国共有 1638910 例新发癌症病例、577190 例死亡病例。

在美国，有 1/4 人口死于癌症。ACS 每年都发布一份统计报告，估计美国本年度的预计新发癌症病例和死亡人数，并基于美国国家癌症研究所、疾病控制与预防中心（CDC）和北美癌症中心注册协会（NAACCR）的发病率数据以及美国国家卫生统中心（NCHS）的死亡率数据，汇编癌症发病率、死亡率、生存情况的最新数据。

根据该报告，最近 5 年（2004 ~ 2008 年），癌症整体发病率在男性略有下降（每年 0.6%），在女性比较稳定；死亡率在男性每年下降 1.8%，在女性下降 1.6%。根据过去 10 年（1999 ~ 2008 年）的可用数据，除美洲印第安人/阿拉斯加土著人癌症死亡率保持稳定外，所有种族的男性和女性癌症死亡率每年下降>1%。其中，癌症死亡率在非洲裔和西班牙裔男子中下降下降最快，分别为每年 2.4% 和 2.3%。4 种主要肿瘤（肺癌、结直肠癌、乳腺癌和前列腺癌）的死亡率持续下降，男性总死亡率下降中肺癌占 40%，女性中乳腺癌占 34%。癌症整体死亡率自 1990 年以来在男性和 1991 年以来在女性开始下降，使约 1024400 人避免死于癌症。各阶层人群运用现有的癌症控制知识，重点是那些最低社会经济阶层人群，可加速进一步的进展。

该报告提供了 2012 年美国全国和各州新发癌症病例和死亡人数的估计数值，并依据 2008 年数据概述了目前癌症统计数据，包括发病率、死亡率、生存率和趋势。

ACS：1999～2008 年美国七种癌症发病率呈上升趋势

CA Cancer J Clin. 2012，62：118

美国癌症学会 Edgar P. Simard 等的研究报告，在美国，胰腺癌等 7 种癌症的发病率呈上升趋势。

过去 10 年来，尽管最常见癌症的发病率下降，但数种癌症发病率增加，包括胰腺癌、肝癌、甲状腺癌、肾癌和皮肤黑色素瘤，以及食管腺癌和与人乳头瘤病毒（HPV）感染有关的某些口咽亚位点癌症。研究者使用北美中央癌症登记协会编制的基于人群的发病率数据，研究 7 种癌症于 1999～2008 年的发病率趋势，涵盖性别、年龄、种族、民族、诊断时疾病分期。Joinpoint 回归用于发病率（1999～2008 年）的年平均变化百分比。

HPV 相关口咽癌、食管腺癌、胰腺癌、皮肤黑色素瘤的发病率增加只见于白种人，以上癌症除外食管腺癌在西班牙裔男性中也增加。肝癌发病率在白人、黑人和西班牙裔男性，以及黑种女性增加。相反，甲状腺癌和肾癌发病率在除外美国印第安人、阿拉斯加土著男性的所有种族/族裔群体中增加。

按年龄分析，肝癌和 HPV 相关口咽癌发病率上升最陡的年龄段见于 54～64 岁，而皮肤黑色素瘤见于 65 岁及以上。值得一提的是，55～64 岁人群中男性 HPV 相关口咽癌及女性甲状腺癌的发病率，高于 65 岁及以上人群。

多数癌症的局限期和晚期疾病发病率增加。这些不断增加的趋势的原因尚不完全清楚。部分癌症发生率增加（食管腺癌和胰腺、肝、肾癌症）可能与肥胖患病率增加以及某些癌症的早期检测实践增加相关。这些癌症发生率上升趋势将加剧与人口膨胀和人口老化相关的癌症负担的增长。需要进行更多研究以确定这些发病率趋势上升的潜在原因。

ASCO：姑息治疗整合入标准肿瘤治疗暂行临床建议

J Clin Oncol. 2012，30：880

该暂行临床建议基于 7 项已发表的 RCTs。建议指出：基于一项Ⅲ期随机对照试验的有力证据显示，对转移性非小细胞肺癌（NSCLC）患者在初步诊断时应给予姑息治疗结合标准肿瘤治疗。

虽然早期介入姑息治疗的生存获益在其他肿瘤学背景下尚未得到证实，但大量证据表明，姑息治疗联合标准癌症治疗或作为主要治疗手段，可取得更好的患者和照护者获益。这些获益包括改善症状、生活质量、患者满意度，减少照护者负担。较早引入姑息治疗也导致更适当的分送和入住宁养院，并减少徒劳重症监护的使用。尽管有证据澄清，以提高患者治疗效果的姑息治疗最佳干预形式是不断发展的，但迄今没有试验显示早期介入姑息治疗有害于患者、照顾者或是过多花费。因此，专家共识指出，对于任何转移性癌症和（或）高症状负荷患者，病程中应及早考虑联合标准肿瘤治疗和姑息治疗。优化姑息治疗结合标准肿瘤治疗的策略，评价其对重要患者和照顾者结果（如生活质量、生存、医疗保健服务使用，费用）以及社会的影响，应该是一个热门研究领域。

NCCN：青少年和年轻成人肿瘤临床实践指南（2012. V1）

J Natl Compr Canc Netw. 2012，10：1112

在过去20年中，癌症治疗的进步使儿童和老年癌症患者生存率明显提高，但青少年和年轻成人癌症患者（确诊年龄为15～39岁）生存率却未有明显改善。

该指南旨在识别年轻成人特有的问题并建议独特的干预措施；教育医生关于年轻成人癌症的患病率及长期后果；以改善治疗耐受性、依从性和临床转归为目标，确定年轻成人癌症患者管理的特殊干预措施；促进年轻成人癌症患者参与临床试验。指南指出，除外他杀、自杀或无意的伤害，癌症是年轻成人人群的主要死因。年轻成人患者应该由一个精通该患者群体特殊发育问题的医疗保健专业人士组成的多学科小组负责管理。

指南建议年龄适宜治疗包括心理评估，即讨论保留生育功能治疗和选择相关的不育风险，对成功完成治疗的癌症生存者评估诊断、筛查和晚期效应监测后的遗传和家族性风险，对根治性治疗失败的患者考虑姑息治疗和终末期照顾。

ACS：癌症生存者营养与运动指南

CA Cancer J Clin. 2012年4月26日在线版

癌症生存者多非常积极地搜索食物选择、体力活动、膳食补充剂相关信息，以改善治疗结果、生活质量和总生存。为解决这些关注性问题，美国癌症学会（ACS）召集了一组擅长于营养、运动和癌症生存研究的专家，评估癌症诊断后的最佳营养与运动相关的科学证据和最佳临床实践并制定该指南。

指南旨在为医疗保健提供者呈现最佳信息，以帮助癌症生存者及其家属作出明智的营养与运动选择。指南涵盖四部分内容：

（1）讨论癌症持续治疗期间营养与运动指南，简明突出癌症治疗和晚期患者的重要问题，但主要侧重于治疗痊愈后无病或疾病稳定者的需求；

（2）讨论营养与运动的选择问题，如体重控制、食物选择、食品安全、膳食补充剂；

（3）阐述特定肿瘤相关问题；

（4）阐述关于饮食、运动和癌症生存者的常见问题。

ASCO：肥胖成人癌症患者适当化疗剂量临床实践指南

J Clin Oncol. 2012，30：1553

指南建议基于实际体重的化疗剂量可用于治疗肥胖癌症患者，尤其是当治疗目的是治愈时。尚无证据表明肥胖患者接受基于实际体重的剂量会增加短期或长期毒性。多数数据表明，接受基于实际体重剂量的肥胖患者与非肥胖患者相比，其骨髓抑制相同或不太明显。临床医生应以对待非肥胖患者相同的方式，对肥胖患者出现的所有治疗相关毒性进行控制。虽然不推荐固定剂量化疗，但专家小组建议对一些特定药物固定剂量。专家小组还建议进一步研究药代动力学和药理学的作用，为肥胖癌症患者选择适当剂量提供指导。

为给肥胖成人癌症患者提供适当细胞毒性化疗剂量的建议，ASCO召集医疗、妇科肿瘤学、临床药理学、药代动力学和药物遗传学、生物统计方面的专家和一位患者代表进行会议讨论。通过MEDLINE搜索1996～2010年英文发表的研究，并对文献进行系统性回顾分析。大多数研究涉及乳腺癌、卵巢癌、结肠癌、肺癌等。该指南未涉及新型靶向药物剂量问题。

实践模型研究表明，高达40%肥胖患者接受了较低化疗剂量，并非基于实际体重。在肥胖患者，对按实际体重给予化疗剂量会增加毒性或用药过量的担忧缺乏根据。

ACS/NCI：2012年癌症治疗和生存统计

CA Cancer J Clin. 2012，62：220

美国癌症学会和国立癌症研究所联合发布报告称，据统计，目前美国有1370万肿瘤生存者，预计到2022年，该数字将攀升到1800万。

研究者分析了NCI旗下的监测、流行病学及最终结果（SEER）数据库发布了该报告。尽管多种肿瘤发病率在下降，但由于人口老龄化和肿瘤生存率的改善，肿瘤生存者数目在不断攀升。

定期随访很重要，肿瘤生存者可能会有持续性或迟发性治疗相关不良反应，有可能出现复发或第二原发肿瘤等，因此这部分人群的规律性随访监测非常重要。但患者接触到的必要的信息还较少。报告也强调了初级保健的重要性，强调通过保持健康生活方式如戒烟、减少日晒、体育锻炼和保持健康体重等来减少患癌风险，这些对肿瘤生存者也适用。

报告分析了2012年肿瘤生存者的特征，45%肿瘤生存者年龄≥70岁，5%年龄<40岁，中位诊断年龄为66岁。64%肿瘤生存者诊断肿瘤后生存5年以上，15%为20年以上。男性生存者多为前列腺癌生存者（43%），女性多为乳腺癌（41%）。男性其他肿瘤包括结直肠癌（9%）、黑色素瘤（7%）、膀胱癌（7%）、非霍奇金淋巴瘤（4%）、睾丸癌（4%）、肾癌（3%）、肺癌（3%）、口咽癌（3%）、白血病（3%）。女性其他肿瘤包括子宫颈癌（8%）、结直肠癌（8%）、黑色素瘤（7%）、甲状腺癌（6%）、非霍奇金淋巴瘤（4%）、肺癌（3%）、卵巢癌（3%）、膀胱癌（2%）。

报告称，估计目前美国有58510例儿童生存者，2012年新诊断儿童肿瘤12060例。最常见儿童肿瘤有白血病（34%）、脑部/中枢神经系统肿瘤（27%）、神经母细胞瘤（7%）、Wilms瘤（5%）、非霍奇金淋巴瘤（4%）、霍奇金淋巴瘤（4%）、横纹肌肉瘤（3%）、视网膜母细胞瘤（3%）、骨肉瘤（3%）和尤文肉瘤（1%）。

ASCO/SSO：黑色素瘤SLN活检临床实践指南

J Clin Oncol. 2012，30：2912

该指南解决两个重要临床问题：前哨淋巴结（SLN）活检的指征，完全淋巴结清扫术（CLND）的作用。

指南建议：任何解剖部位的中等厚度黑色素瘤（Breslow厚度为1~4mm）患者应行SLN活检，在这一人群中行SLN活检可提供准确分期。虽然很少研究专注于厚黑色素瘤患者（T4，Breslow厚度>4mm），但或可推荐SLN用于分期和促进区域疾病控制。尽管认为筛选高危患者的分期获益可能大于手术风险，但尚缺乏支持薄黑色素瘤患者（T1，Breslow厚度<1mm）常规行SLN活检的证据。建议SLN活检阳性的所有患者接受CLND，并获得良好区域疾病控制。SLN活检阳性之后行CLND能否提高生存率也是正在进行的多中心选择性淋巴结清扫术试验Ⅱ（MSLT-Ⅱ）探讨的内容。

ASCO和SSO为提供新诊断黑色素瘤患者行淋巴结定位与SLN活检成立专家小组审查

证据并制定指南建议，结果有 73 项研究符合纳入标准。证据分析显示，SLN 可作为一项用于新诊断黑色素瘤患者淋巴结分期的可取方法。

ASCO：PSA 检测筛查前列腺癌暂行临床建议

J Clin Oncol. 2012，30：3020

目前 ASCO 发布该暂行临床建议，阐述前列腺特异性抗原（PSA）检测在男性前列腺癌筛查中的作用。

ASCO 暂行临床建议指出，在个体化分析的基础上，可根据男性的预期寿命判断行 PSA 筛查是否合理。具体而言：

1. 对于预期生存期 ≤10 年的男性，ASCO 同意 2012 年 5 月美国预防服务工作组（USPSTF）指南的建议，即 PSA 筛查的风险大于收益（Ann. Intern Med. 2012 年 5 月 22 日在线版）。

2. 对于预期生存期 >10 年的男性，ASCO 建议临床医生与患者讨论 PSA 筛查是否合理。PSA 筛查或可挽救生命，但也有危害，包括不必要的活检、手术或放疗及其所致的并发症。

3. ASCO 专家组还建议，尽可能用平实的语言描述相关信息，以便于在行 PSA 检测前医生和患者讨论 PSA 筛查的风险与收益。预期生存期的计算基于多方面的个体因素和情况。虽然有许多种预期生存期计算方法，但 ASCO 专家组认为任何一种计算方法并不优于其他。

CSCO 肿瘤相关性贫血专家委员会：肿瘤相关性贫血临床实践指南（2012~2013 版）

第十五届全国临床肿瘤学大会暨 2012 年 CSCO 学术年会

2010~2011 版《EPO 治疗肿瘤相关性贫血中国专家共识》更新升级为 2012~2013 版《肿瘤相关性贫血临床实践指南》。

在病因学方面，重点加入了"肿瘤相关性炎症"的概念；加入重组人促红素（EPO）注射液治疗肿瘤治疗相关性贫血的 IV 期临床研究；加入重组人促红素注射液治疗肿瘤治疗相关性贫血的剂量最新进展，提到对于肿瘤相关性贫血患者大剂量少次数使用 EPO，以及与常规用法的比较；在指南 1——肿瘤相关性贫血诊断以及病情评估中，引入血红蛋白基线值的概念；加入了指南 4——肿瘤患者输血相关适应证；加入指南 6——MDS 相关贫血的治疗；在指南 7——EPO 使用方法和剂量中，加入了 EPO 3.6 万 IU 的使用方法；加入了指南 8——接受 EPO 治疗患者功能性铁缺乏症的治疗判断、用药选择以及注意事项；统一部分专用名词和称谓；为了便于理解，调整一些表格、图表的格式以及注释；修正一些错误。

NCCN：姑息治疗临床实践指南

J Natl Compr Canc Netw. 2012，10：1284

本指南在死亡关怀方面，首次提出把死亡作为预期结果和患者死亡后对家庭的照顾作为持续肿瘤治疗的基本内容。

指南提出，善终意味着患者、家属和关怀者从痛苦中得到解脱；内心平静，与家人在一起，符合患者和家属的愿望；与临床、文化和伦理标准相一致。

指南明确姑息治疗的定义，姑息治疗是一种以患者及家庭为中心的特殊健康关怀，其关注疼痛和其他症状的有效控制，并按照患者和（或）家属的需要、价值观、信仰和文化提供社会心理与精神帮助。

姑息治疗的目标是预防及减轻痛苦，提供所能达到的最佳生存质量，而不受疾病分期或其他治疗的限制。

指南强调，姑息治疗应在疾病诊断时开始，与控制疾病及延长生命的治疗同时进行。当控制疾病及延长生命的治疗无效或不能达到预期目标时，姑息治疗应成为主要治疗。姑息治疗应由最初的肿瘤医生团队发起，并扩大到包括姑息治疗专家在内的多学科团队。

ESMO：化疗、靶向药物和放疗诱发的心血管毒性临床实践指南

Ann Oncol. 2012，23：vii155

指南要点包括：

（1）对癌症患者的心血管风险评估和预防；

（2）在癌症治疗期间优化筛查和心脏功能监测，考虑成本、可行性和结果；

（3）对预先存在的心脏疾病积极管理，以促进最有效的癌症治疗；

（4）对化疗、靶向药物或 RT-诱导的心脏毒性积极管理。

指南指出，心血管毒性是各种抗癌治疗的一个潜在短期或长期并发症。有些药物，如蒽环类药物或其他生物制剂，可能导致临床上不可逆的心功能不全。虽然与传统化疗药物相比，靶向治疗被认为是毒性更小、患者耐受性更好，但罕见而严重的并发症已有相关报道，这需要进行更长时间的随访以确定相关心脏副作用的准确资料和结果。

指南强调，评估各种癌症治疗所致心脏毒性的发生率、类型和严重程度，是管理问题中一个突破性话题。而预防、监测和治疗心脏副作用的指南是一项重大医学需求。需努力制定心脏毒性风险、检测和管理策略，避免阻碍研发、监管批准以及患者获得新治疗的意外后果。

NCCN：非小细胞肺癌临床实践指南

J Natl Compr Canc Netw. 2012，10：1236

指南对腺癌分类进行了修订，不再使用细支气管肺泡癌（BAC）或混合亚型腺癌。新的分类包括：

（1）原位腺癌（AIS，原来的 BAC），是一种浸润前病变；

（2）微浸润腺癌（MIA）；

（3）浸润型腺癌，包括原来的非黏液型 BAC；

（4）浸润性腺癌变异型，包括原来的黏液型 BAC。NCCN 建议所有腺癌患者检测表皮生长因子受体（EGFR）基因突变；NCCN 专家小组还建议这些患者检测 ALK 基因重排。

大多数非小细胞肺癌（NSCLC）患者诊断时已为癌症晚期，指南仅包含了Ⅳ期 NSCLC相关信息。广泛转移性疾病（Ⅳ期）患者是全身治疗、临床试验和（或）姑息性治疗的适合患者。开始侵袭性治疗之前识别转移性疾病患者，从而可避免这些患者行不必要的无效治疗。如果在手术过程中发现转移性疾病，广泛性手术治疗则常常中断。治疗决策应基于多学科讨论。

NCCN：癌症相关感染的预防与治疗临床实践指南（2012．V1）

J Natl Compr Canc Netw. 2012，10：1412

　　癌症患者在其疾病和治疗过程中罹患感染性并发症的风险增加。目前新版《NCCN 癌症相关感染的预防和治疗临床实践指南》已发布。

　　该指南概述了感染性并发症的危险因素、感染风险分类建议和感染高风险的癌症患者中感染预防策略。指出个体化风险评估联合感染预防措施是癌症治疗整体策略的重要组成部分，并可能有助于优化患者的治疗结果。

ASCO：乳腺癌初步治疗后随访与管理临床实践指南更新

J Clin Oncol. 2012 年 11 月 5 日在线版

　　ASCO 为 2006 版指南的更新，使用 MEDLINE 和 Cochrane 协作网对 2006 年 3 月至 2012 年 3 月发表的文献进行了系统分析。更新委员会审查了证据，以确定是否需要更新建议。更新委员会经过审查、分析 9 项系统分析（包括 Meta 分析）和 5 项随机对照试验得出结论，暂不对现有 ASCO 建议作修订。

　　新指南建议，常规病史分析、体格检查和乳房 X 线检查被推荐为乳腺癌随访内容。前 3 年体格检查应每 3～6 个月一次，第 4 和第 5 年应为每 6～12 个月一次，以后每年一次。对于接受乳腺癌保乳手术治疗的女性，初始乳房 X 线检查 1 年后和放射治疗完成后至少 6 个月时应接受乳房 X 线检查，除非另有指示，此后应每年行乳房 X 线检查评估。对于其他方面无症状而临床检查结果不明确的患者，常规随访不建议使用全血细胞计数、生化检查、骨扫描、胸部 X 线检查、肝超声检查、盆腔超声检查、CT 扫描、18F 氟代脱氧葡萄糖正电子发射断层扫描、磁共振成像和（或）肿瘤标志物（癌抗原，CA15-3 和 CA 27.29）。

（来源：《医师报》2013-01-11）

❖ 肿瘤相关政策 ❖

卫生部办公厅关于印发
《城市癌症早诊早治
项目管理办法（试行）》的通知

卫办疾控函〔2012〕972号

北京、河北、辽宁、黑龙江、山东、湖南、广东、重庆、甘肃省（市）卫生厅局：

根据《财政部 卫生部关于下达2012年重大公共卫生服务项目补助资金的通知》（财社〔2012〕64号）的要求，为确保城市癌症早诊早治项目工作顺利开展，我部组织制定了《城市癌症早诊早治项目管理办法（试行）》。现印发给你们，请认真贯彻落实。

卫生部办公厅
2012年10月26日

城市癌症早诊早治项目管理办法
（试行）

一、项目目标

（一）在全国9个省份的城市人群中开展肺癌、乳腺癌、大肠癌、上消化道癌和肝癌高危人群的评估、筛查和早诊早治，每省份共完成危险因素调查和高危人群评估5万人，对1万高危人群进行癌症筛查，对每个癌种开展卫生经济学评估。

（二）研究和评估城市中五大高发癌症高危人群筛查和早诊早治适宜技术，建立并完善防治工作体系和长效机制，加强能力建设，努力降低城市中癌症发病率、复发率、致残率和死亡率；开展卫生经济学评估，找到适合城市实际情况的、投入产出比高的癌症筛查和早诊早治技术和方案，进一步在全国推广。

二、项目范围和时间

（一）项目范围。根据卫生部和财政部年度工作计划和资金预算确定。2012年项目地区包括北京市、河北省、辽宁省、黑龙江省、山东省、湖南省、广东省、重庆市、甘肃省等9省份，各项目省份选择1~2个中型及以上城市（城市常住人口超过50万）具体实施项目。

（二）项目时间。项目启动当年10月底前上报工作完成情况，次年3月底前完成项目工作。

三、项目内容

（一）项目市（区）与筛查对象选取原则

1. 确定项目市（区）。选择工作基础好、条件和设备齐全的城市（区）作为项目点。

优先选取肿瘤登记点所在地、国家慢性病综合防控示范区所在地、承担过医改重大专项慢性病防控项目的市（区）或开展过相关项目或研究的市（区）。

2. 确定筛查数量。每省份每个癌种每年度开展危险因素调查和高危人群评估不少于 1 万人，筛查人数不少于 2000 人。如本省份有 2 个以上城市（区）参加该项目，应按任务量进行分配，而不按癌种进行分配。

3. 确定筛查对象。开展危险因素调查和高危人群评估的条件是：本市户籍常住人口（在本地居住 3 年以上），年龄 40～69 岁（以身份证上的出生日期为准）。对评估确定为高危人群的人群开展癌症筛查。要以社区为单位选取筛查对象，不能是单一职业人群。

（二）工作内容和具体要求

1. 确定省、市级项目管理机构和技术机构，制定省、市级项目工作方案和实施方案，做到分工明确、责任到人。项目实施机构在遵守法律法规和伦理要求的原则下，由卫生行政部门统一协调，实施项目工作。

2. 地方卫生行政部门和技术执行机构协调组织街道或社区，开展宣传动员和健康教育，确定本辖区符合条件的调查对象名单和基本信息，项目实施前通知到人，力争人群参与率达到 70% 以上。

3. 开展危险因素调查和高危人群评估。采用流行病学问卷调查方式，由调查对象在专人指导下自行填写，质控后由工作人员录入数据库，应用已开发的高危人群评估模型及其后台软件（由国家癌症中心提供），初筛出需进行筛查的高危人群，编制调查评估报告。

4. 筛选出的高危人群接受癌症筛查。五类高发癌症（肺癌、乳腺癌、大肠癌、上消化道癌、肝癌）的筛查方案参照卫生部疾控局《癌症早诊早治项目技术方案》（2011 年版），具体技术流程按照国家癌症中心《城市癌症早诊早治项目技术方案》执行。由具有专业化诊断和治疗能力的三级肿瘤专科医院或具有肿瘤科的三级综合医院承担癌症筛查任务。筛查信息整理后报国家癌症中心项目办公室。项目承担单位收集的所有生物学标本按要求妥善保存，在规定的时间内送至国家癌症中心项目办公室，按照肿瘤生物样本操作规程等有关规定进行管理。

5. 对筛查出的疑似癌症或癌前病变患者，建议其到具有癌症诊断和治疗水平的三级医院进行规范化诊治，指导做好与医保政策的衔接，并开展定期随访和规范化干预管理。

6. 由国内具有卫生经济学评估背景的科研专业机构指导和实施卫生经济学评估。按照国家癌症中心印发的《城市癌症早诊早治项目卫生经济学评价工作方案》开展五类高发癌症筛查诊治的成本核算、费用信息收集及患者和人群的生活质量评价，根据现场所获数据进行初步的成本效益分析和癌症经济负担分析。有条件的地方进行流行病学效果和成本效果评价及预算影响分析。

7. 加强数据管理和使用，项目信息资料实行档案管理制度。国家癌症中心组织专家对各地汇总上报的数据进行分析评估，并定期将有关结果报卫生部疾控局。

四、组织实施

（一）卫生行政部门

1. 卫生部疾控局负责项目工作的组织协调和监督管理，会同医政司等相关司局检查评估各项工作的落实情况。

2. 省级卫生行政部门成立包括各相关处室和单位参与的项目领导组和专家组，确定项目市（区），制定项目工作方案及专项资金预算安排，在项目正式启动前报卫生部疾控局和国家癌症中心项目办公室。

3. 项目市（区）卫生行政部门成立由各相关处室和单位组成的项目领导组和专家组，制定项目实施方案，确定各项任务具体承担机构。组织协调现场工作，确保项目工作落到实处。

（二）技术执行机构

1. 国家癌症中心是项目的国家级技术指导机构，具体负责项目的技术管理，组织专家制定全国技术方案和工作手册，提供技术指导，负责信息汇总和数据分析，指导开展卫生经济学评价，配合卫生行政部门开展项目督导评估，控制项目质量，督促执行进度。

2. 各省级肿瘤防办和肿瘤医院负责制定本省份项目技术方案和现场工作手册，开展质量控制，选定筛查目标人群，收集、汇总、分析和上报相关数据。

3. 各市（区）级项目承担单位负责具体实施项目，包括组织发动、问卷调查、高危人群评估、癌症筛查以及卫生经济学评估等。负责收集项目数据信息和生物学标本，经省级技术机构审核后报国家癌症中心。

五、经费管理

（一）项目经费由中央财政和地方财政共同承担。各地卫生行政部门商财政部门，按照医改重大专项要求，争取落实配套资金，保障项目顺利实施。

（二）中央财政拨付的项目经费，应按照实际高危人群评估人数、癌症筛查例数以及完成的卫生经济学评估任务，落实到每个筛查个体和承担单位。各级项目承担单位要合理安排和使用专项资金，不得超范围支出。

（三）各级项目承担单位要定期向当地卫生行政主管部门报告资金使用情况。对违反规定，虚报、冒领、截留、挤占、挪用工作资金的单位和个人，按照国家有关规定和法律处理。

（四）项目完成后，财政部门和卫生行政部门组织人员对项目财务等情况进行审计，也可委托第三方机构进行审计。审计时发现的不合理费用，由项目实施单位承担，已报账费用，要予以扣回。

六、质量控制

（一）严格按照项目工作方案和技术方案开展培训，培训考核合格后方可开展工作。各环节工作人员应具备相应的工作资质和工作经验。

（二）设立质控员，保证工作完成的质量。问卷完成后需经质控员确认完整无误后方可录入数据库，筛查完成后需经质控员确认所有筛查信息完整无误后方可结束筛查，卫生经济学信息收集后需经质控员确认后方可录入数据库。

（三）项目信息需经省、市级技术执行机构逐级审核后方可报国家癌症中心项目办公室。项目所有生物学标本需严格按技术方案处理、保存和运输，以保证其生物学质量。

（四）国家癌症中心定期派出专家工作组，加强对地方的指导。项目省、市级专家组对现场工作进行督导，每年不少于2次，并要及时发现和解决问题。

七、监督与评估

（一）卫生部疾控局会同医政司等有关司局和国家癌症中心组织专家，通过抽查的方式，对各级项目承担单位进行督导检查，监督和评估项目实施情况及经费使用情况。核心考核指标为任务完成率、高危人群检出率、筛查阳性率和早诊率。

（二）省、市级卫生行政部门要制定项目督导考核方法和要求，对项目的组织、进度、实施过程、效果和经费使用情况进行定期督导和考核，协调解决项目进展中的问题。

（三）项目年度结束后，地方各级卫生行政部门及项目承担单位及时总结项目执行情况，包括项目成效、存在问题和资金使用等，形成总结报告报卫生部疾控局和国家癌症中心。连续两年没有完成年度任务的市（区），国家癌症中心将向有关部门建议取消项目点资格。

中华人民共和国卫生部 www.moh.gov.cn 2012-11-01

附件

工作流程图

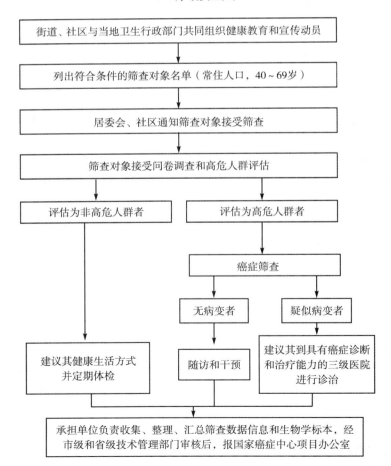

卫生部办公厅关于印发原发性肝癌诊疗质量控制指标（试行）的通知

卫办医政发〔2012〕147 号

各省、自治区、直辖市卫生厅局，新疆生产建设兵团卫生局：

为提高原发性肝癌诊疗水平，改善原发性肝癌患者预后，我部组织专家制定了《原发性肝癌诊疗质量控制指标（试行）》。现印发给你们，供卫生行政部门和医疗机构在原发性肝癌诊疗质量管理控制工作中使用。请各省级卫生行政部门将执行过程中有关情况及时反馈我部医政司。

联系人：卫生部医政司医疗管理处　马旭东、焦雅辉

联系电话：010-68792825、68792097

附件：卫生部医政司原发性肝癌规范化诊疗专家组名单

卫生部办公厅

2012 年 12 月 14 日

卫生部《原发性肝癌诊疗质量控制指标（试行）》

一、肝炎病史，初诊肝癌日期，治疗经历（方法、次数、疗效等），复发或新发生的日期以及治疗经过等。

二、手术、局部治疗、化疗或放疗前签署完善的知情同意书。

三、手术、局部治疗、化疗或放疗前明确病理学或临床诊断、肿瘤的定位与临床分期。

四、手术、局部治疗、化疗或放疗前完成患者临床基本情况的记录、Child-Pugh 分级等肝功能评估和肿瘤标志物（AFP、CA199、CEA）检测。

五、手术中探查并记录肝脏质地，肿瘤部位、大小、胆管和血管侵犯情况；有无腹水，有无腹腔、盆腔转移及腹腔内大血管、淋巴结浸润情况；肿瘤切除方式；有无肝血流阻断；术中失血量及术后的并发症。

六、切除标本的处理及病理报告符合规范：10% 中性福尔马林缓冲液固定标本；病理报告应包括有无肝硬化，肿瘤直径和数目、分化情况、包膜、切缘是否有肿瘤累及、脉管浸润，有无有淋巴结转移等情况。

七、肝移植治疗肝癌的适应证、方案选择及治疗记录符合规范，并及时上报中国肝移植登记注册网（CLTR）。

八、局部治疗（射频、微波、高功率聚焦超声、无水乙醇注射等）的适应证、方案选择及治疗记录符合规范。

九、化疗、放疗及生物治疗的适应证及方案选择符合规范，治疗后有疗效和不良反应的评价。

十、放疗应记录靶区、技术和剂量。

十一、为患者提供肝癌的健康教育。

十二、患者住院天数和住院费用。

卫生部办公厅发布《三级肿瘤医院评审标准（2011 年版）实施细则》

卫生部办公厅日前公布了《三级肿瘤医院评审标准（2011 年版）实施细则》，三级肿瘤医院所有治疗均需病理结果支持。

《细则》设置了 340 条 571 款评价标准和 37 条监测指标，包含核心条款 32 项。大多数核心条款针对医疗质量和患者安全的重点和薄弱点设计。其中，在保证肿瘤治疗质量和安全方面，实行高风险技术操作的卫生技术人员授权制度，在实施手术、麻醉、介入、内科治疗（生物治疗、靶向治疗）、腔镜诊疗、放射治疗等高风险技术操作时，对卫生技术人员实行授权审批和管理；树立肿瘤综合治疗理念，建有 1 个或 1 个以上的单病种或病变部位为主的诊治中心；医院对肿瘤化学治疗药物实施分级管理（如分为特殊管理药物、一般管理药物和临床试验用药物三级），处方权限落实到每名医师；所有治疗均需有病理诊断结果支持，特殊病例难以获取病理（细胞学）诊断结果，需提交科室讨论确定，并征得病人书面知情同意等。

在保证患者权益方面，《细则》规定的核心条款包括：医务人员尊重患者的知情选择权利，对患者进行病情、诊断、医疗措施和医疗风险告知的同时，能提供不同的诊疗方案，医院有相关制度保证医务人员履行告知义务；在进行标本采集、给药、输血或血制品、发放特殊饮食、实施仪器检查等各类诊疗活动时，进行患者身份确认，至少同时使用两种患者身份识别方式，禁止仅以房间或床号作为识别的唯一依据；手术医师、麻醉师、巡回护士共同遵照"三步安全核查"法，对患者身份、手术部位、手术名称、麻醉分级等进行核对并记录等。

（来源：《健康报》2012-12-20 作者：孙梦）

卫生部办公厅关于印发卫生部第一批癌痛规范化治疗示范病房和培育单位名单的通知

卫办医政函〔2012〕895 号

各省、自治区、直辖市卫生厅局，新疆生产建设兵团卫生局：

为进一步加强我国肿瘤规范化诊疗管理，逐步完善重大疾病规范化诊疗体系，提高癌痛规范化治疗水平，提高肿瘤患者生存质量，我部于 2011 年在全国范围内启动了"癌痛

规范化治疗示范病房"创建活动。按照活动方案有关要求，在省级卫生行政部门初审推荐
的基础上，我部组织专家对30个省（区、市）90个候选单位进行了现场复核，现确定中
日友好医院疼痛科等67个单位作为卫生部第一批癌痛规范化治疗示范病房（以下简称示
范病房，见附件1），确定中国中医科学院望京医院肿瘤科等20个单位作为卫生部第一批
癌痛规范化治疗示范病房培育单位（以下简称培育单位，见附件2）。

　　各示范病房要继续做好癌痛规范化诊疗工作，充分发挥技术辐射和带动作用。要按照
《癌症疼痛诊疗规范（2011年版）》有关要求，规范癌痛诊疗行为，加强医疗质量管理与
控制工作；发挥示范带动作用，组织开展本区域癌痛诊疗有关医务人员规范化培训；制订
科学的培训方案，合理安排师资，保证培训质量，保证培训效果。我部将定期组织对各示
范病房进行审核，对于不符合规定条件的，将取消示范病房资格。第一批示范病房有效期
自本通知印发之日起，至2014年12月31日止。

　　各培育单位要按照《2011～2013年"癌痛规范化治疗示范病房"创建活动方案》有
关要求进一步推进工作，我部将于6个月后组织专家进行验收审核，对符合要求的培育单
位授予卫生部癌痛规范化治疗示范病房资格。

　　各省级卫生行政部门要建立完善癌痛规范化诊疗相关制度，以"癌痛规范化治疗示范
病房"为依托，充分发挥其示范和带动作用，组织相关培训，提高本地区医务人员对癌痛
的治疗水平，进一步规范癌痛临床诊疗行为。有关情况请及时反馈我部医政司。

　　联系人：卫生部医政司　　胡瑞荣、焦雅辉
　　电　话：010-68792413
　　传　真：010-68792513
　　E-mail：mohyzsylc@163.com
　　附件：1. 卫生部第一批癌痛规范化治疗示范病房名单
　　　　　2. 卫生部第一批癌痛规范化治疗示范病房培育单位名单

卫生部办公厅
2012年9月25日

附件1

卫生部第一批癌痛规范化治疗示范病房名单

省份	医院名称	病房	医院级别
北京	中日友好医院	疼痛科	三级
	中国医学科学院肿瘤医院	综合科	三级
	北京大学人民医院	疼痛科	三级
	北京肿瘤医院	中西医结合暨老年肿瘤科	三级
	首都医科大学宣武医院	疼痛科	三级
	航空总医院	肿瘤科	二级
	北京市大兴区人民医院	肿瘤科	二级

续　表

省份	医院名称	病房	医院级别
天津	天津市肿瘤医院	癌痛诊疗中心	三级
	天津中医药大学第一附属医院	肿瘤科	三级
	天津市武清区中医医院	肿瘤科	二级
	天津市宁河县医院	肿瘤科	二级
河北	河北医科大学第四医院	肿瘤内科	三级
	邢台医学高等专科学校第一附属医院	肿瘤内科	二级
	保定恒兴中西医结合医院	肿瘤科	二级
山西	山西省肿瘤医院	康复科	三级
内蒙古	内蒙古自治区人民医院	肿瘤科	三级
	包头市肿瘤医院	化疗二科	二级
辽宁	中国医科大学附属第一医院	肿瘤内科	三级
	中国医科大学附属盛京医院	疼痛科	三级
	辽宁省肿瘤医院	内一科	三级
吉林	吉林大学第一医院	肿瘤科	三级
	吉林省肿瘤医院	中西医结合科	三级
黑龙江	哈尔滨医科大学附属第二医院	疼痛科	三级
	哈尔滨市阿城区人民医院	肿瘤科	二级
上海	复旦大学附属肿瘤医院	肿瘤内科	三级
	中国人民解放军第二军医大学第二附属医院	肿瘤科	三级
	上海市第六人民医院	肿瘤科	三级
	上海市第十人民医院	肿瘤科	三级
	上海交通大学医学院附属新华医院崇明分院	肿瘤科	二级
	上海市静安区中心医院	肿瘤科	二级
江苏	徐州医学院附属医院	肿瘤科	三级
	江苏省肿瘤医院	肿瘤科	三级
	江苏省人民医院	肿瘤科	三级
浙江	浙江大学医学院附属第二医院	肿瘤科	三级
	浙江大学医学院附属邵逸夫医院	肿瘤内科	三级
	浙江省人民医院	肿瘤科	三级
	浙江省肿瘤医院	中西医结合科	三级
	新昌县人民医院	肿瘤科	二级
安徽	安徽省立医院	肿瘤化疗科	三级
	宁国市人民医院	肿瘤科	二级

续　表

省份	医院名称	病房	医院级别
福建	福建省立医院	肿瘤内科	三级
	福建省肿瘤医院	肿瘤内科	三级
	福建医科大学附属协和医院	肿瘤科	三级
江西	江西省肿瘤医院	内六科	三级
山东	青岛大学医学院附属医院	肿瘤科	三级
	章丘市人民医院	肿瘤科	二级
河南	郑州大学第一附属医院	肿瘤科	三级
	河南省肿瘤医院	肿瘤科	三级
湖北	华中科技大学同济医学院附属同济医院	肿瘤科	三级
	华中科技大学同济医学院附属协和医院	肿瘤中心	三级
	湖北省肿瘤医院	肿瘤内科三病区	三级
湖南	湖南省肿瘤医院	乳腺肿瘤内科	三级
广东	中山大学肿瘤防治中心	内科	三级
	广东省人民医院	肿瘤内一科	三级
	佛山市第一人民医院	肿瘤科	三级
	番禺区何贤纪念医院	内四科	二级
广西	广西壮族自治区肿瘤医院	化疗一科	三级
海南	海南医学院附属医院	肿瘤内科	三级
	海南省农垦那大医院	肿瘤内科	二级
重庆	重庆医科大学附属第一医院	疼痛科	三级
四川	四川省肿瘤医院	肿瘤科	三级
云南	云南省肿瘤医院	姑息医学科	三级
陕西	西安交通大学医学院第一附属医院	肿瘤内科	三级
	陕西省肿瘤医院	中西医结合科	三级
宁夏	宁夏医科大学总医院肿瘤医院	肿瘤科	三级
新疆	新疆维吾尔自治区人民医院	肿瘤内科	三级
	新疆医科大学附属肿瘤医院	肿瘤内科	三级

附件 2

卫生部第一批癌痛规范化治疗示范病房培育单位名单

省份	医院名称	病房	医院级别
北京	中国中医科学院望京医院	肿瘤科	三级
天津	天津医科大学第二医院	疼痛科	三级
辽宁	瓦房店市中心医院	肿瘤科	二级
黑龙江	哈尔滨医科大学附属第一医院	疼痛科	三级
上海	复旦大学附属华山医院	肿瘤科	三级
江苏	江苏省省级机关医院	肿瘤科	二级
	常州市第二人民医院	肿瘤科	三级
浙江	浙江大学医学院附属第一医院	肿瘤内科	三级
安徽	阜阳市肿瘤医院	肿瘤科	二级
福建	福建医科大学附属第一医院	化疗科	三级
山东	山东省肿瘤医院	肿瘤内科	三级
	山东省立医院	疼痛科	三级
河南	新乡医学院第三附属医院	肿瘤内科	二级
湖北	黄石市第一医院	肿瘤内二科	二级
四川	四川大学华西医院	肿瘤科	三级
贵州	贵州省肿瘤医院	胸部肿瘤科	三级
甘肃	甘肃省人民医院	肿瘤内科	三级
青海	青海大学附属医院	肿瘤科	三级
新疆	新疆医科大学第一附属医院	肿瘤内科	三级
兵团	石河子大学医学院第一附属医院	肿瘤科	三级

媒体链接

卫生部第一批癌痛规范化治疗示范病房授牌

　　为进一步提高我国癌痛规范化治疗水平，11 月 20 日，由卫生部医政司主办的"癌痛规范化治疗示范病房"项目经验交流会在杭州召开。卫生部医政司有关工作负责同志、第一批"癌痛规范化治疗示范病房"单位及培育单位的院领导，以及卫生部癌痛规范化治疗专家组部分专家，约 140 余人参加了会议。

　　"癌痛规范化治疗示范病房"自 2011 年在全国范围内启动项目以来，在省级卫生行政部门初审推荐的基础上，经现场审核，卫生部医政司于 2012 年 9 月确定了 67 个单位作为卫生部第一批"癌痛规范化治疗示范病房"，确定了 20 个单位作为第一批"癌痛规范化治疗示范病房"培育单位。本次会议正式对"癌痛规范化治疗示范病房"单位进行了授牌仪式。卫生部积极鼓励"癌痛规范化治疗示范病房"发挥模范带头的典范作用，强调以癌痛规范化治疗为切入点，后续进一步遴选并确定第二批"癌痛规范化治疗示范病房"单位，从而提高我国整体治疗水平。并在卫生部医政司强有力的领导、中国抗癌协会临床肿瘤学协作专业委员会（CSCO）的大力支持下，积极协助开展各级医院的培训和患者教育活动。

（来源：《中国医学论坛报》2012-12-20 作者：雅韵）

肺癌、胃癌等 20 种疾病纳入农村大病保障

央视网消息（新闻联播）：记者今天从卫生部了解到，2013 年，我国农村医疗保障重点将向大病转移。肺癌、胃癌等 20 种疾病全部纳入大病保障范畴，报销比例不低于 90%，新农合人均筹资水平将达到 340 元左右，新农合资金总额增加到 2700 亿，一些农村地区的大病患者已经成为受益者。

按照之前的政策，合作医疗 8000 元以上可以报销 65%，而今年开始，报销比例有了很大提升，8000 元到 5 万元可以报销 65%，5 万元到 8 万元报销 80%，到了 8 万以上可以报销 90%。数字上的变化，到了农民手里是实实在在的钱。

现在农民的收入增加了，得了小病一般不会动摇家庭的根基，但是得了大病就会让大部分的家庭因病致贫、因病返贫。

医改以来，国家在推行新农合的同时，也在逐渐把保障的重点向大病转移，向家庭贫困的农民倾斜。除了提高报销标准，肺癌、胃癌、终末期肾病等 20 种疾病全部纳入大病保障范畴之内，困难农民还将额外得到 15% 的民政医疗救助基金，这样加起来报销比例不会低于 90%。

新农合基金在给农民报销大病医药费时，对医院的用药、治疗要严格的审核，这样既确保钱用到了刀刃上，也保证了农民的治疗效果。农民自己负担的医药费减少了，医院对病人欠费的担心也少了，就能拿出更多的精力来提高服务水平和技术水平。

新农合实际上就是农民的医疗保险，今年每个农民人均筹资标准达到 340 元左右，其中 280 元由各级政府来补助，这就意味着新农合资金的大盘子里今年可以给农民报销的钱有 2700 多亿元，增加的资金将使实际报销的比例提高 5 个百分点。

20 种大病名单：

儿童白血病、先心病、终末期肾病、**乳腺癌、宫颈癌**、重性精神疾病、耐药肺结核、艾滋病机会性感染、血友病、**慢性粒细胞白血病**、唇腭裂、**肺癌、食管癌、胃癌**、1 型糖尿病、甲亢、急性心肌梗死、脑梗死、**结肠癌、直肠癌**。

（来源：新华网 2013-01-16）

❖ 肿瘤科研新动态 ❖

2012 年 CSCO 年会创新性研究精粹

一、ICOGEN 研究的扩大样本研究再次证实
——埃克替尼二、三线治疗有效且安全

中国医学科学院肿瘤医院　孙　燕

埃克替尼 Ⅲ 期临床试验（ICOGEN）显示其治疗既往接受过含铂类药物方案化疗的局部晚期或转移性非小细胞肺癌（NSCLC）患者的疗效不劣于吉非替尼，而安全性更优。本研究作为 ICOGEN 研究一部分，单臂扩大埃克替尼组样本量，进一步确认其疗效和安全性。

本研究是一项多中心、单臂、前瞻性的 Ⅲ 期临床试验，采用 ICOGEN 研究的研究方案，并选择 15 家研究中心，单臂观察埃克替尼对既往接受过一个或两个化疗方案（其中至少一个化疗方案含铂类）的局部晚期或转移的 NSCLC 患者疗效和安全性。主要终点

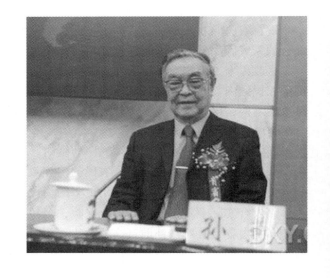

指标为无进展生存期（PFS）。次要终点指标为总生存期（OS）、至疾病进展时间（TTP）、客观肿瘤缓解率（ORR）、疾病控制率（DCR）、生活质量改善（QOL）及药物毒性、安全性。

2010 年 3 月 ~ 2011 年 10 月共入组 128 例受试者，其中 124 例受试者进入全分析集，中位 PFS 为 5.0 个月（95% CI：2.9 ~ 6.6 个月），中位 TTP 为 5.4 个月（95% CI：3.1 ~ 7.9 个月），ORR 和 DCR 分别为 25.8% 和 67.7%；由于 OS 尚未成熟，其终点事件低于 50%，无法估算出实际中位 OS，以截尾（censored）数据估算出的中位 OS 为 17.6 个月（95% CI：14.2 个月 ~ NA）以上。总体不良反应率为 47.7%（61/128 例），最常见的不良反应为皮疹（25.0%，32/128 例）、腹泻（11.7%，15/128 例）和转氨酶升高（14.1%，

18/128 例）。

总体上看，各疗效评价指标 ORR、DCR、PFS、TTP、OS 等均与 ICOGEN 双盲部分结果一致或更优，特别是 PFS 和 OS 高于后者。安全性方面，皮疹（25.0%）和腹泻（11.7%）的发生率也与 ICOGEN 研究结果（皮疹和腹泻发生率分别为 39.5% 和 18.5%）一致或更优。

本扩大入组研究 PFS、OS、ORR、DCR 等疗效数据及安全性数据均与 ICOGEN 研究一致或更优。埃克替尼治疗既往化疗失败的晚期 NSCLC 具有较好的疗效和安全性。

二、国人晚期转移性肾细胞癌舒尼替尼一线治疗疗效和安全性获上市后研究证实

解放军南京八一医院　秦叔逵

舒尼替尼在中国晚期肾癌患者的 Ⅳ 期临床研究是一项一线治疗中国转移性肾细胞癌患者的单臂、开放、多中心的临床研究。

基于两项单臂 Ⅱ 期研究（J Clin Oncol. 2006，24：16；JAMA 2006，295：2516）和一项关键性的采用 α-干扰素作为阳性对照的 Ⅲ 期研究（N Engl J Med. 2007，356：115）所得到的有效性和安全性数据，在全世界范围的多个国家地区，舒尼替尼已经获得治疗晚期/转移性肾细胞癌（mRCC）的适应证。同样，2007 年 10 月在中国作为"罕见病治疗药"获得了国家食品药品监督管理局（SFDA）的批准。本研究为一项单臂、开放、国内多中心的上市后承诺性试验（Ⅳ 期研究），旨在进一步评价舒尼替尼一线治疗国人 mRCC 患者的有效性和安全性。

既往未经治疗，年龄 ≥18 周岁，ECOG 评分 0～1 分，病理组织学检查确诊的 mRCC 患者，接受舒尼替尼治疗，采用 4+2 方案，即口服 50mg/d，连续服药 4 周，停药 2 周，再重复给药。治疗持续至疾病进展、发生不可耐受的毒性反应或者患者撤销知情同意。研究主要终点为 PFS。在筛选时、规定的时间间隔、怀疑疾病进展、确认疗效以及在治疗结束和（或）患者撤销知情同意时，应用螺旋 CT 扫描技术对肿瘤病灶进行测量，严格按照 RECIST 1.0 标准评价疗效；安全性评价按照美国国立癌症研究所的不良事件常用术语标准（NCI CTC AE 3.0 版）进行。

全国共有包括南京八一医院、北京大学第一医院、复旦大学附属肿瘤医院在内的 11 家研究单位参加了此项临床研究。共 105 例不能手术的 mRCC 患者入组，并且接受舒尼替尼 50mg/d 口服 4 周后停药 2 周的治疗。患者平均年龄 54.6 岁，75% 为男性，平均体重指数 23.9kg/m²。所有患者接受治疗的中位时间为 224（5～756）天、中位完成治疗周期数为 8（1～27）。目前，所有患者均已停止了舒尼替尼治疗，原因主要为疾病进展/复发（63%）和治疗相关的毒性（8%）等。评估药物的有效性和安全性：疗效优于或者和国际 Ⅲ 期研究相当，最常见的转移部位是肺。

105 例患者接受舒尼替尼治疗的 mPFS 是 61.7 周（14.2 个月，95% CI：45.1～106.3 周），mOS 是 133.4 周（30.7 个月，95% CI 下限是 94.1 周）。103 例可以进行客观疗效评价的患者的客观缓解率（RR）达到 31.1%（95% CI：22.3%～40.9%）。最常见的不良事

件有手足综合征（64%）、白细胞计数下降（52%）、乏力（51%）、血小板计数降低（51%）、腹泻（49%）以及食欲减低（43%）；没有发生与治疗相关的充血性心力衰竭、左心功能下降或心肌病变。多数治疗相关的不良事件为 1～2 级，均可以逆转。

本研究中 mPFS 达到 61.7 周（14.2 个月），这一结果优于国外学者报告的舒尼替尼Ⅲ期临床研究结果（11 个月）；mOS 达到 133.4 周（30.7 个月），优于国际舒尼替尼Ⅲ期注册临床研究结果（26.4 个月）（J Clin Oncol. 2009，27：3584），而 RR 率 31.1% 与之相当。此外，上述结果也优于舒尼替尼针对细胞因子（Lancet. 2010，375：641；Cancer. 2007，110：2468）和索拉非尼（J Clin Oncol. 2009，27：1280）的临床研究结果。

有关不良事件，可以预期、可以接受和可以管理，总体情况与其他研究报告的舒尼替尼单药治疗 mRCC 相似。105 例患者中 58 例受试者（59.2%）可以完成 50mg 剂量 4/2 标准治疗方案。服用舒尼替尼的 3 级和 4 级主要不良反应包括：手足综合征（23.8%）、白细胞计数减少（8.6%）、疲乏（6.7%）、血小板计数减少（21.9%）、腹泻（6.7%）、食欲减退（4.8%）、中性粒细胞减少（14.3%）、高血压（7.6%）、血红蛋白减少（10.5%）、口腔溃疡（1.9%）、白细胞减少症（1.9%）和皮疹（4.8%）。舒尼替尼的东西方人群毒副反应谱基本相似。

此研究结果进一步证实了舒尼替尼在晚期肾癌患者中的一线治疗地位，舒尼替尼一线治疗国人 mRCC 患者安全有效。采用标准的 4+2 方案，即口服 50mg/d，连续 4 周后，停药 2 周是适合的。

舒尼替尼是一种多靶点的酪氨酸激酶抑制剂，作用于 PDGFRα、PDGFRβ、VEGFR1、VEGFR2、VEGFR3、KIT、FLT3、CSF-1R 和 RET 等多个靶点，在国外Ⅲ期临床研究中，舒尼替尼在初治的晚期肾癌患者中显示出了明显优于 α-干扰素的疗效，成为一线治疗新标准。截至 2011 年 5 月 30 日，全球已经有 13.3 万名患者使用舒尼替尼，中国共有 3000 名肾癌患者接受过舒尼替尼治疗。

三、进展期黑色素瘤一线治疗Ⅱ期临床研究
——恩度联合达卡巴嗪显示生存获益
北京大学肿瘤医院　郭　军

重组人血管内皮抑制素（恩度）是一种肿瘤血管生成抑制剂。Ⅰ期研究发现其对黑色素瘤有效，后续研究证实联合化疗可能增加疗效。

本研究（NCT00813449）是一项随机、双盲、安慰剂对照的Ⅱ期临床研究，主要观察恩度联合达卡巴嗪（DTIC）用于进展期黑色素瘤患者一线治疗的疗效及安全性。

研究入组病理确认的初治、ECOG 0/1、无法手术的Ⅲc 期或Ⅳ期黑色素瘤患者，按 1：1 随机分为 A 组（DTIC 250mg/m^2，d1～5+安慰剂 d1～14）和 B 组（DTIC 250mg/m^2，d1～5+恩度 7.5mg/m^2 d1～14），治疗 21 天为一周期，每 2 周期按 RECIST 1.0 标准评效，至疾病进展或不良反应不能耐受。主要研究终点为 PFS 及 OS。

结果显示，自 2008 年 12 月～2011 年 3 月，共入组患者 110 例，M1a 者占 30.9%，M1b 者占 39.1%，M1c 者占 29.1%。患者接受治疗平均周期数分别为 A 组 3.2（1～10），

B 组 4.0（1~12）。截至 2011 年 11 月末次随访，仍有 27 例患者生存。中位 PFS：A 组 1.5个月，B 组 5.0 个月（$P=0.004$）。中位 OS：A 组 8 个月，B 组 12.0 个月（$HR=0.522$，$P=0.005$）。1 年生存率分别为 22.2% 和 51.0%，2 年生存率分别为 8.9% 和 10.2%。两组之间客观缓解率（4.5% vs 11.5%）及不良反应发生率无统计学差异。常见不良反应为转氨酶增高（A 组为 28.9%，B 组为 56.1%）和白细胞降低（14.4% vs 13.4%）。B 组 3~4级不良反应发生率仅为 1.7%。

该研究提示，与单药达卡巴嗪相比，恩度联合达卡巴嗪用于进展期黑色素瘤患者的一线治疗可显著延长患者 PFS 及 OS，且治疗耐受性良好，可作为进展期黑色素瘤患者的一线治疗选择。

四、二三线以上治疗失败晚期非鳞非小细胞肺癌 II 期临床研究
——甲磺酸阿帕替尼治疗可延长无进展生存
中山大学附属肿瘤医院 张 力

晚期非小细胞肺癌（NSCLC）标准含铂两药化疗方案的疗效已达平台期，针对受体酪氨酸激酶的靶向治疗是目前治疗非小细胞肺癌的热点，以 EGFR 为主要靶点的单靶点药物（EGFR-TKI）显著延长了晚期 NSCLC 患者的生存，但主要是对存在 EGFR 基因突变的患者有效。

以 VEGFR 和 EGFR 为主要靶点的多靶点抗血管生成药物也取得了令人鼓舞的成果，均可显著延长 NSCLC 患者的 PFS，但无明显总生存获益。迄今为止，贝伐单抗是唯一获批用于 NSCLC 的抗血管生成药物。甲磺酸阿帕替尼是又一多靶点抗血管生成抗肿瘤药物，可抑制 VEGFR、PDGFR、c-Kit、c-Src 等激酶。

本研究旨在探讨甲磺酸阿帕替尼在晚期非鳞、非小细胞肺癌接受二线或二线以上治疗失败后患者的有效性和安全性。

经过标准化疗及 EGFR-TKI 治疗，且二线或二线以上治疗失败的晚期非鳞、非小细胞肺癌患者，预期生存≥3 个月，ECOG 评分为 0~1 分，按 2∶1 随机分入阿帕替尼组和安慰剂组，每天口服阿帕替尼 750mg 或安慰剂，直至疾病进展或出现不可耐受的毒性。治疗 28天为一个治疗周期，采用 RECIST 1.0 标准，在第 2 个周期及第 3 个周期末进行一次肿瘤疗效评价及生活质量评分，此后每 2 个周期进行一次疗效评价。研究主要终点是两组的中位生存期，次要终点为两组疾病控制率、客观缓解率、总生存期、生活质量及药物的安全性。

从国内 20 家中心总共入组 135 例患者，阿帕替尼组 90 例，安慰剂组 45 例。阿帕替尼组与安慰剂组中位无进展生存期分别为 4.7 个月和 1.9 个月（$HR=0.28$，95% CI：0.17~0.46，$P<0.0001$）。阿帕替尼组的客观缓解率和疾病控制率明显优于安慰剂组（12.2% vs 0%，$P=0.016$；68.9% vs 24.4%，$P<0.0001$）。不良事件在阿帕替尼组的发生率更高，主要包括蛋白尿（50.55%）、高血压（46.15%）、手足综合征（32.97%），但均为轻到中度，且可控制。

本研究表明，阿帕替尼在晚期非鳞非小细胞肺癌患者中有较高的有效性及安全性，明显延长了患者的无进展生存期，且耐受性好，患者总生存期情况正在随访中。阿帕替尼 III

期临床研究目前正在进行中，已经完成全部的入组，将进一步验证本研究的结果。

五、晚期大肠癌初治患者 II 期临床
试验 S-1 联合 LV 修订方案获证

中国人民解放军 307 医院　　徐建明

以前进行的 S-1 联合四氢叶酸（LV）2 周给药后 2 周停药的 II 期临床试验虽然显示了较好的疗效，但是 3 级以上的药物毒性（腹泻、口腔炎、食欲不振）的发生率也相对较高。为了在保证疗效的前提下提高耐受性，该 II 期临床试验修改了 S-1 和 LV 的给药时间。

本试验在中国和日本共同实施，入选标准为组织学诊断为腺癌的大肠癌患者，年龄 ≥ 20 岁，ECOG PS 评分 0 ~ 1，未接受过化疗，至少有一个可测量病灶（RECIST 1.0），有足够的脏器功能，以及取得知情同意的受试者。连续 1 周口服 S-1（40 ~ 60mg，bid）和 LV（25mg，bid）后停药 1 周，2 周为一个疗程。治疗进行到疾病进展或出现不能耐受的不良反应。从 2008 年 10 月到 2009 年 6 月为止，共入组 73 例受试者（其中中国患者 40 例）。符合方案治疗患者 71 例，中位年龄为 60 岁（27 ~ 84 岁），男性和女性分别 38 例和 33 例，PS 0 和 1 者分别 39 例和 32 例，日本和中国患者分别 32 例和 39 例。主要终点指标客观缓解率为 53.5%，疾病控制率为 83.1%。随访 26.4 个月，中位 PFS 为 6.5 个月，中位 OS 为 24.3 个月，1 年和 2 年生存率分别为 77.5% 和 53.2%。3 级以上药物不良反应有腹泻（8.3%）、口腔炎（8.3%）、食欲不振（2.8%）、中性粒细胞减少（9.7%），未发生治疗相关死亡。

该研究提示，S-1 联合 LV（1 周给药后 1 周停药，2 周为一个疗程）疗法与 2 周给药 2 周停药（4 周为一个疗程）疗法相比显示同等的疗效，以及更好的耐受性。不联合使用伊立替康、奥沙利铂或分子靶向药物的情况下，本疗法不失为初治大肠癌患者治疗选择。

六、阿法替尼是不错的一线治疗选择

中国台湾大学医学院　　杨志新

阿法替尼是一种口服、选择性、不可逆、针对 ErbB 家族中 EGFR（ErbB1）HER-2（ErbB2）和 ErbB4 的抑制剂。LUX-Lung 3 试验比较了阿法替尼与顺铂/培美曲塞方案一线治疗 EGFR 突变阳性的肺腺癌患者的疗效和安全性。

EGFR 突变由中心实验室检测确认（与此研究相匹配的 TheraScreen EGFR RGQ PCR 诊断试剂盒）后，共有 345 例来自欧洲、亚洲、美洲和澳大利亚的患者（IIIB/IV 期，PS 评分 0 ~ 1，之前未接受过晚期疾病的治疗）被纳入此项研究。受试者以 2：1 的随机比例分别接受阿法替尼 40mg qd（230 例），或顺铂/培美曲塞静脉给药（$75mg/m^2 + 500mg/m^2$，21d/周期，共 6 个周期，115 例）。

结果显示，两组患者的基线特征相当：中位年龄为 61 岁，65% 为女性，72% 为亚裔，68% 为非吸烟者，Del19 突变占 49%，L858R 突变占 40%，其他突变类型占 11%。在所有

被随机分组的患者中，阿法替尼治疗组的中位无进展生存（PFS）较顺铂/培美曲塞化疗组有显著延长（11.1 个月 *vs* 6.9 个月，HR＝0.58，P＝0.0004）。在 308 例常见突变类型（Del19/L858R）的患者中，中位 PFS 分别为 13.6 个月和 6.9 个月（HR＝0.47，P<0.0001）。阿法替尼组患者的客观缓解率（ORR）显著增高（独立审评的结果是 56% *vs* 23%，P<0.0001）。与顺铂/培美曲塞组相比，阿法替尼组患者出现肿瘤相关的咳嗽（HR＝0.60，P＝0.0072）和呼吸困难症状（HR＝0.68，P＝0.0145）恶化时间显著延后。在至少接受过一剂随机治疗药物的患者中，最常见的药物相关的不良事件在阿法替尼组（229 例）为腹泻（95%）、皮疹（62%）和甲沟炎（57%），在顺铂/培美曲塞组（111 例）则为恶心（66%）、食欲下降（53%）和呕吐（42%）。导致停药的药物相关不良事件发生率在阿法替尼组为 8%，在顺铂/培美曲塞组则为 12%。此项研究所纳入的 245 例亚裔患者的不良事件发生情况与总体人群相似。

LUX-Lung 3 是在 EGFR 突变阳性的肺癌患者进行的规模最大的全球性、前瞻性临床试验，也是首个将最佳化疗方案顺铂/培美曲塞方案作为对照治疗的临床试验。与接受顺铂/培美曲塞治疗患者相比，接受阿法替尼治疗患者的 PFS 获得显著延长，而且在次要研究终点方面也获得了显著改善。在整体人群中，阿法替尼治疗相关的不良事件均可被控制，且具有较低的不良事件导致的停药率。本研究中亚裔受试者人群的不良事件发生情况与基于总体人群的安全性结果保持一致。以上均提示该药是有临床意义的一线治疗选择。

（文章来源：《医师报》2012-10-04）

肿瘤转化研究的新一轮热潮

北京大学肿瘤医院　高　静　沈　琳

2012 年 6 月 13～16 日，第 10 届亚洲临床肿瘤学会（ACOS）会议在韩国首尔召开。本次大会由韩国癌症协会（KCA）主办，云集了来自二十多个国家和地区的两千多位专家学者，共同交流和探讨了亚洲地区肿瘤领域的学术问题，内容涵盖消化道恶性肿瘤、乳腺癌、肺癌、淋巴瘤、妇科肿瘤和头颈部肿瘤等治疗与基础研究的进展。总体上看，会议主要围绕肿瘤的手术治疗、放疗、化疗及分子生物学领域的研究热点问题而展开。大会介绍了肿瘤的基因组研究，消化道恶性肿瘤的微创手术、机器人手术和相关的外科治疗理念，有关肿瘤转化研究最新的学术成果以及一些在亚洲国家开展的有关癌症化疗方案与新药研究的临床试验。

第 10 届 ACOS 会议的内容精彩纷呈，肿瘤转化研究、临床研究与个体化治疗贯穿大会始终；肺癌、结直肠癌的转化研究一如既往地成为肿瘤转化研究的领头羊，其他肿瘤的转化研究也紧跟其后，取得不少成就。高通量遗传学与表观遗传学研究无疑成为本届大会转化研究领域的最大亮点，也掀起了肿瘤转化研究的新一轮热潮。

一、基因变异与肿瘤

随着美国政府制定癌症基因组图谱（TCGA）计划的开展，各国科学家纷纷投入到不同肿瘤的基因变异［基因拷贝数变化、结构异常、信使 RNA（mRNA）与微小 RNA（miRNA）表达谱、DNA 甲基化、基因突变等］系统分析中，为了解癌细胞发生、发展机制，制订新的癌症预防与治疗策略奠定了基础。

美国哈佛医学院 Kucherlapati 教授专门针对 TCGA 计划的应用前景进行了大会报告。李（Lee）教授在报告中指出，基因拷贝数变异（CNV）和结构变异（SV）是基因组异常的常见形式，运用下一代 DNA 测序技术从千人基因组计划（1000 Genome Project）中鉴定出结构异常的基因组，会为疾病的诊断及治疗、药物研发提供依据。

中国香港学者梁（Leung）首次运用外显子组测序技术发现了胃癌患者的多种基因突变，有望根据不同的基因变异对患者进行分类，从而制订合适的治疗方案。新加坡刘（Liu）等运用全基因组关联研究（GWAS）不仅对乳腺癌的易感基因突变进行了分析，还对影响乳腺癌预后的遗传变异进行了探索。韩国金（Yon-Hui Kim）等运用转录组测序（RNA-Seq）技术对胃癌中差异表达的 mRNA 进行了分析，发现 AMP 激活蛋白激酶 α（AMPKα）可能是早期胃癌的预测分子及治疗靶点。

二、表观遗传学与肿瘤

DNA 甲基化与肿瘤 DNA 甲基化作为表观遗传机制之一，与肿瘤的关系越来越密切。日本学者绀户（Kondo）等报告，全基因组 DNA 甲基化分析是肿瘤研究中的重要手段，以胃肠间质瘤（GIST）为例，运用甲基化 CpG 岛扩增微阵列（MCAM）方法对 GIST 肿瘤组织进行分析，发现了几个新的诊断及预后标志物（如 REC8、PAX3 等）。

中国台湾学者赖（Lai）等探索了 DNA 甲基化与常见妇科肿瘤的关系，虽然目前宫颈癌的筛查提高了早期诊断率，但误诊及癌前病变的过度治疗却时有发生，且手术治疗会对患者的生活质量产生影响。因此，DNA 甲基化检测有望成为新的宫颈癌筛查标志物；卵巢癌尚无明确的靶向治疗手段，有望根据不同的 DNA 甲基化谱为患者制订合适的个体化治疗方案。

微小 RNA 与肿瘤 Mi-RNA 作为另一种表观遗传机制，近几年与肿瘤的相关性研究也迅速增长，韩国金（Wun-Jae Kim）教授在报告中提到，miRNA 在疾病诊断和治疗中均发挥重要作用，以膀胱癌为例，发现尿液中 2 个 miRNA 在膀胱癌的诊断和复发预测中发挥重要作用。而 miR-122 寡核苷酸靶向治疗丙型肝炎病毒（HCV）感染者的 II 期临床试验正在进行中，说明 miRNA 有望成为新的治疗靶标。

三、个体化治疗中存在的问题

分子标志物指导的个体化治疗在肺癌领域已取得很大进步，如表皮生长因子受体（EGFR）突变患者从 EGFR-酪氨酸激酶抑制剂（TKI）治疗中获益、KRAS 突变患者可能从 MEK、ERK（两种信号分子）抑制剂或哺乳动物雷帕霉素靶蛋白（mTOR）抑制剂中获益、cMET 过表达患者可能从 MET 抑制剂联合 EGFR 抑制剂中获益、克唑替尼（crizotinib）

治疗 ALK 重排患者疗效较好等。

然而,继发耐药无疑成为另一亟需解决的问题。中国台湾学者杨(Yang)报告了阿法替尼(afatinib)逆转 EGFR-TKI 耐药的研究,EGFR 突变的非小细胞肺癌患者在中位用药 9～12 个月后会对 EGFR-TKI 耐药,而 EGFR 继发 T790M 突变或 cMET 扩增是最常见的两种耐药机制;不可逆性 TKI afatinib 会延迟 T790M 的发生,且 cMET 抑制剂联合 EGFR-TKI 会逆转耐药。但多数患者会产生多种耐药机制,因此,如何根据正确的分子标志物选择最佳的联合治疗方案有待深入研究。

除继发耐药外,中国学者吴一龙教授在报告中指出,虽然 EGFR 突变患者可从 EGFR-TKI 中获益,但 EGFR 突变丰度高的患者其疗效和预后明显优于突变丰度低的患者,因此,对于 EGFR 突变丰度低的患者,如何选择合适的治疗方案尚需继续研究。

耐药问题在其他肿瘤中也是一个常见现象,如伊马替尼治疗 GIST 的继发耐药,需要对耐药机制进行深入研究,为延缓耐药出现、逆转耐药提供有力证据。

四、小结

总之,肿瘤转化研究的道路还很漫长,美国 M. D. Anderson 癌症中心的洪(Hong)教授以 BATTLE 策略治疗肺癌为例告诉大家,成功的转化研究不外乎遵守“三个正确”原则,即“正确靶标(right target)、正确药物(right drug)、正确患者(right patients)”。我们也坚信,转化研究必定为肿瘤的治疗带来新突破。

(稿源:《中国医学论坛报》2012-06-25)

黄晓军课题组在造血干细胞移植研究方面取得系列重要成果

近一年来,国际血液学领域的顶级学术期刊《Blood》(影响因子 10.588)连续发表了北京大学人民医院 & 北京大学血液病研究所黄晓军课题组完成的三篇学术论文,报道了该课题组在造血干细胞移植治疗恶性血液病方面取得的一系列创新性研究成果。黄晓军教授还应邀就“单倍体相合造血干细胞移植问题”在《Seminar in Oncology》和《Current Opinion in Hematology》上发表了专题综述,充分展示了黄教授及其研究团队近期的科研工作。

目前,造血干细移植仍是恶性血液病有效乃至唯一的根治手段。在我国,由于独生子女政策的实施及脐带血和无关供者骨髓库规模的限制,许多患者很难找到合适的供者。黄晓军教授课题组多年来的研究证实,单倍体相合造血干细胞移植可有效治疗白血病、淋巴瘤及骨髓增生异常综合征等恶性血液病,达到了与人类白细胞分化抗原(HLA)相合同胞和无关供者移植等同的疗效,课题组还将单倍体相合造血干细胞移植的适应证扩展到再生障碍性贫血等疾病,从而彻底解决了供者来源缺乏的问题。在此基础上,课题组发现 HLA 相合同胞/单倍体相合造血干细胞移植治疗加速期低危慢性粒细胞白血病患者,其疗效与伊马替尼相当;但是对于高危患者,HLA 相合同胞/单倍体相合造血干细胞移植治疗较接受伊马替尼治疗具有显著的生存优势（Imatinib mesylate versus allogeneic hematopoietic stem cell transplantation for patients with chronic myelogenous leukemia in the accelerated phase. Blood，2011，117：303），该研究成果已被《中国慢性髓系白血病诊断和治疗指南（2011版）》所引用，对加速期慢性髓细胞白血病的治疗具有很好的指导意义。

急性髓细胞白血病患者第一次缓解（CR1）后的治疗对于患者的长期生存至关重要。对于获得 CR1 的中、高危急性髓细胞白血病患者而言，欧洲白血病协作组织（the European Leukemia Net）推荐优先选择 HLA 相合同胞移植；目前，单倍体相合造血干细胞移植在中、高危急性髓细胞白血病缓解后治疗中的地位还不清楚。黄晓军课题组发现单倍体相合造血干细胞移植治疗 CR1 的中、高危急性髓细胞白血病疗效显著优于单独化疗组（The superiority of haploidentical related stem cell transplantation over chemotherapy alone as postremission treatment for patients with intermediate or high-risk acute myeloid leukemia in first complete remission. Blood，2012，119：5584），该研究成果提示单倍体相合造血干细胞移植可作为无 HLA 相合供者的中、高危急性髓细胞白血病患者 CR1 后巩固治疗的一个重要治疗策略。

白血病复发是造血干细胞移植的主要死亡原因之一。针对移植后复发问题，黄晓军课题组借助 WT1 基因以及多参数流式细胞仪等从标危患者中筛选出复发高危患者，并对这些患者进行预防性供者淋巴细胞回输，结果显著降低了复发率，提高了疗效，从复发预防角度完善了 HLA 相合同胞/单倍体相合造血干细胞移植体系，提高了患者长期生存率、改善了移植预后（Risk stratification-directed donor lymphocyte infusion could reduce relapse of standard-risk acute leukemia patients after allogeneic hematopoietic stem cell transplantation. Blood，2012，119：3256）。黄晓军课题组的系列研究得到了国家自然科学基金杰出青年基金，"863"基金以及卫生部医院临床学科重点项目等多项科研基金的资助。

（北京大学血液病研究所）

稿源：北京大学医学部网站 发布日期：2012-08-23

中国医学科学院肿瘤研究所：揭示食管鳞状细胞癌的易感基因

新研究阐明了食管鳞状细胞癌风险的直接遗传贡献因子，以及通过与饮酒的相互作用促成食管鳞状细胞癌的遗传因子。这些研究结果推进了对食管鳞状细胞癌发生、发展机制的认识，同时也为食管鳞状细胞癌的预防和治疗提供了潜在的靶点。

来自中国医学科学院肿瘤研究所、哈佛大学公共卫生学院等 10 多家机构的研究人员通过全基因组关联分析鉴别了多个全新的中国人群食管鳞状细胞癌（Esophageal squamous cell carcinoma）易感位点，并分析了基因与环境之间的相互作用，相关研究论文于 2012 年 9 月 9 日在线发表在国际顶级专业期刊《自然遗传学》（Nature Genetics）杂志上。

中国医学科学院肿瘤研究所的林东昕教授是这篇文章的通讯作者。他曾系统地研究了致癌物代谢、DNA 修复、细胞周期和凋亡控制、肿瘤免疫等系统的基因遗传变异与肺癌、食管癌、胃癌、乳腺癌、结直肠癌等常见肿瘤发生和发展的关系，在癌症研究领域作出了重要的贡献。2006 年至今已发表研究论文 100 多篇，其中发表在《Nat Genet》、《J Exp Med》等著名或重要的国际专业期刊论文 70 多篇，论文被引用 900 多次。

作为世界上最常见的六大恶性肿瘤病之一，食管癌因早期无明显特异的临床症状，大多数患者发现确诊时已到中晚期，5 年生存率只有 10% 左右，但早期食管癌患者 5 年生存率可达 90% 以上。食管癌从组织病理学类型可分为鳞状细胞癌和腺癌。在中国的食管癌主要是鳞状细胞癌，约占 95%。对于食管癌的病因国内外以往都有许多研究，结论虽然不完全一致，但吸烟和重度饮酒是很明确的食管癌危险因素。此外还有研究报道暴露于特定化学致癌物、某些营养素缺乏也与食管癌有关。尽管环境因素和生活方式被认为是食管癌乃至其他一些消化道肿瘤的病因因素，但同样有这些因素的人群中只有少量个体发病。这表明食管癌的发生还与患者自身的遗传因素有很大关系，可能是环境与遗传共同作用的结果。因此通过研究来揭示导致食管癌发生的个人遗传因素，对寻找早期检测和诊断的生物标志物以及治疗的潜在靶点无疑具有重要的意义。

在这篇文章中，为了阐明食管鳞状细胞癌发生、发展的遗传病因，研究人员对 2031 例食管鳞状细胞癌患者和正常对照组 2044 人进行了全基因组遗传变异的关联研究，并分析了全基因组基因与环境的相互作用。进而在独立的一组 8092 个食管鳞状细胞癌患者和 8620 个正常对照中进行了验证，确定了 9 个新的食管鳞状细胞癌易感位点，其中 7 个分别定位在 4q23、16q12.1、17q21、22q12、3q27、17p13 和 18p11 染色体区域，具有显著的边际效应；另外 2 个定位在 2q22 和 13q33 染色体区域，只在基因与饮酒相互作用中具有显著相关性。4q23 位点内的变异，包括 ADH 基因簇，每一个与食管鳞状细胞癌风险具有相关性的均与饮酒有显著的相互作用。研究人员还证实了 12q24 上 ALDH2 位点与食管鳞状细胞癌的相关性，且联合分析显示，具有 ADH1B 和 ALDH2 风险等位基因的饮酒者相比于没有这些等位基因的饮酒者食管鳞状细胞癌风险增加了 4 倍。

新研究阐明了食管鳞状细胞癌风险的直接遗传贡献因子，以及通过与饮酒的相互作用促成食管鳞状细胞癌的遗传因子。这些研究结果推进了对食管鳞状细胞癌发生发展机制的认识，同时也为食管鳞状细胞癌的预防和治疗提供了潜在的靶点。

（来源：生物通 2012-09-11 作者：何嫱）

林东昕简介

研究员、博士生导师。现任中国医学科学院肿瘤医院/肿瘤研究所病因及癌变研究室主任，癌发生及预防分子机制北京市重点实验室主任；北京协和医学院学术委员会委员，北京大学医学部学术委员会委员，分子肿瘤学国家重点实验室学术委员。1986 年北京医科大学研究生毕业。1988 年 8 月~1990 年 6 月先后在法国国家科学研究中心肿瘤研究所和世界卫生组织国际癌症研究中心（IARC）、1990 年 7 月~1994 年 8 月在美国国家毒理学研究中心分子流行病学研究室从事肿瘤基础研究。1995 年到肿瘤研究所工作。

学术兼职：中国抗癌协会理事，肿瘤病因专业委员会主任委员，中国吸烟与健康协会理事；国际专业期刊《Cancer Epidemiology Biomarkers & Prevention》《Pharmacogenetics and Genomics》《Biomedical and Environmental Sciences》，国内专业期刊《中华肿瘤杂志》《肿

瘤防治杂志》《癌症》《肿瘤研究与临床》《医学分子生物学杂志》《癌变畸变突变》编委。

研究领域：常见肿瘤发生、发展及其遗传易感性的分子机制；肿瘤分子流行病学；个体化医学。曾承担和正在承担国家"973"重大基础研究规划、国家"863"高技术项目、国家自然科学基金重大项目、国家自然科学基金重点项目、国家杰出青年科学基金项目、国家医学科技攻关项目、国家自然科学基金项目、北京市科委重大项目、教育部跨世纪优秀人才基金项目、海外青年学者合作研究项目等重要的科研项目。

主要学术贡献：较系统地研究了致癌物代谢、DNA 修复、细胞周期和凋亡控制、肿瘤免疫等系统的基因遗传变异与肺癌、食管癌、胃癌、乳腺癌、结直肠癌等常见肿瘤发生和发展的关系。至今已发表研究论文 140 多篇，其中包括发表在《Nat Genet》《J Exp Med》《JNCI》《Gastroenterology》《Cancer Res》等著名或重要的国际专业期刊的论文 120 多篇，全部论文被引用 3000 余次。研究成果获 2006 年国家自然科学奖二等奖、2008 年国家科技进步奖二等奖。发表在《Nature Genetics》的文章（Sun et al，2007，39：605－613）被评为 2007 年度中国基础研究十大新闻。培养的博士研究生已有 3 人获全国优秀博士学位论文。

国家杰出青年科学基金获得者（1998 年）；卫生部有突出贡献中青年专家（2003 ~ 2004 年度）；享受国务院政府特殊津贴（2001 年起）。

阿司匹林或可靶向治疗结直肠癌

近日，一项对护士健康研究和医务人员随访研究的最新分析表明，PIK3CA 突变型结直肠癌患者确诊后规律服用阿司匹林（81mg/d）有显著生存获益，而 PIK3CA 野生型患者则无获益，提示阿司匹林或是结直肠癌的靶向治疗药物。 （N Engl J Med. 2012，367：1596）

近年来，越来越多的证据表明，阿司匹林在防治癌症上有重要作用。2009 年发表的一项前瞻性研究显示，结直肠癌确诊后规律服用阿司匹林者的总死亡风险和结直肠癌相关死亡风险分别降低 21% 和 29%，获益者均是环氧合酶 2 过表达的患者（JAMA. 2009，302：649）。今年 3 月，英国牛津大学 Peter M. Rothwell 等在《Lancet Oncol》上同时发表的 3 项研究证实，阿司匹林抗癌效果显著：长期服用阿司匹林（≥75mg/d）可降低癌症和癌症死亡风险，同时能预防腺癌远处转移（Lancet Oncol. 2012，13：518）。

该项最新分析共入选 964 例结直肠癌患者，其中 152 例存在 PIK3CA 突变。90 例 PIK3CA 突变型患者确诊后未用阿司匹林，5 年内死亡率为 26%；在确诊后规律应用阿司匹林的 PIK3CA 突变型患者中，5 年死亡率仅 3%（P<0.001）。研究者报告，确诊后规律服用阿司匹林的 PIK3CA 突变型结直肠癌患者总死亡风险降低 46%（图 A），结直肠癌相关死亡风险降低 82%；然而，PIK3CA 野生型患者服用阿司匹林则无生存获益（图 B），用和不用阿司匹林者的 5 年累计结直肠癌相关死亡率均为 15%（P=0.92）。

奇怪的是，阿司匹林对 PIK3CA 突变型结直肠癌似乎并无预防作用。在确诊前应用阿司匹林的结直肠癌患者中，PIK3CA 野生型和 PIK3CA 突变型的结直肠癌比例相当。研究者认为，这可能与肿瘤进化（tumor evolution）有关。在肿瘤进化过程（即确诊前后）中，阿司匹林与 PIK3CA 突变之间的相互作用关系不同。

主要研究者、美国 Dana-Farber 癌症研究所 Xiaoyun Liao 表示，若该研究结果在前瞻性研究中被证实，意味着临床医生在治疗结直肠癌时有了新的生物标志物和辅助治疗手段。

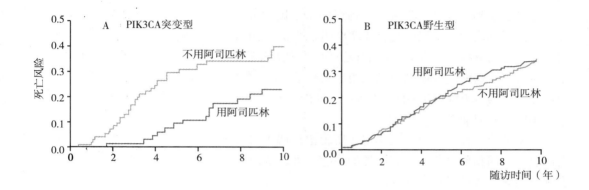

评论

在同时发表的述评（N Engl J Med. 2012，367：1650）中，美国阿拉巴马大学 Boris Pasche 指出，"由于 1/6 以上的原发性结直肠癌患者存在 PIK3CA 突变，靶向辅助应用阿司匹林将对结直肠癌的治疗产生深远的影响。"他表示，"阿司匹林极有可能会变成 21 世纪靶向治疗的老药之一。"

美国罗切斯特大学医学中心 James P. Wilmot 癌症中心 AlokKhorana 指出，在与患者就阿司匹林的风险、获益和证据进行充分交流后，临床医生应考虑在结直肠癌患者确诊后每日给予小剂量（81mg/d）阿司匹林治疗。不过，他认为，PIK3CA 突变作为预测生物标志物的价值还有待明确。

（来源：《医师报》2012-11-06）

复旦大学遗传学研究所发现
乙肝癌变关键风险基因

【摘要】 由复旦大学遗传学研究所、遗传工程国家重点实验室余龙教授领衔完成的一项重大研究成果，确定人的 STAT4 和 HLA-DQ 基因是乙肝患者罹患肝癌的关键易感基因。专家表示，利用这一研究成果，可以开发肝癌的基因预警试剂，筛查肝癌的易感人群，从而提前对易感人群进行相应的综合干预和预防措施，降低肝癌发病风险。

统计显示，我国的肝癌病人中80%以上都有乙肝病史。当然，并不是乙肝病人都会发展成为肝癌患者，那么为什么有些乙肝病人发生癌变，而另一些病人不发生癌变呢？由复旦大学牵头研究的新成果对此作出了回答。《自然遗传学》杂志2012年12月16日在线发表了由复旦大学遗传学研究所、遗传工程国家重点实验室余龙教授领衔完成的一项重大研究成果，确定人的STAT4和HLA-DQ基因是乙肝患者罹患肝癌的关键易感基因。这对控制乙肝癌变、降低肝癌发病风险和最终战胜肝癌的医学、遗传学研究指出了新的"战略方向"。

记者了解到，复旦大学余龙课题组联系了国内外30个课题组，66位学者开展协作攻关，收集了国内7个地区、总计11799例乙型肝炎患者的血细胞DNA样本，包括5480例有乙肝病变的肝癌病例和6319例有乙肝病史但无肝癌的对照者。运用全基因组关联分析技术比对分析了这两组人群的全基因组序列中近73万个单核苷酸多态位点的等位基因频率，最终在STAT4基因和HLA-DQ基因簇上发现了与乙肝癌变风险显著关联的易感基因位点，这在国际学术界属首次。

论文的第一作者、复旦大学遗传所蒋德科博士告诉记者，利用这一研究成果，可以开发肝癌的基因预警试剂，筛查肝癌的易感人群，从而提前对易感人群进行相应的综合干预和预防措施，降低肝癌发病风险。

（来源：《光明日报》2012-12-19 作者：曹继军 颜维琦）

ASCO 2012 研究精选——消化道肿瘤

一、未筛选的食管癌患者不能从帕尼单抗治疗中获益

553例初治的转移或局部进展食管癌患者随机接受化疗（EOC）或化疗联合帕尼单抗［mEOC（剂量调整）+P］治疗。结果显示，EOC组和mEOC+P组mOS分别为11.3个月和8.8个月（$P = 0.013$），mPFS为7.6个月和6.0个月（$P = 0.068$）。但在mEOC+P组，有1~3级皮肤反应者mOS较无皮肤反应者明显改善（10.2个月 vs 4.3个月，$P<0.001$）。

二、食管癌CRT：FOLFOX方案不优于5-FU+顺铂

一项III期研究在267例初治、无法手术切除的食管癌（任何T，N0~1，M0~M1a）患者中比较同步放化疗（CRT）中不同化疗方案的疗效。患者随机分组接受放疗联合5-氟尿嘧啶（5-FU）+亚叶酸钙+奥沙利铂（FOLFOX）或5-FU+顺铂治疗，结果显示，两组3年PFS率（18.2% vs 17.4%）及OS（20.2个月 vs 17.5个月）均无显著差异。

三、III期研究未能证实mCRC患者从perifosin治疗中获益

尽管II期研究中perifosin（P）联合卡培他滨（C）治疗在mCRC患者中显示出生存优势，但一项双盲随机安慰剂对照III期研究未能证实这一结果。研究纳入468例标准治疗失

败的 mCRC 患者，随机接受 P+C 或 C 治疗，结果显示，两组患者、两组中 KRAS 野生型及突变型患者间的 mOS 均无显著差异。

四、Regorafenib 可改善 mCRC 预后

一项多中心随机对照 Ⅲ 期试验纳入 760 例标准治疗后进展的 mCRC 患者，给予 regorafenib 或最佳支持治疗。结果显示，regorafenib 可显著延长患者 mOS（6.4 个月 *vs* 5.0 个月）和 mPFS（1.9 个月 *vs* 1.7 个月）。常见 3 级以上不良反应为手足皮肤反应（HFSR）、乏力、高血压等。

五、围手术期 FOLFOX4 化疗未改善可切除结直肠癌肝转移患者 OS

EORTC 40983 研究纳入了 364 例可切除结直肠癌肝转移患者，随机接受围手术期化疗（术前和术后各 6 周期 FOLFOX4）或单纯手术治疗。结果显示，中位随访 8.5 年后，围手术期化疗组与单纯手术组总生存（OS）率无显著差异（61 个月 *vs* 54 个月，$P = 0.34$）。

六、miRNA-21 可预测 Ⅱ 期结肠癌预后

一项纳入 696 例 Ⅱ 期结直肠癌患者的研究采用原位杂交（ISH）分析方法检测肿瘤标本中 miRNA-21 的表达水平。结果显示，miRNA-21 高表达患者肿瘤特异性生存（CSS）较差（$P < 0.01$），提示 miRNA-21 表达是不良 CSS 的独立预测指标。研究者建议，miRNA-21 可作为筛选高危 Ⅱ 期结直肠癌患者接受术后辅助化疗的指标。

七、肛门癌 CRT 开始后 26 周评估疗效更可靠

一项对 ACT Ⅱ 研究（编者注：ACT Ⅱ 研究比较了肛门癌 CRT 方案以及评价 CRT 后是否需要维持治疗，结果详见 2009 年 ASCO 年会摘要 LBA4009）结果的分析显示，与在 CRT 开始后 11 周评估为完全缓解（CR）相比，在 CRT 开始后 26 周评估为 CR 对患者预后（OS）更具预测价值。因此，研究者建议应把 26 周作为今后类似研究的疗效评价时间。

（来源：《中国医学论坛报》2012-06-11 作者：王迈）

年轻乳腺癌生殖问题相关建议：GnRHa 保护卵巢功能

美国癌症协会估计，2011 年美国乳腺癌新发病例 229 060 例，死亡 39 920 例，仅次于肺癌占死亡第二位。尽管乳腺癌发病率在近几十年不断增加，但死亡率呈现下降趋势。乳腺癌主要发生在 40~60 岁人群，年轻人发病较罕见。据英国《每日邮报》报道，加拿大一名 3 岁的女童阿莱莎被确诊为世界上年纪最小的乳腺癌患者，之前世界上最年轻的乳腺癌患者是美国加利福尼亚州的一位 10 岁小女孩汉娜。国际上目前对年轻乳腺癌的定义不统一，有界定为 30 岁、35 岁、40 岁，甚至 50 岁以下等，但较多数文献将 35 岁以下定义为

年轻乳腺癌。年轻乳腺癌的生物学特征及预后与年长患者有很大差异，因而年轻乳腺癌的诊断和治疗策略，如影像检查、手术、化疗、内分泌治疗等有其特殊之处。年轻乳腺癌的相关问题，如生育保留、妊娠、避孕等都值得特别关注。

化疗对生育能力的影响取决于年龄大小、所用的化疗药物以及用药总量。一般来说，年龄越大、用药量越高对卵巢功能的损害就越严重，如35岁以上的危险性高于35岁以下者。多种化疗药物会对生殖系统产生影响，烷化剂最易损害卵子和卵巢功能，而环磷酰胺是一种乳腺癌最常用的烷化剂。40岁以下的女性，约有一半会在化疗期间停经，但多数会在化疗结束后不久恢复月经。每位接受化疗的女性都有提前绝经的危险，有些甚至在化疗结束后直接进入绝经期，而另一些则发生在数年之后。

晚育是发达国家的趋势，如德国平均生育年龄从1961年的22岁推迟到2008年的30岁。化疗可能影响卵巢功能达10年之久，加上5年时间的内分泌治疗后卵巢功能自然衰退。对年轻乳腺癌患者实施化疗之前应该讨论生育保留问题以及保留生育的方法、时间和费用。

一、生育能力的保护与保存

（一）GnRHa 保护卵巢功能

在激素受体阳性的乳腺癌患者禁止 GnRHa 与化疗同步使用，因为可能影响化疗的效果，激素受体阴性者则不受此限制。

ZORO 试验中位随访2年显示，化疗+Goserelin 3.6mg 与单用化疗比较，月经恢复的中位时间并无差异，而且2年后所有患者的月经都恢复。OPTION 试验表明：Goserelin 对化疗后卵巢早衰没有差异。Del Mastro 应用曲普瑞林（Triptorelin）减少了19%化疗引起的卵巢早衰，但试验无数据证明对激素受体阳性患者复发以及生存无负面影响。

Badawy 报道80例<40岁的年轻乳腺癌患者随机接受 FAC 方案化疗6周期或 FAC+GnRHa，结果使用 GnRHa 可使89.6%的患者恢复月经，而对照组仅33.3%。

（二）保留生育能力的方法

GnRHa 保护卵巢方法简单易行，但效果却不肯定，其他的生育保留方法还有试管婴儿、胚胎冷冻、卵母细胞冷藏、卵巢组织冷藏和异种卵巢移植等。胚胎冷冻保存是目前临床唯一可行的方法，但在获取胚胎时的激素刺激可能对激素敏感或激素不敏感的患者都有不利的影响。Oktay 报道含来曲唑和卵泡刺激素的刺激方案可获得满意胚胎数，同时保持血清中低雌激素。

为获取成熟的卵母细胞，需要刺激卵巢可能要推迟乳腺癌的治疗时间2~6周。传统上在乳腺癌手术和术后化疗之间有4~6周的间隔，如果生殖专家在手术前介入可以提早3周实施化疗。至于新辅助化疗与激素刺激的资料尚缺乏。

现将 Hickey 列举的当今生育保留方法及其优缺点归纳如下：

（1）试管婴儿和胚胎冷冻：冷冻胚胎被证实是一种成功保留生育能力的有效途径。首先，刺激卵巢多排卵，医生取出成熟卵子，在体外与伴侣或供体的精子结合，体外受精的胚胎被冷冻起来以备将来之需。每个冷冻胚胎植入子宫成功受孕的机会是10%~25%。优点：相对有效地实现妊娠、临床可行。缺点：需要男伴、很可能增加雌激素水平、可能延误化疗时间、增加基因携带者把癌症风险传给后代。

（2）卵巢刺激和卵母细胞冷藏：首先刺激卵巢排出更多成熟卵子，然后医生取出卵子冷冻，冷冻卵子的受孕率低于冷冻胚胎。优点：无需男伴。缺点：妊娠成功率低、很可能增加雌激素水平、可能延误化疗时间、增加基因携带者把癌症风险传给后代。

（3）卵巢组织冷藏和异种卵巢移植：适合于在化疗开始前没有时间刺激卵巢的女性。医生取出一侧或双侧卵巢，切成条状组织，其内含有生成激素的细胞和卵子，将这些卵巢组织冷冻，以后再移植回女性体内。移植成功者可以再次产生激素并生产成熟卵子。优点：无需男伴、不增加雌激素水平、不延误化疗时间。缺点：妊娠成功率极低、卵巢移植引起微转移、增加基因携带者把癌症风险传给后代、需要外科手术。

以上这些方法都有成功的报道，但过程繁琐，还有一点不利影响。总之，目前还没有找到保护卵巢功能的有效办法。医生和患者在共同选择生育保留方法时可以参考以上优缺点。

二、生育问题

术后妊娠成为年轻乳腺癌患者特有的问题，对患者本人和家庭均有十分重要的意义。据统计，在美国约有 10% 乳腺癌患者术后有生育需求。由于妊娠会导致女性体内性激素水平发生明显改变，可能对术后肿瘤复发及患者预后存在一定的影响，使得多数患者和临床医生对乳腺癌术后妊娠存在顾虑。尽管妊娠对乳腺癌的预后影响的临床研究治疗很少，但一般建议治疗结束 2 年以后考虑生育问题，因为复发的风险在手术后 1~2 年达 13.3%。

回顾性资料提示，妊娠并不影响乳腺癌的预后，相反 5 年、10 年生存更优。乳腺癌治疗结束 2 年后妊娠比 6 个月有生存优势。年轻乳腺癌女性妊娠不影响预后的现象可能可以用"健康母亲效应"来解释，因为这一群体自我选择妊娠基于其本来就有良好的预后。Mueller 比较了 438 例术后生育患者及 2775 例术后无生育患者的预后，发现对于 <35 岁的年轻乳腺癌患者，无论肿瘤状态或治疗方式，术后 10 个月以后生育的乳腺癌患者的死亡风险均显著低于未生育患者。

丹麦的一项全国性回顾性分析研究发现，与 9865 例术后无妊娠患者相比，199 例乳腺癌术后足月产患者死亡的相对危险度显著降低，术后自然流产患者的死亡风险也有显著下降。

Ives 对 123 例术后妊娠及 2416 例术后未妊娠患者的预后进行比较，结果显示。术后妊娠的患者 OS 显著高于对照患者。

芬兰和丹麦都已进行了乳腺癌术后妊娠对预后影响的分析研究，结果均提示，乳腺癌术后妊娠患者预后优于未妊娠患者。到目前为止，相关文献报道均未发现术后妊娠对患者的预后有显著不利影响。

年轻乳腺癌患者术后妊娠的另一个焦点问题是术后多长时间后可以进行妊娠，并且不会影响患者预后。

Mueller 发现，疾病诊断 10 个月后生育的患者预后与未生育患者类似，而术后 2~5 年内生育的患者死亡风险与未妊患者相比逐年下降。

Ives 也发现手术后 2 年妊娠的患者预后较好。有研究显示，乳腺癌患者术后 1 年内妊娠生育的婴儿发生早产和低体重儿的风险升高。术后妊娠对年轻乳腺癌患者预后影响的确切机制目前尚不很清楚。目前认为,妊娠后雌激素和孕激素水平的升高对乳腺的导管结构起到促进增殖和分化的双重作用,妊娠的促进分化作用有利于促使乳腺干细胞向正常的细胞分化,同时降低它们对致癌原的敏感性,带来长期的保护作用。

可手术乳腺癌患者手术和辅助治疗后,部分具有化疗或放疗耐药性的肿瘤干细胞可能是疾病复发或转移的潜在风险。此妊娠所诱导的抑制乳腺干细胞和促进干细胞分化的作用可能对疾病带来改善预后的影响。

另外,妊娠导致体内雌、孕激素水平升高,其本身可能直接具有抗肿瘤的生物学效应。

TAM 可以刺激排卵,有报道 TAM 引起子宫内胎儿颅面和生殖道畸形。因此计划妊娠前 2 个月应停服 TAM,以及服用 TAM 期间采取避孕措施。TAM 治疗 5 年的获益以及停服 TAM 带来的不利影响必须告知患者。目前没有任何措施可以消除因妊娠而停服 TAM 对 DFS 造成的不利影响。

三、化疗后患者生育途径

1. 自然和辅助受孕

许多女性在治疗后可以自然受孕,如果化疗没有直接进入绝经期,自然受孕为最佳选择。如果不能自然受孕,还可能通过接受不孕症的治疗实现受孕。

2. 冷冻胚胎、卵子和卵巢组织

对于化疗后没有直接造成不孕或进入绝经期的女性,也可能希望以后受孕。但由于不知何时会提前闭经,部分女性选择在乳腺癌治疗后冷冻胚胎、卵子和卵巢组织以备以后之需。

3. 卵子和胚胎供体

化疗不孕或提前绝经的女性可以接受供体卵或供体胚胎而受孕。供体卵可与伴侣的精子结合形成胚胎,然后植入不孕女性的子宫。应用年轻、健康女性的卵子增加成功的机会。

4. 代孕

将不孕女性的胚胎植入其他女性的子宫称为代孕。

5. 领养

适于不能或不愿意成为具有生物遗传联系母亲的女性。

四、遗传咨询

1990 年,Hall 等发现染色体 17q21 与早发性家族乳腺癌相关。1994 年,Miki 克隆了第一个与家族乳腺癌和卵巢癌相关的基因,命名为 BRCA1(Breast Cancer Susceptibility Gene 1)。BRCA-1/-2 突变携带者,将有 50% 概率把突变基因传给后代。避免的方法有捐卵、产前诊断、胚胎植入前的遗传性诊断(PGD)等,75% 的 BRCA-1/-2 突变携带者会接受 PGD,还要考虑这些方法的敏感性。

1. 乳腺癌相关基因

一些基因的突变,如 BRCA 基因突变是最常见的。此外,与 Cowden's 综合征相关的 PTEN 基因、与 Li-Fraumeni 综合征相关的 p53 基因、与 Muir-Torres 综合征相关的 MSH2 和

MLH1 基因似乎也增加乳腺癌的风险。

2. BRCA 基因突变

BRCA 突变是与乳腺癌的遗传密切相关基因中最常见的，BRCA1 基因突变携带者在 40 岁时患乳腺癌患病的概率达 19%，终身患乳腺癌的概率为 85%；BRCA2 基因突变携带者终身患乳腺癌的风险与 BRCA1 相似，但发病年龄稍迟；BRCA 基因突变也增加卵巢癌的发生概率。以德国为例，35 岁以下 BRCA 突变携带者患病率为 12%，其中 8% 是 BRCA-1，4% 是 BRCA-2。

3. BRCA 携带者的监测

BRCA 基因突变携带者监测手段包括 25 岁后临床体检、X 线钼靶、超声和 MRI。BRCA 突变携带者对侧乳腺癌的 10 年患病风险为 30%～40%。

4. BRCA 携带者的预防措施

TAM 或双侧卵巢切除可以预防对侧乳腺癌。双侧卵巢切除可以减少 BRCA 相关乳腺癌患者卵巢癌的发生，新近资料显示，可改善生存。预后好的 BRCA 相关乳腺癌推荐双侧卵巢预防性切除。

五、避孕问题

很难通过临床试验来证明避孕药无害。禁止使用激素类避孕药，尤其在激素受体阳性乳腺癌患者，尽管只有少量乳腺癌患者的避孕资料。非激素替代的方法如避孕套、子宫帽、输卵管或输精管结扎是可取的。子宫内低剂量孕酮释放系统（LNG IUS）即子宫局部高浓度而全身低浓度。

体外实验提示，低浓度孕酮不会刺激乳腺癌生长。在芬兰 17360 例 LNG IUS 使用者中，没有增加乳腺癌的风险。小样本回顾性列队研究提示 LNG IUS 不增加乳腺癌的风险，但亚组分析显示使用 LNG IUS 者确诊乳腺癌后继续使用 LNG IUS 预后差。故目前建议乳腺癌患者应及时取出 LNG IUS。

六、2012 年版 NCCN 有关年轻乳腺癌患者生育问题的建议

★ 虽然在化疗及其后一段时间患者会出现停经现象，但是大多数 35 岁以下患者会在停止化疗后 2 年内重新出现月经。

★ 是否重新出现月经与能否生育无必然联系，特别是对仍然进行他莫昔芬（三苯氧胺）治疗的患者。反之亦然，重新出现月经不一定提示具有生育能力。有关化疗后能否生育资料有限。

★ 一般来说，患者在进行化疗、放疗和内分泌治疗时不建议妊娠。

★ 虽然目前资料有限，但是无论患者的肿瘤是何种激素受体情况，均不推荐含有激素类的避孕药物作为避孕措施。

★ 可选择的避孕方式有宫内避孕器或其他阻止卵子精子结合的方法。另外对于没有生育需求的患者可以采用输卵管结扎术或性伴侣进行输精管结扎术。

★ 目前还没有确切的方法能够完全保证化疗后患者的生育能力。

★ 有生育预期的患者在化疗前可咨询生育专家。

★ 保乳手术不是哺乳的禁忌证。但是，患侧乳腺的乳汁数量和质量可能不足，或是缺少某些必需的营养成分。化疗和内分泌治疗期间不建议哺乳。

（来源：爱唯医学网 2012-12-18 作者：刘健）

我国 9 家医院共同开展卵巢癌
新型标志物研究

中国 9 家大医院 2012 年 10 月 27 日在北京共同启动了一项关于卵巢癌诊断的新型肿瘤标志物——人附睾蛋白 4（HE4）的临床研究项目。

卵巢癌是女性生殖器官常见的肿瘤之一，属于妇科肿瘤死亡率较高的肿瘤类型，由于卵巢癌的临床症状不明显，容易造成漏诊和误诊。

复旦大学医学院附属肿瘤医院郭林教授指出，尽管卵巢癌的预后较差，但如果癌细胞能在仅存于卵巢内时就被尽早诊断出来，患者便很有可能被治愈。因此，在卵巢癌管理中，早期诊断和治疗监测尤为重要。

专家介绍说，目前，卵巢癌的诊断主要依据两种检测手段，一种是经阴道超声检查，这种成像方法可用于检查女性的生殖器官，尽管应用较普遍，但是却不能准确检测出肿块是良性还是恶性。另一种常规检测方法是检测肿瘤标志物 CA125，这种方法的缺点是特异性较低。

解放军总医院田亚平教授表示，中国开展 HE4 水平参考值的研究，将使 HE4 在中国的临床应用更加具有指导性和针对性。

当天启动的项目研究样本量超过 2000 例、覆盖了 20～79 岁的女性，旨在通过更好的评估 HE4 在不同疾病人群的水平分布，确定中国人群 HE4 参考值范围，帮助更多中国患者实现卵巢癌的早期诊断，预计在 2013 年 3 月完成。

这 9 家大型三甲医院及肿瘤专科医院是：解放军总医院、天津市肿瘤医院、复旦大学附属肿瘤医院、山东大学齐鲁医院、福建医科大学第一附属医院、厦门大学附属中山医院、华中科技大学同济医学院附属同济医院、中山大学附属肿瘤医院和新疆医科大学附属肿瘤医院。

（来源：中国新闻网 2012-10-30 作者：欧阳开宇）

全球每年 1/6 新发癌症与感染有关

幽门螺杆菌、乙肝病毒、丙肝病毒和
人乳头瘤病毒为四大主要致癌病原

来自法国国际癌症研究机构（IARC）的一项研究表明，全球每年约 200 万例新发癌症

病例与感染相关，占每年新发癌症病例的 16.1%。每年约 190 万例新发癌症病例与幽门螺杆菌（Hp）、乙型肝炎病毒（HBV）、丙型肝炎病毒（HCV）和人乳头瘤病毒（HPV）感染相关，主要为胃癌、肝癌和子宫颈癌。(Lancet Oncol. 2012 年 5 月 9 日在线版)

研究者通过在 8 大地区计算被 IARC 归为致癌病原的人群归因分数（PAF），评估 2008 年全球感染相关癌症新发病例占所有新发癌症病例的比例，覆盖 184 个国家、27 种癌症的估算患病率数据。

结果显示，2008 年，全球新发癌症病例 1270 万例，致癌病原体的 PAF 为 16.1%，提示全球每年有 200 万例新发癌症病例因感染所致。经济相对不发达国家的 PAF 是经济相对发达国家的 3 倍（22.9% *vs* 7.4%），其中澳大利亚和新西兰最低（3.3%），撒哈拉以南的非洲最高（32.7%）。中国的 PAF 为 26.1%，居亚洲各国/地区之首。2008 年，全球癌症死亡病例为 750 万例，根据 PAF，估计致癌病原感染相关癌症死亡病例占 1/5，即约 150 万例。

研究者报告，每年新发癌症病例中约 190 万例与 1 种细菌（Hp）和 3 种病毒（HBV、HCV 和 HPV）有关，以胃癌、肝癌和子宫颈癌为主（见表）。Hp 感染以经济相对发达国家多见，而 HCV 和 HBV 感染在经济较不发达国家多见。在女性中，约半数感染相关癌症病例为子宫颈癌；在男性中，肝癌和胃癌占感染相关癌症病例的 80% 以上。此外，30% 感染相关癌症病例累及年龄<50 岁的人群。在年龄<40 岁的女性中，感染相关癌症发病率较高，主要为子宫颈癌。

研究者指出，2004 年，世界卫生组织（WHO）估计，因 9 大生活方式和环境危险因素所致的癌症病例占所有癌症病例的 35%，危险因素除感染外，还包括吸烟、饮酒、超重和久坐不动等。

表　各种癌症及其致病原

癌症类型	致癌病原
胃癌	Hp
肝癌	HBV、HCV、华支睾吸虫（肝吸虫）
子宫颈癌	HPV，伴或不伴 HIV
生殖器肿瘤	HPV，伴或不伴 HIV
鼻咽癌	EB 病毒
口咽癌	HPV、伴或不伴吸烟或饮酒
卡波西肉瘤	人类疱疹病毒 8 型、伴或不伴 HIV
非霍奇金淋巴瘤	Hp、EB 病毒，伴或不伴 HIV、HCV
人类 T 淋巴细胞病毒 1 型	
霍奇金淋巴瘤	EB 病毒，伴或不伴 HIV
膀胱癌	血吸虫

注：生殖器包括阴茎、外阴、阴道和肛门

启示

该研究说明，预防感染的各种公共卫生策略，如接种疫苗、安全注射或抗菌治疗等，在全球癌症预防中有非常重大的意义。换句话说，积极预防 Hp、HBV、HCV 和 HPV 感染对减轻未来全球癌症负担将产生重大的积极意义。

在同期述评中，美国哈佛大学公共卫生学院 Goodarz Danaei 强调了疫苗接种在癌症预防中的价值。他表示，目前全球绝大多数地区拥有有效且相对低廉的 HPV 疫苗和 HBV 疫苗，因此，提高疫苗接种覆盖率应成为癌症负担较重国家卫生系统的首要任务。

（稿源：《医师报》2012-05-17 第 09 版）

中国常见肿瘤营养状况与临床结局相关性研究项目在武汉正式启动

由中国抗癌协会肿瘤营养与支持治疗专业委员会发起并实施的"中国常见肿瘤营养状况与临床结局相关性研究项目"经过几个月的艰苦准备，于 2012 年 9 月 16 日在武汉东湖举行项目启动和新闻发布会。中国抗癌协会唐步坚副理事长、湖北省东湖高新开发区领导、中国抗癌协会肿瘤营养与支持治疗专业委员会主任委员石汉平教授和全体委员、湖北一半天制药有限公司苏鸣董事长、中华医学会肠外肠内营养学分会、中国医师协会营养医师专业委员会、多个省市抗癌协会领导，以及全国 40 多家知名大医院的 60 多位专家教授参加了本次会议。

据世界卫生组织报道：癌症是全世界的一个主要死亡原因。2004 年，癌症死亡人数达 740 万（约占所有死亡人数的 13%）。超过 70% 的癌症死亡发生在低收入和中等收入国家。预计全世界癌症死亡将继续增加，2030 年估计将有 1200 万人死于癌症。肿瘤患者影响的不仅是肿瘤患者本人，而是一个家庭，有时甚至是一个家族。

肿瘤患者营养状况是影响患者治疗效果及生存时间的至关因素，及时、准确、合理的加强对肿瘤患者的营养支持，提高治疗效果，对提高肿瘤患者的生存时间和生活质量具有极大的现实意义。只有了解患者的营养状况，才能对症下药，才能保证营养支持的合理应用。目前，全世界缺乏大样本的肿瘤患者营养状况调查报告，肿瘤患者的营养支持犹如盲人摸象。

为了调查全国肿瘤患者的营养状况，中国抗癌协会肿瘤营养与支持治疗专业委员会将开展为期一年的肿瘤患者营养状况调查，该研究将采集 5 万例中国十大肿瘤患者的营养状况数据，项目完成后将拥有迄今为止全球最大的数据库，确立中国肿瘤营养在国际领域的领先地位，并填补世界空白。

该项目的启动是我国营养学界的一件大事，是我国肿瘤学界的一件要事，是肿瘤患者的一件喜事，是中国抗癌协会肿瘤营养与支持治疗专业委员会的一件善事。中国抗癌协会唐步坚副理事长代表中国抗癌协会对本研究的启动表示热烈祝贺，对如何保证高水平、高质量完成该研究提出了具体的指示与要求，并对湖北一半天制药有限公司表示了衷心感谢。

湖北一半天制药有限公司承办了本次会议，并独家赞助该项临床研究。《湖北日报》、《健康报》等多家媒体对会议进行了报道。

（稿源：中国抗癌协会肿瘤营养与支持治疗专业委员会）中国抗癌协会网站

第二代肿瘤靶向智能磁共振造影剂研制成功

2013 年 1 月 3 日，国际学术期刊《Scientific Reports》在线发表了中国科学技术大学梁高林教授课题组和中山大学肿瘤防治中心李立课题组的合作研究成果，文章标题为"Controlled intracellular self-assembly of gadolinium nanoparticles as smart molecular MR contrast agents"。该文章报道了一种新型、智能、肿瘤靶向的磁共振造影剂的研制，并在肿瘤模型小鼠上验证了其优异的肿瘤靶向成像效果。

磁共振成像（MRI）是目前临床上普遍使用的一种功能影像方法，此技术对检测组织坏死、局部缺血及各种病变具有独特的优势。因其具有较高的分辨率，在临床医学上对疾病早期诊断也显示出巨大的应用前景。目前临床使用的磁共振造影剂大都为小分子，采用纳米材料作为载体用来装载造影剂以提高生物组织局部的造影剂浓度已经成为研究热点。然而，基于纳米材料的这类造影剂除了要克服制备方面的技术难度外，还要面对低摄取和靶向难等问题。

继利用梁高林博士发展出的一个独特的缩合反应平台成功研制出第一代磁共振造影剂后，该课题组此次与中山大学肿瘤中心和南京大学金陵医院合作，成功研制出第二代肿瘤靶向智能磁共振造影剂。该技术把两个用于缩合反应的官能团设计到一个含 Gd 的磁性小分子上，在肿瘤细胞内的还原剂和高表达的蛋白酶作用下，小分子化合物发生缩合反应生成多聚体，两亲性的多聚体在肿瘤细胞内自组装成磁性纳米粒子，从而产生大大高于小分子单体的 MRI 信号。

论文第一作者为中国科大博士生曹春艳和中山大学博士生沈莹莹。该项目研究得到国家自然科学基金、安徽省杰出青年科学基金和中国科大重要方向项目培育基金的资助。

（来源：中国科技大学 作者：曹春艳等）中国健康界网站 2013-01-08

2011～2012 年度中国肿瘤放疗十大进展

随着放疗精度的日益提高，放疗在肿瘤治疗中的作用越来越大，世界卫生组织统计，治愈患者中的近一半应归功于放疗。由北京抗癌协会肿瘤放疗专业委员会、北京医学会放疗专业委员会、北京医师协会放疗专家委员会组织的"2012 全球肿瘤放疗进展论坛"日前在北京大学肿瘤医院举办，三大肿瘤放疗专业委员会联合推出 2011～2012 年度中国肿瘤放疗十大进展。

进展一：新显像剂能预测头颈肿瘤的放疗疗效。（由山东省肿瘤医院放疗科胡曼、于金明等研究发现）

进展二：头颈部鳞癌术前放疗和术前同步放化疗疗效类似。（由北京协和医学院肿瘤医院放疗科易俊林、高黎等研究发现）

进展三：表皮生长因子基因突变可预测局部晚期肺鳞癌同步放化疗疗效。（由北京大学肿瘤医院放疗科朱广迎等研究发现）

进展四：局限期小细胞肺癌可适当缩小照射范围。（由中山大学肿瘤防治中心胡晓、陈明等研究发现）

进展五：特罗凯能提高脑转移肺腺癌患者的疗效。（由天津肿瘤医院庄洪卿、袁智勇等研究发现）

进展六：食管癌放疗范围不宜过大。（由河北医科大学第四医院放疗科乔学英、李明等研究发现）

进展七：磁共振有助于确定鼻咽 NK/T 淋巴瘤的照射范围。（由北京协和医学院肿瘤医院放疗科吴润叶、李晔雄等研究发现）

进展八：NK/T 淋巴瘤的放疗疗效较好。（由复旦大学上海肿瘤医院沈倩雯研究发现）

进展九：术后放疗能提高年轻乳癌患者手术疗效。（由复旦大学上海肿瘤医院汤立晨、陈佳艺等研究发现）

进展十：保乳术后放疗可缩短疗程。（由中国医学科学院肿瘤医院彭冉、王叔莲等研究发现）。

（来源：光明日报 2013-01-08 作者：光明）

中国攻克 PET 数字化难题　可更早发现肿瘤

全数字 PET 成像关键技术日前通过中国工程院院士俞梦孙带领的专家组鉴定，认为达到国际领先水平。中国科学家在 PET 数字化领域的这一技术突破，意味着可更早、更灵敏地发现肿瘤，诊断癌症，为人类造福。

诞生于 20 世纪 70 年代的 PET（正电子发射计算机断层显像技术）是继超声、CT 和磁共振之后当今先进医学影像技术之一，已成为临床早期诊断和指导癌症治疗的最佳手段之一。但因超高速闪烁脉冲信号难以数字化的技术瓶颈，PET 难以实现全数字化，至今只有模拟和模拟数字混合型机器。

针对这一世界性难题，武汉光电国家实验室（筹）生物医学光子学研究部研究员、华中科技大学生命学院教授谢庆国，创新提出"多电压阈值采样方法"，准确地实现高速闪烁脉冲的精确数字化，研制出全数字化 PET 探测器及世界首台小型数字 PET 机器。

谢庆国介绍，这台小型数字 PET 在武汉协和医院投入应用一年多时间，在比人体成像难度更高的老鼠和猴子上完成了 150 余例高性能 PET 成像，已观察到小鼠脑内皮层、丘脑和脑室等更细微的结构，突破现有 PET 对鼠脑的观测极限。

小动物试验表明，其主要性能指标成像图像空间分辨率已突破进入亚毫米水平，达 0.87mm，可检测到最小为 0.66mm³ 的病灶。

目前临床 PET 最好空间分辨率是 4.5mm，数字 PET 若对人体成像，空间分辨率可优于 1.5mm。这意味着，采用目前 PET 能诊断出的癌症，在其肿瘤大小不到 1/20 的时候就能被数字 PET 发现。

国内较早从事 PET 临床应用的资深专家，武汉协和医院 PET 中心主任张永学说，更高分辨率意味着提前几个月甚至更早发现肿瘤的概率将增大，患者有望获得更多生存机会，也将节省医疗费用。

据鉴定专家介绍，制造便利的数字 PET，因在数据采集最前端就直接数字化了，突破了传统 PET 仪器受制于模拟电路的瓶颈，高可靠且稳定，还能实现自动化校正，越用越好，就像电脑智能输入法一样，无需专业人员的介入，大大降低维护费用。

2012 年底，为了恒河猴脑成像的科学实验，两台小动物数字 PET 机器被谢庆国团队两名研究生拆解、重新组装成一个更大成像空间的 PET 机器，并在计算机上实现了校正和成像，这一过程只花了半天时间。

张永学表示，一台传统商用 PET 光机器组装和调试就要 10~15 天时间，成像前的数据校正可能要更多的时间，一年仅维护费就高达 100 万元。这充分体现了数字 PET 系统的开放性和灵活性。

谢庆国团队拥有数字 PET 完整的自主知识产权，目前世界上数字 PET 方面的发明专利全部为谢庆国团队所有。他们正计划做出全身人体样机，开展临床试验，以尽快将数字 PET 推向应用。

目前，全球仅有西门子、通用电气、飞利浦等能独立研制和生产 PET 成像设备。全球已投入的商用 PET 约 5000 台，美国有近 3000 台，而中国临床使用的尚不足 200 台，全部为进口。

中国人口众多，癌症发病率高，PET 市场空间巨大，分辨率高、制造便利的数字 PET 将有更广泛应用。将中国自主创新的数字 PET 产业化，不仅能造福广大患者，还能打破西方公司垄断，实现高端医疗设备产业零突破。

鉴定专家还认为，这一成果在 PET 数字化技术领域取得了一系列理论和技术创新，形成的全球首台全数字化 PET 样机系统，在空间分辨率、灵敏度、能量分辨率等核心指标方面均优于国际上的同类产品。更重要的是，数字 PET 显现出传统 PET 前所未有的新特性，将为 PET 的发展及应用带来变革。

（来源：新华网 2013-04-07，作者：俞俭 黎昌政）

中国科学家开发的肿瘤化学-光热治新手段获进展

近日，中国科学院深圳先进技术研究院生物医药与技术研究所（筹）蔡林涛研究员带领的纳米医学研究小组，通过纳米体系共传递化疗药物和热疗试剂技术，并联合近红外激光照射使热疗试剂产生癌细胞敏感性的热，可以促使化疗药物更易发挥作用，攻克多药耐药，杀死癌细胞。研究成果在线发表在纳米领域期刊《纳米技术》［ACS nano. 2013，7（3）：2056-2067，影响因子：11.421］。这一成果或促进开发出治疗肿瘤的新手段。

联合化学-光热治疗被视为癌症治疗的新策略。为了确保化疗药物和光热试剂能够被同时传输到肿瘤部位发挥多重协同功能，开发安全高效的传输系统颇受青睐。蔡林涛组采用美国 FDA 批准的磷脂和聚合物为载体，以一步超声的方法制备出共包载化疗药物（多柔比星）和光热试剂（吲哚青绿）的脂-聚合物核壳纳米颗粒（DINPs）。研究结果表明纳米颗粒具备优良的荧光/粒径稳定性，在激光激发下产生比游离的吲哚青绿更高的温度响应，同时能有效延长化疗药物在肿瘤内的驻留时间。颗粒内的多柔比星（阿霉素）及吲哚青绿的荧光能利用进行细胞及活体原位、实时、无损监控。

研究发现，与单一的化疗和热疗手段相比，单次瘤内注射 DINPs 加以激光照射的化学-光热联合治疗能够协同诱导药敏 MCF-7 乳腺癌细胞的凋亡和坏死；同时能够完全抑制荷 MCF-7 乳腺癌裸鼠的肿瘤生长。90 天后未见肿瘤复发。这种复合"鸡尾酒"式疗法对于耐药的 MCF-7/ADR 乳腺肿瘤同样有效。

据悉，前期工作结果，包载吲哚青绿的脂-聚合物核壳肿瘤纳米探针在体内及体外成像发表在《Biomaterials》上［2012，33（22）：5603-5609，影响因子：7.404］，已受到国内外的广泛关注。

（来源：中国科学院深圳先进技术研究院 2013-03-29）

❖ **热点与争鸣** ❖

肿瘤科医生的终极目的和追求

刘端祺

北京军区总医院　北京 100700

【对话背景】　肿瘤医生的追求和人文素养应当表现在不只是简单地追问患者的"生存"，更要追问这是"何种生存"！

晚年的爱因斯坦面对 20 世纪中叶科学技术迷信的泛滥，忧心忡忡地指出，这是一个"手段日臻完善，但目标日趋紊乱"的时代。反观今天的医学、今天的肿瘤治疗，我们是不是也要大声疾呼一声："在日臻完善的肿瘤诊疗手段面前，请不要忘记医生的终极目标和追求"。4 月 15 日~21 日是"全国肿瘤防治宣传周"，记者在此期间采访了中国抗癌协会副秘书长、北京军区总医院肿瘤科主任医师刘端祺教授。刘教授认为，既然医学是以善良悯人之心强健人的身心体魄，提高人的幸福指数为己任的，"医生终极目标和追求"的答案应当是、也只能是"让患者生活得更幸福"！

健康报：数据显示，2010 年北京户籍人口共报告恶性肿瘤新发病例 3.7 万多例，相当于平均每天约有 104 人被确诊为癌症。中国抗癌协会已经把今后几年全国"肿瘤防治宣传周"的主题确定为："科学抗癌，关爱生命"。在您看来，在"科学抗癌"的道路上，最需要解决的紧迫问题是什么？

刘端祺：毫无疑问，需要解决的最紧迫的问题是全民肿瘤防治知识的普及，提高全民对科学抗癌的认知度。我国在 20 世纪中叶还是一个癌症发病率较低的国家，但最近 30 多年来，癌症的发病率呈直线上升的趋势。自 2007 年起，癌症已经超过心脑血管疾病，跃居北京市居民死因的第一位，全国也是如此。要"科学抗癌"，首先就要科学地认识癌症。在发达国家和地区，能够治愈的肿瘤患者已占半数以上。仔细分析这些治愈病例，不难发现，肿瘤病灶的早期发现和手术的及时切除对肿瘤治愈率的提高贡献最大；而晚期肿瘤真正治愈的为数并不很多。显然，"预防为主"医疗体制的确立、科学知识的普及，是早期肿瘤及时发现并得以治愈的关键所在；高端医疗技术的应用尚居其次，而且必需以全民肿瘤防治意识的提高为前提。就是说，科学抗癌的第一要务是防癌和早期发现癌。

健康报：如果癌症已经进入晚期，在"关爱生命"方面，您认为存在的主要问题是什么？

刘端祺：医患沟通一直是我国医疗实践中的薄弱环节。就在前几天还有一位逝者家属对我说：逝者得病五六年，住院十多次，没有一位医生向患者及家属谈"结局"（死亡）。"治疗过程像电视连续剧，总是说：下集更精彩，就是不说主人公将要死亡"。确实，我们对"优生"讲得多，对"优逝"不大关注。通常的情况是，面对即将不治的患者和充满悲戚的亲友，医护人员往往既不会说也不知该怎么做。只是把一般的临床常规治疗、护理模式的原则"移植"到临终处置，在一系列看似严谨的技术操作中，使死亡时的诸如心脏按压、种种插管注射措施等都成了"表演"和"仪式"。此时，医生满脑子想的都是怎么抢救、怎么履行知情同意、怎么让家属签字、怎么写死亡记录，甚至怎么防范"医闹"，使本来可以充满人情味和人性光辉的庄重时刻，演化成医患关系紧张的特殊危险期，催生了医疗纠纷，结果只能是医护很累，家属抱怨，社会不堪。

进入 21 世纪后，世界卫生组织（WHO）指出，恶性肿瘤是慢性疾病。也就是说，不应急于求成，幻想医学的"药到病除"，医生的"妙手回春"。要适当地、理性地选择治疗手段，使放、化疗等抗癌治疗使用在患者有望受益的阶段，避免"生命不息，放、化疗不止"；要因势利导，掌握"拐点"，让以患者舒适为目的的姑息治疗逐渐走上前台，在对生命的关怀上发挥越来越大的作用。

健康报：当获知身患绝症时，每个肿瘤患者都感到自己意外地步入了生命"倒计时"的行列，第一位的感觉就是恐惧和绝望。特别是面对终末期癌症患者，如何才能帮助他们正确地、科学地面对癌症？

刘端祺：2010 年，在我国深圳举办的国际抗癌联盟大会上，一项针对全球 42 个国家、约 4 万人参与的"对肿瘤的悲观态度调查"发现，发展中国家对癌症更容易持悲观消极的态度。其具体数据为：高收入国家 14%、中等收入国家 31%、低收入国家 33%，中国则高达 43%。高收入国家生活条件较好，人们本应该对生活更加眷恋，但他们并不惧怕肿瘤，原因在于他们对肿瘤及其发展趋势有所了解，而恐惧则是因为不了解，或了解以后对它无能为力。

"癌症不等于死亡"是一种善良愿望的表达，对鼓励病人培育良好的心态，战胜癌症有正面作用。但我们应避免病人由此产生一种不切实际的希望，不敢直面死亡。所以，应该向病人说明什么是癌症，并结合我国国情及病人的家庭情况进行适当的"辞世教育"。"向死而生"是我们每个人的生活状态。正因为我们每个人都必然死亡，生命才显得无比珍贵，需要得到珍惜；每个人都希望自己活得精彩，活得幸福；同时宽容和敬畏别人的生命。既然我们每个人都在"向死而生"，那为什么还要让癌症患者回避死亡这个话题呢？

2009 年，美国临床肿瘤年会（ASCO）主席理查德对与会的肿瘤界同行们说过一句话："我们要学会与患者沟通，实现癌症医疗个体化涉及如何与患者沟通的问题。患者是人而不是统计表。作为肿瘤医生，我们的主要职责一直是治疗患者，而不只是疾病本身。"因此，医护人员不但要提供医疗技术方面的照护，还需要对患者及其家属施以一定的带瘤生存情况下的"存世教育"，乃至面对死亡的"辞世教育"，特别是后者。近些年，和中国大陆文化背景近似的台湾省同行正在大力推行"把辞世教育做到事前"，并取得成效。避免了患者突然出现认知障碍或进入昏迷状态、失去行为能力时，不能明了或签署遗嘱等文件的内容意义，遗留伦理及法律问题；也做到了在不可避免的死亡过程来临时，医学照护既理性有序又充满尊严，尽量使临终患者从容欣慰，无所牵挂。

健康报："最后 1 个月花掉一生 80% 医药费"的状况，讲的就是对晚期癌症患者非理性的、"无害也无效"的过度治疗。很多癌症患者在受尽折磨后，还是落了个"人财两空"

的结局。有些患者及其家属因此有些抱怨。除了追求治疗，癌症患者还应该追求什么？

刘端祺：绝大多数肿瘤科同道对患者是关心的。大家按世界公认的方案，至少按国内的共识和经验，实施精细的治疗和严密的观察，尽可能将肿瘤患者纳入一系列调查数据之中，对诸如预期存活时间、治疗的反应率、疾病进展时间和死亡率等数据，都进行了严格的数理统计。我们为一个新药能延长患者 1～2 个月的生命而欢欣鼓舞，认为让患者又多了一线希望，尽管这个药的售价可能相当于患者一年乃至几年的工资。总之，我们在一厢情愿地努力"为患者好"。但我们也发现，这种"好"是有严重缺陷的，患者未必领情。

记得有一位病人在博客里写道："虽然医生天天加班，手机一刻也不敢关机，是很累，但你们不能理解我们生命被延长后的苦衷。能不能放下你们冰冷的刀剪，放弃你们职业性的套话，人性化一点，释放一点亲切和温馨，问问我们真正需要什么？比如，过问一下我的痛和苦、我的妻和母、我的生和死……"由此看来，仅靠药物、技术来战胜肿瘤远远不够，肿瘤治疗还需要人文关怀。

最近的一项对医院服务满意度的调查结果很有意思：住院患者对医生护士服务的满意度高于对治疗总体和对就医整体环境的满意度，二者相差约 20 个百分点。北京癌症康复与姑息专业委员会去年对癌痛治疗现状的调查也呈现类似的结果：患者对医护人员服务的满意度高于对止痛治疗效果的满意度。这个"肯定个体服务，否定整体理念"的调查结果说明，患者看到了我们的付出和努力，但对当今落后的医疗理念仍有不满与抱怨，其中不乏使人哑然失笑又需要深思的调侃："只有侃足球时我才能忘记我的病，看足球是我的最大乐趣和幸福。医生查房像官样文章，太程序化了。为什么只问哪不舒服，不说说让人高兴的事情，不聊聊昨天的足球赛？"

健康报：每天只盯着自己瘤子的大小，患者的生活看似苦涩而无望。您却提出癌症患者的"幸福感"，这是基于怎样的考虑？

刘端祺：如果有人直截了当地断言"得了癌症还有甚么幸福可言"，肿瘤科医生当然不赞成。但在临床实践中，我们想到过癌症患者感受幸福的权利了吗？我们为患者创造过享受幸福的机会吗？我们在课堂上和研究课题中，光顾过患者的"幸福指数"吗？我们在病历中不乏对患者痛苦的记载，但是否记载过、关心过患者对幸福的感受和追求呢？

与刚刚"戴上癌症帽子"的患者谈"幸福感"自然是荒唐残酷的，然而，问题在于，我们是不是与此同时也不知不觉地陷入了另一个误区：认为这个新的癌症患者从此便与幸福无缘，幸福已经是离他而去的"过去时"，他将从此进入一个被剥夺了幸福感的特殊群体。为了不让他"想不开"，受到"不良刺激"导致心理失衡，我们甚至要以极大的"爱心"伙同患者家属编织一些"善意的谎言"，既小心地避免在他面前谈及"癌症"，也小心地避免谈及"幸福"，因为这两个词"相克"，"肿瘤患者不宜"。

癌症患者，起码一部分癌症患者即使知道自己将不久于人世，仍然在执著地识别、规避医院、医生、现行的落后的医疗理念给自己可能造成的伤害；同时，仍然在执著地追求属于自己的那份幸福。这个幸福可能很壮观、很宏大，甚至明显不可能实现也不愿放弃，就是要为斯而生，直至为斯而死；这个幸福也许只需举手之劳，很小，微不足道，微小到一场球赛、一张照片，乃至一碗妈妈亲手做的汤面。所有这些，都不容我们忽视，因为它事关患者的幸福。

一般认为，肿瘤科医生有两大任务——延长患者的生命和减轻患者的痛苦。但这似乎是不够的，医生的良知和人文素养应当表现在不只是简单地追问患者的"生存"，更要追问这是"何种生存"。在生存和肉体无痛苦之上，还应有一种更高的追求，那就是人类对幸福的共同追求。反观今天的医学、今天的肿瘤治疗，同样面临着爱因斯坦曾经忧虑的"手段日臻完善"，但"目标日趋紊乱"的现状。既然医学是以善良悯人之心强健人的身心体魄，提高人的幸福指数为己任的，我们是不是也要大声疾呼一声：医生的终极目的和追求，应当是、也只能是让患者生活得更幸福！

总之，我们要把预防肿瘤、早期发现肿瘤放在首位，毕竟这才是医患双方的最大幸福；一旦得了肿瘤，无论医生还是病人，也都不要放弃对幸福的追求，毕竟幸福有着多维度多层次的内涵。

（稿源：《健康报》2012-05-08）

关注"优逝"，责无旁贷

——纪念10月8日"临终关怀和姑息治疗日"

中国抗癌协会副秘书长、康复部部长　刘端祺

2005年，在世界各地的"临终关怀和姑息治疗学会"和国际性"优逝"组织"姑息治疗之声"的联合倡导下，决定将每年的10月8日定为"临终关怀和姑息治疗日"。我国积极响应这一倡议，于当年10月8日在北京人民大会堂举行了首届"临终关怀和姑息治疗日"活动。这一全世界呼唤和支持临终关怀和姑息治疗的联合行动日，目的在于提高全体民众对临终关怀和姑息治疗的认识及理解，引起全社会对危重濒危患者生存状态的关注，让"优逝"成为全社会的共识。

在我国，对"优生"已经深入人心；对"优逝"则还有些陌生，甚至讳莫如深。这使"临终关怀和姑息治疗日"的宣传尤显必要。关注"优逝"再次成为我国医务工作者的话题。

到目前为止，还有不少慢性疾病如恶性肿瘤、慢性阻塞性肺疾病、某些晚期心肝肾疾病的功能衰竭、脑血管病、神经-肌肉变性性疾病、高龄老人的多脏器功能衰竭及晚期艾滋病等，常常迁延数年经久不愈，以致最终不治。如何让这些患者在疾病全程，特别是在病笃的终末期，"全人"都得到无微不至的医学照护；在死亡不可避免时无痛苦、有尊严地安详离世，是我们医务工作者义不容辞的责任。

令医学界颇为尴尬的是，近一二十年，随着治疗技术的发展，尽管许多慢性疾病的治愈率并没有明显提高，存活期却有不同程度的延长。也就是说，大多数患者经过长期的抗菌、免疫、手术、放疗、化疗、透析、移植及其他"对因""根治性"治疗后，还能带病、带瘤生存更长一段时间。在生命获得延长的这段时间内，许多患者的精神心理负担很重；

躯体也有诸多不适，如疼痛、乏力、贫血、恶心、呕吐、呼吸困难、胸腔积液、腹水、营养不良、水肿、人工造口和经久不愈发出恶臭的感染创面等，都使其备受折磨，身心交瘁。与若干年前相比，我国当前需要进行姑息治疗和临终关怀的患者明显增加，医疗支出和工作量也明显加大。从某种意义上讲，这是医学技术发展后带给我们的新问题，如不正视并加以解决，使诊疗技术的进步和对患者的人文关怀、姑息治疗乃至临终关怀"同步发展"，将使医学发展陷入"科学主义"的泥坑，成为只管生物意义上的"病"，不管心理和社会意义上的"人"的跛子；使医生成为只管患者"活得长"，不管患者"活得好"的医学手工"作坊"流水线上的"工匠"。同时，由于普遍存在我国卫生部发言人指出的"最后一个月花掉一生80%医药费"的状况，对疾病晚期患者非理性、非专业"无害也无效"甚至"有害又无效"的过度治疗、不当治疗，极大地增加了全民医疗支出，会拖垮整个医疗保障体系。

因此，姑息治疗和临终关怀已不再是一个仅与少数人有关的单纯技术问题，还是一个牵涉到"医学为了什么，为了谁"的根本问题；姑息医学的发展程度在国际上已被作为一个国家和地区医疗事业发达程度及文明发展程度的标志。过去那种姑息治疗和临终关怀工作不被重视，受冷落的局面已大为改观，姑息治疗已经走上前台，成为治疗的"主角"。国外有的专家以此为专长，建立独立学科，取得突出成绩，研究成果获得业内好评，享有盛名。我国的不少专家近些年也纷纷调整自己的研究方向，将姑息治疗和临终关怀作为研究重点，赢得同行们的尊敬；姑息治疗在整个医疗体系中的比重已经迅速增加，已有更多患者获益。应当说，我国姑息治疗和临终关怀事业已经起步，并必将吸引更多青年医生投身到这一"功德无量"的事业中来。

（稿源：《健康报》）

请帮助癌症患者平静地离去

张　雨　武亚莉　杨　萍

肿瘤医生除需要对患者格外注意外，对于患者家属以及陪护人员也应多一分关注，因为他们的心情大都随着患者病情的变化而变化，甚至可能会出现一些矛盾的激化，毕竟患者与家属正处于一种即将诀别的状态。

2012年12月1日，从台湾地区考察归来的北京抗癌协会癌症康复与姑息委员会的专家们聚在一起，激动地谈起在台湾看到的对肿瘤患者的治疗和临终关怀。"他们有安宁病房。在这里，没有医院那样压抑的环境；在这里，为患者服务的不仅有医护人员，还有社会志愿者、甚至牧师；在这里，有家庭一样的花园、会客室甚至咖啡间。"北京协和医院肿瘤内科宁晓红教授说，安宁病房的每位患者都有着生命的尊严，并在完成心愿后安详地离开；家属则顺利度过哀伤期，继续自己的人生。

然而，与台湾肿瘤患者形成鲜明对比的是，在内地的肿瘤医院病房里，随处可看到的是眉头紧锁，听到的是哀鸣悲泣。患者逝世后，留给家属的是无尽悲伤。同样是晚期肿瘤患者，在生命的最后阶段，感受却是截然不同。

而让晚期肿瘤患者更有尊严地走完余生已经不单是医生的义务，更是整个社会的责任。

一、大陆临终关怀刚刚起步

晚期癌症患者最为常见的症状之一就是癌痛，这也是患者最难忍受的痛苦之一。它不仅影响患者的正常生活，而且也易引起患者发生心理变化，从某种程度上讲，它比死亡更令人恐惧。有资料表明，60%～90%的晚期癌症患者伴有疼痛，50%的疼痛为中度至重度，其中30%为难以忍受的重度疼痛。

1982年，世界卫生组织（WHO）就提出，"到2000年，使癌症患者不痛"，在世界范围内推广癌痛止痛原则。1990年，我国卫生部和世界卫生组织召开全国癌痛专题研讨会，把癌痛"三阶梯"止痛方案推向全国。此后，1991年、1994年和1999年，我国三次修改了阿片类药物的处方管理规定，在全国范围内举行多次癌痛及姑息治疗学习班和临终关怀学习班，使姑息治疗的观念在一定程度上得到了普及和推广。

河南省肿瘤医院副主任医师、郑州人民医院院长助理陈小兵向记者介绍到，对患者的临终关怀，肿瘤工作者近年来一直在努力，特别是中国抗癌协会癌症康复与姑息治疗专业委员会，通过每年一次的全国会议和各种学术活动做了大量的教育和推广工作。此外，李嘉诚先生在国内创建的"宁养院"在这方面也做了很多具体工作。当然，与发达国家和我国香港、台湾地区相比，内地的临终关怀工作仍有差距。

刚刚起步确是造成差距的原因之一，但更重要的是多数医务人员还没有从思想意识上重视起来。华中科技大学同济医学院附属同济医院肿瘤中心主任、中国抗癌协会癌症康复与姑息治疗专业委员会主任委员于世英教授认为，就目前来看，肿瘤医生的主要工作似乎还在治疗癌症，这虽然是大家的本职工作，但对于患者临终关怀中一些具体情况的处理能力还有待提升。

二、医生的表现和态度远比治疗重要

肿瘤医生目前仍是与临终肿瘤患者接触最为密切的群体，对患者而言，医生的表现和态度远比治疗本身更重要。

于世英教授谈到，"临终治疗、临终关怀的意义在于帮助患者安详过世，而非纯粹地延缓生命。这与'安乐死'是有区别的，我们并不是让临终患者快些离开，而是让每一名患者离开得更有尊严。"在临终肿瘤患者的治疗过程中，肿瘤医生需要着重思考治疗对于患者有无实际意义。例如患者呼吸、心跳骤停后，我们要不要做心肺复苏、是否需要插管等，这些问题都要及早与家属协商好。

在这个问题上，陈小兵也表达了同样的看法。肿瘤医生在开展临终关怀过程中，最需要注意的是尊重患者及其家属的生命尊严，克服临终关怀工作最大的敌人——冷漠和麻木。应该切实做到"以人为本"，用心服务患者，用爱温暖患者，尽全力提高患者的生存质量，让患者有尊严、无遗憾地离开这个世界。"要使医生的功能发挥到最大化，必须做到：从观念上重视，从知识上充实，从行动上坚持。"

　　中国医学科学院肿瘤医院综合科副主任吴晓明教授就向记者举了这样一个例子。例如淋巴水肿是临床上常见的因肿瘤压迫、手术切除或放射性治疗所致的典型症状。我们所做的大都是抬高患肢，减少输液，但收效甚微。台湾同道对此利用了我国传统医学的梅花针，轻轻刺破皮肤，减轻皮肤压力，同时抬高患肢辅以按摩，收到很好的效果，大大减轻了患者的痛苦。

　　在临终关怀过程中，肿瘤医生除需要对患者格外注意外，对于患者家属以及陪护人员也应多一分关注，因为他们的心情大都随着患者病情的变化而变化，甚至可能会出现一些矛盾的激化，毕竟患者与家属正处于一种即将诀别的状态。对此，于世英教授补充道，与家属的沟通同样非常重要，其中开家庭会议是非常必要而且要经常开展的。会议中我们需要讨论什么问题、需要哪些成员参加等都要足够细致。能够彼此真诚地谈论这些事，进而解决他们的问题，同样是我们不能忽视的。

三、临终关怀不只是医生的事

　　台湾的"安宁病房"中不仅仅有肿瘤医生，社工、牧师等人员的工作也十分重要，对肿瘤患者的临终关怀似乎不仅仅是医院和医生的工作，而更像是一种社会责任。

　　在于世英看来，整个社会的思想意识亟待更新，"我们需要改变对于死亡的态度以及临终前对于医疗的看法，这应该在教育层面就灌输到大家的思想中，目前，有关生死观的内容已进入台湾大学课堂。死亡是一种非常自然的现象，'好死不如赖活着'的思想似乎有些落伍了。"

　　另外，我们还应注意到，不是所有的临终关怀都是在临终病房中开展的，英国便有医务人员征求患者家属意见，在家中开展临终关怀的做法。对此，于世英表示，今后我国在改革中可以主动尝试医务人员在家中对患者开展临终关怀的方案，当然前提是需要解放医生。

　　由台湾"安宁病房"中的社会志愿者、牧师等角色我们不难看出，开展临终关怀是一个团队的工作，需要大家协同配合。而整个团队"灵魂"依然是肿瘤医生。北京大学肿瘤医院中西医结合科主任李萍萍教授认为，由此便要求肿瘤医生，一定要有先进的治疗理念，紧跟国际医疗发展，并根据国际诊疗规范及时更新诊疗方案；要有娴熟的医疗技能和统筹协调能力，有效率地开展医疗工作；最重要的是，要有深刻的人文思考，要以患者为中心，并相信患者是医生与医学进步最好的老师，从而给予其更多的人文关怀。

四、案例——"安宁病房"能否落地

　　北京协和医院肿瘤内科宁晓红教授对台湾的安宁病房感触颇深。她介绍道，当前在台湾约50%的肿瘤患者死亡前接受过安宁疗护照顾，也正因如此，台湾肿瘤患者的死亡品质排名全球第14、亚洲第一。

　　那么我国内地能否同样发展"安宁病房"式的疗护呢？于世英教授毫不讳言，"难度很大，但我们确实需要。"她谈到，就目前而言，一个临终关怀专题病房能够容纳的患者人数是有限的，而且投入不菲，资源占用也相对较大。对于我国现有的状况而言，发展起来还是有困难的，因为我们目前还在着力解决"看病贵、看病难"的问题，无论人力还是物力都处于超负荷运转状态。另外我国的健康社会工作者队伍还没有真正建立，因此现在发展是有难度的。

陈小兵认为，我国大陆要设立安宁病房，首先是更新观念，其次是学习相关知识，最重要的还是开展具体的行动。卫生部目前正在全国推广的"癌痛规范化治疗示范病房"，效果如何？我们拭目以待。

五、技巧——与患者沟通有法可寻，非语言沟通的艺术

触摸："触摸"寓意着医务人员在关爱患者，而"被触摸"则能寓意着患者的存在和被重视。最容易被接受的部位是手，而握手则是最不受威胁的触摸。

身体语言：面部表情平和，不紧绷或皱眉，说话时要倾身向前或坐在患者旁边，并维持双方眼睛处于同一水平线，以利于平等的交流与沟通。

倾听：晚期癌症患者常有宣泄悲伤的冲动，医护人员要有耐心地倾听，并适时点头以示同情和理解。

六、语言沟通的技巧

多用鼓励性，启迪性语言，切忌用伤害性语言。

如遇到患者极度沮丧，可适当转移其注意力，帮助其从消极的情绪中解脱出来。在交谈中，要不断表达自己的当时情感，用"是、我理解、还有呢"这样的语句，鼓励患者继续。

语言中体现文明性、礼貌性、规范性和情感性。称呼时不要直呼患者的姓名，要使用尊称和敬语。在进行各项护理操作前使用建议商量的口吻，对患者提出的问题要及时给予满意的答复。

请帮助癌症患者平静地离去！

（来源：《医师报》2013-01-30）

相关链接

让晚期癌症的亲人平静地离去

武汉大学中南医院宁养院护士长　付　玲

在我们服务的家居晚期癌症病人中，常会遇到有些病患者由于长期卧床，下肢关节出现僵直及双足下垂，受压部位出现压疮，晚期病人呼吸困难等困扰家属的问题。该如何避免或应对呢？

首先谈谈床上活动，这是预防关节僵直及肌肉萎缩的关键。病人的主动活动比被动活动更有效。所以必须督促病人每天在床上活动四肢 3～4 次，每次约 30 分钟。若病人无力活动时，家属应帮助活动肢体，并予以按摩。家属帮助活动关节时注意用自己的手臂托住患者的肢体，然后再帮助转动关节。这样做的目的是给予病人安全感，同时防止意外发生。静卧时各关节处于功能位。如仰卧时双腘窝处可垫一软枕，腰部放置小软枕，每 2～3 小时帮助翻身一次，这些是正确而且舒适的做法。

日渐衰竭的病人，皮肤变得干燥、粗糙或水肿，皮下脂肪变薄，皮肤对外界的抵抗力及对机体的保护作用大大削弱，随之而来的是压疮的出现或皮肤的溃烂。无论是防范未然

还是促进已破溃伤口的愈合，皮肤的清洁与保养都是应该坚持的。生命不息，皮肤的代谢不止。清洁的肌肤，可以使毛孔畅通。每次清洁皮肤后对骨隆突处皮肤涂抹护肤品，以保持局部肌肤的弹性及抗牵拉力。

不要因为病人进食少而忽视了口腔的清洁，口腔的清新可促进食欲，增加舒适感。所以，不管病人进食与否，每天保持2次口腔清理是必须的，同样双足部及会阴部的清洁也很重要，每晚泡一次脚，可增进下肢的血液循环，去除脚部的污垢，有助于安眠，防治水肿。另外病人的所有卧具要注意经常更换，冬季至少每周更换一次，注意更换的棉絮要暴晒，暴晒后的棉絮不要立即给病人换上，放置阴凉处1~2小时更换最妥当。若病人已经出现压疮，及时的处理能防止伤口的恶化，促进愈合。

病人出现胸闷、呼吸困难，也是许多家属面临的困扰问题之一。病人出现呼吸困难，医院可以及时提供氧气吸入。但在家居照顾中，众多的家庭并没有必备氧气，但解决的手段并不是没有。首先改变病人的体位，最好取半卧位，抬高病人的肩部，同时予以后背部及腰部支撑，解开领扣，开窗通风，冬季若不适宜开窗，可使用小功率电扇对着一处扇动，使室内空气流通。

最后要强调的是，当病人处于弥留之际时，家属一定要注意陪伴，不要孤零零的将病人置于单独房间，也不要失声哭泣，因为在人类的感觉器官中，听力是最后消失的知觉，所以您的哭泣，会令病人不安。

（来源：《武汉晚报》）

❖ **大事记、工作总结** ❖

中国癌症基金会 2012 年大事记

1. 1 月 6 日，第三届北京国际消化道肿瘤早期诊断和早期治疗研讨会召开。

2. 2 月 18 日，中国癌症基金会六届六次理事会在北京召开。

3. 2 月 24 日~26 日，第二届肺癌个体化治疗大会在北京召开。

4. 2 月 29 日，原全国人大常委会副委员长、原中国国民党革命委员会主席、中国癌症基金会会主席何鲁丽莅临中国癌症基金会北京名敦道办公新址视察工作，听取了驻会领导的汇报并现场办公。

5. 3 月 6 日，中国癌症基金会乳腺健康专项基金在交通运输部水运科学研究院举办了"健康与美丽同在"乳腺健康科普大课堂，并为现场女性朋友们提供了免费的乳腺健康咨询与检查。

6. 3 月 8 日，由中国癌症基金会主办、卫生部疾病预防控制局和卫生部妇幼保健和社区卫生司大力支持、31 所省市医院承办的"三八"妇女节全国乳腺癌和子宫颈癌防治宣传咨询活动——"为了姐妹们的健康与幸福"大型公益活动在 25 个城市同时举行。

7. 3 月 13 日，中国癌症基金会乳腺健康专项基金邀请北京医院营养师王璐赴河北省廊坊市卫生局举办癌症病人康复饮食营养大课堂。

8. 4 月 9 日，应我会理事长邀请，卫生部原副部长佘靖和张凤楼莅临我会新址，彭玉理事长亲自接待，赵平秘书长向两位原副部长汇报了基金会 2011 年的工作和 2012 年工作计划。常务副秘书长余瑶琴等其他同志参加了接待。

9. 4 月 11 日，颐康堂癌症康复专项基金邀请中医专家进行科普大讲堂活动。

10. 4 月 15 日，由中国抗癌协会和我会主办的第十八届"全国肿瘤防治宣传周"启动仪式在中国医学科学院肿瘤医院举行。彭玉理事长、郝希山院士、曾益新院士等嘉宾为启动仪式致辞。

11. 4 月 21 日~22 日，第十次全国子宫颈癌协作组工作会议暨 HPV 疫苗与子宫颈癌防治研讨会在北京广西大厦召开。会议由中国癌症基金会、卫生部疾病预防控制局、卫生部妇幼保健与社区卫生司和中国医学科学院/北京协和医学院肿瘤研究所联合主办。

12. 4 月 28 日，由中国癌症基金会主办，中国癌症基金会建生专项基金承办的 2012 抗癌京剧演唱会在北京长安大戏院举行。中国癌症基金会理事长彭玉，卫生部原副部长佘靖，中国癌症基金会理事、北京建生药业有限公司董事长李建生等出席了演唱会，800 余名京剧爱好者观看了演出。

13. 6 月 12 日，中国癌症基金会鄂温克族自治旗乳腺癌筛查项目首期筛查活动在内蒙古呼伦贝尔市鄂温克族自治旗正式开始。来自中国医学科学院肿瘤医院及国内多家医院的 21 位志愿医师对当地 30~60 岁牧区妇女进行了全程免费乳腺健康检查。首期筛查活动持续了进行 3 天。

14．6月22日，由中国癌症基金会、国家癌症中心、中国抗癌协会乳腺癌专业委员会主办，中国医学科学院肿瘤医院内科协办的"第一届乳腺癌个体化治疗大会"在北京国际会议中心召开。

15．6月23日~24日，中国癌症基金会主办的第六届全国抗肿瘤药GCP培训班暨机构研讨会在北京召开。

16．6月28日~7月1日，第六届中国肿瘤内科大会暨第一届中国肿瘤医师大会在北京国际会议中心举行。

17．7月12日，中国癌症基金会鄂温克族自治旗乳腺癌筛查项目第二期筛查活动正式实施，此次筛查共持续10天。

18．7月22日，中国癌症基金会施达赛患者援助项目启动仪式暨指定药师培训会召开。

19．7月24日上午，我会发起的为期一周的"为临床一线肿瘤医务工作者赠送爱心包"大型公益活动启动，中国癌症基金会理事长彭玉以及中国医学科学院肿瘤医院院领导和志愿者代表一同向中国医学科学院肿瘤医院100余名门诊出诊医生和护士送上爱心包。

20．8月3日，中国癌症基金会六届七次理事会在九江海关培训基地召开。

21．8月10日，台湾Hope基金会执行长一行3人访问我会。赵平副理事长兼秘书长、余瑶琴常务副秘书长等人参加了接待。

22．8月16日下午，中国癌症基金会与中国医学科学院肿瘤医院联合举办的"志愿服务在医院"四周年总结活动在中国医学科学院肿瘤医院举行。卫生部张茅书记参加了会议。

23．8月29日，第十四届北京希望马拉松——为癌症患者及癌症防治研究募捐义跑活动新闻发布会在北京康源瑞廷酒店召开。

24．8月29日，中国癌症基金会在河南省肿瘤医院举行了伊泰达（亚砷酸）患者援助项目启动仪式暨项目指定医师培训会。

25．2012年9月7日，比利时基金会任晰先生访问中国癌症基金会，为明年该会理事长访问中国探路，余瑶琴常务副秘书长和张伟主任参加了接待。

26．9月11日~15日，赵平秘书长一行3人应台湾健康局邀请，参加在台北召开的2012两岸癌症防治交流研讨会，会议目的为达成两岸癌症防治主管部门之合作，共同分享双方癌症防治政策的经验，提升台湾癌症防治工作之发展。

27．10月26日下午，中国癌症基金会乳腺健康专项基金在北京康源瑞庭酒店举办"健康与美丽同在——乳腺健康科普大课堂"。

28．10月27日上午，由中国癌症基金会主办、北京抗癌乐园承办、玉渊潭公园协办的"健康与美丽同在——乳癌康复者环湖健康行"活动在北京市玉渊潭公园举行。

29．10月28日，由中国癌症基金会乳腺健康专项基金主办、中国医学科学院肿瘤医院协办、廊坊市卫生局承办的"2012年乳腺肿瘤专业护理培训班"在廊坊碧海宾馆举办。

30．11月3日上午，第十四届北京希望马拉松——为癌症患者及癌症防治研究募捐义跑活动在北京朝阳公园万人广场举行。

31．11月13日，以馬昕处长为首的民政部社会组织评估专家来我会实地考察。考察分为基础条件内部治理组、工作绩效组和财务组。

32. 12 月 15 日，由我会和中华中医药学会主办，我会鲜药学术委员会承办的第三届鲜药学术研讨会在北京万寿宾馆召开。

33. 12 月 15 日，"2012 年中国慢性病防控论坛"在北京新大都饭店举办。我会承办了肿瘤预防与控制分论坛。主题是中国肿瘤患者管理体系建设。

中国医学科学院肿瘤医院肿瘤研究所
2012 年大事记

1. 1 月 6 日～7 日，在北京石油阳光会议中心召开 2012 年度院所工作会，23 个职能处室、9 个科研科室和 21 个临床科室对 2011 年工作进行总结和阐述，分析成绩和不足，并继续开展绩效考评。

2. 1 月 10 日，荣获 2011' 中国健康年度总评榜中 "2011' 北京十佳三甲医院" 荣誉称号。中国健康年度总评榜由 39 健康网联合《健康时报》主办，是目前国内健康行业设立最早、评选范围最全面、社会影响力最大的互联网评选活动之一。

3. 3 月 3 日，召开第二届国家癌症中心学术年会，来自 8 个单位的 350 余名专家学者和学生参会，共征集到 2011 年发表的研究论文 78 篇，内容涵盖肿瘤预防、基础和临床研究领域，根据论文的创新性、科学性、应用价值进行综合评分并评选奖项，充分发挥年会的平台作用，展示研究成果，促进交流合作。

4. 3 月 14 日，与美国国家癌症研究所（NCI）签署有关癌症预防与治疗的合作协议，开展全方位战略合作。这是中美两国国家级癌症研究机构之间签署的第一份正式合作协议，将大大提升两国在癌症治疗与研究领域合作的深度与广度，是中美癌症研究领域的一个重要里程碑，标志着双方合作跨入了新的阶段。

5. 4 月 15 日～21 日，与中国癌症基金会共同举办"科学抗癌 关爱生命"第 14 届肿瘤防治宣传周活动，包括百名专家现场义诊、防癌健康查体、防癌早诊筛查咨询、戒烟咨询等，旨在普及癌症防治知识，使广大市民能够科学认识癌症，树立癌症可防可治的正确观点，共 6000 余人次参与各项活动。此外，第 18 届全国肿瘤防治宣传周启动仪式于 4 月 15 日在本院举行。

6. 5 月 9 日～11 日，与美国国家癌症研究所（NCI）联合举办"中美肿瘤预防与筛查高峰论坛"，30 余位中美专家学者就两国癌症预防与筛查、分子标志物等研究领域的最新成果和前沿进展进行主题发言。中美双方一致同意定期开展学术交流，并成立专家组在癌症预防和筛查领域深入合作，为两国合作翻开新的篇章。

7. 5 月 31 日，与美国 Mayo Clinic 癌症中心签署癌症研究领域的战略合作协议，建立"兄弟癌症中心（Brother Cancer Center）"的合作关系。此次合作将进一步拓展医院与全球顶尖癌症治疗和研究机构之间合作的广度与深度，将有助于提升医院在国际上的学术影响力。

8. 5月，内科实验室被评为"抗肿瘤分子靶向药物临床研究北京市重点实验室"，将依托医院和国家癌症中心在肿瘤研究方面的综合优势，从人才队伍建设、软硬件设施建设、国内外交流与合作等方面进行统筹规划，建设成为与国际接轨的技术领先、平台完备、具有明显专业优势和创新特色以及稳定的产学研合作机制的新型实验室。

9. 6月28日~7月1日，举办第六届中国肿瘤内科大会（CSMO）暨第一届中国肿瘤医师大会（CACO），会议加大外科学、放疗治疗学、病理学和检验医学等内容的比重，并置于综合治疗和个体化治疗的框架中；肿瘤专科医师培养专场为参会者把握肿瘤综合治疗、内科治疗的原则和实践提供了更全面的独特视角。

10. 7月3日，世界卫生组织国际癌症研究所（WHO/IARC）所长来访，对于肿瘤基础研究和肿瘤预防研究方面的工作进行了深入交流，初步达成了意向性合作协议。

11. 7月23日~27日，联合中国癌症基金会举办"为临床一线肿瘤医务工作者赠送爱心"大型公益活动，携手首都21家三甲医院、18家媒体、600余名志愿者，旨在联动社会各界力量，关心医务工作者，营造和谐的医患关系，构建奉献爱心的平台。

12. 8月2日，《城市癌症早诊早治项目》纳入国家重大医改专项和重大公共卫生服务项目。该项目将为控制日益升高的城市癌症发病率和死亡率起到重要作用，也将为完成国家"十二五"目标之一（人均寿命增加1岁）做出一定贡献。国家癌症中心将在全国建立一个城市癌症防控体系和网络，为开展全国性的肿瘤防控长效机制打下坚实基础。

13. 8月9日，召开中国肿瘤医院患者服务中心启动暨培训会，标志着患者服务中心试点工作正式启动，15所省级、地市级肿瘤专科医院参与首批试点工作。与会代表学习了美国与台湾患者服务中心的工作内容与工作流程，讨论了肿瘤医院患者服务中心的服务对象、工作内容、组织架构与可持续发展等内容。

14. 8月16日，与中国癌症基金会联合举办"志愿服务在医院"四周年总结活动。截至2012年7月底，共有1927名志愿者注册，志愿服务万余人次，服务时间累计超过10万小时。卫生部张茅书记亲临总结大会并强调，要把医院志愿者服务常态化、常规化，使医院社会工作逐步延伸，为患者提供全面的社会服务。

15. 8月24日，与中国银行、工商银行签署《战略合作备忘录》，启动"银医卡"项目。该项目使就诊患者凭"银医卡"便可在银行端预约挂号（包含本地与异地）；也可使用院内自助终端机完成挂号、缴费、打印检验报告单等就诊流程，缓解患者就医难的问题。

16. 10月17日，接受卫生部、北京市卫生局"医疗质量万里行"督导组检查工作。医院领导缜密部署，相关科室高效组织落实，各部门认真准备检查资料，继续发扬学科专业与管理优势，严格整改。通过督导检查，每名职工都树立了将检查常态化的意识，将检查标准作为工作细则落实在日常工作中。

17. 11月3日，与中国癌症基金会共同主办第十四届"北京希望马拉松——为癌症患者及癌症防治研究募捐义跑活动"。相关领导、伦敦奥运会运动健儿、大中院校学生、企事业单位代表、国际友人、医务工作者、癌症康复者和普通市民等社会各界三千余名爱心人士积极参与其中，募集善款将全部用于中国癌症防治研究事业。

18. 11月11日，与美国加州大学洛杉矶分校（UCLA）罗纳德·里根医疗中心医院、琼森癌症综合治疗中心签署谅解备忘录，旨在建立院际间的合作，加强癌症的临床及科研方面的交流，提出将建立联合的癌症分子诊断中心（CMDC）并描述了具体的工作内容。

19．11 月 25 日，复旦大学医院管理研究所"2011 年度中国医院最佳专科声誉排行榜"正式发布，我院肿瘤科、胸外科荣获第一名。

20．12 月 20 日~21 日，接受卫生部"大型医院巡查"督导检查。巡查组对医院领导班子团结协作、规范化和个体化治疗模式、优化服务流程、平安医院建设、院务公开、志愿服务等工作给予高度肯定，体现了肿瘤专科医院"国家队"的风范，同时也指出应在重点学科建设、医疗质量安全管理、资产管理等方面加大力度。

21．12 月 20 日，召开 2012 年度科普宣传培训总结会。2012 年度医院加大科普宣传力度，打造"名院名科名医"，30 余个科室、200 余名专家参与，完成 43 集电视节目、100 余篇科普文章、300 余次媒体报道，提高医院整体的知名度和影响力。

全国肿瘤防治研究办公室 2012 年度工作总结

2012 年，全国肿瘤防治研究办公室各项业务工作顺利平稳开展，并在之前工作基础上，进一步拓宽工作内容，细化工作质量。现将各项主要工作总结如下：

一、主要业务工作

（一）肿瘤登记

1．肿瘤登记项目点建设

2008 年，肿瘤登记项目纳入到卫生部中央转移地方支付项目；2012 年，全国的肿瘤登记处由 2011 年的 195 个增加到 222 个，覆盖人口约 2 亿。新建登记处以农村点为主，使农村地区登记覆盖人口有较大幅度提高。

2．技术培训班与工作推进会

2012 年 3 月 27 日~30 日，在浙江省杭州市举办"全国肿瘤登记资料质量审核省级师资培训班"，全国 29 个省（自治区、直辖市）负责肿瘤登记资料质量的工作人员 100 余人参加了此次培训班。培训结束时进行了学员调查，结果显示满意度达 95% 以上。

2012 年 8 月 28 日~29 日，"2012 年全国肿瘤登记工作推进会暨技能培训会议"在青海省西宁市召开。来自全国 31 个省（自治区、直辖市）卫生厅、局分管肿瘤登记的负责人、肿瘤登记处有关专家及相关人员共计 140 余人参加会议。卫生部疾病预防控制局慢病处吴良友处长参加会议并发表讲话。开幕式结束后，综合各省份 2011 年度工作进展情况及历史工作情况，评出省级单位杰出贡献奖和省级单位突出进步奖及优秀肿瘤登记处。全国肿瘤登记技术培训专家们还就肿瘤登记数据的质量控制、开发利用、资源共享、肿瘤登记资料的发病和死亡分析、生存资料分析等内容展开讲解。

3．修订"中国肿瘤登记项目实施方案"

为适应肿瘤登记地区的不断增加、登记质量的不断提高、登记方法与数据收集途径的改变，以及数据上报要求的改变，全国肿瘤登记中心根据目前实际需要，修订了"2009年肿瘤登记项目实施方案"。方案对登记工作的意义、目标、选点要求、工作内容、组织实施、质量控制和上报要求等各个环节予以详细的说明。为肿瘤登记点开展登记工作奠定了理论基础和参考资料。方案已在"2012年全国肿瘤登记工作推进会暨技能培训会议"上发放。

4. 出版发行《2011中国肿瘤登记年报》

2012年1月，全国肿瘤登记中心对2011年肿瘤登记工作进行了总结，并出版《中国肿瘤随访登记工作报告2011》。2011年肿瘤随访登记报告收录的是2008年肿瘤登记数据，其纳入的肿瘤登记地区覆盖人口181 486 473人，其中地级以上城市登记点覆盖人口118 619 673人，县和县级市登记点覆盖人口62 866 800人。报告恶性肿瘤新发病例358 667例，粗发病率202.26/10万，世界标化率148.48/10万；报告恶性肿瘤死亡病例200 972例，粗死亡率113.33/10万，世界标化率80.85/10万。

5. 出版《2012中国肿瘤登记年报》

全国肿瘤登记中心于2012年6月1日前，对全国各肿瘤登记处上报的2009年肿瘤登记数据，经过多次审核与反馈，完成了统计和分析，并于2012年12月出版了《2012中国肿瘤登记年报》。

《2012中国肿瘤登记年报》选取了质量较好的72个登记处的资料数据进行合并，以分析全国登记地区恶性肿瘤的发病与死亡情况。2012年，全国72个肿瘤登记地区覆盖人口85 470 522人，占全国2009年末人口数的6.40%。全国肿瘤登记地区恶性肿瘤发病率为285.91/10万，，世界标化率191.72/10万。全国肿瘤登记地区恶性肿瘤死亡率为180.54/10万，世界标化率115.65/10万。

（二）淮河流域癌症早诊早治项目工作

1. 对2011年淮河流域癌症早诊早治项目进行了工作总结，了解江苏、山东、安徽、河南4省16个项目点工作完成与进展情况，收集、整理、汇总相关信息，编写工作报告，上报卫生部。

2. 为贯彻落实淮河流域癌症防治工作，促进癌症早诊早治项目深入开展，提高癌症早期治疗率，实行部分医疗费用补助，按照"淮河流域癌症早诊早治项目贫困患者治疗费用补助管理办法"。2012年，对237名参加项目筛查且查出的早期癌贫困患者按"管理办法"给予了第二年度补助，总计金额为18.7万元。

3. 2012年8月，与中国疾病预防控制中心共同举办了淮河流域癌症综合防治工作会议，总结了淮河流域癌症早诊早治项目开展5年来的主要工作及取得的成绩。项目覆盖人口500余万，参加流行病调查人数近60万人，确定高危人群并进行临床筛查11万余人，查出癌前病变及癌症患者775人，已接受治疗者595人，2011年检出率为1.15%，早期病变检出率达77%。布置了2012年工作任务及重点内容，进一步强调了要加强随访工作，及时更新数据，按时保质保量完成年度工作任务，同时要求省级相关部门及技术支持单位对项目县（区）要从管理和技术上给予大力支持，共同做好项目工作。

4. 2012年10月19日~21日，在山东省肥城市举办了淮河流域癌症早诊早治技术培训班，江苏、安徽、山东、河南4省22个项目县（区）的近120名代表分别参加了技术方案及软件使用、腔镜操作、病理诊断、B超诊断的培训。截至目前，22个项目县（区）均已开展宣传动员、技术培训、流行病学调查等相关工作。对75 739人进行了流行病学调查，6313人进行临床早诊筛查。

5. 收集了2010年度14个项目点的生物标本，准备用于开展后续工作。

二、科研教育

（一）科研

2012年，本研究办公室积极参与申报各项科研基金，包括国家自然科学基金、北京市自然科学基金和协和青年基金等。参加国家科技重大专项"病毒性肝炎相关肝癌样本保藏及相关数据库共享技术平台"研究，研究办公室陈万青副主任负责子课题"全国或高发区原发性肝癌基线水平调查"，获得研究经费20.49万元。

本研究办公室利用自身工作优势，进一步加强了对我国肿瘤登记数据的分析和利用，提高工作人员的业务水平和科研能力。截至2012年11月，共计发表论文41篇，其中SCI论文4篇。我们还对我国现有的肿瘤登记数据进行了趋势分析和预测，其系列研究成果由《中华预防医学杂志》重点号专刊登出。2012年，还加强了对肿瘤随访数据的系统收集和分析利用，其相关研究结果预计于2013年发表。

（二）教育

参与北京协和医学院肿瘤流行病学与预防2012年教学任务，陈万青讲授肿瘤负担、统计学方法和生存率分析课程；邹小农负责讲授烟草控制内容。全国继续教育基地项目"全国肿瘤登记技术师资培训班"于3月在杭州举办，陈万青、张思维和郑荣寿参与授课。郑荣寿、陈万青受邀在广西、贵州等省（区）的肿瘤登记培训班授课。邹小农、曾红梅在"2012年淮河流域癌症早诊早治项目培训会"上参与授课。

三、交流合作

1. 受邀参加卫生部国际合作司组织的中美创建无烟工作场所的筹备工作，该工作形成中国卫生部与美国卫生与公众服务部共同支持的"中美创建无烟工作场所伙伴项目"于2012年9月在北京正式启动。

2. 参加卫生部监督司组织的《职业病分类和目录》修订工作，该工作完成了《职业病分类和目录》（2012版）上报稿，其中，新增β-萘胺所致膀胱癌，氯甲醚、双氯甲醚所致肺癌，煤焦油、煤焦油沥青、石油沥青所致皮肤癌，氯乙烯所致肝血管肉瘤4类疾病为职业肿瘤。

3. 与中国医学科学院肿瘤医院护理部联合举办护士控烟培训班（2012年4月14日），为500余名护士进行控烟干预知识和技能培训。

4. 4月，受邀参加湖北省肿瘤防治周开幕式，并做大会报告。

5. 5月，参加"中国癌症中心-美国NCI学术研讨会"，做大会报告并主持分会场讨论。

6. 组织全国肿瘤登记技术培训班（2012年3月28日~29日，浙江杭州），对110名省级肿瘤登记业务骨干进行肿瘤登记技术培训。

7. 5月，组织部分全国专家赴辽宁、河南开展癌症行动计划制订现场调研。

8. 8月，与CDC在北京共同主办"淮河流域综合防治与癌症早诊早治项目总结会"。

9. 陈万青受邀参加"2012年中国心脏大会"，在大会上报告中国癌症防治。

10. 陈万青参加"全国慢病综合防控示范区"标准制订、资料评审，以及部分省份（四川省和重庆市）的现场考评。

11. 组织召开肿瘤登记年会（2012年8月28日～29日，青海西宁），140名代表参会进行学术交流。

12. 参加"中华预防医学会第一届乳腺疾病防治大会"，陈万青作主题报告。

13. 淮河流域癌症早诊早治技术培训（2012年10月19日～21日，山东肥城），为120余名淮河流域癌症早诊早治项目骨干进行流行病学、病理学、影像学、电子内镜应用的技术培训。

14. 组织召开全国肿瘤医院管理年会（2012年10月，山西太原）

15. 参加国际癌症学术会议，交流肿瘤登记、流行病学研究成果。包括参加第18届国际查尔斯海德堡癌症研讨会（2012年6月，德国）、第34届国际肿瘤登记年会（2012年9月，爱尔兰）、悉尼国际乳腺癌大会（2012年10月，澳大利亚）等。

16. 其他学术活动，如为省级肿瘤登记培训、教育部基层医院护士培训班提供授课。

四、社会公益

参加4月"肿瘤防治周"活动，制作展板，戒烟咨询，健康警示上烟包活动，并参加志愿者活动。

4月25日，陈万青参加北京市阜成门社区的健康教育活动，讲解癌症防治的基本知识，讲座题目："认识癌症、预防癌症与健康生活"，参加人数30余人。

五、科普宣传

曾红梅：《抗癌之窗》"儿童健康杀手——白血病"。

陈万青：中央电视台12频道：健康早班车；法国《LACROIX报》采访；《凤凰周刊》采访；《中国医学论坛报》3期采访；《财经》杂志采访；北京电视台采访。

六、学术任职

陈万青：全国卫生信息学会理事，肿瘤登记与监测专业委员会常务副主任委员，中华预防医学会慢病预防与控制分会常委，《中国肿瘤》杂志编辑部主任，《APJCP》副主编，国际肿瘤登记协会亚洲区代表，亚洲肿瘤登记联盟中国代表等职务。

邹小农：中国癌症基金会控烟与肺癌防治工作部副主任，中国控制吸烟协会理事。

七、获奖情况

陈万青：第二届中国癌症中心学术年会优秀论文二等奖。

八、2013年工作计划

2013年，全国肿瘤防治研究办公室将在目前的工作基础上继续做好肿瘤登记和淮河流域癌症早诊早治工作，加强数据管理和利用。进一步加强标本的收集和管理，利用资源申请研究课题和对外合作。加强对外交流，派员工参加国际培训班学习，争取国际合作项目。积极配合国家卫生与计划生育委员会的相关工作，如政策研究与制订、慢病防控示范区工作，以及督导和调研。

中国抗癌协会临床肿瘤学协作专业
委员会（CSCO）2012年工作总结

2012年度CSCO的工作围绕五大重点展开：继续教育、学术交流、资助临床研究/制定指南和患者教育。

一、坚持学术之路，推广肿瘤规范化诊治

（一）第十五届学术年会胜利召开

第十五届全国临床肿瘤学大会暨2012年CSCO学术年会于2012年9月19日~23日在北京九华山庄隆重举行（彩图1），大会由CSCO和北京市希思科临床肿瘤学研究基金会联合主办、北京大学肿瘤医院协办。

本届年会的主题是"推广国家规范，促进临床研究"，国家卫生部马晓伟副部长（彩图2）和医政司领导亲自莅临并发表重要讲话，奠定了会议高层次、高水平、高质量的基调。来自美国、英国、意大利、瑞士、奥地利、日本、新加坡以及我国香港、台湾等国家和地区的著名专家，与300多位CSCO专家一道，向与会代表报告了临床肿瘤学的最新动态和进展。13 000多名医生和医药界代表以及100多家临床肿瘤学相关的企事业单位和学术组织踊跃参会。大会共安排了300多个主题或专题报告讲座、5场学术演讲比赛、6场典型病例和学术讨论会、46场学术早餐会和卫星会，交流肿瘤学论文千余篇（彩图3）。

大会特别鼓励和突出原创性研究报告，以进一步推动多中心协作临床研究和转化性研究；同时，邀请国内著名专家宣传、学习和解读卫生部制定的一系列常见肿瘤诊疗规范，积极推动我国临床肿瘤学多学科、规范化综合诊疗和研究的进程。与国际肿瘤免疫治疗学会（SITC）、美中抗癌协会（USCACA）、旅美华人血液和肿瘤专科医师协会（CAHON）紧密合作，联合举办抗癌新药研发论坛，特别邀请了欧洲癌症治疗研究组织（EORTC）主任Denis Lacombe教授、美国FDA和欧盟EMA的资深专家到会解读政策动向，分享研究经验，进行学术研讨；海峡两岸的著名肿瘤学专家联手举办了"第六届海峡两岸临床肿瘤学学术交流会——食管癌和胃癌专场"；并举办了非小细胞肺癌、乳腺癌、胃癌、大肠癌、肝癌、胰腺癌、食管癌、血液肿瘤、恶性淋巴瘤、黑色素瘤、泌尿系肿瘤、妇科肿瘤、头颈部肿瘤、小细胞肺癌、胃肠间质瘤、胃肠神经内分泌瘤、骨与软组织肉瘤、脑肿瘤、肿瘤分子标志物、肿瘤血管靶向治疗、抗HER-2治疗、胃癌靶向治疗、癌痛和姑息治疗、肿瘤营养治疗、肿瘤相关性贫血、转化性研究、抗癌新药临床研究，以及结直肠癌规范化治

疗解读等系列专题学术论坛或讲座，全面、及时、准确地反映了国内外临床肿瘤学领域的新进展、新观念、新知识和新技术。

学术委员会于会前对所有投稿进行了认真审阅，最后通过无记名投票的方式遴选出18篇优秀论文，以中国临床肿瘤学科学基金的名义进行奖励。大会同期还举办了 CSCO 会员摄影作品展和抗癌新药、仪器设备和新书刊学术展览会，美国 ASCO、美国著名医学网站 Medscape、欧洲 ESMO、国际癌转译组织，以及近百家团体会员和其他企事业单位积极参展。大会取得了圆满成功。

（二）Best of ASCO 继续受到热捧

第四届 Best of ASCO 中国讲学活动于7月12日～15日在南京钟山宾馆成功举办（彩图4）。会议秉承2012年 ASCO 年会的主题"合作征服癌症（Collaborating to conquer cancer）"，重点强调癌症治疗过程中多学科的协调与合作，以期为患者提供最佳诊疗方案。据国内肿瘤的发病情况，精选了 ASCO 年会中肺癌、乳腺癌、胃肠道肿瘤、妇科肿瘤、淋巴瘤、泌尿系肿瘤、头颈部肿瘤、恶性黑色素瘤、软组织肉瘤、姑息治疗等方面的精彩论文和教育性讲座进行报告，并重点对肺癌、乳腺癌、肝癌等国内常见肿瘤专题研讨点评。会议邀请了美国宾夕法尼亚大学 Abramson 癌症中心 Daniel G. Haller 教授、华盛顿大学 Celestia S. Higano 教授、M. D. Anderson 癌症中心 Vassiliki Papadimitrakopoulou 教授等著名肿瘤学家和35名 CSCO 专家共同讲座，与参会代表一起分享了 ASCO 年会的最新科研成果，交流了实践经验。

会议共安排17个专题，共51个报告讲座，吸引了1000多名临床医师和12个医药企业、5个专业学术媒体前来参会，会议内容精彩纷呈，再次得到广大参会代表的普遍好评。

（三）ESMO-CSCO 联合论坛成为 ESMO 年会中的亮丽风景

9月29日，在维也纳举行的第37届 ESMO 大会上，成功举办 ESMO-CSCO 联合学术论坛，CSCO 主任委员秦叔逵教授和 ESMO 主席 Martine Piccart 教授担任共同主席。

今年联合专场的重点是如何有效地开展肿瘤临床试验、如何参与和组织国际临床研究。Martine Piccart 教授、Stahel 教授、吴一龙教授、江泽飞教授和与会代表分享了双方在肺癌和乳腺癌领域开展临床研究的经验，并通过 ALTTO 试验案例展望了未来更广阔的合作和交流前景。Martine Piccart 教授对我国多年来在肿瘤学临床研究方面取得的显著成绩给予了高度评价，希望未来中国专家学者更多地参与国际合作研究。

（四）专家讲学活动影响深远

2012年度 CSCO 临床肿瘤学新进展学习班系列讲学活动于5月25日在西安拉开帷幕，随后相继在长沙（彩图5）、福州、武汉、乌鲁木齐和合肥举办。马军、秦叔逵、吴一龙教授等65名专家参加了讲学活动，他们以学术和公益为重，牺牲了难得闲暇的节假日，听从安排奔赴各地，为广大基层医务人员传经送宝、宣讲规范。学习班所到之处，学术氛围浓郁，学习秩序良好，互动交流积极。共有2400多名肿瘤医务工作者参加了学习交流，纷纷表示受益良多，不虚此行。

屈指算来，旨在提高我国肿瘤专科医师临床水平、积极推广循证医学和 GCP 应用发展、努力推行肿瘤的规范化诊治的 CSCO 临床肿瘤学新进展学习班，已经走过了13个年头，多年来，我们始终坚持和强调活动的公益性和学术性，重点面向中西部地区和基层医院，受到了有关部门和业内人士的广泛好评，早已成为 CSCO 年会以外的又一张名片。我们将不断总结经验，取长补短，在内容和形式上做有益的尝试，努力使讲学活动发挥更大、更积极的作用。

（五）CSCO 系列学术论坛风生水起

CSCO 系列学术论坛针对专科领域热点问题进行深入研讨，受到与会者和有关方面的一致好评。2012 年度，除了继续开展"CSCO 乳腺癌高峰论坛"、"CSCO 中原肺癌论坛"、"CSCO 分子靶向治疗高峰论坛"、"CSCO 山东肿瘤论坛"、"CSCO 东北临床肿瘤学论坛"、"CSCO 胃肠肿瘤上海论坛"、"CSCO 胰腺癌论坛"和"CSCO-南方肿瘤生物治疗与分子靶向治疗论坛"，还新开设了"CSCO 沈阳乳腺癌论坛"和"CSCO 消化肿瘤高峰论坛"活动。

1. CSCO 沈阳乳腺癌论坛

由 CSCO 和辽宁省医学会外科学分会乳腺外科学组主办、中国医科大学乳腺癌协作组承办的 2012'CSCO 沈阳乳腺癌论坛于 10 月 19 日 ~ 21 日在沈阳隆重召开，300 余人参会，内容丰富，反响热烈。本次论坛旨在更好地追踪乳腺癌的前沿动态，全面准确反映当前乳腺癌领域的新观念、新进展和新信息，进一步推广个体化综合治疗的规范化理念，为国内特别是辽宁省学者提供一个学术交流平台。北京、天津、上海、辽宁等地乳腺癌领域的著名专家应邀做了精彩的报告。

2. CSCO 消化肿瘤高峰论坛

11 月 18 日，由 CSCO 与解放军 307 医院共同主办的 CSCO 消化肿瘤高峰论坛暨全军消化肿瘤继续医学教育活动在北京隆重举行，大会围绕主题——"消化肿瘤的个体化及规范化治疗的原则"，就胃癌、肝癌、肠癌、胰腺癌、神经内分泌肿瘤等疾病的多学科规范化治疗最新进展进行了学术研讨和交流，通过多学科联合的病例讨论，重点探讨了消化肿瘤的个体化、规范化、综合治疗的原则，为与会的专家、学者们提供了相互交流的机会和平台。通过这次论坛，中国、美国、法国的临床肿瘤学界同仁共同分享了资源，增进了友谊，对未来消化肿瘤治疗的前景充满了信心和期待。

（六）大力开展肿瘤患者的科普教育

为了做好对肿瘤患者的科普教育，由 CSCO 专家策划、撰稿和审核，《中国医学论坛报》和《临床肿瘤学杂志》社共同编辑制作了一系列的《肿瘤患者教育手册》。按照肺癌、乳腺癌、结直肠癌、肝癌、食管癌、胃癌、胰腺癌、白血病、淋巴瘤、骨肿瘤、黑色素瘤、泌尿生殖系统肿瘤和妇科肿瘤等不同癌肿划分，单独成册，除疾病介绍、规范治疗、医患关系等方面的内容，还加入临床试验、如何入组等信息。全部癌种推出后，再出版合订本。手册投放全国各大医院，赠送给肿瘤患者及其亲友。截至 2012 年底，已完成 4 个癌肿的手册制作，每种印刷 1 万 ~ 2 万册。使许多肿瘤患者获得了第一手科学普及教育资料，这无疑对肿瘤专业知识的科普教育和肿瘤患者的治疗依从性都起到了积极的促进作用。

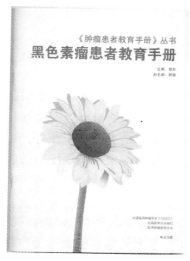 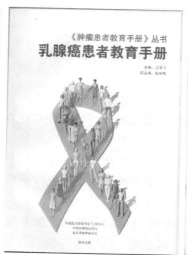 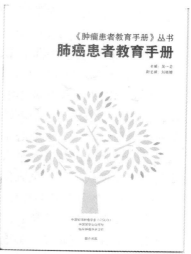

二、鼓励协作研究，积极发挥专家委员会的作用

（一）集思广益，专家委员会互相促进、交相辉映

2012 年，CSCO 的 16 个专家委员会根据学科的特点，积极开展丰富多样的学术活动，有效地促进了各专科领域规范化治疗以及多地区、多学科的联合协作与交流。

1. 黑色素瘤专家委员会

致力于普及黑色素瘤知识，宣传黑色素瘤的重要进展，推动规范化诊治。分别在武汉、重庆和银川举办了黑色素瘤的公益性宣讲活动，特别邀请了两位欧美著名的黑色素瘤专家参与授课；9 月，在 CSCO 年会上举办了黑色素瘤专场研讨会；11 月，在北京又成功举办了首届国际黑色素瘤研讨会，国际顶级的黑色素瘤专家悉数到会，充分显示了我国近年来在本领域取得的成绩。这些学术活动和专家委员会的发展模式都获得了国内外专家的一致肯定，对推动学科发展起到了重要的作用。

2. 骨肉瘤专家委员会

在经过多次讨论和研究之后，CSCO 骨肉瘤专家委员会终于在 7 月发布了《CSCO 骨肉瘤临床诊断治疗专家共识》，并在《临床肿瘤学杂志》第 10 期发表；8 月，在郑州举办了骨肉瘤化疗学习班；9 月，在 CSCO 年会上举办了骨肉瘤专场讲座，对该《共识》进行了广泛推广与解读。牛晓辉教授身体力行，在 9 月上海骨肉瘤研讨会和 12 月上海脊柱肿瘤研讨会上，都积极宣传和介绍《共识》，不遗余力地推广骨肉瘤的规范化治疗。

3. 神经内分泌癌专家委员会

4 月，在北京召开了第二届神经内分泌肿瘤全球巡讲会议；11 月，召开了北区 NET 多学科研讨会和第二届胃肠胰神经内分泌肿瘤高峰论坛。在临床研究方面，"依维莫司或安慰剂治疗晚期非胰腺中肠神经内分泌瘤的全球多中心临床研究"即将开始；"苹果酸法米替尼治疗晚期或转移性胃肠胰神经内分泌瘤多中心 II 期临床试验"正在顺利进行。同时，相关的基础研究、临床研究和青年人才的培养计划也已经提上议事日程。这些举措都有力地推动了中国神经内分泌肿瘤学科的发展。未来，专家委员会还将研讨和制订 GEP-NET 中国专家诊疗共识，并在全国范围内进行推广。

4. 肾癌专家委员会

在 CSCO 年会上举办了第四届泌尿系肿瘤论坛。

5. 小细胞肺癌专家委员会

自成立以来积极开展小细胞肺癌的基础及转化性研究，目前在研的全国多中心临床试验"洛铂联合依托泊苷与顺铂联合依托泊苷一线治疗广泛期小细胞肺癌有效性及安全性动态随机、平行对照、多中心临床研究（HNCA002）"进展顺利，入组接近尾声。此外，还开展了小细胞肺癌数据库录入工作和规范化诊疗的推广工作。并组织专家编撰小细胞肺癌诊断和治疗现状书籍。全方位、多渠道的推动小细胞肺癌诊疗技术的发展。

6. 血管靶向专家委员会

在 CSCO 执委会领导下，在全体委员的积极响应和参与下，根据专业学术活动的需要，有针对性地在结直肠癌、肺癌、卵巢癌、乳腺癌等领域开展了一系列肿瘤血管靶向治疗新理念的宣传和教育活动，其中包括：2 月分别在北京、上海、广州举办了圣安东尼奥乳腺癌大会中国峰会；4 月在厦门举办 CSCO-罗氏肠癌论坛；9 月在 CSCO 年会上举办抗肿瘤血管靶向治疗论坛；10 月在深圳举办 CSCO 肠癌论坛等，这一系列学术活动有效地推广了血管靶向治疗领域的最新临床研究成果。

7. 肿瘤光动力治疗专家委员会

2012 年度派遣国内专家赴 PDT 领先的国家进行学习与交流，同时组织国内外专家编写肿瘤光动力专业培训教材，向基层医院的 PDT 医务人员进行普及教育。建立了 3 家正规的肿瘤 PDT 培训中心，开通了肿瘤光动力治疗专业网站（www.nfpdt.com），与英国《光诊断与光动力治疗》杂志结成联谊关系，将该杂志的摘要翻译成中文发布在网上。将顾瑛教授主稿的《激光临床技术操作规范 激光医学分册》光动力治疗部分内容下发给各位专家委员，准备在进一步完善后制订《肿瘤光动力治疗临床技术操作规范》。6 月，在河南新乡成功举办了"CSCO 肿瘤光动力治疗专家委员会 2012 工作会议暨河南省首届肿瘤光动力治疗学术大会"；9 月，在 CSCO 年会上举办了"中日韩肿瘤光动力治疗学术论坛"。在临床研究方面，福州大学的国产光敏剂酞菁和深圳中兴扬帆的血卟啉醚酯，已经分别在国内完成了 I 期临床和剂量探索试验。

8. 肿瘤营养治疗专家委员会

为了全面规范肿瘤营养支持与治疗，继续在全国开展了《共识》解读推广城市会，进一步推广《恶性肿瘤患者营养治疗专家共识》（试行版），2012 年度共完成了北京、上海和成都 3 个城市的专家共识解读会。9 月，在 CSCO 年会上举办了"肿瘤营养支持治疗论坛"。由专家委员会牵头开展的"2010～2011 中国肿瘤住院患者营养不足、营养风险及营养支持情况调查"已全面结束，报告论文已为 SCI 杂志《Nutrition and Cancer》接收，已于 2013 年 1 月正式发表。

（二）2012 年，CSCO 新成立了 3 个专业委员会

1. 胰腺癌专家委员会

8 月 4 日在上海成立，是由国内 36 家医院共 42 位专家教授组成的专业学术团体，王理伟和郝纯毅教授担任主任委员。胰腺癌专家委员会成立不久，便协助《中国医学论坛报》完成了《胰腺癌患者健康教育手册》的编纂。并在 CSCO 年会期间，成功举办了"胰腺癌论坛"专场。

2. 医药研究和安全评价专家委员会

与 USCACA 合作，旨在支持和提高我国肿瘤新药临床研究水平，逐步建立中国研究者在全球性创新药物临床研究中的领导地位，支持国内肿瘤创新药物的研发及临床研究的开展，积极开展药物上市后安全性评价的研究。马军教授和严立博士担任主任委员。

3. 青年专家委员会

是在原 CSCO 青年医师沙龙的基础上设立的，由陈功和吴穷教授担任主任委员。汇集了中国肿瘤界的青年精英，有着良好的学术基础和广泛的群众基础，该委员会的成立彰显了学会领导对年轻一代的关爱和期待。继去年成功举办原创征文大赛之后，专家委员会成员齐心协力，积极策划临床研究方案擂台赛。擂台赛得到了青年医师的积极响应，在不长的时间内收到临床研究设计方案 100 多篇，14 篇优胜方案最终进入决赛。决赛更是广受关注，管忠震、江泽飞、沈琳等教授莅临现场，会场内座无虚席，交流积极，有效地提升了青年医师的科研能力。CSCO 年会上，青年专家委员会还举办了胃肠专场和乳腺、肺癌两个学术专场。他们精心组织，既有最前沿的学术进展报告，又有通过典型病例展开演讲和讨论，内容丰富，生动而深刻，共吸引了千余名参会代表。

（三）成功举办第二届国际临床研究高级研修班（ACT China Ⅱ）

11 月 30 日～12 月 2 日，"第二届国际临床研究高级研修班 Advanced Clinical Trial Workshop China Ⅱ（ACT China Ⅱ）"在广州市云来斯堡酒店胜利举办（彩图 6、图 7），研修班由 CSCO、ASCO 和美国肿瘤转化性研究学会（STO）共同主办。本次会议在首届 ACT 研修班的基础上，着重对多中心 Ⅱ～Ⅲ 期临床试验的设计进行了深入研讨。不仅邀请了 10 余位来自美国、英国、加拿大和 CSCO 的肿瘤临床研究方面的专家授课，而且特邀了欧洲药品管理局的官员参与答疑和顾问。40 多名肿瘤药物临床研究机构的负责人及 10 多位国内、外肿瘤药品生产企业医学部或研发中心的人员参与了听课和分组研讨。研修班内容启发性强，对临床试验的设计、实施及解释的基本要素提供了详尽深刻的见解。尤其会议提供了很多互动和研讨机会，与会专家畅所欲言、热烈讨论，在临床试验的理论和实践方面都收获良多。会议结束后，一些代表就向 CSCO 办公室询问第三届 ACT 会议的时间地点，以便安排参会。由此可见，ACT 会议对促进国内肿瘤药物临床研究、提高临床研究水平有着很重要的现实意义。

三、规范肿瘤诊治行为，做好政府卫生部门的助手

CSCO 自成立以来，一直得到党和政府的大力支持和亲切关怀，作为中国临床肿瘤学界最具影响力的民间学术团体，CSCO 始终将协助卫生行政部门开展肿瘤防治工作作为学会不可推卸的责任和使命。学会自成立至今，积极参与和配合承担政府有关部门肿瘤防治决策论证和科研成果鉴定等工作。近年来，根据卫生部的指示，CSCO 投入了大量的人力物力，协助或参与制定了多项恶性肿瘤诊治规范，为推动肿瘤规范化诊治进程做出了积极的贡献。

2012 年完成的规范化文件包括：《恶性肿瘤患者的营养治疗专家共识》《原发性肝癌

诊疗规范》《蒽环类药物心脏毒性防治指南（草案）》《卫生部结直肠癌诊疗规范》《疼痛机理及多模式镇痛》《癌症疼痛诊疗规范 2011 版解读》《示范病房评审标准的解读》《麻醉、精神药品规范化管理》《中国肿瘤患者相关静脉血栓栓塞症预防与治疗专家共识》和《CSCO 骨肉瘤临床诊断治疗专家共识》等。

　　癌痛规范化治疗示范病房的论证和评估，是目前 CSCO 协助卫生部医政司执行的最大项目。项目自 2011 年开展以来，CSCO 在医政司的领导下组织专家进行研讨论证，先后完成了"癌痛规范化治疗示范病房"规范细则的制定以及对基层医师的培训推广，并组织了数十名 CSCO 专家组成评估小组，按照卫生部计划奔赴各地基层医院进行实地督查。截至2012 年底，已有 67 家医院被授予卫生部癌痛规范化治疗示范病房，20 家医院被评为培育单位。在 CSCO 年会上，特设了"国家癌痛诊疗规范与示范病房"专场，邀请医政司领导就项目进展和后续工作给予指导，一些专家和医院代表也就创建中的经验和改进提高等进行交流，有利于进一步开展项目实施。

四、中国临床肿瘤学科学基金发挥越来越大的作用

　　中国临床肿瘤学科学基金是 CSCO 资助临床研究和奖励优秀科研成果的重要资金来源，犹如神奇的马良画笔，使 CSCO 临床协作研究方面的工作变得更加实际而鲜活。2012 年度基金评审会议于 7 月 14 日在南京市钟山宾馆召开，廖美琳、秦叔逵、吴一龙、唐平章、罗荣城等 CSCO 领导亲临评审。经过评审专家的集中复议和逐一审查，最终确定奖励年会优秀论文 18 篇；新评选出青年肝癌基金临床研究项目 9 个，4 个研究项目获得中医药肿瘤研究基金资助；评审会对既往获得资助的研究项目的阶段性报告进行了审查，批复 13 个肝癌研究和 1 个中医药研究项目予以继续资助。CSCO-同辉基金和 CSCO-血管靶向治疗基金分别有 8 个研究项目和 4 个项目进展顺利，通过了审查。

　　由中国临床肿瘤学科学基金资助的 CSCO-胃癌典型病例征集项目已经开展了一年多，目前已经接近尾声，预计将在 2013 年出台详细的调研报告。CSCO-乳腺癌典型病例征集活动尚在进行中。

　　这一系列多学科的研究项目因为中国临床肿瘤学科学基金的支持得以顺利开展，并取得了可喜的成果，对学会鼓励开展协作研究起到了积极而关键的作用，为我国肿瘤规范化诊治的进程提供了更多科学依据。

2012 年度淮河流域癌症早诊早治项目工作报告

全国肿瘤防治研究办公室

　　2012 年，淮河流域癌症早诊早治项目已在沿淮 4 个省的 22 个县（区）开展了癌症早诊早治筛查工作。

项目开展 5 年来，已逐步走向了常规化与规范化运行模式。并且，通过项目的实施，癌症早诊早治已经成为肿瘤防治工作最有力的抓手，同时加强了健康宣教的力度，提高了基层医疗队伍的技术水平，提升了政府在人民群众心目中的形象。

一、基本情况

淮河流域癌症早诊早治工作起步于 2008 年。至 2012 年已由最初的 6 个项目县（区）扩大到 22 个项目县（区），年筛查任务由 13 000 人增加到 39 400 人（见表 1）。

表1　2012 年淮河流域癌症早诊早治项目点及工作任务

省、区（市）名称	项目点名称	筛查癌种	筛查任务（人/年）	备注
江苏省	盐城市射阳县	胃癌	2000	
	淮安市金湖县	食管癌	2000	
	盐城市滨海县	肝癌	2000	
	淮安市洪泽县	食管癌	2000	
	盐城市亭湖区	肝癌	1000	2012 年新增
山东省	济宁市汶上县	食管癌	2000	
	枣庄市滕州市	食管癌	2000	
	淄博市沂源县	胃癌	2000	
	临沂市莒南县	肝癌	2000	
	菏泽市单县	食管癌	1000	2012 年新增
安徽省	宿州市埇桥区	胃癌	2700	
	阜阳市颍东区	肝癌	2700	
	宿州市灵璧县	肝癌	2000	
	六安市寿县	胃癌	2000	
	滁州市定远县	胃癌	1000	2012 年新增
	淮南市潘集区	食管癌	1000	2012 年新增
	亳州市蒙城县	肝癌	1000	2012 年新增
河南省	驻马店市西平县	食管癌	2000	
	周口市沈丘县	肝癌	2000	
	信阳市罗山县	胃癌	2000	
	周口市郸城县	肝癌	2000	
	商丘市睢县	肝癌	1000	2012 年新增
合计			39400	

淮河流域癌症早诊早治项目经费的 85% 用于临床筛查，15% 用于对县（区）人群进行流行病学调查、确定高危人群、进行追踪随访，同时开展肿瘤登记工作、报告癌症发病和死亡数。

二、项目进展情况

(一) 人员培训

2012 年 10 月，在山东省肥城市举办了 2012 年度重大公共卫生服务项目淮河流域癌症早诊早治项目技术培训班。培训班由全国肿瘤防治研究办公室主办，山东省肿瘤防治研究办公室承办，山东省肥城市肿瘤防治中心协办。来自江苏省、安徽省、山东省、河南省 22 个项目点的 122 名代表参加了培训。中国医学科学院肿瘤医院专家分别就 B 超诊断早期肝癌、生化检验、腔镜筛查早期食管癌、胃癌、病理诊断、数据录入等方面内容对学员进行了培训与示教，对学员提出的问题做了详细的解答与指导，提高了学员的理论知识水平及实际操作能力，达到了培训的预期目标，取得了良好效果，为今后的工作奠定了基础。

根据国家技术方案，省级项目负责单位还根据项目实施方案，制定了符合当地实际情况的工作计划及实施方案，并对参加项目的工作人员、医疗机构技术人员、各项目乡镇相关人员等，利用启动会、专题会议等不同形式进行了省级、县级和乡级的逐级技术培训。保证了项目工作的正常开展，促进了项目工作质量的提高。

(二) 工作调研、督导与总结

为进一步做好此项工作，提高淮河流域癌症早诊早治水平，全国肿瘤防治研究办公室委托各省级项目点负责人开展调研和现场督导，了解各地项目工作安排和进展情况，选取项目点进行考察，听取各项目点组织落实情况。4 个省级负责单位对承担癌症早诊早治、肿瘤随访登记项目工作的全部项目点进行了现场督导和检查。

(三) 肿瘤登记工作情况

2012 年，有 22 个项目点开展淮河流域癌症早诊早治工作，其中 6 个为 2012 年新增加的项目点。22 个项目点报告了肿瘤登记覆盖人口（见表 2）及肿瘤发病（见表 3）和死亡（见表 4）初步统计数字：2012 年肿瘤登记覆盖人口共计 20 068 594 人，2012 年初步统计 22 个项目点肿瘤发病数为 38 822 人，死亡数为 28 520 人。

表 2　项目点县（区）覆盖人口数

项目点	2007 年	2008 年	2009 年	2010 年	2011 年	2012 年
射阳	959256	965755	965817	974884	973723	966573
金湖	363195	363983	362714	359355	357127	357127
洪泽	371263	388126	381673	384858	380753	381400
滨海	1112779	1145916	1157181	1161506	1200467	1200467
亭湖区			903665	908877	897676	842796
汶上	735812	741503	757855	758983	768551	773418
沂源	559838	561689	563679	564794	564821	565195
滕州	1602523	1614287	1625496	1603659	1610699	1617770
莒南				822877	825039	822415
单县						1062194

续 表

项目点	2007 年	2008 年	2009 年	2010 年	2011 年	2012 年
颍东区	601187	603704	603716	600370	601563	630771
灵璧				1102005	975305	980904
埇桥区	1766338	1608272	1667611	1667611	1683691	1647642
寿县				1205326	1008117	1013336
定远						779174
潘集区						446000
蒙城						1062008
西平		854678	858002	859010	862511	867161
沈丘	1127076	1130078	1138104	1143581	1152175	1160092
罗山				727172	730082	730082
郸城				1314862	1320000	1325018
睢县						837051

表 3 项目点县（区）肿瘤发病人数

项目点	2007 年	2008 年	2009 年	2010 年	2011 年	2012 年	小计
射阳		2681	3053	2770	2805	2563	13872
金湖	997	745	733	1207	1210	1111	6003
洪泽			846	801	798	1036	3481
滨海	2584	2341	2468	2619	2705	2732	15449
亭湖区			1533	1438	1725	2123	6819
汶上			1418	1655	1879	1955	6907
沂源					1145	1034	2179
滕州	2024	2117	2162	2242	3089	3083	14717
莒南				1771	1808	1803	5382
单县						1305	1305
颍东区	1112	1171	1327	1056	1234	1062	6962
灵璧				2000	1894	2325	6219
埇桥区		1010	2554	2410	2915	2724	11613
寿县				2277	1546	1985	5808
定远						414	414
潘集区						363	363
蒙城						1633	1633
西平		1523	1584	1610	1724	1731	8172
沈丘		183	1916	2814	3303	2797	11013
罗山				1254	1249	1190	3693
郸城				2380	2407	2889	7676
睢县						964	964
合计	6717	11771	19594	30304	33436	38822	140644

表 4　项目点县（区）肿瘤死亡数

项目点	2007 年	2008 年	2009 年	2010 年	2011 年	2012 年	小计
射阳		2081	2215	2156	2236	2039	10727
金湖	817	783	746	711	715	770	4542
洪泽			674	528	578	729	2509
滨海	2145	2012	1967	1834	2370	2181	12509
亭湖区			674	1159	1175	1392	4400
汶上	1135	1220	1112	1166	1146	1188	6967
沂源					1024	967	1991
滕州	1240	1917	2276	1906	2050	2567	11956
莒南				1308	1084	1146	3538
单县						1190	1190
颍东区	921	853	885	792	869	770	5090
灵璧				1514	1120	1202	3836
埇桥区	2390	1097	2052	2250	2071	2112	11972
寿县				1671	1696	1624	4991
定远						146	146
潘集区						48	48
蒙城						1512	1512
西平		1251	1258	1180	1181	1221	6091
沈丘	1676	1802	1718	1756	2142	1909	11003
罗山				1106	909	902	2917
郸城				1623	2014	1900	5537
睢县						1005	1005
合计	10324	13016	15577	22660	24380	28520	114477

（四）主要结果

1. 肝癌

2012 年度筛查任务为 15 700 例，实际筛查 17 394 例，任务完成率为 110.79%。

项目覆盖人口数为 120.49 万，参加流行病学调查人数为近 14.16 万人，对 11.93 万人进行了乙肝表面抗原检测，查出 5309 人为阳性。对初筛后的 17 396 人进行了 AFP 检测，阳性数为 294 人。B 超检查 17 394 人，查出早期肝癌 56 例，中晚期肝癌 30 例，可疑实性结节 73 例，早期癌检出率为 58.33%。接受相关治疗的为 53 人，随访 406 人（见表 5）。

2. 食管癌

2012 年筛查任务为 12 000 例，实际筛查 12 027 例，任务完成率为 100.23%。

项目覆盖人口数为48.18万，参加流行病学调查人数为5.07万人。检出食管重度异型增生/原位癌、贲门高级别上皮内肿瘤及以上病变118例，其他部位肿瘤8例，检出率为1.05%。其中确诊59例为早期食管癌，早期癌检出率为50%。治疗113例，随访379人（见表6）。

3. 胃癌

2012年筛查任务为11 700例，实际筛查11 835例，任务完成率为101.15%。

项目覆盖人口数为42.29万，参加流行病学调查人数为5.01万人。检出高级别上皮内肿瘤及以上病变59例，其他部位肿瘤3例，检出率为0.52%。其中早期癌30例，早期癌检出率为50.85%。已治疗65例，随访907人（见表7）。

表5　2012年度淮河流域癌症早诊早治项目筛查情况统计表（肝癌）

项目点名称	滨海县	亭湖区	莒南县	颍东区	灵璧县	蒙城县	沈丘县	郸城县	睢县
筛查地区总人口数	86413	59123	65891	223461	128080	89434	226640	202315	123500
实际覆盖筛查人数	31935	9687	19065	89384	22320	35779	90656	80926	19580
参加流行病学调查人数	12829	9687	14108	29597	16840	12734	18988	19184	7589
实际适用筛查人数	11953	1042	2215	24108	2698	1925	22811	25185	7589
乙肝表面抗原检测人数	8314	9687	2021	22858	17931	12734	18988	19184	7589
其中：HBV（+）人数	354	503	130	1285	831	674	716	421	395
填写知情同意书人数	2055	9687	2021	2788	2038	1287	2046	2210	2011
血清甲胎蛋白检测人数	2022	1039	2021	2763	2037	1287	2046	2170	2011
其中：AFP（+）人数	27	46	8	85	86	11	21	10	
参加B超检查人数	2022	1021	2021	2788	2035	1287	2039	2170	2011
B超医生人数	3	2	4	2	4	2	3	8	6
彩超机台数	2	2	4	2	1	1	1	4	3
黑白B超机台数	0	0	0	0	0	1	0	0	0
便携式B超机台数	0	0	1	0	0	0	0	0	1
其中：肝正常人数	1753	762	1388	1886	1348	944	2012	1126	
良性实性结节	47	0	39	1		30	19	66	40
可疑实性结节	7	2	6	0		16	1	6	35
早期肝癌	3	2	11	12	11	5	6	5	1
中晚期肝癌	4	1	2	6	4	4	1	4	4
拒绝B超检查人数	0	18	0	0	0	0	7	40	
已治疗人数	7	1	1	14	13	7	7	3	
随访人数	7	15	266	93	9		7	9	
早期癌检出率（%）	42.86	66.7	84.62	66.7	73.33	56.00	85.71	55.56	20

表 6　2012 年度淮河流域癌症早诊早治项目筛查情况统计表（食管癌）

项目点名称	金湖	洪泽	汶上	滕州	单县	潘集区	西平
筛查地区总人口数	50049	53185	49000	231478	16277	49000	32815
实际覆盖筛查人数	20636	15955	14700	39177	4883	16654	7345
参加流行病学调查人数	6096	6005	12000	6910	3280	10812	5560
实际适用筛查人数	12800	2628	2600	9816	1824	3100	2928
填写知情同意书人数	2282	2628	2067	2846	1824	1084	2354
参加生化检查人数	2282	2628	2067	2846	1824	1084	2165
其中：HBV（+）人数	112	209	43	44	86	40	91
HCV（+）人数	11	6	0	6	1	4	55
梅毒（+）人数	14	30	0	11	3	21	16
HIV（+）人数	0	0	0	0	1	0	1
腔镜医生人数	6	3	5	9	6	2	6
食管镜台数	2	3	4	6	1	2	2
食管镜检查人数	2011	2000	2000	2005	1005	1004	2002
拒绝食管镜检查人数	271	0	67	17	289	13	163
食管镜取活检人数	449	739	431	22	89	718	1359
病理结果统计　正常	24	28	1828	0	3	475	798
食管炎	183	538	92	14	80	22	414
轻度不典型增生	67	126	43	2	4	15	102
中度不典型增生	23	12	22	2	0	2	27
重度不典型增生	33	26	9	9	2	1	7
不典型增生不能分类	4	0	0		0	0	0
鳞癌可能有浸润	2	4	1	1	0	0	2
黏膜内鳞状细胞癌	0	0	0		0	0	5
浸润性鳞癌	4	2	2	1	0	1	2
其他	1	3	2		0	42	0
不足诊断	0	0	1		0	0	0
其他肿瘤检出情况	3	0	1		2	0	2
食管早期癌人数	33	0	9	9	2	1	5
已治疗人数	33	35	22	4	2	2	15
随访人数	33	287	35	4		2	18
早期癌检出率（%）	84. 62	81. 3	69. 23	81. 82	100	50	66. 7

表7 2012年度淮河流域癌症早诊早治项目筛查情况统计表（胃癌）

筛查地区（乡、镇）名称	射阳	沂源	埇桥区	寿县	定远	罗山
筛查地区总人口数	60375	75199	115765	104651	42734	24135
实际覆盖筛查人数	27321	34258	26290	11148	12820	8000
参加流行病学调查人数	9635	2581	14062	11148	9720	2900
实际适用筛查人数	10750	2010	4398	2506	1400	3600
填写知情同意书人数	3486	2581	4228	2102	1000	2600
参加生化检查人数	3096	2048	4228	2102	1046	2067
其中：HBV（+）人数	393	12	181	64	69	113
HCV（+）人数	9	2	13	3	9	14
梅毒（+）人数	30	5	5	11	16	46
HIV（+）人数	0	0	0	0	0	0
腔镜医生人数	4	6	8	2	5	3
胃镜台数	3	2	4	2	3	2
胃镜检查人数	2108	2010	2700	2001	1000	2016
拒绝胃镜检查人数	0	38	1528	101	46	184
胃镜取活检人数	2106	2010	2327	1984	900	944
病理结果统计　正常	17	1	222	233	0	未统计
病理结果统计　非萎缩性胃炎	1880	1765	1669	1328	732	未统计
病理结果统计　萎缩性胃炎	88	185	357	367	127	未统计
病理结果统计　低级别上皮内瘤变	36	45	70	45	36	16
病理结果统计　高级别上皮内瘤变	4	1	4	3	2	7
病理结果统计　黏膜内癌	2	4	5	0	3	5
病理结果统计　黏膜下癌	1	0		8		1
病理结果统计　其他	5（中晚癌）	4（进展期）				7
病理结果统计　不足诊断	0	3				未统计
其他肿瘤检出数	0	2			1	0
早期胃癌数	3	4	4	3	3	13
已治疗人数	10	12	9	11	5	18
随访人数	12	864	0	11	—	20
早期癌检出率（%）	25	44.44	44.40	27.27	60	100

三、总结及建议

（一）项目工作小结

1. 通过健康宣教、流行病学调查、健康体检、临床癌症筛查，提高并增强了当地群众的健康知识、健康意识，普及了癌症预防的相关知识，得到了群众的认可、拥护和好评。

2. 每年组织项目相关内容的技术培训，提高了项目县（区）的医疗技术水平，稳定了技术队伍，逐步提高了县（区）级癌症早诊早治率和早诊早治技术水平。

3. 对筛查出的癌症患者进行及时治疗指导，特别是对无临床症状筛查出的早期癌症患者，结合新农合政策，及时治疗并跟踪随访，尽可能减少了患者医疗经济负担，确实是一项民心工程。

4. 加强高危人群及癌症患者治疗后的随访，提高当地群众对癌症预防、治疗的认识，保证了癌症登记数据质量。

5. 在项目实施过程中，省级相关组织部门积累了管理工作经验，通过组织省级医疗机构专家对项目县（区）进行实地指导，加强了省、县医疗机构的联系，形成了省级医疗机构帮、带县级医疗机构的模式，提高了县级医疗单位诊治水平。

（二）项目建议

淮河流域癌症早诊早治项目应继续深入细致地进行，并争取经费开展相关研究，提高筛查效率，救助更多患者，降低恶性肿瘤危害，扩大社会效应。此外，应建立肿瘤筛查、预防、项目和实施管理的专家队伍，对项目执行情况进行全程指导、质量控制和科学管理，及时总结经验，改进工作方式，提高技术水平。

1. 癌症早诊早治工作应选择在癌症相对高发的地区人群中进行，以保证尽可能发现较多的早期癌症病人。死因监测和肿瘤登记是癌症防治的基础工作，对于确定筛查的目标人群和癌症防治效果的评价均有重要价值。各省和项目点应对此给予高度重视。

2. 癌症早诊早治的目的是提高癌症患者的可治率、治愈率和生存率。熟悉和掌握癌症筛查方法和技术，准确及时发现癌症高危个体，让较多患者在可治愈阶段接受适当治疗是本项目的关键环节。加强食管癌、胃癌、肝癌筛查技术和方法的培训，提高业务人员的技术水平仍是今后的重点工作。

3. 自淮河流域癌症早诊早治项目启动以来，逐步得到了当地政府和群众的支持与认可，确认是一项利国利民的民心工程，给淮河流域的百姓带来实惠，产生了良好的社会效益和经济效益。同时，也为国家新医改政策的实施，加强基层医疗机构能力建设和病源分流开拓了渠道。进一步总结和交流在淮河流域癌症早诊早治项目实施中的各种经验，对本地区及全国其他地区癌症防治工作的深入开展将具有重要参考价值。

中国肿瘤随访登记工作报告 2012

全国肿瘤防治研究办公室

肿瘤登记是系统性、经常性收集有关肿瘤及肿瘤病人信息的统计制度。肿瘤登记的主要目的是收集、分类所有肿瘤病人的数据信息，对登记覆盖人群中所有肿瘤的发生、发展状况进行统计分析，评价肿瘤在该人群中的危害与负担，提供进行肿瘤预防与控制的基础。肿瘤登记资料提供的有关肿瘤发病率、现患率、死亡率、诊断方法、分期状况、治疗方式及生存状况的连续信息及常见肿瘤主要危险因素的信息，为肿瘤基础及临床研究提供科学、有效的信息，是肿瘤防治研究的基础。以人群为基础的肿瘤登记资料是制订癌症控制乃至卫生事业发展策略方针、规划、计划和防治措施的基本依据。随着登记时间的积累和延长，登记资料的价值会越来越大。

癌症是严重威胁人类生存和社会发展的重大疾病，自20世纪70年代以来，我国癌症的发病率和死亡率一直呈上升趋势。据世界卫生组织（WHO）最新估计，2008年全球癌症新发病例1266万，中国为282万，约占22.3%；死亡756万，中国为196万，约占25.9%，随着社会经济的发展，工业化、城市化和人口老龄化进程的加快，环境因素、生活方式的不断变化，癌症的危险因素也随之改变，导致我国的癌谱也发生了改变，城市地区呈现发达国家以肺癌、结直肠癌、女性乳腺癌高发的特点，农村的上消化道癌高发仍然表现为发展中国家的癌谱特征。癌症对于我国国民经济、社会发展、人民健康、卫生服务与费用负担产生的危害十分严重。

肿瘤登记处是连续性搜集、贮存、整理、统计分析、评价、阐述及报告肿瘤发病、死亡和生存信息资料的特定机构。自20世纪60年代，我国少数地区成立肿瘤登记处，但发展缓慢，到21世纪初，登记处的人口覆盖仍然很少，难于反映全国肿瘤的发病、死亡水平。全面的、连续的、动态的掌握恶性肿瘤的发病、死亡、生存基础信息，是肿瘤预防控制的基础工作。为在我国建立起有代表性、统一规范的肿瘤登记报告方法与制度，2008年，财政部和卫生部将肿瘤登记工作纳入中央财政补助地方公共卫生专项，登记点逐年增加，经费支持逐年加大。截至目前，肿瘤登记项目进展顺利，2012年新增登记点27个，登记点数量从2008年前的43个，增加到2012年的222个，覆盖全国除台湾以外的全部省份，约占全国人口的约14%，对动态收集我国恶性肿瘤的相关信息，为国家肿瘤控制计划的制订、监督、监测和评价，以及肿瘤基础及临床研究，打下了良好的基础。

一、基本情况

我国肿瘤登记工作开始起步于20世纪60年代初，当时仅有上海和河南林县开展了人群肿瘤登记工作。20世纪70年代进行的第一次全国死亡回顾调查以后，一些城市和肿瘤高发区陆续建立了肿瘤登记报告制度，但开展登记的市、县屈指可数。"八五"、"九五"期间，卫生部和全国肿瘤防治研究办公室组织了第二次全国死因抽样调查和肿瘤发病、死亡监测方法研究；2006年，又开展了全国第三次死因回顾抽样调查，促进了肿瘤登记点的增加；到2008年，全国已经建立有人群肿瘤登记数据上报能力的登记处43个。2008年，肿瘤登记项目纳入到卫生部中央转移地方支付项目，在原有基础上增至95个，覆盖全国所有31个省、自治区、直辖市以及新疆生产建设兵团。到2009年，登记处数量增加到149个；2010年，新增46个肿瘤登记点，登记处总数增加到195个；2012年，又新增登记点27个，登记处总数达到222个，登记覆盖人口约2亿。

　　肿瘤登记项目近 80% 的经费用于补需方，以登记处覆盖人口为依据，根据 4.5‰ 计算发病/死亡登记例数计算需方补助、能力建设和工作经费，在项目发展过程中，中央财政对项目的拨款逐年增加，由于技术培训的重要性，用于能力建设的经费也逐年上升（表 1）。

表 1　肿瘤登记项目经费（万元）

年度	登记点数量	需方补助	能力建设	工作经费	合计
2008	95	147	140	82	369
2009	149	382	364	203	949
2010	193	462	471	258	1191
2011	195	487	471	266	1224
2012	222				1500

二、2012 年项目进展情况

（一）项目点建设

　　目前，我国肿瘤登记城市覆盖人口比重偏大，为均衡发展，2012 年新建项目点在原有的 195 个登记处的基础上，除北京、天津、上海和重庆四个直辖市和新疆生产建设兵团外，其他 27 个省、自治区各增加 1 个农村登记点，其中，山西省和宁夏回族自治区选择两个相邻的区（县），以满足人口覆盖要求，因此 2012 年项目点总共为 224 个，覆盖人口达 2 亿。城市地区（地级以上城市）由 2011 年的 80 个，增加到 2012 年的 88 个，覆盖人口约 1.2 亿；农村地区（县和县级市）登记点由 2011 年的 115 个，增加到 2012 年的 136 个，覆盖人口约 0.8 亿，农村覆盖人口比例较前有所提高，达到 40%。

（二）技术培训班与工作推进会

　　2012 年 3 月 27 日~30 日，在浙江省杭州市举办"全国肿瘤登记资料质量审核省级师资培训班"，全国 29 个省（自治区、直辖市）负责肿瘤登记资料质量的工作人员 100 余人参加了此次培训班。培训结束时进行了学员调查，结果显示满意度 95% 以上。

　　2012 年 8 月 28 日~29 日，"2012 年全国肿瘤登记工作推进会暨技能培训会议"在青海省西宁市召开。来自全国 31 个省（自治区、直辖市）卫生厅、局分管肿瘤登记负责人、肿瘤登记处有关专家及相关人员共计 140 余人参加会议。根据各省（自治区、直辖市）2011 年度工作进展情况及历史工作情况，评出省级单位杰出贡献奖和省级单位突出进步奖及优秀肿瘤登记处。全国肿瘤登记技术培训专家们还就肿瘤登记数据的质量控制、开发利用、资源共享、肿瘤登记资料的发病和死亡分析、生存资料分析等内容展开讲解。

　　2012 年 12 月 5 日~6 日，在广东省中山市举办肿瘤登记技术与方法培训班，本次培训列入国家级继续教育基地项目，有来自全国 20 多个省（自治区）及广东省内人员 140 余人参加了培训，培训内容包括肿瘤登记的概念、目的和意义，肿瘤登记数据在癌症防控中的作用，人群登记的基础条件和行政协调，肿瘤登记机构内部工作程序、流程和各种资料收集方法（城市和农村）。国际疾病分类（ICD）介绍，基本编码规则，编码工具书的使用，肿瘤的分类和编码，肿瘤登记的质量控制，肿瘤登记软件 CanReg4 与 Check 的安装与使用。肿瘤登记数据审核流程，指标体系和数据要求，登记数据的分析、利用与报告及论文撰写等。

（三）工作调研与督导

为进一步做好此项工作，提高肿瘤登记资料质量，全国肿瘤登记中心组织肿瘤登记专家对部分省份开展了调研和项目督导。分别对河南和辽宁等省进行了现场调研，听取了各省级主管部门对项目工作安排和进展情况，并对部分项目点进行考察，听取各项目点负责人就项目组织落实情况、人员培训、项目进展情况、质量控制及数据管理等环节汇报。实地参观肿瘤登记处，查阅相关文件资料、查看存档的死亡医学证明书、肿瘤登记报告卡及登记数据库，并深入到资料上报单位进行调研。针对登记技术与方法中存在的一些问题，调研组与项目工作人员进行了交流与讨论，解决实际问题，并及时将督导报告反馈给各省。

（四）修订"中国肿瘤登记项目实施方案"

为适应登记地区的不断增加，登记质量的不断提高，登记方法与数据收集途径的改变，以及数据上报要求的改变，全国肿瘤登记中心根据目前实际需要，修订了"2009 年肿瘤登记项目实施方案"。方案对登记工作的意义、目标、选点要求、工作内容、组织实施、质量控制和上报要求等各个环节予以详细的说明。为肿瘤登记点开展登记工作奠定了理论基础和参考资料。方案已在"2012 年全国肿瘤登记工作推进会暨技能培训会议"上发放。

（五）肿瘤登记数据发布情况

1. 《2011 中国肿瘤登记年报》出版发行

2012 年 1 月，全国肿瘤登记中心出版了《2011 年肿瘤登记年报》，收录了全国 41 个登记处（其中地级以上城市 20 个、县和县级市 21 个）2008 年肿瘤登记数据，肿瘤地区覆盖人口 66 138 784 人，其中地级以上城市登记点覆盖人口 52 158 495 人，县和县级市登记点覆盖人口 13 980 289 人。报告新发病例 197 833 例，粗发病率 299.12/10 万，世界标化率 194.99/10 万；报告死亡病例 122 136 例，粗死亡率 184.67/10 万，世界标化率 114.32/10 万。

2. 《2012 中国肿瘤登记年报》出版

全国肿瘤登记中心于 2012 年 6 月 1 日前，开始收集全国各肿瘤登记处上报 2009 年肿瘤登记数据，经过多次审核与反馈，完成汇总、统计和分析，编辑撰写《2012 中国肿瘤登记年报》，于 2012 年 12 月由军事医学科学出版社出版，比上年提前 1 个月。

《2012 中国肿瘤登记年报》选取了质量较好的 72 个登记处的资料数据进行合并，用以分析全国登记地区恶性肿瘤的发病与死亡情况。2012 年全国 72 个肿瘤登记地区覆盖人口 85 470 522 人，占全国 2009 年末人口数的 6.40%。全国肿瘤登记地区发病率为 285.91/10 万,，世界标化率 191.72/10 万。全国肿瘤登记地区死亡率为 180.54/10 万，世界标化率 115.65/10 万。

三、2012 年数据上报情况

2012 年 12 月 12 日，全国肿瘤防治办公室/全国肿瘤登记中心发文要求按照《肿瘤随访登记技术方案》要求上报 2012 年度恶性肿瘤登记数据，截至 2013 年 1 月 31 日，全国共有 251 个登记处上报了肿瘤登记资料。其中未上报 2012 年度肿瘤登记数据的项目点共 3 个，分别是吉林省九台市、贵州省龙安县、西藏自治区江孜县，其余 221 个登记处均按要求上报登记数据资料（见表 2）。黑龙江、安徽、山东、河南、山西及江苏等省份的 30 个非本项目经费支持登记处上报完整的肿瘤登记资料，其中包括安徽、山东、河南和江苏的部分淮河流域癌症早诊早治项目点（见表 3）。

表 2　完整上报 2010 年数据的登记点（221 个点）

省份	登记处	省份	登记处
北京	北京市	天津	天津市
河北	赞皇县、迁西县、秦皇岛市区、涉县、磁县、武安市、保定市、丰宁满族自治县、沧州市	山西	太原市杏花岭区、阳泉市、平定县、盂县、阳城县、垣曲县、临汾市、洪洞县、临县
内蒙古	赤峰市、赤峰市敖汉旗、开鲁县、牙克石市、巴彦淖尔市临河区、锡林浩特市	辽宁	沈阳市、康平县、法库县、大连市、庄河市、鞍山市、本溪市、丹东市、东港市、辽阳县、建平县
吉林	德惠市、吉林市、通化市、大安市、延吉市	黑龙江	哈尔滨道里区、哈尔滨南岗区、尚志市、五常市、勃利县、牡丹江市
上海	上海市	兵团	农七师、石河子市
江苏	无锡市、徐州市、常州市、金坛市、苏州市区、南通市、启东市、海门市、连云港市区、赣榆县、东海县、灌云县、淮安市淮安区、盐城市、建湖县、大丰市、丹阳市、扬中市、泰兴市	安徽	合肥市、肥西县、芜湖、蚌埠市、五河县、马鞍山市、铜陵市区、天长市、庐江县、金寨县、泾县
浙江	杭州市、慈溪市、嘉兴市、嘉善县、海宁市、上虞市、开化县、仙居县	江西	新建县、武宁县、赣州市章贡区、龙南县、上高县、靖安县、上饶市信州区
福建	长乐市、厦门市区、厦门市同安区、莆田市涵江区、永安市、惠安县、建瓯市、永定县	河南	开封县、洛阳市、偃师市、鲁山县、林州市、辉县市、禹州市、漯河源汇区、漯河郾城区、三门峡市、内乡县、虞城县、济源市
山东	济南市、青岛市区、烟台市、招远市、临朐县、高密市、梁山县、邹城市、宁阳县、肥城市、乳山市、高唐县、滨州市滨城区	湖北	武汉市、五峰土家族自治县、钟祥市、云梦县、公安县、英山县、麻城市、嘉鱼县

省份	登记处	省份	登记处
湖南	长沙市望城区、株洲市石峰区、衡东县、岳阳楼区、慈利县、资兴市、麻阳县	广东	广州市、韶关南雄市、深圳市、珠海市、江门市城区、四会市、阳山县、中山市
广西	隆安县、柳州市、桂林市、苍梧县、合浦县、北流市、扶绥县	海南	三亚市、琼海市、定安县、昌江黎族自治县
四川	成都市青羊区、成都彭州市、自贡市自流井区、攀枝花仁和区、泸县、盐亭县、乐山市中区、长宁县、大竹县	云南	昆明市盘龙区、昆明市官渡区、玉溪市红塔区、保山市隆阳区、腾冲县、个旧市、兰坪白族普米族自治县
贵州	开阳县、六盘水市六枝特区、遵义市汇川区、铜仁市、雷山县	重庆	万州区、渝中区、沙坪坝区、九龙坡区
西藏	拉萨市、乃东县	青海	西宁市、湟中县、民和回族土族自治县、互助县、海南藏族自治州
陕西	西安市莲湖区、眉县、泾阳县、潼关县、旬阳县、洛阳市商州区	甘肃	兰州市、景泰县、天水市麦积区、武威市凉州区、张掖市甘州区、敦煌市、庆城县、临潭县
宁夏	银川市、石嘴山市、青铜峡市、固原市、中卫市、中宁县	新疆	乌鲁木齐市天山区、克拉玛依市、和田市、和田县、新源县

表3　非项目点上报数据的登记处（30个点）

省份	登记处	省份	登记处
黑龙江	哈尔滨香坊区	山西	晋中市榆次区 寿阳县
安徽	淮南市田家庵区 阜阳市颖东区 宿州市埇桥区 灵璧县	江苏	铜山区 溧阳市 海安县 淮安市清河区 淮安市淮阴区 淮安市清浦区 涟水县 洪泽县 盱眙县 金湖县 盐城市亭湖区 滨海县 射阳县
山东	章丘市 胶南市 滕州市 汶上县		
河南	鹤壁市 漯河市召陵区 罗山县 沈丘县 郸城县 西平县		

四、数据质量

肿瘤登记工作存在一定的时效性，在 2～3 年内将不断收集、补充数据库。一般情况下，年初收集到前一年的报告卡占全部的 60%～70%，如漏报过多，则需进一步加强漏报调查和补漏工作。本报告旨在于对项目的总结，不再对质量控制指标进行分析和报告。

五、结果

（一）2012 年肿瘤登记数据总体情况

1. 人口

上报 2012 年恶性肿瘤登记数据的登记点共计 251 个，覆盖人口 231 909 908 人，其中男性 117 633 717 人，女性 114 276 191 人，男女比例为 1.03；其中地级以上城市登记点覆盖人口 138 175 553 人（其中男性 69 651 352 人，女性 68 524 201 人），县和县级市登记点覆盖人口 93 734 355 人（其中男性 47 982 365 人，女性 45 751 990 人），城乡比例为 1.47。

2. 总体发病与死亡

2012 年上报新发病例 491 145 例，其中男性 275 517 人，女性 215 628 人，粗发病率 211.78/10 万，世调率 148.82/10 万（见表 4）；2012 年上报死亡病例 287 213 例，其中男性 181 950 人，女性 105 262 人，粗死亡率 123.85/10 万，世调率 83.30/10 万（见表 5）。

表 4　全国肿瘤登记地区全部恶性肿瘤（ICD10：C00-C96）发病主要指标

地区	性别	发病数	发病率 $(1/10^5)$	中标率 $(1/10^5)$	世标率 $(1/10^5)$	累积率 0～74（%）
全国合计	男女合计	491145	211.78	114.04	148.82	17.31
	男性	275517	234.22	128.00	169.95	20.16
	女性	215628	188.69	101.33	129.72	14.57
城市	男女合计	313740	227.06	117.03	152.37	17.59
	男性	170883	245.34	127.64	169.49	19.97
	女性	142857	208.48	107.88	137.62	15.39
农村	男女合计	177405	189.26	109.42	143.17	16.87
	男性	104634	218.07	128.72	170.64	20.49
	女性	72771	159.06	90.82	116.95	13.25

注：中标率所用标准人口为中国 1982 年人口构成；

世标率所用标准人口为 Segi's 人口构成（下同）。

表5 全国肿瘤登记地区全部恶性肿瘤（ICD10：C00-C96）死亡主要指标

地区	性别	死亡数	死亡率 （1/10⁵）	中标率 （1/10⁵）	世标率 （1/10⁵）	累积率 0~74（%）
	男女合计	287213	123.85	61.09	83.30	9.33
全国合计	男性	181950	154.68	80.12	109.76	12.40
	女性	105262	92.11	42.91	58.40	6.34
	男女合计	170932	123.71	56.98	78.14	8.60
城市	男性	106870	153.44	74.29	102.44	11.37
	女性	64062	93.49	40.67	55.63	5.95
	男女合计	116281	124.05	67.70	91.52	10.51
农村	男性	75080	156.47	89.32	121.19	14.01
	女性	41200	90.05	46.57	62.91	6.97

（二）全国肿瘤登记地区前10位恶性肿瘤

1. 前10位恶性肿瘤发病情况

全国肿瘤登记项目地区恶性肿瘤发病：男性发病第1位恶性肿瘤为肺癌，其次为胃癌、肝癌、食管癌和结直肠癌，男性前10位恶性肿瘤占全部恶性肿瘤的84.12%；女性发病第1位恶性肿瘤为乳腺癌，其次为肺癌、结直肠癌、胃癌和子宫颈癌，女性前10位恶性肿瘤占全部恶性肿瘤的79.15%（见表6）。

表6 全国肿瘤登记地区前10位恶性肿瘤发病

位次	男性				女性			
	癌种	发病率 （1/10⁵）	构成	中标率	癌种	发病率 （1/10⁵）	构成	中标率
1	肺癌	53.42	22.81	27.97	乳腺癌	33.66	17.84	18.92
2	胃癌	36.41	15.55	19.47	肺癌	27.02	14.32	13.04
3	肝癌	31.38	13.40	17.46	结直肠癌	17.80	9.44	8.77
4	食管癌	23.46	10.01	12.48	胃癌	15.07	7.99	7.48
5	结直肠癌	22.98	9.81	12.17	子宫颈癌	11.81	6.26	6.83
6	膀胱癌	7.27	3.10	3.69	肝癌	10.83	5.74	5.36
7	前列腺癌	6.77	2.89	3.12	甲状腺癌	9.71	5.15	6.25
8	胰腺癌	5.50	2.35	2.85	食管癌	9.53	5.05	4.51
9	淋巴瘤	5.01	2.14	2.98	子宫体癌	7.64	4.05	4.27
10	肾癌	4.83	2.06	2.68	卵巢癌	6.29	3.33	3.73
	前十位合计	197.02	84.12	104.89	前十位合计	149.35	79.15	79.15

2. 前 10 位恶性肿瘤死亡情况

全国肿瘤登记地区恶性肿瘤死亡：男性死亡第 1 位恶性肿瘤为肺癌，其次为肝癌、胃癌、食管癌和结直肠癌，男性前 10 位恶性肿瘤占全部恶性肿瘤的 88.90%；女性死亡第 1 位恶性肿瘤为肺癌，其次为胃癌、肝癌、结直肠癌和乳腺癌，女性前 10 位恶性肿瘤占全部恶性肿瘤的 81.07%（见表 7）。

表 7　全国肿瘤登记地区前 10 位恶性肿瘤死亡

位次	男 性				女 性			
	癌种	发病率 (1/10^5)	构成	中标率	癌种	发病率 (1/10^5)	构成	中标率
1	肺癌	43.94	28.41	22.13	肺癌	21.48	23.32	9.49
2	肝癌	26.81	17.33	14.56	胃癌	10.84	11.77	4.81
3	胃癌	24.00	15.52	12.20	肝癌	10.11	10.98	4.75
4	食管癌	16.08	10.39	8.20	结直肠癌	7.65	8.30	3.24
5	结直肠癌	10.17	6.58	4.99	乳腺癌	6.69	7.26	3.43
6	胰腺癌	4.94	3.19	2.50	食管癌	6.67	7.24	2.82
7	脑瘤	3.11	2.01	1.94	胰腺癌	3.87	4.21	1.71
8	白血病	3.05	1.97	2.13	脑瘤	2.55	2.77	1.46
9	淋巴瘤	2.92	1.89	1.60	子宫颈癌	2.51	2.73	1.32
10	前列腺癌	2.49	1.61	1.01	白血病	2.30	2.49	1.53
	前十位合计	137.51	88.90	71.27	前十位合计	74.68	81.07	34.56

（三）全国城市肿瘤登记地区前 10 位恶性肿瘤

1. 前 10 位恶性肿瘤发病情况

全国城市肿瘤登记地区恶性肿瘤发病：男性发病第 1 位恶性肿瘤为肺癌，其次为胃癌、肝癌、结直肠癌和食管癌，男性前 10 位恶性肿瘤占全部恶性肿瘤的 82.46%；女性发病第 1 位恶性肿瘤为乳腺癌，其次为肺癌、结直肠癌、胃癌和甲状腺癌，女性前 10 位恶性肿瘤占全部恶性肿瘤的 77.63%（见表 8）。

2. 城市地区前 10 位恶性肿瘤死亡情况

全国城市肿瘤登记地区恶性肿瘤死亡：男性死亡第 1 位恶性肿瘤为肺癌，其次为肝癌、胃癌、食管癌和结直肠癌，男性前 10 位恶性肿瘤占全部恶性肿瘤的 87.28%；女性死亡第 1 位恶性肿瘤为肺癌，其次为胃癌、结直肠癌、肝癌和乳腺癌，女性前 10 位恶性肿瘤占全部恶性肿瘤的 79.23%（见表 9）。

（四）农村地区前 10 位恶性肿瘤情况

1. 农村地区前 10 位恶性肿瘤发病情况

全国农村肿瘤登记地区恶性肿瘤发病：男性发病第 1 位恶性肿瘤为肺癌，其次为胃癌、肝癌、食管癌和结直肠癌，男性前 10 位恶性肿瘤占全部恶性肿瘤的 88.14%；农村地区女性发病第1位恶性肿瘤为肺癌，其次为乳腺癌、胃癌、食管癌和结直肠癌，女性前10位恶性肿瘤占全部恶性肿瘤的82.14%（见表10）。

表8　全国城市肿瘤登记地区前10位恶性肿瘤发病

位次	男性			女性			
	癌种	发病率 (1/10^5)	构成	中标率	癌种	发病率 (1/10^5)	构成	中标率
1	肺癌	56.92	23.20	28.20	乳腺癌	40.88	19.61	22.04
2	胃癌	32.72	13.34	16.57	肺癌	29.12	13.97	13.29
3	肝癌	29.70	12.10	15.85	结直肠癌	21.16	10.15	9.83
4	结直肠癌	27.52	11.22	13.76	胃癌	13.82	6.63	6.53
5	食管癌	17.72	7.22	8.92	甲状腺癌	12.94	6.21	8.17
6	前列腺癌	9.28	3.78	4.02	子宫颈癌	12.37	5.93	6.96
7	膀胱癌	9.02	3.68	4.32	肝癌	9.72	4.66	4.55
8	肾癌	6.60	2.69	3.50	子宫体恶性肿瘤	8.48	4.07	4.53
9	胰腺癌	6.46	2.63	3.17	卵巢癌	7.36	3.53	4.22
10	淋巴瘤	6.35	2.59	3.59	食管癌	6.00	2.88	2.64
	前十位合计	202.30	82.46	101.90	前十位合计	161.83	77.63	82.76

表9　全国城市肿瘤登记地区前10位恶性肿瘤死亡

位次	男性			女性			
	癌种	发病率 (1/10^5)	构成	中标率	癌种	发病率 (1/10^5)	构成	中标率
1	肺癌	46.17	30.09	21.78	肺癌	22.94	24.54	9.42
2	肝癌	24.11	15.71	12.41	胃癌	9.59	10.25	4.00
3	胃癌	20.79	13.55	9.87	结直肠癌	8.90	9.52	3.49
4	食管癌	12.31	8.02	5.90	肝癌	8.69	9.30	3.79
5	结直肠癌	12.05	7.85	5.46	乳腺癌	7.18	7.68	3.45
6	胰腺癌	5.73	3.74	2.73	胰腺癌	4.52	4.83	1.87
7	淋巴瘤	3.46	2.26	1.78	食管癌	4.41	4.71	1.72
8	前列腺癌	3.18	2.08	1.17	胆囊及其他	2.73	2.92	1.07
9	白血病	3.18	2.07	2.10	卵巢癌	2.62	2.80	1.29
10	脑瘤	2.92	1.91	1.71	脑瘤	2.50	2.67	1.36
	前十位合计	133.92	87.28	64.92	前十位合计	74.07	79.23	31.46

表 10　全国农村肿瘤登记地区前 10 位恶性肿瘤发病

位次	男性				女性			
	癌种	发病率 (1/10⁵)	构成	中标率	癌种	发病率 (1/10⁵)	构成	中标率
1	肺癌	48. 34	22. 17	27. 57	肺癌	23. 88	15. 02	12. 60
2	胃癌	41. 76	19. 15	24. 18	乳腺癌	22. 84	14. 36	13. 76
3	肝癌	33. 82	15. 51	20. 09	胃癌	16. 94	10. 65	9. 07
4	食管癌	31. 79	14. 58	18. 30	食管癌	14. 81	9. 31	7. 66
5	结直肠癌	16. 38	7. 51	9. 55	结直肠癌	12. 78	8. 04	6. 96
6	膀胱癌	4. 73	2. 17	2. 64	肝癌	12. 50	7. 86	6. 73
7	脑瘤	4. 42	2. 03	3. 11	子宫颈癌	10. 97	6. 90	6. 65
8	胰腺癌	4. 11	1. 89	2. 33	子宫体恶性 肿瘤	6. 37	4. 01	3. 81
9	鼻咽癌	3. 44	1. 58	2. 17	甲状腺癌	4. 87	3. 06	3. 20
10	白血病	3. 40	1. 56	2. 81	卵巢癌	4. 68	2. 94	2. 94
	前十位合计	192. 20	88. 14	112. 75	前十位合计	130. 65	82. 14	73. 39

2. 农村地区前 10 位恶性肿瘤死亡情况

全国农村肿瘤登记地区恶性肿瘤死亡：男性恶性肿瘤死亡第 1 位的是肺癌，其次为肝癌、胃癌、食管癌和结直肠癌，男性前 10 位恶性肿瘤占全部恶性肿瘤的 91.49%；女性恶性肿瘤死亡第 1 位的是肺癌，其次为胃癌、肝癌、食管癌和乳腺癌，女性前 10 位恶性肿瘤占全部恶性肿瘤的 85.29% （见表 11）。

表 11　全国农村肿瘤登记地区前 10 位恶性肿瘤死亡

位次	男性				女性			
	癌种	发病率 (1/10⁵)	构成	中标率	癌种	发病率 (1/10⁵)	构成	中标率
1	肺癌	40. 70	26. 01	22. 63	肺癌	19. 29	21. 42	9. 58
2	肝癌	30. 74	19. 64	18. 03	胃癌	12. 71	14. 12	6. 19
3	胃癌	28. 66	18. 32	16. 00	肝癌	12. 23	13. 58	6. 37
4	食管癌	21. 55	13. 77	11. 98	食管癌	10. 07	11. 18	4. 68
5	结直肠癌	7. 45	4. 76	4. 15	乳腺癌	5. 95	6. 61	3. 40
6	胰腺癌	3. 78	2. 41	2. 11	结直肠癌	5. 77	6. 41	2. 79
7	脑瘤	3. 38	2. 16	2. 28	胰腺癌	2. 91	3. 23	1. 44
8	白血病	2. 86	1. 83	2. 18	子宫颈癌	2. 79	3. 10	1. 57
9	淋巴瘤	2. 13	1. 36	1. 30	脑瘤	2. 64	2. 93	1. 62
10	膀胱癌	1. 92	1. 22	0. 98	子宫体恶性 肿瘤	2. 45	2. 72	1. 35
	前十位合计	143. 16	91. 49	81. 65	前十位合计	76. 81	85. 29	38. 99

六、问题和建议

2012 年，我国肿瘤登记工作在卫生部和各级卫生部门的重视和支持下，全国肿瘤登记中心继续加强登记处的建设、技术培训和管理，工作的主动性和严谨性以及上报数据的完整性、及时性、可靠性均较往年有所提高。

然而，我国目前肿瘤登记数据还存在诸多问题：

1. 农村人口所占比例偏低

肿瘤登记是以县、市为单位，而我国县的人口规模与城市、特别是大城市的人口相比很少，增加一个城市登记处，需要几个甚至十几个农村登记处才能保持人口平衡。

2. 尚不具有全国代表性

我国农村地区登记处是从高发区发展起来的，城市地区始于东部经济发达地区，造成人口和地理分布代表性欠佳，肿瘤发病与死亡水平不能代表全国。

3. 登记质量还有待提高

由于部分地区，特别是农村地区经济还欠发达，医疗资源欠缺，肿瘤的诊断能力不足，必然导致漏报的存在，而我国没有肿瘤病例上报制度，不能对医疗单位进行更高的要求，尤其病理诊断比例等指标与要求还有很大距离。

在今后的登记点建设中，农村地区将作为重点发展地区，不仅要增加农村人口所占的比例，同时应加强人员培训、督导检查，切实提高数据质量。同时要求新增登记点的建立应考虑全国和地方的代表性问题，并及时对人口代表性、地区代表性进行评价，以及时调整。部分省份目前已经出台《肿瘤登记管理办法》，肿瘤病例上报制度化。通过不断的强化培训，肿瘤登记年报的数据质量在不断提高。

建议肿瘤登记在卫生部的领导下，制订全国肿瘤登记制度，合理布局，整合资源，协调相关部门，修订肿瘤登记工作规范，进一步开展新点特别是农村登记点的建设工作，加强登记队伍建设，强化数据质量控制与评估，加强信息网络系统建设和建立肿瘤登记数据发布共享平台，充分发挥肿瘤登记在防治工作的作用，使登记工作有效运转。

七、小结

2012 年，全国肿瘤登记项目点 224 个，分布在 31 个省、自治区和直辖市，覆盖人口达 2 亿，其中完整上报肿瘤发病与死亡数据的登记点共 221 个，有 3 个登记点未上报数据。另外，有 30 个非项目点的登记处上报了肿瘤登记资料。截至 2012 年 1 月 31 日，全国肿瘤登记中心共收集到 251 个点上报的肿瘤登记数据，覆盖人口为 2.3 亿人，约占 2012 年全国人口的 16%。

2012 年 12 月，全国肿瘤登记中心发布《2012 年中国肿瘤登记年报》，引起全社会广泛的关注，为健康宣传、科学研究和制订癌症防治策略提供了及时、可靠的信息。2012 年，举办全国的登记技术省级师资培训班并大力支持地方培训，在肿瘤登记领域培养了一批又一批的专业技术人员。利用肿瘤登记年度会议，总结交流工作经验，通过网络建立肿瘤登记工作交流平台，使得数据质量不断提高。加强对外交流与合作，积极参加国际学术会议，并建立起合作关系。

　　由于肿瘤登记数据上报有一定的时间滞后，资料整理在之后的一段时间内还将继续进行补充和更新，各登记点目前上报数据存在一定程度的漏报和重复报告，导致和实际数据存在偏差。2012 年全国肿瘤登记数据初步分析显示，恶性肿瘤发病率为 211.78/10 万，其中男性为 234.22/10 万，女性为 188.69/10 万；城市发病率为 227.06/10 万，高于农村的 189.26/10 万。恶性肿瘤死亡率为 123.85/10 万，其中男性为 154.68/10 万，女性为 92.11/10 万；城市死亡率为 123.71/10 万，低于农村的 124.05/10 万。男性恶性肿瘤发病前 5 位的分别是肺癌、胃癌、肝癌、食管癌和结直肠癌；女性前 5 位的是乳腺癌、肺癌、结直肠癌、胃癌和子宫颈癌。男性恶性肿瘤死亡前 5 位的分别是肺癌、肝癌、胃癌、食管癌和结直肠癌；女性前 5 位的是肺癌、胃癌、肝癌、结直肠癌和乳腺癌。

　　与 2011 年工作报告的数据比较，发病率和死亡率有所增加，尤其农村地区增加显著，说明上报的及时性有所提高。各肿瘤的发病率死亡率及癌谱变化不大，反映出登记数据具有一定的可靠性。肿瘤登记是一项长期持久的工作，对既往数据的补充和更新将持续进行，部分登记点漏报严重，需要重点加强，全国肿瘤登记中心也将定期发布更新数据。

　　在今后的工作中，要进一步加强各级领导对肿瘤登记工作的重视程度，加强基础建设和能力建设，提高登记数据质量，逐步完善我国的肿瘤登记系统，为我国的肿瘤防治研究和卫生策略的制订提供真实、可靠的数据。

❖ 肿瘤会议纪要、信息 ❖

中国癌症基金会六届六次理事会在北京召开

2012 年 2 月 18 日，中国癌症基金会六届六次理事会在北京召开。中国癌症基金会理事长彭玉、副理事长兼秘书长赵平、副理事长阚学贵，监事会主席郁德水、监事张友会、林洪生及全体理事出席了本次会议，基金会全体工作人员列席会议。

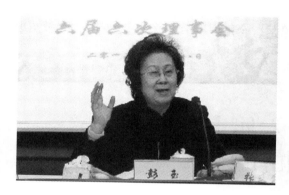 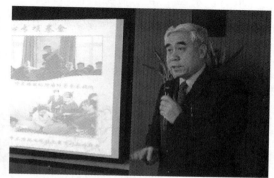

赵平秘书长向理事会作了题为《中国癌症基金会 2011 年工作汇报与 2012 年工作计划》的报告，报告总结了基金会 2011 年的工作，介绍了基金会目前所有的 12 个专项基金的运营情况、全年大型公益活动举办情况、低收入癌症患者扶助项目的开展情况，以及加强基金会内部建设等内容。赵平秘书长肯定了基金会全体工作人员的工作成绩，并对各位理事对基金会工作的大力支持与帮助表示诚挚的感谢，并坚定地表示基金会在 2012 年将会继续保持良好发展势头、扩大公益影响，使中国癌症慈善事业迈上新台阶。

财务部主任张金萍作了《中国癌症基金会 2011 年收支决算与 2012 年收支预算》的报告，公布了基金会财务统计数据。中国癌症基金会 2011 年度总收入同比增长 129.36%；年度总支出为上一年总收入的 154.40%；工作人员工资福利和行政办公支出仅占本年支出的比例为 0.39%。符合民政部的两个标准。

余瑶琴常务副秘书长通报了更换理事事宜。由于工作调整，钱江先生不再担任中国癌症基金会六届理事会理事，提议单国洪先生补任中国癌症基金会六届理事会理事，全体理事一致同意并鼓掌通过。

全体理事举手表决全票通过了上述报告，并进行了热烈的讨论，对基金会的发展方向与思路提出了多条宝贵的建设性建议。齐小秋理事指出：《中国肿瘤临床与康复》杂志改制既要符合国家的大政方针，又不能耽误杂志的发展；同时基金会在面临变革的时期应该多承担一些政府转移支付项目，发挥国家级技术支持单位的优势。支修益理事建议：基金会举办公益活动时要从政府部门获取更多支持，举办学术会议要继续坚持走精简路线，同时可以将癌症防控与诊疗相结合举办高水平的学术活动。

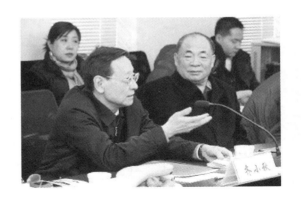

　　监事会主席郁德水宣读了北京中证天通会计事务所《中国癌症基金会 2011 年审计报告》与监事会意见，肯定了中国癌症基金会全年的工作，特别对秘书处工作及财务部工作给予了高度评价。

　　最后，余瑶琴常务副秘书长向理事会汇报了 2010 年度民政部年检整改工作情况。会后，全体理事参观了基金会广渠门名敦道办公新址。

（稿源：中国癌症基金会）

中国癌症基金会六届七次理事会
在江西九江召开

　　2012 年 8 月 3 日，中国癌症基金会六届七次理事会在江西九江海关培训基地召开。中国癌症基金会理事长彭玉、副理事长兼秘书长赵平及其他理事出席了本次会议，基金会工作人员列席会议。赵平副理事长兼秘书长作了"中国癌症基金会 2012 年上半年工作汇报与 2012 年下半年工作计划"的报告，报告总结了基金会 2012 年上半年的工作，介绍了基金会承担的政府项目、患者援助项目、大型公益活动举办情况以及基金会自身建设等情况。财务部主任张金萍作了"中国癌症基金会 2012 年上半年经费收支汇报与 2012 年下半年经费收支计划"的报告，我会 2012 年上半年总收入 62 960 万元人民币（含药品和试剂），完成 2012 年年度预算的 72.15%。

　　随后，彭玉理事长向理事会通报了任命柏和同志为理事长助理、李纪宾同志为项目部副主任的事项；余瑶琴副秘书长宣读了 2012 年民政部开展社会组织评估工作的通知，使我会争取成功申报 4A 级基金会。与会理事举手表决全票通过了上述两个报告。会上理事们还对基金会的发展方向与思路提出了多条宝贵的建设性建议：赵平副理事长与李建生理事建议打造一支高水平防癌抗癌科普宣传的专家队伍，使我会在癌症防治宣传领域有更大的作为；周清华理事建议在药品捐赠稳步增加的情况下，要扩宽资金筹集的渠道，增加现金募集的比例；彭玉理事长要求大家认真学习民政部刚出台的《关于规范基金会行为的若干规定（试行）》，最后彭玉理事长提出我会要遵循依法、诚信、民主、仁爱的四个原则。

　　8 月 4 日上午，我会还邀请北京海关关税处关税减免科杨懿科长向理事和工作人员进行了海关减免税政策宣讲。我会是扶贫、慈善性捐赠物资免征进口税收的 8 家全国性社会团体之一，减免税政策对于我会慈善赠药至关重要。讲座深入浅出，从减免税政策概要、扶贫与慈善减免税政策以及减免税具体操作流程几个方面进行了介绍，这对于我会在进行减免税申请方面的业务水平以及具体实践有重要的指导意义。

（稿源：中国癌症基金会）

立足现状　携手奋进　点燃未来之光
——国家癌症中心第二届学术年会召开

2012 年 3 月 3 日，国家癌症中心第二届学术年会在北京隆重召开。卫生部科教司刘登峰副司长、卫生部科教司技术处王锦倩处长、国家自然科学基金委员会医学部肿瘤学科处洪微处长、科技部社会发展科技司生物医药处张兆丰副处长和中国医学科学院科技管理处再帕尔处长应邀出席会议。会议由中国医学科学院肿瘤医院/肿瘤研究所王明荣副院所长主持。

中国医学科学院肿瘤医院/肿瘤研究所赫捷院所长致开幕词，他指出：国家癌症中心将兼顾癌症研究、预防和治疗，在我国癌症防控中扮演核心角色。国家癌症中心成立后，将体现"国家队"和"思想库"的职能，为国家肿瘤防控决策提供技术支撑和智力支持。他同时介绍了举办国家癌症中心学术年会的目的、意义以及国家癌症中心第二届学术年会的整体情况和奖项设置。

张兆丰副处长介绍了《医学科技发展"十二五"规划》。他强调，根据《规划》要求，"十二五"期间医学科技发展的重点任务包括遵循自主创新、重点前移、重心下移、加强转化和系统整合 5 项基本原则加强恶性肿瘤等慢性非传染性疾病等的基础研究、预防研究和临床转化研究。国家癌症中心学术年会在此时召开，对于构建恶性肿瘤等疾病的协同研究网络，初步形成资源共享和协同攻关的新机制，实现医学科技发展模式、资助策略和资源配置方式的初步转变，系统建立和完善国家医学科技创新体系具有重要意义。

刘登峰副司长对本届年会的召开表示热烈祝贺，并对为国家癌症中心在繁重的医疗工作和科研工作中仍致力于服务科技进步和服务社会民生，组织召开学术年会，搭建平台表示衷心感谢。恶性肿瘤是我国"十二五"卫生事业的防治重点，国家在肿瘤防控方面的支持力度在不断加大。国家癌症中心的成立，机遇和挑战并存，希望能够通过国家癌症中心学术年会这样的形式为肿瘤研究提供智力支持和技术支撑，在肿瘤诊断、治疗和预防等研究领域不断探索、传承、交流和创新。

之后年会进入大会交流，由来自中山大学肿瘤防治中心、中国医学科学院基础医学研究所、中国医学科学院药物研究所、北京大学肿瘤医院和中国医学科学院肿瘤医院肿瘤研究所等单位的报告人进行 21 篇论文的学术报告。与会专家学者及学生针对研究内容提问，进行交流互动，会场气氛活跃、热烈。为了保证年会论文评选的公平、公正和公开，评选出公认的、有价值的学术成果，年会邀请了包括全国各地的评审专家共 31 人共同评审。论文评选结果将在稍后公布。

本届年会共有来自8个单位350余名专家学者和学生参会。大会报告论文体现了我国肿瘤防治领域的学术思想和学术成就，展示了过去一年我们所取得的高水平的研究成果，既有基础和预防理论研究，也有临床实践探索，具有广泛的代表性。通过本届年会，分享成果、交流互通、探讨合作，发挥了年会的舞台作用和平台作用，得到了与会者的充分肯定。

（文/科研处　田古　图/刘习昌）

（来源：中国医学科学院肿瘤医院网站）

相关链接

郭军获国家癌症中心第二届学术年会论文特等奖

国家癌症中心第二届学术年会研究论文评审结果公布，北京大学肿瘤医院参评的4篇论文全部获奖，其中郭军教授等发表在《Journal of Clinical Oncology》的研究论文"Phase Ⅱ, open - label, single - arm trial of imatinib mesylate in patients with metastatic melanoma harboring c-Kit mutation or amplification"，获得临床组论文唯一特等奖。

本届年会征集到2011年发表的研究论文78篇，其中临床研究论文46篇，基础和预防研究论文32篇。经专家评审，最终评出临床组论文特等奖1篇、一等奖3篇、二等奖6篇、三等奖10篇。

（稿源：北京大学医学部网站2012-05-23）

第六届中国肿瘤内科大会暨第一届中国肿瘤医师大会召开

中国医学科学院肿瘤医院　林华　杨晟

第六届中国肿瘤内科大会（The 6th Chinese Symposium on Medical Oncology，CSMO）暨第一届中国肿瘤医师大会（The 1st Annual Meeting of Chinese Society for Clinical Oncologists，CACO）于2012年6月28日~7月1日在北京国际会议中心举行。本次大会由中国癌症基金会、中国医师协会肿瘤医师分会、中国抗癌协会肿瘤临床化疗专业委员会主办，中国医学科学院肿瘤医院、中国中医科学院广安门医院、首都医科大学附属北京天坛医院承办。

全国人大原副委员长、中国癌症基金会主席何鲁丽女士，中国医师协会常务副会长兼秘书长杨镜教授，北京协和医学院院长、中国科学院院士曾益新教授，中国医学科学院北京协和医学院副院校长、中国工程院院士詹启敏教授，中国医学科学院肿瘤医院院长赫捷教授，中国科学院院士陆士新教授，中国医学科学院肿瘤医院原院长、中国癌症基金会副理事长兼秘书长赵平教授出席了开幕式。开幕式由中国医学科学院肿瘤医院副院长、中国抗癌协会肿瘤临床化疗专业委员会主任委员、中国医师协会肿瘤医师分会会长石远凯教授主持。

　　CSMO 是我国唯一的全国性肿瘤内科专业学术会议，已成功举办五届，它以浓厚的学术氛围和鲜明的专业风格，在业内的影响不断扩大。

　　为了促进我国肿瘤专科医师的规范化和正规化的培养，交流国内外肿瘤专科医师培养和恶性肿瘤治疗的最新进展，今年召开了首届中国肿瘤医师大会。这是我国肿瘤医师自己的学术舞台。

　　CSMO 和 CACO 携手办会，为参会者把握肿瘤综合治疗、内科治疗的原则和实践提供了更全面的独特视角。会议组织了全面系统的学术报告，精选了国内较有代表性的高水平研究进行大会报告。会议加大了外科学、放疗治疗学、病理学和检验医学等内容的比重，并将其置于综合治疗和个体化治疗的框架中；增加了专题讨论会，为参与者提供了更多与知名专家交流的机会。尤其值得一提的是，作为首届中国肿瘤医师大会的重头戏，肿瘤专科医师培养专场邀请了国内外多名著名肿瘤学家对各国临床肿瘤专科医师培养的历史及现状进行介绍，为我国肿瘤医师的职业生涯规划和我国肿瘤专科医师培养制度的建立和完善提供了宝贵的借鉴经验，推广了肿瘤专科医师现代培养观念。

　　大会还编辑出版了《中国肿瘤内科进展　中国肿瘤医师教育（2012 年）》，评选了 16 篇优秀论文并给予表彰和奖励。

　　与会代表一致反映，在开阔思路、优化知识结构、提高临床决策能力和个体化治疗水平方面收获良多。中国肿瘤内科大会暨中国肿瘤医师大会为全国肿瘤工作者提供了分享新知、增进友情和推进合作的新平台。

（稿源：中国医学科学院肿瘤医院网站）

附：　第六届中国肿瘤内科大会 第一届中国肿瘤医师大会
优秀论文奖

一等奖

1. 紫杉醇每周方案联合 S-1 或氟尿嘧啶治疗晚期胃癌Ⅱ期前瞻性随机对照研究

天津医科大学附属肿瘤医院消化肿瘤内科等　邓婷，黄鼎智，熊建萍，徐农，阎昭，庄志祥，于壮，万会平，张阳，郑荣生，郭增清，胡春红，王美玲，于忠和，姚阳，孟翼昌，巴一

2. 中国结直肠癌患者中 KRAS 和 BRAF 基因突变频谱

中国医学科学院肿瘤医院　王建飞，韩晓红，杨红鹰，沈胤晨，石远凯

二等奖

3. Blockade of methylation enhances the therapeutic effect of gefitinib in non-small cell lung cancer cells

江苏省肿瘤医院　Li XiaoYou（李小优），Wu LianZhong，Cao HaiXia，Zhong YueJiao，Wu JianQiu，Feng JiFeng

4. SOD2 和 GSTP1 基因多态性在中国人胃癌中的临床意义

南京医科大学附属南京医院（南京市第一医院）徐智，陈锦飞

5. 感染 HBV 的 DLBCL 患者临床特征与预后分析

中国医学科学院肿瘤医院内科　黄燕华，杨晟，石远凯，杨建良，张长弓，秦燕，刘

鹏，董梅，周生余，何小慧

6. 泌乳素诱导蛋白表达下调对乳腺癌 MDA-MB-453 细胞迁移、黏附和侵袭的影响

沈阳军区总医院全军肿瘤诊治中心肿瘤科　郑振东，谢晓冬

7. 聚乙二醇重组人粒细胞集落刺激因子注射液 I 期临床药代动力学和药效学研究

中国医学科学院肿瘤医院　韩晓红，张春玲，刘鹏，宋媛媛，姚嘉瑞，秦燕，唐乐，张淑香，李丹，冯云，石远凯

三等奖

8. 胃癌组织和血浆游离 TS mRNA 水平与雷替曲塞敏感性关系的初步研究

南京大学医学院附属鼓楼医院肿瘤中心暨南京大学临床肿瘤研究所　沈洁，魏嘉，汪灏，禹立霞，谢丽，钱晓萍，邹征云，管文贤，刘宝瑞

9. 雌激素受体基因 ESR1 多态性与乳腺癌的关系

上海交通大学医学院附属苏州九龙医院肿瘤科等　张凤春，徐迎春，王红霞，唐雷，马越

10. 厄洛替尼治疗晚期非小细胞肺癌长期生存超过 72 个月的病例报道及文献回顾

首都医科大学附属北京胸科医院肿瘤一科　唐俊舫，张新勇，武玮，刘喆，朱允中，徐丽艳，史鹤龄，孟弃逸，吴羽华，刘赞，郭丽丽，陶红，李明智

11. 116 例老年晚期非小细胞肺癌治疗分析

四川大学华西医院胸部肿瘤科　李艳莹，张新星，丁振宇，黄媚娟

12. 抗代谢类新药替吉奥片联合顺铂一线治疗晚期胃癌的临床研究

中国医学科学院肿瘤医院等　刘鹏，张弘纲，秦燕，冯奉仪，卢辉山，胡晓桦，袁苏徐，庄志祥，黄建瑾，欧阳学农，王宝成，陈焰，陈蕾，韩军，于浩，娄冬华

13. 中国单中心胃腺癌 luaren 分型的临床特征和预后分析

中山大学附属肿瘤医院内科　邱妙珍，徐瑞华

14. 3051 例维吾尔族恶性肿瘤的疾病谱分析

新疆医科大学第一附属医院肿瘤中心　孙毅，包永星，玛依努尔·艾力，张华，艾斯克尔·吐拉洪

15. 含胸腺肽免疫增强的自体 CIK 细胞输注联合小剂量 IL-2 方案治疗老年人 B 细胞性慢性淋巴细胞白血病的临床研究

解放军总医院老年血液科等　杨波，卢学春，朱宏丽，蔡力力，杨洋，刘洋，张文英，王瑶，韩为东，范辉，李素霞，冉海红，林洁，姚善谦

16. 复治晚期非小细胞肺癌 EGFR-TKI 治疗失败后培美曲塞与多西他赛挽救性化疗疗效比较

浙江省肿瘤医院化疗中心等　林宝钗，宋正波，邵岚，胡林，凌志强，洪卫，娄广媛，张沂平

优秀论文

17. EGFR 突变与标记物在晚期 NSCLC 靶向治疗中意义及相关性分析

内蒙古包头市肿瘤医院肿瘤内科一病区　毋永娟，华云旗，杨永岩，杨燕霞，谭亚琴，孟令茹，袁晓荣，刘丽萍，金云剑

18. 二氢嘧啶脱氢酶基因 IVS14+1 多态性在预测及减少结直肠癌氟尿嘧啶为基础化疗不良反应中的作用

上海交通大学附属第一人民医院肿瘤科等　蔡讯，方珏敏，薛鹏，宋卫峰，胡炯，顾鸿莉，杨海燕，王理伟

19. 长春瑞滨联合铂类一线治疗晚期三阴性乳腺癌

中国医学科学院肿瘤医院　施秀青，徐兵河，李青，张频，袁芃，王佳玉，马飞，樊英，蔡锐刚，李俏

20. 注射用聚乙二醇化重组人粒细胞集落刺激因子 I 期临床试验

中国医学科学院肿瘤医院等　刘鹏，石远凯，杨晟，秦燕，杨建良，董梅，张淑香，张敬，杨彩霞

21. 低分子肝素在预防高危患者发生深静脉血栓中的初步探索

中国医学科学院肿瘤医院等　彭彦，王燕，李峻岭，席小明，米玉玲，李伟功，程芳，张湘茹，石远凯

22. 血浆 MGMT 甲基化检测技术的建立及初步应用

南京大学医学院附属鼓楼医院肿瘤中心暨南京大学临床肿瘤研究所　谢丽，禹立霞，钱晓萍，刘宝瑞

23. 负载多西紫杉醇的纳米粒子抗肿瘤效果、体内分布及在肿瘤组织中的渗透研究

南京大学医学院附属鼓楼医院肿瘤中心暨南京大学临床肿瘤研究所　刘芹，李茹恬，钱晓萍，禹立霞，刘宝瑞

24. HER3、HER4 在乳腺癌中的表达及临床意义

上海交通大学医学院附属苏州九龙医院肿瘤科等　张玲，徐海燕，陈彬，杨懿瑾，张凤春

25. Relationship of serum HER2 level and tissue HER2 expression in early stage of breast cancer

中国医学科学院肿瘤医院　Ma Li（马丽），Li Jia，Wang Fang，Zhang ChunLing，Yao JiaRui，Han XiaoHong，Shi YuanKai

26. 埃克替尼治疗晚期非小细胞肺癌的疗效及安全性的观察

四川大学华西医院肿瘤中心 曾晓梅，侯梅

27. Y 型 PEG 化重组人粒细胞刺激因子注射液随机开放、自身对照、单次给药、剂量递增 I 期临床试验

中国医学科学院肿瘤医院内科　周生余，韩晓红，石远凯，桂琳，郝学志，秦燕，刘鹏，李峻岭，王燕

28. 吉非替尼在中国上市前后对晚期肺腺癌患者生存影响的比较研究

中国医学科学院肿瘤医院内科　刘雨桃，郝学志，李峻岭，胡兴胜，王燕，王子平，王宏羽，韩晓红，张湘茹，石远凯

29. 免疫组织化学法检测非小细胞肺癌中 ALK 蛋白的表达

中国医学科学院肿瘤医院内科实验室等　马丽，张宁宁，韩晓红，石远凯

第七届中国肿瘤学术大会暨
第十一届海峡两岸肿瘤学术会议成功举办

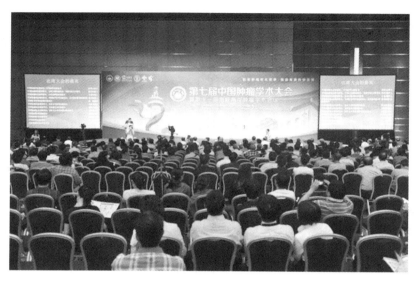

第七届中国肿瘤学术大会现场（来源：中国抗癌协会网站）

　　第七届中国肿瘤学术大会暨第十一届海峡两岸肿瘤学术会议于 9 月 7 日上午在北京国家会议中心隆重开幕。本届大会由中国抗癌协会、中华医学会肿瘤学分会共同主办，国际抗癌联盟（UICC）协办，首都医科大学、首都医科大学附属北京世纪坛医院、首都医科大学肿瘤医学院、首都医科大学肿瘤学系承办。大会由执行主席、首都医科大学副校长王晓民教授主持。大会主席、中国抗癌协会理事长、中华医学会副会长、天津医科大学附属肿瘤医院院长、国际抗癌联盟常务理事郝希山院士致欢迎词，全国人大常委会副委员长、中国科协主席韩启德院士为大会发来了贺信，卫生部部长陈竺院士发来贺词。卫生部医管司司长张宗久、首都医科大学校务委员会主任李明教授、北京市医管局副局长潘苏彦、国际抗癌联盟主席爱德华多·卡加普（Eduardo Cazap）到会致辞。中国抗癌协会副理事长、首都医科大学肿瘤学系主任委员程书钧院士宣布了中国抗癌协会关于科技奖励的决定，为 30 名获奖者颁发了证书。来自美国、英国、德国及中国港、澳、台地区的肿瘤学专家和我国著名专家学者孙燕、樊代明、陈志南、詹启敏、于金明院士及全国肿瘤科技工作者 6000 多人在主会场和分会场参加了开幕式。大会设有 36 个分会场，海内外专家学者将在肿瘤转化医学、肿瘤诊断技术、肿瘤外科、肿瘤治疗技术等研究领域展开探讨。

　　中国肿瘤学术大会是全国肿瘤学界最高水平的学术盛会之一，也是我国肿瘤学领域的品牌会议，每两年举办一次，自 2000 年首次在北京召开以来，已成功举办了六届。第七届中国肿瘤学术大会汇聚了国内外肿瘤学界最顶级专家、学者，本着加强肿瘤学术交流，提高肿瘤诊治水平的宗旨，围绕"聚焦肿瘤转化医学·推动健康科学发展"的大会主题，就肿瘤转化医学及肿瘤学各个领域做前沿、深入的探讨，为国内外肿瘤学者提供广阔的学术交流平台，代表了我国肿瘤学最新发展前沿和最新进展。这次大会将是一场汇聚我国肿瘤的基础研究、预防、诊断、治疗、康复和护理最新进展的学术论坛。

韩启德副委员长在贺信中希望本届大会能够一如既往地为国内外肿瘤学者搭建最为广阔的学术交流平台；希望肿瘤防治工作者加强交流、相互学习、共同努力，承担起艰巨的肿瘤防治任务，共同携手、共襄大计，"聚焦肿瘤转化医学，推动健康科学发展"。

张宗久司长指出，恶性肿瘤已经成为危害中国居民健康越来越严重的疾病之一，其产生的经济负担和对社会发展的不良影响日益突显。这就要求从事医疗卫生领域的科学家、研究者和从业人员更加勤奋不辍地加快肿瘤防治研究的脚步。

郝希山理事长在致辞中指出：第七届中国肿瘤学术大会的主题是"聚焦肿瘤转化医学·推动健康科学发展"。转化或转换医学是近年来国际医学健康领域突出强调的新理念，与个性化医学、可预测性医学和数字化医学等一同构成包括系统病理学、系统药物学、系统诊断与综合治疗在内的系统医学体系。

潘苏彦副局长表示，大会的举办将为首都从事肿瘤防治的临床、科研人员提供一个与国内外交流的难得的平台，必将为首都医疗卫生事业的发展做出贡献，为健康城市的打造起到推动作用。

李明主任表示，中国肿瘤学术大会是我国肿瘤学界最高水平的学术论坛，自 2000 年以来，先后在北京、杭州、广州、天津、石家庄、上海等地成功举办了六届，均取得丰硕成果。首都医科大学及附属北京世纪坛医院能够作为此次盛会的承办单位，感到非常荣幸。他还介绍了首都医科大学肿瘤学系的发展情况。

爱德华多·卡加普主席代表国际抗癌联盟对大会的召开表示热烈的祝贺，希望全世界肿瘤防治工作者不断努力，共同迎接肿瘤对人类更加严峻的挑战。

王晓民副校长代表大会组委会向在百忙之中出席大会的各位领导、嘉宾和代表表示热烈的欢迎和诚挚的谢意。本次大会为加强我国与世界先进发达地区的合作与交流搭建了一座共同抗癌的互通平台。相信在大家的共同努力下，一定会把大会开成一个热烈、务实、合作、促进的高水平的医学盛会。

大会于 9 月 9 日圆满闭幕。

（北京世纪坛医院宣传中心 闻卓）稿源：北京世纪坛医院网站

相关链接 1

第七届中国肿瘤学术大会暨第十一届海峡两岸肿瘤学术会议报道
——"特邀学术报告会"成功举行

9 月 7 日上午 9：40，第七届中国肿瘤学术大会暨第十一届海峡两岸肿瘤学术会议特邀学术报告会在北京国家会议中心四层大礼堂举行。本场特邀学术报告会是关于肿瘤学研究前沿系列高端学术报告会。

在报告会上，中国医学科学院肿瘤医院、首都医科大学肿瘤学系程书钧院士，中国抗癌协会、天津医科大学郝希山院士，国际抗癌联盟 Eduardo Cazap M. D.，中国工程院、第四军医大学樊代明院士分别作了题为"肿瘤防控，任重道远"、"胃癌的外科治疗"、"全球癌症控制：变化中的模式"、"肿瘤本质另议"的学术报告。

四位肿瘤学术领域的科学家思想前瞻、思维严谨、观点新颖，他们结合各自研究成果和学术专长，就国内外肿瘤防治的最新观念、最近进展、最新资讯进行了深入探讨，给人以深深启迪，赢得了现场热烈的掌声。

（北京世纪坛医院宣传中心 曹翠峰） 稿源：北京世纪坛医院网站

相关链接 2

第七届中国肿瘤学术大会暨第十一届海峡两岸肿瘤学术会议报道
——分会场精彩纷呈

9 月 7 日下午，第七届中国肿瘤学术大会暨第十一届海峡两岸肿瘤学术会议 5 大分会场人头攒动、热闹非凡。国内外业内知名专家就肿瘤诊断技术新进展、肿瘤内科、转化医学、肿瘤外科、肿瘤治疗技术新进展等方面作了精彩报告，进行了集中、充分的交流。

在肿瘤诊断技术新进展分会场，复旦大学附属中山医院樊嘉教授作了题为"原发性肝癌的研究–基础与临床的转化"的学术报告；美国 Indiana 大学 Liang Cheng M. D. 作了题为"分子病理：癌症个体化治疗的中心议题"的学术演讲；首都医科大学附属北京友谊医院贺文教授作了题为"医学影像对肿瘤的筛查"的报告；美国 M. D Anderson 癌症中心 JinSong Liu M. D. 作了题为"炎症与肿瘤发生"的报告；台湾临床肿瘤医学会刘沧梧教授作了题为"癌症诊疗质量认证计划之现况与未来发展"的学术演讲；美中抗癌协会、美国 M. D Anderson 癌症中心 Wei Zhang M. D. 作了题为"癌症基因组图谱的启示"的报告；首都医科大学附属北京天坛医院江涛教授作了题为"脑胶质瘤分子标记物与分子分型"的学术演讲；美国食品和药物管理局 Yaning Wang Ph. D 作了题为"定量药理学在抗癌药物研发中的应用：非小型细胞肺癌疾病数学模型"的演讲。

在肿瘤内科专题会场上，中国医学科学院肿瘤医院石远凯教授作了题为"中国肺癌治疗的新趋势"的演讲；德国汉堡大学医学院 Gritta Janka–Schaub M. D. 作了题为"骨髓增生异常综合征（MDS）：儿童 MDS 与成人 MDS 的异同"的学术报告；首都医科大学附属北京友谊医院张澍田教授作了"努力识别消化道早癌"的演讲；美国纽约州立大学石溪分校 Vincent W. Yang M. D. 作了题为"对靶向治疗结直肠癌药物的高通量筛选策略"的报告；美国国家癌症中心乳腺和肠道辅助治疗工作组 Norman Wolmark M. D. 作了题为"NSABP 临床试验：过去、现在和将来"的学术演讲；美国纽约州立大学石溪分校、首都医科大学附属北京世纪坛医院卢敏教授作了题为"HER-2 阳性乳腺癌的新进展"的报告；英国 Cardiff 大学 Velindre 医院 Malcolm Mason M. D. 作了题为"前列腺癌的分层药物治疗"的学术演讲；台湾临床肿瘤医学会侯明锋教授作了题为"抗乳癌转移药物之研发"的报告；美国 Oklahoma 大学医学中心 Courtney W. Houchen M. D. 作了题为"DCAMKL–1 通过 miR–200a 调节人胰腺细胞的上皮–间质转化"的学术演讲。

在转化医学专题会场上，中国医学科学院/中国协和医科大学詹启敏院士作了题为"细胞周期调控蛋白异常与临床转化医学研究"的学术演讲。美国 M. D Anderson 癌症中心 Lynda Chin M. D. 作了题为"破译癌症基因组"的学术报告；美国 Genentech 公司研究员、抗肿瘤血管生成药物贝伐单抗（Avastin）的发明者 Napoleone Ferrara M. D. 作了题为"血管生成的基础及转化医学研究"的报告；中国医学科学院肿瘤医院/肿瘤研究所林东昕教授作了题为"遗传变异与食管癌预后：全基因组关联分析和功能研究"的演讲；天津医科大学附属肿瘤医院孙保存教授作了题为"肝细胞癌的血管生成研究"的报告；英国 Cardiff 大学医学院 Wen G. Jiang M. D. 作了题为"养正消积癌症疗法中潜在的分子和细胞机制"的学术演讲；台湾临床肿瘤医学会陈建仁教授作了题为"病毒与癌症：分子与基因体生物标帜的长期追踪研究"的报告；英国邓迪大学 John Connell M. D. 作了题为"英国邓迪的肿瘤转化医学研究状况"的学术报告；美国 M. D Anderson 癌症中心 Xifeng Wu M. D. 作了题为"转化流行病学：个体化癌症风险评估、预防和治疗"的报告。

在肿瘤外科专题会场上，中国医学科学院肿瘤医院赫捷教授作了题为"我国食管癌外科治疗现状与展望"的学术报告；美国南佛罗里达州大学医学院 Charles E. Cox M. D. 作了题为"乳腺癌基因组学研究进展"的学术演讲；北京大学肿瘤医院顾晋教授作了题为"直肠癌的中国诊疗现状"的报告；韩国放射学与医学科学研究院肿瘤医院 C. K. Cho M. D. 作了题为"射波刀在肝癌和前列腺癌体部立体定向放射治疗中的应用"的报告；天津医科大学附属肿瘤医院高明教授作了题为"争鸣中不断发展并完善的甲状腺癌外科治疗"的演讲；美国东卡罗来纳大学 Emmanuel E. Zervos M. D. 作了题为"胰腺癌的转化研究"的学术报告；天津医科大学附属肿瘤医院李强教授作了题为"胆道肿瘤的外科治疗进展"的学术演讲；英国威尔士大学医院 Howard Gordon Kynaston M. D. 作了题为"高危局限性前列腺癌的管理"的演讲；复旦大学附属中山医院钦伦秀教授作了题为"肿瘤转移潜能的起源：争论与进展"的学术演讲。

在肿瘤治疗技术新进展专题会场上，复旦大学肿瘤医院蒋国梁教授作了题为"原发性肝癌的放射治疗"的报告；山东省肿瘤医院于金明院士作了题为"当代放射治疗的进展与挑战"的报告；天津医科大学周清华教授作了题为"基于分子分期局部晚期肺癌'个体化'外科治疗"的学术演讲；英国 Cardiff 大学医学院 Robert Edward Mansel M. D. 作了题为"乳腺癌治疗的新技术"的演讲；台湾临床肿瘤医学会任益民教授作了题为"立体定位放射手术在肝癌的应用"的报告；中山大学附属肿瘤医院吴沛宏教授作了题为"肿瘤微创治疗与多学科综合治疗"的学术报告；首都医科大学附属北京世纪坛医院任军教授作了题为"肿瘤内科治疗联合特异性免疫治疗临床应用研究"的学术演讲；英国 Cardiff 大学医学院的 Rachel Hargest M. D. 作了题为"早期直肠癌的治疗选择"的报告；首都医科大学附属北京朝阳医院王振军教授作了题为"低位直肠癌的柱状切除术"的演讲。

在精彩的报告后，与会代表进行了热烈的讨论，学术氛围空前浓厚。

（北京世纪坛医院宣传中心 曹翠峰）稿源：北京世纪坛医院网站

相关链接 3

第八届中国肿瘤微创治疗学术大会同期举办

在第七届中国肿瘤学术大会召开之际，第八届中国肿瘤微创治疗学术大会暨国家级继续教育项目"肿瘤微创介入治疗与多学科综合治疗"于 9 月 8 日在北京国家会议中心同期举办。本届大会由中国抗癌协会肿瘤微创治疗专业委员会主办，中山大学附属肿瘤医院、中国人民解放军总医院、首都医科大学附属复兴医院承办。大会主席由吴沛宏、郭亚军、申宝忠教授担任，执行主席为肖越勇、冯威健、赵磊、范卫君教授。

肿瘤治疗正在向着微创化、个体化的方向发展，影像引导下的肿瘤微创治疗和生物治疗（包括分子靶向治疗）被认为是新世纪肿瘤研究的热点和发展趋势之一。影像学引导方法，如 DSA、CT、MRI、超声和内镜等技术使肿瘤的局部治疗更为精确，放射性粒子植入、氩氦冷冻消融治疗、微波、射频消融治疗、激光、光动力治疗、海扶等治疗手段开辟了肿瘤治疗新的领域。这个领域的发展日新月异，正渗透到肿瘤治疗不同的学科领域。外科治疗与微创治疗有机结合形成了外科微创诊疗学科，影像与微创治疗止痛学科有机结合形成了微创止痛学科。影像导航技术的飞速发展，特别是 MRI、CT、超声导航技术的发展使得微创治疗更加准确有效。

影像引导下的微创治疗联合生物和分子靶向治疗是个体化、人性化、理性化、具有建设性的肿瘤治疗新模式，这一理念正在被越来越多的学者同仁所重视和认同。本次大会把肿瘤消融、粒子治疗、外科微创、冷冻治疗、内镜治疗、光动力治疗、癌痛治疗融合于一体，弘扬了综合肿瘤微创治疗的新理念。

学科的互相渗透交叉是当今医学发展的一大特点。积极倡导和推动肿瘤微创治疗与多学科综合治疗的学术理念，将微创治疗同外科手术、放疗、化疗有机结合，提高了治疗的疗效，改善了患者的生活质量。因此，这次会议的举办，不仅是影像引导下的微创治疗同仁的一次学术交流盛会，也是与从事肿瘤内、外、放射治疗同仁共同交流的一次学术交流研讨会。通过学术会议的平台，促进各个学科专家的交流，建立多中心学术研究，寻找科学的临床证据，使微创治疗早日进入肿瘤治疗的主流行列。

在为期一天的会议中，23 位中外专家就肿瘤微创介入治疗专题作了报告，进行学术交流，会议取得圆满成功。会后，许多参会代表意犹未尽，纷纷围住报告专家讨教学术问题，有些来自基层医疗单位的肿瘤科医生还向专家们发出邀请，希望他们前去传授肿瘤微创介入治疗技术。肿瘤微创治疗之"花"有望在祖国大地处处绽放，为更多的癌症患者带来福音。

（本《年鉴》编辑部 张立峰）

CSCO2012：推广国家规范　促进临床研究

2012 年 9 月 19～23 日，中国肿瘤界的年度盛会——第 15 届全国临床肿瘤学大会暨 2012 年 CSCO 学术年会在北京九华山庄隆重召开。本次大会由中国抗癌协会临床肿瘤学专业委员会（CSCO）和北京希思科临床肿瘤学研究基金会联合主办，北京大学肿瘤医院协办。

大会荣誉主席由吴孟超、孙燕、廖美琳、管忠震担任；大会主席由秦叔逵、吴一龙、马军、季加孚担任；大会秘书长是李进、王绿化。国家卫生部马晓伟副部长、中国医学科学院院长曹雪涛院士、国家卫生部医政司王羽司长、孙燕院士、廖美琳教授、管忠震教授、美国临床肿瘤学会主席 Sandra M Swain 教授等多位嘉宾应邀与会。由 50 多名专家学者组成的大会主席团和 200 多名专家学者参加的大会组委会以及 70 多名专家学者组成的大会学术委员会，集中了中国肿瘤临床、科研、学术界的权威专家学者。

今年适逢 CSCO 成立 15 周年。自成立以来，在国家卫生部、科技部、民政部、国家食品药品监督管理局（SFDA）、中国科协及中国抗癌协会等机构的亲切关怀和大力支持下，CSCO 始终坚持"团结、协作、务实"的根本宗旨，倡导"学术、公益、奉献"的指导原则，坚持"学术第一，公益第一，服务第一，奉献第一"的工作原则，践行"服务、协调、引导"的工作理念。始终以继续教育和学术交流为主线，积极开展内容丰富、形式多样的学术活动，促进国内、国际合作与交流。老中青三代团结一致，精诚合作，历经艰辛，使学会迅速发展，成为在国内、外有关领域内极为活跃和具有广泛影响力的学术组织。目前，CSCO 个人会员已超过 12 000 名，分别来自国内 1400 多家医疗机构、亚洲以及欧美各国。个人会员中包括 14 位两院院士和许多著名的专家学者，大多数会员都是医学领导或学科带头人，75% 的会员具有高级技术职称，具有广泛的代表性和高度的学术权威性。同时，有 70 多家国际、国内知名企事业单位成为 CSCO 的团体会员或战略合作伙伴，与 CSCO 同呼吸、共发展，相互支持和积极参与各项学术活动和公益事业，愉快而成功。

本届大会积极响应国家卫生部的号召，紧密围绕"推广国家规范，促进临床研究"的主题，开展多种形式的继续教育和学术交流活动。广泛宣传、认真学习和推广国家卫生部制定的一系列常见肿瘤诊疗规范，并邀请国内著名专家解读这些"规范"、积极促进全国临床肿瘤学多学科、规范化综合诊疗和研究的进程。大会特别鼓励和突出原创性研究报告，以推动全国肿瘤学界进一步开展多中心协作临床研究和转化性研究；同时分享研究成果和切磋实践经验。大会特别了邀请国内外著名的专家学者进行精彩的研究进展报告或讲座，同时，举办一系列的专题学术论坛，力求全面、准确地反映临床肿瘤学领域的新观念、新知识和新技术。

马晓伟副部长在开幕式致辞中对第 15 届全国临床肿瘤学大会暨 2012 年 CSCO 学术年会的隆重召开表示热烈的祝贺，并对投身肿瘤防治工作的卫生工作者表示诚挚的慰问和衷心的感谢。

在回顾 CSCO 发展历程时，马副部长充分肯定了我国肿瘤防治体系的建设工作。目前我国肿瘤防治体系已经初步建立，肿瘤医疗服务体系不断加强，截至 2011 年，全国共有肿瘤专科医院 118 家，三级医院基本都建立了肿瘤科，提高肿瘤诊疗的可及性。肿瘤诊疗行为日益规范，水平不断提高，医疗质量持续得到改进。

同时他也提到，我国经济和卫生发展很不平衡，一些肿瘤的主要危险因素并未完全消除，大多数基层地区的卫生条件有限，肿瘤诊疗整体水平尚不能满足广大群众对健康的需求。

在致辞中，马副部长还向大家宣布了一个好消息，今年全国重点学科建设，在专科建设上，肿瘤学将纳入今年的评审范围，将充分考虑这么多年来，我国肿瘤事业的长期发展和共同努力所取得的成就以及未来肿瘤防治工作的需要。

曹雪涛院士代表中国医学科学院祝贺大会胜利召开。他提到近十几年来，中国临床肿瘤学的迅速发展与 CSCO 积极践行服务、协调、引导的工作理念是分不开的。

　　肿瘤界的老前辈孙燕院士也在开幕式上发表了他的感言。在开场白中，孙院士感慨地说，CSCO 成立 15 周年是他一生中最高兴和最有成就的 15 年。孙院士在充分肯定 CSCO 过往的辉煌成就之余，他希望，未来的工作中 CSCO 能更加注意协作创新、积极提高多学科、多中心和全球协作临床研究的质量，配合国家将卫生工作前移、下移的方针。

　　随后美国临床肿瘤学会主席 Sandra M Swain 教授、廖美琳教授等知名专家学者一一上台对会议的胜利召开表达自己诚挚的祝福。

　　开幕式上，针对中国晚期肾癌患者的一项前瞻性临床研究首度亮相。CSCO 主任委员、中国人民解放军八一医院秦叔逵教授在大会上公布了舒尼替尼治疗中国人晚期肾癌Ⅳ期临床研究结果。（具体见下面的"相关链接"）

　　会议特别邀请了国家卫生部和中国医学科学院的领导莅临指导，许多国内、外重要学术组织的代表和著名专家应邀参与，包括中国医学科学院院长、中国免疫学会主席曹雪涛院士，以及 ASCO 现任主席、美国华盛顿癌症研究所华盛顿中心医院 Sandra M Swain、美国哈佛大学和麻省总医院癌症中心 Andrew X. Zhu、《美国临床肿瘤学家杂志》常务副主编 Ann Murphy、美国普罗维登斯大学 Portland 医学中心 Bernie Fox（SITC 主席）、美国德克萨斯大学西南医学中

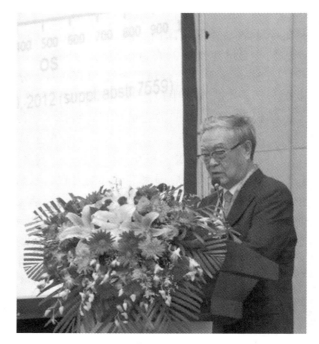

孙燕院士

心 Charles Balch（ASCO 前主席）、奥地利专家 Christian Dittrich、德国奥尔登堡医学院肿瘤中心 Claus-Henning Kohne、美国斯隆凯特琳纪念癌症中心 Eileen M. O'Reilly 和 Ghassan Abou-Alfa、美国昆泰公司临床研究专家 Harish P Dave、美国安德森癌症中心 James Yao、英国伦敦国王学院 Julian Guest、日本近畿大学 Kazuhiko Nakagawa、日本福冈大学医学部 Kazuo Tamura（JSMO 主席）、美国 ASCO 基金会主席 Martin J. Murphy、日本琦玉医科大学 Masahiko Nishiyama（JSCO 主席）、美国乔治敦大学临床医学院 Michael Auerbach、意大利萨皮恩扎大学 Robin Foa、瑞士伯尔尼大学/圣加伦州立医院 Thomas Cerny、奥地利维也纳医科大学 Ulrich Jager、日本国家癌症中心医院 Yasuhide Yamada 等教授，在会上做了精彩的学术报告。

　　CSCO 年会与国际肿瘤免疫治疗学会（SITC）、美中抗癌协会（USCACA）和旅美华人血液和肿瘤专科医师协会（CAHON）紧密合作，联合举办抗癌新药研发论坛，特别邀请了欧洲癌症治疗研究组织（EORTC）主任 Denis Lacombe 教授，以及国家 SFDA、美国 FDA

和欧盟 EMA 的资深专家到会解读政策动向，分享研究经验，进行学术研讨；还继续邀请了我国台湾地区的肿瘤学专家举办"第六届海峡两岸临床肿瘤学学术交流会——食管癌和胃癌专场"。年会继续举办了非小细胞肺癌、小细胞肺癌、乳腺癌、胃癌、大肠癌、肝癌、胰腺癌、食管癌、血液肿瘤、恶性淋巴瘤、黑色素瘤、前列腺癌、肾癌与膀胱癌、妇科肿瘤、头颈部肿瘤/鼻咽癌、脑肿瘤、脑转移癌、胃肠间质瘤、胃肠神经内分泌瘤、骨与软组织肉瘤、肿瘤分子标记物、肿瘤血管靶向治疗、抗 HER-2 治疗、胃癌靶向治疗、癌痛和姑息治疗、肿瘤营养治疗、肿瘤相关贫血、转化型研究、抗癌新药临床研究以及国家结直肠癌规范化解读等各学科一系列专题学术论坛或讲座，力求全面、及时、准确地反映国内外临床肿瘤学领域的新进展，包括新观念、新知识和新技术。

今年以来，为了鼓励和支持青年医师提高临床实践和研究能力，交流和共享经验，增加学会活力，CSCO 青年沙龙已经在全国组织开展了大规模的临床方案和典型病例征集活动，青年委员会在年会期间发挥重要作用，主导推出"学术成就未来——CSCO 青年医生创新性临床研究方案设计大赛"、华山论剑（青年学者创新论坛）和学术演讲大赛等多项专题学术活动并进行决赛。

大会共安排 300 多个主题或专题报告讲座，5 场学术演讲大赛，6 场病例和学术讨论会，46 场学术早餐会和卫星会，在会上交流科研论文千余篇。吸引了 1 万多名参会代表和100 多家临床肿瘤学相关的企事业单位和学术组织踊跃参加。按照惯例，学术委员会对大会投稿进行了认真审查，通过无记名投票，从中遴选出 18 篇优秀论文，以中国临床肿瘤学科学基金的名义进行奖励；同时，大会还宣布了新的 CSCO 临床肿瘤学研究专项基金和公益性患者教育项目。同期，大会继续举办了抗癌新药、仪器设备和新书刊学术展览会，美国 ASCO、欧洲 ESMO、国际癌转译组织及近百家团体会员和其他企事业单位等积极参展。

综上所述，本届大会将主题鲜明突出，形式生动活泼，内容丰富多彩，成为一次高层次、高水平和高质量的国际肿瘤学盛会。

（文章来源：综合丁香园、科技网、《科技日报》相关报道）

相关链接 1

2012 年 CSCO 学术年会相关报道

在 9 月 20 日下午进行的 CSCO-SITC-CAHON 联合学术专场中，来自美国普罗维登斯大学的 Bernie Fox 教授（SITC 主席）发表了有关免疫评分（immunoscore）的主题演讲。Fox 教授首先简要介绍了免疫疗法的历史和有关免疫编辑的概念，并以实例演示了 T 细胞在免疫反应中的重要作用。他指出，免疫评分提供了为癌症和免疫反应进行分级的新方法，是一种有预见性的生物标记法，免疫评分在未来十年的癌症免疫疗法的研究中起到战略性作用，同时也是一项需要全球研究人员共同参与的重要工作。

随后广东省人民医院副院长吴一龙教授发表了题为《免疫治疗：肺癌临床的新视野》的主题演讲。吴教授在演讲中介绍了抗体免疫治疗的四种机制：

1. 直接的细胞毒作用
2. FcR 介导的免疫增强效应
3. 非限制性活化细胞毒 T 细胞
4. 阻断抑制信号通路

吴教授还介绍了"免疫编辑"（Immunoediting）的作用，免疫编辑包括三个阶段：免疫消除、免疫平衡和免疫逃脱。同时还回顾了包括卡介苗疗法在内的免疫疗法的临床治疗历史。在对现阶段免疫疗法（包括 CTAL-4 和 PD1 抗体免疫疗法）进行了逐一精彩点评后，吴教授着重强调："过去，我们说免疫治疗可以针对所有的患者，实际上不是，免疫治疗也必须有选择的。这是免疫治疗临床研究带给我们的一个重大思考。就是我们必须选择病人。"

随后，来自美国食品和药品管理局（FDA）的刘克博士和来自欧洲食品药品管理局（EMA）的 Rik J Scheper 教授，分别介绍了 FDA 和 EMA 对免疫治疗药物的监管规则和生产商要求，这对欲进入欧美市场发展的国内生物制药公司起到了指引作用。

最后，CSCO 执行委员会主任委员秦叔逵教授在压轴发言中充满信心地说："过去 15 年我们一路走来，未来 15 年我们将更加努力。CSCO 将面向临床，积极突破，面向世界，再创辉煌。"

（文章来源：丁香园）

相关链接 2

CSCO 发布《肿瘤相关性贫血临床实践指南》

在 9 月 21 日召开的 2012CSCO 肿瘤相关性论坛上，CSCO 肿瘤相关性贫血委员会发布了《肿瘤相关性贫血临床实践指南》（2012～2013 版）（以下简称《指南》），被誉为 CSCO 四大名嘴之一的陆舜教授介绍了该指南的更新要点及主要内容。

在 2010～2011 版《EPO 治疗肿瘤相关性贫血中国专家共识》发布以后，此共识受到各级临床机构以及科研单位的重视。随着对于共识的不断实践以及深入，积累了越来越多的经验和知识。同时，根据国外相关指南以及共识的更新，越来越多的新的知识和经验被带入到肿瘤相关性贫血治疗的领域中。故此，专家委员会决定将 2010～2011 版《EPO 治疗肿瘤相关性贫血中国专家共识》进行更新，并且将其升级为 2012～2013 版《肿瘤相关性贫血临床实践指南》。希望该《指南》能够更好更深入地指导临床实践。同时，《指南》是开放的和不断更新的，期盼能够随时接纳更多的临床意见和建议，为中国的医疗事业做出更大贡献！

肿瘤相关性贫血（cancer related anemia，CRA）是恶性肿瘤常见的伴随疾病之一。CRA 的产生可以由多种因素引起，归纳起来主要包括肿瘤方面的因素（如失血、溶血、骨髓受侵犯）或针对肿瘤治疗方面的因素（如化疗的骨髓抑制作用、肿瘤放射治疗等）两个方面。

目前国际上已有一些针对肿瘤相关性贫血的治疗指南或共识，但是在国内还没有针对肿瘤相关性贫血的临床治疗指南，特别是 Erythropoietin Stimulating Agents（ESAs）在肿瘤相关性贫血应用上的临床使用指南。虽然在原则上可以参照国外相关治疗指南（或共识），但由于国情的不同，加之还存在一些认识和应用上的差异。而且，根据最新研究，EPO 治疗肿瘤相关性贫血的临床实际应用也还存在一些争议，因此十分有必要制定适合中国国情的肿瘤相关性贫血的治疗指南，以此来指导今后的临床实践和研究。

《指南》的制定与其他肿瘤学指南制定的基本原则相似，主要基于目前国内外针对肿瘤相关性贫血研究的进展和相关研究数据，同时参考国外已有的肿瘤相关性贫血的治疗指南。

在制定《指南》的过程中遵循以下原则：

（1）多学科的专家以及相关专业人员参与（血液科、肿瘤内科、肿瘤放疗科、医药界代表等）；

（2）参考公开发表的文献（截至 2011 年 12 月）和药厂提供的处方资料；

（3）根据文献或资料的可信等级确定某一临床问题在本指南中的推荐等级。

《指南》的主要目的是利用现有的循证医学证据，为临床医生对肿瘤相关性贫血的诊疗提供指导和帮助。

（来源：医脉通）

相关链接3

倪家骧：解读 2011 版癌痛诊疗规范

9 月 19～23 日，一年一度的 CSCO 盛会在北京九华山庄隆重召开，会议期间，首都医科大学宣武医院疼痛诊疗中心的倪家骧教授对 2011 版卫生部癌痛诊疗规范进行了解读。倪教授指出，2011 版规范基本概括了疼痛治疗的各个方面，实用和可操作性较强。

（一）重视癌痛的评估

规范有较多篇幅讲述癌痛的评估，比较详细地介绍了癌痛评估的原则和方法，对于不专门从事肿瘤或疼痛诊疗的各专业的医生迅速了解癌症基本情况、处理癌痛病人很有帮助。该规范强调了癌痛评估是合理、有效进行止痛治疗的前提，癌痛治疗讲究个体化，因此在诊治病人时都应该评估好病人的情况，有的放矢的去治疗。

规范提出了癌症疼痛评估原则的八字方针：常规、量化、全面、动态，概括了癌痛评估的细节。这个原则也是近年来国内外癌痛评估的公认原则。

（二）常规评估

常规评估可以避免仅凭经验公式化镇痛，有利于确定癌痛的病因学诊断和疼痛程度定性，临床医生应该将这个原则应用在癌痛评估中，使其常规化，并形成习惯。

（三）定量评估

规范推荐了三种定量评估癌痛的方法：数字分级法（NRS）、面部表情评估量表法、主诉疼痛程度分级法（VRS）。便于医生从不同角度量化客观记录癌痛程度，实现精确评估从而为癌痛治疗提供基础。

（四）全面评估

癌痛是一种复杂的多方面的疼痛，属于全方位疼痛（Total Pain）。除了生理学疼痛，还涉及社会学因素、病人心理因素以及肿瘤相关因素。规范指出，在初诊、治疗中要全面评估癌痛、癌症和病人社会、精神和心理状态。

（五）动态间断评估

每个病人癌痛性质和程度都会发生变化，治疗过程中发生的变化也存在个体差异，个体差异会导致患者对镇痛治疗产生不同的反应。在治疗过程中，通过反复动态间断评估，可客观及时了解患者对镇痛药物的治疗效果、耐受性和副作用。

（六）关注患者生活质量

规范也特别强调了要关注患者生活质量，提出了评估疼痛及其对患者情绪、睡眠、活动能力、食欲、日常生活、行走能力、与他人交往能力等生活质量的影响。要求医生重视和鼓励患者描述对止痛治疗的需求和顾虑，并根据患者病情和意愿，制定患者功能和生活质量最优化目标，进行个体化的疼痛治疗。从这里也可以体现出规范重视改善癌痛患者生活质量和提倡个体化治疗的通用原则。

（七）癌痛治疗

规范将癌痛治疗手段进行了细化，分为了病因治疗、药物止痛治疗和非药物治疗。镇痛治疗强调了 WHO "三阶梯" 药物治疗方案，癌痛药物止痛治疗的五项基本原则：口服给药、按阶梯给药、按时给药、个体化给药、注意具体细节。

（八）补充要求

- 在药物治疗的方法中，要求根据癌症患者疼痛的程度、性质、正在接受的治疗、伴随疾病等情况，合理选择止痛药物和辅助药物。
- 个体化调整用药剂量、给药频率。
- 防止不良反应，以期获得最佳止痛效果，减少不良反应发生。

（九）阿片类镇痛药

阿片类药物仍是规范中推荐的中、重度疼痛治疗的首选药物，长期用药阿片类止痛药时，首选口服给药途径。阿片类药物的优势在于止痛作用强；长期用药无器官毒性作用；无封顶效应，如果效果不好可以增加剂量。长效阿片类药物除了镇痛作用外，还有其他有益作用，包括：改善睡眠、减轻焦虑、缓解敌意、不影响认知功能、改善心理状态、改善持续注意力。

（十）预防和处理阿片类药物不良反应

规范将应把预防和处理阿片类止痛药不良反应作为止痛治疗计划的重要组成部分，对如何预防和控制阿片药物的不良反应给予了具体指导。

阿片类药物不良反应如下：

- 最常见：恶心、呕吐
- 最顽固：便秘
- 最难受：尿潴留
- 最可怕：呼吸抑制
- 最令人担心：成瘾
- 最容易被忽略：精神错乱
- 最少见：皮肤瘙痒

（十一）其他治疗方法

规范也列举了在临床上广泛应用的多种非药物治疗方法，包括：介入治疗，针灸、经皮穴位点刺激等物理治疗，认知-行为训练，社会心理支持治疗。适当应用这些非药物治疗，可作为药物止痛治疗的有益补充，与止痛药物治疗联用，可增加止痛治疗的效果。

（十二）总结

2011 版《癌症疼痛诊治规范》具有实用和可操作性的特点。首先，非常全面，涵盖了癌痛评估和治疗的多个方面；其次，用较少的篇幅对治疗的细节给予了充分介绍；另外，编入了具体的剂量指导表格和疼痛评估量表，方便了临床使用。相信会帮助医生诊疗癌痛患者，规范和推进我国的癌痛治疗事业。

（文章来源：医脉通）

孙燕院士寄语 CSCO：纵横十五年
点燃学术之光

【原编者按】

时光如梭，转眼 CSCO 已走过十五年的岁月：

十五年，不长不短的时间，却是一段风雨历程，铸就了今朝的辉煌；

十五年，不快不慢的速度，却是一份厚重的沉积和铺垫，推动我国抗癌事业的蓬勃发展。

十五年里，CSCO 见证了我国每个肿瘤领域的光辉历程。为了更好的迎接第 15 届 CSCO 的到来，促进学术交流，我们将特邀各领域专家，制作主题为"纵横十五年，印象 CSCO"的系列专题报道。今日，有幸采访到了肿瘤学泰斗孙燕院士，听一听老一辈的肿瘤学专家对 CSCO 以及我国肿瘤事业的回顾以及展望。

团结、务实的力量——纪念 CSCO 成立十五周年

各位同道，大家好。非常高兴赶上 CSCO 成立 15 周年。大家都会觉得这 15 年过的非常快。对我来说，这也是一生中最高兴、最有成就感的 15 年。

一、回顾 CSCO 的发展历程

成立 CSCO 之前，我们就已经筹备了一年。也就是 1996 年，在昆明承办亚洲临床肿瘤学会的时候，很多中青年同道就跟我说："我们为什么不成立自己国家的临床肿瘤学会？"所以经过一年的筹备，在 1997 年，CSCO 在北京饭店正式成立了。大家回忆当年，我们的老部长钱信忠教授都能来参加，可见当时盛况空前。看着那时的照片，我就会想起两位卫生部部长，特别是钱信忠教授，非常支持我们，还有彭玉副部长，也都参与了我们的大会。

透过照片，大家可以看到 15 年前，那是一届非常有风采的会议。这届大会提出了"团结、务实、协作"，现在还加上"创新"。当时提出这样的会训也是有所指的。有些学会成立后有名无实，仅仅有这么一个组织，没什么活动。因此我们迫切需要有个务实团结的协会。CSCO 的成立也

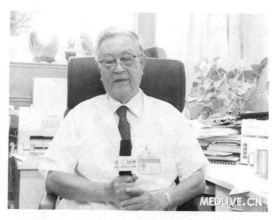

孙燕院士回顾 CSCO 展望肿瘤事业发展

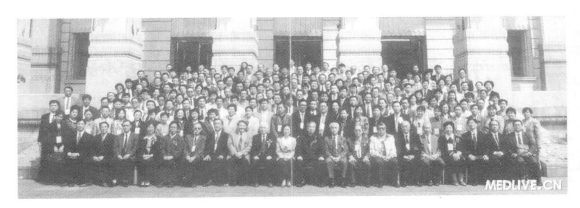

奠定 CSCO 发展、汇聚肿瘤人才的一张老照片（首届 CSCO 专家合影）

是赶上了好时候，正好我国临床肿瘤学迅速发展，我们也就乘风而进。

二、CSCO 的三大成就

现在我们的个人会员已经超过 1 万，团体会员也接近 100，应该是一个非常大的学会了。近十年我们有一些很重要的成果，一个是跟欧美国家的 ASCO、ESMO，亚洲临床肿瘤学会 ACOS 等建立了互相承认会员资格的关系，也就是平等互利的姊妹学会。我们常谦虚地说我们是世界第三大临床肿瘤学会，因为美国 ASCO 确实是老大。实际上从人数来讲，我们比欧洲学会的参会人数要多，但他们是发达国家。在亚洲来说，我们的作用仅次于日本，在组织临床试验、学术提高方面都很重要。像 IPASS，实际都是中国人组织完成的，在世界上都很有影响。这是非常重要的成就，能让我们的同志走出去。

第二个很大的成就就是培养了大批非常有才华的中青年临床肿瘤学专家，他们在各个地方起着非常重要的作用。我跟吴孟超老师常说："我们 CSCO 的年轻人都很棒。"这是临床肿瘤学的传承，我是第二代的临床肿瘤学家，承上启下，我的老师们教会了我，我也一定要教会大家。能有这么多年轻有为的同道，是最让我高兴和有成就感的事情。

第三个成就是我们做了很多服务性工作。每年大会上有很多精彩讲座，世界上一些知名的权威专家也会来作报告。我们还把很多会议开到全国各地包括基层，所以每年都要办会差不多 100 次，积极推广学术思想，把很多新信息传达给大家。

"十二五"期间，国家规定我们的卫生工作要往前、往下移。在这一点上，我们有广阔的天地，有很多可为之事。像北京市有援疆、援藏任务。今年北京大学肿瘤医院季加孚院长带着他的班子去新疆和田开展义诊也做得很棒。我们在新疆常年有一个教授级的人在那工作。去年我也去做了一些报告。我们还要为边远地区多做一些服务性工作，帮他们筹建肿瘤科、肿瘤医院，使得那里的人民也能获益。

三、坚守团结、务实、协作 加强创新

从 CSCO 成立 10 周年的时候，我们就提出口号，要提高临床研究水平。经过 5 年的努力，这个情况已经大有好转。以后要更多地参加国际上的临床研究，同时多开展我国独创的多中心协作研究。我们已经完成的埃克替尼研究就做得很漂亮，这也归功于同道们的努

力。现在我们手里有上百项临床研究，一定要把它们做好。没有创新，我们的传承就是虚无。传承的东西没有进步，老一代专家也会失望。下一个 10 年、15 年，就要在创新上加把劲。当然，还要坚守团结、务实、协作的精神。还要再为国家服务，多做一些肿瘤诊疗规范化的研究，多办些培训班，开展预防性的工作。我期待了十几年了，希望国家尽快制定《专科医师法》，使临床肿瘤学有法可依，这样我们培养的人才、我们做的规范化才有约束力，才能真正造福全国的肿瘤学病人。谢谢大家。

（来自于：医脉通）

第六届中国老年肿瘤学大会在北京举行

2012 年 4 月 20 日～22 日，中国老年学学会老年肿瘤专业委员会（CGOS）年会暨第六届老年肿瘤学大会在北京九华山庄隆重召开，大会吸引了来自全国各地的近千名肿瘤专家和学者齐聚一堂，就老年肿瘤最新临床进展深入探讨。

本届大会由中国老年学学会老年肿瘤专业委员会、中国医学科学院肿瘤医院/肿瘤研究所、中国中医科学院广安门医院主办，卫生部全国肿瘤防治研究办公室、《中华肿瘤杂志》社、《癌症进展杂志》社、《中国中西医结合杂志》社协办。大会名誉主席：吴孟超、孙燕、陈可翼、郭应禄，大会执行主席：赫捷、储大同、王阶、朴炳奎。

从 2006 年 11 月成立至今，CGOS 在短短几年时间内得到快速发展，显示出强大的凝聚力和号召力。肩承"发展中国老年肿瘤事业，提高中国老年肿瘤诊治水平"的时代使命，经

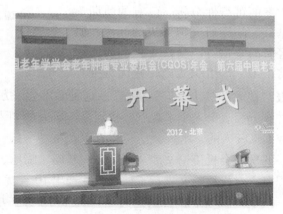

CGOS 大会主席、中国医学科学院肿瘤医院储大同教授主持开幕式 （张立峰摄）

过 CGOS 人的共同努力，CGOS 已经成为全球最大的老年肿瘤学学术团体，为我国和世界老年肿瘤防治事业，注入了强劲的活力。以学术年会为代表的 CGOS 学术活动，不但为专科医生提供了广泛的学术交流机会，也为关心和支持我国老年肿瘤事业的企业、组织、提供了一个卓有成效的合作交流平台。

"坚持中西医结合，践行个体化治疗"是第六届 CGOS 学术年会的主题。这一主题突出中西医结合的重要性，因为老年肿瘤患者初诊时病期晚、合并基础疾病多、治疗相关并发症重等特点，需要更为综合的中西医协调诊治，更需要个体化的人文医疗；而分子肿瘤

学时代的到来，为我们提供了更多的分子靶向药物，这些药物多具有靶向人群明确、临床疗效突出等优点，就是现代医学个体化治疗的体现。第六届 CGOS 年会的鲜明主题正是老年肿瘤学传统与现代、科学与人文的最好注解和彰显。为此主题，本届年会除了继续聘请国内外知名肿瘤学专家，联合举行中外老年肿瘤专家峰会，对老年肿瘤各个专业领域的最新资讯进行交流探讨外，还在以下方面予以重点支持：（1）中医治疗老年肿瘤的地位和发展；（2）分子靶向时代的老年肿瘤学；（3）老年肿瘤的临床多学科协作研究。

第六届 CGOS 年会还在学术交流方式上进行了新的尝试，分设多个分会场，设置了更多的小型专题研讨会，几乎涵盖了老年肿瘤的各个相关领域：包括胸部肿瘤、胃肠道肿瘤、乳腺癌、泌尿系统肿瘤、姑息镇痛治疗及生活质量、脑转移的综合治疗、治疗相关不良反应的防治、CGOS－绿茵沙龙，以及研究方法学等，还注意到了西医和中医的平衡，青壮年与老年治疗方案差别等。专题研讨会内容主要为研究方案的可行性分析、已有的前期工作基础、临床研究拟解决的问题、研究经费的筹措等。会议立项的研究课题将由 CGOS 组织实施，并优选推荐

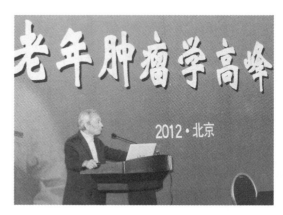

中国工程院院士程书钧在大会上作学术报告

申报"民政部'十二五'课题"。这种学术会议方式是希望每一位参会专家都能在会议期间，充分发表个人学术观点，找到协作研究的切入点和合作团队，真正把 CGOS 学术年会办成 CGOS 人的学术大会。

此次大会投稿论文涉及老年肿瘤基础、临床、中西医以及其他相关专业。会务组专门组织专家对投稿论文进行了评选，并选出 10 篇优秀论文。

4 月 21 日晚，浙江贝达药业有限公司举办一场凯美纳（盐酸埃克替尼）卫星会，与参会专家共同分享了凯美纳最新临床研究数据和凯美纳临床应用经验。

卫星会由 CGOS 大会主席储大同教授主持。中国医学科学院肿瘤医院李峻岭教授详细地解读了凯美纳在中国 I 期～III 期的临床数据，强调凯美纳与同类进口药物相比，疗效相当，安全性是最优的 EGFR－TKI。广州南方医院尤长宣教授做了题为"ICOGEN 研究亚组数据分析凯美纳临床获益人群"的报告，指出腺癌、不吸烟、女性是 EGFR－TKI 最大获益人群，同时针对凯美纳安全性高、脑组织中血药浓度高、治疗窗口大等特点，对特殊人群（如老年患者、脑转移患者及 TKI 耐药患者等）应用凯美纳治疗进行了探讨分析。首都医科大学附属北京胸科医院张树才教授回顾了 ICOGEN 研究中 EGFR 基因突变结果，同时分享了北京胸科医院单中心 59 例凯美纳治疗 NSCLC 患者疗效和安全性数据，指出：（1）凯美纳单药治疗晚期非小细胞肺癌疗效肯定，可应用于各线治疗及维持治疗；（2）凯美纳对于 EGFR 突变患者有效率更高；（3）凯美纳毒副反应较轻，耐受性好，是晚期非小细胞肺

癌患者治疗的新选择。

第三届中国女医师临床肿瘤学大会

2012 年 5 月 11 日，由中国女医师协会临床肿瘤学专家委员会主办的第三届中国女医师临床肿瘤学大会在北京召开。本次大会由陈赛娟院士担任大会主席，克晓燕、沈琳、冯奉仪、李惠平教授担任执行主席，来自全国的 100 多位肿瘤学杰出女性专家参加了会议。会议得到了主办单位领导的大力支持，中国医学科学院肿瘤医院赫捷院长、北京大学肿瘤医院季加孚院长、北京大学第三医院刘晓光副院长出席大会并祝贺大会顺利召开。

本届大会的主题："遵循规范诊疗、护卫生命续航"和"点亮生活之美、成就自信人生"。并一如既往地遵循"学术、公益、奉献"的宗旨，秉承维权自律、致力于提高中国肿瘤专业女医师的学术水平及综合素质。媒体及女医师们称，自从中国女医师肿瘤专委会成立以来，在肿瘤界就出现了一支美丽的队伍，她们以自身的学术及美好的愿望和形象，更科学的对待疾病，更关怀病人，更体恤民情，为构建医患和谐和更好的救治患者尽职尽力。

克晓燕教授代表肿瘤专委会做工作汇报。自 2010 年 5 月专委会成立来，已经成功举办了两次临床肿瘤学大会，各专业学组也召开了"木兰血液沙龙"、"乳腺癌分子病理学习班"、"消化肿瘤靶向药物的应用"等专题会议。中国女医师肿瘤患者教育中心也积极开展了患者教育工作，使参加教育的肿瘤患者更加了解自己的疾病，有勇气和信心去面对肿瘤。

本次会议进行了专题讲座和病例讨论。分享了工作学习中的经验，是更新学术知识一次学术会议。

会议请到彩妆师为参会专家精心装扮，一扫终日不离身的"白大褂"形象，盛装走上红毯，尽显女性魅力。有女医师说：这样的晚宴让我与美丽邂逅，把热情和爱心带进工作和生活。各专业学组更是精心准备了丰富的节目，血液组以青春、流畅、动感的时装秀拉开了晚宴的序幕，消化肿瘤专家们为大家献上了歌舞——"阿里山的姑娘"，熟悉的旋律一响起，全场气氛即刻热烈起来，正当大家还沉浸在歌舞优雅与热烈交融的回味中，乳腺组的专家们为大家呈现了即兴时装秀，诠释了新一代女性的自信与美丽，而后，乳腺学组漂亮的"粉孔雀"翩翩起舞，一曲"月光下的凤尾竹"让人回味无穷！一年一次的女医师临床肿瘤学大会为全国肿瘤领域的女医师们搭建了一个学习与交流的平台，通过展示女医师的学识、成就、风采，促进各地女医务工作者之间的交流合作。

一、血液肿瘤专场

（一）肿瘤患者的出凝血问题

本届大会上，山西医科大学第二医院血液科杨林花教授从正常的出凝血机制、导致出凝血障碍的常见原因、肿瘤导致出凝血障碍方面就"肿瘤患者的出凝血问题"做了精彩讲解。其中，对肿瘤导致出凝血功能障碍做了重点介绍。

（1）肿瘤患者引起出凝血功能障碍的原因：肿瘤对血管壁结构的影响、肿瘤患者容易出现血小板数量的改变、肿瘤对凝血因子及纤维蛋白原易产生影响。

（2）肿瘤患者出现出凝血功能障碍的表现：出血、静脉血栓栓塞症（VTE）。其中常见的临床表现是 Trousseau 综合征，即肿瘤相关的游走性血栓静脉炎，表现为游走性浅静脉炎，累及肢体、胸或腹部；DVT/PE；动脉血栓，即卒中或急性周围动脉阻塞；微血管血栓；非菌性血栓性心内膜炎。

（二）治疗

（1）治疗原发病。

（2）针对血管因素的治疗：维生素 P、卡巴克络、酚磺乙胺、维生素 C、免疫抑制剂。

（3）针对血小板减少的治疗：促血小板生成药、免疫抑制剂、大剂量免疫球蛋白、脾切除术、血小板输注。

（4）针对血小板功能缺陷的治疗。

（5）针对凝血因子缺乏的治疗：补充维生素 K 或补充纤维蛋白原、血浆。

（6）针对病理性抗凝物的治疗：糖皮质激素和免疫抑制剂，无效时加用环磷酰胺、硫唑嘌呤等、补充凝血因子、硫酸鱼精蛋白。

（7）针对纤溶亢进的治疗：氨基己酸、氨甲苯酸、氨甲环酸、抑肽酶。

（三）病例分享——恶性血液病肺部真菌感染的诊断和治疗体会

会上，浙江大学医学院附属第一医院蔡真教授提出 2 个恶性血液病肺部真菌感染病例，高玉环教授、王欣教授、李薇教授、克晓燕教授对此进行了热烈讨论，最后病例诊断与治疗体会总结如下：

（1）血液肿瘤患者因中性粒细胞数量减少及/或功能缺陷、免疫力低下、长期使用广谱抗生素等原因，易发生侵袭性真菌感染，应进行必要的预防和经验治疗。

（2）有相似的临床表现包括肺部影像学，但临床疗效却不同。

（3）经皮肺穿刺活检是一种有效而安全的诊断方法。

（4）肺部穿刺的必要性即明确诊断以进行针对性的治疗。

二、消化道肿瘤专场——大肠癌的治疗进展

沈琳教授和樊青霞、巴一、白春梅、白玉贤教授主持了消化专业的讲座和病例讨论。解放军总医院白莉教授对目前结直肠癌辅助化疗、一线化疗以及肝转移治疗中存在的几个焦点问题和研究现状进行了讲述。

Ⅰ期患者，不需要进行常规辅助化疗。对于Ⅲ期患者，患者 5 年生存率显著下降。术后辅助化疗已经成为标准治疗。目前存在的争议主要为Ⅱ期患者是否需要辅助治疗，如何选择化疗方案。MOSAIC 比较了 FOLFOX4 和 LV5FU2 的方案，结果显示 FOLFOX4 组高危Ⅱ期和Ⅲ期患者，复发风险均显著降低。而 NSABP C-07 研究通过比较 FLOX 和 5-FU/LV 在Ⅱ、Ⅲ期结直肠癌辅助化疗中的差别，显示加入奥沙利铂后复发风险显著降低。因此支持对Ⅱ期高危患者进行化疗，并且 FOLFOX 方案是切实可行的有效方案，NCCN 指南已将其列为Ⅰ类推荐。另外，白莉教授还强调根据 MOSAIC 研究中 74.7% 患者完成了术后 12

个周期的 FOLFOX4 方案治疗，提示足量足疗程是获得疗效的保证。

在辅助化疗方案的选择上，多项研究证实奥沙利铂分别与 5-FU 的推注、持续输注以及口服剂（卡培他滨）联合应用均获得阳性结果，说明奥沙利铂带来的获益不依赖于 5-FU 类药物的给药方式。到目前为止尚无证据表明结直肠癌根治术后病人可从靶向药物辅助治疗中获益。

针对转移性结直肠癌，三类药物（奥沙利铂、伊立替康和氟尿嘧啶类）和 2 类靶向药物（VEGF 单抗、EGFR 单抗）均有肯定疗效，其方案选择更复杂、更需慎重，白莉教授总结出转移性结直肠癌化疗需考虑不同的患者群体和治疗目的，对有可能切除或治愈的患者，治疗是以最大程度缩小肿瘤，提高手术切除率为目的，选择有效率最高的方案；而对无法切除、进展迅速和伴有症状的患者，治疗是以肿瘤缩小、减轻肿瘤相关症状为目的，选择临床有效的方案；而临床既无法切除又无症状的患者，治疗是以长期带瘤生存为目的，治疗方案往往选择序贯治疗，如单药。随后，友谊医院邓薇医师又通过典型病例分析对上述治疗策略进行了更具体的阐述。

最后针对结肠癌肝转移的治疗策略进行了概述，再次明确了手术切除仍是结肠癌肝转移唯一的治愈途径，对于有可能手术切除的患者，选择越有效的化疗方案，转移瘤的切除率更高，预后也更好，因此治疗前首先需要明确治疗目标，再选择合适的化疗方案组成。

三、肺癌专场——小细胞肺癌的争议和共识

▲ 吉林省肿瘤医院 程颖 柳菁菁

争议一：循环肿瘤细胞与小细胞肺癌

由于小细胞肺癌（SCLC）获取组织标本困难且缺少特异性靶点，所以临床研究和治疗进展受到很大限制。循环肿瘤细胞（CTC）被认为是恶性肿瘤出现复发和远处转移的重要原因，有助于进一步研究 SCLC 的起源、疾病复发和转移机制。

国外多项研究结果表明，CTC 是一种潜在的生物标志物，可预测 SCLC 的治疗疗效和判断预后，因此 CTC 可能是未来 SCLC 治疗的一个有效靶点。

共识一：CTC 数量是小细胞肺癌独立的预后因素，CTC 水平可强烈预测 SCLC 患者的生存，尤其是广泛期患者。

争议二：T3～4 或 N1～2 的 SCLC 患者能否从手术中获益？

2010 年的一项回顾性分析研究结论认为，无论对于局限期（T1～2）还是进展期（T3～4 或 N+）患者，手术者的 5 年生存率均优于非手术者。2011 年和 2012 年又有两项回顾性分析结果均认为，手术可改善 Ⅰ～Ⅱ期 SCLC 患者生存。

共识二：T1～2N0～1M0 的 SCLC 推荐手术治疗，治疗模式为肺叶切除和淋巴结清扫+术后含铂两药方案的化疗；术后 N1 或 N2 的 SCLC，应考虑术后放疗；基于预防性脑照射（PCI）对于化放疗后缓解的患者无病生存（DFS）和总生存（OS）的获益，推荐术后患者在辅助化疗后行 PCI。

争议三：SCLC 预防性脑照射

临床已证实 PCI 能降低 SCLC 患者脑转移的发生率，但目前对于 PCI 能否提高 5 年生存率以及 PCI 时机仍有很大争议。有三项 Meta 分析（包括局限期和广泛期）显示，PCI 不

但可降低脑转移的发生率，也可提高患者生存率，并且这种获益在广泛期患者也得到了证实。神经毒性是 PCI 临床应用的最大顾虑，现有的临床研究结果显示 PCI 不会引发明显的脑损伤。但 PCI 治疗要有选择性，并不是所有患者都适合 PCI 治疗。

共识三：对于局限期患者，多学科综合治疗达到完全缓解（CR）或接近 CR 可接受 PCI 治疗；广泛期患者在化疗结束后开始接受 PCI 治疗。年龄>65 岁，或有严重的合并症，或 PS 评分>2，或神经认知功能受损的 SCLC 患者，PCI 应谨慎进行。

争议四：IP 方案（伊立替康+顺铂）能否替代 EP 方案（依托泊苷+顺铂）作为 ED-SCLC 的一线方案？

2002 年日本的 JCOG9511 研究显示，亚裔人群 IP 方案在总有效率（ORR）和 OS 方面均优于 EP 方案，虽然此研究结果在西方人群中未得到证实，但西方人群的研究显示，在有效性和毒性方面 IP 方案较 EP 方案得到了非劣效结果。近期我国学者发表的一项 Meta 分析显示，对于广泛期小细胞肺癌（ED-SCLC）患者，IP 方案的 OS 优于 EP 方案，但无进展生存（PFS）无差异。

共识四：伊立替康联合顺铂/卡铂是 ED-SCLC 可选择的一线治疗方案。

争议五：小细胞肺癌的二线化疗

拓扑替康是常用的二线化疗药物，研究显示，复发 SCLC 患者应用拓扑替康优于最佳支持治疗。氨柔比星是很有前景的化疗药物，ACT-1 研究将氨柔比星和拓扑替康做了头对头比较，结果显示，两组在 OS 和 PFS 均无差异，氨柔比星的 3/4 级不良反应发生率高，所以尚未推荐用于 SCLC 二线治疗。但该研究亚组分析显示，对于耐药复发患者，氨柔比星组 OS 优于拓扑替康，所以选择二线化疗方案时应考虑复发类型，根据不同类型选择不同方案。

共识五：SCLC 二线治疗要根据敏感耐药、继发耐药、原发耐药三种情况分别制定。对于治疗敏感者，可用与诱导初次缓解相同的方案，通常采用 EP 方案。对治疗抵抗者，推荐经选复发患者（不能耐受一线化疗方案再诱导者）口服或静脉注射拓扑替康。对于 PS 评分较好的经选难治性患者，或可从与一线化疗方案不同的二线治疗方案中获益。

四、乳腺癌专场

（一）中国乳腺癌筛查早诊与预防

▲ 天津医科大学附属肿瘤医院 中国天津乳腺癌防治研究中心 张瑾

乳腺专业组由李惠平、张频、刘冬耕、杨俊兰、陈佳艺、耿翠芝主持并参与了乳腺专业的讲座和病例讨论。天津肿瘤医院张瑾教授总结了中国乳腺癌筛查早诊与预防。乳腺癌因发病率增加和治疗效果好，而受到越来越多的关注，而早期筛查和诊断是提高长期生存减少复发的关键，而乳腺癌的预防也有了些方法。

（二）筛查与早期诊断方法建议

1. 乳腺体检

单独作为乳腺癌筛查的方法效果不佳，一般建议作为乳腺 X 线筛查的联合检查措施。

2. 乳腺自查

单独作为乳腺癌筛查的措施效果不佳。但为提高妇女的防癌意识，仍鼓励基层医务人员向适龄妇女传授每月一次乳腺自我检查的方法，绝经前的妇女应建议选择月经来潮后 7

~10天进行。

3. 乳腺 X 线钼靶

乳腺癌筛查必须包括乳腺 X 线检查。它对降低受检人群乳腺癌死亡率的作用已经得到了国内外大多数学者的认可。

美国预防服务工作组（USPSTF）推出的新版《乳腺癌筛查指南》建议：对于 40～49 岁妇女进行乳腺 X 线检查时医师应权衡利弊，并向其讲明 X 线检查可能给乳腺带来的影响；建议 50 岁以上妇女每 2 年进行一次乳房 X 线检查；对于 30～39 岁女性，至少需要 1000 例女性接受周期性乳腺 X 线筛查才能避免 1 例乳腺癌死亡。对于临床及 B 超检查阴性、乳腺 X 线呈现的细小钙化的患者，可采取乳腺 X 线钼靶摄片立体穿刺钢丝标记定位活检术，提高乳腺癌的检出率。

4. 乳腺超声

《2012 年 NCCN 乳腺癌筛查与诊断临床实践指南》中关于超声应用的建议：年龄<30 岁，乳腺肿块、腺体非对称性增厚或结节感，超声可作为首选；年龄 ≥ 30 岁，乳腺肿块且 X 线检查 BI-RADS1-3 级者推荐应用；年龄 ≥30 岁，腺体非对称性增厚或结节感，超声可以作为 X 线检查的辅助方法。在出现与乳腺严重疾病相关的皮肤改变（年龄不限）、不伴肿块的乳头自发溢液、乳腺 X 线检查 BI-RADS 0 级的女性应考虑应用乳腺超声。同时还可以考虑应用乳腺超声融合技术，乳腺超声弹性成像，及乳腺超声造影来进一步对特殊类型肿瘤进行诊断。

5. 乳腺 MRI

《2012 年 NCCN 乳腺癌筛查与诊断临床实践指南》中关于 MRI 应用的建议：发生 BRCA1/2 突变的患者；本人未接受基因检查，但一级亲属存在 BRCA1/2 突变；Gail 模型评分终生乳腺癌风险在 20%～25% 或以上者；10～30 岁期间接受过胸部放射治疗，如霍奇金病；本人或一级亲属 TP53 或 PTEN 基因突变的患者，应考虑应用乳腺 MRI 检查。

（三）一级预防治疗备受关注

乳腺癌的一级预防越来越引起健康工作者的关注。癌症三级预防体系中的一级预防为病因预防，乳腺癌的一级预防除了改变生活方式、增加运动和避免肥胖等之外，预防治疗则是近年来研究者广为关注的新热点。

乳腺癌预防治疗领域的重要临床试验 MAP.3 研究中，自 2004 年 2 月～2010 年 3 月入组乳腺癌高发风险妇女随机接受依西美坦 25mg（2285 例）和安慰剂（2275 例）治疗 5 年。主要的风险因素包括年龄 ≥60 岁、5 年乳腺癌发生风险（Gail 模型>1.66%）或既往非典型导管增生（ADH）、不典型小叶增生（ALH）、小叶原位癌（LCIS）或接受过乳房切除术的导管原位癌（DCIS）。中位随访 35 个月的结果显示，依西美坦组发生浸润性乳腺癌 11 例，安慰剂组为 32 例。依西美坦降低 65% 的浸润性乳腺癌年发生率（0.19% *vs* 0.55%，HR=0.35，P=0.002），也降低 35% 的浸润性乳腺癌联合非浸润性乳腺癌年发生率（P=0.004）。最为重要的是，依西美坦组的严重不良事件发生率均与安慰剂组比较差异无统计学意义，这使依西美坦弥补了 SERM 类药物严重不良事件的缺陷，成为首个被证实的有效且安全的乳腺癌预防药物。

（来源：《医师报》）

2012 年中国慢性病防控论坛在京举行

2012 年 12 月 14 日~15 日，2012 年中国慢性病防控论坛在北京新大都饭店隆重举行。本次论坛主题为"创建健康工作场所 维护员工健康"，同时举办 8 个分论坛，其中"肿瘤预防与控制分论坛"由中国癌症基金会主办，全国肿瘤防治研究办公室、中国医学科学院肿瘤医院承办。

论坛首日，中华医学会刘雁飞副会长及中国教科文卫体工会全国委员会陈晖副主席致开幕辞。来自卫生部、中华预防医学会、中国疾病预防控制中心、中国癌症基金会、中国健康促进基金会的各位领导以及来自医疗卫生各领域的院士、专家教授分别从社会动员、健康维护、健康管理、生活方式和临床医疗等方面阐述了慢性病防治的重要性以及面临的机遇和挑战。

中国癌症基金会主办的"肿瘤预防与控制分论坛"于 15 日下午举行，主题为"中国肿瘤患者管理体系建设"。中国癌症

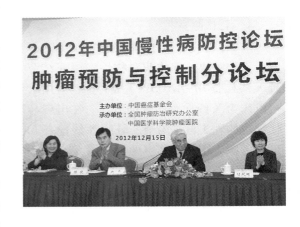

基金会彭玉理事长作了书面发言，对肿瘤预防与控制分论坛如期召开表示祝贺。国家癌症中心负责人、中国医学科学院肿瘤医院院长赫捷教授到会并讲话，对参会代表积极参与肿瘤预防与控制分论坛学术讨论表示欢迎。中国科学技术协会学术部的领导和美国国立癌症研究所驻华代表也莅临会场，对肿瘤预防与控制的进展表示支持和深切关注。

在肿瘤预防与控制分论坛上，北京、上海、大连、重庆、西安、河北廊坊、江苏镇江的 14 名代表分别从肿瘤预防与控制、卫生信息、肿瘤登记、肿瘤康复和社会支持方面，针对建设我国群体抗癌体系和个体抗癌体系的相关问题发言。全国各地的 110 余位代表参加了会议。交流结束后，分论坛主席、中国癌症基金会副理事长兼秘书长赵平教授作了总结发言，高度肯定各位肿瘤防控工作者的工作，赞扬癌症患者代表的乐观心态和顽强意志，呼吁社会各界团结一致共同对抗癌症。

（稿源：中国癌症基金会）

城市癌症早诊早治项目启动会召开

2012 年 8 月 2 日下午，国家重大医改专项"城市癌症早诊早治项目"启动会在北京康

源瑞廷大酒店隆重召开，来自财政部、卫生部、中国医学科学院、各项目省卫生厅、省肿瘤医院的领导参加了启动会，中央电视台、北京电视台、《健康报》、《参考消息》等20多家媒体对此进行了报道。

启动会由中国医学科学院肿瘤医院王明荣副院长主持，卫生部疾病预防控制局于竞进局长、财政部社会保障司宋其超副司长、中国医学科学院/北京协和医学院詹启敏副院校长、中国工程院程书钧院士发表了热情洋溢的讲话。他们一致认为，"城市癌症早诊早治项目"纳入国家重大医改专项和重大公共卫生服务项目是进一步深化我国城市医疗体制改革的需要，是体现中国政府关爱民生的重要环节，是国家癌症中心在全国癌症防控事业发展中迈出的关键一步，是一件利国利民的大好事。中国医学科学院肿瘤医院赫捷院长作为项目承担单位负责人向与会嘉宾介绍了项目的整体情况以及工作安排，并希望在卫生部和财政部的大力支持和指导下，在各级卫生行政部门和医疗机构的共同努力下，将该项目一步步推向前进和发展。

参加启动会的嘉宾还有中国工程院程京院士、中国医学科学院肿瘤医院董碧莎书记、财政部社会保障司童爱萍处长、卫生部疾病预防控制局吴良友处长。

（全国肿瘤防治研究办公室 代敏 中国医学科学院肿瘤医院防癌科 张凯）

相关链接

"中国城市癌症早诊早治项目"正式纳入国家医改重大专项

经财政部批准，由卫生部疾病预防控制局作为牵头单位，国家癌症中心、中国医学科学院肿瘤医院作为承担单位，"中国城市癌症早诊早治项目"于2012年6月正式纳入国家医改重大专项。

该项目是在国家癌症中心即将成立之际，中国医学科学院肿瘤医院申请到的重大专项之一。项目总周期5年，覆盖全国7个大区的14个省份，筛查癌种为城市人群中发病排前五位的癌症（肺癌、乳腺癌、大肠癌、上消化道癌和肝癌），计划筛查高危人群70万人，总预算3亿~5亿元。2012年为项目启动年，将覆盖全国4个大区的9个省份，筛查高危人群9万人，批复经费为4788万元。

该项目将为控制日益升高的城市癌症发病率和死亡率起到重要作用，也将为完成国家"十二五"目标之一（人均期望寿命增加1岁）做出一定贡献。更为重要的是，国家癌症中心将借助该项目，在全国建立一个城市癌症防控体系和网络，为开展全国性的肿瘤防控长效机制打下坚实基础。

（全国肿瘤防治研究办公室 代敏 中国医学科学院肿瘤医院防癌科 张凯）

2012年度淮河流域癌症综合防治工作会议在北京召开

2012年8月3日~4日，卫生部疾病预防控制局、中国疾病预防控制中心和国家癌症中心在北京联合召开"2012年淮河流域癌症综合防治工作会议"。卫生部疾病预防控制局副局长孔灵芝，中国疾病预防控制中心主任王宇、副主任梁晓峰，中国医学科学院肿瘤医院院长赫捷、书记董碧莎出席会议，来自中国疾病预防控制中心、全国肿瘤防治研究办公室、中国医学科学院肿瘤医院，以及江苏、安徽、山东、河南4省和项目市、县（区）各级卫生行政部门、疾病预防控制机构、妇幼保健机构、有关临床医院的会议代表共200余人参加了会议。

　　会议指出，淮河流域癌症综合防治工作一直受到国务院的关注，是一项影响深远的民生工程。在政府、卫生部门和社会各界的共同努力下，"淮河项目"取得了阶段性的成果，为实现中长期目标奠定了基础。"淮河项目"工作要继续以实证研究为基础，通过监测、流行病学调查，获得真实可信的科学数据，通过分析比较，寻找出肿瘤发生的可能影响因素。要通过"淮河项目"总结出肿瘤综合防治的可行模式，对全国的肿瘤防治工作以及慢性病防治工作起到借鉴和指导作用。这次会议是在卫生部疾病预防控制局的领导下，中国疾病预防控制中心和国家癌症中心首次联合召开的淮河流域癌症综合防治工作会议。会议强调，今后两个国家级中心要加强合作，在各级政府和相关部门的配合下，重点提高监测系统数据质量，加强癌症早诊早治和综合干预，努力推进中长期目标的实现。（慢病处供稿）

　　摘自：卫生部疾病预防控制局（全国爱国卫生运动委员会办公室）《疾病预防控制和爱国卫生工作简报》2012年第8期（2102年9月11日）

中国癌症防治行动计划编写工作在京启动

　　《中国慢性病防治工作规划（2012–2015年）》拟于近期发布。为切实落实规划，稳步推进慢性病防治工作，卫生部疾病预防控制局将分别制定心脑血管疾病、糖尿病、恶性肿瘤、慢性呼吸系统疾病等慢性病及其危险因素的防治行动计划。3月21日，疾病预防控制局在北京率先启动癌症防治行动计划的编写工作。来自中国医学科学院、中国疾病预防控制中心、国家癌症中心、中国癌症基金会、北京大学、北京大学肿瘤医院等机构的领导及专家近30人参加了会议。

　　与会人员一致认为，癌症防治行动计划要以降低癌症发病率和死亡率为目标，强调关口前移，早诊早治，通过强基层、建队伍、抓落实、重过程、提质量逐步推进癌症防治工作。下一步，将通过专家咨询、现场调研、意见征集等形式编写完善，最终制定《中国癌症防治行动计划（2012–2015年）》。（慢病处供稿）

　　摘自：卫生部疾病预防控制局（全国爱国卫生运动委员会办公室）《疾病预防控制和爱国卫生工作简报》2012年第3期（2102年4月11日）

2012 年全国肿瘤分子标志学术大会与国际肿瘤转化医学论坛举办

火热的 7 月，激情的盛会。7 月 20 日～23 日，由中国抗癌协会肿瘤标志专业委员会主办、山西医科大学第二医院等单位承办的"2012 年全国肿瘤分子标志学术大会与国际肿瘤转化医学论坛暨第七届中国中青年肿瘤专家论坛"，在山西省太原市晋祠宾馆隆重举行。在山西省政协副主席、山西医科大学第二医院院长卫小春教授的亲自主持、领导下，在会议工作人员的通力合作下，本次会议内容丰富，议程紧凑，达到了预期目的，取得了圆满成功！这是一次盛大的、立足中国，放眼世界的中国肿瘤分子标志及转化医学盛会！

会议特别邀请了 2004 年诺贝尔化学奖获得者、以色列人文和自然科学院院士、美国国家科学院外籍院士 Aaron Ciechanover 教授，美国科学院 Charles Cantor 院士，中国工程院陈志南院士、于金明院士、洪涛院士等参加了此次会议。山西省副省长张建欣出席会议并致开幕词。

与会的国内外 40 余名知名专家做了精彩的学术报告，共约 400 余名参会代表积极交流。本次会议共收到临床和基础研究交流论文 136 篇，共评出优秀论文 12 篇，并颁发了获奖证书及奖品。印刷会议汇编一本。

会议结束后，Aaron Ciechanover 教授、Charles Cantor 教授、陈志南院士、于金明院士、洪涛院士等在院长卫小春教授的陪同下，参观了现代化的骨与软组织损伤修复山西省重点实验室、肿瘤、麻醉等实验室，诸位院士对该院实验室的规模、结构、科研成果给予很高的评价，并对医疗、设备、科研等方面工作的发展提出了指导性建议。

通过这次大会，让与会人员更加深刻的理解了肿瘤诊治的内涵，进一步探索肿瘤转化医学中基础与临床的结合，为肿瘤治疗提供新思路、新方法。这是一次高规格的会议，不仅展示了专家渊博的学识、肿瘤研究及临床领域发展前瞻性的睿智、学术上独到的见解，更让专家学者们在轻松的交流中达成了合作意向，为共同攻克癌症而努力奋斗。

（稿源：中国抗癌协会肿瘤标志专业委员会）中国抗癌协会网站

链接

第七届中国中青年肿瘤专家论坛举办

2012 年 7 月 21 日晚，在 2012 年全国肿瘤分子标志学术大会与国际肿瘤转化医学论坛隆重召开之际，第七届中国中青年肿瘤专家论坛在美丽的古城太原晋祠宾馆国际会议中心举行。来自全国的 46 名新当选的中国抗癌协会肿瘤标志青年委员会委员参加了此次会议，另外会议还特别邀请了部分肿瘤标志委员会的常委、委员，在读的硕博士研究生参加。这次肿瘤专家论坛由肿瘤标志青年委员会副主任委员王书奎教授主持，各位委员分别介绍了自己的单位、科室及个人的研究方向，并就肿瘤分子标志物、转化医学、标本库建设、国家自然科学基金申请以及 SCI 论文撰写等方面进行了深入的探讨，同时大家还分享了各自在科研工作中存在的困惑。

关于转化医学：转化医学的典型含义是将基础研究的成果转化成为实际患者提供的真正治疗手段，强调的是从实验室到病床旁的联接。委员们在讨论时普遍认为，如何实现转化医学，关键是要处理好在转化过程中的"利益链"问题，同时基础研究的东西要能密切结合临床，基础研究工作者要真正能研究出对解决临床问题有较大帮助的科研成果。来自西安交通大学医学院肝胆外科的刘昌教授认为，现在的基础研究与临床距离太远，而相反地医疗器械的发展（如肠管吻合器、腔镜）却能密切结合临床并不断改进，起到了非常好的转化效果。南京医科大学公共卫生学院胡志斌教授认为，如果临床、基础及公司三个层面能各尽其责，临床负责提供合格的标本，基础负责设计各种实验，而公司能够提供各种实验平台，使得大家都能"快乐科研、安心科研"，就能够更快地促进科研成果的转化。

关于标本库：标本库的建设一直是困扰临床科研的一个瓶颈问题，只有基础研究人员，没有临床配合不行；只有内科医生，没有外科医生配合不行。可是有些医院在建立标本库之初就为如何加强基础与临床之间的配合，如何加强内外科与病理医生之间的配合而争吵不休并最终使得标本库建设速度较慢甚至搁浅。委员们一致认为，标本库的建设虽然在实际操作过程中很难，但又非常重要，必须要建。专家建议，各单位一定要有行政参与，最好是"一把手工程"，只有这样才能把标本库建设好。同时委员们也在呼吁国家最好能尽早出台标本库建设、管理和使用的规范，好让各家医院能按照规范严格执行，避免在标本库建设、使用过程中出现的矛盾。

关于国家自然科学基金申报和资源共享与加强合作等方面也进行了讨论，会议在大家的积极参与下持续了近3个小时才结束。通过交流，委员们均感到收获很大，不仅增进了友谊，更为自己以后的科研找到了很好的合作机遇和伙伴。委员们也呼吁，今后我们要多开这样的会议，能切实地解决实际问题。来自上海市肿瘤研究所的朱景德教授则更是语重心长地告诫我们青年肿瘤科技工作者要踏踏实实地做好研究，人才培养要"从娃娃抓起"。最后，肿瘤标志委员会副主任委员邢金良教授对会议给予了高度评价，希望青年委员能发挥自己的优势，为我国的肿瘤事业发展贡献力量。

（稿源：中国抗癌协会肿瘤标志专业委员会）中国抗癌协会网站

第一届肿瘤分子病理检测标准化应用及质量控制研讨会举办

由中国抗癌协会肿瘤病理专业委员会、卫生部国家病理质控中心分子病理组主办，中国医学科学院肿瘤医院病理科承办的"肿瘤分子病理检测标准化应用及质量控制研讨会暨第一届肿瘤分子病理检测技术培训班"于2012年9月19日～23日在中国医学科学院肿瘤医院成功举办。来自全国主要省市大中型医院的80名病理科医师及技师参加了培训。

分子病理检测是当前肿瘤个体化诊疗途径中的关键环节，其检测结果直接影响患者临床治疗方案的选择。目前国内肿瘤分子病理检测处于起步阶段，为了能建立和促进肿瘤分子病理检测规范化及标准化的进程，中国医学科学院肿瘤医院病理科承办了首届肿瘤分子病理检测技术培训班。

此次研讨会暨培训班由中国医学科学院肿瘤医院病理科主任吕宁教授和分子病理实验室负责人应建明副教授主持，邀请了香港中文大学威尔斯亲王医院 Dr. Anthony WI Lo、上海复旦大学附属肿瘤医院杜祥教授、北京大学医学部高子芬教授、北京协和医院病理科梁智勇教授，以及中国医学科学院肿瘤医院病理科林冬梅教授、应建明副教授，内科杨林、周爱萍、马飞副教授等，分别进行了精彩的讲座，介绍了肿瘤分子靶向治疗的新进展、分子病理实验室规范及 PCR 实验室认证等分子病理内外部质控要求、IQ-FISH 及二代测序等分子病理新技术新方法。中国医学科学院肿瘤医院病理科分子病理实验室助理研究员邱田、凌云、山灵，以及主治医师黄文亭、主管技师郭蕾等，分别进行现场讲习、指导带教，针对不同地区、不同技术水平的医院，从不同层次、不同方面介绍了各种分子病理检测技术，实验涉及 DNA 提取、组织巨切割及显微切割、FISH/SISH 技术、淋巴瘤克隆性重排、荧光定量 PCR 基因突变检测、基因测序等，并且以实例对各种检测技术的结果进行了详细地分析和判读，所提供的丰富实验内容和经验分享受到与会学员高度评价。

此次培训包括理论讲座和实际操作两部分，形式新颖，内容丰富实用，学员热情高涨、踊跃提问，就日常工作中遇到的疑点及难点与专家教授及授课教师进行了热烈讨论。大家纷纷表示，培训资料切合实际，各种分子病理技术操作步骤详实确凿，对未来的检测实践具有重要的价值和指导意义。

通过举办此次培训班，中国医学科学院肿瘤医院病理科目前所具备的分子病理检测技术和领先的检测平台得以充分展示，受到与会者高度评价。为期 5 天的培训必将积极推动国内分子病理检测技术水平的提高！

（病理科　黄文亭　应建明）来源：中国医学科学院肿瘤医院网站

第四届肿瘤实验室检测研究新进展学习班在北京举办

"第四届肿瘤实验室检测研究新进展学习班"于 2012 年 10 月 19 日~22 日在北京成功举办，本次会议由中国医学科学院肿瘤医院检验科和中华医学会北京分会检验专业委员会共同主办。会议主席、中国医学科学院肿瘤医院检验科主任齐军教授主持了开幕式，中国医学科学院肿瘤医院副院长石远凯教授以及来自全国的一百多名代表出席开幕式。在开幕式上，石副院长对大会的举办表示祝贺，并指出，"精准的诊断是临床开展肿瘤治疗的基础，而实验室诊断同病理学和影像学诊断一道发挥着重要作用；随着实验室检测技术的不断发展，实验室诊断将扮演越来越重要的角色。已经连续举办了四届的肿瘤实验室检测研究新进展学习班在很大程度上促进了肿瘤检验新技术的推广。"最后，石副院长祝学习班越办越好，并与代表们合影留念！

为更好地服务于临床，本次会议紧扣本学科最新研究进展，对授课内容做了精心安排，邀请了中国医学科学院肿瘤医院/肿瘤研究所黄常志教授、张伟教授等众多知名专家组成了的授课队伍，涵盖了肿瘤基础研究、临床检验、防癌体检和肿瘤临床个体化治疗等多方面内容。第五届"中国青年女科学家奖"获得者谭文研究员结合本实验室最新研究成果，做了题为"遗传变异与肿瘤易感性以及治疗疗效和预后的研究"的报告；刘滨磊研究员就溶瘤单纯疱疹病毒在肿瘤治疗和诊断中应用的研究进展做了精彩的报告；陈汶博士、许杨博士和刘炬博士等分别就 HPV 与子宫颈癌、循环肿瘤细胞的检测与临床应用和肿瘤标志物在健康体检中的应用等内容进行了探讨。检验科主任齐军和韩晓红教授分别介绍了"HE4 在卵巢癌中的应用"和"个体化治疗时代肿瘤分子标志物的检测"。最后，会议还组织学员到肿瘤医院检验科进行参观，并就肿瘤分子生物学检测实验室的布局和肿瘤生物标志物检测的质量控制等问题展开热烈讨论。

本次会议学术氛围浓厚、内容精彩，受到了与会代表的广泛好评，并引起了很多检验界专家的关注，进一步扩大了我院检验科的影响力。

（中国医学科学院肿瘤医院检验科、中华医学会北京分会检验专业委员会）

（稿源：中国医学科学院肿瘤医院网站）

第六届全国抗肿瘤药 GCP 培训班暨机构研讨会成功举办

由中国癌症基金会主办，中国医学科学院肿瘤医院 GCP 中心承办的"第六届全国抗肿瘤药 GCP 培训班暨机构研讨会"于 2012 年 6 月 22 日～24 日在北京举行。此次会议得到了全国近百家单位的热情参与，其中包括 78 家来自全国的药物临床研究机构管理人员，以及 31 家国内外制药企业的管理人员和监察员 250 余人。在会上大家就我国目前的临床研究管理问题进行了热烈的讨论，对目前存在的尚待解决的各种问题及今后的发展方向进行了深入的探讨。

中国癌症基金会彭玉理事长首先讲话，她对各位参会人员能在我国传统节日端午节参加会议表示感谢，并对大家提出了殷切希望。国家药监局政策法规司许嘉齐司长在发言中提出我国的药物临床工作要专业化，研究人员要有足够的编制以实现专业化管理和操作。由于各地区发展的不平衡，临床研究机构管理工作还有很大差别，有约 40% 的机构在复核中出现问题。SFDA 药品认证管理中心李见明处长分析了药物临床研究机构复核中常见的问题以警示大家。我国的各机构管理专家分别从临床研究机构对试验药物及试验质量控制等方面进行了精彩的阐述。

从事临床研究工作 50 多年的孙燕院士讲述了自己从事临床研究的经验和反思。中国医学科学院肿瘤医院副院长兼肿瘤内科主任石远凯教授就临床试验在转化医学中的地位和作用进行了生动的报告，储大同教授、王金万教授和徐兵河教授针对临床试验技术方面作了精彩的演讲，内容包括了临床研究 Ⅰ 期、Ⅱ～Ⅲ 期及上市后的临床研究。GCP 中心办公室副主任李树婷对我国临床研究机构现状进行了问卷调查并在会上公布了调查结果，与参会者共同探讨目前我国机构现存的问题和今后的解决方案。大会还邀请了审阅临床研究合同方面有经验的律师为大家讲述了在合同审阅中的法规要求和利益原则。

大会获得了空前的成功，在会间和会后仍有不少参会者在热烈地讨论。大家都期待今后继续加强交流，加强合作，使我国药物临床研究水平进一步提高，并使我国新药研制的重大任务得到更好的实施，使更多的中国患者能够用上安全、有效且经济的药物。

（国家药物临床研究 GCP 中心　李树婷）

肿瘤细胞靶向治疗技术高峰论坛在京举行

为了提高我国肿瘤临床治疗水平，推动我国肿瘤事业的发展。由中国老年学学会老年肿瘤专业委员会主办，深圳市中美康士生物科技有限公司承办的"肿瘤细胞靶向治疗技术高峰论坛"于 2012 年 4 月 21 日在北京九华山庄举行。大会主席为著名肿瘤专家、中国医学科学院肿瘤医院孙燕院士和南方医科大学南方医院副院长兼肿瘤中心主任罗荣城教授，来自全国近百家医院的 200 多位代表参加了此次大会。

大会上，孙燕院士和罗荣城教授均认为，"ACTL 肿瘤细胞靶向治疗技术"是肿瘤治疗技术领域突破性的发展，也将是肿瘤治疗技术领域的一个新的发展方向，具有重要的学术和临床应用意义。

美国阿肯色大学洛克菲勒肿瘤中心基因及免疫治疗中心副主任兼美国斯坦福大学医学院肿瘤中心免疫治疗中心（筹）副主任、深圳市中美康士生物科技有限公司

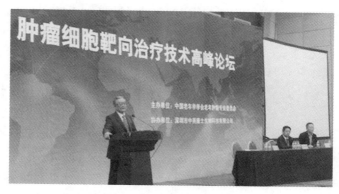

中国工程院院士、中国肿瘤内科学创始人之一、中国医学科学院肿瘤医院孙燕教授

ACTL 肿瘤细胞靶向治疗技术首席科学家、ACTL 肿瘤细胞靶向治疗技术研发人刘勇教授对"ACTL 肿瘤细胞靶向治疗技术"做了详尽的介绍。

刘勇教授称：传统的治疗方法为手术、放疗、化疗，都有一定的局限性。如手术不能完全切除癌细胞，而且只有约 20% 的早期肿瘤病人能接受手术治疗。放疗、化疗治疗肿瘤技术没有选择性，在杀伤癌细胞的同时，也大量杀伤患者的正常细胞，产生严重的毒副反应，对患者的生活质量造成极大的负面影响。而且研究已证实放、化疗只能杀死老弱的肿瘤细胞，无法避免复发、转移和耐药性的问题。近年来，只针对癌细胞低毒副作用的肿瘤靶向治疗技术成为国际热点。其中，国际上著名医药公司的分子靶向药物具

有"精准打击"的特点，不损伤患者正常细胞，患者治疗后生活质量获得了很大的提高，给广大患者带来了福音，很多肿瘤患者从中受益。但肿瘤分子靶向治疗药物主要分为单靶点药物和多靶点药物，两者在肿瘤临床治疗中都取得了良好的治疗效果，但临床研究发现即使最初对靶向药物表现出良好反应性的患者，在经过一段时间有效期后都会出现耐药性。因此，具有精准靶向杀伤癌细胞、无或低毒副作用、无耐药性并可逆转肿瘤耐药性、费用低特点的 ACTL 细胞靶向治疗技术成为广大肿瘤患者和肿瘤医生迫切渴求的技术方法。

刘勇教授报告了大量的应用 ACTL 肿瘤细胞靶向治疗成功的病例和临床研究结果，其中包括 2011 年诺贝尔生理学或医学奖获得者拉尔夫·斯坦曼（Ralph M. Steinman）教授，应用此技术治疗其胰腺癌，生存了 4 年，创造了奇迹。

作为 ACTL 肿瘤细胞靶向治疗技术的技术合作引进方，深圳市中美康士生物科技有限公司总经理李晓祥博士作了大会发言，ACTL 肿瘤细胞靶向治疗技术是继肿瘤生物免疫细胞 LAK、CIK、DCCIK、DC 瘤苗、传统 CTL 等技术之后发展起来的一项新技术，具有临床疗效明确可评价的显著优势，是肿瘤生物免疫细胞治疗技术发展具有里程碑意义的技术。中美康士公司将本着"严谨、责任、创新、关爱"的企业精神竭尽所能为广大肿瘤医疗单位及医护人员、为广大的肿瘤患者提供服务。

目前该技术已取得 5 项国际专利知识产权保护。在中国其与广谱抗癌的生物细胞 CIK 细胞、NK 细胞一起已被中国国家卫生部批准为首批允许临床应用的三类医疗技术。

　　　　　　　　　　　　　　　　　（来源：深圳市中美康士生物科技有限公司网站）

第四届姑息治疗与肿瘤心理学
习班在河北举办

6 月 9 日、10 日，由北京大学肿瘤医院、河北省抗癌协会肿瘤内科专业委员会联合主办的第四届姑息治疗与肿瘤心理学习班暨河北省抗癌协会肿瘤内科专业委员会学术报告会在河北医科大学第四医院成功举办。来自国内肿瘤界的知名专家、学者和来自北京、天津、浙江、新疆、山东、山西、湖北、河南和河北的同道欢聚一堂，以学会友，博极医源，切磋临床经验，增进学术交流，共同营造了一场学术盛宴。

大会由中国抗癌协会肿瘤心理专业委员会常委、北京抗癌协会康复与姑息专业委员会常委、北京大学肿瘤医院康复科主任唐丽丽教授主持。大会伊始，由中国抗癌协会临床肿瘤学协作专业委员会执委会常委、中国抗癌协会癌症康复与姑息治疗专业委员会副主任委员、北京抗癌协会中西医结合专业委员会主任委员李萍萍教授作为大会主席发表了致辞。李萍萍教授的致辞言语恳切，获得与会专家的一致欢迎。随后中国抗癌协会副秘书长、康复部部长，中华医学会肿瘤分会常务委员，北京军区总医院主任医师刘端祺教授为本次大会发表了致辞，他的讲话中饱含了对姑息与心理治疗的深刻理解，充满了对姑息治疗发展前景的美好希望。最后由河北省抗癌协会秘书长、河北省抗癌协会肿瘤内科专业委员会主任委员、河北医科大学第四医院肿瘤内科主任刘巍教授发表了热情洋溢的致辞，她的致辞中饱含对与会专家的诚挚敬意和感谢，对远道而来的各地同道热烈欢迎。致辞中更是引用了美国纽约东北部的撒拉纳克湖畔 E. L. Trudeau（爱德华·利文斯通·特鲁多）医师的墓志铭："有时，去治愈；常常，去帮助；总是，去安慰。"表达了对于姑息治疗的深刻体会，得到了与会专家同道的广泛共鸣。

在学习班上，李萍萍、刘端祺、唐丽丽、吴世凯、王昆、朱广卿、李雪霓、史鹤玲、王丕琳、刘巍、刘小立等国内知名临床肿瘤姑息及心理治疗专家应邀到会做了精彩报告，并和与会医务人员就肿瘤姑息治疗及心理治疗的临床与研究进行了广泛交流和探讨。各位专家的学术报告内容丰富、形式新颖，包括了"生命、情绪与疾病"、"晚期乳腺癌治疗的科学和人文"、"临终关怀与辞世教育"等10个专题，吸引了全体参会的肿瘤相关专业人员，200多人的会场座无虚席。专家们不辞辛苦，严谨治学的态度让人钦佩和感动。他们精彩的报告更是赢得了与会同道的热烈掌声。

其中，大会增添了"搜狐微博"互动环节，在紧张有序的大会中增添了一抹轻松温馨的色彩。利用微博平台，很多与会医师将问题直接发布在微博栏中，第一时间与在场专家互动交流讨论；也有医师将本次学习班的心得体会与大家分享，如一位名叫"医师刘洪飞"的人在微博中所写：肿瘤综合治疗基层万里行，是公益，是责任，我们所有肿瘤科医生砥力并肩。像这样的博文还有很多，许多医师在第一时间将听课的感动和想法通过微博表达，为学习班汇入着一股股的暖流和人文情怀。

肿瘤心理与姑息治疗学习班首次选址于河北省举办，体现了专家们对河北肿瘤界的厚爱，同时也是对我们多年来努力的肯定和认可。会议两天来，诸位专家悉心讲解，内容详实，引人入胜。学员们认真学习，收获颇多。很多学员表示，一定会将所学到内容运用到今后的临床工作中去，为广大肿瘤患者提供更加优质的服务。通过本次会议的学习，让我们真正体会到"医乃仁术、大医有魂"的深刻含义，让我们砥力并肩，携手共进，让患者享受生命的尊严与阳光，为患者撑起一片美丽的蓝天。

（稿源：河北省抗癌协会）中国抗癌协会网站

第二届上海国际骨髓瘤和淋巴瘤研讨会

5月和煦暖风的吹拂下，在美丽的黄浦江畔，第二届上海国际骨髓瘤和淋巴瘤研讨会（ISML）暨亚洲骨髓瘤工作组成立大会、浆细胞病诊疗进展学习班于2012年5月10日～13日在上海召开。本次大会由中国医师协会血液科医师分会和国际骨髓瘤工作组主办，北京大学血液病研究所和上海长征医院承办。

本届会议是我国血液学领域的一次盛会，全国各地的400多位血液科医生亲临会场交流学习，王振义院士出席了大会开幕式，阮长耿院士、黄晓军教授、王健民教授等担任各专题研讨会场的主席，侯健教授、李建勇教授、邱录贵教授和来自英国的 Brian Durie 教授、日本的 Takaaki Chou 等近 20 位国内外知名的血液学专家，对目前骨髓瘤和淋巴瘤诊疗基础、临床热点前沿问题进行了精彩的专题报告。

多发性骨髓瘤（MM）占血液系统恶性肿瘤发病率的第二位，近年来随着蛋白酶抑制剂（硼替佐米）和免疫调节剂（来那度胺、沙利度胺）等靶向治疗新药的出现和干细胞移植的应用，MM 患者的生存得到了很大的改善。血液肿瘤专家、Durie/Salmon 分期的创始人之一、来自英国 Cedars-Sinai 医学中心的 Brian Durie 教授在大会上报告了 "2012 年多发性骨髓瘤治疗策略进展"，Durie 教授分别从诊断、基线评估、一线诱导化疗、干细胞移植、巩固和维持治疗、复发治疗、新药等方面，对 MM 的诊疗优化策略进行了全面的阐述。

近年来大量临床研究证实，硼替佐米为基础的治疗可为各个阶段的 MM 患者带来临床获益。来自日本 Niigata 癌症中心医院（NCCH）的 Takaaki Chou 教授在大会上报告了两项日本单中心研究，进一步证实了硼替佐米为基础的方案治疗初治和复发 MM 患者的有效性和安全性。

一、多发性骨髓瘤治疗策略进展

（一）诊断和基线评估

MM 分为无症状型（冒烟型）MM 和症状型 MM。出现 MM 相关临床症状是诊断症状型 MM 的重要依据，也是 MM 患者的治疗指征。临床上对于血钙升高、肾功能不全、贫血及溶骨性损害的 "CRAB" 特征患者，需行进一步的骨髓活检、血清蛋白电泳、尿蛋白电泳检测和影像学检查，以做出正确的 MM 诊断。MM 骨损害为破骨为主，目前推荐的影像学检查手段为 CT、MRI、PET-CT。

MM 自然病程的异质性较大，确诊后应根据血清 β_2 微球蛋白和血清蛋白进行 ISS 分期，根据乳酸脱氢酶（LDH）、C 反应蛋白（CRP）和细胞遗传学异常等预后因素对患者进行预后分层，进而采取相应的治疗策略。

（二）诱导化疗和复发治疗：推荐硼替佐米为基础的方案

在 MM 诱导化疗中，相比传统的化疗方案，以硼替佐米为基础的治疗方案如 VMP（硼替佐米+美法仑+泼尼松）方案、BTD（硼替佐米+沙利度胺+地塞米松）方案、BCD（硼替佐米+环磷酰胺+地塞米松）方案显著提高了 MM 患者的缓解率，且显效更快。对于不合适移植的初治 MM 患者，硼替佐米为基础的 VMP 方案是标准的一线治疗方案。VISTA 研究显示，相比 MP 方案，VMP 方案可显著提高患者的完全缓解（CR）率、无进展生存期（PFS）和总生存期（OS）。对于合适移植的患者，IFM 2005/01 研究、GIMEMA 研究等显示，硼替佐米为基础的治疗方案能获得显著的高质量缓解率，且疗效优势在移植后继续保持。

对于复发/难治性 MM 患者，目前推荐硼替佐米或来那度胺联合地塞米松方案。一项综述分析显示，对于复发/难治性 MM 患者，VCD（硼替佐米+环磷酰胺+地塞米松）方案，与 VCDT（硼替佐米+环磷酰胺+地塞米松+来那度胺）方案相比，可获得相似的缓解率（88% vs 90%），且 3 级神经毒性不良反应的发生率更低（3% vs 14%，$P = 0.02$）。

（三）支持治疗：推荐双膦酸盐预防骨相关疾病

MM 的支持治疗主要包括对溶骨性损害的预防和治疗，对患者贫血和疲劳的处理以及对加强患者的营养支持等。大约 80% 的 MM 患者会伴随骨相关疾病（SRE）和高钙血症，临床上可采用双膦酸盐药物，如氯屈膦酸、唑来膦酸等进行 SRE 的预防和治疗。目前 2012 版 NCCN 指南建议所有接受初始治疗的 MM 患者同时给予双膦酸盐治疗，以预防 SRE 的发生，而此前的 NCCN 指南仅建议有骨病记录的 MM 患者同时接受双膦酸盐治疗。

（四）干细胞移植应尽早进行

自体造血干细胞移植（ASCT）可提高 MM 的缓解率，改善患者总生存和无事件生存，特别是高危患者获益更明显，是适合移植患者的标准治疗。而肾功能不全及老年并非是移植的禁忌证。

尽管在复发时移植（作为挽救治疗）的总生存与早期移植相似，但建议诱导治疗后直接进行大剂量化疗及 ASCT，而非将 ASCT 留待挽救治疗阶段，因为接受早期移植患者可以获得更长的无症状期而得到更大的临床获益。

（五）巩固治疗和维持治疗可获益

目前关于 MM 巩固治疗和维持治疗的临床获益还存在一些争议。临床上推荐 MM 诱导治疗获得缓解后，可考虑使用含硼替佐米的方案（如 VTD）巩固治疗 2～4 个疗程。维持治疗则可选用沙利度胺单独或联合硼替佐米、泼尼松单独或联合沙利度胺、干扰素等。

2011 年国际骨髓瘤研讨会（IMW）上报告的一项研究（CALGB）显示，来那度胺维持治疗相比安慰剂组，可明显提高患者的 TTP 和 OS。HOVON 65 MM/GMMGHD4 研究显示，针对适合移植的初治 MM 患者，相比沙利度胺，硼替佐米长期单药维持治疗可获得较高的缓解率。

（六）新药抗肿瘤活性前景良好

近年来，除了硼替佐米、来那度胺、沙利度胺等新药的临床疗效获证外，一些小分子药物如二代蛋白酶抑制剂、二代/三代免疫调节剂、组蛋白脱乙酰基酶和新型信号传导通路抑制剂，及单克隆抗体（Elotuzumab 和 Lorvotuzumab mertansine）等也显示出一定的抗肿瘤活性。对于复发/难治性 MM，新型的信号传导通路抑制剂（如 Carfilzomib、Pomalidomide）联合其他药物也显示出较好的疗效。一项随机开放的临床研究对比了 Pomalidomide 联合低剂量地塞米松两种给药模式治疗复发耐药 MM 的疗效。研究纳入 84 例来那度胺和硼替佐米耐药的复发 MM 患者，随机分组，分别给予 Pomalidomide 4mg/d，d1～21（或 d1～28），联合地塞米松 40mg/w。结果显示，两组患者的总缓解率分别为 35% 和 34%，中位缓解持续时间分别为 10.5 个月和 7.2 个月，持续缓解 1 年以上的患者分别占 47.5% 和 36%。

二、硼替佐米治疗 MM 有效性和安全性的再添佐证

（一）复发/难治 MM：硼替佐米挽救治疗获益显著

Chou 教授报告的日本 NCCH 的一项单中心研究显示，对于复发/难治性的 MM 患者，硼替佐米+地塞米松具有较好的生存获益。研究自 2007 年开始共纳入 98 例在 NCCH 就诊的复发/难治性 MM 患者，中位年龄 65 岁，患者先前曾接受过 CTx、地塞米松、沙利度胺、来那度胺等方案的治疗。给予硼替佐米+地塞米松联合治疗。患者至少接受 4 个

疗程的硼替佐米联合治疗，直至达到平台期或出现不可耐受的不良反应。结果显示，硼替佐米+地塞米松治疗后，33 例（33.7%）患者出现非常好的部分缓解（VGPR）和 CR，44 例患者出现部分缓解（PR），21 例患者疾病稳定或进展。中位随访 28 个月，患者的 OS 率和 PFS 率分别为 60.2% 和 35.6%（图）。其中硼替佐米+地塞米松治疗后取得 CR 的患者预后较佳，在随访 54 个月时其 OS 率和 PFS 率仍达到 85.7% 和 34.3%。Chou 教授表示，部分复发/难治性 MM 患者在硼替佐米+地塞米松治疗后仍出现进展，因此还需探索硼替佐米+地塞米松治疗获益人群的标志物，据此对潜在获益人群行进一步的巩固治疗和维持治疗。

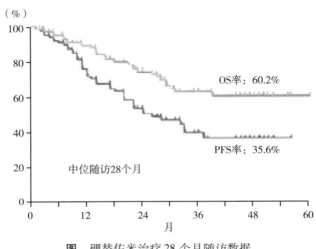

图　硼替佐米治疗 28 个月随访数据

（二）不适合移植 MM：VMP 方案仍为一线标准

Chou 教授报告的一项日本单中心 I / II 期临床研究（JPN-102）显示，硼替佐米为基础的 VMP 方案对于不适合大剂量化疗的初治 MM 患者，具有良好的缓解率（ORR），且耐受性良好。II 期临床研究中共纳入 86 例不适合移植的初治 MM 患者，中位年龄 70.9 岁，前 4 个疗程给予硼替佐米（2 次/周）联合美法仑（马法兰）+泼尼松，后 5 个疗程硼替佐米改为每周给药 1 次。结果显示，17 例（19.8%）患者出现 CR，60 例（69.8%）患者出现 PR 及以上程度的缓解，与 VISTA 研究中 71% 的患者出现 PR 及以上程度的缓解相似。JPN-102 研究中，中位至最佳缓解时间为 51 天，与 VISTA 研究中至最佳缓解中位时间 58.7 天相似。JPN-102 研究中周围神经病变的不良反应发生率为 52.9%，其中 ≥3 级的周围神经病变不良反应发生率为 8.0%。39.1% 的 MM 患者因不良反应中断治疗，其中 11.5% 的患者因硼替佐米引起的末梢神经病变而中断治疗，20.7% 的患者因末梢神经病变而降低硼替佐米的剂量。

VISTA 研究奠定了 VMP 方案在不合适移植 MM 患者的一线治疗中的地位，Chou 教授表示，鉴于日本单中心 JPN-102 研究的对 VISTA 研究结论的证实，VMP 方案仍是目前初治不合适移植 MM 患者的一线标准方案。通过调整剂量（每周 1 次）或皮下注射可降低硼替佐米的神经毒性反应，硼替佐米持续治疗也可进一步提高患者的最佳缓解率，并最终延长患者的 OS。

（文章来源：《医师报》2012-06-21）

第十次全国子宫颈癌协作组工作会议
暨 HPV 疫苗与子宫颈癌防治研讨会在京召开

2012 年 4 月 21 日～22 日，第十次全国子宫颈癌协作组工作会议暨 HPV 疫苗与子宫颈癌防治研讨会在北京广西大厦召开。会议由中国癌症基金会、卫生部疾病预防控制局、卫生部妇幼保健与社区卫生司和中国医学科学院/北京协和医学院肿瘤研究所联合主办。

中国癌症基金会理事长、卫生部原副部长彭玉女士，卫生部妇幼保健与社区卫生司傅卫副司长、张伶俐副巡视员，卫生部疾病预防控制局慢病处吴良有处长，北京市卫生局原副局长邓小虹女士，中国医学科学院肿瘤研究所乔友林教授，子宫颈癌协作组成员以及来自国内外子宫颈癌防治领域的专家共 200 余人出席了会议。

中国癌症基金会彭玉理事长和卫生部妇幼保健与社区卫生司傅卫副司长分别在开幕式上致欢迎词。中国医学科学院肿瘤研究所乔友林教授在会上做 2011 年子宫颈癌协作组的年度工作报告；中国疾病预防控制中心妇幼中心狄江丽教授汇报了国家医改重大专项——中国农村子宫颈癌筛查的进展；中国癌症基金会余瑶琴常务副秘书长总结了 2012 年全国三八公益活动情况；彭玉理事长、张伶俐副巡视员等领导向参加和支持 2012 年庆三八公益活动的医院和单位颁发了奖杯和证书。

会议邀请子宫颈癌及 HPV 相关领域的国内外专家对子宫颈癌预防、筛查和国内外 HPV 疫苗的研究进展情况进行了介绍。与会代表对大会的报告深入讨论和交流，会议达到了预期的效果。

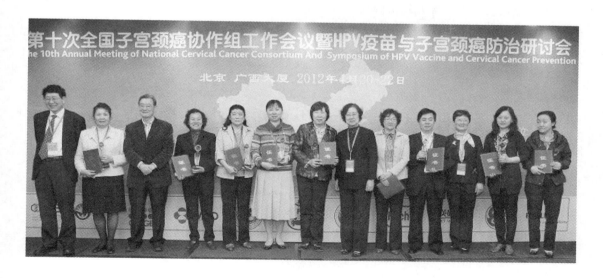

会议得到了默沙东（中国）有限公司、凯杰企业管理（上海）有限公司、BD 中国、北京英硕力新柏科技有限公司、深圳市金科威实业有限公司、泰普生物科学（中国）有限公司、罗氏诊断产品（上海）有限公司的支持。

（稿源：中国癌症基金会）

宫颈癌防治网络初步建立

国家重大公共卫生服务项目——"宫颈癌筛查成效与临床新进展座谈会" 2012 年 10 月 29 日在北京举行。与会专家表示，自 2009 年开始实施的农村妇女宫颈癌筛查项目取得了良好的健康效益和社会效益，农村妇女的健康意识明显改善，宫颈癌防治网络初步建立，今后还将进一步扩大覆盖面，加强筛查质量控制，让更多的妇女受益。

卫生部妇幼保健与社区卫生司有关负责人介绍，2009 年～2011 年，中央财政投入约 3.1 亿元，为全国 286 个县（区）的超过 1152 万名农村妇女进行了免费宫颈癌筛查，出现相关病变的患者得到了及时检出和治疗。从 2012 年起，项目计划每年完成 1000 万名适龄妇女的筛查任务。

中国工程院院士、北京协和医院妇产科主任郎景和教授表示，我国人口众多，经济、文化、卫生发展不平衡，宫颈癌患病率和死亡率较高，且发病日趋年轻化，实施宫颈癌筛查有很大难度，必须探索适合中国国情的宫颈癌防治策略和适宜技术。

座谈会上，参与筛查的多位知名妇产科专家表示，宫颈癌筛查方案的制订涉及成本、公平性、基层人员能力等多种因素，应根据不同地区的经济发展水平选择方案，加强基层医疗卫生机构的能力建设，通过培训提高基层人员技术水平，依靠媒体宣传提高各级政府和公众对宫颈癌筛查重要性的认识，提高妇女参与筛查的主动性。

本次座谈会由卫生部妇幼保健与社区卫生司支持、《健康报》社主办、罗氏诊断产品（上海）有限公司协办，来自全国各地的 30 多位知名妇产科专家与会。

（陈飞）来源：《健康报》2012-10-31

第一届乳腺癌个体化治疗大会圆满结束

中国医学科学院肿瘤医院内科　袁　芃

2012 年 6 月 22 日～23 日，由中国癌症基金会、国家癌症中心、中国抗癌协会乳腺癌专业委员会主办，中国医学科学院肿瘤医院内科协办的"第一届乳腺癌个体化治疗大会"（1st Conference of Individualized Management of Breast Cancer, COMB）在北京国际会议中心隆重召开。大会以"防治乳癌，量体裁衣"为主题，旨在为乳腺癌领域的学者和医生搭建一个高水平的交流平台。

本届大会由中国医学科学院肿瘤医院内科副主任徐兵河教授担任执行主席。中国癌症基金会理事长、卫生部原副部长彭玉教授在开幕式上致辞，指出乳腺癌的防治是关系到我国女性健康的重要工作，关系着全面建设和谐社会目标的实现和民族的强盛。本次大会必将促进我国乳腺癌领域的学术交流与技术合作，促进乳腺癌的学科发展，推动我国乳腺癌个体化诊疗进程。

中国工程院院士、中国医学科学院副院长、北京协和医学院副校长詹启敏教授，中国医学科学院肿瘤医院院长赫捷教授等参加了开幕式，并致辞对本次大会的召开予以高度评价，指出建立国内外乳腺癌医生进行最新学术信息交流的平台具有开拓性和预见性，是中国乳腺癌学科发展所必需的。

为时一天半的大会紧凑丰富，交流内容涵盖了中国乳腺癌的发病新趋势、早期乳腺癌诊治新技术和热点探讨、乳腺癌诊治过程中的难点与争论、乳腺癌分子分型与个体化治疗、国际会议最新信息传递等五大领域的多个议题。国内外乳腺癌学界的专家做了精彩的报告，中国工程院院士、中国抗癌协会副理事长程书钧教授阐述了分子网络疾病与个体化治疗的关系；徐兵河教授分析了中国乳腺癌的流行特点与新趋势，并比较了中国与日本、韩国乳腺癌的流行病学、筛查、防控、治疗等的共同点和差异；来自美国加利福尼亚圣安东尼的 Hope S. Rugo 教授详细报告了 HER-2 阳性乳腺癌靶向治疗的最新进展；军事医学科学院 307 医院江泽飞教授介绍了 luminal 型乳腺癌的内分泌治疗个体化选择；Michael Andersson 教授介绍了欧洲在晚期乳腺癌方面的化疗和靶向治疗现状；詹启敏院士探讨了药物遗传学对乳腺癌治疗的影响；Julie R. Groalow 教授报告了分子标志物指导下的乳腺癌个体化治疗。大会组织了新颖的病例讨论形式，由主治医生选择临床疑难病例，提出问题，与会代表积极参与、阐述自己的观点，最后相关领域的专家将治疗原则和临床实践的结合徐徐道来，给予点评和指导，使青年医生对理论与实践相结合有了更深的体会。

来自全国的 563 名从事乳腺癌各个相关领域的科研人员、临床医师注册参加了此次盛会，另有百余名专家学者出席并旁听了会议，参会者对会议的内容和主办方的工作给予了高度评价，会后的问卷调查显示，对本届大会满意度达 93.1%。

来自"搜狐健康"、《医师报》、《中国医学论坛报》、《抗癌之窗》杂志等多家媒体的记者对大会进行了采访及现场和会后的报道。

乳腺癌已成为发病率最高

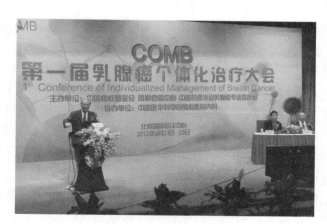

中国工程院院士、中国抗癌协会副理事长程书钧教授做报告

的女性恶性肿瘤，针对乳腺癌的预防、诊断和治疗的基础与临床研究也正朝着多元化、个体化的方向发展，本届大会的召开一定能够推动我国乳腺癌个体化诊疗的进程！

第七届上海国际乳腺癌论坛在沪举行

——乳腺癌治疗需兼顾个体化和生存质量

2012 年 10 月 25 日~27 日，由中国抗癌协会乳腺癌专业委员会和复旦大学附属肿瘤医院联合主办的第七届上海国际乳腺癌论坛在沪举行。上海市妇女联合会主席焦扬和上海市卫生局局长徐建光等领导与会并致辞。从会上了解到，以个体化治疗为主导，兼顾个体化治疗和生存质量的治疗理念已经成为如今乳腺癌临床治疗的发展方向。

据了解，中国的乳腺癌发病率在全球范围内属于低发区域，但在北京、天津、上海，以及沿海经济比较发达的城市，乳腺癌的发病率在国内属于比较高发区域。1972 年，乳腺癌的发病率为 17.7/10 万，从 2010 和 2011 年上海市疾病预防控制中心统计的数据显示，上海乳腺癌发病率已经超过 70/10 万，上海市乳腺癌的发病率近几年呈现高位增长态势。

"伴随着日趋增长的乳腺癌发病率，我们仍然欣喜地看到，乳腺癌的治疗手段越发多样，患者的 5 年生存率也得到了显著的提高。"中国抗癌协会乳腺癌专业委员会主任委员、复旦大学附属肿瘤医院乳腺外科主任邵志敏教授说，"治疗效果的显著提升，一方面是早期筛查的工作得到各级政府和医院的重视，另一方面也得益于分子靶向治疗的高速发展。"

邵志敏教授坦言，过往以乳腺癌"复发转移风险"作为治疗参考的观念已经逐渐改变，取而代之的是，除参考复发/转移风险外，更重要的是弄清乳腺癌分子分型特点以指导不同的治疗方式。乳腺癌分子分型是乳腺癌的固有特点，代表了乳腺癌本质生物学特性，也是对患者实施个体化综合治疗最为主要的参考指标。如激素受体为阳性的患者对内分泌治疗较为敏感，而一批极易发生复发/转移风险的 HER-2 阳性乳腺癌患者，在实施靶向治疗后，便能有效降低 40%~50% 的复发风险，与此同时降低 30% 的死亡风险。

需要指出的是，乳腺癌的靶向治疗也非一把"万能钥匙"，患者接受靶向治疗一段时间之后，便有可能出现耐药性的问题。邵志敏教授指出，对于这种情况，开发新药物是比较可行的解决方案。如 HER-2 阳性乳癌患者耐药后，拉帕替尼和帕妥珠单抗是曲妥珠单抗耐药后的后线药物；此外，为了增加化疗药物的针对性，目前一些新近开发的药物，将靶向治疗和化疗实现了有机结合，使化疗更具靶向性，进一步提高化疗和靶向的有效性和针对性。而接受内分泌治疗的患者出现耐药情况，研究者们也已经开发了一些药物，如 mTOR 抑制剂，能够有效逆转内分泌耐药的情况。

除了乳腺癌患者的治疗效果，与会者还就乳腺癌患者的生存质量给予了高度的关注。论坛召开之前，面向全国医师的"乳腺癌患者乳房重建学习班"在复旦大学附属肿瘤医院召开。"乳腺癌患者是一批特殊的群体，她们遭受了生理和心理的双重打击。医师给患者在根治疾病的同时，给予形体的重新塑造，使她们能够最大程度地减少心灵创伤。这是一名乳腺外科医师的责任，更是一大批患者内心最真挚的诉求。"邵志敏教授说。在全国范围内开展以乳腺癌患者为对象的乳房整形手术，复旦大学附属肿瘤医院可以称为先驱者。2003 年起，复旦大学附属肿瘤医院便在全国较早地开展了乳房重建术。在近十年的发展过程中，乳房重建手术也经历了三个历史发展过程，从最初的背阔肌皮瓣移植术，到后来的不断血供的腹直肌皮瓣移植术，发展至今天的运用显微外科技术的游离腹直肌皮瓣移植术。手术的创伤更小、形体也更加逼真美观，更重要的是这种手术在每年一届的学习班培训之后，在全国各级医院得到了较大范围的普及和推广。

复旦大学附属肿瘤医院乳腺外科教授吴炅介绍，腹直肌皮瓣移植术已经成为现在乳腺癌患者首选的重建手术方案之一。由于这个皮瓣组织来源于患者的腹壁，也就是被世人常称为"救生圈"的小肚皮，因此充足的乳房重建组织量不需要在后期手术中添加植入物，以弥补组织量不够的窘境。同时，此项手术也是变相地给患者的腹部做了"消脂"，使其达到了一举两得的优势。

吴炅坦言，此类手术开展之初，由于不切断血供，则需将小肚皮皮瓣的血供连着肌肉转移到乳房的位置，因此就比较明显地破坏了腹壁的结构，致使患者的创伤较大，容易出现腹壁的并发症，皮瓣的血液供应也不是很理想。为了减少患者的术后并发症，让皮瓣获得更为充分的血液供应，经过不断的努力，医院已经能够开展游离的腹部皮瓣乳房重建手术，也就是在腹直肌中分离出腹壁的血管穿支，在小肚皮皮瓣移植时断开血供，在乳房重建时，运用胸部或腋窝的一些血管，完成与小肚皮皮瓣的血管重新吻合，大大减少患者腹壁的创伤，形体也更为美观。

本届上海国际乳腺癌论坛云集了 1500 余位海内外乳腺癌专家，是当前国内乳腺癌诊治领域规模最大、最具影响力的学术盛会。自从 2005 年开办第一届上海国际乳腺癌论坛以来，目前已是第七届。第一届论坛开办之初，有 400 多人参加了会议，以后逐年递增，到了第四届已经突破 1000 人；到去年第六届论坛，参会人数达 1400 余人，不仅创历史新高，也达到了国内乳腺癌论坛的最大规模。今年第七届保持了与去年相似的规模，与会人员超过 1500 人。

（稿源：中国抗癌协会乳腺癌专业委员会）中国抗癌协会网站

第三届全国鲜药学术研讨会纪要

中国癌症基金会鲜药学术委员会　杨振刚　张立峰

2012 年 12 月 15 日早晨，北京，前日的积雪未化，今天又下起了小雪，晶莹飘落的雪花，为天寒地滑干燥的冬季带来了一丝惬意。

由中华中医药学会、中国癌症基金会主办，中国癌症基金会鲜药学术委员会承办的"第三届全国鲜药学术研讨会"在北京万寿宾馆隆重召开。原卫生部副部长顾英奇、原中国人民解放军总后卫生部部长张立平、北京市药品监督管理局副局长袁林、中国癌症基金会常务副秘书长余瑶琴等有关部门领导到会。中国中药协会中药饮片专业委员会、中国老年学学会老年医学委员会、中国老教授协会医药专业委员会、北京中医药学会等学术组织的领导出席了本届研讨会。

　　会场外大厅内摆放了 10 余种盆栽鲜药，上面标明了科属与功效，伸展的碧绿鲜活的枝叶，拉近了人与大自然的距离。墙上悬挂着原卫生部副部长顾英奇，世界中医药学会联合会主席、原卫生部副部长、原国家中医药管理局局长佘靖，中国癌症基金会理事长、原卫生部副部长彭玉，中国老年学学会老年医学委员会终身名誉主任、原中国人民解放军总后卫生部部长张立平，中国科学院院士、中国中医科学院首席研究员、中国中西医结合学会名誉会长陈可冀，中国工程院院士、中国医学科学院药用植物研究所名誉所长、北京中医药大学药学院名誉院长肖培根，中国工程院院士、中国中医科学院名誉院长王永炎，国医大师、鲜药学术委员会终身主任委员朱良春，首都国医名师、中华中医药学会终身理事金世元，首都国医名师、北京中医药大学教授颜正华，中国中药协会副会长、原国家食品药品监督管理局注册司司长张世臣，原中国中医研究院院长、北京针灸骨伤学院院长傅世垣，原北京中医药大学校长龙致贤，原中国中医研究院广安门医院副院长、全国中医肿瘤医疗中心主任、中国中西医结合肿瘤专业委员会主任委员朴炳奎，原北京市卫生局药政处处长、中国老教授协会医药专业委员会副理事长杨光，同仁堂中药大师、原国家药典委员会副秘书长姚达木，原北京中医药学会常务副会长刘殿永，国家中医药管理局台港澳交流合作中心主任、中华中医药学会风湿病分会主任委员王承德，中国中医科学院广安门医院副院长、中国中医科学院肿瘤研究所副所长、世界中医药学会联合会肿瘤专业委员会副秘书长花宝金等 30 余位领导、专家、学者，为祝贺会议的召开写来的题词条幅。装裱精美、墨宝余香的题词，充满了对国粹中医药鲜药应用传承的激励和期望。

　　会场内主席台上绿色的背板，一枝含露欲滴的腊梅夺人眼目，带给人以鲜活生命的震撼。背板上"弘扬鲜药 传承创新"8 个大字，突显出此次鲜药学术研讨会的主题。

　　来自全国，从事鲜药种植、研究、开发、临床应用等相关领域的 250 余名专家聚集一堂，会议代表人手一册《鲜药学术论文汇编》、《鲜药学术委员会发展历程画册》，会场内外洋溢着浓郁的"鲜药学术"氛围。同时，向先到的大部分代表赠送了《中国肿瘤临床年鉴 2011 卷》。

　　上午 8 点 30 分，会议开幕式主持人、鲜药学术委员会副主任委员兼秘书长郝近大研究员，首先对与会领导和专家表示了真挚的欢迎与感谢；相继向会议代表们介绍了主席台就座的各位领导；随之对"鲜药"和"鲜药学术委员会"的发展历史与地位、作用进行了梗概的介绍。在谈及本次研讨会组织召开的目的和意义时，他无法掩饰激动的心情，声音异常洪亮地讲："希望在本届会议上，专家们能够充分展示对鲜药研究与应用的成果和建议，通过专业的学术交流，集思广益，为鲜药的传承和创新，碰撞出新的思路与火花，同时也希望鲜药学术研讨会闭幕后保持能量，继续扩大影响，促进并形成鲜药研发的规模，鲜药学术委员会在广泛联系志同人士的同时，要为搭建好专业的学术交流平台而努力。"

　　中华中医药学会副会长兼秘书长李俊德，中国癌症基金会常务副秘书长余瑶琴，中国癌症基金会理事、鲜药学术委员会主任委员、北京建生药业有限公司董事长李建生分别作了热情洋溢的会议致辞。

　　李俊德秘书长在肯定了鲜药特色与不可替代作用的同时，希望在有识之士的共同努力下，发扬光大中医药国粹，为保障人类健康做出贡献。

余瑶琴常务副秘书长讲述了鲜药学术委员会在中国癌症基金会的支持与关爱中孕育和诞生，抗癌现代鲜药在关注中所取得的科研成果；讲到抗癌现代鲜药的成功与对社会的回报，她希望鲜药在今后的传承与创新中取得更大的成绩，为提高肿瘤临床疗效。为建设小康社会发挥更好的作用。

现代鲜药研制发明人、鲜药学术委员会主任委员李建生，代表鲜药学术委员会，首先对与会代表表示了热烈的欢迎，对多年来对鲜药和现代鲜药的研发给予支持、关注、参与的领导和专家们表示真诚的感谢。对中华中医药学会、中国癌症基金会给予本届会议组织的指导和大力支持表示由衷的感谢。他深有感触地回顾了现代鲜药研发走向成功的历程，深有感悟地讲到，伟大的中医药是一座待开发的宝藏，讲到鲜药传承与创新的辉煌未来与前景；讲到当代医药工作者的历史责任；讲话结束时，他再次强调，鲜药事业的发展要依靠全国有识、有志人士，鲜药的专业学术交流需要纽带，鲜药事业的推进需要大家保持经常的沟通，需要联起手来、开展合作，进行长期不懈的努力，需要不断拓宽可持续发展之路。他明确地表态，鲜药学术委员会立足搭建全国的平台，为有识、有志人士架起沟通的桥梁，为促进鲜药事业的发展铺路，并要实实在在地做好事情。

原总后卫生部部长张立平、北京市药品监督管理局袁林副局长的讲话，对本次研讨会的召开表示了祝贺，对鲜药与现代鲜药既往所取得的研发成果给予了高度的评价，同时希望鲜药学术委员会在促进我国鲜药事业发展中发挥更加积极的作用。制定学科目标、创新学术体系，完善系统理论。并且要整合资源合理使用，形成学术团队，走出单打独斗的境况，为人民的健康造福，为祖国医学走向国际而努力。

国医大师朱良春教授，是鲜药学术委员会的创建人之一，曾任第一、二届鲜药学术委员会主任委员，在第三届学术委员会换届调整中，被推举为终身主任委员。虽然耄耋之年未能参会，但仍壮心不已，对本届研讨会寄予了高度的关注，为表达对鲜药事业的热诚，特送来了讲话视频。大家看到 96 岁高龄的朱老依然精神矍铄、思维敏捷，讲话声音清晰，对鲜药事业的发展和传承寄予了殷切的厚望，感觉非常的欣慰和敬佩。

首都国医名师、中华中医药学会终身理事、鲜药学术委员会名誉主任委员金世元教授，与中医药结缘一生，在业内享有崇高的威望，堪称我国中药泰斗。他对北京地区的鲜药应用了如指掌，讲起来如数家珍。对挽救特色鲜药，传承、创新、发展充满了期望。在讲话中呼吁："国家应加大对鲜药科研的支持力度，尽快将鲜药开发纳入发展计划，因为这不仅关系到提高疗效，保持我国固有的中医药学术优势，也关系到我国药用资源的可持续利用，并早日实现中药的现代化。"一席坦诚的讲话，带来了与会代表的共鸣。

第三届鲜药学术委员会对推动鲜药事业发展充满了信心，为更好地促进相互交流，探索科学发展之路，总结鲜药治疗多种疾病的效果，推进鲜药的临床应用和现代鲜药的研发，进而加速弘扬鲜药事业的进程，于 2012 年初经办公会议研究并作出建立"中国癌症基金会鲜药学术委员会临床基地"的决定。通过前期的协商与沟通，确定了江苏省南通市良春中医药研究所、湖北中医学院附属门诊部（国医堂）、北京广阳博海医院、北京五棵松门诊部四家医疗单位开展合作。借此会议之机，对四家临床基地举行了授牌仪式。顾英奇部长、张立平部长、袁林副局长、金世元教授分别为四家医疗单位授牌，全场掌声对四家医疗单位表示祝贺。

在接下来的专题讲座及学术交流中，分别由中国医学科学院基础医学研究所病理室研究员刘玉琴、中国中医科学院肿瘤研究所常务副所长花宝金、中国医学科学院药用植物研究所研究员彭勇、武汉市中医医院肿瘤科主任唐万和主持。他们首先介绍了发言专家学者的资历情况，并在发言结束后进行了要点归纳和点评，使与会人员能够较全面地把握发言人的研究领域和取得的成果，及可借鉴学习的经验。

专题讲座及学术交流依序进行，内容涵盖了从鲜药加工技术到鲜药的研究进展及临床应用等多个方面。专家学者论述的题目分别是：原中日友好医院中医肿瘤科主任李佩文教授《读张锡纯的<医学衷中参西录>关于用鲜药的启示》；中国中医科学院中药研究所郝近大研究员《鲜药研究的思路与途径》；北京建生药业有限公司学术部经理、博士后黄卉《现代研究手段在鲜药研究中的应用》；中国医学科学院药用植物研究所彭勇研究员《鲜药研究的回顾与展望》；南通良春风湿病医院院长朱婉华《鲜动物药治疗重症风湿病的应用》；广州中医药大学附属中山医院主任中医师梅全喜《龙葵鲜果治疗肿瘤的药理学基础与临床疗效观察》；浙江省中医院中药房主任钱松祥《鲜石斛的临床应用》；湖南农业大学曾建国教授《基于鲜药材的产地初加工研究》；宁夏食品科学技术学会常务理事王自贵《从"鲜"做起 促进宁夏枸杞产业发展》；中国中医科学院中药研究所唐氏中药研究中心副研究员李沧海《瑶药鲜药研究初感》；中华中医药学会常务理事、中医药学会医院药房管理学会主任委员翟胜利《传承鲜药应用发展北京中医药特色》；北京广阳渤海医院院长、博士后张海滨《以新鲜中药为主的清润宣肺方治疗肺纤维化的临床观察》；广州国际信托投资公司经济师何平《浅论鲜中药工业研究》。

专家们对鲜药不同领域的发言异彩纷呈，展现出众多医药工作者为特色鲜药传承与创新所付出努力和所取得的成绩。多数发言人在论述中，表现出了对鲜药事业的浓厚热诚，提出了很多有益于推进鲜药事业的中肯建议。

研讨会一天时间，安排紧凑，很多与会代表坚持到最后仍有意犹未尽的感觉。郝近大秘书长在会议闭幕总结时，对本届会议给予了较高评价，认同了会议代表：多方呼吁，各自努力，携手合作，为尽快发展我国鲜药事业，争取扩大鲜药的研发、生产与应用；争取对中医药人员开展鲜药应用及管理相关的培训及学习；争取在中医药院校教科书中能够增加鲜药的章节等建议，为特色鲜药的辉煌未来共同创造良好的氛围与环境。他希望共同的事业把大家联系得更加紧密，共同的志向与付出的更大努力，把鲜药事业、鲜药产业做大做强。最后他倡议：明年或后年有承办研讨会的自荐者涌现，大家带着新的鲜药研发成果再相聚。

本届鲜药学术研讨会较前两届相比，无论在省市分布、参加人员、涉及范围、学术水平、专业水准、社会影响等方面均有提高和扩大，可以说，伴随时代的脚步，这是一次我国鲜药应用史上具有里程碑意义的盛会，是对促进鲜药事业发展具有巨大影响力的大会，将大力推进我国鲜药的临床应用和现代鲜药的研发，进而加速弘扬鲜药事业的进程，使中华鲜药造福更多的人民大众。

媒体链接 1

第三届全国鲜药学术研讨会在京举行

近年来，北京等地的一些中医院引入了个别中药鲜药品种的使用，同时，我国对中药鲜药的研发在保鲜技术、工艺制备、成分与药效研究等方面也取得了一定的进展，但是与国际先进水平相比处于劣势。目前，以金世元为代表的中医药专家，在由中华中医药学会、中国癌症基金会鲜药学术委员会共同举办的"第三届全国鲜药学术研讨会"上提出，中药鲜药亟须科学开发和创新，建议国家加大对鲜药科学研究的支持力度，尽快将鲜药研发纳入发展计划。这既关系到提高中医药临床疗效、保持中医药学术优势，又关系到我国药用资源的可持续利用和中医中药的现代化。

年轻医生不会用鲜药

提起鲜药，许多年轻人可能并不了解。金世元介绍说："鲜药就是指鲜活应用的药物。在20世纪50年代以前，不少名医都喜欢用鲜药，鹤年堂这些大药铺都有鲜药售卖。北京丰台的花农还开设了大棚专门种植药材，一年四季都能供应。一些不适合北京生长的药材，专门从外地组织货源以保证临床应用。"常用的鲜药品种有鲜薄荷、鲜佩兰、鲜藿香、鲜菖蒲、鲜竹叶、鲜枇杷叶、鲜石斛、鲜麦门冬、鲜北沙参等。

据介绍，鲜药的应用早在《神农本草经》中即有记载，此后历代医药学家也多有论述。尤其在明、清时期，随着温病学说的确立，涌现出了一批擅用鲜药的医家，如吴又可、叶天士、薛生白、吴鞠通、王孟英等。至民国初年，各医家在继承前人用药经验的基础上，又发现了很多疗效优于干药材的鲜药，鲜药的品种和适应证日益扩大。

专家表示，推动鲜药的应用并非无的放矢。在长达2000多年的历史中，鲜药的应用从少到多、从简到繁，是因为历代医家发现，有些药材鲜用效果更佳，或是有些疾病应用鲜药疗效更好。然而，受采收和加工技术的限制，近几十年来我国朝着注重干药材、饮片炮制加工和成药方向发展，渐渐以干代鲜，中止了鲜药的供应。

近年来，一些中医院恢复了个别鲜药的使用。在北京的一些医院，已经可以用上鲜茅根等常见鲜药。各地也出现了一些以应用鲜药为特色的医院，如北京广阳博海医院等。但由于鲜药供应在20世纪50年代以后就基本绝迹了，现在广大中青年中医和中药人员对于鲜药都十分陌生。目前在临床上，注重并能灵活应用鲜药的医生不足千人。

"虽然中药的前身都是鲜药，但医学院校并没有将其列入教科书，对于鲜药的优势及如何应用，学生们并不了解；加之鲜动物药的毒性较大，剂量难以掌握，容易让医生产生畏惧情绪。此外，由于鲜药难以运输、加工、保存，而大量使用鲜药需要一定的条件，药店和药房都不愿或难以经营此项业务。"中国癌症基金会鲜药学术委员会主任委员、北京建生药业有限公司董事长李建生研究员说。

"这是对传统中药精华继承的一大损失，我们应该恢复鲜药的生产与使用，以便发挥其临床的治疗作用。"金世元建议，中医中药有关主管部门应对恢复鲜药生产与应用给予大力支持，组织恢复鲜药生产与供应；组织中医临床医生和医院中药房及中药店有关人员进行关于鲜药应用与管理的培训，促进鲜药的恢复使用；建议全国中医药院校在有关中药教材中增加鲜药的内容。

研发落后于德、日、英、法

"目前，国际上对鲜药的研究非常重视，开展了化学、药理、药效等多方面的研究，并开发出了一系列疗效较好的鲜药制品，法国、英国、日本等国都取得了不少鲜药制剂专利。相比之下，我国对鲜药的研发已经处于劣势。"中国医学科学院药用植物研究所彭勇研究员介绍，目前我国有批准文号的以鲜药为来源的药品仅有 4 种，另有 35 种保健食品。

据介绍，早在 1985 年，德国低古萨公司就已在我国申请了鲜春黄菊提取有效成分的专利。此外，许多国家陆续有活性成分保管完好的鲜药制剂问世。最具代表性的是法国里昂地区 ARDEVAL 试验药厂生产的 SIPF 口服液。该口服液是在 −50℃ 低温下将鲜药精磨成微粒，并在悬浮液中添加乙醇，制成含醇量为 30% 的悬浮液，使悬浮液在恢复常温时不会发生酶反应而引起活性成分的变化。SIPF 制剂含有鲜植物的全部成分，目前已有缬草、蒲公英、欧山植、黑加仑等植物的 SIPF 制剂问世。

李建生认为，导致我国鲜药制剂研究落后的原因有很多。一方面，鲜药制药技术难度大，要求高，为了不破坏其酶类、肽类、核苷类、挥发油类等有效物质，采集、运输、加工全过程都要在低温下进行，提取有效成分时不能用强酸、强碱或有机溶剂处理，企业投入费用高；另一方面，到目前为止，我国对鲜药及鲜动物药还没有制定健全的质量标准，制药企业处于无章可循的尴尬境地。

首都医科大学高益民教授认为，随着技术的进步，当初限制鲜药发展的一些因素已经可以解决。低温保鲜、微波干燥、红外辐射、冷冻干燥、喷雾干燥、高温湿热蒸汽法等药材保鲜工艺研发成功，尤其是由北京鲜药研制中心、清华大学等首创的"低温冷冻现代生化分离提取工艺"，更是解决了动物药鲜用的技术难题，最大限度地保存了药物的生物活性成分，保持了核苷酸与分子环境的生态平衡，且质量稳定，易于吸收。

与会专家建议，国家应尽早加大对鲜药研究的支持力度，尽快将鲜药研发纳入发展计划。具体来说，通过传统药物学研究，对本草文献记载、中医临床或民间可用的中药材鲜品中筛选有开发前景的鲜药，以主要药效为指标，进行干品与鲜品的化学成分物质基础对比研究；对鲜药的物质基础进行系统研究，找出鲜药具有独特疗效的活性成分和使之保持稳定的方法；制订适合中药鲜药的质量标准，并比较干、鲜品的药效异同；采用科学先进的制剂工艺，创制高水平的鲜药制剂。

（来源：《中国医药报》作者：徐亚静）

媒体链接 2

第三届鲜药学术研讨会：鲜药亟需科学开发和创新

以首都名中医金世元为代表的中医药专家日前在"第三届鲜药学术研讨会"上提出，鲜药亟需科学开发和创新，建议国家加大对鲜药科研的支持力度，尽快将鲜药研发纳入发展计划，这既关系到提高临床疗效、保持中医药学术优势，又关系到我国药用资源的可持续利用和中医中药的现代化。

鲜药即鲜活应用的药物，是中医药的重要组成部分，也是中医治病的特色之一。在中华中医药学会等举办的这一研讨会上，专家们介绍，人类用药治病最早始于新鲜药材。但是，由于受采收和加工技术的限制，中药研究方向发生变化，朝着注重干药材、饮片炮制加工和成药方向发展。清华大学鲍世铨教授说，只有具有生物活性的成分才能有效发挥其生物功能。有研究表明，鲜药由于较好地保持了这种活性，药效比干药高数倍。

据中国癌症基金会鲜药学术委员会主任委员李建生介绍，目前，国际上非常重视鲜药的科学开发，开展了化学、药理、药效等多方面研究，并研发出一系列疗效较好的鲜药制品。法国、英国、日本等国都取得了不少鲜药制剂专利，德国一家公司还向我国申请了鲜春黄菊提取有效成分的专利。相比之下，我国目前对鲜药的研发处于劣势，大多数鲜药连标准都没有建立，至今鲜药新药品种不足 10 种，在临床中注重并能灵活使用鲜药的医生不到千人。

与会专家建议，为尽快发展我国鲜药事业，中医药主管部门应对恢复鲜药的生产与应用给予大力支持；对中医药人员开展鲜药应用与管理进行培训，促进鲜药的恢复使用；在中医院校教科书中增加鲜药内容，为更多的人了解和使用鲜药打下基础。

（新华网北京 12 月 17 日专电　记者李光茹、高璎璎）

媒体链接 3

专家呼吁将鲜药研发列入国家规划

记者杨秋兰 崔芳从 2012 年 12 月 15 日召开的第三届鲜药学术研讨会上获悉，近年来，我国对鲜中药的研发在保鲜技术、工艺制备、成分与药效研究等方面均取得一定进展，但与国际先进水平相比仍处于劣势。以首都国医名师金世元为代表的中医药专家呼吁：国家应加大对鲜药科研的支持力度，尽快将鲜药研发纳入国家发展规划，以保持我国中医药学术优势和对我国药用资源的可持续利用。

在由中华中医药学会、中国癌症基金会鲜药学术委员会共同举办的此次会议上，专家介绍，鲜药是指鲜、活应用的药物，是中医药的重要组成部分。有研究表明，很多鲜药因为较好地保留了生物活性，药效比干药高数倍甚至数十倍。目前国际上对鲜药的研究非常重视，法国、英国、日本等国家都取得不少鲜药制剂专利，并研发出一系列鲜药制品，而我国大多数鲜药连标准都没有建立，至今由鲜药制成的新药品种不到 10 种，在临床上，注重并能灵活应用鲜药的医生不足千人。

中国癌症基金会鲜药学术委员会主任委员李建生认为，造成以上局面的原因一是宣传不够，虽然中药的前身都是鲜药，但医学教科书没有将其列入，知道的人甚少。同时，鲜动物药的毒性较大，剂量难以掌握，使医生产生畏难情绪。鲜药难以运输、加工、保存，而大量使用鲜药需要一定条件，使用、经营单位投入大。最重要的是，国家目前对鲜药还没有制定健全的质量标准，制药企业处于无章可循的尴尬境地。

专家建议，尽快恢复鲜药生产和应用，根据道地性建立鲜药生产基地，开展鲜药的规范化养殖和栽培；对鲜药进行系统研究，找出鲜药具有独特疗效的活性成分和使之保持稳定的方法；制定适合中药鲜药的质量标准并比较干鲜药的异同，采用科学先进的制剂工艺，创制高水平的鲜药制剂。对中医药人员开展鲜药应用与管理培训，在中医院校教科书中增加鲜药内容。

（来源：《健康报》2012 年 12 月 18 日）

媒体链接 4

第三届鲜药学术研讨会

伴随人类与疾病斗争全过程和祖国医药学发展史的"鲜药"，防治疾病，亘古及今，在不断实践承袭中形成了中医药特色之一。《神农本草经》最早记载了"生者尤良"，历代著名医家如张仲景、葛洪、孙思邈、李时珍、张介宾、叶天士、高秉钧等在临床应用鲜药上积累了丰富的经验。鲜药应用于临床的高峰可以说是起始于中医温病学说的形成，并随温病理论不断发展完善，药用种类也逐渐增多。20 世纪 30 ~ 40 年代，闻名遐迩的北京四大名医萧龙友、孔伯华、施今墨、汪逢春，不仅医术高超，而且善用鲜药，对国内中医药学的传承产生了举足轻重的影响。

20 世纪 60 年代，由于鲜药来源及保存困难，北京的"鲜药"应用逐渐淡出各大医院和药店。80 年代前后，以谢海洲教授为代表的一批名老中医药专家学者，到处奔走呼吁恢复鲜药应用。肖培根教授在药用植物研究所中开辟了鲜药种植基地，并配备了专人、保鲜设备、储运专车，使十来个常用鲜药品种有了产、供、销一条龙的保障。同时，一些专家学者对鲜动物药生物制剂的研究也均获得了成果，如清华大学生命科学与工程研究院对鲜蚯蚓（蚓激酶）的研究；中国医学科学对鲜胸腺（胸腺肽）的研究；北京大学、中国人民解放军军事科学院对鲜脾脏（转移因子）的研究等。

时任北京卫戍区军医的李建生，受到国内外鲜动物药生物制剂研究信息的启发，在谢海州教授影响、鼓励和支持下，查阅古籍文献，登山采药，品尝性味，以身试药，进行筛选……之后，他所创建的北京建生药业有限公司被誉为"现代鲜药第一家"。至此，鲜药特色的继承与弘扬，鲜药制剂的成功获批与相关科研成果的获得，开启了现代鲜药应用于医疗、保健、食品的新领域。

在中医药研究领域中也涌现出一批热衷于鲜药研究的学者，他们在鲜品与干品的物质基础、鲜药的特殊药理作用、现代保鲜技术，以及鲜药临床应用等方面取得了显著的研究成果。如：河南省开封市回族医院，创造了鲜中药治疗白血病的奇迹。北京广阳博海医院张海滨院长，大面积种植鲜药，应用鲜药配合治疗间质性肺炎、肺纤维化、硬皮病等风湿免疫性疾病等。近 20 年来，国家自然基金委员会、国家中医药管理局所设置的资助项目，也对鲜药的深入研究给予了很大的支持。

为贯彻落实国务院扶持中医药事业发展的方针政策，进一步促进中医药民族医药事业发展，国家中医药管理局印发了《中医药事业发展"十二五"规划》，明确了中医药事业发展指导思想、基本原则和发展目标。近期北京市卫生局，又通过电视节目普及鲜药知识，推动鲜药走进千家万户，使鲜药在防治疾病，便民医疗中发挥更大作用。北京市中医药管理局在新版《北京市中药饮片调剂规程》和《北京市示范中药房评估标准》，以及关于建立自采、自种、自用中草药基地建设的系列法规与政策中，都涉及了鲜药，为鲜药依法合理应用指明了方向。

鲜药特色的传承、弘扬与现代鲜药深入研发的春天已经到来，在明媚的春光里，鲜药特色将铸就新的历史辉煌。

在此，我们真诚欢迎有识之士，无论从事相关科研、临床医疗、种植、生产等领域或环节，相互建立起联系，共同推动鲜药事业发展，将鲜药事业做大做强！

媒体链接 5

北京广阳博海医院受邀请参加第三届鲜药学术研讨会

第三届鲜药研讨会议如期于 2012 年 12 月 15 日在北京召开，来自全国各地新鲜中药专家、学者共聚一堂共同讨论新鲜中药学术、事业、科技成果和新鲜中药的发展方向。

新鲜中药的应用起源于远古，并且贯穿着整个中医药发展，并在中医药占据着重要作用，是中医药的一个不可缺少的组成部分，也是中医治病的特色之一。近年来，由于种种原因，新鲜中药事业发展缓慢，社会各界投入的人力和财力相对少，研究者和以首都名医代表的中医药专家日前在"第三届鲜药学术研讨会"上提出，鲜药亟需科学开发和创新，建议国家加大对鲜药科研的支持力度，尽快将鲜药研发纳入发展计划，这既关系到提高临床疗效、保持中医药学术优势，又关系到我国药用资源的可持续利用和中医中药的现代化。

新鲜中药即鲜活状态下应用的药物。新鲜中药具有鲜明的特征，所含的成分全，而且未破坏，新鲜中药由于较好地保持了新鲜中药活性酶的这种活性，药效比干药高出数倍。在中华中医药学会、中国癌症基金会举办的这一研讨会上，专家们介绍，人类用药治病最早始于新鲜药材，也是攻克疑难病的主要用药之一，但是，由于受种植、采收和加工技术的限制，中药研究方向发生变化，只是注重干药材、饮片炮制加工和成药方向发展。

北京广阳博海医院做为新鲜中药协会单位参加了此次会议，作为国内唯一自种、自用鲜药于临床的医院发表了《以新鲜中药为主的清润宣肺方治疗肺纤维化的临床观察》的论文和交流演讲，并授予"中国癌症基金会鲜药学术委员会临床基地"。北京广阳博海医院的新鲜中药基地，初建于2006年，是全国首家大量品种临床新鲜中药用药基地，也是全国最大的临床新鲜中药基地，新鲜中药大棚20余栋，大田面积100余亩，现有品种已经达到100余种，而且可以一年四季供应新鲜中药，现主要于临床治疗各种病。

与会专家建议，为尽快发展我国鲜药事业，中医药主管部门应对恢复鲜药的生产与应用给予大力支持；对中医药人员开展鲜药应用与管理进行培训，促进鲜药的恢复使用；在中医院校教科书中增加鲜药内容，为更多的人了解和使用鲜药打下基础。

（来源：慧聪制药工业网）

国际肿瘤护理高峰论坛在天津举行

中新网天津10月23日电（赵迎）以"共谋专业发展，共攀护理高峰"为主题的"2012年国际肿瘤护理高峰论坛"23日在天津举行。本届论坛由卫生部医院管理研究所护理中心主办，中国抗癌协会肿瘤护理专业委员会协办，天津医科大学附属肿瘤医院承办，会议为期两天。

来自美国及国内（包括香港、台湾）的顶尖专家围绕肿瘤治疗、临床护理、姑息护理、延续护理、心理社会支持等热点问题进行了广泛交流，并在肿瘤护理专业化实践方法、专业实践特色、护理专业内涵，加速推进临床专业化护理进程，有效提高患者生存质量等方面进行了深入探讨。

卫生部医院管理研究所护理中心主任么莉在此间表示，随着我国高学历护士（硕士及以上）增多，当今护士的职业范畴已远远不是打针、吃药这么简单。肿瘤疾病的特殊性对专科护理提出了更高要求，因此肿瘤专科护士也被誉为护理界的"特种兵"。

么莉说，肿瘤专科护士要在肿瘤专业护理领域具有熟练的护理技巧和护理知识，并完成相应的肿瘤专科教育课程，其要对肿瘤患者进行生理上照顾及心理上呵护，让患者更有信心面对疾病。同时，肿瘤专科护士还要在临床中不断发现患者的病症表现，为同业的护理人员提供肿瘤专科领域的信息和建议。目前，市场上这种专科护士十分紧俏。

（来源：中国新闻网）

中国抗癌协会纳米肿瘤学专业委员会成立大会在津召开

2012年12月8日，中国抗癌协会纳米肿瘤学专业委员会成立大会暨第一届学术会议在天津赛象酒店召开。中国抗癌协会理事长郝希山院士、天津市科学技术协会副主席白景美出席会议并致辞。来自天津医科大学、国家纳米科学中心、中科院高能物理研究所、中科院上海药物研究所、华中科技大学、上海交通大学、东南大学、武汉大学等单位的64位纳米肿瘤学专家参加会议，其中包括十位国家重大科学研究计划（973）的首席科学家：张宁教授、赵宇亮研究员、崔大祥教授、杨祥良教授、李亚平研究员、赵建龙研究员、庞代文教授、陆伟跃教授、梁兴杰研究员、聂广军研究员。

大会经过民主投票，推选天津医科大学张宁教授为第一届纳米肿瘤学专业委员会主任委员，东南大学顾宁教授为候任主任委员，中科院高能物理所赵宇亮研究员、天津医科大学附属肿瘤医院宋天强教授、上海交通大学崔大祥教授、华中科技大学杨祥良教授、中科院上海药物所李亚平教授为副主任委员。张宁、顾宁、赵宇亮、宋天强、崔大祥、杨祥良、李亚平、庞代文、李雁、赵建龙、陆伟跃、常津、杜智、杨晋玲、周琦冰、赵赓共16位当选常务委员。在成立大会上，郝希山理事长代表中国抗癌协会致辞，对刚刚当选的新一届专委会委员表示祝贺。他指出，恶性肿瘤研究是国家重大战略需求，纳米技术为肿瘤诊疗提供了重要契机，纳米肿瘤学专业委员会的成立将对纳米技术在肿瘤防治中的转化应用起到重要的推动作用。随后，新当选的主任委员张宁教授阐述专委会的发展规划。白景美副主席代表天津市科协发表重要总结讲话。与会代表充分肯定了天津市对肿瘤防治研究做出的重要贡献以及在纳米领域展开的应用研究。

与会专家指出，恶性肿瘤是威胁人类健康的重大疾病，并且已成为人类死亡的主要原因。随着纳米科技的迅猛发展，针对临床医学中恶性肿瘤的治疗，发挥纳米生物技术的优势已经成为可能。纳米肿瘤学的研究具有重要的学术价值和社会意义，在国家科技计划的支持下，纳米研究与肿瘤学结合领域已形成一批国际知名的专家队伍，并且已开始取得了一系列成绩。成立纳米肿瘤学专业委员会，加强国际国内相关领域学者的交流是广大纳米肿瘤学研究工作者的共同心声和迫切需求。中国抗癌协会纳米肿瘤专业委员会的建立将为国内相关领域的同行提供一个多学科学术交流的基地和国际合作的平台，整合国内纳米肿瘤学优势力量，促进我国纳米肿瘤学研究的水平。同时，该专业委员会成立后将吸收和培养更多的年轻优秀人才投入到纳米肿瘤学研究，其研究成果也可为肿瘤的预防、诊断及治疗提供理论依据和参考，为早日攻克癌症这个世界性难题贡献力量。

成立大会后，纳米肿瘤学专业委员会第一届学术会议正式开始。中科院高能物理所赵宇亮研究员、复旦大学陆伟跃教授、国家纳米科学中心梁兴杰研究员、天津大学常津教授、华中科技大学杨祥良教授及天津国津九智医药科技有限公司王刃锋博士先后做了精彩报告。

（稿源：中国抗癌协会）

北京大学医学部放射肿瘤学系成立

2012 年 5 月 23 日上午，北京大学医学部放射肿瘤学系成立大会在北京大学第三医院眼科中心科学报告厅举行，北医三院肿瘤治疗中心主任王俊杰被任命为北京大学医学部放射肿瘤学系第一届学系副主任。

北京大学医学部副主任方伟岗、王宪，美国杜克大学 Fang-Fang Yin 教授、日本放射治疗学会主席平岗真宽教授、中国工程院院士于金明教授和中华放射肿瘤专业委员会领导、北京医学会领导等到会祝贺。北医三院高炜副院长代表医院致辞，热烈祝贺放射肿瘤学系成立。

在放射肿瘤学系成立大会召开的同时，成功举办了第二届北京大学国际放射肿瘤学术论坛和北京大学第三医院放射治疗科最先进放射治疗机开机仪式。

（北医三院 肿瘤治疗中心）稿源：北京大学医学部网站

北京大学肿瘤系统生物学北京市
重点实验室获认定

2012 年 5 月 23 日，北京市科委公布了"2011 年度认定北京市重点实验室和北京市工程技术研究中心名单"。北京大学基础医学院申报的"北京大学肿瘤系统生物学北京市重点实验室"通过评审，获得认定。实验室负责人为基础医学院院长尹玉新教授。

肿瘤系统生物学北京市重点实验室主要采用系统生物学的研究方法和手段，探索肿瘤的发病机制和转化医学应用。在蛋白质组学水平上研究肿瘤相关蛋白质群组成的抑癌网络的作用机制和靶点，在基因组水平上探讨恶性肿瘤发生、发展的表观遗传机制。该实验室还将利用建模分析组学研究产生的大量数据和基于生物信息学开展 microRNA 与肿瘤的关联研究，探索肿瘤发病机制及抗肿瘤药物作用靶点，研发多靶点抗肿瘤药物并利用表达调控、动物模型、药物研究平台等对肿瘤相关靶点进行生物学验证。从而增进人们对肿瘤病理和机制的系统理解，实现肿瘤医学的预测性、预防性和个性化治疗。

"肿瘤系统生物学北京市重点实验室"获批建设，将促进学校肿瘤研究资源整合，加速肿瘤相关组学技术平台、结构与功能融合平台等前沿技术发展，推动肿瘤系统性研究与转化医学研究的协同创新。

（基础医学院）稿源：北京大学医学部网站

2012 年世界癌症日在成都启动

　　2012 年 2 月 4 日世界癌症日，今年世界癌症日的主题是"共同参与，成就奇迹（Together it is possible）"。由中国抗癌协会主办，中国抗癌协会肿瘤病理专业委员会与四川大学华西医院承办的世界癌症日全国性主题科普宣教活动在四川大学华西医院启动。中国抗癌协会理事长郝希山院士、四川大学副校长魏于全院士、中国健康教育中心／卫生部新闻宣传中心毛群安主任、中国科协科学普及部辛兵副部长、四川省卫生厅赵万华副厅长、卫生部疾病预防控局慢病处吴良有处长以及来肿瘤界的专家和医护工作者出席活动的启动仪式。中国抗癌协会肿瘤病理专业委员会主任委员步宏教授主持了启动仪式。

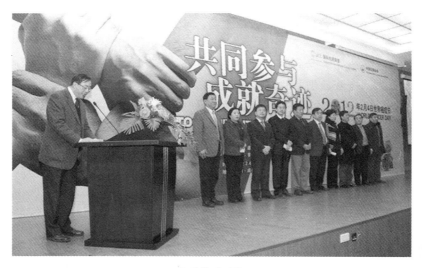

启动仪式现场

　　郝希山理事长在致辞中阐述了 2012 年世界癌症日主题的重要意义。2011 年 9 月，在美国纽约召开的联合国非传播性疾病峰会（UN NCD Summit）上，通过了《非传播性疾病防控政治宣言》，将癌症和糖尿病、心血管疾病、慢性呼吸道疾病一起被列为四大非传染性疾病。该宣言明确指出，癌症相对其他三大非传染性疾病而言在很多方面都展现出不同的特征，肿瘤的发病率比较高、治愈率比较低。目前癌症在我国已上升为死亡率第一的疾病，我国的肿瘤工作者面临着更加严峻的任务和挑战。中国抗癌协会作为国际抗癌联盟（UICC）的成员和中国联络处所在地，今后将把"肿瘤防控共同参与"这一理念更为深入地渗透到工作中，积极向政府部门建言献策，向各医疗机构、相关学会以及社会公众征集意见，团结多方力量为癌症患者造福，为改变癌症防治的未来共同奋斗！

毛群安主任在致辞中讲到：癌症已成为我国危害广大人民健康的第一大因素，中国健康教育中心/卫生部新闻宣传中心一直致力于向公众提供科学的疾病预防知识与开展科普活动，中国抗癌协会开展的世界癌症日等科普宣教活动为中心今后开展肿瘤预防等方面科普知识的宣传奠定了基础，中心计划联合肿瘤专家，在中国抗癌协会支持下为公众提供系统的肿瘤防治知识。

辛兵副部长表示，现今，癌症已成为一个全球性的公共卫生问题，早期的诊断、规范化的治疗以及科学的癌症康复是每一个患者与其家属甚至公众需要了解与认知的。当前我国癌症患者的生存率已经达到了50%，部分医疗机构甚至超过了国际先进水平，因此带瘤生存已经不是神话，我们要共同努力促进抗癌经验的交流，推广先进理念，传递生命的希望，形成政府、社会和个人共同参与的局面，让更多的癌症患者共享幸福生活。

吴良有处长指出，现代医学证明，人患癌症除遗传因素外，环境污染和不健康的生活方式也是重要因素，可以说癌症发生是一个危险因素漫长积累的过程。世界卫生组织指出，40%的癌症是可以预防的，早期发现、及时治疗，至少有1/3的癌症是可以治愈的。要对居民开展健康教育，对农村妇女进行子宫癌、乳腺癌筛查，对部分癌症的高发区域进行以消化道癌症为主的重点癌症的早诊早治工作，使更多的群众可以预防疾病、提早发现、治疗疾病。要整合卫生系统内外的资源，除了基层卫生机构、专业公众卫生机构和医院提供的专业服务以外，还需要各行业、协会、企业、公众多方力量共同努力，发挥各方优势，共同抗击癌症。

启动仪式后，举行了"共同参与，成就奇迹"肿瘤防控座谈会。卫生部新闻中心/中国健康教育中心、中国科协科普部与卫生部疾病预防控制局慢病处相关领导分别听取了中国抗癌协会、专业委员会、肿瘤专家等在抗癌工作中遇到的问题、经验和需求。中国抗癌协会秘书长张广超教授主持了座谈会，四川大学华西临床医学院院长、四川大学华西医院院长石应康教授、中国抗癌协会姑息与康复专业委员会主任委员于世英教授以及来自四川省肿瘤医院和四川大学华西医院的肿瘤专家出席了座谈会。座谈会提出了肿瘤防控共同参与的理念，并针对今后开展的肿瘤防控方面科普知识的整合方向、宣传角度达成了共识。

活动期间，中国抗癌协会联合中国数字科技馆共同举办了青稞沙龙。中国抗癌协会理事长郝希山院士、副秘书长刘端祺教授与北京大学第三医院闫天生教授，从解读世界癌症日、大肠癌和肺癌的预防以及理性治疗等不同方面，为现场观众和广大网民答疑解惑。

来自成都市3个社区的群众、肿瘤患者和非医学专业的大学生参加了大型义诊咨询及科普知识宣传活动，活动以宣传壁板的形式为广大群众普及防癌、控癌的相关知识，为有健康困扰的群众提供咨询服务。同时还举办了

（稿源：中国抗癌协会）

2012 年世界癌症日圆满落幕

2月4日是世界癌症日，今年世界癌症日的主题是"共同参与，成就奇迹（Together it

is possible)"。作为国际抗癌联盟（UICC）常务理事单位和 UICC 中国联络处所在单位，中国抗癌协会积极响应号召，开展了丰富多彩、形式多样的科普宣传活动。

专家云集，别开生面

2 月 4 日上午，全国性主题活动启动仪式在四川大学华西医院举行。启动仪式后，分别举行了"共同参与，成就奇迹"肿瘤防控座谈会、青稞沙龙、大型义诊咨询、科普知识宣传和科普实践活动，众多专家向群众宣传抗癌知识，为肿瘤患者解惑答疑。来自成都市 3 个社区的居民和大学生参观了四川大学华西医院肿瘤病理标本库。北京与四川的十余家媒体作了全程报道，《医师报》以"共关注、同参与，成就抗癌奇迹"为题整版报道了本次活动。

深入基层，走进社区

福建省抗癌协会开展了"红红火火过大年，送健康进社区"活动。在鼓楼区鼓西街道，来自省肿瘤医院防癌体检中心的医护人员向上百名社区居民讲解了常见恶性肿瘤的防治方法，耐心回答了居民提出的问题。在省机关事务管理局，来自省肿瘤医院的专家，针对机关工作人员的工作特点，分别以胃肠肿瘤的防治与中医防癌养生为题，讲解了防癌科普知识，回答了恶性肿瘤防治方面的咨询。

联合媒体，关注癌症

上海市抗癌协会在上海人民广播电台"活到 100 岁"栏目，以世界癌症日"共同参与，成就奇迹"为主题，面向市民听众宣传科学防癌常识，鼓励病患勇敢面对癌症，大力传播健康的生活方式、积极乐观的生活态度、掌握科学的防癌常识是保持自身机体"和谐平衡"健康状态的三要素。湖南省抗癌协会选派优秀博士做客潇湘晨报热线 96360 和省广播电台新闻频道空中问诊、释题解难；与湖南广播电视台公共频道帮助直通车 3G 连线直播抗癌公益爱心故事，启动"百名抗癌明星大寻访"活动，宣传癌症早预防、早发现、早治疗的理念。

中西合璧，医患携手

中国抗癌协会肿瘤传统医学专业委员会联合中国中医科学院广安门医院开展世界癌症日中医主题科普宣教活动，对患者进行癌症饮食营养、体能锻炼、中药进补、生活方式、心理健康方面的调查，通过发放宣传彩页、指导手册等方式介绍科学的治疗方法，制定合理系统的治疗计划，帮助患者远离癌症，恢复健康生活。

坚定信心，鼓舞斗志

内蒙古抗癌协会举办了"共同参与，成就奇迹"大型文艺活动，肿瘤医务工作者及正在治疗和康复期的肿瘤患者近 200 人参加。包头市肿瘤医院化疗一科的诗朗诵"我们以生命的名义"，讲述了发生在包头市肿瘤医院的一个真实故事：一名年仅三岁身患神经母细胞瘤的小男孩，在包头肿瘤医院肿瘤专家精心治疗下，控制了病情，延续了生命。感动了在场的所有观众。

据统计，全国参与此次活动的专业委员会、省市抗癌协会、医院、相关学术团体、医学院校 80 余家，举办科普知识讲座、义诊咨询、专题研讨会和抗癌科普知识问答 80 余场，发放科普资料近 2 万余份，参与活动的专家和医护工作者 700 余名，全国包括报纸、杂志、电台、电视台、网络等百余家媒体对活动进行了报道。

（稿源：中国抗癌协会）

第十八届全国肿瘤防治宣传周启动仪式在京举行

2012 年 4 月 15 日上午，第十八届全国肿瘤防治宣传周在中国医学科学院肿瘤医院拉开帷幕。启动仪式由中国抗癌协会、中国癌症基金会联合主办，中国医学科学院肿瘤医院承办，航空总医院协办。

本届宣传周的主题是"科学抗癌 关爱生命——饮食与癌症"，旨在引导公众关注癌症和癌症患者，正确认识癌症发生的高危因素，癌症的预防和治疗，倡导健康的生活方式，合理膳食，推动规范化治疗，提高癌症患者的生存质量，树立战胜癌症的信心，动员社会各界人士为癌症患者提供全方位支持，包括信息、情感、归属和物质支持。

中国癌症基金会副主席孙燕院士、理事长彭玉、副理事长兼秘书长赵平教授、中国抗癌协会理事长郝希山院士、副理事长曾益新院士、高国兰教授、中国科学技术协会常务副主席、书记处第一书记陈希、卫生部疾病预防控制局副局长雷正龙、中国科协科普宣传部副部长辛兵、北京市卫生局副局长王松灵、中国医学科学院肿瘤医院党委书记董碧莎等出席了启动仪式。来自首都肿瘤医疗系统的工作者、抗癌明星、高校志愿者、媒体记者及北京热心市民 300 余人参加与了启动仪式。

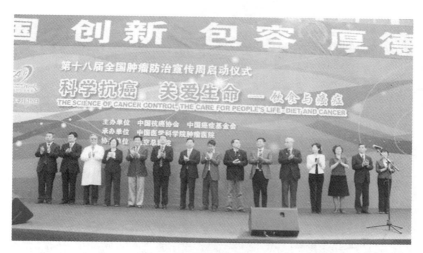

启动仪式现场

启动仪式由董碧莎书记主持。首先，郝希山理事长致欢迎辞，他阐述了举办全国肿瘤防治宣传周的重要意义。根据世界卫生组织（WHO）的统计报告显示，2004 年恶性肿瘤已位于人类第一死因，2008 年癌症造成全球 760 万人死亡，其中中国 190 万人，占 25%。《2002 年世界卫生报告》指出，大约有 30% 的癌症死亡源自于高体重指数、水果和蔬菜摄入量低、缺乏运动、吸烟及酗酒。其中在世界范围内，水果和蔬菜摄入量过少估计造成约19%的胃肠道癌症。如果人们能够做到合理膳食、适度运动、保证正常体重、远离烟酒，则可以避免30%～40%的癌症发生。2011年9月，在美国纽约召开的联合国非传染性疾病峰会（UN NCD Summit）上，世界卫生组织总干事陈冯富珍博士指出，癌症等非传染性疾病从两个方面对经济和社会的发展造成了冲击。一方面，每年使国家蒙受亿万美元的损失；另一方面，使数以百万计的人民生活水平跌落到贫困线以下。由此，郝希山理事长强调，中国抗癌协会今后将继续以4·15全国肿瘤防治宣传周活动为契机，加强与政府部门、各兄弟学会、医疗单位和社会各界的合作，在全国范围内举办形式多样的癌症科普宣传活动，努力将抗癌理念传播到千家万户，以进一步推动癌症科普宣传工作、提升公众的防癌意识，从而实现降低我国恶性肿瘤发病率和死亡率的目标。

　　彭玉理事长、曾益新院士、雷正龙副局长、王松灵副局长等嘉宾相继致辞。然后，曾益新副理事长宣布"第十八届全国肿瘤防治宣传周"正式启动，与会嘉宾们一起放飞象征生命希望的白鸽。随后，来自北京市抗癌乐园的80位抗癌明星表演了"再现生命光彩"主题健康操，尽情展现了癌症康复者们坚强勇敢、乐观积极的生活态度。她们的热情洋溢将现场气氛推向了高潮。

　　启动仪式后，孙燕院士、郝希山院士、曾益新院士共同出席了主题为"科学抗癌 关爱生命——饮食与癌症"的媒体见面会。中国抗癌协会科普部部长、首都医科大学北京宣武医院支修益教授，中国抗癌协会学术部部长、中国医学科学院肿瘤医院副院长石远凯教授主持会议。三位院士就如何合理膳食，有效预防和治疗癌症与媒体朋友们进行了充分的交流。新华社、中央电视台、北京电视台等36家媒体参加了媒体见面会。

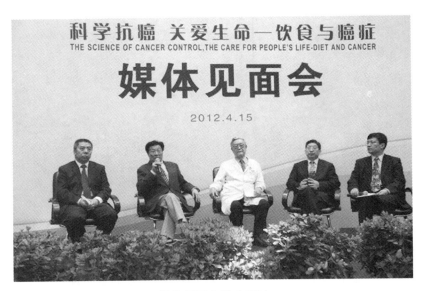

媒体见面会活动现场

（左起：石远凯教授、郝希山院士、孙燕院士、曾益新院士、支修益教授）

　　宣传周期间，中国抗癌协会所属各专业委员会、省（自治区、直辖市）抗癌协会和团体会员单位将广泛开展科普讲座、图片展览、知识问答、义诊咨询等科普活动；组织患者学习肿瘤防治知识，交流康复经验，开展体能锻炼，树立战胜疾病的信心；充分发挥大众传媒作用，举办专家访谈，邀请专家撰文，召开专家、患者、媒体共识会，营造科学抗癌的浓厚氛围。

"全国肿瘤防治宣传周"自1995年至今已成功举办了十七届，得到了社会各界的广泛关注和大力支持，同时也对增强全社会防癌抗癌意识，提高公众健康保健知识水平产生了积极而深远的影响。

（综合：中国癌症基金会、中国抗癌协会报道）

相关链接

2012年肿瘤防治宣传周"百名专家义诊活动"在中国医学科学院肿瘤医院举行

4月21日上午9时，由中国医学科学院肿瘤医院与中国癌症基金会、全国肿瘤防治研究办公室等单位主办的"百名专家义诊咨询活动"在中国医学科学院肿瘤医院举行。本次活动是第十八届全国肿瘤防治宣传周的重要活动之一，首都数千名市民参与了义诊咨询活动。2012年肿瘤防治宣传周的主题为"科学抗癌 关爱生命——饮食与癌症"，活动旨在推进癌症防治知识的普及，使广大市民能够科学认识癌症，树立癌症可防可治的正确观点。

中国医学科学院肿瘤医院赫捷院长、石远凯副院长、孙燕院士、屠规益教授、临床科室骨干专家以及北京医院、中国中医科学院广安门医院、北京安定医院、北京朝阳医院、中国中医科学院西苑医院、北京积水潭医院等三甲医院组成百名专家团，为群众提供了一个答疑解惑的快捷平台。

（稿源：中国癌症基金会）

第十八届全国肿瘤防治宣传周圆满落幕

第十八届全国肿瘤防治宣传周活动于2012年4月15日～21日在全国范围内展开，本届宣传周的主题是"科学抗癌，关爱生命——饮食与癌症"，旨在引导公众关注癌症和癌症患者，正确认识癌症的成因、预防和治疗，倡导健康的生活方式，合理膳食，推动规范化治疗，提高癌症患者的生存质量，树立战胜癌症的信心，动员社会各界人士为癌症患者提供信息、情感、归属和物质等全方位支持，形成全社会共同关注肿瘤防控事业的态势。

本届宣传周各地方活动形式多样、内容丰富、覆盖广泛，主要表现在以下几点：

一、学术研讨，蓬勃开展

宣传周期间，航空总医院举办了"舒适医学无痛身心"第二届肿瘤规范化诊治论坛；宁夏抗癌协会举办了"肿瘤规范化治疗研讨会"；福建省抗癌协会举办了"第四届全国胃肠肿瘤微创外科高峰论坛暨胃肠肿瘤腹腔镜手术新进展学习班"、"2012年胃肠道肿瘤病理诊断新进展学习班"和"第四届肿瘤影像新进展学习班暨福建省磁共振学术研讨会"；湖北省抗癌协会举办了"癌症预防与控制"专题报告会；山东省抗癌协会举办了"青岛市首届胃肠肿瘤治疗论坛会议"等学术活动。

二、科普刊物，广泛传播

广州抗癌协会编印的《防癌报》，重庆市肿瘤医院《癌症只是慢性病》，甘肃省抗癌协会《肿瘤康复与药膳》，河北省抗癌协会《科学防癌的饮食宜忌》，福建省抗癌协会《乳腺癌防治》、《常见癌症防治系列手册》、《别让癌症盯上你》、《癌症只是慢性病》和《抗癌读本》，广西抗癌协会编印了肝癌、鼻咽癌、肺癌、乳腺癌、食管癌、宫颈癌等当地常见几种恶性肿瘤的宣传册，山西省抗癌协会发放了有关癌症预防、癌痛规范化治疗、癌症与饮食等内容的科普资料。

三、深入基层，传递健康

黑龙江省抗癌协会在4月份，举办了"春风吹进门，健康送到家"活动，每周1次，组织专家到社区、院校、企事业单位开展健康讲座，并在合作媒体开设专栏同步报道，扩大癌症防治知识宣传的力度和广度。辽宁省抗癌协会联合当地多家医院组成4个专家组，分别深入到沈阳苏家屯区、鞍山市台安县、抚顺县、本溪县、锦州市黑山县、丹东市凤城县、大连市庄河县、铁岭县等地区医院开展义诊及肿瘤防治知识科普讲座。北京抗癌协会、北京大学肿瘤医院与北京总工会联合发起的"为2000名交通系统职工免费进行专业肿瘤筛查体检活动"活动，针对京城公交、出租司机开展免费体检活动，体检项目包括超声、X线胸片和血液肿瘤标记物检查，女司机还增加了乳腺癌和宫颈癌的筛查。

四、形式新颖，视角独特

湖北省抗癌协会联合多家单位共同举办了"乐动的奇迹，欣然与您相约——第18届全国肿瘤防治宣传周首场抗癌专题音乐会"。黑龙江省抗癌协会举行"健康杯羽毛球邀请赛"，哈医大三院与社会各界以球会友，传播健康文化生活。北京抗癌协会、北京胸科医院"新欣家园"举办了第四期抗癌沙龙活动，活动以"感动生命"为主线，讲述了医护患背后的生命故事，通过感人的故事，展现出医患间的情感。广西抗癌协会1000多名医务人员、在校学生、肿瘤患者和社会群众组成了浩大队伍，沿南湖湖畔进行慢跑，发出"科学抗癌、关爱生命"的号召，强化人民群众对肿瘤疾病的认识和防治观念。

五、树立榜样，鼓励患者

河北省保定市第三医院/肿瘤医院、保定市癌症康复会对近4年来涌现出的40名"抗癌明星"、26名"抗癌寿星"进行奖励，会上抗癌寿星、抗癌明星介绍了自己的康复体会，使与会人员深刻地认识到：癌症可防可治，患癌不等于死亡，综合治疗、群体抗癌是科学的康复之路。吉林省抗癌协会举办了癌症康复经验交流会与复方阿胶浆捐赠仪式，会上邀请了4位抗癌明星代表介绍康复经验，抗癌明星们讲述了自己的抗癌经历，告诫病友不能乱投医，一定要相信科学，接受规范化治疗，科学康复，树立与病魔抗争的信心。江西省抗癌协会康复俱乐部会员开展了义务教患者做手工丝光花活动，她们通过进病区义务教患者做手工这种活动来贴近病人，帮助癌症患者丰富住院期间的生活，并借抗癌经验交流对患者进行心理疏导、鼓舞"战友们"与癌症战斗的意志和决心。

六、借助媒体，推广健康

全国肿瘤防治宣传周启动仪式当晚，中央电视台综合频道"新闻联播"，就我国癌症的现状与通过合理膳食、适量运动和保持正常体重可避免 30% ~40% 的癌症发生进行了报道。大肠癌专业委员会在宣传周期间，在浙江省抗癌协会网站开展在线咨询答疑，受到广大网友的欢迎。天津市抗癌协会在宣传周期间注重与媒体合作扩大宣传力度，各级媒体报道达 200 余条，开设专版、录制防癌专题节目解答市民关注问题 20 余个，其中连续 8 天与《城市快报》携手，每天用半版篇幅刊登"要命慢性病盯上年轻人"、"关注生活方式癌——胰腺癌"、"女性防癌控制体重"及"防癌全面查体活动读者六问"等，受到广大读者的欢迎。

据统计，全国参与此次活动的专业委员会、省市抗癌协会、医院、相关学术团体、医学院校共计 254 余家，举办科普图片展览 53 场、抗癌科普知识问答活动 68 场、学术研讨会 70 场、科普知识讲座 177 场、义诊咨询 138 场，发放科普资料 167220 份，减免各类费用 271800 元，参与活动的专家和医护工作者 3540 余名，受益群众达 25 万人，全国包括报纸、杂志、电台、电视台、网络等媒体对活动报道 500 余次。

（稿源：中国抗癌协会）

相关链接 1

中国抗癌协会将在全国开展公众防癌教育和防癌筛查项目

在 2012 年 4 月 16 日～20 日举行的全国肿瘤防治宣传周活动中，中国抗癌协会于 4 月 16 日在湖北省荆州市第一人民医院举办了"癌症预防与控制专题报告会"。

卫生部疾病预防控制局慢病处李光琳处长，湖北省卫生厅疾病预防控制处严本武处长，中国抗癌协会秘书长张广超教授，国家肿瘤早诊早治专家委员会主任委员董志伟教授，全国肿瘤防治研究办公室副主任陈万青教授，湖北省抗癌协会理事长陈焕朝教授、秘书长李广灿教授等出席了专题报告会。陈万青教授、董志伟教授、李广灿教授等分别就我国癌症当前流行趋势、癌症早诊早治、癌症三级预防等方面作了大会发言。李广灿教授介绍了湖北省肿瘤研究所在承担国家肿瘤防办早诊早治项目中使用经国家食品药品监督管理局注册并批准上市的五羟吲哚乙酸尿液检测试剂进行的双盲对照研究，结果表明使用此类广谱肿瘤筛查试剂操作简便、价格低廉，适用于大规模人群的癌症初筛，因而受到与会专家的高度重视。

此次报告会一方面明确癌症筛查早诊早治的目的不仅在于发现癌症于早期阶段，更重要的在于发现癌前病变，有效处置并可阻断其进展为癌；另一方面，与会专家学者一致认为：我国癌症预防与控制的发展方向，应以技术为核心的能力建设为依托，将癌症筛查早诊项目进一步在全国各地大范围推广，力求提高公众认知，带动癌症综合防治。为此，中国抗癌协会将发挥国家一级学术性社团的专业优势，以全国各肿瘤防治专业医疗单位为骨干，在全国开展公众防癌宣传教育和防癌筛查项目。项目将于近期正式启动。

（稿源：中国抗癌协会）

相关链接 2

肿瘤传统医学专业委员会
举办第十八届肿瘤防治宣传周系列活动
——中西合力、科学抗癌

值此第十八届"全国肿瘤防治宣传周"之际，为普及癌症康复保健知识，向人们提供科学、合理、有效的中医药治疗服务，中国抗癌协会肿瘤传统医学专业委员会分别在北京、南宁两地开展了形式多样的宣传活动，收到良好的效果。

一、系列讲座

由中国中医科学院广安门医院肿瘤科承办的抗癌宣传周系列讲座活动，于 2012 年 4 月 22 日在广安门医院成功举行。这次活动以"中西合力、科学抗癌"为主题，体现了为促进肿瘤患者科学治疗，健康生活的服务理念。活动当天吸引了 400 多位癌症患者、家属以及群众的积极参与。

中国中医科学院广安门医院肿瘤科主任、中医肿瘤专家林洪生教授为大家作了题为"癌症患者如何进行康复保健"的精彩讲座，深入浅出地讲解了如何看待癌症康复，采用什么方法进行康复保健，并介绍了广安门医院肿瘤科作为全国中医肿瘤医疗中心，能够为广大癌症患者所提供的专业、全面的康复保健服务的情况，受到了患者及家属的欢迎。

二、义诊咨询

广安门医院肿瘤科副主任侯炜等十余位专家在现场针对肺癌、胃癌、大肠癌、乳腺癌、肝癌、妇科肿瘤、淋巴瘤、头颈部肿瘤等多个专题进行了中医药治疗的义诊咨询，细心解答了癌症患者、家属在看病过程中所遇到的问题。会诊过程中，各位专家细心解答了癌症患者、家属在看病过程中所遇到的问题。将"中西合璧，共同参与，成就奇迹"的理念植入于大众百姓心中。

同时，由广安门医院肿瘤科多位医学博士对患者进行了癌症饮食营养、体能锻炼、中药进补、生活方式、心理健康等方面的调查，通过发放宣传彩页、指导手册等方式向他们介绍科学的治疗方法，制订合理系统的康复治疗计划，帮助患者远离癌症，恢复健康生活。

三、高峰论坛

2012 年 4 月 13 日～15 日，第十三届"全国中西医结合肿瘤学术大会"在广西南宁召开，大会以"中西并重，多学科融合，建立肿瘤治疗新模式"为主题。会议期间正值第十八届"全国肿瘤防治宣传周"，全国各地的中医、中西医结合肿瘤专家云集会场，以高峰论坛的形式向宣传周献礼，与会代表共同探讨中西医结合防治肿瘤的最新进展，一致认为，恶性肿瘤作为慢性病，防治结合显得尤为重要，特别是早期预防与晚期康复治疗方面的问题仍有许多值得进一步深入研究，中医药及中西医结合的优势有待进一步挖掘。

本届抗癌宣传周以专家义诊咨询、肿瘤康复系列讲座、高峰论坛等活动形式举办，使肿瘤专家更加贴近患者，了解大众的需求，完善医疗服务，深受广大群众及媒体的好评。

（稿源：肿瘤传统医学专业委员会）中国抗癌协会网站

你我双手　共托希望

——2012 年第十四届北京希望
马拉松活动在京启动

2012 年 8 月 29 日，由中国医学科学院肿瘤医院主办，中国癌症基金会、加拿大驻华大使馆、朝阳区卫生局等单位协办的第十四届"北京希望马拉松——为癌症患者及癌症防治研究募捐义跑活动"新闻发布会在北京康源瑞廷酒店召开。此次发布会标志着本届北京希望马拉松活动的启动。你我双手，共托希望，各界爱心人士伸出有力的双手，为癌症患者祈福，为癌症防治研究事业助力。

参会嘉宾

出席新闻发布会的领导包括加拿大驻华使馆临时代办 Sarah Taylor 女士，国家体育总局人力资源中心副主任姜兴华、人力资源中心职鉴管理部副主任罗军，朝阳区卫生局医政科科长杨红艳，中国癌症基金会常务副秘书长余瑶琴，中国医学科学院肿瘤医院院长赫捷、党委书记董碧莎、副院长王明荣、党委副书记付凤环等。中央电视台节目主持人周涛和表演艺术家冯巩继续担任活动的形象大使，均出席了新闻发布会。此外，热衷于此项事业的学校、企业单位、北京抗癌乐园代表，以及社会团体代表也积极加入到抗击癌症的队伍中来。

活动介绍

新闻发布会在北京希望马拉松历程回顾的宣传片中拉开序幕，赫捷院长对本届活动进行了全面介绍，北京希望马拉松 1999 年在北京首次举办，至今已成功"跑过"了 13 年，共有 26 万爱心人士参加，募集善款千万余元。活动为癌症患者带去了希望，为癌症防治研究事业做出了巨大的贡献，然而抗癌道路漫长而艰巨，需要全社会、全世界每一个人的参与和帮助。

形象大使

当聚光灯再次聚焦到形象大使周涛和冯巩身上时，现场气氛被推向高潮。作为央视著名主持人周涛曾多次主持公益活动和节目，与慈善事业有着不解之缘。同时，她还担任中华慈善大使。冯巩一直关心慈善事业，多次参加慈善活动演出。他们表示，再次作为形象大使站在北京希望马拉松的队伍中，将尽自己的力量，让更多的人加入到这支为爱奔跑的队伍中，让更多的癌症患者重新燃起对生命的希望。

健康达人

2011 年"老铁"将开心广场搬到北京希望马拉松活动现场，数千名志愿者倾力加盟，现场观众的互动，将开心健身推向高潮，为已经火热的义跑气氛再添了一份热度。本届活动，"老铁"将继续带领他的团队前来助阵，"老铁"将用自己的方式影响着越来越多的人参与健身。"老铁"希望自己的团队可以带动更多的人参与进来，一起健身，健康生活。同时也希望这种健康、乐观的生活态度可以感染癌症患者们，让他们对生活、对未来充满信心与希望。

微博助阵

新浪网官方微博（http://weibo.com/ykyzlyy）对本次活动的新闻发布会进行了全程直播，并与微博网友进行实时互动。网友不但可以通过新浪微博获悉关于本次活动的最新、最快、最全的信息，还可以通过发微博的方式向癌症患者和癌症防治研究事业送上自己的祝福与寄语。参加过此活动的历届明星们和社会各界爱心人士纷纷在各自的微博上送上祝福语。

网友 Davon-william 在微博留言：因为有爱，才变得美丽无限；世界，因为有爱，才变得无限温暖。

网友"似乎不在状态"在微博留言：人的生命是短暂的，在短暂的时间中尽量多做点有意义的事，支持这次义跑活动。

网友"醉梦的马甲"在微博留言：希望人间都充满真情，充满爱，人人都互相帮助。

科研进展

北京希望马拉松所募集的资金用于中国的癌症防治研究事业，2011 年支持 44 项临床研究项目，活动资助的课题取得了很大进展：有多名课题负责人以科研课题为基础升级为"首都临床特色应用研究基金"、"首都医学科研发展基金"、"国家自然科学基金"的资助。在临床应用上，制定了胸腔镜微创外科治疗规范；发现有吸烟指数、鳞癌、阳性淋巴结等 5 项非小细胞肺癌的临床高危因素；建立"放射治疗数据管理系统"数据使用标准操作规程；"提高早期胃癌检出率胃镜检查流程研究"，确定统一的胃镜检查流程和规范等。补助癌症早诊早治项目筛查出的子宫颈癌以及癌前病变贫困患者 378 名，2011 年淮河流域癌症早诊早治项目资助贫困癌症患者 51 人。让这些癌症患者重新燃起希望，热爱生命，健康生活。

希望火炬

今年举办了第三十届伦敦奥运会，本次活动融入了奥运元素，新闻发布会上，主办、协办单位的领导和嘉宾们现场传递希望火炬，随后，北京希望马拉松组委会主任赫捷将火炬传递给北京工业大学的学生，作为本次火炬传递的第一站。在接下来的 65 天里，这个火炬将在报名的团队中传递开来，"星星之火、可以燎原"，它就像一个小小火种，虽然光是微弱的，但是却带给癌症患者生命的希望和前进的动力。火炬将最终于 11 月 3 日传

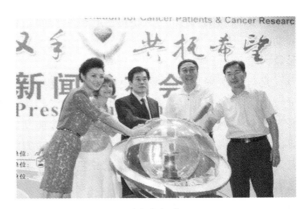

活动启动

回朝阳公园义跑现场，由今年第三十届伦敦奥运会冠军举起它，带领现场参与者义跑，一起用爱为癌症患者祈福，为癌症防治研究事业加油。

征集活动

北京希望马拉松已经走过了 13 年，在这 13 年里有无数的感人故事和经历。今年北京希望马拉松筹办期间，举办"我和北京希望马拉松有个约会"的征集活动，征集参加义跑活动的精彩照片，寻找 13 届都参加过的朋友，让所有参与者一起回顾马拉松的历程，参与义跑与捐款的心得、体会和感人故事，借此呼吁更多的社会人士关注癌症患者和癌症防治研究事业。北京希望马拉松义跑现场将把征集的内容进行展览。

活动简讯

秉着继续倡导社会各界人士关注癌症研究事业、关爱癌症患者、关心自身健康的理

念，提高全民健身意识，增强全民体质。2012 年第十四届北京希望马拉松将于 2012 年 11 月 3 日上午 9 时在朝阳公园万人广场举行。此次活动包括义跑、文体义演、防癌科普宣传、爱心义卖等。

美好愿望

路漫漫其修远兮，吾将上下而求索。癌症已经成为目前威胁人类健康的"第一杀手"，抗癌事业需要全社会的参与才能得到进步。让我们携手并肩、众志成城，积极参与到北京希望马拉松义跑活动中来，积极加入到抗击癌症的队伍中来，为争取早日在癌症预防与治疗研究上取得长足进展，造福广大癌症患者做出自己的贡献。

你我双手　共托希望

——2012 年第十四届
北京希望马拉松在京举行

【活动举行】2012 年 11 月 3 日上午，第十四届北京希望马拉松——为癌症患者及癌症防治研究募捐义跑活动在北京朝阳公园万人广场如期举行。主办和协办单位的相关领导、伦敦奥运会运动健儿、大中院校学生、企事业单位代表、国际友人、医务工作者、癌症康复者和普通市民等社会各界三千余名爱心人士均积极参与其中。随着发令枪响，一场为癌症患者和癌症防治研究事业奔跑的义举唱响了"你我双手，共托希望"的主旋律。

【火炬传递】北京希望马拉松新闻发布会后，"希望火炬"在北京工业大学、北京电子科技职业学校、对外经贸大学、北京中医药大学、中国矿业大学、北京林业大学、中国地质大学、北京大学医学部、中国农业大学、北京大学、北京协和医学院护理学院、北京协和医学院、抗癌乐园等报名的团队中传递开来。火炬历时 65 天后，传回活动现场，中国体操队队长陈一冰举起它，带领现场参与者义跑，一起用爱为癌症患者祈福，为癌症防治研究事业加油。

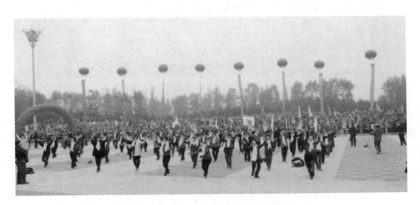

第十四届北京希望马拉松活动现场

【领导致辞】上午9时，北京希望马拉松活动正式开始。以带领群众健身名扬京城的"老铁开心广场"负责人樊铁民亲自出马，带领现场参与者一起热身，在老铁和参与者充分的互动中，现场气氛在义跑尚未开始就已经达到了一个高潮。热身活动之后，中国医学科学院肿瘤医院党委书记董碧莎主持起跑仪式，赫捷院长、加拿大驻华使馆大使赵朴和卫生部陈啸宏副部长分别为本次活动致辞。赫院长强调，北京希望马拉松已经举办了14年，14年来，撒下的是希望，耕耘的是健康，收获的是快乐！支持中国肿瘤防治事业的无私奉献之举，净化了每一个参与者的心田，也激励着更多的人投入到这项爱心活动中来。

【捐款仪式】中央电视台节目主持人周涛作为形象大使出席了活动。周涛作为一名一直关心、支持公益事业的知名人士，她的妙语连珠让参与者更加深入地了解中国癌症研究事业、了解北京希望马拉松。在形象大使的动员和感召下，企事业单位代表、大中院校学生和医护工作者等社会爱心人士纷纷将象征着一颗颗爱心的支票和现金投入募捐箱，涓涓细流，汇聚成了希望的海洋。

【奥运冠军领跑】伴随着发令枪响，2012年伦敦奥运会男子蹦床冠军董栋，2008年北京奥运会、2012年伦敦奥运会两届体操项目冠军、中国体操队队长陈一冰和国家体育总局的队伍跑在队伍前列，带领大家义跑。这些奥运明星们阳光健康的形象感染了现场参加义跑的朋友，看着平时在电视上才能见到的明星在自己身旁奔跑，三千余现场参与者的脚步更加坚实，他们用自己的激情延续着梦想，用爱守护着希望。

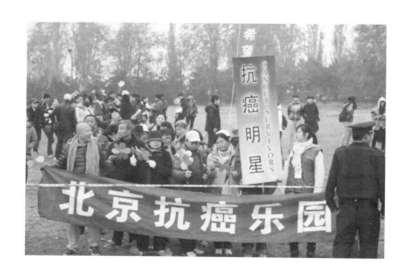

【活动介绍】本届活动由中国医学科学院肿瘤医院、中国癌症基金会主办，加拿大驻华大使馆、朝阳区卫生局等单位协办。今年是北京希望马拉松义跑活动举办的第十四年，累计已有26万余爱心人士参与，活动所募集的善款，将用于中国癌症防治研究事业。2011年支持了44项临床研究项目，活动资助的课题取得了很大进展。"癌症早诊早治患者扶助专项基金"救助筛查出的早期贫困患者500余名。活动为癌症患者带去了希望，为癌症防治研究事业做出了巨大的贡献，然而抗癌道路漫长而艰巨，需要全社会、全世界每一个人的参与和帮助。

让我们动员一切力量，将爱心凝聚，伸出你我双手，为癌症患者共同托起希望的明天，为争取早日在癌症预防与治疗研究上取得长足进展，造福广大癌症患者做出贡献。

（稿源：中国医学科学院肿瘤医院网站）

中国癌症基金会鄂温克族自治旗
乳腺癌筛查项目首期筛查活动举行

2012年6月12日，中国癌症基金会鄂温克族自治旗乳腺癌筛查项目首期筛查活动在内蒙古呼伦贝尔市鄂温克族自治旗正式开始。来自中国医学科学院肿瘤医院及国内多家医院的21位志愿医师对辉苏木、锡尼河西苏木、孟根楚鲁苏木30~60岁牧区妇女进行了全程免费乳腺健康检查。筛查活动采用乳腺触诊检查、乳腺超声检查和乳腺钼靶X线检查相结合的筛查方案。中国癌症基金会理事、辽宁省肿瘤医院党委书记柏和，鄂温克旗副旗长樊秀敏，旗卫生局局长范洪章，中国癌症基金会项目部主任张伟，中国癌症基金会办公室主任高翠巧主持筛查现场工作。首期筛查活动持续进行了3天。

6月12日，首期筛查活动进驻辉苏木，分别在北辉卫生院、南辉卫生院设立2个筛查点，对全苏木11个嘎查的适龄女性进行乳腺癌筛查。筛查活动从上午8时开始，一直持续到下午5时，牧民们从各个嘎查陆续来到苏木卫生院，在工作人员的安排下有序进行检查。草原牧民感叹在家门口就能享受到全国一流医疗专家的服务，感谢民政部、感谢中国癌症基金会对草原人民、对鄂温克人民的无限关爱！

6月13日、14日，筛查活动分别进驻锡尼河西苏木、孟根楚鲁苏木，继续为草原人民送去关爱、送去健康！

（稿源：中国癌症基金会）

《抗癌之窗》杂志的相关报道：

惠民义诊暖边疆
——访中国癌症基金会副理事长兼秘书长赵平教授

内蒙古自治区呼伦贝尔市鄂温克族自治旗地处边疆，区域辽阔，医疗资源稀缺。那里的人们患病后，往往是小病忍，大病扛，时常将小病延误成大病，大病拖成重病。当地妇女乳腺癌发病率很高，大多数患者被诊断时已进入中晚期，治疗困难，花费大，常常是人财两空。乳腺癌已成为当地农牧民家庭因病致贫、因病返贫重要原因之一。当地政府多次向中国癌症基金会求助，希望为当地妇女开展乳腺癌筛查和早诊早治工作。

2012年6月，中国癌症基金会启动了鄂温克族自治旗少数民族妇女乳腺癌筛查和早诊早治项目，来自全国10多个省市的69名外科、乳腺科和放射科专家、教授不远千里来到遥远的呼伦贝尔大草原，用精良的医术为边疆各族少数民族妇女普查乳腺疾病，许多妇女是第一次接受免费的乳腺疾病筛查。为了解本次活动的意义，我们采访了该项目的负责人——中国癌症基金会副理事长赵平教授。

那里需要我们的帮助

　　赵教授告诉我们，鄂温克族自治旗地处中国东北部，大兴安岭西侧、呼伦贝尔大草原东南部，毗邻俄罗斯联邦和蒙古共和国。全旗面积 19111 平方公里，比北京市城乡面积的总和还要大，而人口总数只有 15 万，不及北京人口的 1%。在这片广阔的呼伦贝尔大草原上居住着 25 个兄弟民族，其中以鄂温克族为主体。在我国的 56 个民族中，鄂温克族是人口数位于第 55 位的少数民族，全国约 2/3 的鄂温克族同胞居住在这个旗，因此，鄂温克族自治旗成为了全国仅有的 3 个少数民族自治旗之一。

　　由于地广人稀，鄂温克族自治旗的医疗资源凸显不足，许多牧民患病后不得不去上百公里以外的旗镇医院就医。鄂温克旗领导和卫生部门的负责人为此十分忧虑，卫生局长多次恳请中国癌症基金会为当地各族妇女进行乳腺疾病筛查和早诊早治。在国家民政部的支持下，中国癌症基金会决定立项开展组织医务人员为当地少数民族妇女进行乳腺癌筛查及早诊早治。在今年 6 月~7 月，对全旗 7000 余名各族妇女进行乳腺癌筛查，并由派出的国内一流专家，对可疑病例进行了会诊。就当地的统计数字表明，鄂温克族妇女乳腺癌发病率明显高于全国平均水平，当地乳腺癌筛查能力远不能满足广大群众的需要。因此，中国癌症基金会号召全国各地的医务人员帮助鄂温克族自治旗开展乳腺癌筛查工作。

义诊之行暖边疆

　　应鄂温克族自治旗的请求，在国家民政部的支持下，2012 年 6 月，中国癌症基金会组织医务人员为当地少数民族妇女进行了乳腺癌筛查及早诊早治。目前已为 3209 名妇女进行了 B 超检查，对 44 名妇女进行了钼靶 X 线检查；由派出的国内一流专家对可疑病例进行了会诊，并实施了穿刺细胞学检查；对发现乳腺肿瘤的患者，中国癌症基金会积极安置并决定为她们提供部分资金上的援助。

千里之行，情洒鄂温克

　　本项目得到了当地广大群众的好评，她们激动地把前来的医务人员称为"草原上的活菩萨"。草原牧民感叹在家门口就能享受到全国一流医疗专家的诊治服务，感谢民政部、感谢中国癌症基金会对草原人民、对鄂温克人民的无限关爱！

　　而我们的医务人员克服了重重困难，在交通不便和住宿不适应的情况下，他们依然毫无怨言地努力工作，表现出医务工作者崇高的道德水准，值得一提的是，他们当中有十余名医院的院长、党委书记，还有几十名主任医师、科室主任，他们放弃的是在医院挣钱的机会，放弃了与家人相聚的幸福，为的是边疆各族妇女的健康，为的是让那些很难到大城市就医的病人得到宝贵的就诊机会。医者父母心，在中国医疗改革的东风下，医务人员将继续为草原人民、边疆人民送去关爱、送去健康！

跟踪报道：

　　7 月 12 日，中国癌症基金会鄂温克族自治旗乳腺癌筛查项目第二期筛查活动正式实施，此次筛查共持续 10 天，来自北京、天津、辽宁、山西、河南、陕西、河北、山东、江苏、浙江、安徽、福建、黑龙江及内蒙古等省市级 20 家肿瘤医院和综合性医院的五十余位乳腺专业和普外科专家以及影像诊断（B 超与 X 线钼靶）专家，分别对鄂温克旗大雁矿区、大雁镇、红花尔基镇、巴彦托海镇的女性居民，以及伊敏苏木、巴彦塔拉乡和巴彦嵯岗苏木的女性农牧民进行全程免费乳腺健康检查，初步统计累计筛查 6644 人，检出疑似患者 127 人，并对其中 23 例疑似患者进行 B 超会诊，对其中 11 人进行细针穿刺，已确诊乳腺癌 3 人，高度疑似 1 人；另外，完成钼靶 X 线摄片 17 人，发现疑似患者 2 人，对确诊的病人及时进行了手术治疗。

2012 年乳腺癌关注月系列活动 "健康与美丽同在——乳腺健康科普大课堂" 在京举行

　　2012 年 10 月 26 日下午，中国癌症基金会乳腺健康专项基金在北京康源瑞庭酒店举办了 "健康与美丽同在——乳腺健康科普大课堂"。中国癌症基金会理事长彭玉女士、副理事长兼秘书长赵平教授、常务副秘书长余瑶琴女士、乳腺健康专项基金发起人暨主任委员毕晓琼女士和来自首都科技、金融、商业、教育等领域的 60 多名女性参加了讲座。中国医学科学院肿瘤医院乳腺中心主任张保宁教授为大家做了题为 "乳腺癌的预防与早诊" 的讲座。讲座内容深入浅出，语言通俗易懂，听众们积极提问，气氛十分活跃。随后，中国医学科学院肿瘤医院乳腺外科专家王靖教授、肿瘤预防专家袁凤兰教授和肿瘤内科专家赵龙妹教授为到场的女性进行了乳腺健康咨询，并对她们提出的问题进行了耐心、细致地解答。

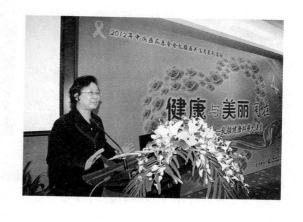

　　中国癌症基金会乳腺健康专项基金成立于 2008 年，其宗旨是普及女性乳腺健康知识，开展乳腺癌预防、早期诊断以及乳腺癌患者早日康复回归社会的公益活动。乳腺健康专项基金在每年 10 月的 "国际乳腺癌关注月" 都会举办有关乳腺健康的系列公益活动，而 "健康与美丽同在" ——乳腺健康科普大课堂也是今年乳癌关注月的系列活动之一，本次活动得到多方的关心与支持，达到理想的效果。

（稿源：中国癌症基金会）

2012 年乳腺癌关注月系列活动 "乳腺癌康复者环湖健康行活动" 在北京玉渊潭举行

　　2012 年 10 月 27 日上午，由中国癌症基金会主办、北京抗癌乐园承办、玉渊潭公园协办的"健康与美丽同在——乳腺癌康复者环湖健康行"活动在北京市玉渊潭公园举行。

每年的 10 月是"国际乳腺癌关注月",目前该活动已在全球三十几个国家开展,提醒女性朋友关爱自己的乳房健康,远离乳腺疾病。中国癌症基金会乳腺健康专项基金在每年的"国际乳腺癌关注月"都开展一系列的公益活动,旨在帮助乳腺癌患者树立信心,鼓励顽强斗志,同时增强大众对乳腺癌的关注,宣传乳腺癌防治知识。本次活动也是 2012 年中国癌症基金会乳腺癌关注月系列活动之一。

中国癌症基金会理事长彭玉女士、副理事长兼秘书长赵平教授、常务副秘书长余瑶琴女士、乳腺健康专项基金主任委员毕晓琼女士、北京抗癌乐园园长杨增和先生、常务副园长孙桂兰女士、"北京十佳"乳腺癌康复明星杜静女士以及数百名乳腺癌康复者及群众参加了本次环湖健康行活动。

活动由中国癌症基金会副理事长兼秘书长赵平教授主持,彭玉理事长首先为本次活动致辞,呼吁全社会对乳腺癌予以关注,同时鼓励乳腺癌患者坚定信心,战胜病魔。"北京十佳"乳腺癌康复明星杜静老师与大家分享了自己的康复心得,杜老师的故事让在场的听众流下了感动而又钦佩的泪水,同时也激励着无数曾经或正在与乳腺癌斗争着的人们。给予杜老师新生希望的北京抗癌乐园生命绿洲艺术团也来到了活动现场,"老艺术家们"以饱满的精神风貌为大

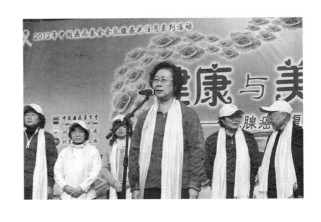

家带来了舞蹈表演"最炫民族风",赢得现场阵阵喝彩。活动进入高潮,在场的数百名乳腺癌康复者高呼出了她们自己的口号"健康美丽、与我同在、科学防治、健康生活、积极乐观、共创奇迹",在此起彼伏的呼声中,中国癌症基金会乳腺健康专项基金主任委员毕晓琼女士宣布活动正式开始。

伴随着礼炮声的响起,数百余名康复者及群众开始了环湖健康行。在行走过程中,乳腺癌康复者们展现了她们乐观向上、顽强不屈的精神风貌。在这金秋时节,乳腺癌康复者的笑容和身影成为了玉渊潭公园里动人的风景。患者们相互交流、相互讲述自己患病经历,并分享治疗调护心得,相互勉励。

近年来,乳腺癌发病率逐年增加,发病年龄日趋年轻化,现已成为威胁女性健康的头号杀手。中国癌症基金会乳腺健康专项基金旨在通过此次活动进一步加强公众对防治乳腺癌的重视,并对乳腺癌患者予以帮助和关爱。让我们携起手来,为乳腺癌患者美好的明天共同努力!

（稿源：中国癌症基金会）

"健康与美丽同在"乳腺健康科普大课堂
走进交通运输部水运科学研究院

2012年3月6日,国际"三八"妇女节前夕,中国癌症基金会乳腺健康专项基金在交通运输部水运科学研究院举办了"健康与美丽同在"乳腺健康科普大课堂,并为现场女性朋友们提供了免费的乳腺健康咨询与检查。水运科学研究院的八十多名女性科技工作者参加了此次活动。

水运科学研究院党委书记和办公室主任对中国癌症基金会的到来表示热烈的欢迎和感谢。中国癌症基金会常务副秘书长余瑶琴首先介绍了基金会的宗旨及近年来基金会举行的各种大型公益活动,并真诚地希望女性科技工作者们关注自身健康、关注慈善、关注癌症公益事业。

中国医学科学院肿瘤医院防癌科普专家袁凤兰教授用生动、具体的事例和诙谐、幽默的语言向科技工作者们介绍了乳腺癌防治科普知识,既让大家提高

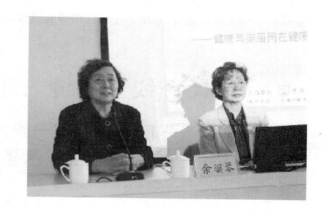

了癌症预防的意识,也使听众增长了癌症防治的实用知识,还让大家在轻松愉悦的笑声中放松了身心、缓解了繁重科研工作的压力。中国医学科学院肿瘤医院内科赵龙妹教授和王佳玉教授为活动现场的女性朋友进行了乳腺癌触诊筛查和乳腺健康咨询。

(稿源:中国癌症基金会)

2012 年抗癌京剧演唱会
在北京长安大戏院举行

由中国癌症基金会主办,中国癌症基金会建生专项基金承办的2012抗癌京剧演唱会4月28日在北京长安大戏院举行。抗癌京剧票友演唱会已经进入第七个年头,文化与健康的深度交流受到群众的热烈欢迎。在这里,中国的国粹与科学抗癌的理念融会在一起,向大众传递着"癌症可防可治"与"健康快乐每一天"的信息。中国癌症基金会理事长、卫生部原副部长彭玉女士,卫生部原副部长余靖女士,中国癌症基金会理事、北京建生药业有限公司董事长李建生等出席了演唱会,800余名京剧爱好者观看了演出。

基金会还向到场观众发放了癌症防治宣传资料《远离癌症十二条》和《肺癌早诊早治科普宣传手册》。

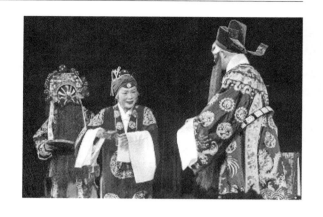

舞台上的演员以癌症康复者为主，同时也有医务工作者、大学教授、社会贤达等，今年的演唱会还得到了专业京剧演员的支持，使节目更加精彩纷呈。

本次演唱会得到建生专项基金和长安大戏院的鼎力支持，也正是因为所有合作者和参与者的投入与奉献，使演唱会越办越好，越来越具有感染力，使许多和癌症作斗争的故事随着皮黄声腔和锣鼓点深入到更多人的心里。

（稿源：中国癌症基金会）

一针一线亲手缝　　千份爱心传真情

——记"为临床一线肿瘤医务工作者赠送爱心"大型公益活动

北京的 7 月，骄阳似火，忙碌的工作，挥汗如雨。在这酷热的季节，由中国癌症基金会发起，中国医学科学院肿瘤医院承办了"为临床一线肿瘤医务工作者赠送爱心"大型公益活动，此次活动携手首都 21 家三甲医院、18 家媒体、600 余名志愿者，旨在联动社会各界力量，关心医务工作者，营造和谐的医患关系，构建奉献爱心的平台。

送爱心活动启动

2012 年 7 月 24 日上午 8 时 30 分，中国癌症基金会理事长彭玉，中国医学科学院肿瘤医院院长赫捷、党委副书记付凤环和志愿者代表一同向 100 余名门诊出诊医生和护士送上爱心包，北京电视台、《北京晚报》、《生命时报》、《保健时报》等媒体进行了跟踪报道。

"爱心的士"、"社会爱心车辆"在志愿精神的感召下也前来助阵，载着志愿者，将中国癌症基金会向医务工作者的祝福送到北京胸科医院、北京世纪坛医院和首钢医院。志愿者中有青春洋溢的高校学生，有意志坚强的癌症康复者，有志同道合的医疗同仁，更有充满爱心的社会人士，"奉献、友爱、互助、进步"的志愿者精神在他们身上得到完美的呈现。他们带着爱心包和感谢信，走进肿瘤科室，走进医务工作者的中间，"辛苦了，白衣天使"，一句温暖的话语、一张真诚的笑脸、一个关切的眼神，像插上了天使的翅膀，飞入每位医务工作者的心灵中，让他们在忙碌中感受到一份关心和一丝惦念。

平安两字送祝福

最让人感动的是每份爱心祝福上都有志愿者们亲手缝制的平安十字绣和发自内心的寄语，"一针一线亲手缝，千份爱心传真情。平安两字送祝福，医患和谐共繁荣"。历时一个月的"平安十字绣集结号"活动，600 余名志愿者，1500 多个十字绣，750 余万针，"秀"出了广大病友们的感谢之情、医疗同行的鼓励之声、高校学生的崇敬之心和社会人士的祝福之语。小小爱心包，点点医患情，志愿者们的爱心和祝福如清晨的一抹阳光，送去阵阵温暖；如夏日里的一缕清风，带去丝丝清凉；如雨后的一掬甘露，奉上滴滴滋润。广大志愿者用行动展现着北京城市的品质、精神和素质；用行动诠释着北京精神的情怀和力量。

志愿者心与心的交流

来自首都医科大学的李思齐同学，利用暑假用心绣了 7 个十字绣，她在爱心卡片上写道："小小爱心包饱含着我对您最诚挚地祝福，您辛苦了！愿您工作顺利，家庭和睦，平平安安。"

曾经接受过我院妇瘤科李晓光大夫治疗的患者刘秀玲也参加了爱心十字绣缝制活动，她深情地说："亲爱的李大夫，谢谢您给我了第二次生命，感谢您悉心的治疗与宽慰，祝您身体健康，工作顺利，一生平安。"

在这群志愿者中间，年龄最大的是 80 岁的周世彬大爷，同时他还是一位抗癌明星，他带着老花镜，用感恩的心绣制了"平安"两个字，小小十字绣寄托了周大爷对白衣天使们的无限祝福和感谢："在生命面前，什么都该让步；在医务工作者面前，任何困难都会消融。您们辛苦了，向您和您的家人致以最崇高的敬意及最美好的祝愿。"

首钢医院一位医生在给志愿者的爱心卡上写到：感谢大家的关心，感谢大家的理解，感谢大家的认同，感谢大家的支持。因为有你们，我们甘愿辛苦，我们甘愿付出，我们甘愿承受。风雨路漫漫，我们共同携手。

爱心洒满京城

据活动主办方介绍，本次爱心包赠送活动从 7 月 23 日至 27 日，志愿者们利用各医院科室早交班的时间，将饱含温暖的爱心祝福送到朝阳医院、北京妇产医院、北京佑安医院、北京医院、友谊医院、宣武医院、卫生部中日友好医院、北京大学第一医院、北京儿童医院、武警总医院、北京大学人民医院、北京大学第三医院、北京大学肿瘤医院、北京中医医院、北京积水潭医院、广安门医院、西苑医院的 1500 余位临床一线肿瘤医务工作者的手中。

武警总医院一位漂亮的护士在爱心卡上写出了她的心里话：非常感谢您们的对我们工作的肯定，我们会继续努力工作，以我们最大的爱心去呵护每一位病痛患者，最大减轻他们的痛苦，挽救他们的生命！将爱心传递下去！爱在左，同情在右，走在生命的两旁，随时撒种，随时开花。

生命的美不在于它的绚烂，而在于它的平凡；生命的动人不在于它的激情，而在于它的平静。医务工作者的岗位很平凡，但是责任重大，癌症高发的形势日益严峻，战胜癌症病魔需要全社会的共同努力。我们相信，凭借广大医务工作者的集体努力，通过加强肿瘤早诊早治、个体化治疗，运用新技术、新手段，必将全面提升医疗诊治及服务水平，争取早日在癌症预防与治疗研究上取得长足进展！

中国癌症基金会理事长彭玉，中国医学科学院肿瘤医院院长赫捷、党委副书记付凤环和志愿者代表一同向 100 余名门诊出诊医生和护士送上爱心。

卫生部党组书记张茅同志参加
"志愿服务在医院"四周年总结活动

2012 年 8 月 16 日下午，中国癌症基金会与中国医学科学院肿瘤医院联合举办的"志愿服务在医院"四周年总结活动在中国医学科学院肿瘤医院举行。卫生部党组书记张茅、医政司副司长赵明钢、直属机关党委副书记兼纪委书记窦熙照，团中央志愿者工作部招募培训处处长朱迎，中国癌症基金会副理事长兼秘书长赵平、常务副秘书长余瑶琴，北京市卫生局医政处副调研员齐士明，北京市志愿者联合会党总支专职副书记崔杰，北京大学人民医院志愿服务工作部部长郝徐杰，中国医学科学院肿瘤医院党委书记董碧莎、副院长石远凯、副院长王明荣和党委副书记付凤环等领导，以及学生志愿者代表、医务人员志愿者代表、社会爱心人士、媒体记者等参加了大会。

董碧莎书记代表医院感谢上级领导对"志愿服务在医院"工作的支持和肯定，感谢中国癌症基金会的指导和帮助，四年来医院志愿服务工作在大中专院校学生、抗癌明星、医务工作者等社会各界爱心人士的积极参与下队伍不断壮大，大力弘扬了社会主义道德文化，促进了精神文明建设，为医患关系的沟通架起了桥梁，为推动公立医院改革起到了积极作用。

四周年总结汇报

肿瘤医院党委副书记、中国癌症基金会副秘书长兼志愿者工作部部长付凤环主持本次活动，并首先向与会领导和志愿者代表汇报了"志愿服务在医院"的开展情况。截至 2012 年 7 月底，共有 1927 名志愿者注册，参加门诊志愿服务 9236 人次，共计 76466 小时；参加病房志愿服务 2564 人次，共计 14176 小时；参加大型公益活动 1571 人次，总计志愿服务万余人次，服务时间超过 10 万小时。2012 年，由中国癌症基金会发起的"为临床一线肿瘤医务人员送爱心"活动成为今年最大亮点，700 余名志愿者，缝制了 1500 余个十字绣，历时一周将爱心送到京城 21 家三甲医院，慰问医务工作者 1500 余人。广大志愿者用行动展现着志愿者精神的品质和素质，用行动诠释着北京精神的情怀和力量。

张茅书记做重要指示

卫生部党组张茅书记亲临总结大会并做了重要讲话，他强调，在当前我国深化医改进入攻坚期，医患矛盾依然多发的背景下，结合推进公立医院改革，大力开展"志愿服务在医院"活动，对倡导良好的社会风气、促进社会和谐具有重要作用。要把医院志愿者服务常态化、常规化，使医院社会工作逐步延伸，为患者提供全面的社会服务。

张茅书记还提出，公立医院开展志愿服务要与当前正在大力推进的各项便民、惠民措施相结合，继续做好预约诊疗、优化门急诊流程、单病种付费以及优质护理等方面的工作，切实改善公众看病就医的感受；要把开展志愿服务与平安医院建设相结合，营造良好的就医环境；要把落实医疗质量和医疗安全的核心制度与开展志愿服务相结合，建立医疗质量和医疗安全的评价体系。同时，要广泛调动医务工作者和各界人士的积极性，不断扩大志愿者队伍，最终建立一支医院社会工作专业人才队伍。

优秀志愿者、优秀志愿团队接受表彰

来自北京大学医学部、北京协和医学院护理学院、北京中医药大学、北京抗癌乐园等11个团体的15名优秀志愿者、6个优秀志愿者团队和5个爱心志愿者团队接受了表彰。今年，首都医科大学将医院作为暑期社会实践基地，39名同学进行了为期两周的志愿服务工作。

总结大会上，志愿者代表朗诵了自编诗歌《献给志愿者的歌》，并向肿瘤医院赠送了感谢锦旗"为病人服务，让志愿先行"。首都铁路卫生学校的志愿者带来一首《我相信》，他们青春洋溢、慷慨激昂的演唱让全场为之鼓舞和震撼，所有人齐唱"我相信我就是我，我相信明天，我相信青春没有地平线"，将现场活动气氛推向高潮。

四年来，肿瘤医院按照卫生部、市卫生局的要求，深入开展"志愿服务在医院"活动，成功地探索出适合中国国情的社会工作者和志愿服务新形式。在今年卫生局"三好一满意"督导检查中，检查组对医院开展的志愿者活动给予了很高的评价。中国癌症基金会将携手中国医学科学院肿瘤医院，为社会各界爱心人士提供奉献爱心的平台，把志愿者工作推向更加完善、规范的道路，为促进和谐社会的发展做出更大的贡献！

（中国医学科学院肿瘤医院院办　高菲　常鹄）稿源：中国医学科学院肿瘤医院网站

带上爱飞翔
——记北京抗癌乐园成立十周年
暨抗癌明星五整生日大会

北京抗癌乐园　林永萍

2012年9月16日上午，由北京抗癌乐园、北京市红十字会主办的"庆祝北京抗癌乐园法人社团成立十周年暨抗癌明星五整生日大会"在中国运载火箭技术研究院礼堂隆重召开。共有1000余名癌症患者从四面八方赶来参加了大会。

会场主席台上两侧分别摆放着4个一人多高的大花篮，会标上的党旗和天安门城楼、华表，在灯光的照射下熠熠生辉，凸显庆祝气氛。9时整奏起了迎宾曲，伴随着台下热烈而有节奏的掌声，领导及嘉宾鱼贯而入走上主席台就座。出席这次大会的北京市有关部门的领导、各相关单位的嘉宾有：北京市委社会工委委员、市社会建设办副主任陈建领，北京市社会建设办党建工作处处长赵济贵，北京市红十字会副会长刘娜，中国运载火箭技术研究院工会常务副主席李勇，北京市公园管理中心副书记、副主任刘英，北京市社团办调研员侯庆权，北京市少年工作委员会秘书长滕毅、北京抗癌乐园名誉园长李家熙、顾问闫学义、科普顾问张立峰，中国生命关怀协会副会长罗冀兰，江苏省宿迁市癌友康复协会会长陈建华，北京伟达中医肿瘤医院院长陈珞珈，北京高新源新兴技术开发有限公司董事长高军，北京振国中西医结合肿瘤医院办公室主任柴云，北京奇化美生物科技有限公司董事长郭新，长泰兴保健用品有限公司总经理高艳荣，北京普祥中医肿瘤医院办公室主任钱锋等。

市领导和有关部门的领导、嘉宾在百忙之中莅临大会，这是对北京抗癌乐园工作强有力的支持，更是对首都 30 万癌症患者的关怀。

江苏省宿迁市癌友康复协会及南京、镇江、淮安、大丰、山东省青岛、安徽省滁州、深圳等地抗癌组织，世界医学气功协会和北京振国中西医结合肿瘤医院等，纷纷发来贺信、贺电并委托大会制作花篮摆放在主席台两侧，给活动增添了喜庆。

在主持人的倡导下，全场园民引吭高歌"没有共产党就没有新中国"。园民们挥动着手中的红丝巾，像一层层红色的云海，把会场映照得通红，顿时呈现出一派欢庆的节日气氛。虽然在座的上千名癌友过去或现在、曾经或仍然饱受疾病的折磨。但今天大家都忘记了过去、忘记了病痛，以最阳光、最灿烂的风采，代表首都 30 万名癌症患者，庆祝自己的抗癌组织成立十周年，并祝贺抗癌明星们的"五整生日"。

首先，各分园的园民代表手持亲手制作的花篮、手工艺品、书法、绘画作品上台，向大会献礼，并向领导和与会者展示。

接下来由北京抗癌乐园法人代表、园长杨增和致辞："北京抗癌乐园于 1990 年创建，2002 年登记为法人社团。长期以来，举办了很多重大活动，得到了很多荣誉。更重要的是，乐园通过各种形式将癌症患者组织起来，标志着群体抗癌的诞生，是人类抗癌的一次革命，这在世界上其他国家都是没有的，我们为我们是中国人，能生长在中国感到光荣、感到自豪!"

北京市委郭金龙书记、代市长王安顺和副市长、宣传部部长鲁炜分别通过秘书转达了对北京抗癌乐园和首都癌症患者的关心，向大家问好，祝大家身体健康，活动顺利! 并表示以后有机会来看望大家。

北京市红十字会副会长刘娜、北京市社会建设办副主任陈建领、北京市社团办调研员侯庆权等与会领导和嘉宾发表了热情洋溢的讲话之后，全体起立纵情高歌"感恩的心"。一千多颗感恩的心凝聚在一起，筑起了一座无坚不摧的心理长城，形成了一支攻无不克的抗癌大军。让我们带着乐园兄弟姐妹的友爱，带着家人和亲朋好友的情爱。爱让我们更加坚强，生命在爱中升温，生命在爱中延长。

每个人每年都要过一次生日，那是你诞生到这个世界的日子。抗癌乐园的朋友们却有两个生日，一个是诞生日，另一个是与死神较量后获得的第二次生命，即重生日。以 5 年为单位，每 5 年为一个整年，故取名"五整生日"。今年北京抗癌乐园共有 648 位园民迎来了自己的"五整生日"，其中 5 岁的有 300 多人，10 岁的有 150 多人，15 岁的 100 人，20 岁、25 岁、30 岁……甚至 55 岁! 北京抗癌乐园组织部长李庆存宣布了今天过"五整生日"的癌友名单后，代表们身披绶带上台，接受领导颁发的荣誉证书。台下随即爆发出雷鸣般的掌声，是祝贺、是惊讶、是鼓励……

主持人把癌龄长达 55 年的李玉玲留在台上，介绍她的抗癌事迹：李玉玲 2 岁时患视网膜母细胞瘤，失去了右眼，给她的童年乃至以后的人生带来常人难以想象的痛苦和磨难。她承受着巨大的精神压力，以一只仅有 0.2 视力的眼睛，完成了从小学到初中的学业。工作中和正常人一样，绝不示弱，26 年揣着病假条，迎接命运的挑战和考验。不但受到领导的好评，还加入了中国共产党、收获了爱情。退休十几年来，一直在为癌友服务。

大家再一次把热烈的掌声送给这位不屈不挠与癌魔抗争 55 年的抗癌明星。这一感人事迹说明，癌症不等于死亡，癌症病人照样有价值、照样活得精彩、照样能健康长寿。生命掌握在自己手里，抗癌之路在自己脚下。让我们大家满怀信心迎接一个又一个五整生日，去努力创造一个又一个生命的奇迹。李玉玲的今天，就是众癌友的明天。昨天，历经苦难浩劫的洗礼；今天，享受拼搏康复的欢乐；明天，更有超越生命的激情。五整生日已成为每一位癌友的向往、追求和期盼：向往着度过一个又一个五整生日，追求着健康长寿，期盼着活得长一点、生活质量好一点、生活内容更充实一点。

随后，一场由200多位园民经过半年多刻苦排练的自编、自导、自演的文艺演出热热闹闹的开始了。精彩的节目包括了配乐诗朗诵、舞蹈、群口快板、表演唱、街舞、京剧联唱、广场舞、大合唱等形式。热情讴歌了癌症患者组织起来，开展群体抗癌所取得的成绩；充分表达了这个劫后余生的弱势群体，对生命的向往与热爱。

演出的最后，在大合唱"带上爱飞翔"的伴唱下，模特们身着五颜六色的服饰，手持各种荣誉奖牌、奖杯迈着猫步，摆出各种姿势和造型。其中有两位近80岁的耄耋老人，从他们身上看不出岁月的痕迹，他们的步子仍然优雅、轻盈；他们的精神还是那么朝气焕发。

庆祝活动在"歌唱祖国"歌声中，落下了帷幕。

这是一场难忘而又不寻常的活动，这是一场洗礼灵魂、撞击生命的活动。因为他们是一群癌症患者组成的特殊群体，有的人缺肝少肺、有的人断肠无胃、有的人缺臂少腿，更残酷者双乳全被切掉。面对癌魔他们不惧怕、不退缩、不悲观，组织起来以乐观的精神、良好的心态、坚强的毅力与癌魔抗衡。他们是胜利者，是生活的强者，他们用不可否认的事实，奏响了癌症不等于死亡的乐章。

（张立峰整理）

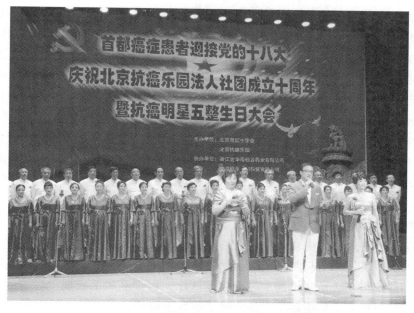

大合唱"带上爱飞翔"（主持人：陈玉琴、华云、陈荣梅）

（摄影：张立峰）

食管癌规范化治疗关键技术的研究及应用推广

（2012 年中华医学科技奖一等奖项目介绍）

项目第一完成人：赫捷

项目参与成员：赫捷、王贵齐、乔友林、吕宁、王绿化、林东昕、王明荣、徐宁志、王国清、汪楣、魏文强、肖泽芬、黄国俊、王永岗、毛友生

项目第一完成单位：中国医学科学院肿瘤医院

项目起止时间：起始时间：1997-01-01；完成时间：2010-03-20

研究背景

食管癌是我国发病率第 5 位、病死率第 4 位的恶性肿瘤，病理类型以鳞癌为主。既往疗效欠佳的主要原因在于治疗不规范、技术不完善。本项目对食管癌发病规律和诊治技术进行了系统研究，历时 13 年。

主要成就

1. 建立了早诊早治技术体系

通过 1.6 万例全基因组关联分析的病例-对照研究，发现了 3 个新的中国人食管鳞癌遗传易感性标志，证实了遗传因素与环境因素存在协同作用，明确了筛查对象；首次系统报道了癌前病变与食管鳞癌的危险因素相似，证明血清 25-OH-维生素 D 水平与食管癌及癌前病变的风险呈正相关，纠正了国际上原有的认识，改变了预防策略；通过国际上最大宗病例前瞻性研究，首次明确了食管鳞癌是由鳞状上皮异型增生从轻度到重度逐级发展而来，确立了重度异型增生和原位癌应同等治疗的原则；确定内镜加碘染色指示活检为食管癌筛查的最佳技术组合，制定了中国食管癌早诊早治技术方案；建立射频消融治疗早期食管鳞癌和癌前病变的示范方案，扩大了微创治疗的适用范围。项目实施以来，为 3797 例早期食管癌和癌前病变患者进行了内镜下微创治疗，其中对初期行黏膜切除治疗的 127 例患者连续随访 52.2 个月，无 1 例死亡，为国际单中心长期随访最大组报道；射频消融治疗109 例，随访 3 年无 1 例复发，证实了其安全性和有效性。内镜治疗平均费用 5134 元，平均住院日为 3.2 天，明显低于同期外科手术治疗的 5.66 万元和 20.1 天。

2. 建立了中晚期治疗模式

首次确立了中晚期食管癌可切除性评估的 6 项原则和根据淋巴结转移部位决定手术入路的原则，明确了淋巴结清扫是规范化治疗关键技术之一；制定了术后最常见呼吸及消化系统并发症的防治措施；证实术前放射治疗（放疗）可提高局部晚期食管癌的切除率，术前、术后放疗均可提高 5 年生存率，并明确了治疗适应证；以国际上最大组病例回顾性研究确立了食管小细胞癌以化疗为主的综合治疗原则；发现了多个与淋巴结转移和预后相关的分子标志物，为分子分型及个体化治疗的选择提供依据。项目实施以来食管癌患者手术切除率和 5 年生存率分别由 15 年前的 86.0% 和 30.4% 显著提高至目前的 96.9%

和 38.5%。

应用推广情况

项目组在确立了上述关键技术的基础上，牵头制定并正式出版了我国第一部《食管癌规范化诊治指南》及《中国食管癌早诊早治技术方案》，并在全国应用推广：建立了 33 个筛查和早诊早治基地，筛查高危人群 256 803 人次；举办了 69 场食管癌规范化诊治巡讲和技术培训，培训各级医师 6800 余人，受益患者十余万人。建立了国际上最大的食管癌规范化治疗智能化实时监查网络平台，已对 82 家应用单位的 27 126 例患者规范化治疗情况进行监查，符合率达 90.6%，整体 5 年生存率提高 5%～10%，平均住院日缩短 1～8 天。

项目发表论文 169 篇，其中 SCI 42 篇，总影响因子 205.3，SCI 他引 498 次，中文他引 1673 次；培养研究生 242 名，进修生 1220 名。主办国际会议 6 场，国内会议 35 场。

（原载：《中华医学信息导报》2013-01-27 第 28 卷第 2 期 第 12 版）

肿瘤血管生成机制及其在抗血管生成治疗中的应用

——中国抗癌协会推荐科技奖项目荣获国家科技进步一等奖

2013 年 1 月 18 日，中共中央、国务院在北京人民大会堂隆重举行了国家科学技术奖励大会，胡锦涛、习近平、温家宝、李克强、刘云山等党和国家领导人出席大会并为 2012 年度获奖代表进行颁奖。2012 年度国家科技奖励授奖项目 330 项，其中科技进步奖 212 项，包括特等奖 3 项，一等奖 22 项，二等奖 187 项。中国抗癌协会推荐的"肿瘤血管生成机制及其在抗血管生成治疗中的应用"项目荣获国家科技进步一等奖，项目负责人卞修武教授上台接受了中央领导的颁奖。

该项目是由中国人民解放军第三军医大学等 9 个单位、卞修武教授等 15 位完成人共同完成，曾获 2009 年度中国抗癌协会科技奖一等奖。该项目在多项国家重大科技计划的支持下，长期致力于恶性肿瘤治疗的研究，并针对肿瘤血管生成机制及其在抗血管生成治疗方面进行了系列研究。揭示了恶性肿瘤复发和转移重要环节——血管生成的细胞和分子机制，发现了多个抗血管生成治疗新靶点，建立并应用了肿瘤血管生成诊治系列新技术。

该项目在《Cell Stem Cell》等 SCI 期刊发表论文 138 篇（影响因子>5 论文 47 篇，单篇最高 25.9）；被《Cell》和《Nature》系列等期刊他引 2351 次。获发明专利 12 项，1.1 类新药临床批件 1 件。获省部级科技成果一等奖 4 项、二等奖 3 项。在国内外多家医疗、研究机构推广应用，推动了肿瘤医学领域的科技进步与发展。

该项目是中国抗癌协会首次直接向国家奖励办推荐的报奖项目。该项目获得国家的奖励，说明了国家对优秀项目的认可，同时也说明了中国抗癌协会评审、推荐的项目代表了本领域的最高学术水平。在新的一年中，中国抗癌协会将在各级领导、专家和全国肿瘤医学领域广大科技人员的支持下，继续做好工作，努力为肿瘤的预防、治疗及研究贡献力量，为我国肿瘤医学的发展做出更大贡献。

（稿源：中国抗癌协会）

"国家自然科学基金"项目获得资助情况

2012 年度国家自然科学基金立项工作已经完成，中国医学科学院肿瘤医院/肿瘤研究所共有 25 项获得资助，其中重点项目 1 项，面上项目 9 项，青年项目 11 项，海外及港澳学者合作项目 1 项，专项项目 3 项。

重点项目

分子肿瘤学国家重点实验室詹启敏"细胞周期蛋白 Nlp 在维持基因组稳定和肿瘤发生中的作用和分子机制"

面上项目

放射治疗科戴建荣"伽马射线立体定向放疗的物理基础研究"

病理科吕宁"食管鳞癌染色体 5p15.31 扩增区段中候选预后标志物 NSUN2 的研究"

流行病室陈汶"一项新的子宫颈癌筛查分子指标的研究与验证"

病因及癌变研究室高燕宁"EMP2 基因对于肺癌瘤细胞转移的作用及其分子机制"

放射治疗科金晶"单核苷酸多态性预测直肠癌术后同步放化疗毒副反应和疗效的研究"

放射治疗科肖泽芬"EGFR 高表达的食管鳞状细胞癌放疗获益的分子机制研究"

放射治疗科王绿化"局部晚期非小细胞肺癌放射敏感性及预后基因（群）预测模型的构建及验证"

腹部外科张海增"肿瘤引流淋巴结和前哨淋巴结中 T 细胞免疫状态与结直肠癌预后关系的研究"

病理科林冬梅"用于评估肺鳞状细胞癌预后的分子细胞遗传学标志和基因筛选研究"

青年项目

检验科郑翠玲"循环 miR-21 与表皮生长因子受体的相关性研究"

分子肿瘤学国家重点实验室李丹"长链非编码 RNA　HULC 在肝癌中的生物学功能及机制研究"

病因及癌变研究室冯林"SMC4 及其肺发育相互作用分子在肺癌发生发展中的作用研究"

分子肿瘤学国家重点实验室郝佳洁"食管癌中 NTRK3 基因重排的鉴定及其作用机制研究"

诊断科陈雁"T1 模糊聚类法定量动态增强磁共振成像与肾细胞癌肿瘤血管生成的相关性研究"

分子肿瘤学国家重点实验室李义"新癌基因 E3 连接酶 HECTD3 表达调节机制的研究"

胸外科李宁"创建新型可调控融合性 HSV 溶瘤病毒 KTR27-F 治疗肺癌的研究"

分子肿瘤学国家重点实验室马怡茗"差异分泌组鉴定 periostin 介导肿瘤细胞与基质细胞间相互作用及机制研究"

腹部外科赵宏"染色质重塑基因 ARID2 在肝癌中的临床意义及相关功能研究"

内科樊英"小分子 RNA（miRNA）预测 Luminal A 型乳腺癌早期和后期复发及复发机制的研究"

内科袁芃"差异表达基因 microRNA 结合位点遗传变异与中国人乳腺癌发病机制的研究"

海外及港澳学者合作项目

免疫室刘滨磊、He Yukai"溶瘤病毒模拟急性感染以改善肿瘤微环境增加慢病毒肿瘤疫苗的抗瘤效果"

专项项目

分子肿瘤学国家重点实验室童彤"OLC1 基因调控 BRCA1 分子通路与人食管癌变机理的研究"

流行病室魏文强"食管癌筛查队列的前瞻性随访研究"

腹部外科车旭"拷贝数变异与胰腺癌遗传易感性的关联研究"

（科研处　高文红）（稿源：中国医学科学院肿瘤医院网站）

高校获 2012 年度国家科学技术进步奖通用项目目录

【按：本刊仅摘编其中与肿瘤学科相关的获奖项目】

一等奖

获奖编号： J-253-1-01

项目名称： 前列腺癌诊疗体系的创新及其关键技术的应用

主要完成人： 孙颖浩，高新，叶定伟，刘明耀，贺大林，牛远杰，尚芝群，李磊，易正芳，高旭，周铁，庞俊，张海梁，任善成，王辉清

完成单位： 中国人民解放军第二军医大学第一附属医院，中山大学附属第三医院，复旦大学附属肿瘤医院，华东师范大学，西安交通大学附属第一医院，天津市泌尿外科研究所

获奖编号： J-233-1-01

项目名称： 肿瘤血管生成机制及其在抗血管生成治疗中的应用

主要完成人： 卞修武，关新元，寿成超，江秉华，杨治华，林李家宓，彭红卫，方伟岗，娄晋宁，孔祥复，平轶芳，刘凌志，姚小红，余时沧，蒋雪峰

完成单位： 中国人民解放军第三军医大学，香港大学，北京大学，南京医科大学，中国医学科学院肿瘤医院，香港中文大学，成都恒基医药科技有限公司，中日友好医院，中

国科学院上海生命科学研究院

二等奖

获奖编号：J-233-2-01
项目名称：肿瘤分子生物治疗新靶位、新策略、新药物的研究和临床应用
主要完成人：药立波，杨安钢，张英起，韩骅，贾林涛，卢兹凡，刘文超，邓艳春，秦鸿雁，张健
完成单位：中国人民解放军第四军医大学

获奖编号：J-233-2-05
项目名称：肿瘤转移的分子靶向治疗应用
主要完成人：马丁，周剑峰，李宁，胡俊波，袁响林，汪道文，王世宣，冯作化，吴鹏，陈刚
完成单位：华中科技大学同济医学院附属同济医院，首都医科大学附属北京佑安医院，深圳市天达康基因工程有限公司，武汉天达康生物技术有限公司

获奖编号：J-234-2-07
项目名称：榄香烯脂质体系列靶向抗癌天然药物产业化技术及其应用
主要完成人：谢恬，秦叔逵，孙燕，林洪生，王笑民，花宝金，李泽坚，王金万，邹丽娟，李单青
完成单位：大连华立金港药业有限公司，中国人民解放军第八一医院，中国中医科学院广安门医院，首都医科大学附属北京中医医院，中国医学科学院肿瘤医院，中国医学科学院北京协和医院

获奖编号：J-253-2-01
项目名称：中国肺癌微创综合诊疗体系的建立、临床基础研究和应用推广
主要完成人：王俊，许林，刘军，李剑锋，姜冠潮，刘桐林，杨劼，卜梁，蒋峰，杨帆
完成单位：北京大学，江苏省肿瘤医院，佛山市第一人民医院，北京中法派尔特医疗设备有限公司

获奖编号：J-253-2-05
项目名称：肝脏移植关键技术的创新研究和临床应用
主要完成人：董家鸿，杨占宇，别平，纪文斌，段伟东，王曙光，刘祥德，卢倩，史宪杰
完成单位：中国人民解放军第三军医大学，中国人民解放军总医院

获奖编号：J-253-2-06
项目名称：肝癌肝移植术后复发转移的防治新策略及关键机制

主要完成人： 樊嘉，周俭，黄晓武，邱双健，王征，史颖弘，孙健，肖永胜，王晓颖，徐泱

完成单位： 复旦大学附属中山医院

获奖编号： J-253-2-07

项目名称： 头颈部鳞状细胞癌治疗后复发救治技术平台和策略的建立及应用

主要完成人： 李晓明，韦霖，邸斌，郭晓峰，路秀英，尚耀东，成继民，吴彦桥，周永青，陶振峰

完成单位： 中国人民解放军白求恩国际和平医院，香港大学，吉林大学第一医院

获奖编号： J-253-2-08

项目名称： 涎腺肿瘤治疗新技术的研究及应用

主要完成人： 俞光岩，马大权，李龙江，温玉明，高岩，彭歆，郭传瑸，黄敏娴，赵洪伟，李盛林

完成单位： 北京大学，四川大学

附：2012 年度国家科学技术进步奖初评通过项目目录

项目名称： 多靶点抗肿瘤药物培美曲塞二钠的研制与应用

主要完成人： 范传文，林栋，王晶翼，张明会，马丕林，于艳玲，刘洪艳，杨清敏，严守升，李霞

完成单位： 齐鲁制药有限公司

项目名称： 增效减毒抗癌新药替吉奥产业化关键技术与应用

主要完成人： 赵志全，张贵民，姚庆强，刘延奎，刘忠，周宗仪，郝贵周，姚景春，王颖，冯中

完成单位： 山东新时代药业有限公司，山东省医学科学院药物研究所，鲁南制药集团股份有限公司

项目名称： 肾脏移植排斥反应防治关键技术体系的建立与应用

主要完成人： 石炳毅，钱叶勇，蔡明，王振，李州利，肖漓，柏宏伟，陈莉萍，许晓光，郑德华

完成单位： 中国人民解放军第三○九医院

（来源：http://career.eol.cn 等 2013-01-18 作者：教育部科技发展中心）

央视网肿瘤频道正式开通
——我院为首批学术支持单位

2012 年 9 月 7 日上午，央视网肿瘤频道正式开通，中国医学科学院肿瘤医院石远凯副院长、蔡建强教授、王绿化教授作为代表参加了启动仪式。石远凯副院长致辞时强调，央视网肿瘤频道上线是件非常有意义的事情，随着肿瘤发病率和死亡率逐渐提高，癌症的早期发现、早期治疗在防治癌症方面起到了重要的作用。医院应和新媒体一起承担健康科普宣传的责任，共同普及肿瘤防治知识，为医生与患者搭建沟通交流的平台。

央视网肿瘤频道聘请中国医学科学院肿瘤医院、天津市肿瘤医院、北京大学肿瘤医院、海军总医院放射肿瘤科作为首批学术支持单位，并聘请我院赫捷院长、石远凯副院长、唐平章主任、李晔雄主任、吴令英主任、王贵齐主任、吕宁主任、蔡建强副主任、王绿化副主任、徐兵河副主任共 10 名专家作肿瘤频道"专家委员会专家"，他们将为央视网肿瘤频道提供最权威的肿瘤防治健康知识。启动仪式上，央视网领导向学术支持单位和专家委员会专家颁发了聘书，并同各位专家探讨了肿瘤频道未来发展的方向。

（文/院办　高菲　常鹄）（稿源：中国医学科学院肿瘤医院网站）

纪念我国临床肿瘤学奠基人
吴桓兴教授诞辰 100 周年

2012 年 9 月 13 日，国际著名肿瘤学专家、我国临床肿瘤学的奠基人和开拓者、中国医学科学院肿瘤医院/肿瘤研究所首任院所长吴桓兴教授诞辰 100 周年纪念活动在北京隆重召开。

本次纪念活动由中国医学科学院肿瘤医院放射治疗科承办。中国医学科学院肿瘤医院/肿瘤研究所赫捷院所长、董碧莎书记，上海复旦大学附属肿瘤医院郭小毛院长，孙燕院士、刘泰福教授、殷蔚伯教授等多位知名肿瘤学专家到场，并发表了感人至深的讲话。吴桓兴教授的夫人毛芝英女士也亲临现场，和大家一同回顾了吴桓兴教授卓越的一生。

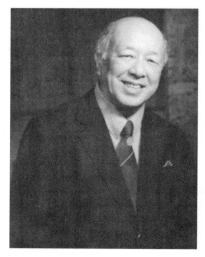

吴桓兴教授祖籍广东梅县，1912 年生于毛里求斯一个爱国华侨家庭。1931 年回国在上海震旦大学医学院就读，1936 年毕业获医学博士学位，同年进入中比镭锭医院（现上海肿瘤医院）工作。1937 年获中华教

育文化基金资助，赴比利时就读于布鲁塞尔医学院，专攻放射治疗专业。1939 年，吴桓兴经法国前往英国，1940 年在英国皇家医学院进修放射肿瘤学。1942 年被聘为伦敦大学进修学院附属医院放射治疗科副主任。1946 年回国，出任上海镭锭医院院长，新中国成立后他继续留任，开拓我国临床肿瘤事业。1952 年抗美援朝赴朝鲜前线，回国后担任军事医学科学院放射研究所所长，为我军创建放射生物学科，指导辐射损伤研究。1958 年调任中国医学科学院肿瘤医院院长，直到 1983 年卸任担任名誉所长。曾任第四届全国政协委员、第五届全国政协常委；第一至六届全国人大代表、第六届全国人大常委科教文卫委员会委员；中国侨联副主席，北京市侨联主席；中国农工民主党中央常委。1984 年加入中国共产党。1986 年 10 月 30 日因病在北京逝世，享年 74 岁。

吴桓兴教授创建了中国第一个放射生物学专业和第一个肿瘤内科专业。在他的倡导下，从 20 世纪 50 年代起，中国多数肿瘤医院陆续成立了肿瘤放射治疗学专科和放射诊断科。在放射治疗学专业中，他和谷铣之教授共同指导，分别设置了肿瘤临床放射治疗、放射生物、放射物理及放射技术等部门。首创用于治疗宫颈癌的新型镭容器，他所总结的肿瘤治疗的基本原则被中国肿瘤学界广泛运用。他为中国肿瘤放射治疗、化学治疗和放射生物学研究培养造就了一批骨干人才。

本次纪念活动由中国医学科学院肿瘤医院放射治疗科主任李晔雄教授主持。会上还播放了精心制作的纪念视频，用珍贵的历史视频和照片资料回顾了吴桓兴院长卓越的一生。由殷蔚伯教授向毛芝英女士敬献组委会精心准备的纪念画册的环节，与会人员无不动容，掌声雷动，经久不息！

追忆吴桓兴教授的一生，他炽热的爱国情怀，他对理想的执著追求，他为发展祖国临床肿瘤学事业的无私奉献，他伟大的人格与卓越的成就，无不令我们肃然起敬。吴桓兴教授作为中国临床肿瘤学的创始人和奠基人，仰之如泰山北斗，只能尽力撷取其具有代表性的人生片段，集纳成章，以为纪念。

（中国医学科学院肿瘤医院放疗科　　张江鹄）

最新版中国癌症地图　揭秘最易患癌的省份

全国肿瘤登记中心发布的《2012 中国肿瘤登记年报》显示，我国每年新发肿瘤病例约为 312 万例，平均每天 8550 人中招，每分钟有 6 人被诊断为癌症，有 5 人死于癌症，人们一生中患癌概率为 22%。其中，肺癌、胃癌、肝癌成为发病与死亡率最高的癌症，而乳腺癌、结直肠癌、子宫颈癌使女性健康受到威胁，这些高发癌症与不健康的生活方式息息相关。

肺癌——高发地区：东北、云南

在肺癌的发病原因中，东北和云南的一些高发地区有着共同的特点，那就是矿产业比较集中，严重污染的空气让大量致癌物质侵蚀人们的肺部，诱发癌症。实际上，随着我国

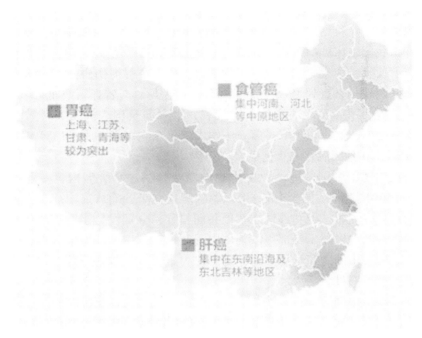

中国癌症地图

肺癌的发病率快速上升，地域和性别差异越来越不明显。如果不做好预防和筛查，可能在未来 30 年，肺癌的死亡率依然排在首位。

吸烟是诱发肺癌的罪魁祸首。统计表明，在 10 个死于肺癌的患者中，有 9 个是烟民。除了主动吸烟的人，受害更深的是那些经常被迫吸"二手烟"的人，他们发生肺癌的概率也相对较高。而日益恶劣的环境因素，如机动车尾气、阴霾天、工业污染等因素，拉近了人们与肺癌间的距离，可以说肺癌是"人造灾难"。专家建议，公共场所要全面禁烟。更重要的是，45 岁以上有吸烟史的人每年做 1 次体检，通过肺部低剂量螺旋 CT 筛查出早期肺癌。

甲状腺癌——高发地区：所有城市

甲状腺癌更"偏爱"都市白领女性。甲状腺是人体重要的内分泌器官，承担人体摄取和存储碘，合成和分泌甲状腺素的功能，而包括雌激素和孕激素在内的女性激素，很可能参与了甲状腺癌的发生、发展，体内雌激素水平越高，越可能得甲状腺癌。20 ~ 40 岁女性处于生命旺盛期，体内激素水平是一生中最高的时候，促进了甲状腺癌的发生。

正因为甲状腺是重要的分泌器官，因此它对射线极为敏感，放射治疗用的放射线、自然界天然的放射源、高压电线的放射线是目前已明确的甲状腺癌致病因素。另外，碘摄入过量也会影响甲状腺正常生理功能。专家提醒，人们要有防护意识，尽量少接触辐射大的物品，白领女性、有甲状腺癌家族史，以及沿海地区居民等甲状腺癌高发人群，每年至少体检 1 次。

子宫颈癌——高发地区：内蒙古、山西、陕西、湖北、湖南、江西

中国目前每年新发子宫颈癌病例约 10 万人，占全球病例的 1/5。我国子宫颈癌高发区主要集中在中西部地区，农村略高于城市。宫颈癌发病高低与生活水平、卫生和受教育程度相关。

子宫颈癌的病因最明确，因此有可能成为人类历史上第一个被消灭的肿瘤。人乳头瘤病毒（HPV）感染是导致子宫颈癌的最大病因。与子宫颈癌相关的其他高危因素还有：过早开始性生活，多个性伴侣；经期不注意卫生；性传播疾病导致的宫颈炎症对宫颈的长期刺激；吸烟；长期口服避孕药等。预防子宫颈癌最有效的方法是接种宫颈癌疫苗，防止不洁性行为，积极治疗慢性宫颈疾病。

乳腺癌——高发地区：所有城市

近年来，"女性杀手"乳腺癌发病越来越凶猛，其中城市白领所占比例节节攀升，我国女性乳腺癌发病的平均年龄为 48.7 岁，比西方国家提早了 10 年。在女性高发癌症中，乳腺癌已经超越过去的肺癌成为第一。

城市女性之所以容易得乳腺癌，与长期工作压力大、生活不规律、晚婚晚育、频繁吃避孕药，以及久坐不动、缺少锻炼有关。另外，由于化学物质大量使用，环境中许多有类雌激素作用的污染物明显增多，它们会通过皮肤、消化道和呼吸道被吸收，所以化妆品、洗涤剂、塑料用品等要慎用。而且女性最好要哺乳；有乳腺癌家族史、40 岁以上未孕、过度肥胖的女性应该定期体检和早期筛查。

胃癌——高发地区：辽宁、山东、甘肃、江苏、福建

胃癌早期症状不明显，七成患者确诊时已经到了中晚期，这也是其死亡率居高不下的一个原因。

在胃癌的发病群体中，中年男性是"主力"。究其原因主要与暴饮暴食、饮酒过度等因素有关。另一个重要原因是饮食习惯，比如爱吃高盐、腌制的食品，特别是没腌透的食品，其中含有较高的致癌物亚硝酸盐。辽宁和山东人喜欢喝酒、饮食偏咸，而江苏、福建地区的人爱吃腌制食品，所以这些地方胃癌发病率就相对高一些。还需要提醒的是，有慢性消化系统疾病的人患胃癌的概率也比常人高很多，如果在这个基础上又合并幽门螺杆菌感染，那就更危险了。

专家建议，预防胃癌要多吃绿、黄色蔬菜；少吃咸、腌、干硬、发霉的食物；限酒；40 岁以上的男性、有家族史、慢性胃病史，并合并幽门螺杆菌感染的人，应定期去检查。

结直肠癌——高发地区：浙江、上海、江苏等

几年前，结直肠癌（大肠癌）还未进入我国癌症高发病种的"前三甲"，近两年其发病率突飞猛进，浙江、上海、江苏等省市的发病率增速已远超西方国家。结直肠癌是个典型的"富贵病"。有研究显示，结直肠癌与糖尿病、高血压、冠心病都有相同的基因发病机制。反映到生活方式上，主要是常年高脂肪饮食、缺少膳食纤维摄入，以及久坐少动、不按时排便等不良生活习惯。因此，生活上我们要做到"少吃多动"，少吃煎、炸、腌制食品，适量增加运动量，促进肠道蠕动，养成定时排便的习惯，还应多吃粗粮、果蔬等富含纤维素的食物。另外，即便得了结直肠癌，如果能在病变早期就发现它，通过手术等方式治疗，几乎不会影响寿命。

肝癌——高发地区：浙江、广西、江苏等沿海地区，内蒙古、吉林

从肝癌的地区分布特点来看，华东、华南和东北明显高于西北、西南和华北，沿海高于内地。

肝癌有两个最重要的致病因素：病毒性肝炎和黄曲霉毒素，这些高发地区同时符合这两个条件。第一，沿海地区气候炎热、潮湿，为致癌物黄曲霉毒素的滋生创造了条件，增加了患肝癌的风险。第二，沿海地区病毒性肝炎的感染率相对较高。一些农村居民喝沟塘水或受污染的水，也会增加患肝癌风险。对于东北来说，喝酒是导致肝癌的一个重要诱因，长期饮酒会使肝细胞反复发生脂肪变性、坏死和再生，导致肝硬化，最终转化为肝癌，而由肝硬化转化成肝癌的比例高达70%。

由于肝癌发病的特定性，预防肝癌要从以下3方面做起：接种肝炎疫苗；少饮用沟塘水，以深井水和自来水替代；改变饮食习惯，少喝酒，不吃霉变食物，如花生、玉米等。

食管癌——高发地区：河南、河北、山西

早在20世纪50年代，河南省林县（林州市）就因为食管癌高发而闻名全国。与其他癌症不同的是，食管癌的发病原因比较复杂，遗传、饮食等因素都是诱因。

但饮食因素是可控的。长期吃得过快、过粗、过烫或饮酒，都可能反复灼伤或损伤食管黏膜，从而诱发癌变。专家建议，有家族史的人要定期体检；食物温度要在40度以下。

"癌症村"出现转移趋势

2009年，媒体人、公益人士邓飞曾对中国"癌症村"进行过调查报道，并根据公开资料制作了《中国癌症村地图》。邓飞表示，当时"癌症村"还只出现在中东部个别地区，目前已有向中西部转移的趋势。

邓飞称，中西部地区此前发展相对落后，污染导致当地的生态发生变化，而农民环保意识缺乏，话语权也更难找到表达的渠道。其次，污染企业是当地财政收入的主要来源，地方政府针对举报往往重视不够。此外，污染企业一般都在水源周边，所以河流两岸污染较多，河水的流动带来更大的污染。环保部曾公开表示，1.8万个化工厂建在中国的河流两岸，他建议，应要求各地公布化工厂地点、数量、污染排放量。

（来源：生命时报2013年03月01日）

北京癌症发病率呈上升趋势
男性肺癌发病居榜首

一、数字健康

据世界卫生组织（WHO）估计，如不进行干预，2005～2015年期间将有8400万人死于癌症。肿瘤的特点是其细胞数量的增加超过宿主生长、修复和增殖的需要。恶性肿瘤与心脑血管病及意外事故一起构成了当今世界的三大死亡原因。据WHO统计，全球每年新发癌症病例高达900万人以上，死亡约500万人，并呈逐年增高趋势。因此，攻克癌症病因、找到解决方法成为人类的首要任务。

二、警钟为谁而鸣

北京作为国际大城市，在城市化进程中引起的环境变化，人们工作和生活的压力以及随着经济水平提升带来的生活方式和饮食结构的转变，造成了城市居民的健康状况和疾病谱随之改变。其癌症发病率呈现出上升的趋势，在我国大城市发展中具有一定的典型意义。

北京大学肿瘤医院在1999～2009年的十年之间，对北京市的肿瘤发生情况进行了持续的监测研究。研究结论显示，恶性肿瘤自2007年开始连续4年位居北京市居民死因首位。以2009年为例，北京市户籍人口共报告恶性肿瘤新发病例36 765例，发病率为297.04/10万。其中，男性新发病例18 902例，发病率为303.08/10万；女性新发病例17 863例，发病率为290.91/10万。恶性肿瘤新发病例男女比例为106∶100。

近十年来，肺癌、乳腺癌、结直肠癌一直位于北京市居民恶性肿瘤发病前三位。从不同性别角度来看，近年来北京市男性前三位恶性肿瘤为肺癌、结直肠癌和肝癌，女性前三位恶性肿瘤为乳腺癌、肺癌和结直肠癌。

男性肺癌发病一直高居榜首，在2008年发病率第一次突破70/10万大关，遥遥领先于其他器官的恶性肿瘤。男性肝癌发病率上升较为平缓，但结直肠癌发病率上升的速度仍值得注意，其发病率在2007年超过肝癌，成为北京市男性第二位高发的恶性肿瘤。

多年来，乳腺癌一直是北京市女性第一位高发的恶性肿瘤，且发病率上升之迅速也引起了社会各界的广泛关注。此外，女性肺癌、结直肠癌也在近十年中有较为明显的上升趋势。

三、癌症发生因素与什么最相关

导致肿瘤发生的原因有很多，如生活中情绪压力，不良的饮食习惯等。研究资料表明，约有1/3的男性恶性肿瘤和60%的女性肿瘤的发生与营养因素密切相关，并证实大量食用蔬菜和水果的人群，癌症发病率较摄入量低的人群大约低50%，大量食用蔬菜和水果可以预防多种癌症，明显降低癌症发生的危险性，对胃癌、结直肠癌、肺癌、口腔癌和喉癌等的证据最为充分，对乳腺癌、食管癌、肝癌、膀胱癌和前列腺癌的证据也比较充分。

1991年，英国肿瘤流行病学家R. Doll就提出，合理膳食可使胃癌、结肠癌的死亡率降低90%，使口腔癌、食管癌、鼻咽癌、胰腺癌、胆囊癌、子宫颈癌、子宫内膜癌的死亡率降低20%，并可使癌症总死亡率下降10%。大量摄入蔬菜水果的人群，癌症发病率大约低50%。

四、如何实现早发现、早预防

肿瘤作为一种疾病，自有它发生和发展的过程，早期发现不是没有可能，关键在于人们对于它的认识程度如何。

WHO专家提出的恶性肿瘤的"十个"早期征兆：

（1）身体任何部位，如乳腺、皮肤、唇、舌或其他部位有可触及的硬结或不消的肿块。

（2）疣或黑痣有颜色加深、迅速增大、瘙痒、脱发、溃烂或出血等改变。

（3）持续性消化不良。

（4）吞咽粗硬物有梗噎感，胸骨后不适、灼痛或食管有异物感。

（5）耳鸣、重听、鼻塞、头痛、咽部分泌物带血，颈部肿块。

（6）持续性声哑，干咳或痰中带血。

（7）原因不明的大便带血，无痛性血尿，外耳道出血。

（8）月经不正常、大出血，月经期外或绝经后不规则阴道出血。

（9）久治不愈的溃疡。

（10）原因不明的体重减轻或低热。

总的来说，在不明原因的不适持续较长时间后，就应该及时去医院进行检查。必须指出，出现以上症状不一定是恶性肿瘤，但应及早就医。

五、谁是重点的防癌人群

来自深圳的数据显示，肝癌平均发病年龄 52.4 岁、胃癌 58.2 岁、结肠癌 58.2 岁、食管癌是 59.3 岁……癌症多在 50 岁后高发。

人过 50 岁就进入了多事之秋。家中上有老下有小，家外又是中坚力量，压力大应酬多，身心极易疲劳。50 岁后不论男女，身体都会出现一个"更年期"状态，这个时候体内激素水平开始下降，内分泌系统发生改变，人体的免疫功能逐渐降低。也就是说，原本能被免疫系统控制的癌基因或是突变的细胞，随着年老体衰，免疫细胞对其清除力下降，进而诱发其癌变。

有的癌症可能早在多年前就潜伏下来，比如诱发子宫颈癌的 HPV（人乳头瘤病毒），从子宫颈上皮内瘤变（CIN）Ⅰ级到最后癌变可能要经历 10 多年，一般多在 40 ~ 50 岁以后才发病。因此，防癌至少要提早 20 年，也就说 35 岁以上应每年到专科医院进行 1 次防癌体检，尤其是有肿瘤家族史的人，专家建议每年做 1 ~ 2 次预防体检为宜。

WHO 提出：40% 的癌症是可以预防的；40% 的癌症是可以治愈的；20% 的癌症是可以长期带瘤生存的。目前在政府层面，正下力量进行科普宣传，并通过政策引导人们重视疾病的发生。北京市政府近年来就积极组织"妇女两癌、肺癌和结直肠癌"高危人群筛查项目，远离恶性肿瘤成为"健康北京人——全民健康促进十年行动规划"的目标。对于个人，专家呼吁应做到保护环境、远离烟草、健康饮食、适量运动，保持健康愉悦的心境。

六、生物疫苗抗癌将成趋势

子宫颈癌是全球第二大妇女常见恶性肿瘤，每年有 20 万人因此死亡，占全球因此死亡人数的 80%。我国卫生部门的数据显示，中国每年新增子宫颈癌病例超过 13 万人，死亡人数约为 3 万人。

目前已经确认，几乎所有的子宫颈癌都是由 HPV 引起的，其中 70% 以上又是由 HPV16 和 HPV18 两型病毒引起的。中国医学科学院肿瘤研究所曾做过全国 7 个地区 19 家医院 1244 名子宫颈癌和宫颈高度病变患者的多中心调查研究，结果显示：我国妇女中 84% 的子宫颈鳞癌也是由 HPV16 和 18 型引起的。

　　全球通过疫苗的方法来抗击癌症的相关研究已经有 10～20 年的历史。目前，世界上唯一通过研发并获得了美国 FDA 批准的、对癌症具有抑制作用的疫苗，就是针对预防 HPV16 和 18 型的子宫颈癌疫苗，它可降低 70% 子宫颈癌的发病率。由于 HPV 疫苗只能预防 HPV 感染，不能治疗，所以，只有在感染风险到来前进行接种才能获得最好的保护。疫苗需在 6 个月内完成 3 次注射，方能起到预防疾病发生的作用。跟踪数据显示，从 2006 年至今，疫苗提供的免疫保护并无减弱迹象。如今，疫苗已在欧盟、亚洲、澳大利亚、中国香港和台湾等多个国家和地区获批上市。有消息表明，中国政府也正在为 HPV 疫苗在本土落地而努力。在世界范围内，以疫苗来预防癌症发生的技术研发已逐渐延伸到更多的肿瘤中，如前列腺癌、黑色素瘤、肾癌等肿瘤的治疗中。经权威统计，以前列腺癌为例，进行"瘤苗"治疗的前列腺患者比普通患者总生存期最多可延长 1 年多。

　　未来，随着世界范围对生物治疗，特别是对抗癌疫苗的研发逐渐深入，通过挖掘个体自身的"潜能力"，甚至通过改变基因来治疗癌症的梦想将成为治疗和阻止肿瘤发生的最佳手段。

　　相信这一天已不再遥远！

　　　　　　　　　　　　　　　　　　　（文章来源：《科技日报》发布时间：2012-02-29）

书　讯（2011～2012 年）

国家"十一五"重点图书
中国抗癌协会继续教育教材·中国肿瘤医师临床实践指南丛书

《妇科肿瘤学》

主编：孙建衡（中国医学科学院肿瘤医院）

蔡树模（复旦大学附属肿瘤医院）

高永良（浙江省肿瘤医院）

北京大学医学出版社 2011 年 11 月出版，ISBN 978-7-5659-0213-0

177.1 万字，大 16K，1043 页（附彩图 28 页），定价：210 元

本书介绍了妇科肿瘤发展沿革，全书贯彻着当代多学科认识和处理恶性肿瘤的理念、原则。明确阐述了各种治疗妇科恶性肿瘤的手段特点。书内既有历史的回顾，也有目前一些热点问题的介绍和存在的问题；特别强调了我国 60 年来妇科癌症的防治经验和成就，并在一些重要方面汇集多家的观点和经验。书内也包括了当前的肿瘤实验研究方法及肿瘤统计，是一本较为全面的妇科肿瘤临床、教学、科研的参考书。

20 世纪 60 年代末始，妇科肿瘤学已从传统的妇科学中分离出来，成为一个独立的医学分支。实际上，它指的是妇科恶性肿瘤，因为它的发生、发展和临床处理有其特殊性，与良性肿瘤不同，已跳出传统妇科学的范畴。介绍妇科肿瘤学的特点有助于学科的发展和专科医师水平的提高，这无疑会对今后的事业发展有所借鉴。

本书共分 12 篇 70 章，各篇的标题分别为：（1）概述；（2）临床总论；（3）临床科研；（4）外阴癌与阴道癌；（5）子宫颈癌；（6）子宫内膜癌与子宫肉瘤；（7）卵巢癌与输卵管癌；（8）妊娠滋养细胞肿瘤；（9）子宫内膜异位症与肿瘤；（10）其他特殊类型妇科恶性肿瘤；（11）妇科肿瘤与妊娠；（12）个案病例介绍及点评。

本书的一些重要章节是由一些年老学者及颇有造诣的知名专家撰写或把关的。

《宫颈病变及宫颈癌检查教程》

主编：王临虹（中国疾病预防控制中心妇幼保健中心）

赵更力（北京大学妇儿保健中心）

北京大学医学出版社 2012 年 4 月出版，ISBN 978-7-81116-764-1

21.7 万字，大 16K，115 页，铜版纸，全彩印刷，定价：58 元

宫颈癌是我国最常见的妇科恶性肿瘤，据 WHO 估计，我国每年新发病例 13.15 万例。宫颈癌筛查是有效的预防和降低宫颈癌发生的手段之一。目前我国亟需在基层医务人员中开展有关宫颈癌等妇女常见疾病的理论知识、实践技能及规范处理能力的培训，以提高基层人员的医疗保健服务能力。为此，卫生部妇幼保健与社区卫生司和中华预防医学会妇女

保健分会组织我国在妇科肿瘤、宫颈细胞学、病理学及妇女保健领域的知名专家共同编写了这本教程。

本教程共分6章，主要内容包括：宫颈癌检查项目技术方案、宫颈癌筛查和阴道镜的应用、宫颈癌前病变的规范化处理、宫颈癌的细胞学筛查、宫颈/阴道细胞学 TBS 系统判读要点、宫颈癌的病理学检查等。对宫颈癌的早期筛查、诊断及处理，从临床、细胞学和组织学三个方面进行了全面的阐述。

本教程可作为基层专业人员的培训教材，同时对基层专业人员解决实际工作中的问题也具有指导意义，可帮助基层专业人员更好地开展宫颈癌防治工作。书中还特别制定了为培训师资使用的培训大纲，可作为开展宫颈癌筛查培训活动的指南。

国家"十一五"重点图书
中国抗癌协会继续教育教材·中国肿瘤医师临床实践指南丛书
《骨与软组织肿瘤》

主编：徐万鹏（北京大学人民医院）

北京大学医学出版社 2012 年 1 月出版，ISBN 978-7-5659-0301-4

59.2 万字，大 16K，351 页，定价：72 元

本书是由国内多位长期从事骨与软组织肿瘤治疗的知名专家，在结合自身临床工作经验的基础上，参考国内外最新的诊治进展编写而成的。全书包括总论和各论两部分内容，分为 4 篇 41 章。总论部分包括诊断篇和治疗篇，介绍了骨与软组织肿瘤的基础知识、影像学及病理学检查、外科治疗手段、化疗及放疗知识，以及癌症疼痛的治疗。各论部分包括骨肿瘤和软组织肿瘤两篇，详细地讲解了各种良恶性骨与软组织肿瘤的诊治要点，强调诊断要临床-影像-病理三结合。恶性肿瘤的保肢治疗，脊柱肿瘤、骨盆环肿瘤及骨转移癌的治疗是本书有特色的重要篇章。本书内容丰富、全面、图文并茂，是一部权威、实用的工具书，可供骨科、普通外科、肿瘤科、放射科及病理科等医师参考。

国家"十一五"重点图书
中国抗癌协会继续教育教材·中国肿瘤医师临床实践指南丛书
《中枢神经系统常见肿瘤诊疗纲要》（第 2 版）

编著：中国抗癌协会神经肿瘤专业委员会

北京大学医学出版社 2012 年 9 月出版，ISBN 978-7-5659-0445-5

7.6 万字，32K，83 页，定价：12.50 元

本书参考欧美发达国家的临床指南，结合中国特点，对中枢神经系统常见恶性肿瘤制定相应的诊疗纲要，供神经肿瘤相关临床工作者参考，将有助于规范治疗和提高我国神经系统肿瘤的治疗效果。

本书内容包括主要的神经系统常见肿瘤：高级别胶质细胞肿瘤/低级别浸润性胶质细胞瘤（包括星形细胞瘤等）、室管膜瘤/间变性室管膜瘤、髓母细胞瘤/中枢神经系统原始神经外胚层肿瘤、原发性中枢神经系统淋巴瘤、原发性中枢神经系统生殖细胞肿瘤和脑转

移瘤。以及神经系统肿瘤常用的化疗、放疗方案。

《神经系统肿瘤化疗手册》

主编：陈忠平　　杨群英

北京大学医学出版社 2012 年 2 月出版，ISBN 978-7-5659-0343-4

15.8 万字，32K，184 页，定价：22 元

本书主要按照 WHO 中枢神经系统肿瘤分类归纳了神经系统肿瘤的化疗原则和具体化疗方案。本手册包括两部分：第一部分是对肿瘤化疗基本知识的介绍；第二部分介绍神经系统肿瘤常用化疗方案，具体包括：神经胶质瘤、室管膜瘤/间变性室管膜瘤、髓母细胞瘤/中枢神经系统原始神经外胚叶肿瘤、原发中枢神经系统淋巴瘤、原发中枢神经系统生殖细胞肿瘤、恶性脑膜瘤、脉络丛肿瘤、中枢神经细胞瘤、恶性周围神经鞘膜瘤、脑转移瘤、侵袭性垂体腺瘤和垂体瘤、朗格汉斯细胞组织细胞增多症等。根据文献的报道，对神经系统肿瘤的各种化疗方案予以介绍和说明。

本手册本着规范神经系统肿瘤化疗用药和方便临床医师查阅的目的编写，对神经外科、肿瘤内科、肿瘤放射治疗科医师都是实用的参考工具。

《中国临床肿瘤学进展 2012》

名誉主编：吴孟超（中国科学院院士、上海东方肝胆外科医院）

　　　　　孙　燕（中国工程院院士、中国医学科学院肿瘤医院）

主　　编：秦叔逵（南京八一医院全军肿瘤中心）

　　　　　吴一龙（广东省人民医院）

　　　　　季加孚（北京大学肿瘤医院）

人民卫生出版社 2012 年 9 月出版，ISBN 978-7-117-16361-3

165.5 万字，大 16K，612 页，定价：95 元

第十五届全国临床肿瘤学大会暨 2012 年 CSCO 学术年会，于 2012 年 9 月 19 日~23 日在北京九华山庄隆重举行。本届年会紧密围绕"推广国家规范，促进临床研究"的主题，认真学习和推广卫生部制定的常见肿瘤临床规范，开展多种形式的继续教育和学术交流活动。广大 CSCO 会员和其他临床肿瘤学工作者积极投稿，参与、分享研究成果和切磋实践经验。大会特别鼓励和突出原创性研究报告，积极促进多中心协作临床研究和转化性研究；CSCO 青年委员会推出了"学术成就未来——青年医师临床研究方案大赛"和青年学者创新论坛等多项活动；邀请国内著名专家对卫生部制定的常见肿瘤诊疗规范进行解读，同时举办了一系列精彩的研究进展报告和专题学术讨论，努力推动我国临床肿瘤学多学科规范化综合治疗的进程。

组织委员会根据大会主题专门向国内、外专家约稿 180 余篇，经大会学术委员会认真审稿和讨论，精选出 145 篇高水平的学术报告或讲座稿，整理和编辑成《中国临床肿瘤学进展 2012》出版发行，力求全面、准确地反映临床肿瘤学领域的新进展，包括新观念、新知识和新技术，希望对广大肿瘤界医务工作者了解临床肿瘤学的现状和发展动态、积极推动多学科规范化诊治和开展临床研究有所帮助。

《中国肿瘤内科进展　中国肿瘤医师教育（2012年）》

名誉主编：孙　燕（中国工程院院士、中国医学科学院肿瘤医院）

　　　　　管忠震（中山医科大学肿瘤医院）

　　　　　杨　镜（中国医师协会）

主　　编：石远凯（中国医学科学院肿瘤医院）

中国协和医科大学出版社2012年6月出版，ISBN 978-7-81136-714-0

100万字，大16开，574页，定价：128元

第六届中国肿瘤内科大会（CSMO）暨第一届中国肿瘤医师大会（CACO）于2012年6月28日～7月1日在北京国际会议中心举行。肿瘤内科是临床肿瘤学中最活跃的领域，近年来进展尤其迅速，新的作用机制的药物不断出现，显著提高了治疗效果。与此同时，我国肿瘤内科的整体实力也有了显著提高，大家积极学习和掌握国际上的最新进展，主动参与国际、国内的学术交流和临床研究，不断有新的研究成果发表。

中国肿瘤内科大会已经成功举办了5届，在我国肿瘤界产生了广泛的影响和认可，为我国肿瘤内科的健康发展起到了积极的推动作用。

中国医师协会肿瘤医师分会自成立以来，在有关各方的关怀下，得到了健康的发展。今年召开的第一届中国肿瘤医师大会，必将对我国肿瘤医师队伍的健康发展起到积极的推动作用。

今年将两个大会联合举行，使会议的规模比既往有了明显扩大，内容也更加丰富。在显著增加讲演内容的前提下，扩大了研讨会的内容，开设了肺癌、乳腺癌、消化道肿瘤、淋巴瘤、肿瘤介入治疗、癌症姑息和疼痛治疗、抗肿瘤新药临床研究、软组织肿瘤、癌症与血栓、肿瘤中医中药治疗和医师维权等11个专题研讨会，还开设了青年医师专场。

为了使大家更好地了解国外和我国台湾地区肿瘤专科医生的培养方法，大会特意邀请了英国、加拿大、日本和我国台湾地区的专家，介绍他们各自的经验，希望对我们有所借鉴和帮助。

会议希望通过这些努力，能够尽量全面地反映近一年来国内外肿瘤内科学和临床肿瘤学的重要进展，使参会者获得更多的新知识。

大会收到了100多篇论文，经专家委员会认真评审，推选出16篇优秀论文和13篇大会交流论文，这些论文从一个侧面反映了一年来我国肿瘤内科学和临床肿瘤学取得的研究成果。

本书由特约报告、专家特稿和收到的论文（或论文摘要）、综述共同编辑而成，共计207篇。

《西氏内科学》（第24版）——肿瘤分册
CECIL MEDICINE 英文影印版

主编：Lee Goldman，MD

　　　Andrew I. Schafer，MD

北京大学医学出版社2012年1月出版，ISBN 978-7-5659-0319-9

56.5 万字，大 16K，176 页，定价：59 元

★世界经典医学名著，被誉为"标准内科学参考书"

★世界一流医学院校首选内科学教材，临床医生好医学生必备用书

★全新改版，提供最新的内科学知识好循证实践内容

★语言规范、地道，是学习专业英语的最佳教材

《支气管镜介入治疗》

主编：王洪武（煤炭总医院）

　　　金发光（第四军医大学唐都医院）

　　　柯明耀（福建省厦门市第二医院）

人民卫生出版社 2012 年 3 月出版，ISBN 978-7-117-15317-1

80.3 万字，大 16K，513 页，铜版纸，全彩印刷，定价：178 元

纤维支气管镜研发成功并在临床应用中日臻成熟，带动了呼吸内科的阔步发展。近 20 年来，通过支气管镜（包括硬质支气管镜）而开展的多种多样的治疗技术迅速在国内外开展和普及，完善和丰富了多种呼吸疾病的治疗方法。

我国气管镜起步较晚，且主要用于疾病的诊断方面。目前，大多数医院仍将气管镜作为诊断工具。其实，早在 20 世纪 90 年代，国内已有人探索用支气管镜对气管-支气管良恶性病变进行治疗，但至今仍未能普及。

介入肺病学涉及的主要技术包括：硬质支气管镜检术，经支气管针吸活检术（TBNA），自荧光支气管镜检术，支气管内超声，经皮针吸和肺活检术（TTNA/B），支气管镜介导下的激光、高频电灼、氩等离子体凝固（APC）、冷冻，气道内支架置入，支气管内近距离后装放疗，光动力治疗，经皮扩张气管造口术，经气管氧气导管置入术，内科胸腔镜和影像引导的胸腔介入诊疗。其中，支气管镜介入治疗是介入肺病学的重要组成部分。

本书共分 12 章，前 5 章重点介绍与支气管镜有关的基础知识，包括支气管镜检查的适应证、禁忌证、操作方法和麻醉技术；第六章至第十章重点介绍支气管镜介入治疗所用的 16 种方法及其在 29 种良、恶性气道疾病中的应用情况。各章节既注重理论方面的新进展，又注重实际操作经验，在每种疾病和每个技术后面均有典型病例介绍，便于阅读和操作。第十一章重点介绍护士在支气管镜治疗方面的配合经验，强调护士在支气管镜治疗过程中的积极作用。第十二章主要介绍有关诊疗方面的管理规定，强调应根据国家三技术规范开展有关工作。

本书凝集了国内 40 余位中、青年支气管镜专家的集体智慧，他们把自己丰富的临床经验毫无保留地贡献了出来，并配注了大量照片，图文并茂。

《放射性粒子治疗肿瘤临床应用规范》

主编：王俊杰（北京大学第三医院肿瘤治疗中心）

北京大学医学出版社 2011 年 7 月出版，ISBN 978-7-5659-0129-4

17.1 万字，32K，178 页，定价：16.9 元

　　放射性粒子治疗肿瘤是通过影像引导技术将具有放射性的颗粒直接植入肿瘤内，通过放射性核素持续释放射线对肿瘤细胞进行杀伤。该技术具有快速、便捷、微创、局部剂量高和周围组织损伤小的优点。

　　本书由中国抗癌协会肿瘤微创治疗专业委员会粒子治疗分会牵头组织全国专家编写，在借鉴国外研究报道的基础上，结合国内专家近10年来的临床应用经验进行的初步总结。

　　全书共16章，第1章为"放射性粒子治疗总论"；第2～14章分别介绍了放射性粒子治疗头颈部肿瘤、头颈部淋巴结转移瘤、肺癌、肺转移瘤、胰腺癌、肝癌、肝转移癌、复发性直肠癌、妇科复发肿瘤、软组织肉瘤、前列腺癌、骨肿瘤、颅内肿瘤；第15、16章为放射性粒子治疗的超声、CT引导规范。

影像学读片宝典丛书
《MRI 读片宝典》

主编：王　滨

北京大学医学出版社 2012 年 2 月出版，ISBN 978-7-5659-0307-6

38.8 万字，32K，432 页，铜版纸印刷，定价：59 元

　　本书按照病例分析形式编写，说明每种疾病的 MRI 表现，以及诊断和鉴别诊断思路。全书包括三百余个病例，分为 11 章：头颅部病变、眼球及眶内病变、鼻咽部病变、颈部病变、脊柱病变、胸部病变、腹部病变、肾上腺和泌尿系统病变、腹膜后间隙病变、生殖系统病变、骨与关节及软组织病变。每章均包括了该部位的良、恶性肿瘤病例。

　　本书在病例的选择上力求系统、全面，挑选以 MRI 作为主要检查手段，并且诊断和鉴别诊断价值较大的病种，既涵盖了临床常见病和典型病例，也加入了一些少见病例资料，以有助于提高临床医师的诊断能力。本书遵循临床—影像—鉴别诊断—评论的形式，先提供简要病史、MRI 图片和图解，条理化地总结 MRI 表现，突出其特征性表现；再选取影像学特征最接近的疾病提出鉴别要点，在每个病例的最后针对该类疾病的特征，总结点评 MRI 检查的技术和诊断思路。

　　本书面对的读者主要为影像科医师和影像医学专业研究生。

"十二五"国家重点图书
《乳房肿瘤整形外科学》
Oncoplastic Surgery of the Breast

原著：Maurice Y Nahabedian

主译：李　比（北京大学第三医院）

　　　赵建新（北京大学第一医院）

北京大学医学出版社 2012 年 8 月出版，ISBN 978-7-5659-0396-0

28.8 万字，大 16K，168 页，铜版纸，全彩印刷，定价：139 元

以翔实的内容，一步一步引导您走入肿瘤整形外科的大门！

乳房外科与乳房整形领域的国际知名权威，为您奉上其追求乳房最佳美学效果的专业

见解与实践指导。本书探讨了从适应证、选择患者到乳房肿瘤手术方法及相关问题的所有重要方面，其中包括肿瘤整形的乳房缩小术、乳房成形术、保留乳头乳晕的乳房切除术、穿支皮瓣的使用以及放射治疗的影响。所有这些内容，连同对并发症和争议的阐释，为您提供了掌握肿瘤整形外科所需的方方面面！

★通过彩色的临床图片及标记线，提供有关手术步骤的实例演示和清晰的视图指导。

★各章节格式统一，文中以总结形式强调临床要点，以供简便快捷掌握。

追求乳房美学目标的最佳效果！

本书共分 13 章，各章的标题为：（1）乳房肿瘤整形外科发展史；（2）肿瘤整形外科：安全性和功效；（3）乳房肿瘤整形手术的适应证及选择患者；（4）保乳治疗中重建的时机与要点；（5）肿瘤整形的保乳手术；（6）乳房缩小整形与肿瘤整形手术；（7）侧胸部皮瓣用于乳房重建；（8）背阔肌肌皮瓣修复部分乳房切除后缺损；（9）延迟的游离组织移转修复部分乳房切除缺损；（10）分阶段的即刻游离组织移转修复部分乳房切除缺损；（11）保留乳头的乳房切除术及重建：适应证、方法和效果；（12）乳房肿瘤整形手术和放射治疗的影响；（13）肿瘤整形手术后对侧乳房的处理。

《2011 中国肿瘤登记年报》

国家癌症中心、卫生部疾病预防控制局编著

名誉主编：于竞进　孔灵芝（卫生部疾病预防控制局）

主　　编：赫　捷（中国医学科学院肿瘤医院/肿瘤研究所）

　　　　　赵　平（中国医学科学院肿瘤医院/肿瘤研究所）

　　　　　陈万青（全国肿瘤防治研究办公室/全国肿瘤登记中心）

军事医学科学出版社 2012 年 1 月出版，ISBN 978-7-80245-856-7

42 万字（中英文双语），大 16 开，216 页，铜版纸，全彩印刷，定价：72 元

恶性肿瘤已经成为我国重大的公共卫生问题，全面、准确和及时掌握人群恶性肿瘤发病与死亡及其相关因素信息是肿瘤预防和控制的基础工作。2002 年，卫生部决定由中国医学科学院肿瘤研究所/肿瘤医院和全国肿瘤防治研究办公室建立"全国肿瘤登记中心"，建立起了中国肿瘤登记年报制度。全国肿瘤登记中心于 2008 年开始，采用国际通用的癌症统计方法，编撰出版了《中国肿瘤登记年报 2004》、《2008 中国肿瘤登记年报》和《2009 中国肿瘤登记年报》。2009 年以来，《年报》采用了中英文双语出版，标志着我国肿瘤登记工作已经迈入常规化和制度化的进程。

2011 年，全国肿瘤登记中心收到全国 56 个肿瘤登记处 2008 年肿瘤登记数据。通过对上报数据质量的综合审核，有 41 个登记处的数据入选为本次报告的资料来源，以反映 2008 年我国肿瘤登记覆盖地区癌症的发病与死亡水平。入选本次报告的资料覆盖 2008 年人口约 6614 万，包括 20 个城市地区（约 5216 万人口）和 21 个农村地区（约 1398 万人口）。

年报内容共分 5 个部分，第一部分为概述，介绍我国肿瘤登记工作的发展，以及本次年报数据收集情况；第二部分是数据质量评价；第三、四部分列出主要分析结果；第五部分是附录，包括数据列表，以及登记工作的流程、统计方法和指标。

《2011 中国肿瘤登记年报》的出版，必定会为我国肿瘤预防与控制各项政策的制订、流行病学研究以及防治措施的实施与评估提供科学依据。

《2012 中国肿瘤登记年报》

国家癌症中心、卫生部疾病预防控制局编著

名誉主编：于竞进　孔灵芝（卫生部疾病预防控制局）

　　　　　赵　平（中国医学科学院肿瘤医院/肿瘤研究所）

主　编：赫　捷（中国医学科学院肿瘤医院/肿瘤研究所）

　　　　陈万青（全国肿瘤防治研究办公室/全国肿瘤登记中心）

军事医学科学出版社 2012 年 12 月出版，ISBN 978-7-5163-0081-7

61 万字（中英文双语），大 16 开，302 页，铜版纸，全彩印刷，定价：98 元

2012 年，全国肿瘤登记中心收到全国 104 个肿瘤登记处 2009 年肿瘤登记数据。通过对上报数据质量的综合审核，有 72 个登记处的数据入选本次报告，以反映 2009 年我国肿瘤登记覆盖地区恶性肿瘤的发病与死亡水平。入选资料覆盖人口达 8547 万，包括 31 个城市地区（5749 万人口）和 41 个农村地区（2798 万人口）。

年报内容共分 5 个部分，第一部分为概述，介绍我国肿瘤登记系统，以及本次年报数据收集情况；第二部分是登记资料质量评价；第三、四部分列出主要分析结果；第五部分是附录，包括数据列表，以及登记工作的流程、统计方法和指标。

2009 年，为了不断扩大肿瘤登记人口覆盖范围，逐步提高肿瘤登记质量，推动肿瘤登记工作，卫生部启动了全国肿瘤登记项目，使中国肿瘤登记工作迈上了一个新台阶，肿瘤登记年报也进入常规化和制度化轨道。

《中国癌症发病与死亡 2003—2007》

国家癌症中心、卫生部疾病预防控制局编著

主编：赵　平（中国医学科学院肿瘤医院/肿瘤研究所）

　　　陈万青（全国肿瘤防治研究办公室/全国肿瘤登记中心）

　　　孔灵芝（卫生部疾病预防控制局）

军事医学科学出版社 2012 年 1 月出版，ISBN 978-7-80245-881-9

89.1 万字，大 16 开，414 页，铜版纸，定价：80 元

恶性肿瘤的发病与死亡信息是反映肿瘤流行状况、评价危险因素监测与预防治疗效果、制定预防控制规划与策略的重要科学依据。全国肿瘤防治研究办公室收到的 2003～2007 年的肿瘤登记数据，覆盖全国 19 个省（自治区、直辖市）的 44 个登记地区，5 年覆盖人口 308 364 729 人，其中城市 224 804 218 人，农村 83 560 511 人，经全国肿瘤登记中心对数据作了整理、审核后，将符合要求的 32 个登记处上报资料进行了汇总与统计分析，撰成此书。

本书分 3 篇 29 章及附录，第一篇为绪论，介绍了背景、登记方法、数据来源、质量控制与主要统计分析指标；第二篇为总论，重点对癌症的发病、死亡与变化趋势作了描述性分析；第三篇为各论，分别对肺癌、胃癌、结直肠与肛门癌、肝癌、女性乳腺癌、食管

癌、胰腺癌、膀胱癌、脑瘤、淋巴瘤、肾肿瘤、白血病、子宫颈癌、甲状腺癌、前列腺癌、鼻咽癌、胆道肿瘤、子宫癌、卵巢癌、口腔和咽喉癌、喉癌、骨肿瘤、皮肤黑色素瘤等 23 种恶性肿瘤的发病与死亡进行系统描述。附录刊出了 2003~2007 年中国 32 个登记地区各部位癌症的发病与死亡指标。

《癌症离你有多远——肿瘤是可以预防的》

主　编：李萍萍（北京大学肿瘤医院）
副主编：朱　军　郭　军　顾　晋　李金锋
北京大学医学出版社 2012 年 2 月出版，ISBN 978-7-5659-0322-8
23.1 万字，32K，266 页，定价：25 元
北京大学肿瘤医院专家团队解读肿瘤预防知识。由韩启德院士题写书名，孙燕院士作序。

本书分为上、下两篇。上篇介绍恶性肿瘤的流行现况、致癌因素、生活方式与癌症预防、如何认识肿瘤，以及癌症治疗的常见问题；下篇以常见恶性肿瘤为切入点，详细回答了 14 种恶性肿瘤（包括肺癌、乳腺癌、肝癌、食管癌、胃癌、结/直肠癌、胃肠间质瘤、胰腺癌、肾癌、宫颈癌、子宫内膜癌、淋巴瘤、黑色素瘤、骨与软组织肉瘤）的预防、早期发现方法和如何规范治疗。全书以趣味问答方式回答了百姓疑惑的问题，宣传有关的科普知识，深入浅出，语言通俗，使读者在轻松阅读中掌握有关癌症的防治知识。

《大肠肿瘤筛查及早诊早治 100 问》

主编：韩　英
北京大学医学出版社 2012 年 1 月出版，ISBN 978-7-5659-0284-0
7.9 万字，32K，88 页+彩图 8 页，定价：18 元
本书从科学普及的角度，以问答的形式，详尽介绍了大肠肿瘤的流行病学及筛查、早诊、早治的相关知识。全书共 9 章，分别为：大肠肿瘤的流行病学、病因学、防治原则及意义、早期诊断方法、筛查模式及方法、癌前病变的诊断、癌前病变的处置、早期大肠癌的镜下诊断和治疗。

适用于全科医师、健康体检医务工作者较全面地了解相关领域的知识，同时对消化专科的医师也有一定的借鉴和参考价值。

（编辑整理：张立峰）

我国首部肿瘤营养学专著正式出版

由中国抗癌协会肿瘤营养与支持治疗专业委员会主任委员石汉平教授领衔主编的我国第一部《肿瘤营养学》专著日前在人民卫生出版社正式出版。2012 年 11 月 10 日，人民卫生出版社在广州隆重举行了该书的首发式。作为我国第一部、世界第二部肿瘤营养学专著，它的诞生填补了国内的空白，奠定了肿瘤营养学的重要地位，开辟了一个崭新的学科。它的出版得到了黎介寿院士的高度评价，他认为"是对我国肿瘤学与营养学的一个贡献，是对我国肿瘤事业的一个贡献，是献给肿瘤患者的一份爱心。"

《肿瘤营养学》由石汉平教授、凌文华教授、李薇教授主编，来自中国、美国、日本、加拿大等23家单位的160多位专家学者参与了编写工作，全书分为29章209节，300余万字，近千幅图表。内容涉及流行病、伦理、生理、生化、免疫、内科、手术、放疗、化疗、康复等多个学科，包括肿瘤营养流行病、肿瘤预防、肿瘤代谢、肿瘤临床营养、肿瘤家庭营养、肿瘤患者膳食指导、肿瘤支持治疗、肿瘤护理等重要问题。

肿瘤营养学是运用营养学的方法和理论进行肿瘤预防及治疗的一门新学科。它以肿瘤为研究对象，以肿瘤患者的营养为研究目标，以肿瘤的营养预防、营养治疗为研究内容，以减少肿瘤的发病率、延长肿瘤患者的生存时间，提高肿瘤患者的生活质量为目的。数年来，石汉平教授在肿瘤营养学领域刻苦钻研、潜心学术，得到国内外专家学者的普遍认同。2009年创立广州抗癌协会肿瘤营养与支持治疗专业委员会，该学会是我国第一个该领域的专业组织；2012年创立广东省抗癌协会肿瘤营养专业委员会，2012年创立中国抗癌协会肿瘤营养与支持治疗专业委员会，2012年获得广州抗癌协会20周年"特别贡献奖"。并在全国推行规范化肿瘤营养培训项目《目标营养疗法，GNT》，得到中国抗癌协会领导的高度重视及全国同行的热烈响应。

（稿源：中国抗癌协会肿瘤营养与支持治疗专业委员会）（中国抗癌协会网站）

李萍萍主编我国首个《肿瘤姑息治疗中成药使用专家共识》

由北京大学肿瘤医院中西医结合暨老年肿瘤科主任李萍萍教授担任主编，由9位业内专家共同编写的我国首个《肿瘤姑息治疗中成药使用专家共识（草案）》于近日顺利完成，虽然我国已经出台了多种肿瘤治疗的专家共识或指南，但在肿瘤姑息治疗的中成药使用方面尚为空白，本专家共识弥补了这一缺憾。

在肿瘤治疗中使用中成药的医生越来越多，特别是在晚期肿瘤、难治性肿瘤的治疗上。在肿瘤治疗的不同阶段，许多中医也认可中成药作为一种辅助治疗手段的合理性。但是目前姑息治疗中成药的使用也存在一些问题。

针对现状，在中国抗癌协会癌症康复与姑息治疗专业委员会主任委员于世英教授的建议下，在中国抗癌协会传统医学委员会主任委员林洪生教授的支持下，由李萍萍教授担任主编，与业内多名知名专家合作完成了《肿瘤姑息治疗中成药使用专家共识（草案）》。

（北京大学肿瘤医院中西医结合科 冯 烨）

来源：北京大学医学部网站 2012-10-22

中国科协能力提升专项——
中国常见癌症诊治系列丛书编写专家论证会在京召开

2012年12月10日，中国抗癌协会在北京五矿大厦召开了中国常见癌症诊治系列丛书编写专家论证会。会议由秘书长王瑛主持，参会专家包括石远凯、支修益、李文斌、姜文奇、刘端祺等教授，以及办公室赵文华主任、赵勇等。

中国常见癌症诊治系列丛书的出版工作，是我会承接的中国科协能力提升专项工作之一。丛书分为"专业版"和"大众版"，各自又分若干分册，分别由我协会各专业委员会的权威专家团队负责编写。

　　丛书"专业版"各分册将突出权威性、系统性和实用性的特色。编写理念上，立足我国肿瘤临床现状，既注重推介国内外学术前沿成果，又兼顾临床规范化诊疗标准的国内推广。该丛书将成为国内广大肿瘤学专业技术人员重要的案头工具书。

　　丛书"大众版"兼顾权威性和可读性。通过丛书的发行、推广，普及癌症防控常识，有效降低全社会癌症发生率，提高早期癌症检出率，指导癌症患者及家庭选择规范化治疗的模式，最终全面落实癌症三级预防的总体战略。

　　为了高质量地完成该项工作，王瑛秘书长亲自主持召开专家论证会，邀请业内专家，就丛书命名、分册设置、组稿方式、内容质控、出版社合作等方面，展开细致、务实的探讨，各位专家根据各自在肿瘤学临床工作和医学出版领域的丰富经验，提出了一系列卓有成效的意见和建议，经过热烈的讨论、沟通，最终达成了共识，为后续组稿工作的展开提供了有益保障。

　　相信作为权威机构的专业性图书品牌，该系列丛书将同中国抗癌协会系列期刊一道，成为中国临床肿瘤领域的领军之作。

（稿源：中国抗癌协会）

❖ **国际交流** ❖

陈竺部长会见英国癌症研究院院长

2012 年 6 月 12 日下午，陈竺部长在卫生部会见了英国癌症研究院院长麦克·普瑞格内尔（Micheal Pragnell）及其一行，就中英癌症防治领域的合作交换了意见。

陈竺感谢英国癌症研究院对推动中英癌症领域的合作所做出的努力以及提出的务实建议。他表示，卫生部将继续全力支持中英在该领域的合作，特别是在癌症转化医学和临床研究方面的深入合作。他鼓励英方与中方合作伙伴和中国医学科学院加强交流，从双方共同关心的肺癌和食管癌着手，探索合作项目。

卫生部科教司、国际司及中国医学科学院相关负责同志参加了会见。

（中华人民共和国卫生部 www.moh.gov.cn）

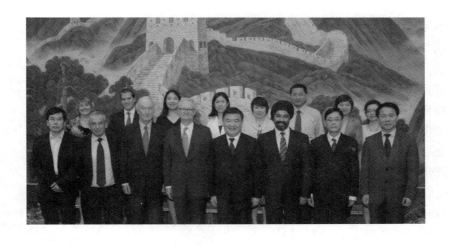

陈竺部长会见美国癌症研究协会代表团

2012 年 8 月 16 日下午，卫生部部长陈竺会见了美国癌症研究协会主席弗兰克·麦考米克（Frank McCormick），双方就加强合作进行了深入交流。

陈竺对美国癌症研究协会在华开展中国癌症研究，推动癌症研究的国际交流表示赞赏。他指出，自 2009 年起，癌症已经成为我国第一致死疾病，我国癌症防治的重心逐步转移到预防干预和早诊早治方面。要通过科研，控制癌症防治成本，减轻病人负担，争取以较低的成本实现较高的健康产出，保证群众健康效益。他积极支持该协会在中国开展务实合作，尤其是在癌症转化医学和临床研究领域的合作与交流，使更广大的人群受益。

卫生部国际司、科教司、中国医学科学院、中华医学会和中国抗癌协会相关负责人参加了会见。

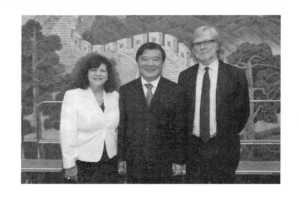

（中华人民共和国卫生部 www. moh. gov. cn）

世界卫生组织国际癌症研究所
所长 Christopher Wild 博士来访

2012 年 7 月 3 日下午，世界卫生组织国际癌症研究所（WHO/IARC）所长 Christopher Wild 博士访问中国医学科学院肿瘤医院，赫捷院长主持接待会，王明荣副院长、国际交流处马洁处长，肿瘤流行病学教研室乔友林主任，全国肿瘤防治研究办公室陈万青副主任、代敏研究员、李霓副研究员，分子肿瘤学国家重点实验室曲春枫研究员等参加了讨论会。双方就各自在肿瘤基础研究和肿瘤预防研究方面的工作进行了深入的交流，并在以下几个方面初步达成了意向性合作协议：（1）绘制中国癌症地图；（2）博士生联合培养项目；（3）IARC 官方出版物中文翻译等。

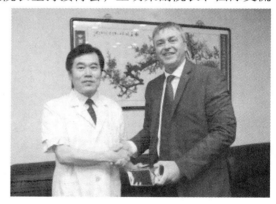

WHO/IARC 是世界卫生组织在全球建立的唯一一所专门从事肿瘤基础研究和肿瘤预防研究的国际性机构，是国际肿瘤登记中心的所在地，也是许多国际权威肿瘤出版物的所在地。IARC 与中国和中国医学科学院肿瘤医院的合作历史久远，可追溯到 20 世纪 80 年代。此次 Christopher Wild 博士的来访，在一定程度上再次促进了双方的合作和友谊。

（全国肿瘤防治研究办公室　代　敏）

中英肺癌与食管癌研究论坛在京召开

2012 年 12 月 6 ~ 7 日，在卫生部陈竺部长的推动下，由中国医学科学院肿瘤医院与英国癌症研究院（Cancer Research UK，CRUK）联合举办的"中英肺癌与食管癌研究论坛"在北京召开，中国医学科学院副院长詹启敏院士、中国医学科学院肿瘤医院院长赫捷教授、CRUK 主席 Nic Jones 教授及来自中英两国多家医院及研究机构的科学家出席了会议，并对感兴趣的科学问题进行了广泛而深入的讨论。

詹启敏院士、赫捷院长、Nic Jones 教授为大会致开幕词。詹启敏院士讲到，在未来，我们要努力加强医生科学家的培养，在临床实践中总结科学问题，进行深入研究，以期尽快解决化疗耐药等诸多问题。

会议分为四大主题，詹启敏院士、中国医学科学院肿瘤医院/肿瘤研究所林东昕教授、王绿化教授、王贵齐教授、刘芝华研究员、赵晓航研究员，中山大学附属肿瘤医院吴沛宏教授等中国专家及英国伦敦大学皇家玛丽学院 Stuart McDonald 教授、英国剑桥研究所癌症研究中心 Bruce Ponder 教授、利兹大学 Heike Grabsch 教授、英国格拉斯哥大学比森癌症研究所 Jeff Evans 教授等英国专家，分别从癌症发生的基因组学研究、人群早期筛查、肿瘤生物标志物及临床试验和新治疗方法研究等领域，进行了热烈的学术交流。

此外，在每场专题报告结束后，双方科学家都对感兴趣的科学问题在未来可能实现的合作进行了有效磋商，并在分子标志物研究、寻找化疗耐药机制等研究领域初步达成了合作意向。

赫捷院长向英国各研究机构的专家详细介绍了中国医学科学院肿瘤医院及国家癌症中心的情况，并表示肿瘤是一种多基因分子网络疾病，各国肿瘤学家要加强国际合作研究，保持密切联系，共同攻克肿瘤治疗中存在的难题。

詹启敏院士在会议结束时致闭幕词，本次高峰论坛为中英两国科学家在肺癌及食管癌研究领域进一步展开国际合作提供了重要契机。

（稿源：中国医学科学院肿瘤医院网站　撰稿：国际交流处）

北京大学基础医学院病原生物学系主办
病毒性肝炎与肝癌国际学术研讨会

2012 年 6 月 21 日，由北京大学基础医学院病原生物学系罗光湘教授主持的"病毒性肝炎与肝癌国际学术研讨会"在逸夫楼报告厅召开。

当前，乙型和丙型肝炎病毒感染已成为备受关注的全球性公共卫生问题，严重威胁着全世界 5 亿多人的身心健康，并且是诱发原发性肝细胞肝癌的主要病因。近年来，各国科学家在病毒性肝炎的病原学、发生、发展及分子机制等诸多方面取得了令人振奋的研究成果。为了加强中国科学家与国际同行之间的学术交流和密切合作，进一步推动我国病毒性肝炎与肝癌的研究水平，本次大会聚焦国内外病毒性肝炎与肝癌的最新研究进展，特邀了10 名来自美国、英国、日本、中国的国际知名专家莅临会议作专题学术报告。全国各大高校、科研院所及临床医院的 100 余名病毒学、肝病学专家学者参加了本次会议，会场气氛十分热烈。

大会由"千人计划"特聘教授罗光湘主持，北京大学常务副校长、医学部常务副主任柯杨教授到会致辞，她肯定了各位科学家对预防和治疗病毒性肝炎做出的突出贡献，鼓励大家再创佳绩。

美国洛克菲勒大学 Charlie Rice 教授、日本国家感染病研究院 Takaji Wakita 教授、英国伯明翰大学 Jane McKeating 教授、美国佛罗里达州立大学 Hengli Tang 教授、美国路易斯大学 John Tavis 教授、美国南加州大学 James Ou 教授、清华大学张林琦教授等为大家作了精彩的报告，报告从各自研究领域出发，从不同角度深入介绍了各自感兴趣的课题和研究进展。与会师生都抱着极大的兴趣聆听了报告，大家无不感觉视野开阔、受益匪浅。

会议主席鲁凤民教授对下午的报告会做总结发言，鲁教授在感谢各位专家精彩报告的同时，对各位专家的工作进行了高度的评价。在祥和欢畅的氛围中，国际病毒性肝炎与肝癌学术研讨会圆满结束。

（稿源：北京大学医学部网站）

北京大学肿瘤医院举办 2012 年
北京黑色素瘤国际研讨会

2012 年 11 月 3 日～4 日，由北京大学肿瘤医院肾癌黑色素瘤内科主办，中国抗癌协会临床肿瘤学协作专业委员会会（CSCO）协办的"2012 年北京黑色素瘤国际研讨会"在北京隆重举办。北京大学常务副校长柯杨教授、中国工程院院士孙燕教授、CSCO主委秦叔逵教授以及北京大学肿瘤医院院长季加孚教授应邀出席会议并致辞。

美国麻省总医院癌症中心 Keith Flaherty 教授、法国 Gustave Roussy 癌症研究所 Alexander M. M. Eggermont 教授、美国洛杉矶皮肤癌研究所 Steven O'day 教授、纽约 Sloan－Kettering 癌症中心 Carvajal Richard 教授、美国范德比尔特大学医学中心 Jeffrey

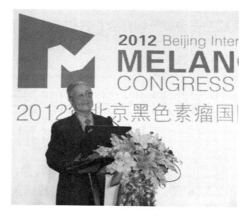

中国工程院院士孙燕教授致辞

Sosman 教授、美国宾夕法尼亚大学医院 Xiaowei Xu 教授、美国犹他大学医学院 Ronert Andtbacka 教授、美国 St. Luke 癌症中心 Sanjiv Agarwala 教授、美国匹兹堡大学医学院 John M. Kirkwood 教授、希腊雅典 Laiko 大学医院 Helen Gogas 教授、美国宾夕法尼亚大学 Lynn M. Schuchter 教授、德国 Essen 大学皮肤科 Dirk Schadendorf 教授、澳大利亚悉尼大学医学院 Richard Kefford 教授、美国 Moffitt 癌症中心 Jonathan Zager 教授等 15 位国际上享誉盛名的黑色素瘤诊治领域专家,与国内近 400 位与会专家、学者进行了学术报告和讨论交流。郭军教授和 Keith Flaherty 教授担任本次大会主席。

本次大会是国内黑色素瘤领域的首次国际盛会,议题涉及了黑色素瘤的流行病学、病理、外科治疗、内科治疗以及免疫治疗等多个方面,旨在为国内黑色素瘤学者与国外顶级专家搭建面对面交流的平台,促进国内黑色素瘤诊疗的规范化,推动合作协作,提高国内黑色素瘤的诊治水平,造福中国的黑色素瘤患者。

据大会主席郭军教授介绍,目前恶性黑色素瘤是全球性疾病,发病率逐年增加,每年有十余万新诊断病例。国内恶性黑色素瘤发病率也明显增高,发病人群在逐年增多,越来越多的医生会接触到黑色素瘤患者,但目前国内对该病的认识与了解仍比较欠缺,治疗不甚规范,诊治水平有待进一步提高,而国际黑色素瘤治疗近年来取得了许多惊人突破。举办此次大会的初衷就是想以此为契机,促进黑色素瘤国内外专家的学术交流,推动国际合作,为国际黑色素瘤事业做出我们中国人的贡献。

国内外黑色素瘤领域众多顶级专家在为期两天的研讨会里报告了他们所研究领域的最新动态,有许多最新研究成果是首次披露,尤其是近年来晚期黑色素瘤治疗的突破与进展,如黑色素瘤的个体化靶向治疗及免疫治疗,是本次大会最受关注的议题。还有黑色素瘤新的治疗发展趋势,如最新靶向药物 MEK 抑制剂的治疗进展,以及靶向药物间的联合、靶向药物与免疫治疗的联合。可以说本次大会浓缩了全球黑色素瘤的诊治现状以及未来发展趋势。

400 多位与会者一致认为,本次大会是黑色素瘤领域的饕餮盛宴,每位国外专家都是本领域的顶尖学者,其涉及专业范围之广,议题之多,将有助于全面掌握黑色素瘤国际治疗趋势,促进交流与合作,为国际黑色瘤诊治做出中国应有的贡献。

(北京大学肿瘤医院党院办 刘晨)(稿源:北京大学医学部网站)

中国抗癌协会代表团赴加拿大
参加第 22 届世界抗癌大会

2012 年 8 月 27 日～30 日,由国际抗癌联盟(UICC)主办的第 22 届世界抗癌大会在加拿大蒙特利尔市隆重召开。中国抗癌协会理事长郝希山院士带领的中国代表团赴会参加学术交流,取得累累硕果。

国际抗癌联盟于 1933 年成立,总部位于瑞士日内瓦,是国际上最具影响力的抗癌组织之一,会员单位遍及 155 个国家,总数超过 700 个组织。世界抗癌大会(World Cancer

Congress）是国际抗癌联盟的重要学术活动，每两年举办一次。目前已在世界各地成功举办了 21 届。第 21 届世界抗癌大会在中国深圳顺利召开，吸引了来自国内外的三千余名代表参会，创造了大会举办以来参会人员最多、演讲水平最高、媒体覆盖面最广的里程碑记录。

第 22 届世界抗癌大会由加拿大麦吉尔大学、蒙特利尔大学、魁北克省癌症基金会联合承办。会议围绕"携手世界，共同抗癌（Connecting for Global Impact）"的主题，通过特邀发言、专题报告及壁报交流等方式对癌症的预防和早诊、癌症治疗、疼痛控制和癌症防控系统四大议题进行了探讨与交流。

学术交流中，中国抗癌协会理事长郝希山院士、中华医学会副秘书长杨民教授率领的中国医学专家代表团颇受瞩目。参会代表 60 人，分别来自北京、天津、上海、重庆、山西、青海、内蒙古、广东、安徽、甘肃 10 个省（区、市），其中 5 人的论文被大会遴选为发言篇目，20 人的论文被遴选为壁报交流篇目。大会特设中国专场，中国抗癌协会理事长郝希山院士、副理事长蒋国梁教授主持专场报告。姜文奇、张宁、张苏展、姜晶梅、章真 5 位专家分别就淋巴瘤临床治疗、肿瘤转化研究、大肠癌筛查治疗、流行病学研究、大肠癌的放疗治疗等交流了我国最新的高发癌症的诊疗进展。专场报告吸引了国内外百余名代表参加，国际抗癌联盟主席爱德华多·卡赞普教授（Eduardo Cazap）、前任主席弗兰克·卡瓦利教授（Franco Cavalli）等国际著名肿瘤学专家也都前来参会。

大会期间，召开了国际抗癌联盟会员代表大会。中国抗癌协会理事长郝希山院士、中国会员单位天津医科大学附属肿瘤医院王瑛副院长出席会议。大会选举通过了新一届的常务理事，加拿大多伦多玛格丽特皇后医院放疗科主任玛丽·高兹旁德维兹（Mary Gospodarowicz）当选新一届主席（2012～2014），土耳其癌症协会的泰泽·卡特鲁克教授（Tezer Kutluk）当选候任主席（2014～2016）。

与大会同期召开的世界癌症领导人峰会（World Cancer Leaders'Summit）围绕主题"国内外抗癌战略规划（Planning for National and Global Impact）"，结合联合国千禧计划和 2011 年 9 月召开的慢病峰会决议，针对当前癌症等慢性病对世界各国造成的巨大经济和社会负担，提出癌症防控战略规划（National Cancer Control Plans）。来自世界 50 个国家的 200 余名国家政要、专业人员、以及国际社会组织高层领导出席了会议。

第 22 届世界抗癌大会展览会吸引了加拿大卫生部、美国癌症协会、澳大利亚癌症协会等 44 家国际抗癌组织及知名医药集团前来参加。展览会上，中国抗癌协会设立展台，播放宣传片，发放宣传资料，彰显了我国肿瘤学术发展的实力和水平，为国内外千余名代表提供了交流平台。

会议期间，中国代表团分别参观了多伦多玛格丽特皇后医院、麦吉尔大学肿瘤中心、蒙特利尔大学直属医院和魁北克省癌症基金会，与国际同道就肿瘤防治问题进行了深入地学习和交流。

（稿源：中国抗癌协会）

作 者 简 介

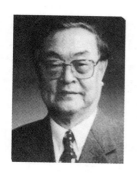

　　孙燕，1929 年 2 月出生。医学博士、教授、中国工程院院士、中国医学科学院北京协和医学院肿瘤医院国家新药（抗肿瘤）临床研究中心主任。

　　1956 年毕业于北京协和医学院医学系。从 1959 年起在中国医学科学院肿瘤医院工作，曾任内科主任多年。1979～1981 年间曾以客座教授身份在美国 M. D. Anderson 肿瘤中心从事研究。现任亚洲临床肿瘤学会（ACOS）主席、中国癌症基金会副主席、中国抗癌协会临床肿瘤学协作专业委员会（CSCO）名誉主席、指导委员会主任。曾荣获中国协和医科大学名医、全国卫生系统先进工作者、北京市医德楷模、中央保健委员会杰出保健专家等称号。

　　研究领域：内科肿瘤学、新抗肿瘤药的临床研究、中西医结合防治肿瘤等。是我国肿瘤内科学的开拓者和学科带头人，在开发新抗肿瘤药、常见肿瘤综合治疗和扶正中药促进免疫作用以及学科的普及、提高等方面卓有贡献。

　　半个多世纪以来，从事肿瘤内科治疗的临床及实验研究工作，曾因开发我国自己研制的新药，获得 1978 年全国科学大会奖、国家发明和科学进步奖；并主持我国和国外开发的抗肿瘤新药的临床试验，多次在国内外获奖。通过现代科学技术将祖国医学中"扶正培本"的治则和现代临床免疫学结合，证实了传统中药黄芪、女贞子、芦笋、仙灵脾等可促进患者免疫功能的恢复，辅助放疗、化疗应用可提高远期生存率。在研究的基础上研制的贞芪扶正冲剂/胶囊、扶正女贞素、固原颗粒均正式投产，并在国内外畅销。

　　培养博士研究生 41 人、硕士生 4 人。著有《内科肿瘤学》《肺癌》《临床治疗内科治疗手册》等专著 28 部，发表学术论文 300 多篇。

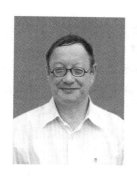

　　龚守良，教授，博士生导师，1969 年毕业于白求恩医科大学，1982 和 1988 年在该校分别获得硕士和博士学位。1991～1992 年和 1997 年分别赴英国北威尔士大学和美国旧金山加利福尼亚大学做访问学者。曾任或现任卫生部放射生物学重点实验室主任、吉林大学放射生物学教研室主任、吉林省核学会理事长和名誉理事长、中华预防医学会放射卫生专业委员会常委、国家自然科学基金委生命科学部评审组专家及中华医学科技奖评审委员会委员，《中华放射医学与防护杂志》和《吉林大学学报（医学版）》等 10 余家杂志和报刊常委、编委或编审专家等职。主要从事电离辐射生物效应及肿瘤基因-放射治疗等领域的研究，公开发表论文 300 余篇；主编、副主编和参编专著和教材 20 余部。负责和参加国家"863"项目专题、国家自然科学基金、科技部国际合作及部省级

等 20 余项科研课题的研究。获部省级科技进步奖、教学成果奖、优秀学术论文奖、优秀著作和教材奖 10 余项。享受国务院政府特殊津贴。

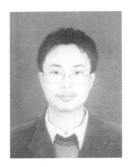

龚平生，讲师。2002 年毕业于吉林大学生命科学学院，获学士学位，同年在该校分子酶学工程教育部重点实验室攻读生物化学与分子生物学硕士学位，2004 年留校任教，并转为直接攻读博士学位，于 2008 年获博士学位。近年，主要从事肿瘤基因放射治疗和蛋白质化学的研究，公开发表论文 35 篇，参与专著编写 3 部，参加国家自然科学基金课题研究 5 项。2011 年，获吉林省科技进步三等奖 1 项（位列第二名）。

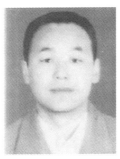

王志成，博士，讲师，1976 年 8 月出生。1996～2001 年就读于吉林大学预防医学专业，获学士学位，2009 年 6 月获放射医学博士学位。主要从事"电离辐射生物效应、肿瘤基因-放射治疗和肿瘤干细胞治疗"研究，2006 年受聘为讲师。主持和参加 10 余项科研课题研究，其中 4 项国家自然基金资助项目，公开发表论文 50 余篇，其中 SCI 检索论文 3 篇，参与编写 4 部专著。

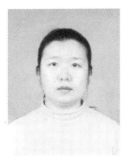

刘扬，女，实验师。2002 年毕业于吉林大学临床医学专业，获学士学位，2006 年和 2012 年在该校分别获得放射医学硕士学位和博士学位，现任吉林大学放射医学系放射医学实验教学中心副主任。主要从事电离辐射生物效应和肿瘤基因-放射治疗领域的研究，系统掌握相关的分子生物学、免疫学、放射生物学和病理学理论及实验技术。参加 10 余项科研课题研究，其中 6 项国家自然科学基金资助项目，发表论文 50 余篇。

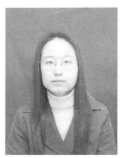

方芳，女，博士，讲师，1981 年 10 月出生。2000～2005 年就读于吉林大学预防医学专业，获学士学位，2007 年 6 月获流行病与卫生统计学硕士学位，2010 年获卫生毒理学博士学位，并留校任教，同时受聘为讲师。2010 年 10 月，进入卫生部放射生物学重点实验室做博士后研究工作，进行低剂量电离辐射生物效应、肿瘤干细胞治疗和糖尿病营养干预等领域的研究。主持和参加 8 项科研课题研究，发表论文 10 余篇，参编专著 1 部。

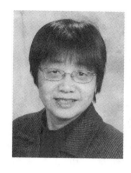

陈中，女，肿瘤生物免疫学博士。美国国立卫生研究院 耳鼻喉及交流障碍研究所头颈外科（Head and Neck Surgery Branch, National Institute on Deafness and Other Communication Disorders, National Institutes of Health）临床基因组学主任。

1982 年毕业于原北京医学院公共卫生系（今北京大学公共卫生学院）。1983～1984 年，作为访问学者赴美国田纳西州孟非斯市圣尤他儿童医院进修肿瘤免疫学。1984～1985 年，作为访问学者在美国纽约大学医学院药理系进修。1985～1988 年，在美国纽约州罗彻斯特大学肿瘤研究中心做博士研究生，专业为肿瘤免疫。1988～1994 年，在同一所大学免疫系和皮肤系做博士后研究。1994 年～至今，在现单位任研究员及临床基因组学主任。

研究方向：头颈肿瘤和鼻咽癌的分子及基因组学机制，以及在临床的应用。

科研现状：参与并领导一个有十多名科研人员的科研组，科研题目包括肿瘤基因组学及蛋白质标志物、基因芯片、蛋白质芯片、新一代肿瘤测序技术、信号传导系统及信号网、纳米技术在基因治疗中的应用、靶向治疗新药在临床前期的测试及临床上的应用。

临床前期研究经验：拥有十几年头颈部肿瘤及鼻咽癌临床前期研究经验，参与临床前期动物试验的立项设计及试验全过程，参与 0/Ⅰ 期新药在头颈肿瘤及鼻咽癌患者的临床测试，进行患者血液及肿瘤组织的采集及储存，肿瘤标志物的检测，临床数据的分析及统计学处理，撰写并发表临床前期研究文章。

科研成就：已经积累发表 70 多篇 SCI 收录的科研文章，其中有 18 篇为通信作者；并发表 14 篇综述文章及专著章节。受邀为国际会议讲演者及会议主持人。参与审阅科研经费，受邀为多种杂志的审稿人。参与培训博士后及博士生、硕士生、医学生、大学生共 80 余名。

美国马里兰州百萨思达市，电邮：chenz@nidcd.nih.gov，电话：301-435-2073

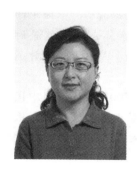

韩晓红，女，博士，研究员。现任中国医学科学院肿瘤医院检验科副主任、国家抗肿瘤药物临床药理研究室副主任、中国医师协会肿瘤医师分会总干事长、中国抗癌协会肿瘤化疗专业委员会委员。

在中国医学科学院肿瘤医院从事与肿瘤内科治疗相关的转化性研究和肿瘤标志物研究 20 年，主要负责抗肿瘤新药 Ⅰ 期临床药代实验研究、抗肿瘤药物疗效评价及预后相关的分子标志物检测工作；肿瘤标志物和分子标志物与肿瘤内科治疗疗效关系的研究；肿瘤患者治疗前后免疫功能监测研究等。美国 M. D. Anderson 癌症中心博士后工作两年，瑞典 CanAg 肿瘤标志物实验中心、韩国仁荷大学肿瘤中心访问学者。近年来，共发表学术论文 30 余篇，其中第一作者文章 13 篇，被 SCI 收录的论著影响因子合计为 42.7 分，作为第一作者或共同第一作者文章分别发表在《JEM》《Blood》《Leukemia》《Clin Cancer Res》等专业期刊上。目前正在承担国家科技重大专项课题"抗肿瘤新药的临床评价研究技术平台建设"和卫生部科研行业基金"抗肿瘤药物分子靶点检测平台建设"，在肿瘤分子靶点检测方面积累了大量的实验室经验。

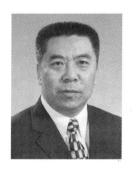

　　　　　　　　　石远凯，教授，博士研究生导师。中国医学科学院肿瘤医院副院长、肿瘤内科主任，国家抗肿瘤药物临床研究机构副主任，中国医师协会肿瘤医师分会会长，中国抗癌协会常务理事、学术部部长，中国抗癌协会肿瘤临床化疗专业委员会主任委员，中国抗癌协会淋巴瘤专业委员会副主任委员，中国抗癌协会癌症康复会副主任委员，中国药学会药物临床评价研究专业委员会副主任委员，中国人体健康科学促进会副理事长，亚洲临床肿瘤学会理事，国家食品药品监督管理局药品审评专家。

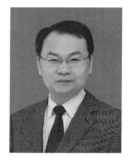

　　　　　　　　　李杰，医学博士，留美博士后，硕士研究生导师。中国中医科学院广安门医院肿瘤科副主任，主任医师，北京中医药大学教授，北京市科技新星。兼任中国中西医结合学会肿瘤青年委员会副主任委员，中国癌症基金会鲜药学术委员会副秘书长，中国老年学学会老年肿瘤专业委员会执行委员会常委、副秘书长，中国医师协会中西医结合分会肿瘤病学专家委员会常委，中国抗癌协会传统医学专业委员会青年委员会委员、秘书长，北京中医药学会第二届中医肿瘤专业委员会常委，国家自然科学基金同行评议人，北京自然科学

基金同行评议人，《中国组织工程研究与临床康复》执行编委，《肿瘤防治研究》特邀编辑、特约审稿人，《中华医学会中华临床医师杂志（电子版）》特邀编辑，《中国结合医学杂志（英文版）》编委。

　　作为主要完成人，曾承担国家自然科学基金、国家科技攻关、国际合作课题 10 余项，并荣获 2007～2008 年度北京市科学技术进步二等奖，中国中医科学院、中国中西医结合学会、中华中医药学会科技进步一等奖各 1 项。

　　近年来先后在《中国肿瘤临床》《中国肿瘤生物治疗学杂志》《中国肿瘤》《中国中西医结合外科》《International Immunopharmacology》等杂志发表文章 40 余篇，在《健康时报》发表肿瘤相关的科普文章 20 篇。主编《肿瘤科常见病的诊断与治疗》《中医防治肿瘤丛书—中医防治头颈及骨软组织肿瘤》等丛书。

　　2002 年荣获中国中医科学院广安门医院"最满意的医务人员奖"，2007 年被评为中国中医科学院广安门医院第一届十大中青年科技标兵，2010 年入选第二届十佳临床中青年医师，2011 年获得全国首届中西医结合优秀青年贡献奖，2012 年 10 月入选中国中医科学院"中青年名中医"。

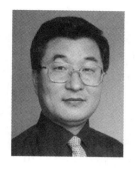

王洪武，博士，主任医师，教授，硕士研究生导师，现任中国煤炭总医院副院长、学术委员会主任、首席专家，兼肿瘤微创治疗中心主任及呼吸内科主任。国际生物治疗学会氩氦靶向治疗委员会理事，亚洲冷冻学会常委，中国抗癌协会介入治疗学会委员，中华医学会呼吸病分会介入治疗专业组委员，北京制冷学会理事。

主要擅长肺癌、肝癌、食管癌等方面的诊治，特别是对肺部肿瘤有较深入的研究。近年来在国内率先开展了多项肿瘤微创靶向治疗技术，如氩氦刀、光动力治疗、内支架置入、放射粒子植入、缓释药物植入、超声电导治疗等。在呼吸内镜的应用方面有较深的造诣，熟练掌握多种支气管镜介入治疗技术。另外，长期从事呼吸系统疾病的研究，对支气管哮喘、慢性阻塞性肺疾病、间质性肺疾病等也有较深的造诣，尤其是在弥漫性肺间质纤维化、肺结节病等领域，曾发表多篇文章。曾获军队医疗成果一等奖2项，二等奖2项，三等奖5项；获煤炭工业协会科技成果二等奖3项，三等奖1项。在国内外发表论文160余篇。主篇《支气管哮喘指南》《现代肿瘤靶向治疗技术》《肿瘤微创治疗新技术进展》《电子支气管镜的临床应用》《超低温冷冻治疗》《癌性疼痛的综合治疗》《支气管镜介入治疗技术》等10部专著，参编专著15部。享受国务院政府特殊津贴。

Email：wanghongwu2008@ yahoo. cn

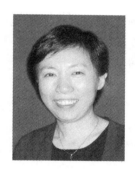

于世英，教授，主任医师，博士生导师。华中科技大学同济医学院附属同济医院肿瘤中心主任。中国抗癌协会常务理事，中国抗癌协会癌症康复与姑息治疗专业委员会主任委员，武汉肿瘤学会主任委员。

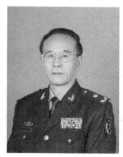

刘端祺，主任医师、教授。1944年8月出生，天津市人。1967年毕业于第四军医大学，1981年硕士毕业后就职于北京军区总医院。现任中国抗癌协会副秘书长、康复部主任。近十余年主要从事肿瘤的综合治疗，尤其是肿瘤的姑息治疗。

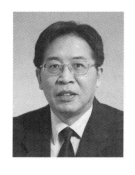

　　唐平章，1947 年出生于上海，教授，博士生导师。现任中国医学科学院肿瘤医院大外科主任兼 VIP 主任。曾任中国医学科学院肿瘤医院副所院长、所院长、头颈外科主任，中国抗癌协会常务理事、头颈肿瘤外科专业委员会主任委员，中华医学会肿瘤分会常委，《中华耳鼻咽喉–头颈外科杂志》副主编。

　　1970 年毕业于中国协和医科大学，1978 年考入中国协和医科大学肿瘤医院头颈外科专业研究生，1981 年获肿瘤外科学硕士学位，同年留院工作至今。1988 赴英国 Glasgow 大学医院进修一年，1996 作为访问学者赴美国华盛顿大学医学院学习 2 个月。1999 年作为访问学者赴美国北卡大学医学院学习 3 个月。

　　在临床工作中，主要从事头颈肿瘤综合治疗的研究，特别是在下咽癌的综合治疗、甲状腺癌的规范性治疗、晚期喉癌的功能保留及复杂的晚期头颈肿瘤的治疗等方面具有丰富的临床经验；在头颈肿瘤的一期修复方面积累了丰富的经验。1995 年"下咽癌的手术方式及综合治疗"获卫生部科技进步一等奖，1996 年获国家级科技进步三等奖。目前下咽癌经综合治疗后，5 年生存率达到 50% 以上。"部分喉手术治疗 T3、T4 喉癌"获 1995 年卫生部科技进步三等奖。目前对喉癌患者喉功能保留率达到 50% 以上。近年来，对早期头颈部癌患者施行分区性颈淋巴结清扫，改善了颈部的功能和外形，而不降低治疗效果，该成果获得 2006 年北京市科学技术三等奖。

　　负责国家重大科技专项、自然科学基金重点项目、教育部博士点基金及首都医学发展科研基金等多项课题。先后在国内外专业杂志发表论文 160 余篇，参与著书 10 余部。1997 年获国家人事部颁发的"有突出贡献的中青年科技专家"称号；1997 年获得国务院政府特殊津贴；2002 年获英国皇家外科学院院士称号。

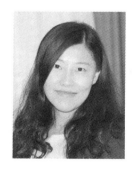

　　徐智，女，1980 年 6 月出生，肿瘤学博士，主治医师，讲师。中国抗癌协会肿瘤标志青年委员会委员，南京市卫生青年人才培养工程第三层次人才。自 2003 年以来一直专注于消化道肿瘤的研究，包括发病机制、分子标志物、生物治疗和分子靶向治疗。2006 年师从香港大学范上达院士和陆满晴教授，2009 年获香港大学博士学位（Ph. D），期间参与完成了多项香港政府基金资助项目（Hong Kong Research Grants Council，RGC）和香港创新科技署创新与科技基金（Innovation and Technology Commission of the Hong Kong Government）。主持国家自然科学基金青年基金、2011 年留学人才科技活动项目择优资助项目（优秀类）、2012 年南京市医学科技发展项目杰出青年基金，以主要参与人身份参加完成多项国家自然科学基金面上项目及海外及港澳学者合作研究基金。在《Oncogene》《Cancer》《Journal of Proteome Research》以及著名肝病学杂志《Hepatology》等共发表文献 22 篇，其中 19 篇被 SCI 收录，第一作者论著最高引用次数 84 次。目前主要研究方向为消化系统肿瘤发病机制、新型肿瘤标志物和分子靶向治疗。

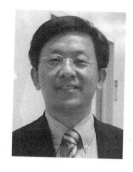

陈锦飞，1965 年 9 月出生，肿瘤学博士，主任医师、副教授，南京医科大学和东南大学硕、博士研究生导师，国家级博士后工作站导师。南京医科大学第三临床医学院/附属南京第一医院肿瘤内科主任。2005 年 4 月～2007 年 5 月，在德国乌尔姆大学血液/肿瘤科（综合肿瘤科）从事肿瘤分子生物学和分子免疫学研究。近年来承担国家自然科学基金、国家科技部重大研究计划（"973"计划）、江苏省自然科学基金等 15 项科研项目，在肿瘤遗传易感性及其机制研究、肿瘤发生发展的表观遗传机制等方面进行了较为系统地研究。近 5 年来发表 SCI 收录论文 33 篇，其中第一和通信作者 SCI 论文 22 篇。现为中国抗癌协会临床肿瘤学协作专业委员会（CSCO）执行委员兼秘书、CSCO 肿瘤营养专家委员会委员、中国医师协会肿瘤医师分会委员、中国抗癌协会肿瘤标志专业委员会常务委员、江苏省抗癌协会肿瘤标志专业委员会常务委员、江苏省抗癌协会化疗专业委员会委员、江苏省抗癌协会胃癌专业委员会委员、江苏省医学会医学遗传学专业委员会委员、江苏省医学会肿瘤化疗与生物治疗委员会委员、南京医学会肿瘤专科分会副主任委员，为国内外多个杂志的编委及特约审稿员。目前研究方向：恶性肿瘤尤其是消化道肿瘤发生、发展的分子机制，以及肿瘤个性化治疗。

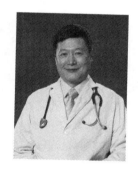

马军，教授，现任哈尔滨血液病肿瘤研究所所长，原中国临床肿瘤学会主席（2005～2011 年），兼任中国抗癌协会临床肿瘤学协作专业委员会（CSCO）基金委员会主任委员、亚洲临床肿瘤学会副主任委员、中华医学会血液学分会常委、中国医师协会血液科医师分会副会长、中国医师协会肿瘤分会副会长。

分别于 1979 年和 1983 年赴日本东京大学医学部和美国哥伦比亚大学医学部留学及工作。一直致力于血液系统的良、恶性疾病的诊疗，特别以治疗淋巴瘤和白血病享誉业内。

1984 年在国内首先建立体外多能造血祖细胞培养体系，填补国内空白。自 1986 年至今，应用维甲酸和三氧化二砷序贯疗法治疗急性早幼粒细胞白血病 1200 余例，5 年无病生存率 72%，达到了国际先进水平。从 1982 年起至今，曾先后在国内外刊物上发表论文 200 余篇，专著 40 余部，获国家、省、市科技奖 20 余项。承担国家"863"重大科研项目 4 项，省、市级科研课题 13 项，开展了 7 项临床试验。先后培养了博士、硕士研究生 20 余人。

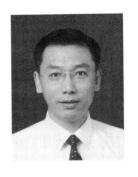

邱林，研究员，现任哈尔滨血液病肿瘤研究所副所长，中国抗癌协会临床肿瘤学协作专业委员会（CSCO）副秘书长，中国老年学学会老年肿瘤专业委员会委员，中华医学会血液学分会实验诊断血液学专业组成员。1987 年获白求恩医科大学实验血液专业医学硕士学位，1995 获日本东京大学医学部医学博士学位，1999 年在德克萨斯大学 M. D. 安德森肿瘤中心血液病理研究部攻读博士后。长期从事血液病的临床实验研究。2005 年回国在哈尔滨血液病肿瘤研究所重点研究慢性粒细胞白血病伊马替尼耐药机制和尿多酸肽治疗骨髓异常增生综合征的临床和实验研究，先后中标 8 项国家、省、市科研课题。参与编写专著 9 部，发表论文和综述 14 篇，培养硕士研究生 6 名。2008 年被评为黑龙江省卫生系统有突出贡献中青年专家。

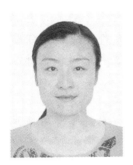

尹玥，女，主治医师。1996 年毕业于南京医科大学临床医学系。2002 年～2008 年就读于北京大学第一医院，获血液学临床博士学位。目前于中国解放军总医院血液科博士后流动站工作，导师高春记教授。从事血液科临床工作多年，曾发表《Long-term outcome in adults with leukemia treated with transplantation of 2 unrelated umbilical cord blood units》等文章。

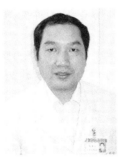

高春记，1965 年 7 月出生，主任医师，教授，博士生导师。相继毕业于青岛医学院、中国协和医科大学、美国国立卫生研究院。现任职于解放军总医院（海南分院）血液科主任。主要研究方向为各类造血干细胞移植治疗血液系统疾病和其他需要进行干细胞移植的非血液系统疾病，此外在血液系统疑难疾病的诊治以及血液病基础研究方面具有丰富的经验。曾获得"863"、国家、军队等各类研究基金 10 余项。获得科技进步和医疗成果等奖励 4 项，其中美国血液学会奖 1 项。发现 HLA 新基因 1 项，被 WHO 命名为 Cw0743。主编、副主编专著 7 部，参编 10 余部。国内外发表论文 100 余篇。带教博士后、博士生、硕士生 20 余名。曾任或现任中国抗癌协会血液肿瘤专业委员会常务委员、解放军医学委员会血液专业委员会常务委员，美国血液学协会会员，国际血液学会会员，北京医学会再生医学组副组长，中华骨髓库专家委员会委员，中华医学会血液学会青年委员等。"863"课题、国家自然科学基金等评审专家，以及《中华血液学杂志》《诊断学理论与实践》《中华医学杂志》英文版、《Int. J. Hematol.》《BBMT》《解放军医学杂志》等的编委或评审专家。

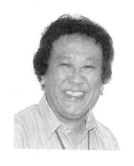

张伯龙，主任医师、教授。哈尔滨血液病肿瘤研究所副所长、骨髓移植中心主任。中国老年学学会老年肿瘤专业委员会委员。《白血病·淋巴瘤》《中国实验血液学杂志》编委。

1970 年毕业于中国协和医科大学，1973～1974 年于兰州医学院参加血液病师资培训班，开始了专科诊治血液病生涯。1978 年考入中国医学科学院北京协和医院血液内科研究生，1980～1984 年赴英国皇家医学研究生院血液科，先为访问学者，后为研究生，进行骨髓及淋巴系统恶性增殖性疾病的临床研究，获英国教育部 OSR 奖，同时获博士学位。归国后回北京协和医院血液科工作，历任内科总住院医师至主任医师、教授。1994 年调入中国人民解放军总医院血液科任主任医师、教授，进一步致力于血液系统恶性肿瘤疾病的临床诊治与研究，并负责骨髓移植工作。2003 年主动退休，至哈尔滨血液病肿瘤研究所任副所长、骨髓移植中心主任。

在国内外专业杂志发表论文 100 余篇，主编、副主编及参与编写专著或译著 34 部。

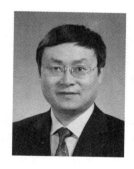

李晔雄，博士，教授，博士生导师。1984 年毕业于湖南医科大学，1991 年获中国协和医科大学硕士学位，1994 年～1999 年在瑞士洛桑大学医学院和美国 M. D. Anderson 癌症中心进修学习，获博士学位。现任中国医学科学院肿瘤医院放疗科主任，兼中华医学会放射肿瘤治疗学分会主任委员、《中华放射肿瘤学杂志》主编、中国抗癌协会 CSCO 常委和北京医学会肿瘤学会副主任委员等。

主要从事恶性肿瘤的放射治疗，擅长恶性淋巴瘤、乳腺癌、胃肠道肿瘤和前列腺癌等的诊治。承担多项国家和省部级课题。发表论文总数 170 余篇，SCI 论文 50 余篇，如《JCO》《Blood》《CCR》《Ann Oncol》《Cancer Res》《Cancer》《IJROBP》等，总影响因子 200 余分，影响因子最高为 18.97，4 篇论文影响因子超过 10 分。获"新世纪百千万人才工程"国家级人选和多项省部级科技进步奖，享受国务院政府特殊津贴。

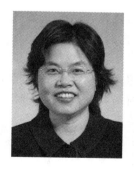

何小慧，女，中国医学科学院肿瘤医院内科教授，主任医师，硕士生导师；中国老年学学会肿瘤专业委员会淋巴造血分会副主任委员，中国抗癌协会头颈肿瘤专业委员会委员、临床肿瘤化疗专业委员会委员；NCCN 指南中国版淋巴瘤组和头颈肿瘤组专家组成员。负责了多项国家级和院所级的科研课题；负责或参与了数十项国际国内新药的临床研究；发表论文 50 余篇，参编著作 10 余部。

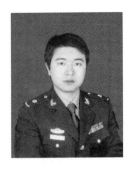

杨波，1977年3月出生，医学博士，主治医师，从事血液病学专业，擅长细胞免疫治疗血液肿瘤。

开展血液肿瘤的自体细胞因子诱导的杀伤（CIK）细胞免疫治疗4年来，共治疗120余例血液肿瘤患者，并利用临床生物信息学方法，优化了CIK细胞治疗方案，提出了"胸腺肽动员的自体CIK细胞联合rhIL-2免疫治疗"新方案，进一步提高了CIK细胞疗效。

作为负责人，承担解放军总医院"百病妙诀"培育项目（自体CIK细胞免疫治疗在老年血液肿瘤的应用研究）和解放军总医院科技创新苗圃基金项目（自体CIK细胞治疗多发性骨髓瘤的临床研究）。作为主要参与者，参加国家科技部重大新药创制项目和中央保健研究基金项目各1项。作为第一作者发表SCI论文3篇（IF＝7.825）、Medline论文16篇、统计源期刊论文10篇。协助指导硕士研究生5名。2篇论文分别在第五届中国肿瘤内科大会和第五届中国老年肿瘤学大会上评为优秀论文三等奖，1篇论文获得第六届中国科协期刊优秀学术论文三等奖。

今后研究方向：血液肿瘤的细胞免疫治疗、临床生物信息学。

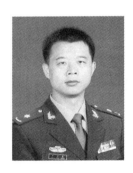

卢学春，1970年3月出生，医学博士，主任医师，科室副主任。从事血液病学专业，尤其擅长采用细胞免疫治疗血液肿瘤以及药物治疗再生障碍性贫血、骨髓增生异常等骨髓衰竭疾病。

近5年来，应用临床生物信息学方法，系统研究了以贫血为主要特征的骨髓衰竭疾病的发病机制，提出了"骨髓间充质干细胞过度脂肪化"是此类疾病的主要病理过程和致病因素，并以此为干预靶点，筛选出2种高效、低毒和经济的靶向治疗药物，获得国家发明专利，提高了再生障碍性贫血的临床疗效。此外，开展血液肿瘤的自体细胞因子诱导的杀伤（CIK）细胞免疫治疗4年来，共治疗120余例血液肿瘤患者，并利用临床生物信息学方法，优化了CIK细胞治疗方案，提出了"胸腺肽动员的自体CIK细胞联合rhIL-2免疫治疗"新方案，进一步提高了CIK细胞疗效。由于在CIK细胞治疗血液肿瘤方面取得的成果，接受了中国中央电视台科学频道《走进科学》栏目组的采访，于2012年2月3日播出制作节目《扼杀癌细胞》，在业内和社会形成了广泛影响。

作为负责人，承担国家自然科学基金项目1项、军队"十一五"课题1项、解放军总医院科技创新基金1项；作为主要参与者，参加国家科技部重大新药创制项目和重大支撑项目各1项、中央保健研究基金项目1项。获得北京市科技进步二等奖1项（2006年第5名）、国家科技进步二等奖1项（2009年第5名）。作为第一作者和通讯作者发表SCI论文3篇（IF＝7.825）、Medline论文25篇、统计源期刊论文20篇。副主编《老年血液病学》，主编译著《诊断你的医生》。协助指导博士及硕士研究生7名。兼任《解放军医学杂志》、《中华保健医学杂志》特邀编委。

今后研究方向：贫血类疾病药物治疗和血液肿瘤的细胞免疫治疗、临床生物信息学。

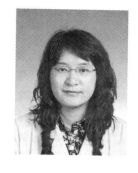

赵方辉，女，副研究员，硕士生导师。中国协和医科大学博士毕业，现工作于中国医学科学院肿瘤医院/肿瘤研究所流行病室，多年从事子宫颈癌的流行病学调查与病因学研究和人群防治工作。主要学术兼职：中国抗癌协会肿瘤流行病学青年委员，卫生部疾病预防控制局癌症早诊早治项目专家委员会学术秘书，中国癌症基金会癌症早诊早治示范基地专家组学术秘书、宫颈癌疫苗专家咨询委员会成员，《中华流行病学杂志》《中华肿瘤防治杂志》《癌症》《BMC Cancer》等杂志审稿专家，世界癌症基金［英国］项目申请同行评议专家。主持或参与的科研项目：国家级课题3项、省部级课题2项、国际合作课题5项、其他课题6项。参加学术会议口头报告：国内30余次、国际英文9次。研究成果：以第一作者或责任作者在国内外医学核心刊物上发表论文共23篇，其中SCI 10篇，1篇发表在《Lancet Oncology》，影响因子（IF）为17.764、1篇发表在《J Natl Cancer Inst》，IF为14.697，2篇发表在《Int J cancer》，IF＝4.926，影响因子累计49.904。以第二及其他次序作者发表论文和著作50余篇。荣获奖励包括：（1）北京市2011年科学技术奖（项目编号：I29-2011-016，第二完成人）；（2）教育部高等学校科学研究优秀成果奖（科学技术）自然科学奖二等奖（编号：085，第二完成人）；（3）2011年成功入选首届北京高校青年教师优秀教学科研成果展，并作为医疗单位的唯一代表进行现场推广报告；（4）第一届国家癌症中心学术年会优秀论文一等奖。E-mail：zhaofangh@cicams.ac.cn

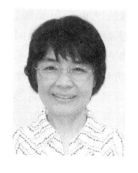

张询，女，主任医师，中国医学科学院肿瘤医院病理科副主任。1983年毕业于武汉同济医科大学医学系，同年就职于中国医学科学院肿瘤医院病理科。对肿瘤病理、尤其对女性生殖系统肿瘤有丰富的病理诊断经验。现任卫生部子宫颈癌早诊早治专家组成员、北京市妇幼卫生工作专家委员会专家。曾参加和正在参加数项国际、国内科研项目。是2000年第四届国际多学科大会EUROGIN奖、2004年国家科技进步二等奖、2012年北京市科学技术二等奖、2012年教育部自然科学奖二等奖获奖成员之一。参与编写专著6部，发表论文30余篇。

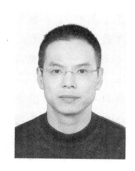

陈汶，1972年出生于重庆市，协和医科大学流行病和卫生统计学博士，副研究员，中国医学科学院肿瘤医院/肿瘤研究所流行病学室HPV与营养实验室负责人。主要从事肿瘤预防与控制的研究工作。参加了比尔·盖茨基金会、WHO和美国国立癌症研究所资助的多项国际合作研究项目，以及HPV疫苗临床研究。获北京市科学技术奖和自然科学奖二等奖等省部级成果奖。作为第一作者和通讯作者在SCI杂志和国内核心期刊发表十余篇文章。

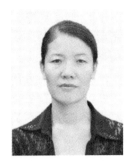

　　郭董平，女，1968 年 11 月出生，妇产科副主任医师，现任阳城县妇幼保健院院长，山西省妇幼协会委员，晋城市妇产科学会委员。1987 年 7 月毕业于山西省晋东南卫校。2005 年 7 月取得山西医科大学临床医学专业本科学历。参加工作 24 年来，曾先后在省、市附属医院进修 3 年，对妇产科常见病、多发病及部分妇产科疑难杂症的诊治技术熟练。撰写发表的论文有"泛影葡胺做子宫输卵管造影的效果分析"（2005 年《中华实用医药卫生杂志》）、"抓住宫颈癌检查项目契机，促进我县妇幼卫生事业纵深发展"（2010 年《中国妇幼卫生杂志》）等十多篇。

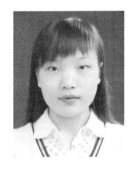

　　于露露，女，1988 年 1 月出生，重庆医科大学 2010 级在读硕士。2010 年毕业于重庆医科大学，获得预防医学学士学位。主要从事子宫颈癌人乳头瘤病毒分子实验室检测工作。硕士研究生期间在中国医学科学院肿瘤研究所流行病学研究室参与多个国际国内多中心临床研究项目，并完成硕士课题研究，近年发表科研论文 3 篇。

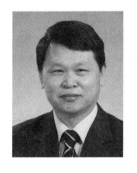

　　徐兵河，中国医学科学院北京协和医学院肿瘤医院内科副主任，主任医师，教授，博士生导师；中国抗癌协会乳腺癌专业委员会副主任委员、北京中西医结合学会肿瘤专业委员会副主任委员、国家药典委员会委员、国家食品和药品监督管理局新药审评专家、卫生部合理用药专家委员会肿瘤组副组长。《中国肿瘤临床与康复》副总编辑，《中国癌症杂志》《肿瘤防治研究》等十几种学术期刊编委。

　　主要从事肿瘤内科，特别是乳腺癌的临床综合治疗和相关基础研究。在国内较早提出乳腺癌的个体化治疗及率先开展基因单核苷酸多态与恶性肿瘤化疗敏感性关系的研究，研究成果对恶性肿瘤个体化治疗方案的选择产生了较大影响。在国内率先参加国际多中心临床研究，主持多项国内外最主要的治疗乳腺癌新药的临床试验，并在多个国际多中心临床研究中担任指导委员会（Steering Committee）委员，为乳腺癌患者提供了大量接受国际、国内最新型药物治疗的机会。特别是在 2011 年美国圣安东尼奥国际乳腺癌年会上，应邀做大会报告，这在国内肿瘤内科界尚属首次。

　　作为课题负责人，承担了国家"863"重大科技专项基金、国家自然科学基金、国家"十五"攻关课题、教育部博士点基金优先发展领域课题、中央保健专项基金课题等多项国家及省部级科研课题项目。主编和参编专著 14 部，主编和出版专著《乳腺癌》。参与编写多本继续教育教材；作为编委，参与组织和编写每年的《中国肿瘤临床年鉴》及《中国临床肿瘤教育专辑》。在国内、外杂志发表文章 200 余篇，其中 SCI 论文 40 余篇。

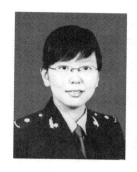

应明真，女，1981 年 3 月 26 日出生，医学博士，上海第二军医大学长海医院肿瘤科主治医师，讲师。研究方向：乳腺癌的综合治疗。2010 年获国家自然科学基金面上项目资助："CHEK2 基因功能区 SNP 与国人早发性乳腺癌遗传易感性的相关性研究"（项目批准号 81072175，第三申请人）；2011 年获国家自然科学基金青年项目资助"P300/CBP 相关因子在乳腺癌肺转移中的作用及相关机制"（项目批准号 81102010，第一申请人）。

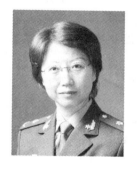

王雅杰，女，1963 年 8 月出生，主任医师，教授，博士生导师，现任上海第二军医大学长海医院肿瘤科主任，卫生部肿瘤规范治疗及肿瘤药物合理用药专家组成员，上海抗癌协会理事。1984 年 8 月毕业于哈尔滨医科大学医疗系，1987 年 11 月～1993 年 10 月获法国波尔多二大肿瘤化疗学博士学位。擅长乳腺癌、肺癌、消化道肿瘤等恶性肿瘤的综合治疗，尤其是乳腺癌的保乳治疗。在外周血干细胞的支持下，开展实体瘤的大剂量化疗，以提高敏感肿瘤的治愈率。临床主攻方向：乳腺癌的综合治疗。主要研究领域：早发乳腺癌的遗传因素及影响乳腺癌预后的分子生物学指标。

近 5 年来负责的科研项目包括：（1）上海市科委重点项目（06DZ19505）"乳腺癌保乳综合治疗方案的优化研究"；（2）上海市卫生局科研计划项目（2009113）"DNA 修复通路基因单核苷酸多态性与早发性乳腺癌高转移的相关性研究"；（3）国家自然科学基金项目（81072175）"CHEK2 基因功能区 SNP 与国人早发性乳腺癌遗传易感性的相关性研究及功能分析"。

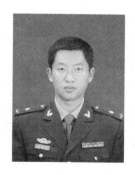

郑振东，1976 年 12 月生，硕士，副主任医师，毕业于第二军医大学。沈阳军区总医院全军肿瘤诊治中心副主任。现任中国抗癌协会临床肿瘤学协作专业委员会（CSCO）会员，辽宁省老年肿瘤专业委员会常委，沈阳军区肿瘤学专业委员会秘书。肿瘤内科专业，主要从事乳腺癌研究。擅长各种实体瘤的化疗、分子靶向治疗及生物治疗，熟练掌握肿瘤基础理论，把握医学前沿进展，对恶性肿瘤的诊治积累了较丰富的经验。

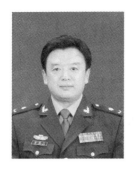

谢晓冬，1957 年 1 月生，主任医师，博士生导师，沈阳军区总医院全军肿瘤诊治中心主任。1980 年毕业于第四军医大学医疗系。现任中国医师协会肿瘤医师分会常委，中国抗癌协会癌症康复与姑息治疗专业委员会（CRPC）常委，中国抗癌协会临床肿瘤学协作专业委员会（CSCO）执行委员，全军肿瘤学专业委员会副主任委员，沈阳军区肿瘤专业委员会主任委员，辽宁省抗癌协会副秘书长、常务理事，辽宁省抗癌协会肿瘤标志专委会主任委员，辽宁省肿瘤专业委员会副主任委员，辽宁省化疗专业委员会副主任委员，辽宁省乳腺癌专业委员会副主任委员，沈阳市医师协会肿瘤医师分会主任委员。担任 NCCN 指南（中文版）肾癌专家组专家，《中国肿瘤临床》《中国实用内科杂志》《临床肿瘤学》《Chinese–German Journal of Clinical Oncology》《中国肿瘤临床与康复》等杂志编委。

主要研究方向为肿瘤的早期诊断和各种实体瘤（乳腺癌，呼吸系统、消化系统和泌尿生殖系统肿瘤）的规范化综合性治疗，特别是对乳腺癌的受体及癌基因检测等分子生物学技术有较深研究。对乳腺癌、肺癌、结直肠癌和肾癌的化疗及分子靶点治疗有较丰富的临床经验。近年来对肿瘤的姑息治疗原则，包括止痛治疗和最佳支持治疗等都有较深的研究。获辽宁省科技进步二等奖 1 项、军队医疗成果二等奖 1 项、军队科技进步（医疗成果）三等奖 3 项。发表文章 100 余篇。

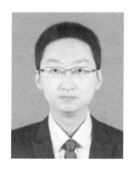

张寒，现师从北京协和医学院教授、博士研究生导师穆兰花，攻读博士学位。并协助导师完成多项科研、教学任务。在乳房美容与重建中心跟随导师学习乳房美容整形手术，主要包括：多种切口硅胶假体隆乳术、双平面法内镜辅助隆乳术、男性乳腺增生、女性乳头内陷等。特别是对乳房再造术，包括背阔肌肌皮瓣再造乳房、带蒂或游离横行腹直肌肌皮瓣（TRAM）、腹壁下动脉穿支皮瓣（DIEP）、TUG 皮瓣、PAP 皮瓣、RUENCE 皮瓣都有一定了解，在上级医师指导下可独立完成手术。对乳腺癌术后上肢淋巴水肿的治疗也有较高的理解。发表中文核心期刊 5 篇。

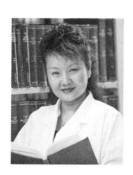

穆兰花，女，医学博士、教授、主任医师、博士生导师。长期从事乳腺肿瘤术后修复与重建工作。现任中国医学科学院中国协和医科大学整形外科医院乳房整形再造中心副主任；兼任中国抗癌协会临床肿瘤学协作专业委员会（CSCO）第三届执行委员会委员，中国女医师协会常务理事、整形美容分会专家委员会主任委员，中国医师协会整形美容分会乳房亚专业委员会副主任委员，《临床肿瘤学杂志》编委、《中华整形外科杂志》英文审译。1988 年毕业于广州中山医科大学临床医学系，获医学学士学位；1997 年毕业于中国协和医科大学研究生院，获医学博士学位。先后于 1999 年、2000 年及

2009 年留学比利、美国和英国，学习深造乳房整形与再造方面的先进理论和技术。编著学术论著 30 余部，参与著书 12 部；发表论文 40 余篇，其中 SCI 5 篇。主持院校重点基金资助项目 1 项、教育部留学回国人员科研启动基金资助项目 1 项、中国临床肿瘤学科学基金临床研究资助 1 项、国家外专局外籍文教专家聘请项目 2 项，以及首都发展基金、首都临床特色应用研究；参与卫生部、国家教委、院校基金的多项课题的研究。获第七届北京青年优秀科技论文二等奖（2003）、北京市石景山区科技成果二等奖（2010）。成功主办多期"乳腺癌术后乳房再造"国家级医学继续教育学习班及国际学习班（2006），成功主办第三届国际乳房整形再造专家研讨会（2008），圆满主持首届华裔整形外科医师大会（2008）和第一届中国 ISAPS（国际美容整形外科学会）美容外科高级研讨会（2009）。担任首届中国女医师大会整形美容分会场主席并取得圆满成功（2010）。应邀多次赴美国、法国、英国、澳大利亚、日本、中国香港等地参加国际会议演讲。现为美国显微重建外科协会（ASRM）会员、国际乳房整形再造专家组（GABRs）成员、国际美容整形外科学会（ISAPS）会员。《Microsurgery》《Annul of Plastic Surgery》审稿专家。

　　黄卉，女，1981 年 3 月生，博士，副研究员。北京建生药业有限公司学术部副经理，主导公司的科研工作；兼任中国癌症基金会鲜药学术委员会副秘书长。2003 年毕业于北京大学药学院，理学学士；2008 年获中国医学科学院药物研究所药理学博士学位；2008 年 8 月～2010 年 9 月，国家人类基因组北方中心，博士后，主要研究方向为肿瘤药理学，包括重组蛋白表达、基因通路筛选、未知基因功能预测及研究、药物筛选及新药药理机制研究。

　　承担的科研项目或作为主要参与人参加的项目：（1）国家自然科学基金（No. 30572256），负责药物筛选及候选化合物的药理机制研究；（2）国家高技术研究发展计划（863）"十一五"重大专项资助课题（2006AA02A305），负责药理机制研究；（3）重点项目资助（2006AA020501），负责药理机制研究；（4）"重点新药创制"科技重大专项资助课题（2009ZX09503-004），负责药理机制研究。近 3 年发表论文 4 篇，参与专利申请 1 项。2011 年获北京市优秀人才培养资助项目（金龙胶囊耐药逆转作用的研究）。

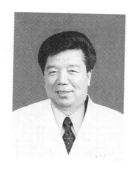

　　李建生，1940 年 10 月生于河北省安国县，1958 年入伍，1966 年毕业于公安医学专科学校，在团卫生队先后担任调剂员、司药、军医。在中国中医研究院（现中国中医科学院）研究生班学习时，拜谢海洲、朱良春为师，潜心于鲜动物药研究，研制成功了现代抗癌鲜药——金龙胶囊和金水鲜胶囊，被国家药政部门批准为国药准字号药品。现任北京鲜动物药研制中心主任，北京建生药业有限公司董事长，北京五棵松中医门诊部主任，中国癌症基金会理事，中国癌症基金会鲜药学术委员会主任委员，中国中西医结合协会肿瘤专业委员会理事，老年医学会顾问。发表学术论文 20 余篇，编著有《鲜动物中药治疗癌症的探索》《癌症的治疗与康复》《现代中西医结合肿瘤学》《现代中医内科学》《鲜药图谱》《鲜药用动物图谱》《中国动物药现代研究》等。

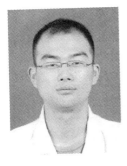

刘瑞，28 岁，中国中医科学院中西医结合肿瘤学博士研究生。硕士研究生学习期间共发表论文 16 篇，参编著作 2 部，以第一作者发表学术文章 10 篇。作为主要完成人参加国家自然科学基金 3 项，中西医结合学会基金 1 项。在导师的启蒙下，提出以"疏肝理气"法为基础是治疗肿瘤的基本原则之一，并且从"内生五邪"角度阐释了肿瘤的病因病机。2011 年根据中医院目前接受患者人群特征，从"中医院老年化特征"这一思想进行临床研究，撰写论文"中医院肿瘤科患者老年化特征及治疗转归"荣获 2011 年度全国老年肿瘤大会（CGOS）优秀论文三等奖。

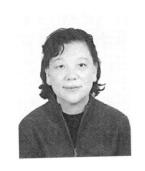

林洪生，女，主任医师，博士生导师，中国中医科学院首席研究员，中国中医科学院广安门医院肿瘤科主任、学术带头人。长期从事中西医结合肿瘤临床与实验研究工作，先后参与了国家"六五"、"七五"、"八五"、"九五"科技支撑计划项目，主持完成了国家"十五"、"十一五"科技支撑计划课题，担任多项国家自然科学基金项目及国家中医药管理局项目。兼任中国中西医结合学会肿瘤专业委员会主任委员，中国癌症基金会中医肿瘤专业委员会主任委员，中国抗癌协会临床肿瘤学协作中心常务委员，世界中医药联合会肿瘤专业委员会副会长，《中华肿瘤杂志》《中国中西医结合外科杂志》《肿瘤研究与临床》《临床肿瘤学》等杂志编委。开发中药新药 1 项。以第一作者发表临床、教学与科学研究论文 30 余篇，主编《胃癌中西医综合治疗学》《中国百年百名中医临床家丛书——余桂清》，参加人民卫生出版社《肿瘤学》等书编著。特长是中西医结合治疗肺癌、乳腺癌、淋巴瘤等。

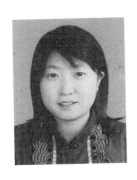

李戈，女，主治医师。2004 年毕业于长春市中医药大学，2007 年在吉林大学第一临床医院获得中西医结合硕士学位，毕业后一直工作于长春市中医院。近年，主要从事中西医治疗糖尿病的临床研究。公开发表论文 3 篇，参与专著编写 1 部。

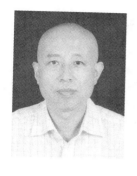

梅全喜，1962 年 5 月生，湖北蕲春人。1982 年毕业于湖北中医学院中药专业并获学士学位。现任广州中医药大学附属中山中医院科教科科长、教授、主任中药师、硕士生导师。兼任电子科技大学中山学院客座教授，江西中医学院科技学院兼职教授、中山火炬职业技术学院兼职教授，广东省中山市中医药研究所顾问，澳门中医康复保健学会学术顾问，中国药学会药学史分会副主任委员，中华中医药学会李时珍学术研究会副主任委员，中华中医药学会医院药剂管理分会常务委员、中华中医药学会科普专业委员会常务委员，中国药学会药物流行病学专业委员会委员，中国中医药研究促进会药品管理与中药知识产权保护专业委员会常务委员，广东省中医药学会理事兼医院药学专业委员会副主任委员，广东省药学会理事兼中药与天然药物专业委员会副主任委员，广东省执业药师协会理事，广东省药理学会中药药理专业委员会副主任委员，中山市药学会副理事长，《时珍国医国药》杂志编委会主任，《亚太传统医药》杂志编委会副主任委员，《中国药房》杂志副主编，《中药材》《中国药业》《今日药学》《中国医院用药评价与分析》《亚洲社会药学》等多家专业杂志编委。近年来，在广东地产药材研究工作上做出了显著成绩，带领技术团队以中药药理实验室为研究平台，以"广东地产药材研究与开发"为研究方向，先后带教硕士研究生 8 名，分别开展了广东土牛膝、三角草、沉香、广昆布、三丫苦、蛇鳞草、布渣叶、蛇泡簕等广东地产药材研究，研制出医药新产品 10 多项，获国家发明专利 4 项，省、市科技进步奖 10 多项。其中广东地产药材研究项目"三角草的基础研究"获广东省科技进步二等奖、"昆藻调脂制剂治疗脂肪肝的机理与临床研究"获广东省科技进步三等奖、"复方土牛膝制剂治疗咽喉疾病的实验与临床研究"获中山市科技进步一等奖。出版主编的中医药专著 19 部共计 1000 多万字，参编并担任副主编、编委的专著 12 部，在国内外医药杂志上发表中药专业学术论文 250 多篇、中医药科普文章 80 多篇。

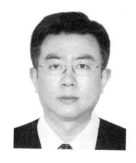

陈万青，副教授，现任全国肿瘤防治研究办公室/全国肿瘤登记中心副主任。1995 年毕业于白求恩医科大学临床医学系，在中国医学科学院肿瘤医院放射治疗科从事临床工作 5 年。2001 年初赴澳大利亚悉尼大学攻读硕士学位。2004 年获得悉尼大学公共卫生学院国际公共卫生荣誉硕士学位。曾先后在新南威尔士州癌症协会、州癌症研究所从事肿瘤登记及研究工作。在肿瘤登记、肿瘤流行病学和生物统计领域具有一定的理论基础和实践经验。2005 年到全国肿瘤防治研究办公室工作，任常务副主任。负责多项全国的肿瘤防治项目和全国肿瘤登记工作，如全国第三次死因回顾调查，淮河流域癌症早诊早治项目，肿瘤登记随访项目，"十一五"、"十二五"攻关课题等。多次代表中国参加国际会议与其他国家同行进行学术交流。兼任全国卫生信息学会理事、肿瘤登记与监测专业委员会常务副主任委员，中华预防医学会慢病预防与控制分会常委、肿瘤组副组长，《中国肿瘤》杂志副主编、编辑部主任，《APJCP》东亚区副主编，亚洲肿瘤登记联盟常委，《中国肿瘤》《中国肺癌杂志》《实用肿瘤学》《肿瘤学》《Thoracic Cancer》《the

Journal of Thoracic Disease》《Chinese Journal of Cancer》《Journal of Tumor》编委。已发表学术论文 70 余篇，主编、副主编专著 7 部。

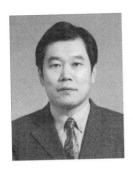

赫捷，教授、主任医师、博士生导师。现任中国医学科学院肿瘤医院/肿瘤研究所院所长。兼任中国抗癌协会食管癌专业委员会主任委员、肺癌青年委员会主任委员，中华医学会心胸外科委员会常委、食管疾病学组组长。长期致力于肺癌、食管癌及纵隔肿瘤的外科临床诊治以及分子肿瘤学研究，先后主持多项国家"八五"、"九五"、"十五"、"十一五"攻关课题，负责多项"863 计划"项目，并承担国家"十一五"重大科技支撑计划项目的研究工作。发表论著五十余篇，其中 SCI 论文十余篇，编写专著 6 部。获卫生部"有突出贡献中青年专家"称号，享受国务院政府特殊津贴。

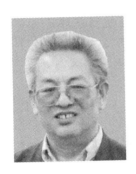

张立峰，1952 年 10 月出生。资深医学编辑、科普作家。1982 年毕业于北京医学院公共卫生系（现北京大学公共卫生学院）（77 级）。现任本《年鉴》编辑部负责人、《抗癌之窗》杂志编审。兼任中国癌症基金会鲜药学术委员会学术委员，北京抗癌乐园科普顾问，北京大学医学出版社、中国协和医科大学出版社编辑，《中华医学百科全书》特约编辑；同时为中国医药科技出版社、农业出版社以及《知识就是力量》等数家杂志审稿。截至 2013 年 6 月底，经本人编辑、审稿出版的书籍、杂志累计已达 173 本、6433 万字（其中英文译著 1351 万字）。撰写出版医学专著 1 部，参加编写书籍 4 本，在《知识就是力量》《抗癌之窗》《抗癌乐园》《家庭医生报》《健康之家》《健康报》《中国中医药报》《中国人口报》《科学新生活》《内蒙古日报》等 30 多家报刊上发表科普文章 100 余篇，内容涉及医学、药学、中医药、养生保健、历史、考古、天文、地理、环境保护、教育诸学科，以及人物传记、新闻报道等。

（说明：以文章先后为序，部分作者的简介或照片未收到，故未列入其中。）

《中国肿瘤临床年鉴》编辑委员会

2013 年卷征稿函

《中国肿瘤临床年鉴》（以下简称《年鉴》）是中国癌症基金会主办的肿瘤医学专业方面的科技情报刊物，兼具学术性、科技性和情报性。《年鉴》创办于 1993 年，每年出版 1 卷。主要读者对象为肿瘤防治专业的临床、科研、流行病学、药品生产及经营、医药院校师生等相关方面人员；并可为领导层提供卫生工作决策的依据。本《年鉴》在国内外公开发行，它将成为肿瘤防治领域信息沟通的"桥梁"。

一年一度的《中国肿瘤临床年鉴》作为汇集肿瘤医学领域一年中发生的大事、进展、成果等资料的集大成者，本刊的宗旨是：报道当年癌症防治领域最新消息，反映当年癌症科研最新进展。因此，本卷《年鉴》征稿的内容包括：

1. 2013 年内您及您单位在肿瘤防治工作中取得的成果、进展、经验、总结。例如：有关肿瘤治疗的中、西医及中西医结合的成就；临床多中心协作研究的疾病报告；具有治疗有效率、生存时间等的临床资料；基于循证医学的肿瘤临床总结；肿瘤早诊早治暨肿瘤标志物的研究；肿瘤高发现场研究；肿瘤流行病学调查研究结果等。

2. 对 2013 年国内外肿瘤专业领域的现状、进展、发展趋势、展望等的综述、评述。

3. 推荐与评价 2013 年度内值得一读的肿瘤专业文献。肿瘤临床工作的探索与评述。

4. 2013 年度内的重要信息，包括您单位（个人）承办的全国性、地区性的重大肿瘤学科的活动报道（纪要）（请附照片）；获奖、创新、专利项目；新单位成立；新书出版等。

5. 与肿瘤防治工作相关的单位、团体的 2013 年大事记。

6. 本《年鉴》还可为各地肿瘤医院、肿瘤研究及防治机构、肿瘤药品及提高免疫力产品生产企业、与肿瘤相关的专利发明等提供介绍单位现状及发展、产品状况等的有偿服务。具体需求，如在《年鉴》中设立专栏等，请来编辑部面商。

鉴于您在肿瘤医学学术领域的造诣，现编辑委员会特向您、并通过您向您所在的单位特邀征集《年鉴》2013 年卷稿件。敬请在百忙之中拨冗命笔。您的大作将为本卷《年鉴》蓬荜增辉，同时也为中国的肿瘤防治事业"添砖加瓦"，在人类攻克癌魔的道路上留下您的"足迹"。如能赐稿，本编辑部将不胜感激之至！

来稿请发送电子邮件至：cfc2000@263.net 或 gaocq@126.com。

《中国肿瘤临床年鉴》编辑部地址：北京市朝阳区潘家园南里 17 号中国医学科学院肿瘤医院内公寓楼 203 号，邮政编码：100021。

本征稿函可以复印，并请协助转告您的同行。谢谢！

截稿日期：2014 年 3 月 31 日。（稿件要求请见附件）

中国癌症基金会《中国肿瘤临床年鉴》编辑委员会

2013 年 6 月　于北京

附件：

《中国肿瘤临床年鉴》2013年卷

稿件要求及注意事项

1. 稿件要求：来稿应具有科学性、逻辑性、实用性和概括性；论点鲜明，层次清楚，资料可靠，数据正确，文字精练通顺，打印工整。

交稿时请提供存有全部文稿内容的电子文档。

2. 打印要求：使用 Microsoft Word 软件（建议用 Word 2000 及以上版本）。

（1）字体：中文字体：宋体；英文字体：Times New Roman；正文字号：小四号。

（2）行间距：1.2 倍行距。

3. 标题：文章标题小三号宋体，居中；一级标题（BT1）四号宋体加粗；二级标题（BT2）小四号黑体；三、四级标题（BT3、BT4）小四号。

编排法示例：

×××××（文章标题，居中）

作　者

BT1：一、××××（靠左，前面空 2 格，占一行）

BT2：（一）××××（靠左，前面空 2 格，占一行）

BT3：1. ××××（靠左，前面空 2 格；题名后空一格接正文。如下面还有 BT4，则可占一行）

BT4：（1）××××：（靠左，前面空 2 格；冒号后接正文）

夹在文内的序号用①；②；③……

4. 作者：作者应限于主要参加本文的写作、实验数据的采集，并能对文稿内容负责、解答有关问题的人员。署名一般不超过 8 人，对本文做出贡献的其他人员可在致谢栏或脚注内列出。多名作者的排列顺序应由供稿者自行商定。

作者姓名排在文章标题的下行，居中；多名作者姓名之间空一格，单字名者在姓与名之间空一格。

再下行居中排作者的单位、所在城市、邮政编码。

示例：

2006 年我国肝胆胰肿瘤诊治进展

赵　平

中国医学科学院肿瘤医院　北京　100021

在该文首页的下方应加注：通讯作者：×××，通信地址、邮政编码、联系电话、E-mail。

5. 摘要与关键词：论述、综述、临床、研究性质的文章要有中文摘要和关键词，排在文章首页作者单位之下。摘要一般不超过 500 字，内容包括本文的目的、方法、结果、主要数据和结论。关键词 3 ~ 10 个，应从文题、摘要、正文中选取与本文研究或讨论的中心问题相关的和必要的词，应尽可能使用医学词表上的规范词。

6. 医学名词与药名：文章中的医学名词（含疾病名称）、术语应使用全国自然科学名词审定委员会公布的标准医学名词，未公布的名词应参照有关专业学会制定的标准；如某些标准医学名词现时尚未被广泛应用的，可仍沿用相应的旧名词。

文中的药品名称应使用《中华人民共和国药典》和药典委员会《药名词汇》中的标准药名（亦可参照《新编药物学》第 17 版中的药名）；药典中未收入的中药名以部颁标准为准。对于众所周知，并已习惯使用多年的药品商品名，可在第一次出现时，加括号附在标准药名之后，如地西泮（安定）。

药物的剂量、单位、用法应确保准确无误。

医药名词和机构名称应采用标准的全称，避免使用仅在本单位流通的和易混淆的简称。如采用公认的通用简称或外文缩写，应在第一次出现时使用全称，并用括号附上简称或缩写。

7. 计量单位和单位符号：文章中的计量单位一律采用国家法定计量单位。

物质的量和人体体液检验数据一律以升（L）作为基准单位（即分母），避免使用过去的 mm^3、dl、ml、μl 等作为分母。

物质的量浓度应采用国际制单位——摩尔（mol）及其分数单位毫摩尔（mmol）、微摩尔（μmol），不再使用过去的"克原子"、"克分子"、"当量"、"克当量"等术语。

时间单位可使用英文名称的标准缩写，如 h（小时）、min（分）、s（秒）、d（天）等。

个别的非法定计量单位，如 mmHg、mmH_2O 依然在临床上被公众习惯使用，故在文中可沿用。

对于其他计量数值的单位，在最后定稿前将由编辑部编审进行全书统一。

8. 数字的用法：按照中华人民共和国国家标准 GB/T 15835—1995《出版物上数字用法的规定》执行。定稿时将由编辑部编审进行统一校正。

9. 表和图：图表随文，图表的位置应与正文中所述相对应，一般应在同一页上。同一篇文章中的图、表，应按顺序编号。

（1）表格是正文的一种辅助形式，可以使文字表达繁复的内容起到一目了然的作用。表格一般采用三线表，表题在表上方，居中。表格的设计要科学合理，表内文字要简洁明了，数字准确无误。表与正文、图的内容应相符。

（2）图稿大小要合适，设计要美观，线条应光滑。图与正文间留一行空白。图题在图下居中。

图表力求少而精，凡是用文字已能说明的问题，则尽量不用表和图；反之，如使用表和图，文中就不要再重复其中的数据，只需阐述其主要发现即可。

（3）照片用黑白片，必须反差鲜明、清晰易辨。照片需提供电子版文档，像素不应低于 1200×1600；并要注明"上""下"方向。显微照片内应画长度标尺，如 $1\mu m$。

10. 统计学符号按照中华人民共和国国家标准 GB 3358/82 中的有关规定书写。计数资料与计量资料使用的显著性检验方法应正确。统计学处理结果一般用 ＊$P>0.05$，＊＊$P<$

0.05，＊＊＊$P<0.01$ 三档表示。

11．参考文献：所列参考文献必须是作者在撰写该文时引用和参阅过的文献，且以近几年的为主。一般只列公开出版的，而不列尚未出版或内部资料。

参考文献全部列于文章之后。按文中出现的次序编号，在右上角用方括号注明，如[1,2-5]。参考文献不得出错，作者须认真核对原文作者、题目、书刊名、年、卷、期、页码等。

参考文献的编排格式按有关出版社的要求。引用的文献有多位作者时，只列出前三位的姓名，其后加"等"（中文）、"他"（日文）、"et al."（西文）。

参考文献编排法示例：

[**书籍和专著**] 编著者．书名（全名）．版次（第一版略）．出版地：出版者，出版年：起止页码．

例：董志伟主编．中国癌症研究进展⑧——中国癌症高发现场防治工作．北京：北京大学医学出版社，2007：16-29．

[**刊物**] 作者．文章题目．期刊名，出版年，卷（期）：起止页码．

例：孙燕．认识肿瘤．抗癌之窗，2006，1（1）：7-9．

[**论文集**] 作者．文章题目//论文集编者．论文集名．出版地：出版者，出版年：起止页码．

参考文献中，下一条与上一条的出处相同时，应重复列出，不能用"同上"、"同一出处"或类似的词。

12．来稿请附第一作者和通讯作者的简介、近期照片和身份证号，作者简介内容：女性写性别、出生年月、最高学历、学位、职称、职务、专业、主要成就或业绩、今后研究方向等。

13．文责自负，请留底不退稿。编辑部收到稿件后，将发送回复邮件。稿件若不符合"稿件要求"或编委提出修改意见的，退回作者修改。作者必须在规定的时间内完成修改。编辑部对来稿有删改权。经编委审稿讨论后有可能淘汰不合格的稿件。稿件刊登后赠每位作者本期《年鉴》一本，编辑部将根据经费状况酌付作者稿酬。

《中国肿瘤临床年鉴》编辑部

2013 年 6 月

中国癌症基金会鲜药学术委员会介绍

弘扬鲜药文化　　立足传承创新

中国癌症基金会鲜药学术委员会成立于 1993 年，是隶属于中国癌症基金会的二级学术组织。鲜药学术委员会的孕育得益于中国癌症基金会领导的倡议、支持和指导，经过三届换届调整，走过了 20 年的艰辛历程，在全体委员们的共同努力下，为弘扬和推动鲜药与现代鲜药事业发展，为"群策群力，攻克癌症"做出了贡献。

"鲜药"疗疾治病，亘古及今，源远流长，在不断的实践承袭中形成了中医药一大用药特色。20 世纪 50 年代，"鲜药"的应用在客观历史条件下逐渐淡出临床，走向销声匿迹，令众多老中医药工作者万分痛惜，谢海洲、朱良春、肖培根、杨光、金世元等老一辈专家倡导并多方呼吁，进行了"鲜药"的挽救行动。1984 年，中国癌症研究基金会（后改名中国癌症基金会）成立，提出了"群策群力，攻克癌症"的号召。时任解放军军医的李建生积极响应，在中国中医研究院（今中国中医科学院）研究生班学习的他，受导师谢海洲、朱良春的启发，启迪了研发鲜药战胜癌魔的灵感，开始了鲜动物药的研究。经过苦心钻研、大胆尝试，1990 年，鲜动物药组方的抗癌现代鲜药——金龙胶囊的前期制剂"扶正荡邪合剂"研制成功。专家们经论证认为："临床观察其对恶性肿瘤，特别是对晚期恶性肿瘤有一定的疗效，鲜药制剂为人类治疗癌症开辟了一条新的途径"，"这一成果，既继承了中医中药传统理论，又符合现代生化、药理要求，具有一定的临床应用价值"。

1993 年，时任中国癌症基金会的领导，对自主研发的国产抗肿瘤中药产生了信心，为保证研发的科学严谨和不断深入，尽早提供临床安全而有效的药物，在建议的同时协助组建起了由有关科研机构学术带头人、生命科学、制药、临床、中医药等多方面专家学者共50 人组成的鲜药学术委员会。第一届鲜药学术委员会由原卫生部部长钱信忠任名誉主任委员，主任委员由中国中医研究院谢海洲教授、江苏省南通市南通中医医院首任院长朱良春教授担任；中国老教授协会医药专业委员会副理事长杨光教授、北京鲜动物药研制中心主任李建生研究员任副主任委员；清华大学生命科学与工程研究院鲍世铨教授任副主任委员兼秘书长。中国科学院院士陈可冀、闫隆飞，中国工程院院士肖培根、王永岩等 17 位权威专家担任了学术委员会顾问。

鲜药学术委员会的成立，逐步提高了鲜药研究的水平和地位，李建生教授首创了"低温冷冻现代生化分离提取专利技术"，并在中国癌症基金会专家团队的支持下，联合中国医学科学院、中国中医研究院、清华大学、北京临床药学研究所等科研单位，成功研制出国内首创抗癌现代鲜动物药"金龙胶囊"，鲜动、植物药"金水鲜胶囊"和"鲜克胶囊"也相继获得国家批准，开启了现代鲜药应用于医疗、保健的新领域。

2005 年 12 月，鲜药学术委员会进行改选换届，第二届名誉主任委员为原卫生部部长钱信忠和中国癌症基金会理事长、原卫生部副部长彭玉。主任委员为谢海洲、朱良春教授。增设常务副主任委员，由北京鲜药研制中心主任李建生教授担任。副主任委员增补了中国癌症基金会副理事长兼秘书长董志伟教授、中国癌症基金会余瑶琴常务副秘书长、中国医学科学院肿瘤医院院长赵平教授、中国中医研究院广安门医院肿瘤科主任林洪生教授。秘书长由清华大学鲍世铨教授继任。

由此，鲜药的研究进入了快速发展时期。在鲜药学术委员会各领域专家的推动下，鲜药保鲜技术、质量标准、成分研究、药理药效研究、机制研究等方面均取得了新的成果。同时注重遵循和发扬科学严谨的作风，遵古不泥古，立足在继承中创新，引入了现代研究手段，利用分子生物学、细胞生物学、动物行为学等方法诠释鲜药的用药特色，并陆续开展了多项基础与临床科研工作。

2011 年 10 月 15 日，鲜药学术委员会进行了第三届换届，由于谢海洲教授于 2005 年 11 月 15 日病逝，朱良春教授年事已高，改任终身主任委员。考虑实际情况，增加名誉主任委员人数，由彭玉、张立平、肖培根、余德泉、刘嘉湘、陈可冀、王永炎、龙致贤、朴炳奎、金世元、张世臣、赵南明、赵平、董志伟、李保荣等 15 人任名誉主任委员。主任委员由李建生教授担任。副主任委员有黄璐琦、王承德、林洪生、乔友林、赵中振、余瑶琴、郝近大、刘玉琴、朱婉华、王钊、王健、李慧珍、唐万和等 13 人。秘书长由中国中医科学院中药研究所郝近大研究员兼任，常务副秘书长为北京鲜动物药研制中心办公室主任杨振刚。39 位各领域的权威专家担任顾问。并新增补在京及外地委员，委员人数达 120 余人。

如今，鲜药的研究已进入新的时期，在分子生物学、细胞生物学等研究手段上，又引入了基因组学、蛋白质组学、生物信息学、系统生物学、网络药理学等先进方法，更加深入地解释了鲜药复杂的药效成分和多环节的作用机制，给现代鲜药的开发和研究注入了新的血液。

一路走来，委员们携手合作，投入了大量智慧与心血，使鲜药与现代鲜药的科研取得了多项成果，为科研成果转化，造福众多肿瘤、自身免疫病、血管病、感染性疾病患者，践行并完成了一系列具体工作，举办并参加了多次社会公益性活动。委员们的付出，弘扬了中医药国粹，扩大了社会对鲜药应用特色的认知，拓展了现代鲜药事业，促进了人民健康事业的发展。

继往开来，新一届鲜药学术委员会的委员们，迎着鲜药与现代鲜药研发春天的到来，正在阔步向前，努力拼搏，共同创造鲜药事业更加辉煌的明天。

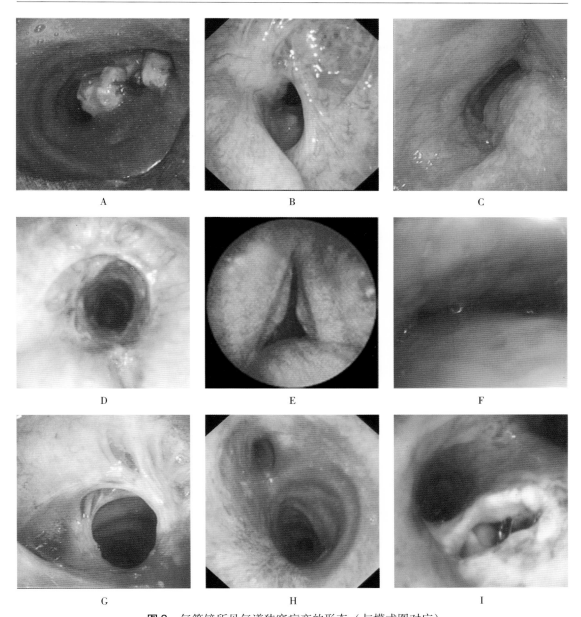

图 2　气管镜所见气道狭窄病变的形态（与模式图对应）

A. 腔内肿瘤或肉芽肿　B. 扭曲或弯折　C. 外压性狭窄　D. 瘢痕性狭窄　E. 剑鞘样气管　F. 膜塌陷
G. 蹼样狭窄　H. 锥形狭窄（沙漏样狭窄）　I. 气管食管瘘

　　以上 9 种表现中，A、I 多为恶性病变，其他均为良性病变。从治疗策略看，A 类病变应以消融治疗为主，B、E、F、I 应以内支架治疗为主，D、G、H 应以球囊导管扩张联合冷冻治疗为主，B、D、G 可以首先应用热消融，解除气道狭窄，然后结合冷冻，减少术后复发。

（正文见 87 页）

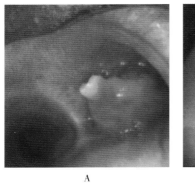
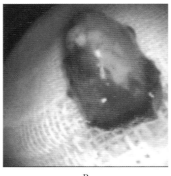
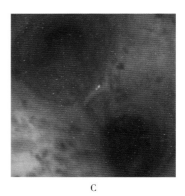

图 1 左下肺癌切除术后右主支气管内转移（男，60 岁）

A. 硬质气管镜下可见右主支气管开口被一肿物堵塞，表面光滑，质地柔软

B. 用电圈套器结合 CO2 冷冻将右主支气管内肿物（1cm×2cm）取出

C. 肿瘤取出后管腔通畅，其蒂部位于右主支气管内侧壁，残部用 APC 烧灼

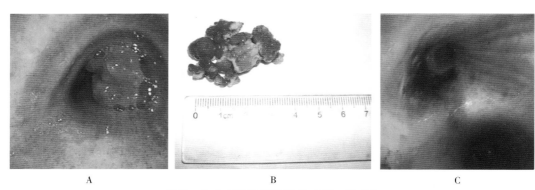

图 2 右主支气管炎性息肉（男，53 岁）

A. 气管镜下可见右主支气管开口被一菜花样肿物堵塞，表面呈结节状

B. 先后 3 次用电圈套器结合 CO_2 冷冻将右主支气管内肿物（2cm×3.5cm）取出，病理为炎性息肉

C. 息肉取出后管腔通畅，其蒂位于右上支气管内侧壁，残部用 APC 烧灼

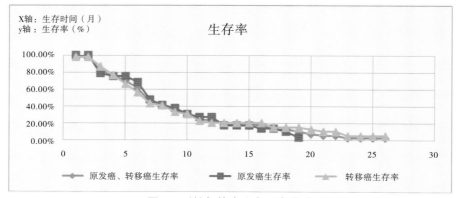

图 3 恶性气管癌患者生存曲线

（正文见 95 页）

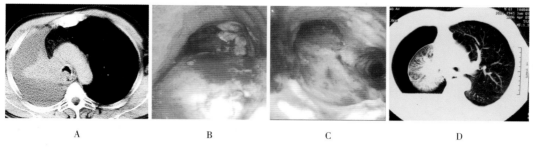

图1　右全肺不张（男，56岁，鳞癌）

A. 肺CT示：右全肺不张伴右胸腔积液，气管下段膜部隆起，管腔狭窄

B. 气管镜示：气管下段膜部隆起，右主支气管开口完全堵塞，管口被覆坏死物

C. 经气管镜治疗后，气管下段及右主支气管内肿瘤基本清除，管腔通畅

D. 肺CT示：右肺部分复张伴右侧液气胸，右主支气管狭窄，右肺门肿块影

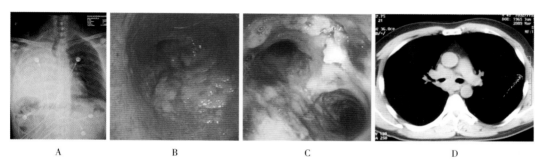

图2　右全肺不张（男，44岁，鳞癌）

A. X线胸片示右全肺不张，气管右偏

B. 气管镜示：气管下段右侧壁可见隆起型肿块，将右主支气管开口完全堵塞，隆突增宽，左主支气管开口黏膜增厚，管口狭窄

C. 经气管镜治疗后，气管下段及双侧主支气管内肿瘤基本清除，管腔通畅

D. 肺CT示：右肺完全复张，右主支气管管壁增厚，管腔狭窄，隆突下及纵隔内淋巴结肿大

（正文见103页）

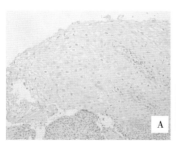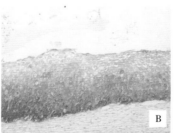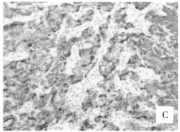

图1　p16INK4a蛋白在宫颈病变中的表达

A. p16INK4a蛋白在CIN Ⅰ中无表达（p16INK4a，200×）

B. p16INK4a蛋白在CIN Ⅱ中强表达（p16INK4a，100×）

C. p16INK4a蛋白在ICC中强表达（p16INK4a，200×）

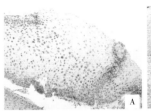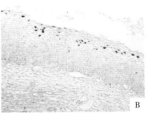

图 2　L1 壳蛋白在宫颈病变中的表达

A. L1 壳蛋白在 CIN Ⅰ 中强表达（L1200×）

B. L1 壳蛋白在 CIN Ⅱ 中表达较弱（L1100×）

C. L1 壳蛋白在 ICC 中无表达（L1200×）

（正文见 258 页）

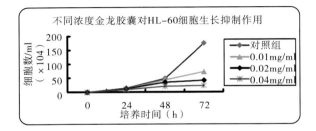

图 2　不同剂量金龙胶囊对 HL-60 细胞生长抑制曲线图

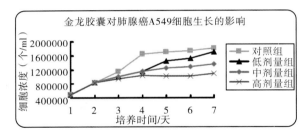

图 3　不同剂量金龙胶囊对肺腺癌 A549 细胞生长抑制曲线图

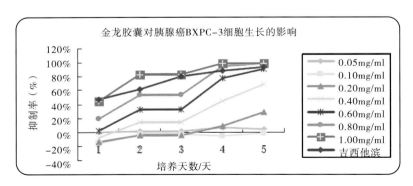

图 4　不同剂量金龙胶囊对 BXPC-3 细胞生长抑制曲线图

（正文见 312 页）

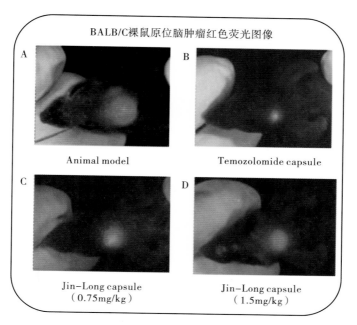

图7　BALB/C 裸鼠原位脑肿瘤红色荧光图像

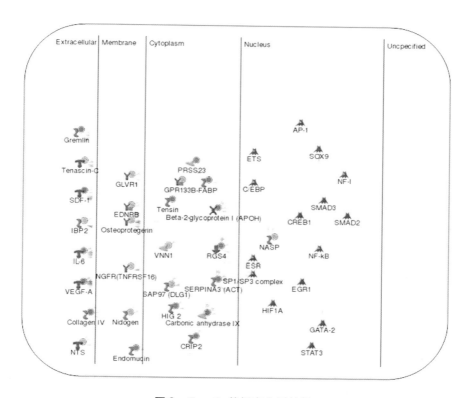

图8　GeneGo 数据库分析结果

（正文见 313 页）

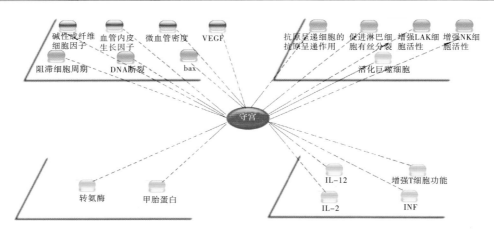

图9 守宫的网络药理学图谱

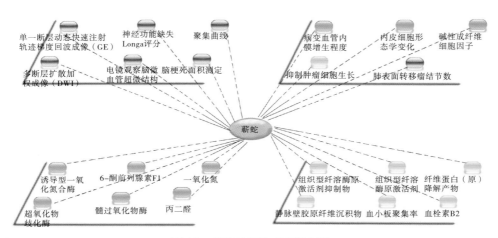

图10 蕲蛇的网络药理学图谱

（正文见315页）

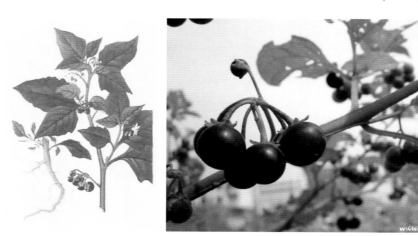

图1 龙葵

（正文见343页）